PER: Handbuch der Experimentellen
Pharmakologie   35/2 ,1974

S0-DXA-408

2-7-75

Handbuch der experimentellen Pharmakologie
Handbook of Experimental Pharmacology

Heffter-Heubner   New Series

XXXV/2

Herausgeber   Editorial Board

O. Eichler, Heidelberg · A. Farah, Rensselaer, NY
H. Herken, Berlin · A.D. Welch, Princeton, NJ

Beirat   Advisory Board

E.J. Ariëns · Z.M. Bacq · P. Calabresi · S. Ebashi · E.G. Erdös
V. Erspamer · U.S. von Euler · W.S. Feldberg · G.B. Koelle · O. Krayer
T.A. Loomis · H. Rasková · M. Rocha e Silva · F. Sakai · J.R. Vane
P.G. Waser · W. Wilbrandt

Androgens II and Antiandrogens

Androgene II und Antiandrogene

Contributors

F. Neumann · F. Bahner · J. Brotherton
K.-J. Gräf · S.H. Hasan · H.J. Horn · A. Hughes
G.W. Oertel · H. Steinbeck · H.E. Voss
R.K. Wagner

With 179 Figures

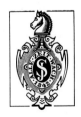

Springer-Verlag Berlin · Heidelberg · New York 1974

Library of Congress Cataloging in Publication Data
Main entry under title:
Androgens II and Antiandrogens.
(Handbuch der experimentellen Pharmakologie, 35/2.
Handbook of experimental pharmacology; new series, 35/2)
English or German.
Includes bibliographies.
1. Androgens. 2. Antiandrogens. I. Neumann,
Friedmund, ed. II. Series: Handbuch der experimentellen
Pharmakologie, 35/2. [DNLM: 1. Androgens.
QV34 H236 v. 35 pt. 1 etc.]
QP905.H3   Bd. 35/2   [QP572.A5]   615'.1'08s
[615'.366]   74-17431

ISBN 3-540-06883-X Springer-Verlag Berlin · Heidelberg · New York
ISBN 0-387-06883-X Springer-Verlag New York · Heidelberg · Berlin

Das Werk ist urheberrechtlich geschützt. Die dadurch begründeten Rechte, insbesondere die der Übersetzung, des Nachdruckes, der Entnahme von Abbildungen, der Funksendung, der Wiedergabe auf photomechanischem oder ähnlichem Wege und der Speicherung in Datenverarbeitungsanlagen bleiben, auch bei nur auszugsweiser Verwertung, vorbehalten.

Bei Vervielfältigungen für gewerbliche Zwecke ist gemäß § 54 UrhG eine Vergütung an den Verlag zu zahlen, deren Höhe mit dem Verlag zu vereinbaren ist.

© by Springer-Verlag Berlin · Heidelberg 1974 · Printed in Germany.

Die Wiedergabe von Gebrauchsnamen, Handelsnamen, Warenbezeichnungen usw. in diesem Werk berechtigt auch ohne besondere Kennzeichnung nicht zu der Annahme, daß solche Namen im Sinne der Warenzeichen- und Markenschutz-Gesetzgebung als frei zu betrachten wären und daher von jedermann benutzt werden dürften.

Satz und Druck: Joh. Roth sel. Ww., München. Bindearbeiten: Brühlsche Universitätsdruckerei, Gießen

Contents

I. Current Views on Androgen Receptors and Mechanism of Androgen Action. R. K. WAGNER and A. HUGHES. With 2 Figures

II. Determination of Androgens by Competitive Protein-Binding Method and Radioimmunoassay. S.H. HASAN. With 10 Figures

III. Nachweis und chemische Bestimmung von C_{19}-Steroiden (Androgenen). G.W. OERTEL

IV. Biologische Auswertung der Androgene. H.E. Voss. Mit 27 Abbildungen

V. Klinik der Androgene. F. BAHNER. Unter Mitarbeit von I. VAINAS. Mit 4 Abbildungen

VI. Antiandrogens. F. NEUMANN and H. STEINBECK. With 119 Figures

VII. Clinical Uses of Antiandrogens
(Other than for Hypersexuality and Sexual Deviations)
K.-J. Gräf, J. Brotherton, and F. Neumann. With 13 Figures

VIII. Administration of Antiandrogens in Hypersexuality and Sexual Deviations.
H. J. HORN. With 4 Figures

List of Contributors

Professor Dr. F. BAHNER, Abteilung für Endokrinologie der Medizinischen Universitäts-Poliklinik, 6900 Heidelberg 1, Luisenstraße 5

Dr. JANET BROTHERTON, Klinikum Steglitz, 1000 Berlin 45, Hindenburgdamm

Dr. K.-J. GRÄF, Schering AG, Dept. Endokrinpharmakologie, 1000 Berlin 65, Müllerstraße 170–172

Dr. S. H. HASAN, Schering AG, Dept. Endokrinpharmakologie, 1000 Berlin 65, Müllerstraße 170–172

Professor Dr. H.-J. HORN, Wissenschaftlicher Rat am Institut für Gerichtliche Psychologie und Psychiatrie der Universität des Saarlandes, 6650 Homburg/ Saar

Dr. A. HUGHES, Max-Planck-Institut für Zellbiologie, 2940 Wilhelmshaven, Anton-Dohrn-Weg

Professor Dr. F. NEUMANN, Schering AG, Dept. Endokrinpharmakologie, 1000 Berlin 65, Müllerstraße 170–172

Professor Dr. G.W. OERTEL, Abteilung für Experimentelle Endokrinologie, Universitäts-Frauenklinik, 6500 Mainz, Langenbeckstraße 1

Dr. H. STEINBECK, Schering AG, Dept. Endokrinpharmakologie, 1000 Berlin 65, Müllerstraße 170–172

Dr. H. E. VOSS, 6800 Mannheim 1, Erzberger Straße 19

Dr. R. K. WAGNER, Max-Planck-Institut für Zellbiologie, 2940 Wilhelmshaven, Anton-Dohrn-Weg

I. Current Views on Androgen Receptors and Mechanism of Androgen Action

R. K. Wagner and A. Hughes

With 2 Figures

Trivial names and abbreviations:

dihydrotestosterone (DHT)	= 5a-androstan-17β-ol-3-one
testosterone	= androst-4-ene-17β-ol-3-one
3a-androstanediol	= 5a-androstan-3a,17β-diol
3β-androstanediol	= 5a-androstan-3β,17β-diol
androstenedione	= androst-4-ene-3,17-dione
androstanedione	= 5a-androstan-3,17-dione
androsterone	= 5a-androstan-3a-ol-17-one
dehydroepiandrosterone	= androstan-5-ene-3β-ol-17-one
17β-estradiol	= estra-1,3,5(10)-triene-3,17β-diol
progesterone	= pregn-4-ene-3,20-dione
cortisol (hydrocortisone)	= pregn-4-ene-11β, 17a,21-triol-3,20-dione
cyproterone	= pregn-4,6-diene-1,2a-methylene-6-chloro-17a-hydroxy-3,20-dione
R 2956	= estra-5,9,11-triene-2a,2β,17β-trimethyl-17β-hydroxy-3-one

1. Introduction

Following the discovery of the androgens in the early nineteen thirties and the first demonstration of their anabolic effects in 1935, evidence rapidly accumulated to show that practically no tissue in the body was immune from possible androgen stimulation, whether assessed on histological or on biochemical criteria. Considering the diversity of the biochemical effects attributable to the androgens, it is not surprising that an equal diversity is to be seen in the experiments designed to study these effects. Arbitrarily, although with some justification on historical and biochemical grounds, these studies can be said to fall into two main groups.

One approach, historically the older, has followed closely the conceptual changes brought about by increasingly sophisticated biochemical knowledge, developing from the early studies on nitrogen metabolism, followed by the studies on the effects of androgens on enzyme systems or particular enzymes to the present day preoccupation with the molecular interactions which culminate in the observed RNA and protein synthesis.

The second approach has appeared only in the last decade, as a direct result of the discovery of specific steroid-binding proteins (receptors). First discovered for the estrogens, and subsequently for the other steroid hormones including androgens, these specific receptors stimulated discussion on their physiological function, and also suggested an unifying factor common to all steroid hormones.

Both approaches tend to converge on the target-cell nucleus as the primary responsive center, and here the gap in our knowledge of hormonal action becomes apparent. One can visualize the mechanism whereby the hormone approaches the nucleus associated with a receptor, and also measure the resulting response, in terms of nucleic acid and protein synthesis. However, the precise mechanism between these two processes is still not known.

In the present review, most attention is devoted to a discussion of the properties and distribution of androgen receptors. Necessarily, some aspects of the androgen field have been neglected or mentioned only briefly, including the steroid-binding proteins in serum and the role of steroid configuration in hormone-receptor interaction. References dealing with these and other aspects of the field are given in the text.

2. Effect of Androgens on Various Tissues

2.1 Androgen-Responsive Tissues

Androgens show effects on a variety of tissues, which can be conveniently divided into two groups, depending on the intensity of the hormone response. The most dramatic response to androgen treatment is seen in male secondary sexual organs such as prostate, seminal vesicles, epididymis, coagulating gland and ductus deferens, while several other tissues, such as muscle, skin, kidney, salivary glands, bone marrow etc. respond to a lesser extent. For both classes of tissues or organs the term target tissue or target organ can be used, although its use is commonly confined to the secondary sexual organs, the anterior pituitary and certain nuclei in the hypothalamic region. The demonstration of specific cellular androgen-binding proteins (androgen receptors) in the secondary sexual organs has reinforced the use of this term.

Another common feature of highly responsive target tissues is the presence of the enzyme 5a-reductase, which is necessary for the conversion of inactive circulating androgens into the active metabolite. This enzyme is also found in some of the less responsive androgen-sensitive tissues, in which receptor proteins have not been demonstrated. Despite this lack of specific binders it would be premature to conclude from this criterion that androgen action in less responsive tissues operates differently. These tissues might contain only trace amounts of androgen receptor proteins whose presence would be difficult to establish.

2.2. Effect on Secondary Sexual Organs

2.2.1. Macroscopical and Histological Responses

Deprivation or administration of androgens causes striking alterations in male accessory sexual glands. The cytoplasmic volume of androgen-sensitive rat prostate and seminal vesicle cells falls quickly soon after castration of the animals (Moore et al., 1930), resulting in decreased wet weight and secretory activity of these organs (Price and Williams-Ashman, 1961; Saunders, 1964). These macroscopical effects were confirmed by histological observation. Shortly after castration the acini of the rat prostate gland shrink and are lined with flat epithelial cells showing no sign of secretory activity, whereas the size of the nuclei is not significantly changed (Price, 1936; Cavazos and Melampy, 1954). Electron-microscope studies reveal degradation of the endoplasmatic reticulum accompanied by a decreased number of ribosomes and mitochondria (Harkin, 1957). These atrophic effects on the accessory sexual organs in castrated male animals are easily reversed by the administration of androgens. The biological and biochemical events during this restoration phenomenon, which is also observed following androgen treatment of immature male animals, have been studied in numerous experiments.

2.2.2. Biochemical Responses

Protein synthesis: Parallel to the increase in the wet weight of rat prostate and seminal vesicles after androgen administration, protein synthesis in these organs is also augmented. The total protein concentration per wet weight or per DNA content is greatly enhanced (BUTLER and SCHADE, 1958; SCHMIDT et al., 1970); stimulation of protein synthesis has been demonstrated by the increased incorporation of labeled amino acids into protein fractions in-vivo or by in-vitro incubation of tissue slices (KOCHAKIAN, 1964; WILLIAMS-ASHMAN, 1965). This hormone-induced process seems to exhibit a certain specificity, since synthesis of functionally important proteins, especially enzymes, is preferentially enhanced. The activities of enzymes involved in the energy metabolism (e. g. glucose-6-phosphate dehydrogenase) greatly exceed the general protein enhancement (LERNER et al., 1968; SCHMIDT et al., 1970). Numerous other enzymes, such as those involved in the folate coenzyme metabolism, are markedly increased in prostate after the injection of testosterone into castrated or immature rats (ROVINETTI et al., 1972). The response of enzymes concerned in nucleic acid synthesis will be discussed later.

The results of earlier work on the direct influence of androgens on isolated enzymes were inconclusive, although from the state of biochemical knowledge at that time it seemed reasonable to assume a direct regulating influence of the steroid on the enzyme(s). Increased enzyme activities have only been observed when the integrity of cellular structures has been maintained (HECHTER, 1955). More recently FARNSWORTH (1970) found that incubation of isolated prostatic microsomes with potent androgens increased the activity of the cation-dependent membrane ATPase, an effect which could possibly mediate hormonal stimulation in prostate. Whether the results from these in-vitro experiments are a valid example of hormone regulation at levels other than the translational or transcriptional remains an open question, since AHMED and WILLIAMS-ASHMAN (1969) could not confirm these findings.

RNA synthesis: With the knowledge that genetic information encoded in DNA is transmitted to a protein-synthesizing system via messenger RNA, information from many experiments suggests that the stimulatory effect of androgens on protein synthesis in target organs could arise from a more primary action of the hormone on RNA synthesis. WICKS and KENNY (1964), using a ^{32}P-pulse labeling technique, showed that as early as 20 min after testosterone injection to rats castrated 12—15 h previously, the rate of RNA synthesis was greatly enhanced, being double or triple the basal levels after 50 min. These results, illustrating one of the first steps in testosterone action, are in line with the experiments performed by LIAO et al. (1965), which showed that RNA-polymerase activity in purified rat prostate nuclei was increased within 1 h after a single injection of testosterone. On the other hand, castration caused a rapid loss of the RNA-polymerase activity in prostate nuclei within 1 day, followed by a more gradual decrease in the next 2—3 days. After studying the base composition of the newly synthesized RNA moiety after androgen administration, WICKS and KENNY showed that the composition was indicative of a mixture of several kinds of RNA. This observation was not completely in accordance with Karlson's concept that hormones most probably induce exclusively the synthesis of messenger (m) RNA by derepression of genes (KARLSON, 1963). An indirect hint of enhanced androgen-dependent mRNA activity was obtained by LIAO and WILLIAMS-ASHMAN (1962) following studies with the synthetic template RNA-poly-UG, which is rich in codons for valine. A significant enhancement of ^{14}C-valine incorporation into protein was observed only with ribosomes obtained from the prostate of castrated rats (not from intact or androgen-treated animals) indicating a high percentage of ribosomal particles free of mRNA. It was concluded that after androgen treatment these "unoccupied" ribosomal sites are soon associated with newly synthesized mRNA.

Experiments by LIAO (1965) revealed a remarkable mRNA activity of prostate RNA isolated from nuclei and ribosomes of testosterone-treated animals (compared to untreated controls) in generating protein synthesis (^{14}C-valine incorporation) in cell-free ribosomal systems of *Escherichia coli*.

Another example of the increased fabrication of mRNA-like activity was reported by FUJII and VILLEE (1967), who found that only an RNA preparation extracted from seminal vesicles of testosterone-treated animals could stimulate the growth of intact seminal vesicles when the mixture was administered directly into the lumen of the gland. This effect was not observed with RNA preparations from tissues such as liver or kidney.

The most convincing experiment regarding a selective mRNA synthesis due to steroid hormone induction was performed by O'MALLEY et al. (1972), but unfortunately not in an androgen-sensitive target organ. After injection of estrogen or gestagen to chick, mRNA for ovalbumin or avidin was produced in the chick oviduct. In an *in-vitro* rabbit reticulocyte lysate system the isolated specific mRNA species led to *de-novo* synthesis of ovalbumin and avidin. Both proteins could be clearly identified immunologically.

From experiments with actinomycin D, LIAO et al. (1966) concluded that androgen administration enhanced the synthesis not only of messenger RNA but also of ribosomal (r) RNA. Actinomycin D in low doses is known to selectively suppress RNA synthesis in nucleolar regions where the rRNA is synthesized. The characteristic guanine and cytosine-rich ribosomal RNA fraction, identified by nearest-neighbor frequency and base composition analysis, was observed only in prostate nuclei from testosterone-treated rats, and not in untreated castrated animals. If these animals received a low dose of actinomycin D (25 μg per 100 g body weight) at the same time as testosterone, rRNA synthesis was completely inhibited. These results were compatible with those of autoradiographic studies in which, after UTP-^{3}H incorporation, intensive RNA labeling was found only in the nucleoli of prostate cells of testosterone-treated animals and not in untreated castrated rats (LIAO and STUMPF, 1968). Androgens therefore stimulate mRNA and rRNA synthesis, both of which are equally important for the growth of the male secondary sexual organs.

DNA synthesis: After the administration of a potent androgen the DNA synthesis in male target organs is somewhat retarded compared with RNA and protein synthesis. According to KOSTO et al. (1967) and COFFEY et al. (1968) the prostate DNA content was practically unchanged in the first 2 days after daily administration of testosterone propionate to castrated rats, while the RNA content was already remarkably increased. The DNA polymerase activity started to rise on the 2nd day of daily treatment, exceeding 10—15 times the basal levels found in the castrated controls on the 4th and 5th day, but then the activity gradually declined even if the hormone was continuously administered. The DNA content increased rapidly on the 3rd day, and after 10—12 days reached values 20—30% higher than those found in intact rats. Similar results in prostate and seminal vesicles of the rat have been reported by SCHMIDT et al. (1970). Somewhat conflicting are the findings of MOSEBACH and ENGELS (1966) and DAHNKE et al. (1968) demonstrating maximal stimulation of DNA synthesis and of mitotic rate in seminal vesicles as early as 20 h after the administration of testosterone to immature rats.

2.3. Androgen-Mediated Template Activity of Isolated Nuclear Chromatin

Following Karlson's concept that steroid hormones may act by regulating gene expression (KARLSON, 1963), it is postulated that the enhanced nuclear RNA synthesis of steroid hormone-treated target-organ cells results from an increased number of gene loci accessible for transcription (compared with untreated cells with low gene activity). From many experiments, it seems now well established that e.g. cortisone (DAHMUS and BONNER, 1965) in the liver of adrenalectomized rats, estradiol (BARKER and WARREN, 1966) in the uterus of castrated rats and progesterone (O'MALLEY et al., 1969) in the estrogen-primed chick oviduct can all increase the template activity for RNA synthesis.

A measure of the template activity is the capacity of isolated target tissue chromatin to support in-vitro RNA synthesis in the presence of excess amounts of DNA dependent bacterial RNA polymerase. When LIAO (1968) used this system, his results on the effect of androgens on the template activity of prostatic nuclear chromatin were inconclusive. Nevertheless, in these experiments chromatin preparations from testosterone treated castrated rats tended to have a slightly higher template activity than chromatin prepared from prostate of untreated control animals. However, this gene-activity test must be used with caution since differences in the handling of the nuclear fraction during preparation could lead to marked alterations in the template activity. In addition, the isolated chromatin material can possess appreciable nuclease and nucleotidase activities. MAURER and DATI (1972) used a very sensitive test and reported the existence of ribonuclease in mouse and rat uterine chromatin preparations, suggesting degradation of RNA during in-vitro RNA synthesis with the bacterial polymerase. In any chromatin exhibiting relatively high template activity the ribonuclease contamination was found to be low and vice versa. Considering these results, it is questionable whether the template activity test using bacterial RNA polymerase provides a reliable measure of the gene activity.

Recently COUCH and ANDERSON (1973) found a 60—80% enhancement of template activity in a chromatin fraction from rat prostate 4 h after testosterone treatment (compared to untreated controls), which could apparently not be accounted for by differences in the nuclease activities in their different chromatin preparations. Besides the enhanced template activity, COUCH and ANDERSON observed an extensive uptake of acidic proteins into the chromatin material obtained from hormone treated animals. They stated that this "androgen-dependent influx" of acidic non-histone proteins could cause conformational changes leading to new functional configurations of the chromatin.

Although androgen receptors are also acidic proteins, at present it is not possible to relate the results from COUCH and ANDERSON to those of STEGGLES et al. (1971) and TYMOCZKO and LIAO (1971) reporting that soluble complexes between DHT (one of the most active androgens) and androgen receptor extracted from prostate bind specifically to prostate chromatin and only negligibly to chromatin fractions from liver, spleen and lung.

2.4. Androgen Effect on Muscle, Bone Marrow and Erythropoiesis, Skin and Other Tissues

Muscle: Shortly after the detection and isolation of androgens their general anabolic effect was discovered. KOCHAKIAN found in 1935 that treatment with androgens causes reduction in urinary nitrogen excretion and later, in many species (KOCHAKIAN, 1962) the marked growth-promoting activity of androgens on muscle, always accompanied by an increase in body weight, was described. Since the mechanism of this growth-stimulating action of androgens on muscle tissue remains obscure, it is interesting that recently the uptake of glucose and the glycogen synthesis in muscle was found to be androgen-dependent. The glycogen concentrations and the activities of certain enzymes (glucose-6-phosphatase and glycogen synthetase) in levator ani muscle of the rat began to rise after a lag time of 6 h after testosterone injection. The enhancement of enzyme activities and the finding that actinomycin D could abolish the testosterone-induced glycogen synthesis makes it probable that at least a part of the androgen effect on muscle is regulated at the transcriptional level (BERGAMINI, 1969). On the other hand, the characteristic features of all highly androgen-sensitive tissues are missing in muscle: conversion to DHT does not take place and androgen receptor proteins most probably do not exist in the bulk of muscle tissue. Recently, in a preliminary study, BAULIEU and JUNG (1972) reported a cytosol receptor in rat levator ani muscle which bound testosterone but not DHT. The receptor concentration is extremely low, and the specificity is at variance with that reported for androgen receptors from other tissues. Confirmation of this interesting finding is clearly important. It is also worth noting that the levator ani muscle, which is present only in males, seems to respond as a male secondary sexual organ rather than as ordinary striated muscle tissue. Therefore the detection of trace amounts of androgen receptor would not be surprising.

Bone marrow cells and erythropoiesis: Androgens also exhibit a marked stimulating effect on erythropoiesis in various species including human. At least two different erythropoietic actions of androgens and their derivatives have been proposed: 1. Testosterone itself stimulates erythropoietin production in the kidney, an effect which can be abolished by antierythropoietin and the antiandrogenic steroid cyproterone (GORDON et al., 1970; MIRAND et al., 1969). 2. The 5β-hydrogenated derivatives of testosterone, formed mainly in the liver, directly influence the blood-producing tissue by stimulating heme synthesis. 5β-metabolites especially enhance the levels of the δ-aminolevulinic acid synthetase, a very important enzyme for heme biosynthesis (KAPPAS et al., 1968). The latter effect has been shown to be inhibited by actinomycin D and puromycin, which respectively block nucleic acid and protein synthesis (KAPPAS and GRANICK, 1968). The mechanism of the "dissociated erythropoietic action" exerted by androgens remains obscure. Receptor proteins for 5β-hydrogenated androgens in blood-forming tissues have not been described.

Skin: Together with the cutaneous appendages, the skin is one of the largest organs of the body and has long been known to respond to some masculine factors dependent on sexual maturation. Baldness, for example, is confined to men and is not observed in women, children or eunuchs. HAMILTON (1942), who treated eunuchs with androgens, postulated that besides the presence of high androgen levels there was also a genetic disposition resulting in an essential etiological factor for the development of a male type alopecia. It has also been shown that androgens increase the collagen content in the skin, since this constituent of the connective tissue was found to be greater in men and hirsute women (who have elevated plasma testosterone levels) than in normal women, and was also increased after testosterone treatment (SHUSTER and BOTTOMS, 1963; SHUSTER et al., 1970). Both the sebum excretion and the sweat secretion rate are normally greater in men than in women but these were also elevated in hirsute women (TAMM et al., 1970; BURTON et al., 1971). The latter authors stated from these findings that in hirsute women the whole skin is virilized and the androgenic effect is not confined to the hair. With regard to the androgen action on skin it is of interest that GOMEZ and HSIA (1968) demonstrated the conversion of testosterone to DHT (the active form of androgenic hormones in the accessory sex organs) in this organ. Whether receptor proteins are involved in the transportation and accumulation of DHT in skin cells as in other end organs is a topic currently under investigation.

Other tissues: Androgen sensitivity has been also described for liver by TATA (1966) and for kidney by KOCHAKIAN (1967), and the alterations in the cell membrane function caused by androgen are discussed by HECHTER and LESTER (1960). The restricted space precludes discussion of these effects here, and the articles cited above should be consulted.

3. Uptake, Retention and Metabolism of Androgens in Responsive Tissues

3.1. "Highly Responsive" Tissues

The arbitrary classification defined in an earlier section divides the responsive tissues into those highly responsive and those slightly responsive to androgens. The highly responsive tissues are generally considered to be the male accessory sex organs e.g. prostate, seminal vesicle and epididymis. Parts of the brain should also be included in this category since several lines of evidence suggest their sensitivity to low doses of androgens. Of the "less responsive" tissues only skin and muscle are discussed in detail.

The first demonstration of specific uptake and retention of a hormone by a responsive tissue was that of estradiol by rat uterus (JENSEN and JACOBSON, 1962), a pioneering study for which highly labeled estradiol was essential. These results naturally stimulated work along similar lines with the androgens, but only after highly labeled testosterone became available was this feasible. In contrast to the estrogens, androgens do not show the same high affinity for a specific tissue, and metabolism plays an important part, particularly the formation of DHT. As will become clear, DHT has a central role in all current theories on androgen action, and its site(s) of production and its interrelationship with the other naturally occurring androgens will be discussed later.

Following infusion or injection of ^{3}H-testosterone into castrate male rats, a number of workers have shown that there is little uptake or retention in blood and muscle, while in the liver and male accessory sex organs radioactivity is taken up and retained for up to 16 h following treatment. However on analysis of the radioactivity in these various organs, DHT is found in high concentrations (50—70% of total radioactivity) in prostate and seminal vesicle, the radioactivity in the liver comprising further reduced metabolites with less than 1% DHT (BRUCHOVSKY and WILSON, 1968b; TVETER and ATTRAMADAL, 1968; FANG et al., 1969). This pattern of DHT distribution is also found after ^{3}H-testosterone infusion into intact male rats (BRUCHOVSKY and WILSON, 1968a) within 5 min after infusion, while the use of functionally hepatectomized castrate male rats has confirmed the selective retention of DHT by prostate and seminal vesicle (BRUCHOVSKY and WILSON, 1968b).

Cell fractionation studies following infusion of ^{3}H-testosterone showed that prostatic cytoplasm contained mainly DHT and androstanediol, with residual testosterone, while the nuclei contained only DHT and testosterone (BRUCHOVSKY and WILSON, 1968a, b). *In-vitro* studies involving the use of minced rat prostate with ^{3}H-testosterone gave similar results on the distribution of metabolites and the nuclear selectivity with respect to DHT and testosterone (ANDERSON and LIAO, 1968; FANG et al., 1969). Additional evidence for the nuclear concentration of radioactivity is provided by autoradiographic studies which showed that 30 min after the injection of labeled testosterone to castrate male rats, radioactivity was concentrated in the nuclei of the epithelial cells of prostate and seminal vesicle. No such selective labelling was observed in the liver, diaphragm or the muscle layer of the prostate or seminal vesicle (SAR et al., 1970).

There is clear evidence that certain areas of the brain (e.g. hypothalamus) are intimately involved in androgenic responses including release of gonadotropin and sexual behavior patterns. Autoradiographic studies after injection of ^{3}H-labeled testosterone to castrate male rats demonstrated the selective uptake of radioactivity into the nuclei of neurons within the hypothalamus, a pattern of radioactivity similar to that shown by the anterior pituitary (SAR and STUMPF, 1972 and 1973). SHOLITON et al. (1972) extracted substantial amounts of DHT and androstanediol together with some testosterone from rat brain following infusion of ^{3}H-testosterone to functionally hepatectomized or totally eviscerated rats. The autoradiographic and metabolic studies, indicating both selective uptake and production of DHT, imply a greater similarity between brain and the highly responsive tissues with regard to androgen action than is superficially apparent, but not sufficient evidence (e.g. the presence of androgen receptors) is presently available to allow further examination of this topic.

This consistent identification of DHT as a major metabolite in the accessory sex organs has resulted in extensive studies on its production as outlined in the following section.

3.2. DHT Formation in Responsive Tissues

DHT is a more active androgen than testosterone in some bioassay systems (DORFMAN and SHIPLEY, 1956) and also apparently in organ culture of rat prostate (ROBEL et al., 1971; BAULIEU et al., 1968), where it easily gives rise to hyperplasia otherwise found only with high doses of testosterone. The capacity of a tissue to produce DHT is apparently related to its "responsiveness" to androgens, since GLOYNA and WILSON (1969) showed that the rate of formation of DHT is highest in the accessory sex organs in rat, the prostate having the greatest capacity to convert testosterone to DHT, followed by seminal vesicle and epididymis.

The enzyme responsible for the formation of DHT, 5α-reductase (NADPH$_2$-5α-3-ketosteroid-reductase), is not confined to the accessory sex organs (OFNER, 1968), being found, for instance, in the liver, but the hepatic complex of steroid-metabolizing enzymes prevents any build up of DHT. DHT is also further reduced in prostatic cytoplasm (at the 3-oxo-position), and is therefore not accumulated, which is in distinct contrast to the position in prostatic nuclei where no further reduction of DHT seems possible, leading to nuclear concentration of DHT. There have been attempts to localize the 5α-reductase within the nucleus; FANG et al. (1969) and BRUCHOVSKY and WILSON (1968b) indicated that it was chromatin-bound, although more recently MOORE and WILSON (1972) have produced evidence that the enzyme is localized within the nuclear membrane in the rat prostate.

On the basis of such experiments, it has been proposed that DHT is the "active" androgen in the accessory sex organs of some animals (see below). On the whole, this conclusion is supported by the work of BRUCHOVSKY (1971), who infused seven naturally occurring androgens (testosterone, DHT, androsterone, androstenedione, androstanediol, androstanedione, and dehydroepiandrosterone) to castrated functionally hepatectomized male rats and checked for the conversion into DHT in both prostatic cytoplasm and nuclei. In the cytoplasm, after DHT infusion, he identified DHT (42%), androsterone (15%), androstanediol (33%), and androstanedione (3%), a similar pattern being obtained following the infusion of testosterone and of androstanediol. The highest levels of nuclear radioactivity were achieved with testosterone, DHT, and androstanediol, but every androgen gave rise to a number of cytoplasmic metabolites, invariably including DHT. However, in the nuclei, whatever the parent steroid infused, DHT was consistently the major metabolite. The relative amounts of DHT produced from each infused androgen are reasonably similar to the relative biological activities of the parent steroid. This production of DHT from the other androgens has also been demonstrated in human prostate and in rat prostate organ culture (FARNSWORTH and BROWN, 1963; BAULIEU et al., 1968; ROBEL et al., 1971).

The qualification expressed regarding complete acceptance of DHT as the active androgen arises from experiments by GLOYNA and WILSON (1969), in which the 5a-reductase activity was compared in prostatic slices from various animals. The rate of formation of DHT was highest in rat and human prostate and practically nil in rabbit and bull prostate, which are both active secreting glands. To quote the authors, "this finding is clearly incompatible with the possibility that DHT formation is an obligatory feature of androgen action in general" (WILSON and GLOYNA, 1970).

Generally, however, it seems accepted that DHT is the active compound, a fact which not only fits in well with the metabolic studies, but also correlates with the results obtained from work on the androgen receptor, a topic which is more fully discussed in a later section.

3.3. Androgens in "Slightly Responsive" Tissues

Muscle: The anabolic effect of testosterone on muscle has long been known (KOCHAKIAN, 1935), but the intervening years and the advent of high-specific-activity testosterone have not resulted in a clear-cut explanation of this effect. Experiments on the uptake and retention of ^{3}H-testosterone have shown that in contrast to the selective retention by the secondary sex organs, muscle neither concentrates nor retains testosterone or its metabolites to any appreciable extent, not even in a muscle known to be androgen-responsive, such as rat levator ani muscle. Testosterone metabolism to DHT is insignificant in skeletal muscle and in levator ani muscle (GLOYNA and WILSON, 1969).

Skin: Human skin has been shown by WOTIZ et al. (1956) to metabolize testosterone rapidly, while in 1968 GOMEZ and HSIA first reported the formation of DHT from testosterone following in-vitro incubation with human skin. WILSON and WALKER (1969) found that skin specimens from the perineal areas (scrotum, prepuce, labia majora, clitoris) were especially active in 5a-reductase activity, compared with nonperineal skin. In the prepuce, 5a-reductase activity was age-dependent, increasing up to three months postpartum and thereafter declining to nonperineal skin levels in the adult. MULAY et al. (1972) showed that in tissue culture, fibroblasts derived from prepuce and labia majora metabolized testosterone more efficiently than comparable fibroblasts derived from the skin of abdomen or deltoid region of the arm to give a wide variety of metabolites including androstanediol and DHT. TAKAYASU and ADACHI (1972) located 5a-reductase activity in hair follicles, although no variation was found in hair obtained from different body parts. An interesting example of the close interaction of androgens with brain, skin and ultimately muscle is to be found in *NATURE* (ANONYMOUS, 1970). The flood of confirming publications has not yet materialized.

Androgenic action or response is not, of course, confined to the tissues mentioned above, but little information is available on the particular aspects discussed here. For this reason, androgen metabolism in such tissues as the liver and bone marrow has not been examined here.

4. Androgen Receptors

Steroid hormone receptors were first discovered by TOFT and GORSKI (1966) for estradiol in the cytoplasmic or high-speed supernatant fraction of rat uterus, and by JUNGBLUT et al. (1967) in nuclei isolated from calf uterus endometrium. These studies demonstrated a hitherto unknown facet of hormonal steroid action and stimulated numerous groups to search for similar receptors for the androgens in male target organs. It is as well to emphasize at this point that most of this work was carried out with rat ventral prostate and seminal vesicle, a fact which is apt to be forgotten when the significance of the receptor in a larger context is discussed. In 1968, ANDERSON and LIAO and BRUCHOVSKY and WILSON showed that DHT was selectively retained and accumulated by prostatic nuclei. The significance of this was quickly appreciated and led to the demonstration of a specific nuclear androgen receptor (BRUCHOVSKY and WILSON, 1968b; ANDERSON and LIAO, 1968; MAINWARING, 1969a). Shortly afterwards, MAINWARING (1969b), UNHJEM et al. (1969) and BAULIEU and JUNG (1970) described a soluble cytoplasmic androgen receptor from rat prostate, thus apparently establishing for the androgens the two-step mechanism originally proposed by JENSEN et al. (1968) for estrogen action, which required the presence of both cytoplasmic and nuclear receptors.

4.1. The Cytoplasmic Androgen Receptor

4.1.1. Extraction

The cytoplasmic androgen receptor in male target organs is easily extractable with buffer solutions of low ionic strength (MAINWARING, 1969b). A 0.01—0.05 M Tris-HCl buffer at pH 7.4, sometimes containing 0.001—0.002 M EDTA (disodium salt) and 0.001—0.002 M mercaptoethanol has been used by most workers. Homogenization after thorough mincing of the tissue was performed almost exclusively in Potter-Elvehjem homogenizers with either a glass or a teflon pestle. Due to the extreme heat lability of the receptor, successful experimental results were very much dependent upon sufficient cooling during the entire homogenization and isolation procedure (cold room 0—4° and an additional ice bath are essential). The particle-free supernatant (cytosol or extract) was obtained by centrifugation of the crude homogenate at $\geq$ 105,000 g for 1 h at 0—4 °C.

4.1.2. Labeling

^{3}H-labeled androgens with high specific activity (37—58 Ci/mM) were generally used in the experiments reviewed here. For the direct labeling of the cytoplasmic receptor the 105,000 g supernatant fraction was incubated at 0—4 °C with ^{3}H-steroids in concentrations between 10^{-10}—10^{-8} molar for at least 1 h. Labeling of the whole tissue *in-vitro* has been achieved by incubation of tissue slices in Krebs-Ringer-buffer or tissue culture medium containing ^{3}H-steroid. With ^{3}H-DHT the incubation could be successfully carried out at 0—4°C, but with ^{3}H-testosterone an incubation temperature of 25—37°C was necessary (UNHJEM and TVETER, 1969), since only at elevated temperatures was the $5a$-reductase present in the cytoplasm of the target tissues able to reduce testosterone to the more strongly binding DHT. The soluble cytoplasmic receptor has also been labeled *in vivo*. The radioactive testosterone or DHT is dissolved in saline containing a small concentration of alcohol, and is usually administered to the animals by s.c. or i.p. injection. The target tissue was removed 30—60 min later and the particle-free supernatant fraction prepared as described.

4.1.3. Properties of the Cytoplasmic Androgen Receptor

Two methods are widely employed to study the physiochemical properties of the androgen receptors. 1. The sedimentation procedure of TOFT and GORSKI (1966) using sucrose, glycerol or mixed sucrose-glycerol gradients. 2. Chromatographic procedures using Sephadex G-25, G-100 and G-200, Biogel P-300 or phosphocellulose (MAINWARING, 1969b; UNHJEM and TVETER, 1969; RENNIE and BRUCHOVSKY, 1972).

Binding specificity: If the cytoplasmic androgen receptor is incubated separately with a variety of steroids under saturating conditions (10^{-10}—10^{-9} M) it displays a striking specificity towards DHT, testosterone binding to a far lesser degree, while estradiol-17β, cortisol, progesterone, androstanedione and rather surprisingly $3a$- and 3β-androstanediol are not bound at all by the receptor (MAINWARING, 1969; BAULIEU and JUNG, 1969). Competition studies, e.g. the simultaneous incubation of ^{3}H-DHT (5×10^{-10} M) with up to a 100-fold excess of cold steroid with prostate extract from one-day castrated animals, showed that several steroids decreased the radioactivity in the cytoplasmic receptor peak on density gradients. Both estradiol and progesterone competed with DHT, as also did the synthetic antiandrogens cyproterone and R 2956, the latter two compounds very effectively (BAULIEU and JUNG, 1969). A recent study by WAGNER et al. (1972) showed that the cytoplasmic androgen receptor from calf uterus, compared with the estrogen, gestagen and corticoid receptors present in the same tissue, exhibited the lowest binding specificity of all four receptors. On the basis of the "cross-affinity" and the fact that the androgen receptor could be blocked by a relatively low excess of estradiol and progesterone, the authors proposed that both these steroids be viewed as natural antiandrogens.

Association constants: For the binding of DHT to the cytoplasmic androgen receptor, the association constant, as established by density-gradient analysis, is reported to be of the same order of magnitude as that measured for the estradiol receptor in rat uterus (5×10^{10} M^{-1}) (BAULIEU et al., 1971).

Protein nature of the receptors: The proposal that sex steroid hormone receptors are proteins was made by TOFT and GORSKI in 1966. Enzymatic digestion experiments have clearly shown that the DHT binding to the cytoplasmic receptor is abolished by incubating the extracts at 0°C with trypsin or pronase, while the hormone receptor complex was stable to treatment with DNase and RNase (MAINWARING, 1969b; UNHJEM and TVETER, 1969; FANG et al., 1969). It was concluded that the extreme thermolability (decrease in steroid-macromolecule binding) of the receptor proteins, especially at elevated temperatures, could be explained by a high rate of proteolysis due to the presence of proteolytic enzymes in the tissue extracts (Mainwaring, 1969). Fang and Liao (1971) stated that the heat sensitivity seemed to be an inherent property of the complexes, since several different partially purified cytosol preparations were equally unstable at 37°C. Of particular importance is that the hormone receptor complex was always found to be much more heat stable than the uncharged receptor protein. Apparently the complex has a different conformation, which is more resistant to heat or enzymatic digestion. The increased stability of the hormone receptor complex is also reflected by a greater resistance to various sulfhydryl reagents than in the uncharged protein. These reagents, e. g. N-ethylmaleinimide, N-iodoacetate, p-hydroxymercuribenzoate and N-bromosuccinimide, are thought to bind covalently to cysteine and tryptophan residues, suggesting the importance of these amino acids in the maintenance of the physiological configuration of the receptor (Mainwaring, 1969b; Unhjem, 1970a). Both the cytoplasmic and the nuclear receptors are acidic in character (Mainwaring, 1968), a property confirmed by their behavior in agar gel electrophoresis at low temperatures (Wagner, 1972), when both receptors migrate towards the anode at pH 8.2.

4.1.4. Physicochemical Parameters

Sedimentation coefficients: Since the androgen receptors have not yet been isolated in a pure state, physicochemical data have been obtained only by indirect measurements and by comparison with well-defined proteins. Mainwaring (1969b) found that the cytoplasmic ^{3}H-DHT-receptor complex from rat prostate sedimented with a coefficient of 8.0 S in a linear glycerol-stabilized sucrose gradient. Although Unhjem and Tveter (1969) used the same method of standardization (Martin and Ames, 1961), they reported a sedimentation constant of 9.3 S for this complex, also obtained from rat prostate. Despite their use of sedimentation markers of known sedimentation constants, it is apparently difficult to reach sufficient standardization with this technique. It therefore seems reasonable to specify not exact sedimentation coefficients but only sedimentation ranges. This was done by Baulieu and Jung (1969), who also described a cytoplasmic androgen receptor in the 8—9 S region (Table). (To cover all results, the 8—9 S range is expanded to 8—10 S in subsequent sections). In addition, all the above authors described: 1. heavier aggregates of the 8—10 S complex sedimenting on the bottom of the tube; 2. a lighter peak of radioactivity in the 3—5 S range corresponding to albumin, which arises from the contamination of the extracts with serum and lymphatic fluid; 3. radioactivity was also found on the top of the gradients, consisting of free DHT.

In sharp contrast to the above results, Fang et al. (1969) were not able to detect the 8—10 S DHT receptor but only a 3.5 S DHT receptor from cytosol, using virtually the same techniques. The reason for this discrepancy is not obvious and was the subject of extensive discussion (Liao et al., 1970) although no completely convincing reason was advanced. However, Ritzen et al. (1971) also described a cytoplasmic receptor extracted from rat epididymis sedimenting with a coefficient of approximately 4 S. The small cytoplasmic receptor described by Fang et al. (1969) sediments in the 3—5 S region together with albumin, which is known to bind practically all steroids. Under these circumstances the results of competition studies are not reliable, and the reported binding of ^{3}H-cortisol, ^{3}H-estradiol and ^{3}H-progesterone in this area (Fang et al., 1969) could well stem from the presence of albumin or other contaminating proteins. Fang et al. (1969)

also reported an enhancement of DHT binding ability by the cytoplasmic receptor following heat treatment (10—50°C), which conflicts with the findings of other groups. In a later study, FANG and LIAO (1971) eliminated the albumin contamination by precipitating the receptor protein with ammonium sulfate (0—40%). After redissolving and desalting by means of Sephadex chromatography a small peak of DHT-receptor complex (designated complex II) sedimented at the 3.0 S position on density gradient centrifugation. The bulk of complex II aggregated and sedimented to the bottom, but in the presence of high salt concentrations (0.4 M KCl) the aggregates redissolved to give a distinct 3.0 S peak. Interestingly enough, the complex II-DHT binding was now reported to be very thermolabile. At higher ammonium sulfate concentrations (55—70%) another DHT binding protein was precipitated (designated complex I, sedimenting at 3.5 S) (LIAO and FANG, 1971), although this was present in smaller amounts than complex II (Table). Whether complex I is a distinct receptor entity, different from complex II, or simply an admixture of complex II and the bulk of the albumin also precipitated at this ammonium sulfate concentration is not clear. The quoted differences in the steroid-binding specificities between complex I and complex II could result from the presence of excessive amounts of albumin or other unspecifically binding proteins in the complex I fraction. Moreover, testosterone was not bound at all by complex II (in contrast to the 8—10 S receptor; MAINWARING, 1969b; BAULIEU and JUNG, 1969), possibly indicating that the steroid binding sites of complex II were altered during the purification procedure.

RENNIE and BRUCHOVSKY (1972) used the 0—80% ammonium sulfate fraction of rat prostate extract in their studies. The precipitate was redissolved in buffer, desalted and then chromatographed on phosphocellulose (Table). The column was eluted with a buffered salt gradient (0—0.8 M NaCl). When prostate extracts from 18-h castrated rats previously injected with ³H-testosterone were examined, only one peak of radioactivity was seen (peak 2). However, following *in-vitro* labeling of extract from castrated rats, two peaks of radioactivity (peak 1 and 2) could be eluted from the phosphocellulose, peak 1 eluting at a lower salt concentration than peak 2. The radioactivity in peak 2 was extracted and consisted mainly of DHT (69%), but no similar analysis was made of the peak I radioactivity. The relationship between the results of RENNIE and BRUCHOVSKY and the previously cited findings is not at all clear, since too little data is available regarding the binding specificity, sedimentation constants etc. of peaks 1 and 2.

Molecular weight estimations: Using the sedimentation coefficient 8.0 S and data obtained from Sephadex chromatography on G-200 (standardized by several marker proteins of known Stokes radius according to SIEGEL and MONTY (1966), MAINWARING (1969b) calculated a molecular weight of 274,000 for the 8—10 S cytoplasmic androgen receptor. UNHJEM and TVETER (1969) came to a rough estimate of 200000 with their sedimentation coefficient of 9.3 obtained by sucrose density gradient centrifugation. The attempts of UNHJEM and TVETER to measure the molecular weight on Sephadex G-200 or Biogel P-300 were unsuccessful, since the steroid receptor complex in both cases was excluded and eluted with the void volume. There is, however, a crucial difference in the methodology of both groups, since MAINWARING performed the chromatographic separation at 0—4°C, while UNHJEM and TVETER worked at room temperature. It seems likely that at room temperature the thermolabile receptor formed aggregates of high molecular weight which were excluded from the gels. Similar attempts to determine the molecular weight of the small cytoplasmic receptor entity have not, to our knowledge, been carried out.

4.1.5. Interconversion of the 8—10 S and 3—5 S Forms of the Cytoplasmic Receptor by Salt

When the 8—10 S androgen receptor region from rat prostate extract was centrifuged on a low ionic strength density gradient, concentrated, and re-run on a similar gradient, radioactivity reappeared in the 8—10 S region. If the isolated 8—10 S complex was re-run on a gradient containing 0.4 M KCl, however, a shift giving rise to a peak of radioactivity in the 3—5 S region was observed (BAULIEU and JUNG, 1969). A KCl extract of rat prostate run in a "KCl gradient" also gave a peak in the 3—5 S region, but when an extract of this type was dialyzed against Tris buffer and run on a Tris gradient, it gave rise to an 8—10 S peak of radio- activity. A more convincing demonstration of the reversibility would have been a re-run of the 3—5 S peak isolated from a KCl gradient on a low-ionic strength gradient, which would have made the entire experiment more directly comparable. The so-called "salt shift" is not exclusive to the androgen receptor, having also been shown for the estrogen receptor from rat uterus (ALBERGA et al., 1970). How- ever, JUNGBLUT et al. (1970b) who used calf uterus extracts with a high receptor content, were not able to duplicate these results, since a large amount of radio- activity still sedimented at the 8—10 S position even in 0.6 M salt. Only a small peak was seen in the 3—5 S region, postulated to be the "core" particle from the 8—10 S receptor, which actually enters the nucleus together with the hormone. No convincing explanation for the "salt shift" has yet appeard, and its significance in physiological terms is not understood.

4.1.6. Cellular Localization of the Cytoplasmic Receptor

A definite association of any cytoplasmic steroid receptor with a particular intracellular structure has yet to be demonstrated. Originally, on the basis of the extractability, TOFT and GORSKI (1966) proposed that the receptor was a soluble constituent of the cytoplasm, but the normal extraction procedures (homogeniza- tion with hypotonic buffer) could lead to artifacts and to the solubilization of loosely structurally bound protein. Nuclear localization of the authentic cyto- plasmic receptor is unlikely, since extraction of isolated nuclei with hypotonic buffer revealed no trace of cytoplasmic receptor (JUNGBLUT et al., 1967). Indica- tions of extranuclear structural binding were provided by BAULIEU et al. (1971), who detected high-affinity binding for DHT, 3a- and 3β-androstanediol in prostatic microsomal fractions, a property not shown by liver microsomes. However, specific binding proteins for these androgens were not extracted. For the estradiol receptor, LITTLE et al. (1972) have evidence pointing to a cell component-receptor associa- tion. Working with pig uterus and a buffer containing estradiol, they were able to extract a variety (3.5 S, 4.5 S and 6—10 S) of estradiol-binding proteins from the microsomal fraction. All three binders had slightly different characteristics, e.g. in heat sensitivity and resistance to thiol reagents. The precise relationship be- tween these microsomal receptors with tight structural bonds and the easily extracted 8—10 S receptor is currently being examined.

4.1.7. Isolation and Purification of the Cytoplasmic Androgen Receptor

The isolation of androgen receptors has not yet been attempted. The minute amounts in the target tissues (10^{-10}—10^{-9} M) and the extreme thermolability of these proteins suggests that their isolation would be very difficult. 5—10 kg of rat prostate contains only about 1 mg receptor, estimated on the basis of a molecular weight of 200,000 and a tissue concentration of 10^{-10}—10^{-9} M. An 800- to 1000-fold purification of the cytoplasmic receptor from rat prostate has been achieved by MAINWARING and IRVING (1970).

4.2. The Nuclear Androgen Receptor

The cytosol receptor and the nuclear receptor differ in a number of respects, and it is convenient to view them as separate entities for descriptive purposes. Actually, the two receptors are functionally closely related, a relationship to be discussed in greater detail when the properties of the nuclear receptor have been outlined.

4.2.1. Labeling

In-vivo labeling: The selective retention and accumulation of DHT in the nuclei of target organs (e. g. prostate, seminal vesicle) was exploited. Physiological doses of ^{3}H-testosterone or ^{3}H-DHT (0.1—0.2 μg/100 g bodyweight) were injected or infused into castrated rats, and after varying periods (5 min up to several h) the prostate or seminal vesicles were excised and the nuclear fraction isolated.

In-vitro labeling: Prostate minces or slices were incubated with labeled androgens in Krebs-Ringer solution or a variety of tissue culture media. Such *in-vitro* systems have the advantage that experimental parameters such as pH or temperature can be varied at will. Incubation at different temperatures disclosed that nuclear labeling occurred only at 25—37°C, in contrast to the cytoplasmic receptor, which is readily labeled at 0—4°C. (SAR et al., 1969, 1970). It has been proposed that the temperature-dependent labeling of the nuclear receptor results from the necessity of reducing testosterone to DHT. However, a similar temperature dependency was noted when estradiol was incubated with rat uterus or calf endometrial slices (JUNGBLUT et al., 1970b), where no metabolic transformation is required for nuclear binding. MAINWARING (1969b) therefore suggested that the actual transfer of steroid from cytoplasm to nucleus was temperature- and possibly energy-dependent, but for some reason this particular aspect of hormonal steroid action has not been extensively studied. In a variation of the above method, UNHJEM (1970b) labeled the nuclear receptor by incubation of prostate homogenate with ^{3}H-DHT.

Nuclei have been incubated simply in buffer containing ^{3}H-steroid (UNHJEM, 1970b; MAINWARING, 1968a; RENNIE and BRUCHOVSKY, 1972), or in a reconstituted system with charged (previously incubated with ^{3}H-DHT), or uncharged cytosol, and also with slightly purified cytoplasmic receptor preparations (JUNG and BAULIEU, 1971; FANG and LIAO, 1971).

4.2.2. Isolation and Purification of Nuclei

Tissues were homogenized as described in the section on cytoplasmic receptors. The nuclear fraction was obtained by low-speed centrifugation (700—800 g), about 50% of the DNA being recovered in the sediment. This sediment has been used after several washings with either buffer or buffered isotonic sucrose without further purification. Some workers have attempted to purify the nuclei by centrifuging the sediment through heavy sucrose (1.0—2.2 M). The degree of nuclear purity is an important factor in the evaluation of experiments such as the direct incubation of nuclei with ^{3}H-steroid, either in buffer alone or in a reconstituted system as described earlier. Since the cytoplasmic and nuclear receptor are closely related, gross nuclear contamination in the form of whole cells, cytoplasmic structures or cytoplasm is an added obstacle to obtaining unequivocal data. Simply washing the nuclei hardly ensures even a semblance of purity. This is an important point, since with few exceptions, experiments were performed with the crude nuclear sediment, even if a further purification step is described in the methodology of the publication concerned.

4.2.3. Extraction of the Nuclear Receptor

Extractability represents one of the distinguishing characteristics between the nuclear and the cytoplasmic receptors. The latter is easily extracted in low-ionic strength buffer or even water, but the nuclear receptor is soluble only in high salt concentrations. Buffered KCl or NaCl solutions with concentrations ranging from 0.3—1.0 M have been successfully employed. Labeled prostatic nuclei from *in-vivo* or *in-vitro* experiments extracted with 0.01 M Tris buffer pH 7.5 lost only 10% of their radioactivity, which on density-gradient analysis proved to be unspecifically (i.e. non-receptor) bound (FANG et al., 1969; UNHJEM, 1970b). However, with a buffered 0.4 M KCl solution, it was possible to extract some 60—70% of the bound radioactivity within 30 min at 2°C. Density-gradient centrifugation showed that this salt-extracted radioactivity was predominantly bound to the 3 S nuclear receptor (FANG et al., 1969). The extraction of radioactivity was improved by raising the pH of the extractant to 8.5 (BRUCHOVSKY and WILSON, 1968). Attempts to solubilize the nuclear receptor with low-ionic strength buffer containing detergent (Triton X-100) were not successful (MAINWARING, 1969a; ANDERSON and LIAO, 1968). The nuclear receptor aggregates immediately in low-ionic strength buffers, so that all analytical procedures (e.g. gradient centrifugation or column chromatography) must be carried out in the same high-salt buffer as is used in the extraction.

4.2.4. Properties

The nuclear and the cytoplasmic receptor have a number of characteristics in common, arising largely from the protein nature of the two receptors. Both are heat-labile, destroyed by proteinases but unaffected by nucleases, sensitive to SH blockers, and acidic in character. Repeated gel filtration (Sephadex G-25) breaks down the nuclear receptor, although it is stable during freezing and thawing. The binding specificity of both receptors is similar, only DHT and, to a lesser extent, testosterone being bound by the nuclear receptor (BRUCHOVSKY and WILSON, 1968; MAINWARING, 1969a; FANG et al., 1969).

The association constant of the steroid-nuclear receptor complex has been measured only by RENNIE and BRUCHOVSKY (1972), who report a value of 3.5×10^7 M^{-1}, considerably lower than the corresponding value for the cytoplasmic receptor. In linear sucrose gradients containing high salt concentrations, the nuclear receptor sediments in the 3.0 S region (FANG et al., 1969; JUNG and BAULIEU, 1971; HANSSON et al., 1972). RENNIE and BRUCHOVSKY (1972) used salt-gradient elution from a phosphocellulose column to characterize and separate receptor proteins and found that the nuclear receptor eluted at a higher salt concentration (0.6 M NaCl) than the cytosol receptor (0.52 M NaCl) (Table). MAINWARING (1969a), using a calibrated agarose column, has estimated the molecular weight of the nuclear receptor at 100,000—120,000.

Table. *Summary of the published data on some characteristic features of the androgen receptors*

AUTHORS	METHOD	CYTOPLASMIC RECEPTOR	NUCLEAR RECEPTOR
Baulieu and Jung		8 -10 S ↓ ↑ ← (salt interconversion) 4 - 5 S	3,0 S
Fang and Liao	density gradient centrifugation	3.5 S complex I 3.0 S complex II	3,0 S
Mainwaring		8.0 S	
Tveter et al.		9.3 S	3,0 S
Rennie and Bruchovsky	chromatography on phosphocellulose	eluted at 0.52 NaCl	eluted at 0.60 NaCl

extracted with buffers of low ionic strength / extracted with buffers containing high salt

4.2.5. Discriminatory Features of the Nuclear and Cytoplasmic Androgen Receptor

Clearly, both receptors have some properties in common, which has led to speculation on the possible precursor role of the cytoplasmic receptor. Nonetheless, there are also distinct differences, which are outlined below: a) cellular distribution studies strongly suggest that the receptors are exclusively confined to different cell compartments. For instance, no cytoplasmic receptor has been extracted from nuclei with low-ionic strength buffer; b) the nuclear receptor is soluble in, and only extractable by, buffer containing a high salt concentration; c) there are small but reproducible differences in the sedimentation coefficients of the two receptors. When both are run on linear sucrose gradients containing high salt concentrations, the nuclear receptors sediment at about 3.0 S, the cytoplasmic receptor at 4—5 S (BAULIEU et al., 1970); d) on salt-gradient elution of a phosphocellulose column, the cytoplasmic receptor elutes at 0.52 M salt, the nuclear receptor is retained and elutes with 0.6 M salt.

4.2.6. Origin of the Nuclear Androgen Receptor

The term "origin" as used here is not meant to imply "site of synthesis". It refers rather to whether the nuclear receptor exists as an independent molecule, or is a transformed cytosol receptor. The question itself arises from a basic difference between the two hypotheses, summarized below, concerning hormonal steroid transfer from the cytoplasm to the nucleus (Fig. 1): a) on entry into the cell, the hormone is bound by the cytoplasmic receptor and the complex is then transported to the nucleus. There, the hormone alone enters the nucleus, probably via an energy-dependent reaction, and is picked up by the already present nuclear receptor. It is also conceivable that free hormone may diffuse into the nucleus and also be bound. b) The initial steps are as described for (a). However, at the nucleus, the *complete* hormone-receptor complex enters. During entry, the receptor moiety is modified, either through a conformational change or by removal of a peptide chain (Fang et al., 1969), and thus becomes the nuclear receptor.

Most workers favor the second concept, although the possibility that two distinct receptors exist has not been eliminated, as the experimental data to be considered demonstrate. Orchidectomy, as Baulieu et al. (1970) showed, is followed by a rapid decrease in nuclear receptor levels in rat prostate, and within five days after castration nuclear receptor is undetectable. The concentration of the receptor was estimated by extracting specifically bound label from prostatic nuclear preparations following their incubation in buffer containing ^{3}H-DHT. Unhjem (1970b) also stated that nuclei could be specifically labeled in the absence of cytosol, a finding not confirmed by Fang et al. (1971). A simultaneous determination of the cytosol receptor revealed only a slow decrease following castration, 5—6 day orchidectomized rats still showing approximately 50% of the receptor content of 1-day castrates. A plausible explanation advanced for the different disappearance rates of the two receptors was that the nuclear receptor originates from the cytosol receptor but that DHT is an essential factor since only the DHT-cytosol receptor complex can enter the nucleus, the protein moiety being modified in the process to become the so-called neo-nuclear receptor (Baulieu and Jung, 1971). Naturally, in hormone-deprived animals the essential complex cannot be formed and hence no nuclear receptor would be found in target organ nuclei of long-term castrate rats. Assuming that the neo-nuclear concept is valid, any receptor present in prostatic nuclei would be in the form of a DHT-protein complex, i.e. with all steroid binding sites occupied, which raises the question of how nuclear receptor levels can be measured when no labeled hormone can be bound. According to Baulieu et al. (1971), measurement was possible because during incubation at $25°$ an exchange occurred between the receptor-bound DHT and the added labeled DHT. It is puzzling that no similar exchangeability was observed with the 8—10 S cytosol receptor under practically identical conditions, and it is impossible to determine at present whether this reflects some fundamental structural difference between the cytosol and the nuclear receptor.

This *in-vivo* study leaves the neo-nuclear concept, as the authors state, attractive but unproved, since there is no evidence against the existence of an independently existing nuclear receptor. It might also be considered that castrate animals are perhaps not the best model available, since the synthesis of androgen receptor is itself hormone-dependent, and receptor levels are low and for technical reasons difficult to establish. The immature animal might prove more suitable, by analogy with the situation in the estrogen-receptor field. In calf uterus, high levels of both the nuclear and cytosol receptor are found, and with this tissue Jungblut et al. (1970a) obtained results which do not support the neo-nuclear theory as applicable to the estrogens. Receptor could be directly isolated from purified calf uterus nuclei and bound estradiol at $0°$C. Since at this temperature an exchange does not occur, the extracted receptor must be free of endogenously produced estradiol. This finding clearly supports the theory that cytosol and nuclear receptors are independent molecules. This is not to say that an identical situation exists with respect to both the androgens and the estrogens, but does imply that the choice of experimental set-up has to be assessed equally with the results obtained.

Reconstitution experiments with cell-free systems have also been used in attempts to settle the "neo-nuclear or not" question. Cytosol preparations from prostate, either uncharged or previously labeled with ^{3}H-DHT, were incubated at 25° or 37° with prostatic nuclear preparations (FANG et al., 1971; JUNG and BAULIEU, 1971). The cytosol was generally derived from 1-day castrated animals, and the "empty" nuclei from rats 5 or more days after castration. Following incubation, the nuclei were washed several times, then extracted with a high-salt buffer. The extract, analyzed by density-gradient centrifugation, contained a 3S DHT binder. To exclude the possibility that cytoplasmic contamination was responsible for the observed binding, in control experiments the nuclei were incubated with uncharged cytosol and extracted with a high-salt buffer containing ^{3}H-DHT. In this case, no specific DHT binding was detected.

Results obtained with reconstituted systems need cautious appraisal, and a number of critical points have to be considered. As mentioned earlier (see cytoplasmic receptor properties) the receptor proteins have a pronounced tendency to form aggregates, which have marked adsorptive properties. CLARK and GORSKI (1969) showed that estrogen receptor aggregates adsorb well onto glass beads, making this the basis of a receptor assay. It is therefore imaginable that cytoplasmic receptor aggregates favorably formed at the incubation temperatures employed (25 or 37°) will readily stick to nuclei in a cell-free system. Since the aggregates dissolve in high-salt buffers, the nuclear receptor described could be nothing other than redissolved cytoplasmic receptor. The use of uncharged cytosol does not give an adequate control, since the unlabeled receptor is more unstable than the labeled receptor, and could therefore be largely destroyed during incubation. The contradictory findings of UNHJEM (1970b), who found no increase in nuclear binding after incubating nuclei with a labeled 105,000 g supernatant, could perhaps be explained on the grounds that no aggregation took place under the conditions used. It can therefore be said that results obtained with cell-free systems have so far not proved particularly enlightening with respect to the neo-nuclear concept. On the other hand, even if the cytoplasmic receptor were simply retained by the nuclei, this phenomenon could in itself be physiologically meaningful, especially as it has been shown (FANG et al., 1971) to be seemingly tissue-specific. Liver nuclei, incubated with charged prostatic cytosol, for example, retained very little radioactivity in the form of the 3 S complex as compared to prostate or seminal vesicle nuclei. It was suggested that this specificity resulted from the presence of a nuclear "acceptor" protein capable of binding the cytoplasmic receptor complex. TYMOCZKO and LIAO (1971) have described a factor from prostate nuclei which could be such an acceptor protein. In female target organs the existence of a similar acceptor protein for estradiol has been postulated (GESCHWENDT and HAMILTON, 1972), but CLARK and GORSKI (1969) and more recently CHAMNESS et al. (1973) showed that the estradiol cytoplasmic receptor binds equally well to either target or non-target cell nuclei. At present, the existence of specific nuclear acceptors remains hypothetical, and it seems unlikely that reconstitution experiments as presently carried out will be capable of providing an answer, since the risk of artifact formation is too high and inevitably leads to ambiguous results. Finally, after reviewing the large and varied collection of experiments, one is forced to the rather depressing conclusion that the mechanism by which DHT approaches and enters the nucleus is still obscure, and likely to remain so until some new experimental approaches become available.

4.3. Hypotheses

Throughout this review, the implicit assumption has been that androgen receptor proteins are intimately involved and probably essential for a hormonal response in the tissue concerned. As a working hypothesis, this seems generally applicable, although we still have no precise information on the receptor-steroid interaction in relation to the documented hormonal response. The information available can be used to construct some basic schemes on the receptor-steroid role in initiating hormonal response, as illustrated in Fig. 1.

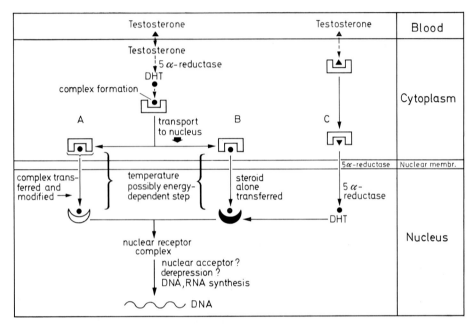

Fig. 1. Schematic representation of possible steroid-receptor interactions within the target cell

Testosterone is transported in the blood to the target tissue where it enters the cells. The details of this transfer process are not known, and tissue specificity probably results from the presence of receptors in the cell. The testosterone is reduced to DHT by a specific 5α-reductase immediately or shortly after entry, the DHT then attaching to the cytoplasmic receptor. No details are available on these initial steps, although it has been suggested (LIAO and FANG, 1969) that the reductase and a receptor ,,depot" are closely associated within the microsomes. The steroid-receptor complex migrates or is transported to the nucleus, at which stage two alternatives are put forward (see also origin of nuclear receptor) (Fig. 1). In scheme A, the entire steroid-receptor complex is transferred into the nucleus, the protein moiety undergoing a conformational change or being modified in the process, possibly by loss of a peptide chain, to give the characteristic nuclear receptor. In scheme B, the steroid alone enters the nucleus, to be picked up by the already present nuclear receptor. It is not possible, at present, to eliminate either of the two possibilities, nor is quite clear whether it is the steroid or the steroid receptor complex that is necessary to elicit the hormone response. Still another possibility exists, as shown in scheme C. In this case, testosterone itself is bound to the cytoplasmic receptor, which then protects the steroid against further metabolism within the cytoplasm. At the nucleus, testosterone is detached from the cytoplasmic receptor and enters the nucleus, being converted to DHT by the reductase in the nuclear membrane or by the chromatin-bound enzyme. The DHT produced is subsequently picked up by the nuclear receptor.

The early biochemically detectable responses to androgen stimulation have focused attention on the nuclear processes underlying these effects. Any current theory on this topic draws heavily on the JACOB-MONOD model and also on KARLSON's concept of steroid hormone action. The basic idea is that the hormone modifies a protein (receptor ?) so that it becomes capable of gene derepression, giving rise to RNA-synthesis with the subsequent protein and DNA synthesis. This is a very simplified version of what must be an extremely complicated process. Current theories revolve around the same theme, and a comparative evaluation will not be attempted here, since they have been extensively discussed by LIAO and FANG (1969), WILLIAMS-ASHMAN and REDDI (1971, 1972), BAXTER and TOMKINS (1971).

5. Androgen Receptor in Human Tissue

Studying the androgen receptor distribution in human tissues is somewhat more difficult than the comparable task in animals. Not surprisingly, normal human target tissue is hard to come by, and hence most work has been done on such endocrinologically linked disorders as testicular feminization syndrome, benign prostatic hypertrophy, prostatic carcinoma and mammary carcinoma.

Testicular feminisation syndrome (Tfm): This hereditory disorder is characterized by insensitivity to endogenously produced and to administered androgens. These patients are genetically male, with abdominal testes and no ovaries, but display a normal female phenotype (ROSENFIELD et al., 1971). Their androgen production is normal (for males), as are their circulating androgen levels. It used to be conjectured that the insensitivity resulted from lack of $5a$-reductase leading to a deficiency of DHT, but since treatment with DHT itself evokes no response, this explanation does not seem credible. Another explanation could be lack of specific DHT receptors, but this is difficult to explore. WILSON and GOLDSTEIN (1972) studied Tfm in mice, but since the male sexual differentiation is disturbed during embryogenesis, the male secondary sexual organs are absent, eliminating some potentially receptor-containing tissues. One way out of this impasse is to study receptor proteins in less androgen-responsive tissues, such as the submandibular gland and the kidney (GOLDSTEIN and WILSON, 1972). Results from these experiments were inconclusive, no 8—10 S cytoplasmic receptor was detected and the value of such studies in relation to the human Tfm syndrome remains uncertain.

Mammary carcinoma: Since receptors are thought to be important mediators of hormone action, the receptor content of tumors of secondary sexual organs is considered to be an indicator of hormone dependency. Estrogen receptor has long been identified in human mammary cancer, and recently the cytoplasmic androgenic receptor has also been detected (WAGNER et al., 1973).

An insufficiently appreciated complicating factor in the measurement of androgen receptor in human tissue is the contamination of extracts by sex hormone-binding globulin (SHBG). This β-globulin binds testosterone and DHT with high affinity (WESTPHAL, 1971). Since SHBG and the androgen receptor have many properties in common, conventional analytical techniques such as Sephadex chromatography, charcoal adsorption and density-gradient centrifugation are incapable of distinguishing between receptor and SHBG. In addition the latter protein is often present in considerably larger amounts than the receptor. A tech-

nique which reliably discriminates between receptor and SHBG is agar-gel electrophoresis at low temperatures (WAGNER, 1972). During electrophoresis at an
alkaline pH the acidic receptor migrates towards the anode and SHBG moves
towards the cathode, which results in a clear separation of both proteins.

Human prostate: In older men there is a high incidence of benign prostatic
hypertrophy, the etiology of which is unknown. The possible hormone involvement
in this disorder and also in prostatic carcinoma has stimulated a search for androgen receptors in both cases. In 1970, TVETER et al., using a chromatographic procedure with Sephadex G-100, claimed to have identified androgen receptor in
tissues from benign hypertrophy, prostatic carcinoma, and also normal human
prostate. However, as stated earlier, SHBG is generally present in human tissues,
and although in Tveter's experiments the prostate and tumor slices were washed
before incubation with labeled steroid, this alone is no guarantee that all serum or
lymph contamination is removed, nor is the technique used capable of discriminat-
ing between SHBG and receptor. The observed binding is surprisingly high, and
this, combined with the earlier criticism, suggest that it is premature to conclude
that androgen receptor is definitely established in human prostatic tissues.

6. Occurrence of Multiple Steroid Hormone Receptors in Target Organs

The identification of estrogen and gestagen receptors in female tissues and of
androgen receptors in male tissues suggested a sex-dependent distribution of
receptor types. However, TOFT and GORSKI (1966) observed minute but distinct
binding of testosterone to the cytoplasmic receptor protein from rat uterus and
JUNGBLUT et al. (1967) showed a similar binding of estradiol in extracts of calf
prostate and seminal vesicle. BAULIEU and JUNG (1970) also reported that the
prostatic 8—10 S DHT or testosterone binding could be decreased by the addition
of unlabeled estradiol. From these experiments it could not be stated with certainty
whether the observed binding was due to two receptor proteins concomitantly
present in the target organ, or whether it could be explained by a "cross-affinity"
of the hormone for the "contra-sexual" receptor. This problem was elegantly
solved by JUNGBLUT et al. (1971), who used an estradiol containing adsorbent
(estradiol coupled to p-aminobenzyl cellulose) which removed the estradiol binding,
while the DHT-binding capacity remained in solution. With this technique it was
possible to establish the simultaneous presence of both DHT and estradiol receptors in male and female target tissues. These results, however, did not invalidate
the earlier findings, since both receptors displayed a cross-reactivity for hormones
of the opposite sex. In normal female target tissues the level of androgen receptor
is 10—20% that of the estrogen receptor, but this relation was reported to be
markedly altered in certain human mammary carcinomas (WAGNER et al., 1973).
In some of the mammary carcinomas examined the estradiol receptor was absent,
although high levels of androgen receptor could be detected. At the moment one
can only speculate on the physiological significance of multiple steroid receptor
systems in target organ cells. The effects which could be attributed to an androgen
receptor system in female target cell are schematically presented in Fig. 2.

Theoretically, three different effects are conceivable:
1. the androgen receptor plays no role in the female target cell; 2.a) it promotes
a growth effect that is distinguishable from that induced by estrogen; 2.b) it promotes a growth effect which is not distinguishable from that mediated by estrogens; 3. it inhibits the estrogen-mediated growth effect. The experimental evidence

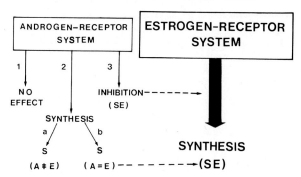

Fig. 2. Possible roles for an androgen-receptor system in a female target cell

available to date (NEUMANN and ELGER, 1966; YUDAEV and POKROVSKY, 1972) shows that androgens seems to induce synthetic responses distinguishable from those produced by estrogens in female target organs. These results suggest that the androgen receptor system in a female target cell acts at different gene loci from the estrogen receptor system. However, natural androgens can be aromatized to estrogens, and therefore, one cannot with certainty state that the responses were totally androgen-mediated.

The picture becomes even more complicated since two additional receptors, for progesterone and cortisol, are also present in calf uterus (WAGNER et al., 1972). However, it is conceivable that the receptors could act synergistically or antagonistically depending on the relative concentrations of the hormone present. This is a far-fetched speculation, but it does provide a basis for future investigations.

References

AHMED, K., WILLIAMS-ASHMAN, H.G.: Studies on the microsomal sodium-plus potassium ion-stimulated adenosine triphosphatase system in rat ventral prostate. Biochem. J. **113**, 829—836 (1969).

ALBERGA, A., JUNG, I., MASSOL, N., RAYNAUD, J.P., RAYNAUD-JAMMET, C., ROCHEFORT, H., TRUONG, H., BAULIEU, E.E.: Estradiol receptors in the uterus. Advances in the Biosciences **7**, 45—74 (1970).

ANDERSON, K.M., LIAO, S.: Selective retention of dihydrotestosterone by prostatic nuclei. Nature (Lond.) **219**, 277—279 (1968).

ANON: Effects of sexual activity on beard growth in man. Nature (Lond.) **226**, 869—870 (1970).

BARKER, K., WARREN, J.C.: Template capacity of uterine chromatin control by estradiol. Proc. nat. Acad. Sci. (Wash.) **56**, 1298—1302 (1966).

BAULIEU, E.E., LASNITZKI, I., ROBEL, P.: Metabolism of testosterone and action of metabolites on prostate glands grown in organ culture. Nature (Lond.) **219**, 1155—1156 (1968).

BAULIEU, E.E., JUNG, I., BLONDEAU, J.P., ROBEL, P.: Androgen receptors in rat ventral prostate. Advances in the Biosciences **7**, 179—191 (1971).

BAULIEU, E.E., JUNG, I.: A prostatic-cytosol receptor. Biochem. biophys. Res. Commun. **38**, 599—606 (1970).

BAXTER, J.D., TOMKINS, G.M.: Glucocorticoid hormone receptors. Advances in the Biosciences **7**, 331—347 (1970).

BERGAMINI, E.: Testosterone action on glycogen synthesis in the rat levator ani muscle: different inhibitory action of actinomycin D and of cycloheximide. Endocrinology **90**, 1582—1588 (1972).

Bruchovsky, N.: Comparison of the metabolites formed in rat prostate following the in vivo administration of seven natural androgens. Endocrinology **89**, 1212—1222 (1971).

Bruchovsky, N., Wilson, J.D.: The conversion of testosterone to 5a-androstan-17β-ol-3-one by rat prostate in vivo and in vitro. J. biol. Chem. **243**, 2012—2021 (1968a).

Bruchovsky, N., Wilson, J.D.: The intranuclear binding of testosterone and 5a-androstan-17-β-ol-3-one by rat prostate. J. biol. Chem. **243**, 5953—5960 (1968b).

Burton, J.L., Johnson, C., Libman, L., Shuster, S.: Skin virilism in women with hirsutism. J. Endocr. **53**, 349—354 (1972).

Butler, W.W.S., Schade, A.L.: The effects of castration and androgen replacement on the nucleic acid composition, metabolism and enzymatic capacities of the rat ventral prostate. Endocrinology **63**, 271—279 (1958).

Cavazos, L.F., Melampy, R.M.: Cytological effects of testosterone propionate on epithelium of rat seminal vesicles. Endocrinology **54**, 640—648 (1954).

Chamness, G.C., Jennings, A.W., McGuire, W.L.: Oestrogen receptor binding is not restricted to target nuclei. Nature (Lond.) **241**, 458—460 (1973).

Clark, J.H., Gorski, J.: Estrogen receptors: an evaluation of cytoplasmic-nuclear interactions in a cell free system and a method for assay. Biochim. biophys. Acta (Amst.) **192**, 508—515 (1969).

Coffey, D.S., Shimazaki, J., Williams-Ashman, H.G.: Polymerization of desoxyribonucleotides in relation to androgen-induced prostatic growth. Arch. Biochem. **124**, 184—198 (1968).

Couch, R.M., Anderson, K.M.: Changes in template activity of rat ventral prostate chromatin, after brief or prolonged in vivo exposure to androgen: evidence for a succession of chromatin "conformers". Biochem. biophys. Res. Commun. **50**, 478—485 (1973).

Dahmus, M., Bonner, J.: Increased template activity of liver chromatin as a result of hydrocortisone administration. Proc. nat. Acad. Sci. (Wash.) **54**, 1370—1375 (1965).

Dahnke, H.G., Mosebach, K.O., Dirscherl, W.: Einfluß von Testosteron auf die Mitoserate in Versikulardrüsen unreifer Ratten. Acta endocr. (Kbh.) **57**, 441—446 (1968).

Dorfmann, R.E., Shipley, R.A.: Androgens-biochemistry, physiology and clinical significance. New York: J. Wiley 1956.

Fang, S., Anderson, K.M., Liao, S.: Receptor proteins for androgens: on the role of specific proteins in selective retention of 17β-hydroxy-5a-androstan-3-one by rat ventral prostate in vivo and in vitro. J. biol. Chem. **244**, 6584—6595 (1969).

Fang, S., Liao, S.: Androgen receptors. Steroid- and tissue-specific retention of a 17β-hydroxy-5a-androstan-3-one protein-complex by the cell nuclei of ventral prostate. J. biol. Chem. **246**, 16—24 (1971).

Farnsworth, W.E.: Androgen regulation of prostatic membrane ATPase. Biol. Reprod. **3**, 218—222 (1970).

Farnsworth, W.E., Brown, J.R.: Metabolism of testosterone by the human prostate. J. Amer. med. Ass. **183**, 436—439 (1963).

Fujii, T., Villee, C.: Stimulatory effects of RNA on the growth of the seminal vesicle of immature rats. Proc. nat. Acad. Sci. (Wash.) **57**, 1468—1473 (1967).

Geschwendt, M., Hamilton, T.H.: The transformation of the cytoplasmic oestradiol receptor complex into the nuclear complex in a uterine cell free system. Biochem. J. **128**, 611—616 (1972).

Gloyna, E.R., Wilson, J.D.: A comparative study of the conversion of testosterone to 17β-hydroxy-5a-androstan-3-one (dihydrotestosterone) by prostate and epididymis. J. clin. Endocr. **29**, 970—977 (1969).

Goldstein, J.L., Wilson, J.D.: Studies on the pathogenesis of the pseudohermaphroditism in the mouse with testicular feminisation J. clin. Invest. **51**, 1647—1658 (1972).

Gomez, E.C., Hsia, S.L.: In vitro metabolism of testosterone-H-^{14}C and $\varDelta$ ^{4}-androstene-3,17-dione-4-^{14}C in human skin. Biochemistry **7**, 24—32 (1968).

Gordon, A.S., Zanjani, E.D., Levere, R.D., Kappas, A.: Stimulation of mammalian erythropoiesis by 5β-H steroid metabolites. Proc. nat. Acad. Sci. (Wash.) **65**, 919—924 (1970).

Hamilton, J.B.: Male hormone stimulation is a prerequisite and an incitant in common baldness. Amer. J. Anat. **71**, 451—480 (1942).

Hansson, V., Tveter, K.J., Unhjem, O., Djöseland, O.: Studies on the interaction between androgen and macromolecules in male accessory sex organs of rat and man. J. Steroid Biochemistry **3**, 427—439 (1972).

HARKIN, J.C.: An electron microscopic study of the castration changes in the rat prostate. Endocrinology **60**, 185—199 (1957).

HECHTER, O.: Concerning possible mechanisms of hormone action. Vitam. and Horm. **13**, 293—346 (1955).

HECHTER, O., LESTER, G.: Cell permeability and hormone action. Recent Progr. Hormone Res. **16**, 139—186 (1960).

JENSEN, E.V., SUZUKI, T., KAWASHIMA, T., STUMPF, W.E., JUNGBLUT, P.W., DE SOMBRE, E.R.: A two-step mechanism for the interaction of estradiol with rat uterus. Proc. nat. Acad. Sci. (Wash.) **59**, 632—638 (1968).

JENSEN, E.V., JACOBSON, H.I.: Basic guides to the mechanism of estrogen action. Recent Progr. Hormone Res. **18**, 387—414 (1962).

JUNG, I., BAULIEU, E.E.: Neo-nuclear androgen receptor in rat ventral prostate. Biochimie **53**, 807—817 (1971).

JUNG, J., BAULIEU, E.E.: Testosterone cytosol "receptor" in the rat levator ani muscle. Nature (Lond.) **237**, 24—26 (1972).

JUNGBLUT, P.W., HÄTZEL, J., DE SOMBRE, E.R., JENSEN, E.V.: Wirkungsmechanismen der Hormone, p. 58—86. Berlin-Heidelberg-New York: Springer 1967.

JUNGBLUT, P.W., HUGHES, A., LITTLE, M., McCANN-HUGHES, S., ROSENFELD, G.C., WAGNER, R.K.: Origin and properties of target organs estradiol binders. Advances in the Biosciences **7**, 137—152 (1970a).

JUNGBLUT, P.W., McCANN, S., GÖRLICH, L., ROSENFELD, G.C., WAGNER, R.K.: Research on steroids, Bd. IV, p. 213—232. Braunschweig: Vieweg 1970b.

JUNGBLUT, P.W., HUGHES, S.F., GÖRLICH, L., GOWERS, U., WAGNER, R.K.: Simultaneous occurence of individual estrogen and androgen receptors in female and male target organs. Hoppe-Seylers Z. physiol. Chem. **352**, 1603—1610 (1971).

KAPPAS, A., SONG, C.S., LEVERE, R.D., SACHSON, R.A., GRANICK, S.: The induction of Δ-aminolevulinic acid synthetase in vivo in chick embryo liver by natural steroids. Proc. nat. Acad. Sci. (Wash.) **61**, 509—513 (1968).

KAPPAS, A., GRANICK, S.: Steroid induction of porphyrin synthesis in liver cell culture. J. biol. Chem. **243**, 346—351 (1968).

KARLSON, P.: New concepts on the mode of action of hormones. Perspect. Biol. Med. **6**, 203—215 (1963).

KOCHAKIAN, C.D.: Effect of male hormone on protein metabolism of castrate dogs. Proc. Soc. exp. Biol. (N.Y.) **32**, 1564 (1935).

KOCHAKIAN, C.D.: Intracellular regulations in the kidney by androgens. Amer. Zool. **2**, 361—366 (1962).

KOCHAKIAN, C.D.: Effect of castration and testosterone on protein biosynthesis in guinea pig tissue preparations. Acta endocr. (Kbh.) Suppl. **92**, E1—16 (1964).

KOCHAKIAN, C.D.: Regulation of ribonucleic acid biosynthesis in the mouse kidney by androgens. In: Proc. 2nd. Intern. Congr. Hormonal Steroids, p. 794—802. Amsterdam: Excerpta Med. Found. 1966.

KOSTO, B., CALVIN, H.I., WILLIAMS-ASHMAN, H.G.: Fluctuations in prostatic DNA polymerase activity induced by testosterone. Advanc. Enzyme Regulation **5**, 25—26 (1967).

LERNER, L.J., HILF, R., HARRIS, D.N.: The effect of antagonists on androgen and estrogen induced changes in the male accessory sex organs of the rat. Trans. N.Y. Acad. Sci. **30**, 783—793 (1968).

LIAO, S.: Influence of testosterone on template activity of prostatic ribonucleic acids. J. biol. Chem. **240**, 1236—1243 (1965).

LIAO, S.: Evidence for a discriminatory action of androgenic steroids on the synthesis of nucleolar ribonucleic acids in prostatic nuclei. Amer. Zool. **8**, 233—242 (1968).

LIAO, S., LEININGER, K.R., SAGHER, D., BARTON, R.W.: Rapid effect of testosterone on ribonucleic acid polymerase activity of rat ventral prostate. Endocrinology **77**, 763—765 (1965).

LIAO, S., BARTON, R.W., LIN, A.H.: Differential synthesis of ribonucleic acid in prostatic nuclei: evidence for selective gene transcription induced by androgens. Proc. nat. Acad. Sci. (Wash.) **55**, 1593—1600 (1966).

LIAO, S., TYMOCZKO, J.L., LIANG, T., ANDERSON, K.M., FANG, S.: Androgen receptors: 17β-hydroxy-5a-androstan-3-one and the translocation of a cytoplasmic protein to cell nuclei in prostate. Advances in the Biosciences **7**, 155—163 (1970).

LIAO, S., FANG, S.: Receptor-proteins for androgens and the mode of action of androgens on gene transcription in ventral prostate. Vitam. and Horm. **27**, 17—90 (1969).

LIAO, S., STUMPF, W. E.: Autoradiographic evidence for the selective enhancement of nuclear ribonucleic acid synthesis in prostatic nuclei by testosterone. Endocrinology **83**, 629—632 (1968).

LIAO, S., WILLIAMS-ASHMAN, H. G.: An effect of testosterone on amino-acid-incorporation by prostatic ribonucleoprotein particles. Proc. nat. Acad. Sci. (Wash.) **48**, 1956—1964 (1962).

LITTLE, M., ROSENFELD, G. C., JUNGBLUT, P. W.: Cytoplasmic estradiol receptors associated with the microsomal fraction of pig uterus. Hoppe-Seylers Z. physiol. Chem. **353**, 231—242 (1972).

MAINWARING, W. I. P.: The binding of (1,2-³H)-testosterone within nuclei of the rat prostate. J. Endocr. **44**, 323—333 (1969a).

MAINWARING, W. I. P.: A soluble androgen receptor in the cytoplasm of rat prostate. J. Endocr. **45**, 531—541 (1969b).

MAINWARING, W. I. P., IRVING, R.: The partial purification of a soluble androgen receptor. Biochem. J. **118**, 12 P (1970).

O'MALLEY, B. W., McGUIRE, W. L., KOHLER, P. O., KORENMAN, S. G.: Studies on the mechanism of steroid hormone regulation of synthesis of specific proteins. Recent Progr. Hormone Res. **25**, 105—160 (1969).

O'MALLEY, B. W., ROSENFELD, G. C., COMSTOCK, J. P., MEANS, A. R.: Induction of specific translatable messenger RNA's by oestrogen and progesterone. Acta endocr. (Kbh.) Suppl. **168**, 381—395 (1972).

MARTIN, R. G., AMES, B. N.: A method for determining the sedimentation behavior of enzymes: application to protein mixtures. J. biol. Chem. **236**, 1372—1379 (1961).

MAURER, H. R., DATI, F. A.: Spectral, chemical and template properties of mouse and rat uterine chromatin after in vivo administration of estradiol. Life Sci. **11**, 753—762 (1972).

MIRAND, E. A., GROENEWALD, J. H., KENNY, G. M., MURPHY, G. P.: The inhibitory effect of anti-androgen (SH-714) on erythropoietic activity. Experientia (Basel) **25**, 1104 (1969).

MOORE, C. R., PRICE, D., GALLAGHER, T. F.: Rat-prostate cytology as a testis-hormone indicator and the prevention of castration changes by testis extract injection. Amer. J. Anat. **45**, 71—98 (1930).

MOORE, R. J., WILSON, J. D.: Localization of the reduced nicotinamide adenine dinucleotide phosphate: Δ⁴-3 ketosteroid 5a-oxidoreductase in the nuclear membrane of the rat ventral prostate. J. biol. Chem. **247**, 958—967 (1972).

MOSEBACH, K. O., ENGELS, T.: Einfluß von Testosteron auf den DNA Stoffwechsel in Vesikulardrüsen unreifer Ratten. Hoppe-Seylers Z. physiol. Chem. **345**, 111—121 (1966).

MULAY, S., FINKELBERG, R., PINSKY, L., SOLOMON, S.: Metabolism of 4-¹⁴C-testosterone by serially subcultured human skin fibroblasts. J. clin. Endocr. **34**, 133—143 (1972).

NEUMANN, F., ELGER, W.: Eine neue Methode zur Prüfung antiandrogen wirksamer Substanzen an weiblichen Ratten. Acta endocr. (Kbh.) **52**, 54—62 (1966).

OFNER, P.: Hormones and the normal and neoplastic prostate. Vitam. and Horm. **26**, 270—273 (1968).

PRICE, D.: Normal development of the prostate and seminal vesicles of the rat with a study of experimental postnatal modifications. Amer. J. Anat. **60**, 79—127 (1936).

PRICE, D., WILLIAMS-ASHMAN, H. G.: Sex and internal secretion, pp. 366—448. Baltimore: Williams & Wilkins 1961.

RENNIE, P., BRUCHOVSKY, N.: In vitro and in vivo studies on the functional significance of androgen receptors in rat prostate. J. biol. Chem. **247**, 1546—1554 (1972).

ROBEL, P., LASNITZKI, I., BAULIEU, E. E.: Hormone metabolism and action: testosterone and metabolites in prostate organ culture. Biochimie **53**, 81—96 (1971).

RITZEN, H. A., NAYFEH, S. N., FRENCH, F. S., DOBBINS, M. C.: Demonstration of androgen-binding components in rat epididymis cytosol and comparison with binding components in prostate and other tissues. Endocrinology **89**, 143—151 (1971).

ROSENFIELD, R. L., LAURENCE, A. M., LIAO, S., LANDAU, R. L.: Androgens and androgen responsiveness in the feminizing testis syndrome. Comparison of complete and "incomplete" forms. J. clin. Endocr. **32**, 625—632 (1971).

ROVINETTI, C., BOVINA, C., TOLOMELLI, B., MARCHETTI, M.: Effects of testosterone on the metabolism of folate coenzymes in the rat. Biochem. J. **126**, 291—294 (1972).

SAR, M., LIAO, S., STUMPF, W. E.: In vivo and in vitro autoradiographic studies with ³H-testosterone in the ventral prostate. Fed. Proc. **28**, 707 (1969).

SAR, M., LIAO, S., STUMPF, W. E.: Nuclear concentration of androgens in rat seminal vesicles and prostate, demonstrated by dry-mount autoradiography. Endocrinology **86**, 1008—1011 (1970).

SAR, M., STUMPF, W. E.: Cellular localization of androgen in the brain and pituitary after the injection of tritiated testosterone. Experientia (Basel) **28**, 1364—1366 (1972).

SAR, M., STUMPF, W. E.: Cellular and subcellular localisation of radioactivity in the rat pituitary after injection of 1,2-³H-testosterone using dry-mount autoradiography. Endocrinology **92**, 631—635 (1973).

SAUNDERS, F. J.: Some aspects of relation of structure of steroids to their prostate-stimulating effect. Nat. Cancer Inst. Monogr. **12**, 139—158 (1964).

SCHMIDT, H., v. ROTTECK, G., VOIGT, K. D.: Effects of androgens on nucleic acids, protein and enzyme activities in male rat accessory sex organs. Steroidologia **1**, 94—104 (1970).

SHOLITON, L. J., JONES, C. E., WERK, E. E.: The uptake and metabolism of (1,2-³H)-testosterone by the brain of functionally hepatectomized and totally eviscerated male rats. Steroids **20**, 399—415 (1972).

SHUSTER, S., BOTTOMS, E.: Senile degeneration of skin collagen. Clin. Sci. **25**, 487—491 (1963).

SHUSTER, S., BLACK, M. M., BOTTOMS, E.: Skin collagen and thickness in women with hirsuties. Brit. med. J. **1970** IV, 772.

SIEGEL, L. M., MONTY, K. J.: Determination of molecular weights and frictional ratios of proteins in impure systems by use of gel filtration and density gradient centrifugation. Biochim. biophys. Acta (Amst.) **112**, 346—362 (1966).

STEGGLES, A. W., SPELSBERG, T. C., GLASSER, S. R., O'MALLEY, B. W.: Soluble complexes between steroid hormones and target-tissue receptors bind specifically to target tissue chromatin. Proc. nat. Acad. Sci. (Wash.) **68**, 1479—1482 (1971).

TAKAYASU, S., ADACHI, K.: The conversion of testosterone to 17β-hydroxy-5α-androstan-3-one (dihydrotestosterone) by human hair follicles. J. clin. Endocr. **34**, 1098—1101 (1972).

TAMM, J., VOIGT, K. D., SCHÖNROCK, M., LUDWIG, E.: The effect of orally administered cyproterone on the sebum production in human subjects. Acta endocr. (Kbh.) **63**, 50—58 (1970).

TATA, J. R.: Hormones and the synthesis and utilization of ribonucleic acids. Progr. Nucleic Acid. Res. **5**, 191—250 (1966).

TOFT, D., GORSKI, J.: A receptor molecule for estrogens: isolation from the rat uterus and preliminary characterization. Proc. nat. Acad. Sci. (Wash.) **55**, 1574—1581 (1966).

TVETER, K. J., ATTRAMADAL, A.: Selective uptake of radioactivity in rat ventral prostate following administration of testosterone-1,2-³H. Acta endocr. (Kbh.) **59**, 218—226 (1968).

TVETER, K. J., UNHJEM, O., ATTRAMADAL, A., AAKVAAG, A., HANSSON, V.: Androgenic receptors in rat and human prostate. Advances in the Biosciences **7**, 193—212 (1970).

TYMOCZKO, J. L., LIAO, S.: Retention of an androgen-protein complex by nuclear chromatin aggregates: heat-labile factors. Biochim. biophys. Acta (Amst.) **252**, 607—611 (1971).

UNHJEM, O.: Further studies on a soluble androgen-macromolecular complex from the rat ventral prostate. Acta endocr. (Kbh.) **65**, 517—524 (1970a).

UNHJEM, O.: Studies on the uptake and binding of 5α-dihydrotestosterone by rat ventral prostate cell nuclei in vitro. Acta endocr. (Kbh.) **65**, 533—540 (1970b).

UNHJEM, O., TVETER, K. J., AAKVAAG, A.: Preliminary characterization of an androgen-macromolecular complex from the rat ventral prostate. Acta endocr. (Kbh.) **62**, 153—164 (1969).

UNHJEM, O., TVETER, K. J.: Localization of an androgen binding substance from the rat ventral prostate. Acta endocr. (Kbh.) **60**, 571—578 (1969).

WAGNER, R. K.: Characterization and assay of steroid hormone receptors and steroid binding serum proteins by agargel electrophoresis at low temperature. Hoppe-Seylers Z. physiol. Chem. **353**, 1235—1245 (1972).

WAGNER, R. K., GÖRLICH, L., JUNGBLUT, P. W.: Multiple steroid hormone receptors in calf uterus. Binding specificities and distribution. Hoppe-Seylers Z. physiol. Chem. **353**, 1654—1656 (1972).

WAGNER, R. K., GÖRLICH, L., JUNGBLUT, P. W.: Dihydrotestosterone receptor in human mammary cancer. Acta endocr. (Kbh.) Suppl. **173**, 65 (1973).

WESTPHAL, U.: Steroid-Protein Interactions. Monographs on Endocrinology, Vol. 4. Berlin-Heidelberg-New York: Springer 1971.

WICKS, W.D., KENNEY, F.T.: RNA-synthesis in rat seminal vesicles: stimulation by testosterone. Science **144**, 1346—1347 (1964).

WILLIAMS-ASHMAN, H.G.: Mechanism of hormone action. New York, London: Academic Press 1965.

WILLIAMS-ASHMAN, H.G., REDDI, A.H.: Actions of vertebrate sex hormones. Ann. Rev. Physiol. **33**, 31—81 (1971).

WILLIAMS-ASHMAN, H.G., REDDI, A.H.: Biochemical actions of hormones, Vol. II, pp. 257—294. New York: Academic Press 1972.

WILSON, J.D. GLOYNA, R.E.: The intranuclear metabolism of testosterone in the accessory organs of reproduction. Recent. Progr. Hormone Res. **26**, 309—336 (1970).

WILSON, J.D., GOLDSTEIN, J.L.: Evidence for increased cytoplasmic androgen binding in the submandibular gland of the mouse with testicular feminization. J. biol. Chem. **247**, 7342—7348 (1972).

WILSON, J.D., WALKER, J.D.: The conversion of testosterone to 5α-androstan-17β-ol-3-one (dihydrotestosterone) by skin slices of man. J. clin. Invest. **48**, 371—379 (1969).

WOTIZ, H.H., MESCON, H., DOPPEL, H., LEMON, H.M.: The in vitro metabolism of testosterone by human skin. J. invest. Derm. **26**, 113—120 (1965).

YUDAEV, N.A., POKROVSKIJ, B.V.: Mechanism of androgen action on the uterus: influence on the RNA biosynthesis and relationship to the estrogen action. Endocr. exp. **6**, 131—139 (1972).

II. Determination of Androgens by Competitive Protein-Binding Method and Radioimmunoassay[1]

S. H. HASAN

With 10 Figures

1. Competitive Protein-Binding Method

Recent developments in methodology, particularly the application of competitive protein-binding and radioimmunological assay techniques, have revolutionised research in various aspects of endocrinology. Work on disorders of androgen secretion has been hindered by the lack of sensitive and specific methods for measuring androgens. The methods reported before the introduction of the two newer methods mentioned above were tedious, difficult, expensive and in some instances unreliable. They were therefore unsuitable for diagnostic purposes.

Interest in the field of competitive protein-binding starts from the early work of DAUGHADAY [12, 13] who first showed the existence of a "special protein" with high affinity for the binding of cortisol and corticosterone. Further progress, from the work of SLAUNWHITE and SANDBERG [68], ROBIN and RALL [59] and SANDBERG et al. [66], has led to great interest in the binding phenomenon and to the development of methods utilizing it for measuring hormone levels in blood [69]. Active research was already being done by BERSON and YALOW, EKINS and ROTHENBERG in early 1960 and 1961 [9, 17, 64] on this line but the chief investigator who has applied this principle is MURPHY [67].

The substance in plasma binding testosterone has been reported by PEARLMAN and his coworkers [54] to be increased during pregnancy and in men with prostatic cancer during estrogen therapy. This protein has been utilised to determine testosterone in blood by protein-binding methods. The term protein-binding refers to the reaction in which association and dissociation take place spontaneously. Such reactions in some instances are very specific, for example between antigen and antibody and between enzyme and substrate. Numerous names have been suggested by several investigators for assays using this principle. ROTHENBERG [65] has proposed "radioenzymatic assay"; BARAKAT and EKINS [8] have suggested "saturation analysis"; KORENMAN [37] preferred the name "radioligand binding assay"; MURPHY [45] first suggested naming it "radiosteroidassay" but later decided to term it "competitive protein-binding analysis" which she first advocated in 1964. But according to her the meaning is unequivocal.

1.1. Principle

The principles of competitive protein binding assay and of radioimmunoassay are almost the same. In competitive protein binding the specificity depends upon the specialised binding properties of a selected naturally occurring protein whereas in radioimmunoassay specificity depends upon the specificity of an induced antibody.

1 From the Research Laboratories of Schering AG, Berlin-Bergkamen/Germany, Department of Endocrinpharmacology, 1 Berlin 65, Müllerstraße 170—172, West-Germany.

Suppose a protein P is allowed to mix with a substance S for which it has binding sites. The result will be the formation of a PS complex. Similarly if a radioactive form of S, (S*) is used, the result will be a PS* complex. If both S and S* are present and the total amount is greater than that for which binding-sites are available, the result will be that competition will take place between S and S* for the binding-sites and they will capture sites in proportion to their relative concentrations. If the amounts of P and S* are kept constant and increasing amounts of the non-radioactive S are added the latter will displace more and more of the radioactive tracer (S*). This is the complex, and measurement of the radioactivity in the complex forms a basis for the determination of the amount of unlabelled substance S added. From this type of reaction a curve may be obtained by plotting the amount of bound tracer against the amount of nonradioactive S added as shown in Fig. 1.

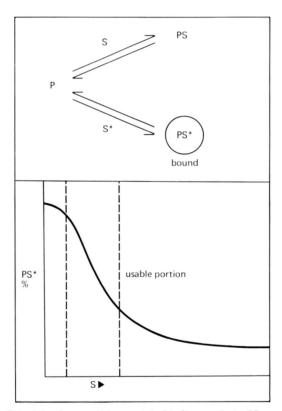

Fig. 1. Principle of competitive protein-binding analysis (MURPHY, 47)

Based on this principle, the determination of testosterone has become possible, but in developing a competitive binding method there are some important factors which should be carefully evaluated. These include the precision, specificity, sensitivity and reproducibility, the need for a good recovery. Other factors requiring consideration are the volume of the blood sample required, simplification of extraction and purification methods, and ways of improving and organising the procedure so that maximum productivity can be achieved.

Several methods for determination of steroid hormones by competitive binding have been reported in the last ten years. These follow more or less the same steps as were reported by MURPHY [44, 46, 47], ROSENFIELD et al. [61, 62] and FRITZ and KNOBIL [21] but differ in the solvents and solutions used for extraction, the chromatographic media (paper, silicagel) used in the purification of the steroids and the way in which the free radioactivity is separated from the bound radioactivity (Florisil, Sephadex, Dextran-charcoal, precipitation). MURPHY [44] has proposed three prerequisites for the application of the principle of competitive protein binding.

1. A specific binding protein for the substance being determined,
2. A suitable labelled form of the substance,
3. A method for separating the free and bound forms of the substance.

1.2. General Procedure for the Assay

There are two main parts: 1. Preparation of the sample, 2. Assay proper (Fig. 2).

If the sample to be assayed contains the binding protein, the latter must first be removed. Several methods of deproteination have been applied by various investigators. MURPHY [43] proposed heating in 0.9% sodium chloride. Ethanol appears to be a good precipitant for most proteins in human plasma but is not suitable for many animal plasmas (MURPHY [47]). Diethyl ether and methylene chloride are being used widely by many laboratories for extraction of steroids and these appear to be very effective. Once the plasma has been treated in this way it is necessary to evaporate the solvents from the extracts: this can be achieved by passing nitrogen or a slow stream of air through the solution.

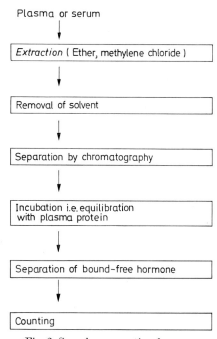

Fig. 2. Sample preparation for assay

Table 1. *Competitive Protein-Binding Method (CPB)*

Author's name	Solvent used for extraction	Method of purification	Method of separation	Source of Testosterone Binding Globulin
Horton et al. [31]	Ether	—	Dextran coated charcoal	Pregnancy plasma
Kato and Horton [36] . . .	Methylene chloride	Paper chromatography	Sephadex column	Pregnancy plasma 3rd trimester
Frick and Kincl [20] . . .	Ether	Thin layer chromatography	Florisil	Plasma of estrogen treated castrated men
Hallberg et al. [26]	Methylene chloride	Thin layer chromatography	Florisil	Plasma late pregnancy
Mayes and Nugent [40] . . .	Methylene chloride	Paper and thin layer chromatography	Ammonium sulfate	Plasma last trimester
Murphy [47]	Ether	Column chromatography	Florisil	Plasma late pregnancy
August et al. [7]	Ether	Thin layer chromatography	Florisil	Pregnancy plasma
Maeda et al. [39]	Methylene chloride	Paper chromatography	Ammonium sulfate	Plasma from women on oral contraceptive
Liberti et al. [38]	Ether	Thin layer chromatography	Dextran charcoal	Plasma 3rd trimester
Demetriou and Austin [14] .	Cyclohexane-ethyl acetate (1:1)	Chrom Ar500	Florisil	Serum late pregnancy
Vermeulen and Verdonck [76]	Methylene chloride	Paper chromatography	Ammonium sulfate	Plasma from patients treated with estrogens and from women on pill
Tremblay et al. [73]	Ether	Paper chromatography	Florisil	Plasma 3rd trimester
Anderson [5]	Ether	—	Florisil	Plasma late pregnancy
Winter and Grant [78] . . .	Methylene chloride	Thin layer chromatography	Ammonium sulfate	Plasma 3rd trimester
de la Pena and Goldzieher [56]		Thin layer chromatography	a) Sephadex b) Charcoal c) Ammonium sulfate	Plasma 3rd trimester
Grota [24]	Ether	Thin layer chromatography	Florisil	Plasma late pregnancy
Rosenfield [60]	Ether	Thin layer chromatography	Charcoal dextran	Women on contra-ceptive
Jan and Gold [35]	Dichloromethane	Chrom AR500	Ammonium sulfate	Serum 3rd trimester

The extracts then have to be purified. It is very important to separate inter-fering steroids from plasma extracts and this can be achieved by some type of chromatography. A variety of methods is listed in Table 1.

1.3. Preparation of Steroid-Binding Proteins

Sex steroid binding proteins are present both in plasma and tissue. Because of its abundant supply, diluted human pregnant plasma is used as a source of the specific binding protein for the determination of testosterone by the competitive protein binding method. Plasma albumins which bind testosterone possess a much lower affinity but a far greater binding capacity for testosterone than specific testosterone binding globulin. In order to obtain sufficient sensitivity it is neces-sary to remove the testosterone binding globulin from the plasma albumin or to use very dilute plasma which in turn reduces the binding ability to almost neglig-ible proportions. The testosterone binding globulin is obtainable in greater quantities during pregnancy as the pregnancy advances. The plasma obtained during the third trimester is best for the assay. Even better results can be obtained if plasma is obtained from patients with prostatic carcinoma treated with estrogens or from women who have taken estrogen containing contraceptives for a long period [76].

Pearlman and his coworkers have explained the quantitative concepts involv-ed in the measurement of testosterone binding sites [53, 54, 55].

Following the extraction and purification procedures, the resulting sample is allowed to react with the assay protein and tracer until equilibrium is achieved. This is usually obtained at a lowered temperature. After this step, the free and bound hormone are separated, there being, as mentioned earlier, several ways to accomplish this. The most commonly used method is the adsorption of the free hormone by florisil [45]. See Table 1. Charcoal is another adsorbent which is used for the separation. No matter what adsorbent is used, the most important factor is the time for which it comes in contact with equilibrated samples. It has been suggested that charcoal, being in a very finely powdered form, cannot be controlled properly and that Florisil, which is coarser and settles down to the bottom of the tubes where it may be effectively separated without centrifugation, is therefore to be preferred. Another advantage of this adsorbent is that it can be easily meas-ured volumetrically as shown by Murphy [49] and Anderson [5] (Figs. 3, 4).

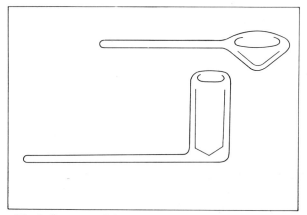

Fig. 3. Spoons used for measuring silicates (Murphy, 45)

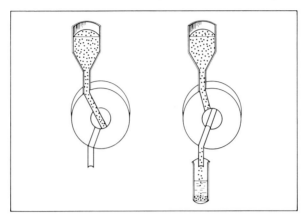

Fig. 4. Diagram of Florisil which delivers 49.8 ± 0.35 mg (ANDERSON, 5)

1.4. Results

Calculations. The results can be represented as dose-response curves in several ways and can be adapted to individual convenience in different laboratories. WINTER and GRANT [78] plotted the percent of total radioactivity unbound against standard testosterone added and then used the graph to determine the amount of testosterone present in the unknown plasma sample. MURPHY [45] preferred to plot bound tracer against testosterone added (Fig. 5).

Blanks. The main problem with competitive protein binding methods is the appearance of high blanks. Many investigators have blamed the use of thin layer chromatography for these high blanks, WINTER and GRANT [78] among other workers reported little difficulty with this method of separation. It has been shown by MURPHY [48], and by VERMEULEN and VERDONCK [76] and in our own laboratories that the use of solvents of low-grade purity may also produce high blanks. MURPHY [48] found that routine redistillation of solvents abolished or at least reduced the blank values: experience in our laboratory is similar. MURPHY [48] first showed that chromatography on Sephadex LH20 reduced the blank values almost to nil, possibly because it is chemically inert with respect to steroids.

Accuracy. This is a very important criterion for a good assay. It can be measured by adding known amounts of hormones to plasma and subjecting it to the whole assay procedure. Under efficient conditions the recovery should be between 90 and 95%. If the recovery is unduly high or low, it may be due to inadequate deproteination or to deterioration of the standard hormone solution since the hormone in plasma is much more resistant than the solution of pure hormone.

1.5. Precision

This can be influenced by several factors and can be measured by calculating the coefficient of variation in duplicate determinations according to the formula

$$CV = \sqrt{\frac{Ed^2}{2n}}$$

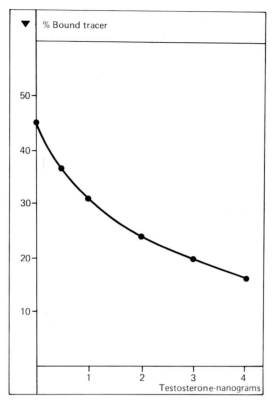

Fig. 5. Standard curve for testosterone using 0.5% late pregnancy plasma, testosterone-³H as tracer, and Florisil as adsorbant. The percentage of testosterone-³H bound to protein is plotted vs. testosterone in nanograms (MURPHY, 47)

where

$$d = \left[\frac{\text{higher value of each duplicate}}{\text{lower value of the same duplicate}} - 1\right] \times 100$$

n   =   number of duplicate determinations ABRAHAM et al. [2]

The factors which mainly influence the precision according to MURPHY [47] and as accepted by all the investigators in this field are a) nature of binding, b) precision of counting, c) counting efficiency, d) amount of radioactivity, e) volume of samples handled, f) efficiency of the technician, g) temperature control for incubation.

1.6. Specificity

Closely related analogues compete for the binding sites in binding reactions. Specificity can be enhanced by application of chromatography. This procedure will allow identification of the separated analogues in the same sample. Redistilling all the solvents before use can overcome the potential problem of high water blanks as mentioned above. Paper chromatography is particularly useful in producing lower blank values.

Table 2. *Testosterone levels in normal subjects ng/100 ml*

Author's name	Subject	Testosterone ng/100 ml	Range
HORTON et al. [31]	Male	813 ± 71	620—1075
MAYES and NUGENT [40] .	Male	680 ± 180	460— 950
	Female	40 ± 14	20— 76
FRICK and KINCL [20] . . .	Male	740 ± 290	
HALLBERG et al. [26] . . .	Male		200— 400
	Female		60— 130
KATO and HORTON [36] . .	Female	37 ± 8	17— 57
MAEDA et al. [39]	Male		273—1211
	Female		26— 108
ROSENFIELD et al. [61] . .	Male	533 ± 259	238—1001
	Female	47 ± 19	32— 70
MURPHY [47].	Male	650 ± 170	
	Female	180 ± 60	
AUGUST et al. [7]	Male	625 ± 104	
	Female	45.4 ± 18	
	Prepubertal males	18 ± 10—75	
	Prepubertal females	21 ± 10—48	
TREMBLAY et al. [75] . . .	Pregnant females	140 ± 41	
	Male	35 ± 152	
	Female	53 ± 16	
TREMBLAY et al. [73] . . .	Females on oral	67.00 ± 6.5	
	contraceptive	515.00 ± 172.0	
	Male	42.00 ± 10.0	
LIBERTI et al. [38]	Male	560.00 ± 230.0	320—820
ANDERSON [5]	Male	1030.00 ± 390.0	4.90—21.5ng/ml
	Female	136.00 ± 68.0	0.46—2.75ng/ml
	Prepubertal children (5 boys + 1 girl	50 or less	
DEMETRIOU and AUSTIN [14]	Male	793.00 ± 283.0	460.00—1340.00
	Female	80.00 ± 28.0	32.00— 129.00
WINTER and GRANT [78] .	Male	608.00 ± 20.0	300.00—1000.00
	Female	41.00 ± 4.0	10.00— 78.00
	Preadol. male	18.00 ± 2.0	0.00— 50.00
	Preadol. female	21.00 ± 2.0	0.00— 48.00
ROSENFIELD [63]	Male	524.00 ± 218.0	228.00—1000.00
	Female	36.00 ± 17.0	14.00— 66.00
	Prepubertal Control	5.20 ± 1.5	0.00— 13.00
JAN and GOLD [35]	Male	735 ± 45.0	
	Female	44.00 ± 2.6	
AUGUST et al. [6]	Male	625.00 ± 28.0	
	PUB. I	18.00 ± 4.4	
	II	71.00 ± 19.0	
	III	248.00 ± 46.0	
	IV—V	482.00 ± 27.0	
AHMED [4]	Male	427.8 ± 99.0	280.00— 597.00
	Female	45.5 ± 14.6	27.00— 68.00
STRICKLAND et al. [70] . .	Male	466.0 ± 2.9	
RIGGS et al. [58]	Postmenopausal	50.3 ± 4.2	

1.7. Sensitivity

This means the level which can be measured by the system with reliability, and it depends on the equilibrium constant of the binding reaction. This reaction follows the mass law and possesses a high equilibrium constant at low temperatures. Several factors which have been mentioned above influence sensitivity, e.g. the presence of other binding proteins, the concentration of the labelled steroid, the volume of the sample to be assayed etc. By careful consideration of these factors, the sensitivity of the system can be increased so that an unknown material becomes measurable in picogram quantities.

Some of the reagents commonly used in CPB assays in our laboratories with information about the source:

Diethyl Ether (Analar (BDH)), Hoechst, Frankfurt.

Methanol: (Coleman and Bell, Spectroquality, J.T. Baker Chemical Co.).

Methylene chloride: (Fisher, Eastman Chemicals).

Testosterone for standards: (Steraloid, Koch-Light, Puriss, Calciochem, Sigma Chemicals)

Tracer: Testosterone 1,2,^{3}H(42 Ci/mMol, New England Nuclear Corporation, Amersham, U.K.).

Florisil: (BDH, Fisher Scientific Co., Floridin Co., Tallahassee, Fla 60—100 mesh).

Chrom AR-500 (Mallinckrodt Chemical Works, New York).

Sephadex: Pharmacia.

Disposable culture tubes: 10×75 mm (Kimble No. 7300).

Liquid Scintillation fluid: 4 gm PPO (2,5-diphenyl oxazol) 40 mg POPOP (P-bis(2-(5phenyl oxazol)benzene) 1000 ml.

toluene containing 2% ethanol.

    (2) Naphthalene (120 gm) 2,5-diphenyloxazole (8 gm), p-bis-(2-(5phenyloxazolyl)-benzene (400 gm), ethylene glycol (40 ml), methanol (200 ml), dioxane (2000 ml).

2. Radioimmunoassay

There is no method of measurement in endocrinology which has been so overwhelmingly accepted as radio-immunoassay (RIA) and this technique is now generally the one of choice not only for experimental endocrinologists but also for clinicians who wish to measure hormones in blood.

This is a result of the two major advantages offered by RIA, namely sensitivity and reproducibility. Other advantages are the practicability of the method and the fact that it does not depend on living tissues, because all tissues possess considerable inherent variability. The brilliant work of YALOW and BERSON [79] will always be remembered by all those investigators who are in this field.

They [9, 10] observed while investigating the metabolism of insulin[131]I that the plasma of patients receiving insulin could bind labelled insulin. Such binding could not be detected in the plasma of patients who had received insulin for only a short time or had received none. The physical properties of the insulin-binding serum were studied and the active component was identified as a globulin which proved to be an antibody.

They observed displacement of iodine[131] from the insulin-binding antibodies when unlabelled insulin was added. Based on this observation of competitive binding of labelled and unlabelled insulin, a radio-immunochemical method for determining insulin was published [79]. The application of this principle was first utilised for substances with higher molecular weight such as HGH, TSH and HCG and the pituitary gonadotrophins FSH and LH.

Later the method was applied to substances of smaller molecular weight such as ACTH, glucogon, vasopressin, angiotensin, gastrin, and the thyroid hormones, thyroxine and triiodothyronine. Rapid progress has been made and it is to the credit of chemists that it is now possible that substances with even smaller molecular weight, though not naturally antigenic, can be measured by this method. Such substances must first be complexed to a reactive antigenic substance and then attached to a protein molecule. Substances such as steroid estrogens, progesterone and testosterone are non-antigenic themselves but will produce an immune response when they are attached to protein and are called HAPTENS.

Essentially the principle of RIA is the same as that of Competitive Protein-Binding.

2.1. Requirements for Radioimmunoassay

1. The substance to be assayed, or a complexed form of the same, should be antigenic in some animals from which antibodies can be obtained with high-titer specificity.

2. The substance must be available in a highly purified state so that a labelled form with high specificity can be prepared. This material may be used for preparing standard solutions.

3. A reasonably simple and efficient method for separating the free and bound antigen from the system.

2.2. Production of Antibodies

Conjugates commonly used to immunize animals for the purpose of producing antibodies against androgens are testosterone-3-o-carboxymethyl-oxime-BSA and testosterone-17β-succinyl-BSA. From the available data it seems that, to produce specific antibodies against testosterone, conjugation of this steroid to protein at the 3 position is necessary [41, 52]. The reason for this may be apparent from the results shown in Fig. 6. Sheep and rabbits are usually used for immunisation, and 3 mg of the conjugate for sheep and 2 mg for rabbits is usually injected subcutaneously at multiple sites weekly in 1 ml of an emulsion composed of a 1:1 mixture of Freund's complete adjuvant and physiological saline. One injection a week is given to all the animals for the first 6 weeks and then booster injections are continued once a month. Ten to 12 days after each booster, blood is drawn to check the titer of antibody. The process of giving booster injection shots continues according to the titer and the condition of the animals.

Sometimes it is necessary to continue immunizing injections for more than a year. Usually hapten-protein conjugates produce antibodies for both the natural haptens of the protein and the steroid conjugates. Several methods of purifying the antibody to overcome this problem have been reported [72]. One method is to free the anti-BSA antibodies by adding a reasonable amount of borate buffer (0.31 g boric acid, 0.50 g borax, 9.0 g NaCl in 1 liter H_2O) containing 5, 1, 0.5, 0.1 and 0.01 mg of BSA into a series of tubes containing 0.5 ml serum. The mixture is incubated at 37° for one hour followed by another incubation for 48 hours at 4°, after which the mixture is centrifuged. The optimum quantity of

Per cent Cross Reaction of selected steroids in Testosterone RIA			
Steroid	T^a-17-BSA	T^b-3-BSA	T^c-3-BSA
Testosterone	100	100	100
17β-Hydroxy-5α-androstan-3-on (Dihydr. Testosterone)	33	65	30
Androst-5-en-3β,17β-diol	0,2	10	14
3β-Hydroxy-5α-androstan-17-on	0,7	10	6
3α-Hydroxy-5α-androstan-17-on (Androsteron)	NM	NM	1,7
3α-Hydroxy-5β-androstan-17-on (Ätiocholanolon)	NM	NM	1,4
5α-Androstan-3β,17β-diol	1	16	18
Androst-4en-3,17,dion	20	5	1,7
Östradiol	0,3	0,2	1,7
Progesterone	19	0,5	0,2
Dehydroepiandrosterone	0,4	0,2	1,6
17α-Hydroxyprogesterone	13	0,1	0,1
Δ^5-Pregnenolone	1	0,1	0,1
11-Desoxycorticosterone	33	0,01	0,01
11-Desoxycortisol	11	0,1	0,2
5β-Pregnan-3α-20β-diol	100 *	0,1	0,01
Cholesterin	0,1	0,01	0,02
17α-Hydroxy-pregnenolone	2	0,01	0,04

a anti-Testosterone -17-succinyl-BSA (HASAN and FRIEDREICH)
b anti-Testosterone-3-o-carboxymethyl-oxim-BSA (NIESWENDER)
c anti-Testosterone-3-o-carboxymethyl-oxim-BSA (HASAN and FRIEDREICH)
* Suppression of Bound   NM not measured

Fig. 6. Cross Reactivity of various steroids as tested by Radioimmunoassay

BSA to remove most anti-BSA antibodies selectively has to be determined by titration.

Recent attempts by HILLIER et al. (HILLIER, S. G., BROWNSEY, B. G., CAMERON, E. H. D.: Some Observations on the Determination of Testosterone in Human Plasma by Radioimmunoassay Using Antisera Raised Against Testosterone-3-BSA and Testosterone-11a-BSA. Steroids 21, 753—754 (1973)) to produce an antiserum to testosterone using testosterone-11a-BSA as the antigen brought no improvement over the existing anti-testosterone-3-BSA serum.

2.3. Purification of the Antiserum with RIVANOL

The BSA-adsorbed serum can be purified with 0.4% aqueous Rivanol solution. Rivanol (2-ethoxy-6,9-diaminoacridine lactate) treatment removes all serum proteins, except gamma globulins. In the system of radio-immunoassay, removing the maximum number of non-antisteroidal globulins and other blood proteins increases the number of antisteroidal antibodies. Serum one part and Rivanol four parts are mixed and allowed to stand at room temperature for fifteen minutes and after centrifugation the supernatant is decanted. The Rivanol in the supernatant is then removed by treating with charcoal and the mixture again centrifuged. The purified plasma is now diluted five times by this treatment. The pH of Rivanol (pH 8.8) is also important [72].

2.4. Titer

It is very important to check the titer before using the antiserum for RIA. Titer depends on several factors, for example duration of immunization, species difference, total dosage of immunogen used, the route of injection. It is found that even after strict standardization of all methods and procedures, the production and the titer of the antibody may differ considerably in different animals of the same species. There are also reports that some animals in a group receiving identical treatment have produced no antibodies at all. It is therefore necessary not only to check the titer of all the animals but also to check the titer at each bleeding.

The concentration of antibody is very critical. If the antibody concentration is too high there will be little displacement, so that the method will be insensitive. If the concentration is very low, precision will be lowered because there will be a reduced number of counts displaced for each unit of unlabelled hormone added. In most laboratories a dilution of antiserum which gives about 50% binding is taken as the working dilution for the method. To discover the appropriate dilution the titer is determined by running several dilutions of antiserum e.g. 1/10, 1/100, 1/1000, 1/10,000. The dilution required to bind 50% of the radio-actively labelled antigen is used for future assays (Fig. 7).

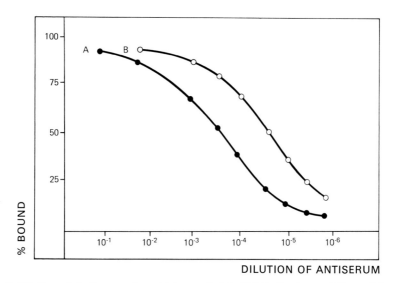

Fig. 7. Dilution of Antiserum. A could be used at 1:50,000 dilution and B could be used at 1:5,000 dilution

2.5. Specificity

Prerequisite of a good assay in any system is that endogenous hormone should react with antibody in the same way as the standard hormone and there should be no interference from the other substances present in the blood. One safeguard is to check that there is parallellism between dose-response curves for standard and for the unknown substance. Another method of checking specificity is to add known amounts of various steroids into the solution containing labelled hormone and the antiserum of that hormone for which the specificity has to be examined. The binding capacity of the steroids is then calculated by the method described by ABRAHAM [3]. Periodical examination of the antisera for the specificity is strongly advised since great variation could be obtained from animal to animal and from time to time within the same animal. In practice it is preferable to test the specificity of the method by comparison of the results obtained by radioimmunoassay with those obtained by other methods.

2.6. Precision

Precision as reported by several laboratories for the determination of androgens has been generally very satisfactory. The coefficient of variation for analyses of 500, 300 and 100 pg of testosterone added to an ether extract of plasma in one series of experiments was shown to be 3.9, 7.9 and 6.2% respectively [22]. ISMAIL et al. [33] have reported a coefficient of variation of 7.8 and 8.2% for 64 replicates of 50 plasma and serum samples. For a fuller mathematical discussion of the concept of precision see papers such as that of EKINS and NEWMAN [18, 57].

2.7. Sensitivity

The sensitivity of the radioimmunoassay for androgens has been greater than that of competitive protein-binding. In our laboratories, the lowest quantity which can be measured by our radioimmunoassay is 15 pg, the standard curve at this level always giving a reading significantly different from that of 0 pg. If the unknown samples contain lower concentrations of androgens the amount of tracer should be decreased in order to obtain reliable values.

2.8. Methods

All the reported methods are invariably similar and differ only in the manner in which the radioactivity is separated into bound and free fractions, and in detailed methodology. The steps required for the analysis of blood samples for hormone determination by radioimmunoassay are the same as those described earlier for competitive protein-binding methods (Fig. 2).

2.9. Extraction of Unknown Sera

Depending on the sex and species, 0.2—2 ml of plasma or serum is used for extraction with the addition of 1000 DPM of the tritiated androgen in 0.1 ml buffer for correction of losses during extraction and purification. Freshly redistilled ether, in volumes of 4—10 ml according to the volume of samples used, is allowed to mix with the sample on vortex mixer for 30 sec. The mixture is then centrifuged at $1500 \times g$ for 3 min and the supernatant is decanted into small scintillation vials. The extracts are then evaporated to dryness and redissolved in phosphate buffer, in a volume of 0.5 ml if chromatography is required, but otherwise in 1 ml [28].

2.10. Method of Purification

Several chromatographic methods for purification may be applied to remove interfering steroids. The most commonly used are the sephadex and celite columns [48, 1] These methods have some advantages over the other methods and generally produce satisfactory results. If sephadex columns are used, the height of the column should be 50 cm and the width 0.8 cm. A mixture of benzene:methanol (85:15) [42] gives adequate separation (Fig. 8).

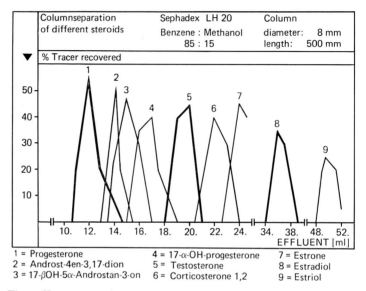

Fig. 8. Chromatographic separation of androgens using Sephadex LH 20

2.11. Assay Procedure

Volumes of 0.2 and 0.4 ml of plasma or serum extract in phosphate buffer are mixed with 0.1 ml of appropriately diluted antibody containing 10,000 DPM of labelled steroid in 0.1% gelatine and added to the unknown samples. For obtaining standard curves graded amounts of pure hormone are treated identically. The volume in all the tubes is brought to 0.6 ml with additional phosphate buffer containing gelatine. The tubes are then incubated for 2—3 hours at 4°C. Following this incubation, 0.1 ml phosphate buffer containing 0.5% gelatine is added to all the tubes. Then 1 ml of a 0.25% charcoal 0.025% dextran suspension is added to all the tubes. The tubes are agitated on a vortex mixer and allowed to stand for 10 min at 4°C before centrifuging at 1500 × g for 5 min. The contents of the tubes are poured into vials containing scintillation fluid for measurement of the radioactivity.

There are several methods which may be applied for separating bound and free hormone. In our experience [27] as well as that of Hotchkiss et al. [32] and others, the system as described above works well for steroids. This may not be true for other substances (TSH, LH, FSH).

2.12. Calculations

The standard curve is prepared by plotting the percent of bound radioactivity representing the labelled steroid, e.g. testosterone, against the logarithm of concentration of standard unlabelled hormone added. The unknown serum or plasma samples are then determined against a standard curve and then corrected for losses during extraction and purification (Figs. 9 and 10).

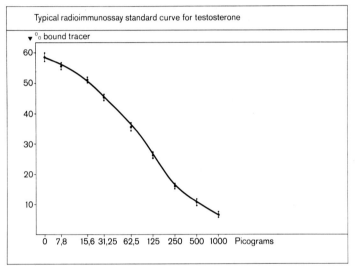

Fig. 9. Typical standard curve for testosterone

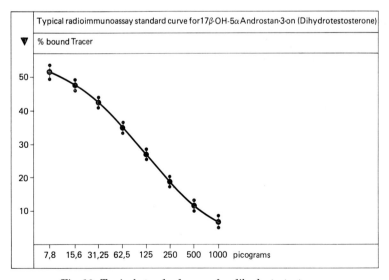

Fig. 10. Typical standard curve for dihydrotestosterone

Table 3a. *Testosterone levels in normal human subjects*

Author's name	Subject	Age (years)	Testosterone ng/100 ml	Range
FURUYAMA et al. [22] . . .	Male	—	590.0 ± 149.0	—
	Female	—	32.0 ± 7.0	—
CHEN et al. [11]	Male	—	607.0 ± 28.0	—
ISMAIL et al. [33]	Male	21—45	596.0 ± 202.0	—
	Female	20—35	46.0 ± 21.0	—
	Preg. 3rd trimester		97.0 ± 24.0	—
NIESCHLAG and LORIAUX [50]	Male	21—44	637.0 ± 188.0	320— 952
	Female	19—22	57.0 ± 20.0	41— 98
DUFAU et al. [16]	Male	—	709.0 ± 143.0	450—1100
	Female	—	54.0 ± 22.0	25— 88
GEISTHÖVEL and MORGNER [23]	Male	—	633.0 ± 195.0	355—1054
	Female	—	80.0 ± 13.0	—
DEMISCH et al. [15]	Male	—	565.0 ± 50.2	—
	Female	—	55.9 ± 7.2	—
HASAN, WEBER, NEUMANN and FRIEDREICH [29] . . .	Boys	(Tanner I)	299.9	40— 750
	Girls	(Tanner I)	244.6	100— 730
	Boys	(Tanner II)	721.8	300— 1719
	Girls	(Tanner II)	516.0	200— 1020
	Boys	(Tanner III)	1358.1	350— 3100
	Girls	(Tanner III)	728.0	400— 1400
	Boys	(Tanner IV)	3555.9	1100— 5400
	Girls	(Tanner IV)	983.3	350— 3000
	Boys	(Tanner V)	5940.0	1800—12000
	Girls	(Tanner V)	970.0	520— 1600
BOQUOI, FRIEDREICH and HASAN (unpublished) . . .	Female	1—10 Menopause	615.0 ± 67.0	285— 1395

Table 3b. *Testosterone levels in normal subjects ng/100 ml*

Author's name	Subject	Testosterone ng/100 ml	Range
FOREST et al. [19].	Male (Newborn)	68.1 ± 59.5	—
	Female (Newborn)	12.0 ± 6.2	—
	Male (Prepubertal)	16.6 ± 2.5	—
	Female (Prepubertal)	6.6 ± 2.5	—
	Male	565.0 ± 146.0	—
	Female	37.2 ± 9.6	—
WEST et al. [77]	Male	557.0 ± 227.0	275—1025
	Female (Follicular)	36.0 ± 12.0	25— 65
	(Luteal)	44.0 ± 27.0	26— 98

Table 4. *Androgen levels in normal human subjects*

Author's name	Subject	Hormone	ng/100 ml ($\pm$ S.E.)	Range
ITO and HORTON [34]	Male	Dehydrotesto-	54.0 ± 19.0	30.0—84.0
	Female	sterone	14.8 ± 5.4	
TREMBLAY et al. [74] .	Male	Dehydrotesto-	50.0 ± 14.0	
	Female	sterone	22.0 ± 4.0	
ROSENFIELD et al. [60]	Prepu-bertal	Androstene-dione	18.0 ± 4.8	0.0—19.5
	Control	Dihydroepian-drosterone	48.1 ± 8.5	24.0—109.0
GUPTA et al. [25] . .	Males	5α Dehydro-	64.7 ± 13.7	
	Boys PB I—II	testosterone	3.5 ± 3.2	
	PB III		10.4 ± 4.3	
	PB IV		25.1 ± 6.8	
	PB V		37.8 ± 7.1	
STRICKLAND et al. [70]	Male	Androstene-	57.8 ± 0.91	
	Female	diol	5.3 ± 3.7	
DEMISCH et al. [15] .	Males	Androstene-	109.0 ± 42.6	
	Female	diol	61.5 ± 22.7	
	Males	Dihydrotesto-	63.0 ± 16.3	
	Female	sterone	33.7 ± 19.1	
NIESCHLAG et al. [51]	Male	Dehydroepi-	468	153—730
	Female	androsterone		
THORNEYCRAFT et al. [71]	Male	Androstene-	150 ± 35.0	63—180
	Female	dione	141 ± 30.0	70—310
	Postmenopausal	Androstene-dione	88 ± 34.0	48—130
HENNAM and COLLINS [30]	Male	Androstene-	140 ± 60.0	
	Female	dione	120 ± 50.0	

References

1. ABRAHAM, G.E., TULCHINSKY, D., KORENMAN, G.: Chromatographic purification of estradiol-17β for use in radio-ligand assay. Biochem. Med. **3**, 365—368 (1970).
2. ABRAHAM, G.E., SWERDLOFF, R., TULCHINSKY, D., ODELL, W.D.: Radioimmunoassay of plasma progesterone. J. clin. Endocr. **32**, 619—624 (1971).
3. ABRAHAM, G.E.: A rapid method for checking the purity of radio-iodinated human luteinizing hormone. Clin. Chem. **15**, 230—236 (1969).
4. AHMED, J.: A method for the determination of plasma testosterone by competitive protein-binding after chromatography on sephadex LH-20. Clin. chim. Acta **43**, 371—378 (1973).
5. ANDERSON, D.C.: A simple and clinically useful method for plasma testosterone-like substances by competitive protein binding. Clin. chim. Acta **29**, 513—522 (1970).
6. AUGUST, G.P., GRUMBACH, M.M., KAPLAN, S.L.: Hormonal changes in puberty: 111. correlation of plasma testosterone, LH, FSH, testicular size, and bone age with male pubertal development. J. clin. Endocr. **34**, 319—326 (1972).
7. AUGUST, G.P., TKACHUK, M., GRUMBACH, M.M.: Plasma testosterone-binding affinity and testosterone in umbilical cord plasma, late pregnancy, prepubertal children, and adults. J. clin. Endocr. **29**, 891—899 (1969).
8. BARAKAT. R.M., EKNIS, R.P.: Assay of vitamine B 12 in blood — a simple method. Lancet **1961** II, 25—26.
9. BERSON, S.A., YALOW, R.S.: Cross Reactions of human anti-beef, pork insulin with beef, pork, sheep, horse and human insulins. Fed. Prod. **18**, 11 (1959).
10. BERSON, S.A., YALOW, R.S., BAUMAN, F., ROTHCHILD, M.A., NEWERLY, K.: Insulin-I[131] metabolism in human subjects: Demonstration of insulin binding globulin in the circulation of insulin treated subjects. J. clin. Invest. **35**, 170—190 (1956).
11. CHEN, J.C., ZORN, E.M., HALLBERG, M.C., WIELAND, R.G.: Antibodies to testosterone-3-bovine serum albumin, applied to assay of serum 17β-ol androgens. J. clin. Chem. **17**, No. 7 (1971).

12. DAUGHADAY, W. H.: Evidence for two corticosteroid binding systems in human plasma (abstract). J. Lab. clin. Med. **48**, 799—800 (1956).

13. DAUGHADAY, W. H.: Binding of corticosteroids by plasma proteins. III. The binding of corticosteroid and related hormones by human plasma and plasma protein fractions as measured by equilibrium dialysis. J. clin. Invest. **37**, 511—522 (1958).

14. DEMETRIOU, J. A., AUSTIN, F. G.: Quantitation of plasma testosterone by improved competitive protein-binding technique. Clin. Chem. **16**, 111—117 (1970).

15. DEMISCH, K., NEUBAUER, M., MAGNET, W., EHLERS, E., SCHÖFFLING, K.: Radioimmunoproteinbinding assay for the simultaneous determination of testosterone. Acta endocr. (Kbh.) Suppl. **177**, 171 (1973).

16. DUFAU, M. L., CATT, K. J., TSURNHASA, T., RYAN, D.: Radioimmunoassay of plasma testosterone. Clin. chim. Acta **37**, 109—116 (1972).

17. EKINS, R. P.: The estimation of thyroxine in human plasma by an electrophoretic technique. Clin. chim. Acta **5**, 453—459 (1960).

18. EKINS, R. P., NEWMAN, B.: Theoretical aspects of saturation analysis. Karolinska Symposium on Research Methods in Reproductive Endocrinology, Page 11—36 (1970).

19. FOREST, M. G., CATHIARD, A. M., BERTRAND, J. A.: Total and Unbound Testosterone Levels in the Newborn and in Normal and Hypogonadal Children: Use of a Sensitive Radioimmunoassay for Testosterone. J. clin. Endocr. **36**, 1132—1142 (1973).

20. FRICK, J., KINCL, F. A.: The measurement of plasma testosterone by competitive protein-binding assay. Steroids **13**, 495—505 (1967).

21. FRITZ, G. R., KNOBIL, E.: The measurement of testosterone in plasma by competitive protein binding analysis. Fed. Proc. **26**, 757 (1967).

22. FURUYAMA, S., MAYES, D. M., NUGENT, C. A.: A radioimmunoassay for plasma testosterone. Steroids **16**, 415—428 (1970).

23. GEISTHÖVEL, W., MORGNER, K. D.: Radioimmunoassay for the estimation of testosterone in male plasma without chromatography. Acta endoc. (Kbh.) Suppl. **177**, 170 (1973).

24. GROTA, L. J.: Effects of age and experience on plasma testosterone. Neuroendocrinology **8**, 136—143 (1971).

25. GUPTA, D., McCAFFERTY, E., RAGER, K.: Plasma 5a-dihydrotestosterone (17β-hydroxy-5a-androstan-3-one) in adolescent males at different stages of sexual maturation. Steroids **19**, 411—431 (1972).

26. HALLBERG, M. C., ZORN, E. M., WIELAND, R. G.: A sensitive testosterone assay by protein-binding. Steroids **12**, 241—248 (1968).

27. HASAN, S. H., VON BERSWORDT-WALLRABE, R., NEUMANN, F.: A short review on solid phase radioimmunoassay of steroids. Horm. Metab. Suppl. No. **3**, 113 (1971).

28. HASAN, S. H., NEUMANN, F., SCHENCK, B.: Long-term effect of cyproterone on testosterone levels in male rats. (In preparation).

29. HASAN, S. H., WEBER, B., NEUMANN, F., FRIEDREICH, E.: Plasma testosterone levels in childhood and puberty, measured by radioimmunoassay. Acta endocr. (Kbh.) Suppl. **173**, 168 (1973).

30. HENNAM, J. F., COLLINS, W. P.: Rapid radioimmunoassay for plasma androstenedione. Acta endocr. (Kbh.) Suppl. **177**, 173 (1973).

31. HORTON, R., KATO, T., SHERINS, R.: A rapid method for the estimation of testosterone in male plasma. Steroids **10**, 245—256 (1967).

32. HOTCHKISS, J., ATKINSON, L. E., KNOBIL, E.: Time course of serum estrogen and luteinizing hormone (LH) concentrations during the menstrual cycle of the rhesus monkey. Endocrinology **89**, 177—183 (1971).

33. ISMAIL, A. A. A., NISWENDER, G. D., MIDGLEY, A. R., JR.: Radioimmunoassay of testosterone without chromatography. J. clin. Endocr. **34**, 177—184 (1972).

34. ITO, T., HORTON, R.: Dihydrotestosterone in Human Peripheral Plasma. J. clin. Endocr. **31**, 362—368 (1970).

35. JAN, W., GOLD, N. J.: Serum testosterone analysis by competitive protein binding. Chromatography on Silica-impregnated fiberglass and protein precipitation with ammonium sulfate. Biochem. Med. **6**, 7—18 (1972).

36. KATO, T., HORTON, R.: A rapid method for the estimation of testosterone. Steroids **12**, 631—650 (1968).

37. KORENMAN, S. G.: Radio-ligand binding assay of specific estrogens using a soluble uterine macromolecule. J. clin. Endocr. **28**, 127—130 (1968).

38. LIBERTI, J. P., DUVALL, C. H., MACKLER, M. A., PROUT, G. R.: The measurement of testosterone in male plasma by competitive protein binding. J. Lab. clin. Med. **76**, 530—536 (1970).

39. MAEDA, R., OKAMOTO, M., WEGIENKA, L. C., FORSHAM, P. H.: A clinically useful method for plasma testosterone determination. Steroids **13**, 83—99 (1969).

40. MAYES, D., NUGENT, C. A.: Determination of Plasma testosterone by the use of competitive protein binding. J. clin. Endocr. **28**, 1169 (1968).
41. MIDGLEY, A. R., JR., NISWENDER, G. D.: Radioimmunoassay of steroids. Karolinska Symposia on Research Methods in Reproductive Endocrinology, 2nd Symposium, p. 320—331 (1970).
42. MIKHAIL, G., WU, C. H., FERIN, M., VAN DE WIELE, R. L.: Radioimmunoassay of estrone and estradiol Karolinska Symposia on Research Methods in Reproductive Endocrinology, 2nd Symposium. Steroid Assay by Protein Binding, p. 347—365 (1970).
43. MURPHY, B. E. P.: Simple method for the determination of plasma corticoids. J. clin. Endocr. **23**, 293, 253 (1963).
44. MURPHY, B. E. P.: The application of the property of protein-binding to the assay of minute quantities of hormones and other substances. Nature (Lond.) **201**, 679—682 (1964).
45. MURPHY, B. E. P.: Some studies of the protein-binding steroids and their application to the routine micro and ultramicro measurements of various steroids in body fluids by competitive protein-binding radioassay. J. clin. Endocr. **27**, 973—990 (1967).
46. MURPHY, B. E. P.: Binding of testosterone and estradiol in plasma. Canad. J. Biochem. **46**, 299—302 (1968).
47. MURPHY, B. E. P.: Protein binding and the assay of nonantigenic hormones. Recent Progr. Hormone Res. **25**, 563—610 (1969).
48. MURPHY, B. E. P.: Methodological problems in competitive protein-binding techniques; the use of sephadex column chromatography to separate steroids. Karolinska Symposia on Research Methods in Reproductive Endocrinology, 2nd Symposium. Steroid Assay by Protein Binding, p. 37—60 (1970).
49. MURPHY, B. E. P., BEVERLEY, E. P.: Studies of the protein-binding of testosterone and estrogens in human plasma. Program of the 49th Meeting of the Endocrine Society, p. 83 (1967).
50. NIESCHLAG, E., LORIAUX, D. L.: Radioimmunoassay for plasma testosterone. Z. klin. Chem. **10**, 164—168 (1972).
51. NIESCHLAG, E., LORIAUX, D. L., LIPSETT, M. B.: Radioimmunoassay for Dehydroepiandrosterone and its Sulfate: Effect of ACTH, Gonadotropins and Dexamethasone on Plasma Levels. Acta endocr. (Kbh.) Suppl. **159**, 93 (1972).
52. NISWENDER, G. W., MIDGLEY, A. R., JR.: Hapten — Radioimmunoassay for steroid hormones. In: „Immunologic Methods in Steroid Determinations". Ed. by F. G. PÉRON and B. V. CALDWELL. New York: Appleton-Century Crofts, p. 149—173, 1970.
53. PEARLMAN, W. H.: Measurement of testosterone binding sites. In: E. DICZFALUSY, A. DISZFALUSY (ed.), Steroid Assay by Protein Binding (pp. 225—238). Stockholm: Karolinska Institutet 1970. Trans 2nd Symp. Geneva, March 1970. Acta endocr. (Kbh.) Suppl. **147**.
54. PEARLMAN, W. H., CREPY, O.: Steroid-protein interaction with particular reference to testosterone binding by human serum. J. biol. Chem. **242**, 182—189 (1967).
55. PEARLMAN, W. H., CREPY, O., MURPHY, M.: Testosterone-binding levels in the serum of women during the normal menstrual cycle, pregnancy, and the post-partum period. J. clin. Endocr. **27**, No. 7, 1012—1018 (1967).
56. DE LA PENA, A., GOLDZIEHER, J. W.: Separation free and Bound Steroid in the Competitive Protein Binding Assay for Testosterone: Accuracy and Reproducibility. Steroids **18**, 195—199 (1971).
57. REEVES, B. D., CALHOUN, D. W.: Reliability criteria for saturation analysis of steroids by competitive protein binding. Karolinska Symposia on Research Methods in Reproductive Endocrinology, p. 61—78, 2nd Symposium (1970).
58. RIGGS, B. L., RYAN, R. J., WAHNER, H. W., JIANG, N. S., MATTOX, V. R.: Serum Concentrations of Estrogen, Testosterone and Gonadotropins in Osteoporotic and Nonosteoporotic Postmenopausal Women. J. clin. Endocr. **36**, 1097—1099 (1973).
59. ROBBINS, J., RALL, J. E.: Proteins associated with the thyroid hormones. Physiol. Rev. **40**, 415—489 (1960).
60. ROSENFIELD, R.: Plasma testosterone binding globulin and indexes of the concentration of unbound plasma androgens in normal and hirsute subjects. J. clin. Endocr. **32**, 717—728 (1971).
61. ROSENFIELD, R. L., EBERLEIN, W. A., BONGIOVANNI, A. M.: Measurement of plasma testosterone by means of competitive protein binding analysis. J. clin. Endocr. **29**, 854—859 (1969).
62. ROSENFIELD, R. L., GOLDFINE, I. D., LAWRENCE, A. M.: Serum testosterone as an index of gonadotrophin secretion in acromegaly and pituitary disease. Acta endocr. (Kbh.) **65**, 302—308 (1970).

63. Rosenfield, R. L., Grossman, B. J., Ozoa, N.: Plasma 17-Ketosteroids and Testosterone in Prepubertal Children before and after ACTH Administration. J. clin. Endocr. **33**, 249—253 (1971).
64. Rothenberg, S. P.: Assay of serum vitamin B_{12} concentration using Ca^{57}-B_{12} and intrinsic factor (26840). Proc. Soc. exp. Biol. (N. Y.) **108**, 45—53 (1961).
65. Rothenberg, S. P.: A radio-enzymatic assay for folic acid. Nature (Lond.) **206**, 1154 —1156 (1965a).
66. Sandberg, A. A., Slaunwhite, W. R., Jr., Antoniades, H. N.: The binding of steroids and steroid conjugates to human plasma proteins. Recent Progr. Hormone Res. **13**, 209 —261 (1957).
67. Slaunwhite, W. R., Jr., Sandberg, A. A.: Analysis of corticosteroids. In: Karolinska Symposium on Research Methods in Reproductive Endocrinology, p. 144—154 (1970).
68. Slaunwhite, W. R., Jr., Sandberg, A. A.: Transcortin: A corticosteroid-binding protein of plasma. J. clin. Invest. **38**, 384—391 (1959).
69. Sterling, K., Brenner, M. A.: Free thyroxine in human serum: simplified measurement with the aid of magnesium precipitation. J. clin. Invest. **45**, 153—163 (1966).
70. Strickland, A. L., Apland, M., Bruton, J.: Determination of serum testosterone and androstanediol by competitive protein binding. Steroids **21**, 27—46 (1973).
71. Thorneycroft, I. H., Ribeiro, W. O., Stone, S. C.: Radioimmunoassay of androstene- dione. Steroids **21**, 111—121 (1973).
72. Thorneycroft, I. H., Tillson, A., Abraham, G. E., Scaramuzzi, R. J., Caldwell, B. V.: Preparation and purification of antibodies to steroids. Immunologic Methods in Steroid Determination. Ed. by F. G. Péron and B. V. Caldwell. New York: Appleton-Century Crofts, p. 63—86, 1970.
73. Tremblay, R. R., Beitins, I. Z., Kowarski, A., Migeon, C. J.: Measurement of plasma dihydrotestosterone by competitive protein-binding analysis. Steroids **16**, No. 1, 29—40 (1970).
74. Tremblay, R. R., Shalf, J., Kowarski, A., Migeon, C. J.: Assessment of the dihydro- testosterone concentration in human plasma and its origin in the male dog. Clin. Res. **18**, 374 (1970).
75. Tremblay, R. R., Foley, T. P., Jr., Corvol, P., Park, I.-J., Kowarski, A., Blizzard, R. M., Jones, H. W., Jr., Migeon, C. J.: Plasma concentration of testosterone, dihydro- testosterone, testosterone-oestradiol binding globulin, and pituitary gonadotrophins in the syndrome of male pseudo-hermaphroditism with testicular feminization. Acta endocr. (Kbh.) **70**, 331—341 (1972).
76. Vermeulen, A., Verdonck, L.: Testosterone assays by competitive protein binding. Karolinska Symposia on Research Methods in Reproductive Endocrinology, 2nd Sympo- sium, p. 239—274 (1970).
77. West, C. D., Mahajan, D. K., Chavré, V. J., Nabors, C. J., Tyler, F. H.: Simultaneous Measurement of Multiple Plasma Steroids by Radioimmunoassay. Demonstrating Episodic Secretion. J. clin. Endocr. **36**, 1230—1236 (1973).
78. Winter, J. S. D., Grant, D. R.: A rapid and sensitive assay for plasma testosterone in adults and children. Analyt. Biochem. **40**, 440—449 (1971).
79. Yalow, R. S., Berson, S. A.: Immunoassay of endogenous plasma insulin in man. J. clin. Invest. **39**, 1157—1175 (1960).

III. Nachweis und chemische Bestimmung von C$_{19}$-Steroiden (Androgenen)

G. W. OERTEL

Während der Nachweis bzw. die quantitative Bestimmung von C$_{19}$-Steroiden (Androgenen) noch vor nicht allzulanger Zeit im Wesentlichen auf die Erfassung gewisser Steroidgruppen mit gemeinsamen charakteristischen, chemisch oder physiologisch nachweisbaren Strukturelementen beschränkt blieb — man denke nur an die vielfach angewandte Bestimmung der 17-Ketosteroide —, so gestatten die heutigen Analysenverfahren bereits die Analyse selbst kleinster Mengen einzelner Verbindungen. Neue Trennverfahren, wie Dünnschicht- und Gaschromatographie, verfeinerte Geräte in Form verbesserter Spektralphotometer oder -fluorometer und der Einsatz von radioaktiven Isotopen mit hoher spezifischer Aktivität trugen vor allem zur Steigerung der Empfindlichkeit und zur notwendigen Vergrößerung der Spezifität neuzeitlicher Analysenmethoden bei.

So ist es nicht verwunderlich, daß dem Biotest der androgenen oder anabolen Wirkung einzelner C$_{19}$-Steroide nur noch eine begrenzte, vornehmlich wohl pharmakologische Bedeutung zukommt. Zumal derartigen Prüfungen der Nachteil gewisser experimenteller Schwierigkeiten anhaftet, als da sind die objektive und sachgemäße Beurteilung auftretender organischer Veränderungen oder etwa die unumgängliche statistische Auswertung, die bei den sich zumeist länger hinziehenden Versuchen oft ein kostspieliges Tiermaterial erfordern. Die chemische oder physikochemische Analyse erlaubt demgegenüber eine verhältnismäßig rasche und zuverlässige Festlegung der in biologischen Extrakten vorhandenen Wirkkonzentration des gesuchten Steroids, wobei das benötigte Ausgangsmaterial leicht unter in-vivo Bedingungen gewonnen werden kann.

1. Biotest-Methoden

(vgl. dazu Kap. V, Biologische Auswertung von Androgenen)

Für eine Bestimmung der androgenen Aktivität verwendet man im Allgemeinen den Kapaunenkammtest, den Kükenkamm- oder Samenblasentest, die sich in Empfindlichkeit und Anwendbarkeit z.T. wesentlich unterscheiden.

1.1. Kapaunenkammtest

Zur Kastrierung werden etwa 6 Wochen alte Hähnchen herangezogen, die 6 Monate nach vorsichtiger und vollständiger Entfernung beider Testes für Bioteste geeignet sind. Das in 5 ml Pflanzenöl gelöste, androgene Material injiziert man i.m. in 5 Tagesdosen von je 1 ml und mißt die Summe von Kammlänge und Kammhöhe (H + L) vor und einen Tag nach Behandlung. Der Mittelwert von wenigstens 8 Versuchstieren wird sodann mit einer Standardkurve verglichen und die entsprechende Konzentration des Androgens in Internationalen Einheiten angegeben, wobei letztere der androgenen Wirkung von 0,1 mg Androsteron gleichzusetzen ist.

Betrug die Standardabweichung bei der Methode von GALLAGHER u. KOCH (1935) noch rund ± 18%, so berichteten GREENWOOD u. Mitarb. (1935) über eine geringfügig modifizierte Methode, die bei Verwendung von 5 Versuchstieren zwar eine Standardabweichung von

± 18%, bei Benutzung von 10 Versuchstieren dagegen eine solche von ± 12% (P = 0.95) aufwies. Andere Methoden, die auf der gleichen Grundlage beruhen, wurden von Emmens (1939) und von McCullagh u. Cuyler (1936) beschrieben. Bei den genannten Verfahren er- erreichte man eine Empfindlichkeit von etwa 75—300 μg, welche jedoch durch direkte Appli- kation des androgenen Materials auf den Kapaunenkamm beträchtlich gesteigert werden konnte — 0,2 ml des in 1 ml Öl gelösten Androgens werden an fünf aufeinanderfolgenden Tagen auf den ganzen Kamm verteilt —, so daß bereits 1 μg für ein signifikantes Wachstum des Kammes ausreichte (McCullagh u. Cuyler, 1936).

1.2. Kükenkammtest

Nach der von Frank u. Mitarb. (1937, 1947) bzw. Hollander u. Mitarb. (1947) ausge- arbeiteten Methode werden bei wenigstens 16 Küken, welche der Rasse „Weiße Leghorn" angehören und 2—3 Tage alt sind, über 7 Tage täglich 0,05 ml des in 0,35 ml Sesamöl gelösten Materials vorsichtig auf den gesamten Kamm verteilt. 24 Std nach der letzten Applikation tötet man die Tiere, bestimmt Geschlecht und Körpergewicht und entfernt den Kamm, der nach unverzüglichem Abtupfen des anhaftenden Blutes gewogen wird. Anhand einer ent- sprechend aufgestellten Eichkurve läßt sich die Zahl der Internationalen Einheiten angeben. Die Empfindlichkeit des Testes liegt nach den Erfahrungen von Dorfman (1950) bei etwa 50 μg.

1.3. Vesiculardrüsentest

Hier werden rund 4 Wochen alte männliche Ratten kastriert. Frühestens 14 Tage nach der Operation injiziert man das in 0,1 ml Öl gelöste Material subcutan, tötet die Tiere nach 72 Std und bestimmt das Gewicht der präparierten Samenblasen (Mathieson u. Hays, 1945). Durch eine intramuskuläre Verabreichung des androgenen Stoffes kann die Genauigkeit der Methode ebenso wie ihre Empfindlichkeit verbessert werden (Wilk u. Mitarb., 1949).

2. Chemische Bestimmungsmethoden

Die Grundlage qualitativer und quantitativer Nachweisverfahren für C_{19}- Steroide (Androgene) bilden gewisse Strukturelemente des Steroidmoleküls — man denke an die $\triangle^4$-3-Ketogruppe der Androgene oder die 17-Ketogruppe der 17-Ketosteroide —, die typischen Reaktionen zugänglich sind. Beruhen doch zahlreiche Farbreaktionen für C_{19}-Steroide ebenso auf chemischen Umwandlungen wie die Bildung geeigneter Derivate, wie sie bei radiochemischen Methoden der Isotopenverdünnung oder gaschromatographischen Analysen angewandt wird.

Zur Bestimmung von C_{19}-Steroiden, welche in biologischem Material natur- gemäß nur Nebenbestandteile darstellen, muß das gesuchte jeweilige Steroid bzw. die betreffende Steroidgruppe in verhältnismäßig reiner Form isoliert werden. Während die freien Steroide sich als lipophile Verbindungen aus wäßrigem Unter- suchungsmaterial mittels der üblichen Lösungsmittel: Äther, Benzol, Toluol, Methylenchlorid, Chloroform, Äthylacetat extrahieren lassen, bringt die Iso- lierung der mengenmäßig überwiegenden Steroidkonjugate aufgrund ihrer hydro- philen Eigenschaften Schwierigkeiten mit sich. Die Verwendung von relativ polaren Lösungsmitteln oder deren Gemische, wie Butanol (Crepy u. Mitarb., 1957), Äthylacetat (De Paoli u. Mitarb., 1963), Tetrahydrofuran (De Paoli u. Mitarb., 1963) und Äther-Äthanol (3:1 v/v) (Edwards u. Kellie, 1956) er- möglicht die Entfernung von Steroid-sulfaten und -glucuronosiden aus Harn oder Plasma, sofern die wäßrige Phase mit anorganischen Salzen z. B. 50% Ammonium- sulfat angereichert oder aber angesäuert wird. Gleichzeitig begegnet man durch Salzzusatz einer gelegentlichen Emulsionsbildung im Verlaufe der Extraktion, die im Falle des Ausschüttelns freier Steroide auch durch Zentrifugieren oder Zugabe von Bradosol (Ciba S.A., Basel) vermieden werden kann. Zur Extraktion von Steroidkonjugaten aus Plasma bedient man sich solcher Lösungsmittel bzw. -gemische, welche zugleich die Fällung der Proteine gewährleisten (BISCHOFF u. Mitarb., 1954; REDDY u. Mitarb., 1956; BONGIOVANNI u. EBERLEIN, 1955), wie Methanol, Äthanol, Aceton, — z.T. mit Zusätzen wie Zinksulfat (CERESA u. CRAVETTO, 1958), Magnesiumchlorid (WEICHSELBAUM u. MARGRAF, 1955) oder Bariumacetat (KORNEL, 1959) —, Äthanol-Aceton (1:1 v/v) (OERTEL u. KAISER, 1961; SJÖVALL u. VIHKO, 1966), Methanol-Chloroform (1:1 v/v) (NYE u. Mitarb., 1961) und Delsals Reagenz (DELSAL, 1957; GOLDZIEHER u. Mitarb., 1961).

Falls die Isolierung und quantitative Bestimmung von Steroidkonjugaten beabsichtigt ist, so stehen für die notwendige Reinigung oder Abtrennung einzelner Fraktionen zahlreiche chromatographische Methoden zur Verfügung (NEHER, 1964). Diese umfassen u.a. Adsorptions- und Verteilungschromatographie an Säulen unter Benutzung von Aluminiumoxyd (CREPY u. Mitarb., 1957; BARLOW u. KELLIE, 1959; SCHUBERT u. HOBE, 1962), Kieselsäure (EDWARDS u. KELLIE, 1956), Florisil (CONRAD u. Mitarb., 1961), Papierchromatographie (CAVINA u. TENTORI, 1958; SCHNEIDER u. LEWBART, 1959; BAULIEU, 1960; BUSH, 1961; BAULIEU u. Mitarb., 1963), Dünnschichtchromatographie (KAY u. WARREN, 1965), Ionenaustauschchromatographie (OERTEL u. KAISER, 1962; OERTEL u. Mitarb., 1964) und Elektrophorese (CAVINA, 1955; PELZER u. STAIB, 1957; PELZER u. Mitarb., (1958). Sonst aber besteht der nächste Schritt in vielen Analysenverfahren aus einer Spaltung der Konjugate. Die im Plasma vornehmlich als Steroidester von Diglyceridschwefelsäure oder „Sulfatidsäure" vorkommenden Sulfokonjugate der C_{19}-Steroide (s. I, 101) und die aus ihnen leicht entstehenden, im Harn ausgeschiedenen Steroid-sulfate lassen sich durch Solvolyse in Dioxan-Trichloressigsäure (COHEN u. ONESON, 1953), Äthylacetat-Schwefelsäure (BURSTEIN u. LIEBERMAN, 1958) oder Äthylacetat, Tetrahydrofuran-Perchlorsäure (DE PAOLI u. Mitarb., 1963; SEGAL u. Mitarb., 1960) quantitativ zerlegen. Desweiteren gelingt eine vollständige und schonende Hydrolyse der Steroid-sulfate vermittels einer kontinuierlichen Extraktion bei niedrigem pH (LIEBERMAN u. DOBRINER, 1948; KELLIE u. WADE, 1957) sowie durch Einwirkung von Sulfatase (SCHNEIDER u. LEWBART, 1956; VOIGT u. Mitarb., 1959). Für die Spaltung der C_{19}-Steroid-glucuronoside verwendet man vorzugsweise β-Glucuronidase-haltige Präparate (Ketodase Warner-Chillcott, Morris Plains, NJ, USA) (HENRY u. Mitarb., 1952; ALFSEN, 1957; KELLIE u. WADE, 1957; KELLIE u. WADE, 1956; STARNES u. Mitarb., 1963; HAMMAN u. MARTIN, 1964), wenngleich auch eine Solvolyse mit Perchlorsäure in Äthylacetat (BURSTEIN u. Mitarb., 1960; DE PAOLI u. Mitarb., 1963) geeignet erscheint. Demgegenüber führt die heiße Säurehydrolyse, die eine gleichzeitige Spaltung von Steroid-sulfaten und -glucuronosiden bewirkt (ZIMMERMANN u. PONTIUS, 1954; VESTERGAARD, 1951; BIRKE u. PLANTIN, 1954; DREKTER u. Mitarb., 1952), leicht zur Bildung von Artefakten (LIEBERMAN u. Mitarb., 1954). Auch die hierbei auftretenden, störenden Pigmente — ihre Entstehung kann durch Zusatz von Formalin (SHEATH, 1959) oder 10 % Kupfersulfatlösung (FRIEDMANN, 1952; ZIMMERMANN u. PONTIUS, 1954) eingeschränkt werden — beeinträchtigen die Ergebnisse derartiger Methoden. Die freigesetzten C_{19}-Steroide extrahiert man wie die endogenen, freien Verbindungen in üblicher Weise und reinigt die Extrakte zunächst durch Ausschütteln mit verdünntem Alkali und Wasser. Der weiteren Reinigung von Extrakten mit freien oder freigesetzten C_{19}-Steroiden dienen Verteilungsverfahren, wie das Ausschütteln von Lipoiden aus 70 oder 80 % Methanol mit Hilfe von Petroläther oder Hexan, und das Ausfrieren solcher Plasmabestandteile bei —15°C in 70 % Methanol (OERTEL

u. Kaiser, 1961). Für die Abtrennung von Steroidgruppen eignen sich außer der Reaktion von Ketosteroiden mit Girard-Reagenz T (Pincus u. Pearlman, 1941; Talbot u. Mitarb., 1940; Borrell, 1961; Romanoff u. Mitarb., 1953) und von 3β-Hydroxysteroiden mit Digitonin (Frame, 1944; Butt u. Mitarb., 1948; Camacho u. Migeon, 1963) die mannigfachen chromatographischen Verfahren. Größere Bedeutung hat hier die Adsorptionschromatographie an Aluminiumoxyd erlangt, wie ihr Einsatz bei der Bestimmung individueller 17-Ketosteroide im Harn verdeutlicht (Lakshmanan u. Lieberman, 1954; Kellie u. Wade, 1957; Fotherby, 1959; Camacho u. Migeon, 1963; Vermeulen u. Verplancke, 1963). Auch Silicagel, evtl. im Gemisch mit Aluminiumoxyd, findet hier Verwendung (Okada u. Mitarb., 1959; Starnes u. Mitarb., 1963; Wilson u. Mitarb., 1958; Johnson u. Mitarb., 1960). Durch Gradientenelution wird die Trennwirkung der betreffenden Säulen erheblich verbessert, doch gilt die Standardisierung des Adsorbens als Problem. Bei der Verteilungschromatographie entfallen bekanntlich derartige Maßnahmen, dennoch ist ihre Anwendung für eine Trennung von 17-Ketosteroiden bislang begrenzt geblieben (Jones u. Stitch, 1953). Dagegen hat sich die Verteilungschromatographie solcher Steroide an Papier in zahlreichen Bestimmungsmethoden hinlänglich bewährt (Heftmann, 1963; Bush, 1961; Neher, 1964; Zaffaroni, 1953; Abelson u. Brooks, 1960; Starnes u. Mitarb., 1963; James, 1961; Brooks, 1958; Sachs, 1961). Von den neueren Trennverfahren haben Dünnschichtchromatographie auf Kieselgel oder Aluminiumoxyd (Cerny u. Mitarb., 1961; Matthews u. Mitarb., 1962; Dyer u. Mitarb., 1963; Hamman u. Martin, 1964; Lisboa, 1964; Sulimovici u. Mitarb., 1966; Feher u. Mitarb., 1966) sowie gaschromatographische Methoden (Horning u. Mitarb., 1963; Kirschner u. Lipsett, 1963; Sparagana u. Mitarb., 1963; France u. Mitarb., 1964; Hartman u. Wotiz, 1963; Chamberlain u. Mitarb., 1963; Lehnert u. Mitarb., 1964; Kirschner u. Lipsett, 1964; Sandberg u. Mitarb., 1964; Sandberg u. Mitarb., 1965; Brooks, 1964; Ibayashi u. Mitarb., 1964; France u. Mitarb., 1965; Sjövall u. Vihko, 1965; Vihko, 1966) sich bereits weitgehend durchgesetzt. Zumal letzteres Verfahren zur gleichen Zeit eine empfindliche, quantitative Endpunktbestimmung bietet. Die Überführung der zu trennenden Verbindungen in geeignete Derivate wie Acetate, Trifluoroacetate, Dimethylhydrazone, Trimethylsilyläther erleichtert die Gaschromatographie (Van den Heuvel u. Mitarb., 1963), da diese Verbindungen bei niedrigeren Säulentemperaturen getrennt werden können. Chloroacetate (Brownie u. Mitarb., 1964; Van der Molen u. Mitarb., 1966) und Heptafluorobutyrate (Exley, 1966) ermöglichen den Einsatz hochempfindlicher Elektroneinfangdetektoren. Stehen ausreichende Mengen an C_{19}-Steroiden zur Verfügung, so bedarf man kaum der zwar sehr empfindlichen radiochemischen (Kirschner u. Mitarb., 1965; Riondel u. Mitarb., 1963; Burger u. Mitarb., 1964; Hudson u. Mitarb., 1963; Rivarola u. Migeon, 1966) und gaschromatographischen Endpunktbestimmungen, sondern kann angesichts des apparativen und finanziellen Aufwandes solcher Verfahren zu den kolorimetrischen Endpunktbestimmungen übergehen. Im Folgenden seien daher die gebräuchlichsten Farbreaktionen erläutert:

1. Zimmermann-Reaktion. 17-Ketosteroide reagieren mit m-Dinitrobenzol in alkalischer Lösung zu einem violettfarbigen Chromogen. Die Aufklärung der Reaktion ergab, daß ein Wasserstoffatom der C-16 Methylengruppe durch den m-Dinitrophenylrest ersetzt und das Reaktionsprodukt mittels überschüssigen m-Dinitrobenzols oxydativ in ein chinoides System überführt wird (Neunhoeffer u. Mitarb., 1961). Ketogruppen an C-3, C-7, C-11 und C-20 reagieren wohl gleichfalls mit alkalischem m-Dinitrobenzol, doch liegt das Absorptionsmaximum des

Chromogens nach einer Stunde nicht mehr bei 510—520 mμ (ZIMMERMANN, 1944). Von den zahlreichen Modifikationen der ursprünglichen Zimmermannreaktion (ZIMMERMANN, 1935) haben sich die von CALLOW u. Mitarb. (1938), HOLTORFF u. KOCH (1940), WILSON u. CARTER (1947) als brauchbar erwiesen. Anstelle der hier benutzten äthanolischen Kalilauge, gegebenenfalls mit Zusatz von Ascorbinsäure (WILSON u. CARTER, 1947), läßt sich auch methanolische Kalilauge verwenden (BEALE u. Mitarb., 1962). Desweiteren kann die Zimmermann-Reaktion in wäßriger Lösung durchgeführt werden (EPSTEIN, 1962). Ein Extrahieren des Chromogens mittels Äther (ZIMMERMANN u. PONTIUS, 1954), Chloroform (CERESA u. CRAVETTO, 1958) usw. eliminiert noch vorhandene, störende Begleitstoffe. Die automatische Auswertung von Papierchromatogrammen (ZAK u. EPSTEIN, 1963; BUSH, 1963) bzw. die vollautomatische Bestimmung von 17-Ketosteroiden im Harn (ZAK u. Mitarb., 1966) dürften dem Bestreben nach Rationalisierung der Routineuntersuchungen entgegenkommen.

2. *Allen-Dirscherl-Reaktion.* Erwärmt man $\varDelta^5$-3β-Hydroxy-C_{19}-steroide, wie Dehydroepiandrosteron mit Schwefelsäure-90% Äthanol (4:1 v/v) und verdünnt anschließend mit 1,5 Vol 95% Äthanol, so erhält man ein blaurotes Chromogen mit einem Absorptionsmaximum bei 600 mμ (DIRSCHERL u. ZILLIKEN, 1949; ALLEN u. Mitarb., 1950; DIRSCHERL u. BREUER, 1954). Neben Dehydroepiandrosteron, Androst-5-en-3β,17β-diol (Androstendiol) und 3β-Chlor-androst-5-en-17-on (3β-Chlordehydroepiandrosteron) gibt jedoch auch 21-Hydroxy-pregn-4-en-3,20-dion (Desoxycorticosteron) eine positive Farbreaktion, so daß ihre Anwendung ohne vorherige Reinigung der Extrakte nicht angebracht erscheint.

3. *Pettenkofer-Reaktion.* Bei Erwärmen eines in Eisessig gelösten $\varDelta^5$-3β-Hydroxy-steroids mit 0,56% Furfural in 50% Essigsäure und 16 N Schwefelsäure bildet sich ein tiefblaues Chromogen mit einem Absorptionsmaximum um 660 mμ, welches gleichermaßen für qualitative Nachweise wie quantitative Analysen brauchbar ist (MUNSON u. Mitarb., 1948; FOTHERBY, 1959; PENG u. Mitarb., 1965), insbesondere aber für die Bestimmung von Dehydroepiandrosteron im Harn.

4. *Oertel-Eik-Nes-Reaktion.* Mit nur wenigen Ausnahmen (WILSON, 1960) ergeben $\varDelta^5$-3β-Hydroxy-steroide in Äthanol-Schwefelsäure (1:2 v/v) bereits in der Kälte gelbe Chromogene, deren Absorptionsmaximum um 405 mμ liegt. Die Empfindlichkeit dieser Reaktion, die nach Verdünnen mit Äthanol auch zur Charakterisierung einzelner $\varDelta^5$-3β-Hydroxy-steroide herangezogen werden kann, liegt um 0,1 μg/ml (OERTEL u. EIK-NES, 1959).

5. *Koenig-Reaktion.* Die eigentlichen Androgene Testosteron und Androstendion lassen sich mittels der von KOENIG u. Mitarb. (1941) entwickelten Reaktion qualitativ und quantitativ nachweisen. Hierzu erwärmt man das in Äthanol-Schwefelsäure (1:3 v/v) gelöste Steroid, versetzt mit wäßriger Natriumguajakolsulfonat- und Kupfersulfatlösung und erhitzt das Reaktionsgemisch erneut. Das tiefblaue Chromogen besitzt ein Absorptionsmaximum um 635 mμ (OERTEL, 1961).

6. *Pincus-Reaktion.* Verschiedene 17-Ketosteroide wie Androsteron, Epiandrosteron und Epiätiocholanolon reagieren mit Antimontrichlorid in Eisessig-Essigsäureanhydrid bei Erhitzen und nachfolgender Verdünnung mit 95% Essigsäure zu blaugefärbten Chromogenen, die allerdings bisher nur zum qualitativen Nachweis benutzt wurden (PINCUS, 1943).

7. *Dinitrophenylhydrazin-Reaktion.* Gemäß den von REICH u. Mitarb. (1950, 1953, 1954) ausgearbeiteten Vorschriften gelingt es, C_{19}-Steroide mit Ketogruppen

durch Reaktion mit 2,4-Dinitrophenylhydrazin in salzsaurer Lösung (STUPNICKI
u. STUPNICKA, 1962, 1966) oder Trichloressigsäure-Benzol (TREIBER u. Mitarb.,
1966) in die entsprechenden 2,4-Dinitrophenylhydrazone zu überführen. Je nach
Stellung der 2,4-Dinitrophenylhydrazon-gruppe liegt das Absorptionsmaximum
des Derivats zwischen 370 und 390 mμ. Rund 0,1 μg Mono-2,4-dinitrophenyl-
hydrazon eines C_{19}-Ketosteroids kann in 1 ml Lösung nachgewiesen werden.

Außer den hier angeführten Reaktionen, die sich in Routineuntersuchungen
bereits mehr oder weniger bewährt haben, findet man in der Literatur noch andere
Verfahren, wie die Bestimmung von alkoholischen Steroiden mit 3,5-Dinitroph-
thalsäureanhydrid in Pyridin (NATHANSON u. Mitarb., 1952) oder 3,5-Dinitro-
benzoylchlorid in Pyridin (KELLIE u. WADE, 1953; KELLIE u. Mitarb., 1953). Diese
Methoden sind ebenso wie die von ENGEL u. BAGGETT (1954) angegebene Bestimmung alkoholischer Steroide durch Überführung in die entsprechenden Acethyd-
roxamsäuren und Bildung tiefgefärbter Eisen-III-komplexe bislang nur von
theoretischem Interesse.

2.1. Blut-Plasma

Da die im Blut enthaltenen Androgene Testosteron und Androstendion teilweise in freier Form vorliegen und die entsprechenden Plasmaspiegel offenbar mit
der physiologisch-wirksamen Konzentration der Hormone identisch sind, begnügen sich die meisten Analysenmethoden mit der Erfassung der freien Androgene. Angesichts der extrem niedrigen Konzentrationen im menschlichen
Plasma benötigt man für eine zuverlässige Bestimmung dieser Verbindungen in
vertretbaren Volumina Ausgangsmaterial Verfahren mit ausreichender Empfindlichkeit. Aus diesem Grunde scheiden solche Methoden, die z. B. auf einer mehr
oder weniger spezifischen, doch wenig empfindlichen Farbreaktion (KOENIG
u. Mitarb., 1941; OERTEL, 1961; OERTEL u. KAISER, 1961) oder einer enzymatischen
Umwandlung von Testosteron und Androstendion in Oestrogene und deren
fluorometrischer Messung beruhen (FINKELSTEIN u. Mitarb., 1961; FORCHIELLI
u. Mitarb., 1963) für Routineuntersuchungen weitgehend aus. Hier haben sich vor
allem die Methoden mit Isotopenverdünnung als Endpunktbestimmung bewährt,
welche die Überführung des endogenen und zugesetzten, markierten Steroids in
doppelt-markierte Derivate und die Auswertung des entsprechenden Verdünnungs-
effektes zur Grundlage haben. Ob als Derivate Acetate (HUDSON u. Mitarb., 1963;
BURGER u. Mitarb., 1964; KIRSCHNER u. Mitarb., 1965; RIVAROLA u. MIGEON,
1966) oder Thiosemicarbazone (RIONDEL u. Mitarb., 1963; HORTON, 1965; LIM
u. BROOKS, 1965) Verwendung finden, bleibt letztlich ohne größere Bedeutung,
solange die als interner Standard benutzten, markierten Steroide eine hohe spezifische Aktivität besitzen und die Derivatbildung mit guter Ausbeute verläuft.
Neben den hier angeführten radiochemischen Verfahren haben gaschromatographische Methoden aufgrund ihrer relativen Einfachheit beträchtlich an Bedeutung gewonnen. Kann doch durch die Gaschromatographie geeigneter Derivate, wie Chloroacetate (BROWNIE u. Mitarb., 1964; VAN DER MOLEN u. Mitarb.,
1966), oder Heptafluorobutyrate (EXLEY, 1966; CLARK u. WOTIZ, 1963) nicht nur
eine hervorragende Abtrennung der gesuchten Steroide erreicht, sondern gleichzeitig auch eine quantitative Bestimmung mit ähnlicher Empfindlichkeit erzielt
werden, ermöglicht durch den Einsatz von Elektroneinfangdetektoren. Gegenüber
derartigen Methoden, die naturgemäß eine ausgiebige Vorreinigung, etwa durch
wiederholte Dünnschichtchromatographie erfordern, treten solche offensichtlich
in den Hintergrund, die mit herkömmlichen Detektoren arbeiten (SURACE u. Mit-

arb., 1966; KIRSCHNER u. Mitarb., 1964; GUERRA-GARCIA u. Mitarb., 1963).
Immerhin läßt sich auch mit ihrer Hilfe Testosteron im menschlichen Plasma, —
sei es als Acetat (KIRSCHNER u. Mitarb., 1964), Trimethylsilyläther (GUERRA-
GARCIA u. Mitarb., 1963) oder als freie Verbindung (SURACE u. Mitarb., 1966) —
nachweisen.

Die Bestimmung anderer C_{19}-Steroide im Plasma wird wesentlich erleichtert
durch ihre verhältnismäßig hohen Konzentrationen. So stellt z.B. Dehydroepiandrosteron das mengenmäßig wichtigste Steroid im menschlichen Plasma dar.
Auf der anderen Seite bedingt die weitgehende Konjugation solcher C_{19}-Steroide,
vornehmlich mit Sulfatid- oder Schwefelsäure eine Spaltung vorhandener Konjugate im Laufe der Analyse, die hinsichtlich der Reinigung gewisse Schwierigkeiten mit sich bringt. Da die physiologische Bedeutung der nur in Spuren auftretenden freien 17-Ketosteroide wahrscheinlich hinter derjenigen der entsprechenden Sulfokonjugate zurücksteht und bislang nur unter pathologischen Bedingungen wie Ätiocholanolonfieber (KAPPAS u. Mitarb., 1957, 1958; GLICKMAN
u. Mitarb., 1964; BONDY u. Mitarb., 1965; HUHNSTOCK u. Mitarb., 1966) demonstriert wurde, befassen sich wenige Analysenverfahren mit der Bestimmung
freier 17-Ketosteroide im Plasma (KIRSCHNER u. Mitarb., 1965; COHN u. Mitarb.,
1961). Zieht man in diesem Falle verständlicherweise empfindliche Nachweis-
methoden vor, die gegebenenfalls die Vorteile der Gaschromatographie und der
radiochemischen Endpunktbestimmung vereinen (KIRSCHNER u. Mitarb., 1965),
so kann die quantitative Bestimmung der sulfokonjugierten 17-Ketosteroide statt
durch Gaschromatographie (SJÖVALL u. VIHKO, 1965; LEHNERT u. Mitarb., 1964;
DE MOOR u. HEYNS, 1966; VIHKO, 1966; SJÖVALL u. Mitarb., 1966); auch mittels
Farbreaktionen erfolgen (CONRAD u. Mitarb., 1961; OERTEL u. KAISER, 1962;
McKENNA u. RIPPON, 1965; TREIBER u. Mitarb., 1966). Während die übliche
Zimmermann-reaktion zwar spezifisch für die 17-Ketosteroide angesehen und deshalb in vielen Plasmamethoden (MIGEON u. PLAGER, 1955; CERESA u. CRAVETTO,
1958; SAIER u. Mitarb., 1959; HUDSON u. OERTEL, 1961; OERTEL u. KAISER, 1962;
DESHPANDE u. BULBROOK, 1964) eingesetzt wird, müssen ihre relative Unempfind-
lichkeit ebenso wie die Unbeständigkeit des Chromogens als Nachteile gelten. Die
Umwandlung von Ketosteroiden in die intensiv gefärbten 2,4-Dinitrophenyl-
hydrazone (STUPNICKI u. STUPNICKA, 1962; TREIBER u. Mitarb., 1966) gestattet
nicht nur die quantitative Erfassung von annähernd 0,1 μg Monoketosteroid,
sondern erlaubt zugleich die beliebige Reinigung des stabilen Derivats.

Im Folgenden seien einige Methoden zur Bestimmung von C_{19}-Steroiden in
Plasma in ihren Grundzügen bzw. wesentlichsten Schritten erläutert.

Bestimmung von Testosteron nach BURGER u. Mitarb. (1964)

10 ml Plasma, die mit 0,005—0,01 μg 4-^{14}C-Testosteron (ca. 70 mC/μg) versetzt
werden als internem Standard, extrahiert man mit 40 ml Methylenchlorid, wäscht
den Extrakt mit Natronlauge und Wasser und dampft zur Trockne ein. Es folgt
die Acetylierung des Rückstands mit ^{3}H-Essigsäureanhydrid (100 mC/mMol) in
Pyridin, die nach 17—20 Std bei 37°C im Exsiccator über Kaliumhydroxyd durch
Zugabe von 0,1 N Salzsäure unterbrochen wird. Man extrahiert das gebildete
Testosteron-acetat mit Tetrachlorkohlenstoff, wäscht mit Natronlauge und
Wasser und dampft ein. Die chromatographische Reinigung des mit unmarkier-
tem Carrier verdünnten, doppeltmarkierten Derivats wird durch eine zweifache,
zweidimensionale Dünnschichtchromatographie auf Kieselgel-G in Aceton-Hexan
(1:3 v/v)/Benzol-Äthanol (98:2 v/v) und Petroläther-Äthanol (85:15 v/v)/Hexan-
Äthylacetat (3:1 v/v), sowie eine dreifache Papierchromatographie in den Syste-

men Methylcyclohexan-Methanol-Wasser (2:1:1 v/v), Petroläther-Essigsäure-
Wasser (5:4:1 v/v) und Cyclohexan-Nitromethan-Methanol (2:1:1 v/v) erreicht.
Zuletzt bestimmt man die ³H und ¹⁴C-Aktivität des Derivats im Packard Tricarb
Szintillationszähler und errechnet die Verdünnung des zugefügten, internen Standards durch endogenes Testosteron. Bei einer Gesamtausbeute von rund 12%
liegt die Genauigkeit der Methode im Konzentrationsbereich von 0,55—1,45 μg/
100 ml um $\pm$ 4%, während die Empfindlichkeit etwa 0,08 μg/100 ml beträgt.

Bestimmung von Testosteron nach Lim u. Brooks (1965)

Ähnlich wie bei der von Riondel u. Mitarb. (1963) ausgearbeiteten Methode
werden zu 10 ml Plasma 0,66 mμg 1,2-³H-Testosteron (0,1 μC) als interner Standard zugegeben, bevor man mit 0,4 ml 3 N Natronlauge verdünnt und zweimal
mit je 25 ml Äther extrahiert. Der Extrakt wird mit Wasser, verdünnter Essigsäure und wiederum Wasser gewaschen und zur Trockne gebracht. Es folgt eine
Dünnschichtchromatographie des Rückstandes auf Kieselgel-G im System Benzol-
Äthylacetat (3:2 v/v), sowie die Acetylierung des eluierten Testosterons mit
Essigsäureanhydrid in Pyridin. Als zweites Derivat stellt man nun das ³⁵S-Thio-
semicarbazon des Testosteronacetats mittels ³⁵S-Thiosemicarbazid (98 mC/mMol)
in Methanol/Eisessig durch 5stündiges Erwärmen auf 65° C her. Nach Zugabe von
0,1 N Natriumcarbonat wird das Testosteron-acetat-thiosemicarbazon mit
Chloroform extrahiert und durch Waschen mit Wasser gereinigt. Man verdünnt
mit 20 μg nicht-markiertem Carrier und führt eine Verteilungschromatographie an
Glasfaserpapier zwischen Propylenglykol-Methanol (3:7 v/v) und Ligroin-Toluol
(2:1 v/v) durch. Die Lösungsmittelverteilung des eluierten Derivats zwischen
Chloroform und Wasser entfernt restliches Propylenglykol. Eine nachfolgende,
zweidimensionale Dünnschichtchromatographie auf Kieselgel-G in Methylenchlorid-Methanol (100:3 v/v)/Benzol-Äthylacetat (4:1 v/v) dient der endgültigen
Reinigung des Testosteron-acetat-thiosemicarbazons, welches sodann mit Essigsäureanhydrid in Pyridin in das 1,2-Diacetat vorgenannter Verbindung überführt
wird. Dieses Derivat läßt sich durch eine zweimalige Verteilungschromatographie
auf Glasfaserpapier zwischen Propylenglykol-Methanol (1:1 v/v) und Toluol bzw.
Propylenglykol-Methanol (3:7 v/v) und Ligroin-Toluol (3:2 v/v) in reiner Form
erhalten. Die quantitative Messung des endogenen Testosterons wird durch Festlegung der ³H und ³⁵S-Aktivität im Packard Tricarb Szintillationszähler anhand
eines entsprechenden Standards vorgenommen. Die Gesamtausbeute der Methode
beläuft sich auf 22% trotz der zahlreichen Einzelschritte — gegenüber etwa 7%
bei dem von Riondel u. Mitarb. (1963) beschriebenen Verfahren —, während der
Variationskoeffizient im Verlaufe von Mehrfachanalysen 3,7% (Frauenplasma)
bzw. 1,8% (Männerplasma) ausmachte. Da der unspezifische Leerwert der Methode
um 10 $\pm$ 0,9 mμg/100 ml liegt, eignet sich das Verfahren für die Bestimmung von
Testosteron im Normalplasma von Frauen.

Bestimmung von Testosteron nach Brownie u. Mitarb. (1964)

Zu 10 ml heparinisiertem Plasma setzt man etwas 7-³H-Testosteron (10000
I/min) zwecks Feststellung der Wiederauffindungsrate hinzu, verdünnt mit
0,25 ml 20% Natronlauge und extrahiert dreimal mit je 20 ml Äther. Der Gesamtextrakt wird mit Wasser gewaschen, eingedampft und der Rückstand zunächst
auf Kieselgel-G in Cyclohexan-Äthylacetat (1:1 v/v) chromatographiert. Sodann
überführt man das Testosteron durch Behandlung mit Chloressigsäureanhydrid
in Tetrahydrofuran/Pyridin in das entsprechende Chloroacetat, welches nach

Unterbrechung der Reaktion durch Zugabe von Wasser mittels Äthylacetat extrahiert werden kann. Es schließen sich die Reinigung des Extraktes, Eindampfen und Dünnschichtchromatographie des Rückstandes auf Kieselgel-G in Benzol-Äthylacetat (4:1 v/v) an. Das Chloroacetat des Testosterons wird zusammen mit einem geeigneten internen Standard, wie Cholesterin-chloroacetat oder 20β-Hydroxy-pregn-4-en-20-on-chloroacetat (VAN DER MOLEN u. Mitarb., 1966) der Gaschromatographie an 1% XE-60 auf Gaschrom-P im Barber-Coleman Gaschromatographen unterworfen unter Verwendung eines Elektroneinfangdetektors. 0,1 Vol der Endlösung benötigt man für die Radioaktivitätsmessung im Packard Tricarb Szintillationszähler, mit deren Hilfe die Ausbeute zu errechnen ist. Bei einer Gesamtausbeute von rund 56% liegt die Empfindlichkeit der Methode um 0,02 μg/100 ml.

Bestimmung von Testosteron nach EXLEY *(1966)*

Nach Zugabe von rund 0,025 mμg 1,2-³H-Testosteron (1 mμC) zu 1 ml Plasma wird wie üblich mit Äther extrahiert. Man wäscht mit verdünntem Alkali und Wasser, dampft zur Trockne ein und chromatographiert den Rückstand auf Kieselgel-G (H-254) in Benzol-Äthylacetat (1:1 v/v). Der Testosteron entsprechende Abschnitt wird mit Benzol eluiert, das Eluat im trocknen Stickstoffstrom zur Trockne gebracht und 30 min im Exsiccator aufbewahrt. Jetzt löst man den Rückstand in 0,05 ml wasserfreien, mit Schwefelsäure behandelten Benzols, fügt 0,1 ml Heptafluorbuttersäureanhydrid hinzu und erwärmt 30 min auf 70°C. Im trocknen Stickstoffstrom läßt sich überschüssiges Reagenz entfernen. Zur Reinigung des Derivats wird eine Dünnschichtchromatographie des in 0,05 ml gelösten Rückstands auf Cellulose (CC 41) im Lösungsmittelsystem Aceton-Wasser (3:1 v/v) durchgeführt. Zu einem von drei bis vier aliquoten Teilen des Testosteron-heptafluorobutyrat enthaltenden Adsorbens gibt man 0,5 ml Aceton, zentrifugiert scharf und entnimmt vom Überstand 0,3 ml für die nachfolgende Gaschromatographie, während 0,1 ml der Radioaktivitätsmessung zugeführt wird. Die 0,3 ml werden zusammen mit 0,1 ml einer acetonischen Lösung von 1 mμg reinen Oestriol-tri-heptafluorobutyrats unter trocknem Stickstoff eingedampft, bevor man in 0,1 ml Aceton löst und möglichst die gesamte Menge mit Hilfe eines feinmaschigen Stahlnetzes auf die Säule des Gaschromatographen bringt. Die Chromatographie erfolgt an 1% SE-30 auf Gaschrom P bei 180°C Arbeitstemperatur und 190°C Verdampfungstemperatur. Die Verwendung eines Elektroneinfangdetektors und eines Gemischs von 5% Methan in Argon als Trägergas gestattet die Erfassung von 0,025 mμg Testosteron in biologischem Material.

Bestimmung von Testosteron und Androstendion nach RIVAROLA u. MIGEON *(1966)*

10—20 ml Plasma werden mit etwa 0,04 mμg 1,2-³H-Testosteron und 1,2-³H-Androstendion (durch Chromsäureoxydation aus Testosteron gewonnen) von einer spezifischen Aktivität um 130 mC/μg versetzt. Das Plasma wird mit 0,4 ml 3 N Natronlauge/10 ml vedünnt und viermal mit je 2 Vol Äther extrahiert. Man engt den Gesamtextrakt bis auf etwa 20 ml ein, wäscht mit 2 ml 0,1 N Salzsäure und 2 ml Wasser und dampft zur Trockne ein. Der Rückstand wird sodann an einer Florisil-säule chromatographiert wobei 25 ml Benzol zum Aufbringen des Rückstandes und 25 ml 1% Methanol in Benzol und 25 ml 8% Methanol in Benzol zur Elution Verwendung finden. Letztere Fraktion chromatographiert man auf Whatman 3 MM Papier zusammen mit den entsprechenden Standardverbindungen im Lösungsmittelsystem Hexan-Methanol-Wasser (100:90:10 v/v) bei

Zimmertemperatur. Die Testosteron und Androstendion enthaltenden Abschnitte werden mit Methanol eluiert. Es folgt die Reduktion des Androstendions mittels 0,1 ml einer Lösung von 20 mg Natriumborhydrid in 100 ml Methanol. Nach 10 min bei 4°C unterbricht man die Reaktion durch Zugabe von 1 ml Wasser, extrahiert mit 10 ml Äther und chromatographiert den Rückstand des Extraktes auf Whatman Nr. 2 Papier in Benzol-Heptan-Methanol-Wasser (33,3:66,6:80:20 v/v) bei 37°C. Zur Acetylierung werden Testosteron und das reduzierte Androstendion mit 0,03 ml 5% ^{14}C-Essigsäureanhydrid (20 mC/mMol) in Benzol und 0,01 ml Pyridin 24 Std bei 37°C behandelt. Der Zugabe von 0,4 ml Wasser und 20 μg Testosteron-acetats in 20 ml Äthanol als Carrier folgt nach 1 Std bei Zimmertemperatur die Extraktion mittels 2 ml Tetrachlorkohlenstoff. Man zentrifugiert, wäscht mit 0,1 N Natronlauge und Wasser, dampft zur Trockne ein und chromatographiert den Rückstand zweidimensional auf Kieselgel-platten in Hexan-Aceton (225:25 v/v)/Benzol-Methylenchlorid-Methanol (160:160:4 v/v). Der anhand seiner UV-Absorption feststellbare Fleck der Derivate wird mittels Methanol eluiert. Es schließt sich eine zweite Papierchromatographie auf Whatman Nr. 2 Papier in Ligroin-Methanol (60:40 v/v) bei 40°C, die Reduktion des Testosteronacetats mittels 0,1 ml 0,6% Natriumborhydrid in Methanol und die Aufbereitung des Reaktionsproduktes an, die wie zuvor beschrieben vonstatten geht. Der letzten Reinigung dient eine Papierchromatographie in Hexan-Methanol-Wasser (100:90:10 v/v) bei Zimmertemperatur. Aus dem Verhältnis von ^{3}H zu ^{14}C (gemessen in einem Nuclear Chicago Szintillationszähler) von Probe und Standard bzw. der spezifischen Aktivität des benutzten Essigsäureanhydrids errechnet sich die Konzentration des endogenen Testosterons in üblicher Weise. Die Wiederauffindungsrate zugesetzten 1,2-^{3}H-Testosterons bzw. 1,2-^{3}H-Androstendions bewegt sich zwischen 30 und 40% bzw. 10 und 25%. Im Verlaufe von Mehrfachbestimmungen fand man in Männerplasma (10 ml) 99,2 $\pm$ 13 mμg Androstendion und in Frauenplasma (15 ml) 68 $\pm$ 5,2 mμg Testosteron, während der Methodenleerwert jeweils 8,7 und 24,5 mμg/100 ml betrug.

Bestimmung von Androstendion nach Horton (1965)

Die Methode gleicht weitgehend der von Riondel u. Mitarb. (1963) angegebenen Analyse von Testosteron in Plasma. Hierzu werden 10 ml heparinisiertes Plasma mit 1,2 mμg 1,2-^{3}H-Androstendion (0,1 μC) in 0,2 ml Methanol versetzt und nach gründlichem Schütteln mit 0,5 ml 3 N Natronlauge verdünnt. Man extrahiert dreimal mit je 10 ml Äther, wäscht mit Wasser, verdünnter Essigsäure und wiederum Wasser und dampft zur Trockne ein. Der Rückstand wird mit 1 mg ^{35}S-Thiosemicarbazid (135—200 mC/mMol) in 0,5 ml Methanol und 0,05 ml Eisessig 5 Std auf 65°C erwärmt, abgekühlt und sodann mit 0,2 ml 10% Brenztraubensäure und 1 ml 5,9% Natriumcarbonatlösung verdünnt. Die Extraktion des Androstendion-bis-thiosemicarbazons erfolgt mittels zweimal je 6 ml Methylenchlorid, das Waschen des Extraktes mit Wasser, sowie Wasser, welches 10 μg Thiosemicarbazid enthält. Vor dem Eindampfen wird der Extrakt mit 20 μg Androstendion-bis-thiosemicarbazon als Carrier und 50 g Thiosemicarbazid in 0,2 ml Methylenchlorid-Methanol (3:7 v/v) versetzt. Der Rückstand des Extraktes wird nun einer zweidimensionalen Dünnschichtchromatographie auf Kieselgel in Benzol-Methanol-Aceton (92:5:3 v/v) unterworfen, das Derivat mit 15 ml Methanol-Aceton (98:2 v/v) eluiert und mit 10 μg Carrier verdünnt. Es schließt sich eine Papierchromatographie im Lösungsmittelsystem Propylenglykol-Toluol an. Bei Elution des Androstendion-bis-thiosemicarbazons werden wieder 20 μg Carrier zum Eluat hinzugefügt. Den Rückstand des Eluats löst man in 0,4 ml Methanol und 0,2 ml 10 % Brenztraubensäure, erwärmt 75 min auf 60°C, gibt 1 ml 1,5 % Natriumcarbonat hinzu und extrahiert mit Methylenchlorid das Androstendion-17-thiosemicarbazon, welches mit 20 μg Carrier zu verdünnen ist. Die Reinigung dieses Derivats geschieht durch zweidimensionale Dünnschichtchromatographie auf Kieselgel in Benzol-Methanol-Aceton (89:10:1 v/v) unter Zugabe von 20 μg Carrier, durch Papierchromatographie in Propylenglykol-Toluol und nach Hinzufügen von weiteren 30 μg Carrier durch eine letzte Papierchromatographie im Lösungsmittelsystem Cyclohexan-Dioxan-Methanol-Wasser (1:1:0,4:0,2 v/v). Anhand der ³H- und ³⁵S-Aktivität der Probe und eines Standards läßt sich der Gehalt an endogenem Androstendion ermitteln. Die Gesamtausbeute des Verfahrens liegt zwischen 4 und 5 % zugesetzter ³H-Aktivität, wenn auf die letzte Papierchromatographie verzichtet wird, sonst um 1—2 %. 6 Wiederauffindungsversuche mit 72,5 mμg Androstendion in 10 ml Plasma erbrachten den Nachweis von 71,7 ± 3,1 mμg, was einem Variationskoeffizienten von 4,3 % entspricht. Der Leerwert der Methode beträgt 15 ± 6 mμg.

Bestimmung von freien 17-Ketosteroiden nach KIRSCHNER u. Mitarb. (1965)

Bei der vorliegenden Methode, die gleichzeitig auch die Analyse von Testosteron erlaubt, geht man von 20 ml heparinisiertem Plasma aus. Nach Zugabe von jeweils 0,03 μg 4-¹⁴C-Dehydroepiandrosteron, -Androsteron und -Ätiocholanolon (ca. 5000 I/min) und Verdünnen mit 0,5 ml 1 N Natronlauge wird mit zweimal je 20 ml Chloroform-Äther (1:3 v/v) extrahiert. Man wäscht den Gesamtextrakt wie üblich, dampft zur Trockne ein und chromatographiert den Rückstand auf Kieselgel in Benzol-Äthylacetat (6:4 v/v). Um Androsteron von Dehydroepiandrosteron und Ätiocholanolon von Testosteron zu trennen, wird erstere Fraktion einer Papierchromatographie im Lösungsmittelsystem Bush A-1: Ligroin-Methanol-Wasser (100:90:10 v/v) letztere einer solchen im Lösungsmittelsystem Bush A-2: Ligroin-Methanol-Wasser (100:70:30 v/v) unterworfen. Alle vier Steroide chromatographiert man nochmals auf Kieselgel in Benzol-Äthylacetat (8:2 v/v) bevor man sie in die Acetate überführt. Hierzu wird der Rückstand mit 0,01 ml 20 % 1-³H-Essigsäureanhydrid (100 mC/mMol) in Benzol und 0,01 ml Pyridin übernacht bei 37°C behandelt, mit 1 ml 20 % Äthanol verdünnt und nach Zugabe von jeweils 50 μg entsprechenden Carriers mit 10 ml Methylenchlorid extrahiert. Im Anschluß an Waschen des Extraktes mit verdünnter Natronlauge und Wasser, sowie Eindampfen des Extraktes chromatographiert man die Acetate auf Whatman Papier Nr. 1 in Dekalin-Nitromethan-Methanol (100:50:50 v/v), eluiert mit Aceton-Methanol und führt eine Dünnschichtchromatographie auf Kieselgel in Benzol-Äthylacetat (8:2 v/v) durch. Die Rückstände der Eluate werden mit 0,5 ml 1,1-Dimethylhydrazin und 1 Tropfen Eisessig 5 min bei 56°C und übernacht bei Zimmertemperatur gehalten, zur Trockne eingedampft und die Rückstände mittels Äthylacetat auf die Säule des Gaschromatographen gebracht. Die Chromatographie der Acetate erfolgt an 2,5 % SE-30 auf Gaschrom-P unter Verwendung eines Argon-Ionisationsdetektors, wobei die Fraktionen auf p-Terphenyl, welches mit 5 % DC-550 überzogen ist, zu sammeln sind. Nach Lösung des Adsorbens in Szintillator mißt man die ³H und ¹⁴C-Aktivität und errechnet anhand eines Standards die Konzentration der endogenen 17-Ketosteroide. Die Empfindlichkeit der Methode wird mit 0,2 μg 17-Ketosteroid/100 ml angegeben. Mehrfachanalysen ergaben bei Konzentrationen unter 1 μg/100 ml einen Variationskoeffizienten von 9 % für Dehydroepiandrosteron und 15 % für Androsteron und Ätiocholanolon.

Bestimmung von sulfokonjugiertem Dehydroepiandrosteron und Androsteron nach
De Moor u. Heyns *(1966)*

5 ml Plasma werden mit 5 ml Wasser verdünnt und zwecks Entfernung freier Steroide zweimal mit je 10 ml Methylenchlorid extrahiert. Das präextrahierte Plasma versetzt man mit 6 g Ammoniumsulfat, stellt mit Schwefelsäure auf pH 1 und extrahiert zweimal 30 min mit 15 ml Tetrahydrofuran. Die Solvolyse erfolgt durch 3stündige Bebrütung bei 50°C nach Zugabe von 0,25 ml 70% Perchlorsäure. Anschließend setzt man 30 ml Petroläther hinzu, wäscht mit 10% Natronlauge und Wasser und dampft zur Trockne ein. Für die erste Reinigung wird eine Säulenchromatographie an 1 g Aluminiumoxyd vorgeschlagen, welches mit 4% v/w Wasser desaktiviert werden sollte. Nach Herstellung der Säule in Benzol überführt man den Extrakt mittels zweimal je 3 ml Benzol auf die Säule und eluiert mit Benzol sowie 0,5% Äthanol in Benzol. Letztere Fraktion wird mit 0,1 ml Chloroform, 0,1 ml Hexamethyldisilazan und 0,03 ml Trimethylchlorsilan übernacht bei Zimmertemperatur behandelt und überschüssiges Reagenz sodann im Stickstoffstrom abgedampft. Der Rückstand wird mit zweimal je 0,5 ml Heptan extrahiert, der Gesamtextrakt eingedampft und schließlich in 0,05 ml Heptan erneut gelöst, wovon 0,003 ml in den Gaschromatographen eingespritzt werden. Die Chromatographie erfolgt bei 210°C an 0,60% XE-60 und 0,35% SE-30 auf Gaschrom-P unter Verwendung eines Flammenionisationsdetektors. Die Wiederauffindungsrate der Methode betrug bei Mehrfachanalysen von zugesetztem ^{3}H-Dehydroepiandrosteronsulfat 62,8 $\pm$ 6,5%.

Bestimmung von sulfokonjugiertem Dehydroepiandrosteron und Androsteron nach
Sjövall u. Vihko *(1965)*

5—10 ml Plasma werden übernacht bei 39°C mit 10 Vol Äthanol-Aceton (1:1 v/v) extrahiert. Man filtriert, wäscht das Präzipitat mit 5 Vol Äthanol-Aceton, filtriert und dampft den Gesamtextrakt zur Trockne ein. Der Rückstand wird mittels 5 und 2 ml Chloroform-Methanol (1:1 v/v) unter Filtrieren auf eine mit Chloroform-Methanol (1:1 v/v) zubereitete Säule (390×20 mm) aus methyliertem Sephadex G-25 aufgebracht. Man eluiert mit dem gleichen Lösungsmittel, fängt das Eluat zwischen 80 und 130 ml auf und dampft zur Trockne ein. Der Rückstand wird durch Bebrütung bei 39°C in Äthylacetat, gesättigt mit 2 *N* Schwefelsäure, übernacht hydrolysiert. Im Anschluß an Waschen mit Bicarbonat und Wasser wird der Rückstand des Extraktes mittels Benzol auf eine Säule (50×3 mm) aus Kieselsäure aufgetragen. Die Elution der mit Benzol zubereiteten Säule geschieht mit Benzol, 5% Äthylacetat in Benzol und 20% Äthylacetat in Benzol. Als interner Standard wird zu dem 3 ml betragenden, letzten Eluat Epikoprostanol in einer Menge zwischen 8 und 17 µg zugesetzt, bevor das Lösungsmittel unter Stickstoff im Vakuum entfernt wird. Es folgt die Überführung in Trimethylsilyläther mittels Hexamethyldisilazan und Trimethylchlorsilan in Pyridin. Überschüssiges Reagenz wird im Vakuum abgedampft, der Rückstand mit 0,5 und 0,3 ml Hexan extrahiert und in einem anderen Reagenzglas zur Trockne gebracht. Die Chromatographie der Trimethylsilyläther findet an 3% QF-1 oder 2,2% SE-30 auf säuregewaschenem und silanisiertem Gaschrom-P statt, wobei als Detektor ein Argon-Ionisationsdetektor (Pye) oder ein Flammenionisationsdetektor (F & M) eingesetzt werden kann. Im Verlauf von Wiederauffindungsversuchen mit 4—7 µg Androsteron- und Dehydroepiandrosteron-sulfat konnten 88 $\pm$ 7% bzw. 78 $\pm$ 7% der zugesetzten Konzentration nachgewiesen werden, während Mehrfachanalysen (n = 8) von Sammelplasma zur Feststellung von 37 $\pm$ 4,6 µg Androsteron und 122 $\pm$ 4 µg Dehydroepiandrosteron führten.

Bestimmung von sulfokonjugierten 17-Ketosteroiden nach TREIBER *u. Mitarb. (1966)*

5 ml heparinisiertes Plasma werden mit 25 ml und 10 ml Methylenchlorid extrahiert zwecks Entfernung freier Steroide. Nun schüttelt man das präextrahierte Plasma mit 6 Vol Äthanol-Aceton (1:1 v/v), saugt nach 30 min bei 37°C ab und dampft das Filtrat zur Trockne ein. Der Rückstand wird in 2 ml Äthanol, aufgenommen, mit 2 ml Aceton versetzt, filtriert und wieder eingedampft. Zur Spaltung der Konjugate bebrütet man den in 5 ml 0,01 N Perchlorsäure in Äthylacetat gelösten Rückstand 1 Std bei 50°C, dampft zur Trockne ein und hydrolysiert die entstandenen Acetate durch einstündiges Bebrüten in 3 ml 1% Kaliumhydroxyd in Äthanol bei Zimmertemperatur. Nach Verdünnen mit 12 ml Wasser wird zweimal mit je 15 ml Benzol-Hexan (1:1 v/v) extrahiert und der Gesamtextrakt zur Trockne gebracht. Die Entfernung von Lipoiden gelingt durch Suspension des Rückstandes mit 250 mg Kieselgel in 3 ml 70% Methanol und Ausfrieren bei —15°C. Man zentrifugiert nach 1 Std bei —5 bis 0°C und 5000 U/min, dekantiert und wäscht mit 2 ml eiskaltem 70% Methanol nach, bevor die mit 20 ml Äthanol-Benzol (1:1 v/v) versetzte Lösung unter Stickstoff eingedampft wird. Die freien 17-Ketosteroide lassen sich auf Kieselgel-G in Chloroform-Äthanol (19:1 v/v) chromatographieren, wobei zwei Fraktionen 11-Desoxy-17-ketosteroide und 11-oxygenierte 17-Ketosteroide erhalten werden können. Die jeweiligen Rückstände werden mit 0,5 ml 0,01% 2,4-Dinitrophenylhydrazin in Äthylacetat aufgenommen, zur Trockne gebracht und 30 min mit 0,5 ml 0,01% Trichloressigsäure in abs. Benzol bei Zimmertemperatur stehen gelassen. Die Dünnschichtchromatographie des jeweiligen Trockenrückstandes geschieht auf Kieselgel-G in Chloroform-Dioxan (94:6 v/v). Die den Standardverbindungen entsprechenden Abschnitte eluiert man mit Chloroform, dampft ein und mißt die Absorption der in 1 oder 3 ml Chloroform aufgenommenen Derivate bei 335, 370 und 405 mμ. Anhand der korrigierten Absorption geeigneter Standardlösungen wird die Konzentration der einzelnen 17-Ketosteroide ermittelt. Wiederauffindungsversuche mit 5 μg Dehydroepiandrosteron, 2 μg Androsteron und 1 μg Ätiocholanolon erbrachten den Nachweis von 79—82% zugesetzten Steroids bei einem Variationskoeffizient von 6,2—9,7%. Die Empfindlichkeit des Verfahrens liegt bei 0,15 μg/Probe oder 3 μg/100 ml.

Bestimmung sulfokonjugierter Gesamt-17-ketosteroide nach DESHPANDE *u.* BULBROOK *(1964)*

10 ml Plasma werden zunächst mit 15 ml Äthylacetat extrahiert. Das präextrahierte Plasma wird mit 10 ml Äthanol übernacht auf —10 bis —20°C gekühlt, 20 min in der Kälte bei 2000 U/min zentrifugiert und der Überstand dekantiert. Nach Waschen des Rückstandes mit zweimal je 10 ml Aceton-Methanol (1:1 v/v) dampft man den Gesamtextrakt unter Stickstoff zur Trockne ein, nimmt den Rückstand in 5 ml 0,5 M Acetatpuffer von pH 4,0 auf und bebrütet 18 Std bei 37°C mit 10000 IE β-Glucuronidase (Ketodase). Freigesetzte Steroide lassen sich durch dreimalige Extraktion mit je 15 ml Äthylacetat entfernen. Zur wäßrigen Lösung werden 3,5 ml 4 N Schwefelsäure und 10 g Natriumchlorid hinzugefügt, bevor man zweimal mit je 15 ml Äthylacetat extrahiert, 4 Std bei 50°C bebrütet und mit ges. Sodalösung und Wasser wäscht. Der Rückstand des Solvolysats wird in 10 ml Methylenchlorid aufgenommen und an einer mit Methylenchlorid zubereiteten Säule aus 3 g Kieselgel chromatographiert, wobei außer Methylenchlorid 10 ml 10% Äthylacetat in Methylenchlorid und 25 ml 50% Äthylacetat in Methylenchlorid als Elutionsmittel dienen. Letztere Fraktion wird

zur Trockne gebracht und der Rückstand einer Zimmermann-reaktion nach
Callow u. Mitarb. (1938) unterworfen unter Verwendung von 0,2 ml Äthanol,
0,2 ml 2 % m-Dinitrobenzol in Äthanol und 0,1 ml 2,5 N Kalilauge in Äthanol.
Nach 1 Std bei 25°C verdünnt man mit 5 ml Äthanol und mißt die Absorption des
Chromogens bei 480, 520 und 560 mμ. Mit Hilfe der korrigierten Absorption eines
entsprechenden Standards wird die Konzentration der 17-Ketosteroide ermittelt.
Die Richtigkeit der Methode beträgt 92 $\pm$ 8 %, während die Empfindlichkeit bei
10 μg/100 ml liegt.

Die mittels der verschiedenen Methoden gefundenen Normalwerte von C_{19}-
Steroiden im menschlichen Plasma sind in den Tab. 1 und 2 zusammengestellt.
Angesichts der Tatsache, daß zumindest die 17-Ketosteroide und Testosteron
einer altersabhängigen Sekretion unterworfen sind (Van der Molen u. Mitarb.,
1966; De Moor u. Heyns, 1966; Migeon u. Mitarb., 1957; Vihko, 1966) und ihre
Plasmaspiegel möglicherweise auch während des Tages signifikante Veränderungen
erfahren (Migeon u. Mitarb., 1957; Eik-Nes u. Mitarb., 1959), lassen sich zwischen
den einzelnen, angegebenen Werten keine gültigen Vergleiche ziehen.

Tabelle 1. *Konzentration von Testosteron und Androstendion im Plasma*

Konzentration in mμg/100 ml				Methode	Literatur
Testosteron		Androstendion			
Männer	Frauen	Männer	Frauen		
100—400	100			enzymatisch	Finkelstein et al. (1961)
130—260				kolorimetr.	Oertel u. Kaiser (1961)
100—980	20—260			enzymatisch	Forchielli et al. (1963)
(740)	(120)				
500—1000	0—350			radiochemisch	Hudson et al. (1963)
(740)	(120)				
800 $\pm$ 250	59 $\pm$ 79			radiochemisch	Riondel et al. (1963)
420 $\pm$ 600	60 $\pm$ 30			gaschromatogr.	Brownie et al. (1964)
320—1070	60—310			radiochemisch	Burger et al. (1964)
(700)	(180)				
	50—290			enzymatisch	Lamb et al. (1964)
	(110)				
440—960	30—100			radiochemisch	Segre et al. (1964)
(650)	(54)				
440—1300	20—120			radiochemisch	Kirschner et al. (1965)
(740)	(70)				
670—1096	24—90			radiochemisch	Lim u. Brooks (1965)
(814)	(50)				
210—980	40—240			gaschromatogr.	Surace et al. (1966)
(580 $\pm$ 290)	(110 $\pm$ 60)				
340—1490	20—80	100—250	100—410	gaschromatogr.	Van der Molen et al. (1966)
(680)	(36)	(200)	(280)		
380—850	34—77	75—136	111—288	radiochemisch	Rivarola u. Migeon (1966)
(597)	(54)	(99)	(180)		
		0—85	45—145	radiochemisch	Horton u. Tait (1964)
		(39)	(95)		
		20—910	150—1900	radiochemisch	Gandy u. Peterson (1964)
		75 $\pm$ 14	145 $\pm$ 44	radiochemisch	Horton (1965)

( ) = Mittelwert

Tabelle 2. *Konzentration von 17-Ketosteroiden im Plasma*

Konzentration in μg/100 ml				Methode	Literatur
DHEA	ANDR	ÄTIO	Gesamt		
			25—130	kolorimetr.	GARDNER (1953)
29—69	3—37			kolorimetr.	MIGEON u. PLAGER (1955)
117	12		171	kolorimetr.	CLAYTON et al. (1955)
47	30		101	kolorimetr.	TAMM et al. (1957)
			57—144 (106)	kolorimetr.	CERESA u. CRAVETTO (1958)
4—116 (51) (w 38)			19—191 (m 95) (w 79)	kolorimetr.	SAIER et al. (1959)
20—253 (m 130) (w 97)			42—325 (m 181) (w 127)	kolorimetr.	HUDSON u. OERTEL (1961)
m 114—219 w 62—122	m 21—67 w 11—33			kolorimetr.	CONRAD et al. (1961)
m 77—158 w 44—106	m 24—63 w 30—46	m 8—41 w 17—33		kolorimetr.	OERTEL u. KAISER (1962)
154—286				kolorimetr.	PUCHE u. NES (1962)
			m 144—417 (212) w 72—358 (166)	kolorimetr.	EBERLEIN (1963)
			w 25—195	kolorimetr.	DESHPANDE u. BULBROOK (1964)
m 1,28±0,47 w 1,04±0,38	m 0,41 w 0,20±0,05	m 0,62±0,17 w 0,31±0,02	+	radio-chemisch	KIRSCHNER et al. (1965)
15—97	4—53			gaschro-matogr.	DE MOOR u. HEYNS (1966)
m 100±65 w 60±40	m 31±24 w 14±13			gaschro-matogr.	VIHKO (1966)
m 49—168 (85) w 34—110 (66)	m 16—34 (23) w 12—27 (18)	m 3—17 (10) w 3—13 (8)		kolorimetr.	TREIBER et al. (1966)

( ) = Mittelwert
m = Plasma von Männern
w = Plasma von Frauen
+ = freie Steroide

2.2. Harn (Tab. 3—5)

Ist die Zahl der Methoden zur chemischen Bestimmung von C_{19}-Steroiden im Plasma noch verhältnismäßig gering, so lassen sich die verschiedenen Verfahren für den Nachweis dieser Steroide im Harn kaum mehr übersehen (ZIMMERMANN, 1955; DORFMAN, 1962; JAYLE, 1962; OERTEL, 1964). Von der ersten Bestimmungsmethode für 17-Ketosteroide im Harn (ZIMMERMANN, 1935, 1936) führt die Entwicklung bis zu den modernen — teils sogar automatisierten (ZAK u. EPSTEIN, 1963; BUSH, 1963; VESTERGAARD, 1966) — Analysen, die neuerdings doppelte Isotopenverdünnung oder Gaschromatographie einbeziehen. Im Zuge des ständigen Fortschritts verbesserte man natürlich auch die herkömmliche kolorimetrische

Bestimmung z. B. von 17-Ketosteroiden, sei es durch ausgiebigere Reinigung der Harnextrakte, Modifizierung der Farbreaktion (CALLOW u. Mitarb., 1938; WILSON u. CARTER, 1947; ZIMMERMANN u. PONTIUS, 1954; CERESA u. CRAVETTO, 1958; EPSTEIN, 1962; BEALE u. Mitarb., 1962) oder Einsatz von chromatographischen Verfahren (NEHER, 1964), die zugleich eine Isolierung einzelner Verbindungen ermöglichten. Wenngleich der diagnostische Wert einer Bestimmung von Gesamt-17-ketosteroiden im Harn umstritten ist (DOBRINER u. Mitarb., 1948; GOLD-ZIEHER u. AXELROD, 1962; ERNEST u. Mitarb., 1964) aufgrund mangelnder Spezifität, so zeigen die bisherigen Erfahrungen doch eine gewisse Bedeutung dieses Tests für die grobe Abschätzung der Nebennierenrindenfunktion. Die geforderte Spezifität aber bringen die chromatographischen Verfahren. Da die säulenchromatographische Trennung von Steroidgemischen in Harnextrakten zumeist langwierig ist — man denke an die Adsorptionschromatographie von 17-Ketosteroiden an Aluminiumoxyd (LAKSHMANAN u. LIEBERMAN, 1954; KELLIE u. WADE, 1957; DINGEMANSE u. Mitarb., 1952; BIRKE u. PLANTIN, 1954; POND, 1954) bzw. Kieselgel, evtl. im Gemisch mit Aluminiumoxyd (OKADA u. Mitarb., 1959; WILSON u. Mitarb., 1958; JOHNSON u. Mitarb., 1960) oder eine Verteilungs-chromatographie an Celite (JONES u. STITCH, 1953) —, dürfte den schnelleren und ebenso zuverlässigen papierchromatographischen Methoden der Vorzug zukommen (BROOKS, 1958; JAMES, 1961; STARNES u. Mitarb., 1963). Noch geeigneter aber scheint die Dünnschichtchromatographie von Harnextrakten zu sein. Gelingt es doch innerhalb kürzester Zeit, 6 in Harnextrakten befindliche 17-Ketosteroide durch eine zweidimensionale Dünnschichtchromatographie auf Aluminiumoxyd abzutrennen und einer quantitativen Bestimmung zuzuführen (HAMMAN u. MARTIN, 1964). Auch bei der von SULIMOVICI u. Mitarb. (1966) beschriebenen Methode zur Bestimmung von 17-Ketosteroiden im Harn wird Aluminiumoxyd als Trägermaterial für die Dünnschichtchromatographie empfohlen, während eine solche auf Kieselgel (DYER u. Mitarb., 1963) in Routineanalysen bislang keine Verwendung fand. Überführt man dagegen 17-Ketosteroide z. B. in ihre 2,4-Dinitrophenylhydrazone, so läßt sich eine Trennung der Derivate auch auf Kieselgel erreichen (STUPNICKI u. STUPNICKA, 1962; STUPNICKA u. STUPNICKI, 1964; TREIBER u. Mitarb., 1966). Einen wesentlichen Fortschritt in der Analytik von Harn-17-ketosteroiden stellt die Gaschromatographie dar (HORNING u. Mitarb., 1963; LEHNERT u. Mitarb., 1964), welche nicht nur eine ausgezeichnete Trennung von Mikromengen verwandter Steroide, sondern auch deren quantitative Erfassung gestattet. Durch die Umwandlung der freien Verbindungen, die meist erst bei höheren Temperaturen chromatographiert werden können (FALES u. Mitarb., 1962; SPARAGANA u. Mitarb., 1962; STEIN u. Mitarb., 1963), in die entsprechenden Acetate (WOTIZ u. MARTIN, 1961, 1962), Trifluoracetate (VAN DEN HEUVEL u. Mitarb., 1962) oder Trimethylsilyläther (CHAMBERLAIN u. Mitarb., 1963; HORNING u. Mitarb., 1963; DE PAOLI u. Mitarb., 1963; KIRSCHNER u. LIPSETT, 1963; LEHNERT u. Mitarb., 1964a; KIRSCHNER u. LIPSETT, 1964; FRANCE u. Mitarb., 1965; THOMAS u. BULBROOK, 1964, 1966) kann die Säulentemperatur beträchtlich gesenkt, und damit einer Zersetzung labiler Verbindungen vorgebeugt werden.

Sollen die verschiedenen C_{19}-Steroidkonjugate aus Harn isoliert und bestimmt werden, so bedient man sich zunächst der anfangs bereits erwähnten Extraktions-verfahren (CREPY u. Mitarb., 1957; EDWARDS u. KELLIE, 1956; DE PAOLI u. Mitarb., 1963), denen eine Reinigung bzw. Gruppentrennung durch Säulenchromato-graphie an Aluminiumoxyd (CREPY u. Mitarb., 1957; BARLOW u. KELLIE, 1959; SCHUBERT u. HOBE, 1961, 1962), Kieselgel (EDWARDS u. KELLIE, 1956) oder

Florisil (CONRAD u. Mitarb., 1961; SARFATY u. SUMMERS, 1964) folgt. Brauchbare Systeme für die Papierchromatographie von C_{19}-Steroidkonjugaten aus Harnextrakten wurden von CAVINA u. TENTORI (1958), SCHNEIDER u. LEWBART (1959), BUSH (1961), BAULIEU u. Mitarb. (1963) entwickelt. Daneben läßt sich eine Trennung von C_{19}-Steroidkonjugaten auch durch Dünnschichtchromatographie (KAY u. WARREN, 1965) oder Papierelektrophorese erzielen (PELZER u. STAIB, 1957; PELZER u. Mitarb., 1958). Außer diesen herkömmlichen Verfahren finden sich in der Literatur andere Methoden zur Gewinnung von C_{19}-Steroidkonjugaten aus Harn, wie die Extraktion mittels Albumin (ZUMOFF u. BRADLOW, 1963) oder die Umesterung von Steroid-sulfaten nach Extraktion mit Methylgrün (EBERLEIN, 1962), ohne daß jedoch solche Verfahren besondere Bedeutung gewonnen hätten.

Von den Methoden, die sich mit der Erfassung spezifischer Verbindungen befassen, seien zuerst die für Dehydroepiandrosteron genannt, da sie offenbar ohne größeren Aufwand durchgeführt werden können (FOTHERBY, 1959; BORRELL, 1961; PENG u. Mitarb., 1965). Die Spezifität dieser Analysen scheint den Anforderungen an klinische Routineverfahren zu genügen.

Da das eigentliche androgene Hormon, Testosteron, ebenso wie sein Epimer, Epitestosteron, im Harn nur in geringen Konzentrationen vorkommt, müssen die Methoden zu ihrer Bestimmung eine große Empfindlichkeit bei ausreichender Spezifität aufweisen. Es ist daher nicht verwunderlich, daß hier vor allem die Gaschromatographie eingesetzt wird (SANDBERG u. Mitarb., 1964; IBAYASHI u. Mitarb., 1964; BROOKS, 1964; FUTTERWEIT u. Mitarb., 1963, 1964; KORENMAN u. Mitarb., 1964, 1964a, 1967; PANICUCCI u. Mitarb., 1964; VAN DER MOLEN u. Mitarb., 1966). Um das praktisch ausschließlich als Glucuronosid auftretende Testosteron zu isolieren, führt man zumeist eine enzymatische Hydrolyse mit β-Glucuronidase durch und extrahiert das freigesetzte Testosteron in üblicher Weise. Nach ausgiebiger Reinigung, z.T. in Form von Derivaten, wie Acetat (IBAYASHI u. Mitarb., 1964) oder Chloroacetat (VAN DER MOLEN u. Mitarb., 1966), wird die Gaschromatographie als letzte Trennung und quantitative Endpunktbestimmung vorgenommen. Während sich bei der Gaschromatographie des Chloroacetats (VAN DER MOLEN u. Mitarb., 1966) ein hochempfindlicher Elektroneinfangdetektor benutzen läßt, begnügen sich die anderen Verfahren mit Argon- oder Flammenionisationsdetektoren, welche das als freies Steroid (FUTTERWEIT u. Mitarb., 1963), als Acetat (IBAYASHI u. Mitarb., 1964; BROOKS, 1964) oder als Trimethylsilyläther (SANDBERG u. Mitarb., 1964; PANICUCCI, 1966) aufgebrachte Testosteron mit ausreichender Zuverlässigkeit erfassen. Gegenüber diesen Bestimmungsmethoden treten solche, die eine Umwandlung isolierten Testosterons in Oestrogene zur Grundlage haben (HORN u. Mitarb., 1966) oder auf kolorimetrischen Endpunktbestimmungen beruhen (VERMEULEN u. VERPLANCKE, 1963; CAMACHO u. MIGEON, 1963; SCHUBERT u. FRANKENBERG, 1964; VOIGT u. Mitarb., 1964; ROSNER u. Mitarb., 1965; ZURBRÜGG u. Mitarb., 1965; SZEREDAY u. SACHS, 1965) insofern zurück, als sie verständlicherweise eine größere Menge Ausgangsmaterial benötigen und deshalb weniger leicht zu handhaben sind. Von den kolorimetrischen Verfahren dürfte die Umsetzung von Testosteron mit 2,4-Dinitrophenylhydrazin (SZEREDAY und SACHS, 1965) oder seine Fluorescenz in schwefelsaurer Lösung (GERDES u. STAIB, 1965) für die einfachere Routineuntersuchung von größerem Interesse sein. Eine Reihe der wichtigsten Bestimmungsmethoden für C_{19}-Steroide im Harn soll im Nachstehenden eingehender erläutert werden.

Bestimmung von Testosteron und Epitestosteron nach Brooks (1964)

Ein Aliquot des 24-Stundenharns ($^1/_{10}$ bei Männerharn, $^1/_4$ bei Frauen- und $^2/_3$ bei Kinderharn) wird mit 10 mμC 4-^{14}C-Testosteron (75,2 μC/mg) als internem Standard versetzt, auf pH 4,5 gebracht und nach Zugabe von 7,5 ml 1 M Acetatpuffer von pH 4,5/100 ml Harn 24 Std bei 37°C mit 500 IE β-Glucuronidase/ml Harn bebrütet. Man extrahiert zweimal mit $^1/_3$ Vol Äther, wäscht den Gesamtextrakt mit 0,1 N Natronlauge und Wasser und dampft zur Trockne ein. Der Rückstand wird bei Bestimmung von Testosteron in Kinderharn mit 200 mg Girard T-Reagenz in 1,0 ml Eisessig behandelt, nach 16 Std bei Zimmertemperatur mit 5,4 ml 3 N Natronlauge und 15 ml Eiswasser verdünnt und mit Äther ausgezogen. Nach Rückextraktion des Äthers mit Eiswasser folgt die Hydrolyse der Girard T-Derivate durch 3 ml konz. Salzsäure. Die freien Steroide werden mit dreimal je 20 ml Äther extrahiert und die Extrakte mit 0,25 N Sodalösung und Wasser gewaschen. Für die Abtrennung des Testosterons benutzt man eine Dünnschichtchromatographie auf Kieselgel-G in Benzol-Äthylacetat (3:2 v/v). Die anhand eines Standards festgelegten Abschnitte mit Testosteron werden mittels Äthanol eluiert und die Trockenrückstände der Eluate wenigstens 2 Std mit 1 Tropfen Essigsäureanhydrid und 2 Tropfen Pyridin behandelt. Im Anschluß an das Verdampfen überschüssigen Reagenzes im Vakuum werden die Acetate auf Kieselgel-G in Benzol-Äthylacetat (3:1 v/v) chromatographiert. Jeweils $^1/_3$ des jeweiligen Eluats verwendet man für Gaschromatographie bzw. für die Feststellung der Verlustrate durch Radioaktivitätsmessung. Als internen Standard gibt man zu dem für die Gaschromatographie vorgesehenen Aliquot je 1 μg Androsteron und 1 μg Testosteron, überträgt die Lösung auf ein feinmaschiges Stahlnetz (50 mesh) und bringt die Festprobe in den Verdampfungsblock des Gaschromatographen (Pye Panchromatograph). Die Gaschromatographie erfolgt an 150 cm hohen Säulen mit 1 % SE-30 oder 3 % QF-1 an silikonisiertem Celite bei 200°C unter Benutzung eines Argon-ionisationsdetektors. Die auf dem Schreiber feststellbaren Peaks von Testosteron-acetat und Epitestosteron-acetat, sowie von Androsteron und Testosteron, werden gemessen, ausgeschnitten, gewogen und die vorhandene Konzentration ersterer Verbindungen anhand der Formel von Stein u. Moore (1948) ermittelt. Die Wiederauffindungsrate der Methode liegt zwischen 39 und 66 %.

Bestimmung von Testosteron nach Korenman u. Mitarb. (1963, 1964)

Die Harnprobe wird auf pH 5 gebracht, mit 400 IE β-Glucuronidase/ml für 72 Std bei 37°C bebrütet und sodann dreimal mit je 0,33 Vol Äther extrahiert. Der Extrakt wird mit 1 N Natronlauge und Wasser gewaschen, getrocknet und eingedampft. Durch eine Dünnschichtchromatographie des Rückstandes auf Kieselgel in Benzol-Äthylacetat (3:2 v/v) gelingt eine weitgehende Reinigung der gesuchten Fraktion. Anhand eines Standards eluiert man das Testosteron, überführt es mittels Essigsäureanhydrid in Pyridin in das Acetat und chromatographiert das Derivat auf Kieselgel in Benzol-Äthylacetat (4:1 v/v). Es schließt sich die Verseifung des Derivats unter Stickstoff in 0,067 N Natronlauge in 80 % Methanol an, sowie die Papierchromatographie im Lösungsmittelsystem Ligroin-Methanol-Wasser (100:70:30 v/v). Die Testosteron entsprechenden Abschnitte werden eluiert und der jeweilige Rückstand nochmals einer Dünnschichtchromatographie auf Kieselgel in Benzol-Äthylacetat (3:2 v/v) unterworfen. Die Abtrennung und quantitative Bestimmung des Testosterons geschieht an 1 % SE-30 auf Gaschrom-P bei 207°C Säulentemperatur und Verwendung eines Argon-ionisationsdetektors.

Bestimmung von Testosteron nach ROSNER u. Mitarb. (1965)

200 ml des 24-Stundenharns werden dreimal mit je 1 Vol Äther extrahiert, auf pH 5 gestellt und nach Zugabe von 20 ml 1 M Acetatpuffer von pH 4,8 mit 50000 IE β-Glucuronidase (Ketodase) 48 Std bei 37°C bebrütet. Man fügt zum Hydrolysat ca. 11000 I/min 4-^{14}C-Testosteron (76 μC/mg), extrahiert dreimal mit je 1 Vol Äther und wäscht den Gesamtextrakt mit 1 N Natronlauge und Wasser. Im Anschluß an Trocknen und Eindampfen des Extraktes wird der Rückstand zunächst auf Papier im Lösungsmittelsystem Formamid/Hexan-Benzol (1:1 v/v), und das Testosteron enthaltende Eluat sodann im Lösungsmittelsystem Propylenglykol/Toluol chromatographiert. Es folgt die Oxydation des Testosterons zu Androstendion durch 2stündige Behandlung mit 0,2 ml 0,5% Chromtrioxyd in 95% Essigsäure. Die Reaktion wird durch Zugabe von 1 ml 20% Äthanol unterbrochen, bevor man mit 10 ml Methylenchlorid extrahiert und den Extrakt mit Wasser wäscht. Die endgültige Reinigung des gebildeten Androstendions geschieht durch Papierchromatographie in den Lösungsmittelsystemen Formamid/Hexan und Cyclohexan-Methanol-Wasser (100:100:10 v/v) (16 Std). Androstendion wird mit Methanol eluiert und das Eluat zur Trockne eingedampft. $^1/_{10}$ des Rückstandes dient zur Feststellung der Verlustrate, während der Rest einer Mikro-Zimmermann-reaktion unterworfen wird. Hierzu löst man in 0,1 ml 0,5% m-Dinitrobenzol in abs. Äthanol und 0,05 ml Benzyltrimethylammoniumhydroxyd (40% in Methanol), bebrütet 90 min im Dunkeln, gibt 0,5 ml Äthanol und 0,5 ml Methylenchlorid dazu und mißt schließlich die Absorption des extrahierten Chromogens bei 450, 520 und 590 mμ. Anhand der in gleicher Weise behandelten Standardkonzentrationen von Androstendion läßt sich die vorhandene Menge endogenen Androstendions in der Probe ermitteln.

Bestimmung von Testosteron nach LIM u. DINGMAN (1965)

1—4% des 24-Stundenharns von Männern (2—6% bei Frauen) werden mit 10% Schwefelsäure auf pH 5,0 gebracht, mit 0,2 μC (1,5 mμg) 1,2-^{3}H-Testosteron als internem Standard und 1000 IE β-Glucuronidase/ml Harn versetzt und 48 Std bei 37°C bebrütet. Das Hydrolysat wird mit 1 Vol Äthylacetat extrahiert und der Extrakt mit 0,5 Vol 5% Natronlauge, sowie Wasser gewaschen und zur Trockne eingedampft. Die erste Papierchromatographie erfolgt auf Papier, welches mit Kaliumammoniumsilikat imprägniert ist. Als Lösungsmittel dient Cyclohexan-n-Butanol (100:1,5 v/v). Der Testosteron enthaltende Abschnitt wird festgelegt anhand des mitgelaufenen Standards und mit Äthylacetat eluiert. Durch eine zweite Papierchromatographie auf den mit Natriumwolframat imprägnierten Streifen im Lösungsmittelsystem Cyclohexan-n-Butanol (100:1,5 v/v) gelingt die Abtrennung von Epitestosteron. Im Streifenzähler ermittelt man wieder den Fleck des markierten Testosterons, eluiert mit Äthylacetat und chromatographiert den Rückstand des Eluats nochmals auf Papier, das mit Kaliumammoniumsilikat imprägniert wurde. Diesmal verwendet man Cyclohexan-n-Butanol (100:1 v/v) als Lösungsmittelsystem. Testosteron wird wieder mit Äthylacetat eluiert, das Eluat eingedampft und der Rückstand fluorometriert. Dabei löst man in 1,0 ml eines aus konz. Schwefelsäure und 90% Äthanol (4:1 v/v) frisch hergestellten Reagenzes, erwärmt 12 min auf 56°C, kühlt in Eiswasser und verdünnt mit 1,5 ml 95% Äthanol. Nach gründlichem Mischen im Vortex-Mixer mißt man die Fluorescenz im Turner Fluorometer Nr. 110 unter Benutzung eines Primärfilters aus Wratten Nr. 3 und 48 und eines Sekundärfilters Wratten Nr. 16. Die Verlustrate wird durch Messung der Radioaktivität in einem kleinen Aliquot des Endextraktes bestimmt.

Die Wiederauffindungsrate zugesetzter Radioaktivität beträgt 79 $\pm$ 4,8% bei einer Empfindlichkeit der Fluorescenzmessung von 0,01 μg.

Bestimmung von Testosteron nach Szereday u. Sachs (1965)

100 ml filtrierten Harns werden zweimal mit Äther extrahiert, mit 1000 IE β-Glucuronidase/ml versetzt und 48 Std bei 37°C bebrütet. Das Hydrolysat wird dreimal mit je 1 Vol Äther extrahiert und der Gesamtextrakt nach Einengen mit 1 N Natronlauge und Wasser gewaschen. Im Anschluß an das Eindampfen des Extraktes wird der Rückstand in 0,1 ml Äthanol gelöst, mit 0,2 ml Reagenz aus 20 mg 2,4-Dinitrophenylhydrazin, 10 ml Äthanol und 0,15 ml konz. Salzsäure 15 min im Wasserbad von 60°C behandelt und die Lösung dann zur Trockne gebracht. Den Rückstand trägt man mittels 0,1 ml Chloroform auf die mit Kiesel-gel-G beschichtete Platte und entwickelt mit Chloroform-Aceton (9:1 v/v). Das orangegelb gefärbte Testosteron-2,4-dinitrophenylhydrazon kann bei unzurei-chender Abtrennung — diese läßt sich anhand mitgelaufenen Standards und zu-sätzlich chromatographierten Ätiocholanolon-2,4-dinitrophenylhydrazons er-kennen — durch eine nochmalige Chromatographie im gleichen Lösungsmittel-system endgültig gereinigt werden. Die Kolorimetrie des in 1,0 ml Chloroform gelösten Derivats erfolgt laut Angabe bei 410 mμ, obgleich das Absorptionsmaxi-mum bei 390 mμ liegt. Die Wiederauffindungsrate von 3—6 μg Testosteron, die zu 100 ml Harn zugefügt wurden, lag um 70%.

Bestimmung von 17-Ketosteroiden nach France u. Mitarb. (1965)

0,02 Vol des 24-Stundenharns werden in üblicher Weise mit 1000 IE β-Glucuro-nidase/ml Harn 72 Std bei 37°C und pH 4,5 bebrütet. Anschließend führt man mit dem angesäuerten Hydrolysat eine Extraktion gemäß der Vorschrift von Burstein u. Lieberman (1958) durch, bebrütet den Äthylacetatextrakt und wäscht nach vollendeter Solvolyse mit 0,5 Vol 1% Natriumbicarbonatlösung, 0,1 Vol 1 N Natronlauge und Wasser und dampft die getrocknete Lösung im Rotationsverdampfer ein. Der Rückstand wird mittels 5, 2 und 2 ml Methylen-chlorid auf eine in Methylenchlorid zubereitete Kieselgel-säule (1 cm Durchmesser) aus 1 g Kieselgel aufgetragen. Als Elutionsmittel verwendet man 25 ml Methylen-chlorid, 12,5 ml 0,5% und 15 ml 2% Methanol in Methylenchlorid. Letztere Fraktion wird unter Stickstoff zur Trockne eingedampft und der Rückstand zu-sammen mit 50 μg Cholesterin in 0,7 ml trocknem Tetrahydrofuran, 0,2 ml Hexamethyldisilazan und 4 Tropfen Trichlormethylsilan übernacht im Exsiccator aufbewahrt. Man dampft den Reagenzüberschuß unter Stickstoff im Vakuum ab, behandelt mit 0,25—0,5 ml Tetrahydrofuran, zentrifugiert und gibt einen Teil der Lösung in den Gaschromatographen (Research Specialities 600), der mit einem Flammenionisationsdetektor ausgerüstet ist. Die Trennung erfolgt an 2—3% XE-60 auf Anakrom-ABS oder silanisiertem Gaschrom-P bei 218°C. Bei Kon-zentrationen von 0,3 μg Dehydroepiandrosteron, Androsteron und Ätiocholanolon ergaben Doppelanalysen eine Abweichung der Einzelwerte um 1,8, 1,5 und 4,0%. Die Empfindlichkeit des Verfahrens wird mit 0,05 μg injizierten Steroids ange-geben, während Wiederauffindungsversuche mit ³H-markiertem Androsteron eine Verlustrate von durchschnittlich 3% erkennen ließen.

Bestimmung von 17-Ketosteroiden nach Thomas u. Bulbrook (1964, 1966)

Zwei 50-ml Proben des auf 2000 ml aufgefüllten 24-Stundenharns werden mit 25 g Ammoniumsulfat versetzt und dreimal mit je 25 ml Äther-Äthanol (3:1 v/v) extrahiert. Man filtriert den Gesamtextrakt, dampft im Rotationsverdampfer ein, nimmt den Rückstand in 5 ml Äthanol auf und bringt im Vakuum die Lösung zur vollständigen Trockne. Der Rückstand wird nun in 4 ml Äthanol gelöst, in ein Zentrifugenglas überführt und mit weiteren 2, 2 und 1 ml Äthanol auf 10 ml aufgefüllt, von denen 8 ml nach Zentrifugieren (3 min bei 1400 g) unter Stickstoff zur Trockne eingedampft werden. Man hydrolysiert die Steroid-glucuronoside durch 18stündiges Bebrüten mit 2000 IE β-Glucuronidase in 0,5 M Acetatpuffer von pH 4,0, versetzt sodann mit 4 g Natriumchlorid und 15 ml Wasser, bevor die Lösung mit etwa 0,25 ml 4 N Schwefelsäure angesäuert und zweimal mit je 25 ml Äthylacetat extrahiert wird. Die Solvolyse der Steroid-sulfate erfolgt durch 4stündige Bebrütung bei 50°C. Zu der auf 5 ml eingeengten Äthylacetatlösung gibt man 35 ml Benzol, wäscht mit 5 % Natriumdithionit in 1 N Natronlauge bis zur Farblosigkeit, anschließend mit Wasser und dampft zur Trockne ein. 0,2 ml des in 1,0 ml Methanol aufgenommenen Rückstandes werden für die Bestimmung der Gesamt-17-ketosteroide mittels Zimmermann-reaktion benutzt, während der Rest mittels Hexamethyldisilazan und Trichlormethylsilan behandelt wird. Die Trennung der resultierenden Trimethylsilyläther wird an 0,75 % JXR und Hi-Eff 8B (0,6 %) auf Gaschrom-Q vorgenommen (THOMAS, 1965). Im Verlaufe von Wiederauffindungsversuchen mit 10 μg einzelner 17-Ketosteroide konnten aus dem Harn 81 $\pm$ 11 % Dehydroepiandrosteron, 105 $\pm$ 15 % Androsteron und 89 $\pm$ 12 % Ätiocholanolon isoliert und nachgewiesen werden. Bei Konzentrationen zwischen 0 und 4 mg Steroid/24 Std belief sich die Standardabweichung der Einzelwerte auf 0,16 mg/24 Std, die Empfindlichkeit des Verfahrens auf 0,22 mg/24 Std und die Vertrauensgrenze auf $\pm$ 11 %.

Bestimmung von 17-Ketosteroiden nach LEHNERT u. Mitarb. (1964)

Von dem 24-Stundenharn werden 0,05—0,1 Vol mit verdünnter Salzsäure auf pH 6,2 gebracht, mit 10 ml Pufferlösung (2,04 g Essigsäure, 136,1 g Natriumacetat $\times$ 3 H_2O in 1000 ml) verdünnt und mit 1000 IE β-Glucuronidase und 500 IE Arylsulfatase (Boehringer, Mannheim) pro ml Harn 24 Std bei 37°C bebrütet. Anschließend säuert man mit Salzsäure auf pH 4,2 an, bebrütet weitere 24 Std bei 37°C, stellt den pH-Wert des Harns durch Zugabe von konz. Natronlauge auf 11 und extrahiert schließlich mit 0,5 Vol n-Butanol für 15 min. Nach Zentrifugieren und Entfernen der Lösungsmittelschicht wird die Extraktion bei pH 13 wiederholt. Man wäscht den Gesamtextrakt mit 1 N Natronlauge und Wasser, dampft im Rotationsverdampfer bei 50°C zur Trockne ein und nimmt den Rückstand in 20 ml Äthanol-Äther (1:20 v/v) auf. Im Anschluß an die Zugabe von zweimal je 20 ml Äther als Waschflüssigkeit wird die gesamte organische Lösung mit 1 N Natronlauge, 2 % Essigsäure und Wasser gewaschen, getrocknet und eingedampft. Den Rückstand löst man in 0,2 ml Hexamethyldisilazan und 0,15 ml Trichlormethylsilan, erwärmt 1 Std auf 56°C und bringt die Lösung im Rotationsverdampfer zur Trockne. Der Rückstand wird mit 0,05 ml Isooctan aufgenommen und auf die 1400 $\times$ 4 mm betragende Säule des Gaschromatographen aus 0,3 % Neopentylglykolsuccinat auf Anakrom-ABS gebracht (Barber-Colman M10). Die Säulentemperatur beträgt 180°C, die des Radium-ionisationsdetektors 260°C, während der Verdampferblock auf 280°C gebracht wird. Die Durchflußrate des Trägergases (Argon) beläuft sich auf 80 ml/min.

Bestimmung von 17-Ketosteroiden nach HAMMAN u. MARTIN (1964)

25—50 ml des 24-Stundenharns mit etwa 200—500 μg 17-Ketosteroidgehalt werden wie üblich mit β-Glucuronidase bebrütet. Freigesetzte Steroide werden mit

4 Vol Methylenchlorid extrahiert. Nach Waschen des Extraktes mit 0,2 Vol 0,1 N Natronlauge mit 25% Natriumchlorid und 0,1 Vol 0,02 N Essigsäure trocknet man über Natriumsulfat und dampft zur Trockne ein. Der restliche Harn wird sodann zusammen mit der gesamten Waschflüssigkeit angesäuert, mit Äthylacetat extrahiert und der Extrakt gemäß der Vorschrift von BURSTEIN u. LIEBERMAN (1958) solvolysiert. Die zweidimensionale Dünnschichtchromatographie eines Aliquots mit 50—75 μg 17-Ketosteroiden erfolgt auf Aluminiumoxyd in den Lösungsmittelsystemen 3,5% Methanol in Benzol und Äther-Äthylacetat (1:1 v/v). Hierzu trägt man den Extrakt etwa 2 cm vom linken und unteren Rand entfernt auf, während das aus jeweils 5 μg Einzelverbindung bestehende Standardgemisch einmal 2 cm vom linken und oberen, sowie einmal 2 cm vom rechten und unteren Rand aufgebracht wird. Da alle Analysen eine zweifache Chromatographie benötigen — ein Aliquot für die quantitative Bestimmung und ein Aliquot für die Lokalisierung der Einzelverbindungen —, läßt man beide Platten zusammen zunächst im ersten Lösungsmittelsystem laufen, bis die Lösungsmittelfront etwa 16 cm gewandert ist, trocknet 10 min an der Luft und chromatographiert sodann im zweiten System in anderer Richtung. Eine der beiden Platten wird mittels Zimmermann-reagenz angefärbt zwecks Feststellung der einzelnen Komponenten. Auf der zweiten Platte färbt man lediglich die Randstreifen mit den Standardverbindungen an und legt anhand der ersten Platte die Flecke mit den gesuchten 17-Ketosteroiden fest. Nach Elution der entsprechenden Abschnitte mittels 5mal 5 ml abs. Äthanol werden die Eluate zur Trockne gebracht und der Zimmermann-reaktion nach HOLTORFF u. KOCH (1940) zugeführt. Die Wiederauffindungsrate von jeweils 10 μg Einzelverbindung bewegte sich zwischen 84,8 und 106,2% mit einem Durchschnitt von 96,7 $\pm$ 1,1%. Bei einer Genauigkeit von etwa $\pm$5% und einer Empfindlichkeit von rund 1 μg 17-Ketosteroid gestattet die Methode die zuverlässige Bestimmung von Dehydroepiandrosteron, Androsteron, Ätiocholanolon, 11β-Hydroxyandrosteron, 11β-Hydroxyätiocholanolon und 11-Ketoätiocholandon

Bestimmung von 17-Ketosteroiden nach JAMES (1961)

Ein rund 1—2 mg 17-Ketosteroide enthaltendes Aliquot des 24-Stundenharns wird mit 50 g Ammoniumsulfat/100 ml Harn geschüttelt und dreimal mit je 0,5 Vol Äther-Äthanol (3:1 v/v) extrahiert. Man filtriert durch Whatman Papier Nr. 1, dampft zur Trockne ein und löst den Rückstand in 25 ml 1 M Acetatpuffer von pH 5,0. Nach 24stündiger Bebrütung mit 40—80000 IE β-Glucuronidase wird nochmals mit der gleichen Menge Enzym versetzt, erneut für 24 Std bebrütet und dann erst dreimal mit je 50 ml Äther extrahiert. Der Gesamtextrakt wird mit 2 N Natronlauge und Wasser gewaschen, getrocknet und mittels Äthylacetat-Methanol (1:1 v/v) in der Spitze eines entsprechenden Kolbens gesammelt. Die wäßrige Phase des Hydrolysats bringt man mit 5 N Schwefelsäure auf pH 1, versetzt mit 20% (w/v) Natriumchlorid und 40 ml Äthylacetat und läßt zur Solvolyse 24 Std bei 37°C stehen. Im Anschluß an Waschen mit 2 N Natronlauge und Wasser und Eindampfen wird der Rückstand beider Fraktionen zunächst im Lösungsmittelsystem Petroläther-Benzol-Methanol-Wasser (2:1:8:2 v/v) auf Whatman Papier Nr. 3 MM für 2 Std chromatographiert. Der Abschnitt oberhalb des R_f-Wertes 0,45 enthält die 11-Desoxy-17-ketosteroide, während auf dem Abschnitt unterhalb — 2—3 cm in der Nähe des Auftragungspunktes werden abgeschnitten — des R_f-Wertes 0,45 sich die 11-oxygenierten 17-Ketosteroide befinden. Beide Streifen werden mit Äthylacetat-Methanol (2:1 v/v) eluiert und die ersten 3 ml des Eluats mit Methanol auf 10 ml aufgefüllt. 1 ml dient der Bestimmung der

17-Ketosteroide durch die Zimmermann-reaktion. Aliquote der verschiedenen Fraktionen mit jeweils 100—150 μg 17-Ketosteroiden werden unter Stickstoff zur Trockne eingedampft und die Rückstände mittels Äthylacetat-Methanol (1:1 v/v) auf Whatman Papier Nr. 2 streifenförmig aufgetragen. Die 11-Desoxy-17-keto-steroide chromatographiert man im Duplikat bei Zimmertemperatur im Lösungs-mittelsystem Petroläther-Methanol-Wasser (100:96:4 v/v) für 15 Std zusammen mit 20 μg der Einzelverbindungen als Standard, die 11-oxygenierten 17-Keto-steroide im Lösungsmittelsystem Petroläther-Benzol-Methanol-Wasser (66:33:80 :20 v/v) für 15 Std. Man färbt die Standardstreifen und einen 3 mm breiten Streifen des Probechromatogramms mit Zimmermann-reagenz an und eluiert die den Standardverbindungen entsprechenden Abschnitte mit Äthylacetat-Metha-nol (2:1 v/v). Die Rückstände der einzelnen Fraktionen, sowie 25, 50, 75 und 100 μg Dehydroepiandrosteron unterwirft man der Zimmermann-reaktion. Hierzu wird in 0,2 ml abs. Äthanol gelöst, mit 0,4 ml eines Gemischs aus 1 Vol 2% (w/v) m-Dinitrobenzol in abs. Äthanol und 1 Vol 2,5 N Kalilauge in abs. Äthanol ver-setzt, nach 60 min bei 25°C im Dunkeln mit 2,0 ml 30% Äthanol und 5 ml Äther versetzt und die Ätherschicht endlich bei 515 mμ photometriert. Anhand der Standardabsorption läßt sich der Gehalt an 17-Ketosteroid in den einzelnen Frak-tionen ermitteln. Die Wiederauffindungsrate zugesetzter, einzelner 17-Keto-steroide lag zwischen 60 und 83%. Bei Konzentrationen über 1 mg/24 Std belief sich die Standardabweichung der Ergebnisse von Mehrfachbestimmungen auf etwa 5%.

Bestimmung von Dehydroepiandrosteron nach FOTHERBY (1959)

20 ml des 24-Stundenharns werden in einem Schliffröhrchen 6 Std im siedenden Wasserbad unter Verwendung eines Kühlers erhitzt und nach Abkühlen mit 40 ml Benzol extrahiert. Den Extrakt wäscht man mit Wasser, dampft ein Aliquot im Luftstrom bei 40—60°C bis auf etwa 5 ml ein und überführt die Lösung auf eine mit Benzol zubereitete Säule (0,5×6 cm) aus Aluminiumoxyd (neutral, Aktivität 1). Es wird mit 2 ml Benzol nachgespült, mit 8 ml Benzol eluiert und sodann Dehydroepiandrosteron und 6β-Hydroxy-3:5-cycloandrostan-17-on mittels 30 ml 0,1% Äthanol in Benzol entfernt. Nach Eindampfen löst man den Rück-stand in 0,2 ml Eisessig und 0,8 ml einer 0,56% Lösung frisch destillierten Fur-furals in 50% Essigsäure, sowie 3 ml 16 N Schwefelsäure, erwärmt 12 min im Wasserbad von 67 $\pm$ 0,2°C und kühlt für 1 min im Eisbad. In gleicher Weise wird die Reaktion mit 20 und 40 μg Dehydroepiandrosteron durchgeführt. Die Absorption des Chromogens wird bei 620, 660 und 700 mμ gemessen und die maxi-male Absorption bei 660 mμ mittels der von Allen eingeführten Korrekturformel korrigiert. Bei Wiederauffindungsversuchen mit Kalium-dehydroepiandrosteron sulfat, welches in unterschiedlichen Mengen zu Normalharn hinzugefügt wurde, schwankte die Wiederauffindungsrate zwischen 79 $\pm$ 8% und 87 $\pm$ 10%, je nach Konzentration zugesetzten Materials. 0,25 mg Dehydroepiandrosteron/24 Std lassen sich noch mit ausreichender Genauigkeit erfassen, während bei 45 Mehrfachbestimmungen eine Abweichung der Einzelwerte vom Mittel um 0,06 mg 24 Std festgestellt wurde.

Bestimmung von Dehydroepiandrosteron nach PENG u. Mitarb. (1965)

5% des 24-Stundenharns (gegebenenfalls 10%) werden mit Schwefelsäure auf pH 1 gebracht, mit 20 g Natriumchlorid/100 ml versetzt und zweimal mit Äthyl-acetat extrahiert. Der Gesamtextrakt wird über Natriumsulfat getrocknet, 24 Std bei 37°C bebrütet, mit verdünntem Alkali und Wasser gewaschen und zur Trockne eingedampft. Den Rückstand überführt man mittels Chloroform auf eine Dünnschicht aus Kieselgel-G, indem man 3 oder 4 Startpunkte, jeweils 1 cm voneinander entfernt, beschickt. Die Entwicklung des Chromatogramms erfolgt im System Äther-Chloroform (1:1 v/v). Anhand entsprechender Standardkonzentrationen die im UV-Licht feststellbar sind, legt man die einzelnen Abschnitte mit Dehydroepiandrosteron fest, eluiert mit 2 ml Äthanol jeweils dreimal und dampft unter Stickstoff zur Trockne ein. Die Farbreaktion wird nach der Vorschrift von Munson u. Mitarb. (1948) durchgeführt, wobei jedoch statt 12 min bei 68°C das Reaktionsgemisch 4 Std auf 37°C erwärmt wird. Die Wiederauffindungsrate zugesetzten, markierten Dehydroepiandrosterons lag zwischen 84,9 und 99,9% bei ausreichender Genauigkeit.

Bestimmung der Gesamt-17-ketosteroide nach Zimmermann u. Pontius (1954)

10 ml Harn werden im Schliffröhrchen mit 1,0 ml konz. Salzsäure und 1,0 ml 10% Kupfersulfatlösung 20 min im Glycerinbad zum Sieden erhitzt. Man schüttelt 5 min mit 20 ml Äther aus, saugt das Hydrolysat ab und wäscht die Ätherlösung mit 20 ml 10% Natronlauge und zweimal je 20 ml Wasser. Der Extrakt wird über Natriumsulfat getrocknet und in ein Reagenzglas filtriert, welches in einem 50°C warmen Wasserbad steht. Den Rückstand löst man in 1,0 ml Äthanol, gibt 1,0 ml 2% m-Dinitrobenzol in Äthanol und 1,0 ml 3,0 N Kalilauge hinzu und bebrütet 90 min bei 25 ± 0,1°C im Dunkeln. Das Reaktionsgemisch wird mit 4 ml Äther extrahiert und die Absorption der Ätherlösung innerhalb von 20 min in einem geeigneten Photometer gegen den entsprechenden Leerwert bei 510 mμ gemessen. Aus der maximalen Absorption eines gleichzeitig gemessenen Standards von 20—40 μg Androsteron ermittelt man die Konzentration der 17-Ketosteroide in der Harnprobe. Im Verlaufe von 441 Analysen verschiedener Harnproben durch Mehrfachanalysen ergab sich eine Standardabweichung der Einzelwerte von ± 6,45%.

Bestimmung der Gesamt-17-ketosteroide nach Birket-Smith (1953)

10 ml Harn werden mit 1 ml 40% Schwefelsäure auf der Heizplatte 25 min am Rückfluß gekocht. Man überführt das Hydrolysat in einen Scheidetrichter, spült zweimal mit Wasser nach und schüttelt 1 min mit 25 ml Äther aus, eventuell nach Zugabe von 2 ml 10 N Natronlauge, um eine unerwünschte Emulsionsbildung zu vermeiden. Der Ätherextrakt wird durch 10 g pulverisiertes Natriumhydroxyd filtriert, wobei man dreimal mit je 2 ml Äther nachspült, und im Vakuum zur Trockne gebracht. Den Rückstand löst man in 0,2 ml abs. Äthanol, gibt 0,2 ml 2% m-Dinitrobenzol in abs. Äthanol und 0,2 ml 2,5 N Kalilauge in abs. Äthanol hinzu und verdünnt nach 30 min bei 37°C im Dunkeln mit 9,4 ml abs. Äthanol, bevor die Lösung des Chromogens in üblicher Weise photometriert wird. Das Absorptionsmaximum des Chromogens liegt hier um 520 mμ. Mehrfachbestimmungen ergaben bei einer Konzentration von 8,7 mg bzw. 3,0 mg 17-Ketosteroiden/24 Std eine Standardabweichung der Einzelwerte von ± 6,0% bzw. ± 2,7%.

Zum Schluß seien der Übersicht halber Normalwerte für Testosteron, 17-Ketosteroide und Gesamt-17-ketosteroide im menschlichen Harn angegeben, wie sie mittels verschiedener Methoden ermittelt wurden (Tab. 3–5). Auch hier erscheint ein absoluter Vergleich der Einzelwerte kaum möglich aufgrund eines sicher uneinheitlichen Untersuchungsmaterials und methodischer Unterschiede, die sich höchstens in den — oft nicht genannten — Zuverlässigkeitskriterien ausdrücken würden. Spielen doch neben Geschlecht, Alter und Körpergröße bzw. -gewicht exogene Einflüsse eine Rolle im Hormonhaushalt, wie etwa Witterung (PINCUS u. Mitarb. (1955); WATANABE u. YOSHIDA (1956); ZIMMERMANN u. HOFSCHLÄGER (1953)) oder Belastungen, die sich in Tagesschwankungen manifestieren (HAM-BURGER (1954)).

Tabelle 3. *Konzentration von Testosteron im Harn*

| Konzentration in μg/24 Std | | Methode | Literatur |
Männer	Frauen		
46,1—106,0	8	kolorim.	CAMACHO u. MIGEON (1963)
38—332	2,4—8	gaschrom.	FUTTERWEIT et al. (1964)
15—90 (40)	5—12	kolorim.	VERMEULEN u. VERPLANCKE (1963)
50—93 (75)	2—8 (4)	radiometr.	HORTON et al. (1963)
10—75 (34)	<5—25 (10)	kolorim.	SCHUBERT u. FRANKENBERG (1964)
32—63 (59)	3—18 (10)	kolorim.	VOIGT et al. (1964)
19—200 (130)	<5	gaschrom.	IBAYASHI et al. (1964)
30—120	7—18	gaschrom.	BROOKS (1964)
27—143 (30—40 J.) (88)	6—57 (19)	kolorim.	ROSNER et al. (1965)
42—79	0—5,6	kolorim.	ZURBRÜGG et al. (1965)
30—86 (49,7)	4,3—10,4 (7,1)	fluorom.	LIM u. DINGMANN (1965)
5—77 (45,5)	1—3,8	enzym.	HORN et al. (1966)

( ) = Mittelwert   kolorim. = Endpunktbestimmung durch Farbreaktion
                    gaschrom. = Gaschromatographie
                    radiometr. = Isotopenverdünnung
                    fluorom. = Fluorometrie
                    enzym.   = enzym. Umwandlung in Oestrogene und Fluoro-metrie

Tabelle 4. *Konzentration von 17-Ketosteroiden im Harn*

Konzentration in mg/24 Std						Methode	Literatur
DHEA	A	Ä	OHA	OHÄ	KÄ	Gesamt	
m 2,7	m 3,6	m 3,1	m 1,5	m 0,5	m 0,6	13,7		Jailer et al. (1959)
w —	w 2,0	w 2,0	w 1,0	w 0,5	w 0,5	7,7	
m 1,2	m 3,4	m 3,9	m 0,4	m 0,3	m 0,7		s	Kellie u. Wade
w 1,4	w 3,5	w 5,0	w 0,4	w 0,4	w 0,9			(1957)
m 2,6	m 4,3	m 2,9	m 0,9	m 0,4	m 0,2	21,2	p	Brooks (1958)
w 0,4	w 2,6	w 2,1	w 0,7	w 0,3	w 0,1	12,5	
m 2,1	m 5,5	m 5,3	m 1,0	m 0,5	m 0,7	15,6	p	Brooksbank u.
w 1,5	w 3,5	w 3,2	w 1,4	w 0,8	w 1,0	12,6		Salangas (1959)
w 0,9	w 1,8	w 2,3	w 0,6	w 0,3	w 0,4	10,9	p	James (1961)
m 1,72	m 2,78	m 3,77	m 0,65	m 1,10	m 0,89		s, p	Starnes et al.
w 0,98	w 2,23	w 3,10	w 0,65	w 0,74	w 1,00			(1963)
m 0,6	m 2,1	m 2,1	m 0,6	m 0,7	m 0,7	10,7	d	Hamman u. Martin
w 0,4	w 1,6	w 1,9	w 0,5	w 0,9	w 0,5	7,7		(1964)
m 0,72	m 2,6	m 2,5					g	Kirschner u.
w 0,56	w 1,4	w 1,8						Lipsett (1964)
1,2	2,87	3,4					g	France et al. (1965)
1,0—3,0	2,4—6,6	2,4—9,0					p	Schmidt u. Starce-
								vic (1965)
w 0,73	w 2,49	w 2,86					g	Hendrikx et al.
								(1966)
m 1,87	m 3,44	m 3,26	m 0,27	m 0,61	m 0,20		g	Panicucci (1966)
m 1,2							s	Fotherby (1959)
w 0,5							
m 3,61						12,1		Borrell (1961)
w 1,96						6,1	

DHEA	= Dehydroepiandrosteron		m = Männerharn	s = Säulenchromatographie
A	= Androsteron		w = Frauenharn	p = Papierchromatographie
Ä	= Ätiocholanolon			d = Dünnschichtchromatogr.
OHA	= 11β-Hydroxyandrosteron			g = Gaschromatographie
OHÄ	= 11β-Hydroxyätiocholanolon			
KÄ	= 11-Ketoätiocholanolon			

Tabelle 5. *Konzentration der Gesamt-17-ketosteroide im Harn*

Konzentration in mg/24 Std (30. Lebensjahr)	Methode	Literatur
m 4,5—28,0 (11,5)	kolorim. nach Hamburger (1953)	Borth et al. (1957)
w 3,0—20,1 (8,0)		
m (14,5)		Cioffari u. Cossandi (1950)
w (10,0)		
m 7,8—25,5 (14,8)	kolorim. nach Callow et al. (1938)	Hamburger (1948)
w 3,7—13,4 (7,9)		
m (13,2)	kolorim. nach	
w (9,5)	Cahen u. Salter (1944)	Kowalewski (1950)
m 8,5—13,4 (11,1)	kolorim. nach Holtorff u. Koch (1940)	Voigt et al. (1955)
w 6,5—10,5 (8,9)		
m 7,2—14,6 (10,9)	kolorim. nach Zimmermann et al. (1952)	Kaiser et al. (1964)
w 5,8—11,7 (8,8)		

m = Männerharn
w = Frauenharn

Literatur

ABELSON, D., BROOKS, R.V.: Mem. Soc. Endocrinol. **8** (1960).

ALFSEN, A.: C.R. Acad. Sci. (Paris) **244**, 251 (1957).

ALLEN, W.M., HAYWARD, S.J., PINTO, A.: J. clin. Endocr. **10**, 54 (1950).

BARLOW, J.J., KELLIE, A.E.: Biochem. J. **71**, 86 (1959).

BAULIEU, E.E.: J. clin. Endocr. **20**, 600 (1960).

BAULIEU, E.E., CORPECHOT, C., EMILIOZZI, R.: Steroids **2**, 429 (1963).

BEALE, R.N., BOSTROM, J.O., CROFT, D.: J. clin. Path. **15**, 574 (1962).

BIRKE, G., PLANTIN, L.O.: Acta med. scand. **148**, Suppl. 291 (1954).

BIRKET-SMITH, E.: Acta Endocr. **14**, 33 (1953).

BISCHOFF, F., STAUFFER, R.D., GRAY, C.L.: Amer. J. Physiol. **177**, 65 (1954).

BONDY, P.K., COHN, G.L., GREGORY, P.M.: Medicine (Baltimore) **44**, 249 (1965).

BONGIOVANNI, A.M., EBERLEIN, W.R.: Proc. Soc. exp. Biol. (N.Y.) **89**, 281 (1955).

BORRELL, S.: J. clin. Endocr. **21**, 1321 (1961).

BORTH, R., LINDNER, A., RIONDEL, A.: Acta Endocr. **25**, 33 (1957).

BROOKS, R.V.: Biochem. J. **68**, 50 (1958).

BROOKS, R.V.: Steroids **4**, 117 (1964).

BROOKSBANK, B.W.L., SALANGAS, A.: Acta Endocr. **30**, 231 (1959).

BROWNIE, A.C., VAN DER MOLEN, H.J., NISHIZAWA, E., EIK-NES, K.B.: J. clin. Endocr. **24**, 1091 (1964).

BURGER, H.G., KENT, J.R., KELLIE, A.E.: J. clin. Endocr. **24**, 432 (1964).

BURSTEIN, S., JACOBSOHN, G.M., LIEBERMAN, S.: J. Amer. chem. Soc. **82**, 1226 (1960).

BURSTEIN, S., LIEBERMAN, S.: J. biol. Chem. **233**, 331 (1958).

BUSH, I.E.: Chromatography of Steroids. London: Pergamon-Press 1961.

BUSH, I.E.: In: Methods of Biochem. Analysis. D. GLICK, Ed., Interscience Publ., New York-London, **11**, 149 (1963).

BUTT, W.W., HENLY, A.A., MORRIS, C.J.O.R.: Biochem. J. **42**, 497 (1948).

CAHEN, R.L., SALTER, T.W.: J. biol. Chem. **152**, 489 (1944).

CALLOW, N.H., CALLOW, R.K., EMMENS, C.W.: Biochem. J. **32**, 1312 (1938).

CAMACHO, A.M., MIGEON, C.J.: J. clin. Endocr. **23**, 301 (1963).

CAVINA, G.: Boll. Soc. ital. Biol. sper. **31**, 1668 (1955).

CAVINA, G., TENTORI, L.: Clin. chim. Acta **3**, 160 (1958).

CERESA, F., CRAVETTO, A.: Acta Endocr. **29**, 321 (1958).

CERNY, V., JOSKA, J., LABLER, G.: Coll. Czech. Chem. Commun. **26**, 1658 (1961).

CHAMBERLAIN, J., KNIGHTS, B.A., THOMAS, G.H.: J. Endocr. **26**, 367 (1963).

CIOFFARI, A., COSSANDI, E.: Folia endocr. (Roma) **3**, 637 (1950).

CLARK, S.J., WOTIZ, H.H.: Steroids **2**, 535 (1963).

CLAYTON, C.W., BONGIOVANNI, A.M., PAPADATOS, C.: J. clin. Endocr. **15**, 693 (1955).

COHEN, S.L., ONESON, I.B.: J. biol. Chem. **204**, 245 (1953).

COHN, G.L., BONDY, P.K., CASTIGLIONE, C.: J. clin. Invest. **40**, 400 (1961).

CONRAD, S., MAHESH, V.B., HERMANN, W.: J. clin. Invest. **40**, 947 (1961).

CREPY, O., JAYLE, M.F., MESLIN, F.: Acta Endocr. **24**, 233 (1957).

DELSAL, J.: C.R. Acad. Sci. (Paris) **244**, 2252 (1957).

DE MOOR, P., HEYNS, W.: Exc. Med. Found. Intern. Congr. Ser. **101**, 54 (1966).

DE PAOLI, J.C., NISHIZAWA, E., EIK-NES, K.B.: J. clin. Endocr. **23**, 81 (1963).

DESHPANDE, E.N., BULBROOK, R.D.: J. Endocr. **28**, 289 (1964).

DINGEMANSE, E., HUIS IN 'T VELD, L.G., HARTOGH-KATZ, S.L.: J. clin. Endocr. **12**, 66 (1952).

Dirscherl, W., Breuer, H.: Z. Vitamin-, Hormon- u. Fermentforsch. **6**, 287 (1954).

Dirscherl, W., Zilliken, F.: Biochem. Z. **319**, 407 (1949).

Dobriner, K., Lieberman, S., Rhoads, C.P.: J. biol. Chem. **172**, 241 (1948).

Dorfman, R.I.: Hormone Assay, C.W. Emmens, Ed., New York-London: Academic Press 1950.

Dorfman, R.I.: Methods in Hormone Research. New York-London: Academic Press 1962.

Drekter, I.J., Heisler, A., Scism, G.R., Stern, S., Pearson, S., McGavack, T.H.: J. clin. Endocr. **12**, 55 (1952).

Dyer, W.G., Gould, J.P., Maistrellis, N.A., Peng, T.C., Ofner, P.: Sternoids **1**, 271 (1963).

Eberlein, W.R.: J. clin. Endocr. **23**, 963 (1963).

Eberlein, W.R.: J. clin. Endocr. **23**, 990 (1963a).

Edwards, R.W.H., Kellie, A.E.: Chem. u. Ind. 250 (1956).

Eik-Nes, K.B., Oertel, G.W., Nimer, R., Tyler, F.H.: J. clin. Endocr. **19**, 1405 (1959).

Emmens, C.W.: Med. Res. Council Spec. Rep. **234**, 1 (1939).

Engel, L.L., Baggett, B.: Recent Progr. Hormone Res. **9**, 251 (1954).

Epstein, E.: Clin. chim. Acta **7**, 735 (1962).

Ernest, I., Hakansson, P., Lehmann, J., Sjögren, B.: Acta Endocr. **46**, 532 (1964).

Exley, D.: Exc. Med. Found. Intern. Congr. Ser. **101**, 11 (1966).

Fales, H.M., Haahti, E.O.A., Luukainen, T., Van den Heuvel, W.J.A., Horning, E.C.: Analyt. Biochem. **4**, 296 (1962).

Feher, T., Koref, O., Kazik, M.H.: Acta Endocr. **51**, 429 (1966).

Finkelstein, M., Forchielli, E., Dorfman, R.I.: J. clin. Endocr. **21**, 98 (1961).

Forchielli, E., Sorcini, C., Nightingale, M., Brust, N., Dorfman, R.I.: Analyt. Biochem. **5**, 416 (1963).

Fotherby, K.: Biochem. J. **73**, 339 (1959).

Frame, E.G.: Endocrinology **34**, 175 (1944).

France, J.T., McNiven, N.L., Dorfman, R.I.: Acta Endocr. Suppl. **90**, 71 (1964).

France, J.T., Rivera, R., McNiven, N.L., Dorfman, R.I.: Steroids **5**, 687 (1965).

Frank, R.T., Klempner, E.: Proc. Soc. exp. Biol. (N.Y.) **36**, 763 (1937).

Frank, R.T., Klempner, E., Kriss, R.: Endocrinology **31**, 63 (1947).

Friedmann, H.C.: Curr. Sci. **21**, 282 (1952).

Futterweit, W., McNiven, N.L., Guerra-Garcia, R., Gibree, N., Drosdowsky, M., Siegel, G.L., Soffer, L., Rosenthal, I.M., Dorfman, R.I.: Steroids **4**, 137 (1964).

Futterweit, W., McNiven, N.L., Narcus, L., Lantos, C., Drosdowsky, M., Dorfman, R.I.: Steroids **1**, 628 (1962).

Gallagher, T.F., Koch, F.C.: J. Pharmacol. exp. Ther. **55**, 97 (1935).

Gandy, H.M., Peterson, R.E.: Progr. 46 Meet. Endocr. Soc. 1964, S. 54.

Gardner, L.E.: J. clin. Endocr. **13**, 941 (1953).

Gerdes, H., Staib, W.: Steroids **6**, 793 (1965).

Glickman, P.G., Palmer, R.H., Kappas, A.: Arch. intern. Med. **114**, 46 (1964).

Goldzieher, W., Axelrod, L.R.: J. clin. Endocr. **22**, 1234 (1962).

Goldzieher, W., Baker, R.A., Riha, E.C.: J. clin. Endocr. **21**, 62 (1961).

Greenwood, A.W., Blyth, J.S.S., Callow, R.K.: Biochem. J. **29**, 1400 (1935).

Guerra-Garcia, R., Chattoraj, S.C., Gabrilove, L.J., Wotiz, H.H.: Steroids **2**, 605 (1963).

Hamburger, C.: Acta Endocr. **1**, 19 (1948).

Hamburger, C.: Acta Endocr. **17**, 116 (1954).

Hamman, B.L., Martin, M.M.: J. clin. Endocr. **24**, 1195 (1964).

Hartmann, I.S., Wotiz, H.H.: Steroids **1**, 33 (1963).

HEFTMANN, E.: Chromatography. New York: Reinhold Publ. Comp. 1963.

HENDRIKX, A., HEYNS, W., STEENO, O., DE MOOR, P.: Exc. Med. Found. Intern. Congr. Ser. **101**, 63 (1966).

HENRY, R., JARRIGE, P., THEVENET, M.: Bull. Soc. Chim. biol. (Paris) **34**, 872, 886, 897 (1952).

HOLLANDER, F., KLEMPNER, E., FRANK, R.T.: Proc. Soc. exp. Biol. (N.Y.) **46**, 1 (1947).

HOLTORFF, A.F., KOCH, F.C.: J. biol. Chem. **135**, 377 (1940).

HORN, H., STATTER, M., FINKELSTEIN, M.: Steroids **7**, 118 (1966).

HORNING, E.C., LUUKAINEN, T., HAAHTI, E.O.A., CREECH, B.C., VAN DEN HEUVEL, W.J.A.: Recent Progr. Hormone Res. **19**, 57 (1963).

HORTON, R.: J. clin. Endocr. **25**, 1237 (1965).

HORTON, R., ROSNER, J.M., FORSHAM, P.H.: Proc. Soc. exp. Biol. (N.Y.) **114**, 400 (1963).

HUDSON, B., COGHLAN, J.P., DULMANIS, A., WINTOUR, M., EKKEL, I.: Aust. J. exp. Biol. med. Sci. **41**, 235 (1963).

HUDSON, B., OERTEL, G.W.: Analyt. Biochem. **2**, 248 (1961).

HUHNSTOCK, K., KUHN, D., OERTEL, G.W.: Dtsch. med. Wschr. **91**, 1641 (1966).

IBAYASHI, H., NAKAMURA, M., MURAKAWA, S., UCHIKAWA, T., TANIOKA, T., NAKAO, K.: Steroids **3**, 559 (1964).

JAILER, J.W., VANDE WIELE, R., CHRISTY, N.P., LIEBERMAN, S.: J. clin. Invest. **38**, 357 (1959).

JAMES, V.H.T.: J. Endocr. **22**, 195 (1961).

JAYLE, M.F.: Analyse des Stéroides hormonaux. Paris: Masson 1961/1962.

JOHNSON, D.F., HEFTMANN, E., FRANCOIS, D.: J. Chromat. **4**, 446 (1960).

JONES, J.K.N., STITCH, S.R.: Biochem. J. **53**, 679 (1953).

KAISER, E., RINDT, W., CONRAD, K.-H., ZIMMERMANN, W.: Acta Endocr. **47**, 285 (1964).

KAPPAS, A., HELLMAN, L., FUKUSHIMA, D.K., GALLAGHER, T.F.: J. clin. Endocr. **17**, 451 (1957).

KAPPAS, A., HELLMAN, L., FUKUSHIMA, D.K., GALLAGHER, T.F.: J. clin. Endocr. **18**, 1053 (1958).

KAY, H.L., WARREN, F.L.: J. Chromat. **18**, 189 (1965).

KELLIE, A.E., SMITH, A.E., WADE, A.P.: Biochem. J. **53**, 578 (1953).

KELLIE, A.E., WADE, A.P.: Biochem. J. **53**, 582 (1953).

KELLIE, A.E., WADE, A.P.: Acta Endocr. **23**, 357 (1956).

KELLIE, A.E., WADE, A.P.: Biochem. J. **66**, 196 (1957).

KIRSCHNER, M.A., LIPSETT, M.B.: J. clin. Endocr. **23**, 255 (1963).

KIRSCHNER, M.A., LIPSETT, M.B.: Steroids **3**, 277 (1964).

KIRSCHNER, M.A., LIPSETT, M.B., COLLINS, D.R.: J. Gas Chrom. **2**, 360 (1964).

KIRSCHNER, M.A., LIPSETT, M.B., COLLINS, D.R.: J. clin. Invest. **44**, 657 (1965).

KOENIG, V.L., MELZER, F., SZEGO, C.M., SAMUELS, L.T.: J. biol. Chem. **141**, 487 (1941).

KORENMAN, S.G., DAVIS, T.E., WILSON, H., LIPSETT, M.B.: Steroids **3**, 203 (1964).

KORENMAN, S.G., KIRSCHNER, M.A., LIPSETT, M.B.: J. Amer. med. Ass. **190**, 757 (1964a).

KORENMAN, S.G., WILSON, H., LIPSETT, M.B.: J. clin. Invest. **42**, 1753 (1963).

KORNEL, L.: J. Lab. clin. Med. **54**, 659 (1959).

KOWALEWSKI, K.: J. Geront. **5**, 222 (1950).

LAKSHMANAN, T.K., LIEBERMAN, S.: Arch. Biochem. Biophys. **53**, 258 (1954).

LAMB, E.J., DIGNAM, W.J., PION, R.J., SIMMER, H.H.: Acta Endocr. **45**, 943 (1964).

LEHNERT, G., MÜCKE, W., VALENTIN, H.: Endokrinologie **46**, 241 (1964a).

LEHNERT, G., VALENTIN, H., MÜCKE, W.: Med. Welt 1439 (1964).

LIEBERMAN, S., DOBRINER, K.: Recent Progr. Hormone Res. **6**, 71 (1948).

LIEBERMAN, S., MOND, B., SMYLES, E.: Recent Progr. Hormone Res. **9**, 113 (1954).

Lim, N.Y., Brooks, R.V.: Steroids 6, 561 (1965).

Lim, N.Y., Dingman, J.F.: J. clin. Endocr. 25, 563 (1965).

Lisboa, B.P.: J. Chromat. 13, 391 (1964).

Mathieson, D.R., Hays, H.W.: Endocrinology 37, 275 (1945).

Matthews, J.S., Pereda, A.I., Aguilera, P.: J. Chromat. 9, 331 (1962).

McCullagh, D.R., Cuyler, W.K.: J. Pharmacol. exp. Ther. 66, 379 (1936).

McKenna, J., Rippon, A.E.: Biochem. J. 95, 107 (1965).

Migeon, C.J., Keller, A.R., Lawrence, B., Shepard, T.M.: J. clin. Endocr. 17, 1051 (1957).

Migeon, C.J., Plager, J.E.: J. clin. Endocr. 15, 702 (1955).

Munson, P.L., Jones, M.F., McCall, P.J., Gallagher, T.F.: J. biol. Chem. 176, 73 (1948).

Nathanson, I.T., Engel, L.L., Kelley, R.M., Ekman, G., Spaulding, K.H., Elliot, J.: J. clin. Endocr. 12, 1172 (1952).

Neher, R.: Steroid Chromatography. Amsterdam: Elsevier Publ. Comp. 1964.

Neunhoeffer, O., Thewalt, K., Zimmermann, W.: Hoppe-Seylers Z. physiol. Chem. 323, 116 (1961).

Nye, W.R., Waterhouse, C., Marinetti, G.V.: J. clin. Invest. 40, 1194 (1961).

Oertel, G.W.: Chemische Bestimmung von Steroiden im menschlichen Harn. Berlin-Göttingen-Heidelberg-New York: Springer 1964.

Oertel, G.W.: Acta Endocr. 37, 237 (1961).

Oertel, G.W., Eik-Nes, K.B.: Analyt. Chem. 31, 98 (1959).

Oertel, G.W., Eik-Nes, K.B.: Clin. chim. Acta 7, 221 (1962).

Oertel, G.W., Kaiser, E.: Klin. Wschr. 39, 1146 (1961).

Oertel, G.W., Kaiser, E.: Biochem. Z. 336, 10 (1962).

Oertel, G.W., Tornero, M., Groot, K.: J. Chromat. 14, 509 (1964).

Okada, M., Fukushima, D.K., Gallagher, T.F.: J. biol. Chem. 234, 1688 (1958).

Panicucci, F.: Exc. Med. Found. Intern. Congr. Ser. 101, 25 (1966).

Panicucci, F., Savi, C., Coli, F., Marescotti, V.: Folia endocr. (Roma) 17, 303 (1964).

Pelzer, H., Staib, W.: Clin. chim. Acta 2, 407 (1957).

Pelzer, H., Staib, W., Ott, D.: Hoppe-Seylers Z. physiol. Chem. 312, 15 (1958).

Peng, T.C., Vena, R., Ofner, P., Munson, P.L.: Steroids 6, 571 (1965).

Pincus, G.: Endocrinology 32, 176 (1943).

Pincus, G., Dorfman, R.I., Romanoff, L.P., Rubin, B.L., Rubin, E., Bloch, E., Carlo, J., Freeman, H.: Recent Progr. Hormone Res. 11, 307 (1955).

Pincus, G., Pearlman, W.H.: Endocrinology 29, 413 (1941).

Pond, H.: J. Endocr. 10, 202 (1954).

Puche, R.C., Nes, W.R.: Endocrinology 70, 857 (1962).

Reddy, W.J., Haydar, A., Laidlaw, J.C., Renold, A.E., Thorn, G.W.: J. clin. Endocr. 16, 380 (1956).

Reich, H., Crane, K.F., Sanfilippo, S.J.: J. org. Chem. 18, 822 (1953).

Reich, H., Nelson, D.H., Zaffaroni, A.: J. biol. Chem. 187, 411 (1950).

Reich, H., Samuels, B.K.: J. org. Chem. 19, 1041 (1954).

Riondel, A., Tait, J.F., Gut, M., Tait, S.A.S., Joachim, E., Little, B.: J. clin. Endocr. 23, 620 (1963).

Rivarola, M.A., Migeon, C.J.: Steroids 7, 103 (1966).

Romanoff, L.P., Wolf, R.S., Constandse, M., Pincus, G.: J. clin. Endocr. 13, 928 (1953).

Rosner, J.M., Conte, N.F., Briggs, J.H., Chao, P.Y., Sudman, E.M., Forsham, P.H.: J. clin. Endocr. 25, 95 (1965).

Sachs, L.: Acta Endocr. 38, 534 (1961).

Saier, E.L., Campbell, E., Strickler, A.S., Grauer, R.S.: J. clin. Endocr. 19, 1162 (1959).

SANDBERG, D.H., AHMAD, N., CLEVELAND, W.W., SAVARD, K.: Steroids **4**, 557 (1964).

SANDBERG, D.H., AHMAD, N., ZACHMANN, M., CLEVELAND, W.W.: Steroids **6**, 777 (1965).

SARFATY, G.A., SUMMERS, M.B.: Clin. chim. Acta **10**, 505 (1964).

SCHMIDT, H., STARCEVIC, Z.: Klin. Wschr. **43**, 1271 (1965).

SCHNEIDER, J.J., LEWBART, M.L.: J. biol. Chem. **222**, 787 (1956).

SCHNEIDER, J.J., LEWBART, M.L.: Recent Progr. Hormone Res. **15**, 201 (1959).

SCHUBERT, K., FRANKENBERG, G.: Hoppe-Seylers Z. physiol. Chem. **336**, 91 (1964).

SCHUBERT, K., HOBE, G.: Hoppe-Seylers Z. physiol. Chem. **323**, 264 (1961).

SCHUBERT, K., HOBE, G.: Hoppe-Seylers Z. physiol. Chem. **329**, 202 (1962).

SEGAL, L., SEGAL, B., NES, W.R.: J. biol. Chem. **235**, 3108 (1960).

SEGRE, E.J., KLAIBER, E.L., LOBOTSKY, J., LLLOYD, C.W.: Ann. Rev. Med. **15**, 315 (1964).

SHEATH, J.: Aust. J. exp. Biol. med. Sci. **37**, 133 (1959).

SJÖVALL, J., VIHKO, R.: Steroids **6**, 597 (1965).

SJÖVALL, K., SJÖVALL, J., MADDOCK, K., HORNING, E.C.: Analyt. Biochem. **14**, 337 (1966).

SPARAGANA, M., KEUTMANN, E.H., MASON, W.B.: Analyt. Chem. **35**, 1231 (1963).

SPARAGANA, M., MASON, W.B., KEUTMANN, E.H.: Analyt. Chem. **34**, 1157 (1962).

STARNES, W.R., PARTLOW, T.F., GRAMMAR, M.C., KORNEL, L., HILL, S.R.: Analyt. Biochem. **6**, 82 (1963).

STEIN, A.A., BATTI, A.A., FRAWLEY, T.F., BONANNO, P.: Amer. J. Obstet. Gynec. **86**, 360 (1963).

STEIN, W.H., MOORE, S.: J. biol. Chem. **176**, 337 (1948).

STUPNICKA, E.T., STUPNICKI, R.: Exc. Med. Found. Intern. Congr. Ser. **111**, 114 (1966).

STUPNICKI, R., STUPNICKA, E.T.: J. Chromat. **9**, 235 (1962).

SULIMOVICI, S., LUNENFELD, B., SHELESNYAK, M.C.: Acta Endocr. **51**, 447 (1966).

SZEREDAY, Z., SACHS, L.: Experientia (Basel) **21**, 166 (1965).

TALBOT, N.B., BUTLER, A.M., MACLACHLAN, E.M.: J. biol. Chem. **132**, 595 (1940).

TAMM, J., BECKMANN, I., VOIGT, K.D.: Acta Endocr. Suppl. **31**, 219 (1957).

THOMAS, B.S.: In: Gaschromatography of Steroids in Biological Fluids, M.B. LIPSETT, Ed., New York: Plenum Press 1965, S. 1.

THOMAS, B.S., BULBROOK, R.D.: J. Chromat. **14**, 28 (1964).

THOMAS, B.S., BULBROOK, R.D.: Exc. Med. Found. Intern. Congr. Ser. **101**, 49 (1966).

TREIBER, L., RINDT, W., OERTEL, G.W.: Z. klin. Chem. (im Druck) (1966).

VAN DEN HEUVEL, W.J.A., CREECH, B.G., HORNING, E.C.: Analyt. Biochem. **4**, 191 (1963).

VAN DER MOLEN, H.J., GROEN, D., PETERS, H.: Exc. Med. Found. Intern. Congr. Ser. **101**, 1 (1966).

VERMEULEN, A., VERPLANCKE, J.C.M.: Steroids **3**, 453 (1963).

VESTERGAARD, P.: Acta Endocr. **8**, 193 (1951).

VESTERGAARD, P.: Exc. Med. Found. Intern. Congr. Ser. **111**, 135 (1966).

VIHKO, R.: Acta Endocr. Suppl. **109** (1966).

VOIGT, K.D., LEMMER, M., TAMM, J.: Hoppe-Seylers Z. physiol. Chem. **331**, 356 (1959).

VOIGT, K.D., SCHROEDER, W., BECKMANN, I., ROSENKILDE, H.: Dtsch. Arch. klin. Med. **202**, 1 (1955).

VOIGT, K.D., VOLKWEIN, U., TAMM, J.: Klin. Wschr. **42**, 641 (1964).

WATANABE, G.I., YOSHIDA, S.: J. appl. Physiol. **9**, 456 (1956).

WEICHSELBAUM, T.E., MARGRAF, H.W.: J. clin. Endocr. **15**, 970 (1955).

WILK, C.G., RAMPTON, S.E., PUGSLEY, L.I.: Endocrinology **44**, 251 (1949).

WILSON, H.: Analyt. Biochem. **1**, 402 (1960).

WILSON, H., BORRIS, J.J., GARRISON, M.M.: J. clin. Endocr. **18**, 643 (1958).

Wilson, H., Carter, P.: Endocrinology **41**, 417 (1947).

Wotiz, H. H., Martin, H. F.: Fed. Proc. **20**, 199 (1961).

Wotiz, H. H., Martin, H. F.: Analyt. Biochem. **3**, 97 (1962).

Zaffaroni, A.: Recent Progr. Hormone Res. **8**, 51 (1953).

Zak, B., Epstein, E.: Chemist-Analyst **52**, 45 (1963).

Zak, B., Epstein, E., Kraushaar, L. H.: Exc. Med. Found. Intern. Congr. Ser. **111**, 135 (1966).

Zimmermann, W.: Hoppe-Seylers Z. physiol. Chem. **233**, 257 (1935).

Zimmermann, W.: Vitam. u. Horm. **5**, 1, 124 (1944).

Zimmermann, W.: Chemische Bestimmungsmethoden von Steroiden in Körperflüssigkeiten. Berlin-Göttingen-Heidelberg: Springer 1955.

Zimmermann, W., Anton, H. U., Pontius, D.: Hoppe-Seylers Z. physiol. Chem. **289**, 91 (1952).

Zimmermann, W., Hofschläger, J.: Acta Endocr. **12**, 225 (1953).

Zimmermann, W., Pontius, D.: Hoppe-Seylers Z. physiol. Chem. **297**, 157 (1954).

Zumoff, B., Bradlow, L. H.: J. clin. Endocr. **23**, 299 (1963).

Zurbrügg, R. P., Jacobs, R. D. B., Gardner, L. E.: J. clin. Endocr. **23**, 315 (1963).

IV. Biologische Auswertung der Androgene

H. E. Voss

Mit 27 Abbildungen

1. Die Leydigzellen

(Zwischenzellen, Interstitielle Zellen)
als Produzenten der Androgene des Hodens

Die Frage, welchen zellulären Bestandteilen des Hodens die Aufgabe der Produktion der androgenen Hormone zukomme, hat sowohl Endokrinologen als auch Nicht-Endokrinologen, besonders in den 20er Jahren ds. Jh. intensiv beschäftigt und zu Zeiten zu sehr unliebsamen, über das Wissenschaftliche weit hinausgehenden Polemiken geführt. Von der einen Seite wurden die generativen Elemente, die *spermatogenen Zellen* der Samenkanälchen als ausschließliche Produzenten der Androgene herausgestellt (STIEVE[1] u. a.), während die Gegner für die innersekretorische Funktion der im Interstitium nachgewiesenen, zwischen den Kanälchen liegenden „*Interstitiellen oder Zwischenzellen*" eintraten, die meist nach ihrem Entdecker als „*Leydigzellen*" (L.Z.) bezeichnet wurden.

Eine Produktion von Androgenen im Hoden in den *Sertolizellen* der Kanälchen ist ursprünglich nur von wenigen Autoren in Betracht gezogen worden; sie wurden dann in neuerer Zeit für die Erzeugung des „Zweiten Hodenhormons", d. h. der Oestrogene des Hodens verantwortlich gemacht, eine Annahme, die im Anhang zu Kapitel IV von Teil I eingehend behandelt wird. In den letzten Jahren ist eine Gruppe von Forschern unter der Führung von LACY, VINSON, COLLINS u. a. (1969) aufgrund von Versuchen an normalen und an hitzebehandelten[2] Rattenhoden und den Hoden des Erdhörnchens Sciurus carolinensis aus der Paarungszeit für eine Androgenproduktion in den Sertolizellen (S.Z.) eingetreten. In den verschiedenen Hodenproben wurden nach der Methode von CHRISTENSEN u. MASON (1965) Samenkanälchen und Interstitium getrennt und beide Anteile in vitro unter Zusatz der markierten Testosteron-Vorläufer ^{3}H-Pregnenolon bzw. ^{14}C-Progesteron auf ihre Fähigkeit zur Synthese von Progesteron-17a-Hydroxyprogesteron-Androstendion-Testosteron bzw. 17a-Hydroxyprogesteron-Androstendion-Testosteron geprüft. Die gewonnenen Steroide wurden durch Charakterisierung mit Papierchromatographie, Bildung von Derivaten und Rekrystallisierung mit der Trägersubstanz bestimmt. Die Ergebnisse sprachen für die Synthese der Vorstufen und des Testosterons sowohl im normalen als auch im erhitzten Gewebe, in dem das Keimepithel durch die Hitzeeinwirkung irreparabel zerstört und nur die S.Z. in den Samenkanälchen erhalten waren und somit als die Produzenten der Vorstufen und des Testosterons allein in Frage kamen. Verff. diskutieren die Frage nicht, ob die angewandte Methode von CHRISTENSEN u. MASON eine absolute Trennung von Kanälchen und Interstitium gewährleistet, scheinen sie also vorauszusetzen. Aus den beigegebenen Diagrammen ist zu ersehen, daß im Progeste-

---

1 STIEVE ist noch 1930 für die Rolle der L.Z. als ernährendes Hilfsgewebe des Hodens eingetreten.

2 Das Scrotum wurde für 30 min einer Temperatur von 43°C ausgesetzt und das Hodengewebe 3 Wochen später in Versuch genommen.

ronversuch das Interstitium-Präparat viel weniger nicht umgewandeltes Progesteron, sehr viel mehr 17a-Hydroxyprogesteron und Androstendion und etwa gleich-
viel Testosteron enthielt wie das Kanälchen-Präparat (S.Z.). Verff. nehmen an, daß
die in den L.Z. produzierten Androgene nur oder vorwiegend für die außerhalb des
Hodens liegenden Erfolgsorgane der Androgene (accessorische Geschlechtsdrüsen,
Genitalien usw.) von Bedeutung sind, während die Stimulierung der Spermatogenese durch die Androgene der Tubuli erfolgt, die somit im wesentlichen eine lokale
Wirkung haben. Die von Tonutti (1955) und von Ferner (1957) aufgebaute Theorie der Kontaktwirkung (s. S. 95/96 dieses Abschnitts) dürfte den physiologischen
und morphologischen Verhältnissen im Hoden mehr entsprechen.

Im Bestreben, die S.Z. in den Kreis der wirksamen Hodenanteile einzuschalten,
hat Johnsen (1970) seine frühere Auffassung von der Existenz eines „Inhibins"
im Restkörper der Spermatozoen modifiziert und eine Zwischenschaltung der
S.Z. bei der Hemmung der Gonadotropinproduktion angenommen und sogar die
Möglichkeit erörtert, daß die S.Z. das von den L.Z. gelieferte Material zu Verbindungen verarbeiten, die Gonadotropin-hemmende Wirkungen besitzen. Ob die
von Johnsen (1969) in einer andern Untersuchung festgestellte Existenz zweier
verschiedener Typen von S.Z. im menschlichen Hoden in einer Beziehung und in
welcher zu ihrer sekretorischen Tätigkeit steht, kann gegenwärtig nicht entschieden werden.

Die Definition der L.Z. als Erzeuger des Hodenhormons mit androgener Wirkung stammt von Bouin u. Ancel (1903) und wurde von ihnen (1924) folgendermaßen formuliert:

«Les résultats des recherches faites par nous et nos élèves chez les Vertébrés nous
font conclure que le testicule renferme des éléments spéciaux, interposés entre les
tubes séminifères et le milieu intérieur; ce sont ces éléments qui conditionnent,
par leur sécrétion interne, les caractères sexuels secondaires, assurent leur maintien,
provoquent leur développement définitif ou saisonnier. Les cellules séminales et
les éléments sertoliens paraissent incables d'exercer cette fonction endocrine
testiculaire.»

Wir können uns ersparen, auf die höchstens historisch auch heute noch
interessanten Diskussionen einzugehen, da in der Zwischenzeit die Entscheidung
längst zu Gunsten der L.Z. gefallen ist. Schon die oben zitierte experimentelle
Untersuchung von Lacy u. Mitarb. (1969) genügt für die *Ausschaltung der generativen Zellen* des Hodens aus dem Kreis der möglichen Androgenproduzenten, da
ihre totale irreparable Zerstörung die Synthese der Vorstufen und des Testosterons
in keiner Weise beeinträchtigte.

Vor Besprechung der weiteren Forschungen über die Natur und Funktion der
L.Z., die in der Hauptsache an Säugetieren erfolgten, sei eine Übersicht über das
Vorkommen und die Physiologie der L.Z. in den anderen Wirbeltierklassen gegeben, bei denen die L.Z. anfänglich von vielen Autoren vermißt wurden, woraus
unberechtigter Weise und übereilt Schlußfolgerungen hinsichtlich der Unwahr-
scheinlichkeit ihrer Natur als Produzenten des „männlichen Hormons" gezogen
wurden.

Die von Leydig (1850) bei Säugetieren entdeckten Zwischenzellen des Hodens
sind in der Folgezeit nicht nur bei sämtlichen darauf untersuchten Säugerarten
gefunden worden, sondern haben sich auch bei allen anderen Wirbeltierklassen
nachweisen lassen, nachdem ihr Vorkommen bei diesen zunächst abgelehnt worden
war. So haben Matthews (1938), Regnier (1938), Bullough (1939), Weisel
(1943) und Rasquin u. Hafter (1951) die L.Z. bei Teleostiern (Knochenfischen)
vermißt, trotzdem damals schon die positiven Befunde von Courrier (1921a, b)

an Gobius-Arten, an Hemichromis bimaculata u. a. Knochenfischen längst vorlagen; die Angaben von Courrier sind von zahlreichen späteren Untersuchern vollkommen bestätigt worden, so von Craig-Bennett (1931) am Stichling (Gasterosteus aculeatus), von Potter u. Hoare (1954) am Lachs Oncorhynchus keta und von Marshall u. Lofts (1956) am Hecht (Esox lucius), am Salmoniden Salvelinus willughi und an Labeo spec.; die letztgenannten Autoren haben bei diesen Fischen eine abweichende (parietale) Lokalisation der L.Z. in der Wand der Hodenläppchen beschrieben („lobule boundary cells"), homologisieren sie aber trotzdem mit den interstitiellen L.Z. der anderen Wirbeltiere, da sie die gleichen Veränderungen cyclischer Art aufweisen, wie die L.Z. z. B. bei den Vögeln mit jahreszeitlichem Wechsel der Geschlechtstätigkeit; auch findet man nach diesen Autoren bei Rana temporaria und der Kreuzotter (Vipera berus) neben den typisch gelagerten interstitiellen L.Z. eine lokale Umwandlung mancher Fibroblasten der Kanälchenwand in Zellen, die den „lobule boundary cells" beim Hecht weitgehend entsprechen. Auch bei den Selachiern und Holocephalen sind Homologa der L.Z. mehrfach beschrieben worden, so von Battaglia (1925) und von Matthews (1950) bei Colorhinus maximus; andere haben sie nicht nachweisen können. Chieffi und seinen Mitarbeitern ist es dann gelungen zu zeigen, daß die widersprüchlichen Angaben sich durch die quantitativen Unterschiede im Vorkommen der L.Z. bei Fischen erklären, Unterschiede, die nicht nur zwischen den verschiedenen Arten bestehen, sondern auch innerhalb der Art zu verschiedenen Jahreszeiten oder sogar zwischen den einzelnen Individuen unter den gleichen Außenbedingungen vorkommen, wobei ihre Ursachen, besonders im letzten Fall, nicht immer klar zu erkennen sind (s. Chieffi, 1962, hier weitere Literatur über die L.Z. bei Fischen). Diese Verff. haben die Annahme von der L.Z.-Natur der interstitiellen Zellen bei einer Reihe von Knochenfischen und der sogenannten „accessorischen Drüse" (Adnex-Drüse, ghiandola adnessa der Autoren) bei Gobiiden und Blennius-Arten durch histochemische Untersuchungen und den Nachweis der für die Steroid-Synthese (Pregnenolon-Progesteron) benötigten Δ^5-3β-Hydroxysteroid-Dehydrogenase in diesen Zellen weiter untermauert; daran ändert es auch nichts, daß bei einigen Gobius-Arten geringe Mengen dieses Enzyms auch in den Kanälchenzellen gefunden werden (Chieffi u. Botte, 1964; Stanley, Chieffi u. Botte, 1965).

Auch bei den niedersten Fischformen, den *Cyclostomen*, haben Chieffi u. Botte (1962) und Follénius (1964) interstitielle Zellen im Hoden der Neunaugen Lampetra fluviatilis und L. planeri beschrieben, die in ihrer submikroskopischen Feinstruktur die gleichen Kennzeichen aufweisen wie die L.Z. der Knochenfische und ganz allgemein der höheren Wirbeltiere: ein reiches endoplasmatisches Reticulum, typische Mitochondrien mit ins Innere vordringenden Tubuli der Innenmembran und mehr oder weniger reichliche lipide Einschlüsse (Follénius, 1964)[3]. Auch ihre Lagerung in kleinen Gruppen von 3 oder 4 Zellen, umgeben von Capillaren, zwischen den Samenkanälchen läßt sie als typische L.Z. ansprechen (Chieffi u. Botte, 1962).

Eine interessante Beobachtung machte Follénius (1964) anläßlich seiner elektronen-mikroskopischen Untersuchungen an den L.Z. des Hodens beim Knochenfisch Lebistes reticulatus: er fand markscheidenlose *Nervenfasern*, die mit den Capillaren an die L.Z. herantreten und in ihnen endigen. Ihre Herkunft ist unbekannt, auch ist ihre Gegenwart bisher nur bei der einen oben genannten

---

3 Sie wurden elektronen-mikroskopisch nachgewiesen: bei Fischen (Follénius u. Porte, 1960), bei Amphibien (Rana temporaria, Doerr-Schott, 1964), bei Vögeln (Porte u. Weniger, 1961) und bei Säugetieren (Fawcett u. Burgos, 1960; Wilke u. Schuchardt, 1960; Ferreira, 1960; Christensen u. Fawcett, 1961; Crabo, 1962; Baillie, 1964).

Fischart nachgewiesen; daher ist es unmöglich sich über ihre physiologische Rolle oder Wirkungsweise zu äußern; immerhin spricht dieser Befund für die Möglichkeit einer direkten nervösen Beeinflussung der L.Z., analog zu den besser bekannten Verhältnissen bei anderen endokrinen Drüsen, z. B. der Hypophyse.

Bei den *anuren Amphibien* ist das Vorhandensein typischer L.Z. schon frühzeitig nachgewiesen worden (vgl. LIPSCHÜTZ, 1919, S. 178ff.); sie weisen bei den meisten untersuchten Arten einen Saisondimorphismus auf und das Maximum ihrer Entwicklung fällt in die Zeit der Brunst. Gegenteilige Beobachtungen, wie die von CHAMPY (1922) an Rana esculenta, wurden durch spätere Untersuchungen (z. B. von LOFTS, 1964, und LOFTS u. BOSWELL, 1960, ebenso von CHIEFFI u. BOTTE, 1963) korrigiert. Besonders BOTTE (1964) hat durch die histochemische Bestimmung der Δ^5-3β-Hydroxysteroid-Dehydrogenase (s.o. S. 83) in den L.Z., die nur in diesen Zellen anwesend ist, den Lebenscyclus der L.Z. auch bei dieser Anurenart überzeugend darstellen können; in der letztgenannten Veröffentlichung ist weitere Literatur über die L.Z. bei Amphibien angegeben. DOERR-SCHOTT (1964) hat durch elektronen-mikroskopische Untersuchungen der L.Z. im Hoden von Rana temporaria die Analogie ihrer Ultrastruktur mit derjenigen der L.Z. bei Fischen, Vögeln und Säugern klargelegt, besonders die charakteristische, bedeutende Entwicklung des endoplasmatischen Reticulums in ihnen; auch entsprechen die morphologischen Kennzeichen der Ultrastruktur und ihre jahreszeitlichen Veränderungen den verschiedenen Etappen der funktionellen Aktivität der L.Z. bei dieser Froschart.

Im Gegensatz zu den zahlreichen Veröffentlichungen über die L.Z. bei Amphibien sind die *L.Z. bei Reptilien* offenbar nur verhältnismäßig selten untersucht worden. Immerhin haben MARSHALL u. WOOLF (1957) die jahreszeitlichen Veränderungen der Sexualorgane bei der Kreuzotter (Vipera berus) eingehend verfolgt und dabei auch den Nachweis eines Lipidcyclus in den L.Z. geführt, der sein Maximum zur Zeit der höchsten sexuellen Aktivität zu erreichen scheint. MARSHALL u. WOOLF haben bei der Schlange auch die Vermehrung der L.Z. durch mitotische Teilungen und ihre Neubildung durch Umwandlung von Fibroblasten in drüsige Elemente beobachtet. Dagegen konnten A. RAYNAUD u. J. RAYNAUD (1961) bei ihren histochemischen Untersuchungen der endokrinen Drüsen bei Embryonen der Blindschleiche (Anguis fragilis) keine Lipidgranula in den intertubulären Räumen des embryonalen Hodens feststellen (wohl aber gewisse Anzeichen einer sekretorischen Aktivität in den Epithelzellen der Samenkanälchen: die Bedeutung dieser isolierten Beobachtung wäre noch zu klären). Neuerdings hat ARVY (1962) durch den Nachweis der Δ^5-3β-Hydroxysteroid-Dehydrogenase-Aktivität bei Repräsentanten verschiedener Reptilienordnungen (Varanus niloticus L., Chrysemys sp., Natrix natrix L.) gezeigt, daß die L.Z. als einzige Elemente des Hodens dieses Enzym enthalten, auf dessen wichtige Rolle bei der Synthese der Androgene wir bereits hingewiesen haben. Die L.Z. verhalten sich also bei den Reptilien nicht anders als bei den Fischen und Amphibien (und, wie wir sehen werden, bei den Vögeln und Säugetieren).

Das lange bestrittene Vorhandensein von *L. Z. bei Vögeln* ist durch neuere Untersuchungen sichergestellt (vgl. BENOIT, 1950, S. 384ff., und MARSHALL, 1961, 2, S. 169ff.). MARSHALL hat bei einigen Vogelarten im Lauf des Fortpflanzungscyclus die Veränderungen des Cholesterins in den L.Z. verfolgt, die parallel zur Spermatogenese und zur Entwicklung der sekundären Geschlechtsmerkmale ablaufen. Mit besonderer Klarheit hat ARVY (1962) bei einer Reihe von Vogelarten (Gallus gallus, Perdix perdix, Alectoris rufa, Coturnix coturnix, Phasianus colchicus) die Δ^5-3β-Hydroxysteroid-Dehydrogenase in den L.Z. der Hoden nachgewiesen und damit den negativen Behauptungen früherer Autoren den Boden entzogen, besonders auch durch Stimulierung der L.Z. mit Hilfe von Choriongonadotropin (HCG)-Injektionen und der Beobachtung der Kammentwicklung bei den Hähnchen im Gleichlauf zur „enormen Hypertrophie" der interstitiellen Zellen des Hodens, die bei den unbehandelten, 14 Tage alten Kontrollhähnchen nur Spuren des Enzyms enthalten.

Belangreiche, aber in ihrer Bedeutung für die Biologie der L.Z. beim Vogel noch nicht ganz geklärte Beobachtungen über das Verhalten der L.Z. bei mit Oestrogenen behandelten erwachsenen Hähnen haben BOTTE u. ROSATI (1964) veröffentlicht: Die antiandrogene Wirkung von 1,5 mg Dioxydiäthylstilben, tägl. im Lauf von 2—10 Tagen s.c. verabreicht, zeigt sich im Sistieren der Spermatogenese und gleichzeitigen Verschwinden der Δ^5-3β-Hydroxysteroid-Dehydrogenase aus den L.Z., während das Cholesterin in ihnen erhalten bleibt. Da der Kamm der mit Oestrogenen behandelten Hähne atrophiert, muß ein Sistieren auch der Androgenproduktion angenommen werden; die Gegenwart von Cholesterin in den L.Z. wäre demnach kein unbedingtes Anzeichen der Androgenproduktion in ihnen. Ungeklärt in seiner Bedeutung blieb das Auftreten einer positiven Dehydrogenase-Reaktion in den atrophischen Samenkanälchen nach 10tägiger Dauer der Oestrogeninjektionen, ebenso die Frage, ob die antiandrogene Wirkung der Oestrogene eine direkte auf die L.Z. ist oder über die Hypophyse durch eine Hemmung der Gonatropinproduktion zustande kommt.

Kurz hingewiesen sei auf das Vorkommen von *Pigmentzellen im Interstitium* des Hodens (nicht in der Albuginea!) bei einer Reihe von Vogelarten (DOMINIC u. RAMAMURTHY, 1962): sie geben den Hoden ein dunkles, fast schwarzes Aussehen, besonders in den sexuellen Ruheperioden, wenn die Hoden sehr stark verkleinert sind. Das hat manche Verff. veranlaßt, anzunehmen, daß die Pigmentzellen eine Schutzfunktion ausüben, durch welche die Photostimulierung der L.Z. modifiziert wird (BISSONETTE u. WADLUND, 1931). Andere Autoren sprechen ihnen dagegen jede Funktion ab (SERVENTY u. MARSHALL, 1956).

Das klassische Objekt der L.Z.-Forschung blieben die *interstitiellen Zellen im Hoden der Säugetiere*. In ihrer Bedeutung als Produzenten von „männlichem Hormon" wurden sie von BOUIN u. ANCEL erkannt (1903) und noch im gleichen Jahr wurde die Lipid-Natur ihres Sekretionsprodukts von LOISEL (1903) festgestellt. Auf die Diskussion über die Natur der L.Z. haben wir oben (S. 82) bereits hingewiesen. WAGNER (1923, 1925) zeigte als erster mit Hilfe von modernen cytologischen Methoden, daß die L.Z. der einzige celluläre Bestandteil des Hodens sind, dessen Natur als *Drüsenzelle* einwandfrei nachzuweisen ist, denn sie allein enthalten jene typischen Sichelkörper, bestehend aus Vakuole + lipider Kalotte, die von HEIDENHAIN (1907) in der Beckendrüse des Tritons und von FLEISCHER (1904) in der Tränendrüse des Kalbes als Produkte der Drüsentätigkeit beschrieben wurden und als charakteristisch für Drüsenzellen zu betrachten sind[4]. Der Nachweis gelang WAGNER bei allen untersuchten Säugerarten: Maus, Ratte, Meerschweinchen, Kaninchen, Igel, Maulwurf, Hund, Ziegenbock und Mensch, auch bei menschlichen und Mäuse-Embryonen. Er beschrieb die Entstehung der Sichelkörper im embryonalen und erwachsenen Hoden, die Ausstoßung der

---

4 K. WAGNER hat in meinem Laboratorium solche Sichelkörper auch in den Hassalschen Körpern des Thymus von Meerschweinchen und Ratte nachweisen können; leider sind die cytologischen Präparate nebst allen Beschreibungen durch Kriegseinwirkung verloren gegangen, WAGNER selbst ist gestorben, bevor er die Untersuchungen schriftlich niederlegen konnte. Ich habe aber die Präparate mehrfach kontrolliert und das Vorhandensein der Sichelkörper bestätigen können. H.E.V.

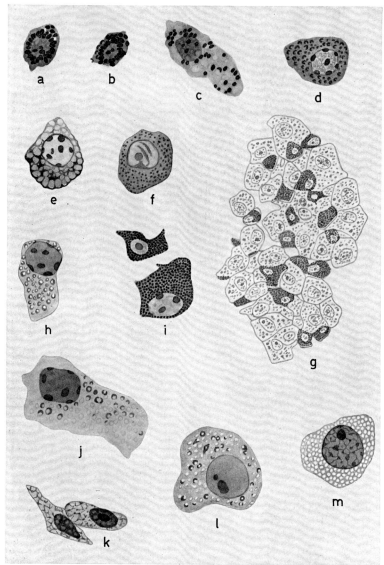

Abb. 1. (a—c) Zwischenzellen aus dem Hoden eines Mäuseembryos von ca. 14 Tagen.
Gewicht des Embryos 0,82 g. Fixierung: Kaliumbichromat-Formol-Uran. Färbung: Heidenhain. Schnittdicke 3 μ. Vergr. 1333×. Ansammlung von tingierten Körnchen (Chondriosomen)
im Protoplasma in der Umgebung des Kerns. Erstes Auftreten der Sichelkörper um die licht-
brechenden Körper; die Körnchen und Sichelkörper, namentlich in b, nebeneinander zu sehen.
(d) Zwischenzelle aus dem Hoden einer erwachsenen Maus. Fixierung: Formol. Färbung:
Sudan III-Hämatoxylin 7 μ. Vergr. 1333×. Das Protoplasma ist mit Sichelkörpern angefüllt,
die den Sekretkörnern aufliegen. Das Protoplasma ist zart mit Sudan tingiert. (e u. f) Zwischenzellen aus dem Hoden einer erwachsenen Maus. Kaliumbichromat-Formol. Färbung: Kull.
5 μ. Vergr. 1333×. Zu e: Im Protoplasma sind größere Vacuolen sichtbar, von Gebilden umgeben, die mit Säurefuchsin tingiert sind. (g) Gruppe von Zwischenzellen aus dem Hoden einer
erwachsenen Maus, die nach Goldman mit Pyrrholblau 6 Wochen lang behandelt wurde.
Fixierung: Kaliumbichromat-Formol. Färbung: Safranin. Vergr. 550×. Die kleineren, aber
spindelförmigen Zwischenzellen haben sich blau gefärbt (pyrrholophile Zellen), während die
größeren epitheloiden Zellen ungefärbt geblieben sind. (h u. i) Zwischenzellen aus dem Hoden

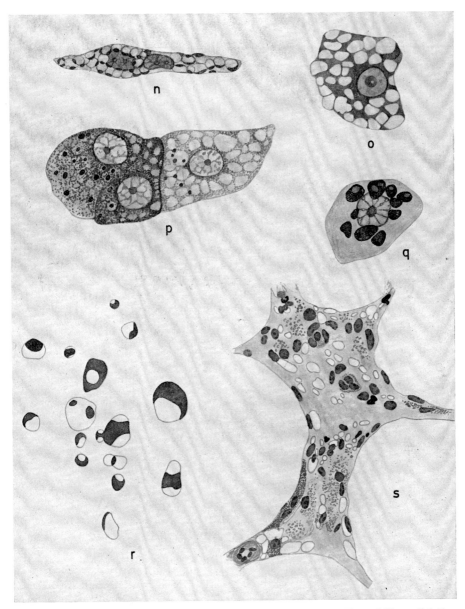

eines erwachsenen Meerschweinchens. Fixierung: Kaliumbichromat-Formol-Uran. Gelatine-
einbettung. Sudan III; Hämatoxylin; ca. 7 μ. Vergr. 1333×. Vacuolen mit Sichelkörper
sichtbar; die Sichelkörper haben sich mit Sudan tingiert. Manche Vacuolen sind fettfrei.
(j) Zwischenzellen aus dem Hodenrest eines erwachsenen Meerschweinchens. Kaliumbichromat-
Formol-Uran. 5 μ. Färbung: Kull. Vergr. 1333×. Das Tier wurde im Alter von 2 Wochen
operiert und entwickelte sich vollkommen normal (Penis, Samenblasen vollkommen ausgebildet). Das Protoplasma ist von Gebilden erfüllt, die sich mit Säurefuchsin gefärbt haben
(Chondriosomen). Man findet neben diesen auch wenige Sichelkörper. Das Säurefuchsinbild
entspricht, mit Bezug auf die Sichelkörper, dem Sudanbild. (k) Zwischenzellen aus dem Hodenrest eines erwachsenen Meerschweinchens. Kaliumbichromat-Uran. Kull. 3 μ. Vergr. 1333×.
Das Tier wurde im Alter von 2 Wochen operiert. Normale Entwicklung der Geschlechtsmerkmale. Obwohl die Zellen spindelförmig und protoplasmaarm sind, enthalten sie große Vacuolen.

Sekretionsprodukte in die umgebende Lymphe, die Funktion der L.Z. teils als mero-, teils als holokrine Drüsenzelle (Abb. 1)[5].

Offenbar ohne die Wagner'schen Arbeiten zu kennen, hat Hooker (1944) die Biologie der L.Z. im Hoden des Stieres beschrieben, beginnend beim Kalb von einem Monat bis zum Altersstier von 15 Jahren: Zunächst sind in den interstitiellen lympherfüllten Räumen zwischen den Samenkanälchen ohne Lichtung nur mesenchymale Zellen vorhanden, L.Z. sind morphologisch scheinbar noch nicht zu unterscheiden[6]; die Metamorphose der Mesenchymzelle zur L.Z. beginnt mit Kernveränderungen, die den typischen bläschenförmigen L.Z.-Kern entstehen lassen, der 1—3 Nukleolen enthält; es kommt zu einer Vergrößerung und Vermehrung der L.Z. durch Mitosen (diese bis zum Alter von 2 Jahren), einer Veränderung der Form, die polygonal wird, und zum Auftreten von Granula im Cytoplasma. Nach dem 2. Lebensjahr treten Vakuolen in den L.Z. auf, und mit zunehmendem Alter werden auch die Vakuolen größer, bis im Alter von 5 Jahren alle L.Z. eine Vakuolisierung aufweisen. Regressive Veränderungen an den L.Z. beobachtete Hooker vom 7. Lebensjahr ab, die sich in einer Abnahme der Vakuolisierung und Verringerung der mitotischen Zellvermehrung äußern, auch die

5 Wagner (1925) hat nachgewiesen, daß die vermehrte oder verminderte Zahl der L.Z. an sich noch nichts Entscheidendes über die Höhe ihrer sekretorischen Leistung aussagt, es ist stets eine Feststellung des sekretorischen Status auf Grund ihrer Cytologie zu fordern: Zondek u. Zondek (1968) untersuchten die Beziehungen zwischen der Zahl der L. Z. im Hoden und der sekretorischen Aktivität des Nebenhodens beim menschlichen Fetus und Neugeborenen und konnten keine Hinweise auf eine positive Korrelation zwischen ihnen feststellen. Sie fanden auch, daß die Sekretion im Nebenhodenepithel noch einige Monate anhielt, nachdem die L.Z. nach der Geburt an Zahl rasch abgenommen hatten. Der Arbeit ist nicht zu entnehmen, ob die L.Z. sich in einem sekretorisch aktiven Zustand befanden oder nicht; aus der Zahl allein kann aber nicht auf die Gesamtaktivität des L.Z.-Systems geschlossen werden.

6 Hooker hat die speziellen cytologischen Methoden, die der Erkennung der Sichelkörper nach Wagner dienen, nicht angewendet, sonst hätte er vermutlich auch beim Stierkalb in diesem Alter die Sichelkörper konstatiert, die Wagner bei Mäuse- und Menschenfeten einwandfrei feststellte. Auch Niemi u. Ikonen (1961) haben bei Rattenembryonen vom 15. Tag der Gravidität an und auch beim Neugeborenen eine klare positive Dehydrogenase-Reaktion in den L.Z. gefunden, die während dieser Zeit ohne irgendwelche Änderungen der Enzymaktivität anhielt, obgleich das relative Zellvolumen und die Zahl der L.Z. in diesem Zeitabschnitt stark zunahm. Chieffi, Materazzi u. Botte (1964) haben diese Befunde bestätigt: auch sie fanden in den L.Z. des embryonalen Rattenhodens bereits 1 Tag nach der morphologischen Geschlechtsdifferenzierung, die bei der Ratte am 14. Tag erfolgt, eine positive Δ^5-3β-Hydroxysteroid-Dehydrogenase-Reaktion, die in den folgenden Tagen stark zunahm.

(Übereilte Sekretbildung?) (1) Zwischenzellen aus dem Hoden eines erwachsenen Kaninchens. Formol-Gelatineeinbettung. Sudan III; Hämatoxylin; ca. 7 μ. Vergr. 1333×. Im Protoplasma Vacuolen mit und ohne Sichelkörper, mit Sudan tingiert. (m) Zwischenzelle aus dem Hoden eines ca. 6 Monate alten menschlichen Fetus. Formol-Sudan; Hämatoxylin; ca. 7 μ. Vergr. 1333×. (n u. o) Vacuolen mit und ohne Sichelkörper im Protoplasma. Zwei Zwischenzellen aus dem Hoden eines Brunstkaters (März). Kaliumbichromat-Formol-Sudan III; Hämatoxylin; ca. 7 μ. Vergr. 1333×. Protoplasma fast vollkommen von großen Vacuolen erfüllt, so daß für Protoplasma und Fett nur wenig Raum übrigbleibt. In o erscheint das Fett gleichsam als homogene Grundsubstanz. (p) Zwischenzellen aus dem Hoden eines Brunstkaters (März). Kaliumbichromat-Formol. Kull. 5 μ. Vergr. 1333×. Zahlreiche Chondriosomen, die kettenförmig zwischen den Vacuolen liegen (augenscheinlich im Fett, vgl. o). (q) Desgl. Fixierung nach Champy. Safranin. 5 μ. Vergr. 1333×. Schwärzung des Fettes um die Vacuolen. Ein Fettropfen schließt zuweilen mehrere Vacuolen ein. (r) Freie Körper in der Umgebung der Zwischenzellen von n u. o (Kater, Sudan). Vergr. 1333×. Mit Ausnahme der beiden Körper rechts sind alle in ihrer natürlichen gegenseitigen Lage gezeichnet. Die Körper sind stark vergrößert und zeigen an ihrer Oberfläche die mit Sudan tingierte Lipoidkalotte. (s) Zwischengewebe mit kolloidartigem Inhalt von einem erwachsenen Meerschweinchen. Kaliumbichromat. Hämatoxylin; Kull. 5 μ .Vergr. 550×. In der kolloiden Masse Zwischenzellen mit Sichelkörpern, häufig ohne deutliche Zellgrenze; freie Sichelkörper in der kolloiden Masse

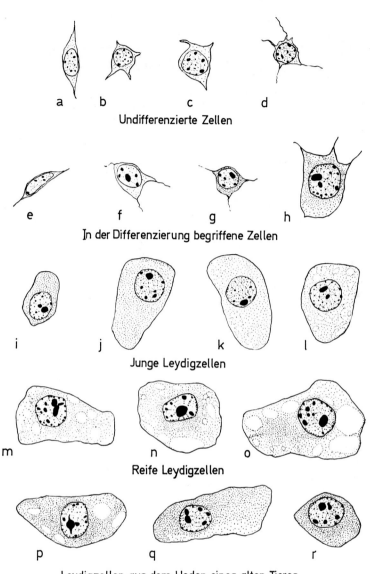

Undifferenzierte Zellen

In der Differenzierung begriffene Zellen

Junge Leydigzellen

Reife Leydigzellen

Leydigzellen aus dem Hoden eines alten Tieres

Abb. 2. (a—r) Lebenscyclus der LZ beim Rind (nach HOOKER, Amer. J. Anat. **74**, Taf. 5, 1944). Alle Abb. auf S. 89 sind Zeichnungen mit dem Zeichenapparat nach histologischen Schnitten durch den Hoden von Stieren verschiedenen Alters; Vergr. 1700×, bei der Wiedergabe auf $^2/_3$ verkleinert. (a—c) Mesenchymale Zellen aus dem Hoden eines einen Monat alten Stierkalbes. (d) Mesenchymale polygonale Zelle mit fadenförmigen Fortsätzen aus dem Hoden eines 1,5 Monate alten Stierkalbes. (e—g) Die drei Typen von Zwischenzellen aus dem Hoden eines 3,5 Monate alten Stierkalbes. (e) Eine Zelle von zweifelsfreiem Fibroblastentyp. (f u. g) zeigen Zellen mit cytoplasmatischen Fortsätzen, deren Kerne bereits eine Ähnlichkeit mit den Kernen der LZ aufweisen. Man vergleiche sie mit b u. e. Diese Zellen können einige wenige cytoplasmatische Granula enthalten wie in f oder in seltenen Fällen dicht granuliert sein wie in g (h) Zelle aus dem Hoden eines 4 Monate alten Stierkalbes; sie hat einen typischen LZ-Kern und ein granuliertes Cytoplasma, die Granulierung ist dicht in der perinucleären Zone und spärlicher an der Peripherie. Die Zelle besitzt fadenförmige Fortsätze. Polygonale Zellen von diesem Typ waren nicht häufig bei diesem Stierkalb und wurden bei jüngeren Tieren

Größe der L.Z. geht zurück, und bei 15 Jahre alten Stieren beobachtet man Degenerationserscheinungen und Untergang der L.Z.

Der Lebenscyclus der L.Z. scheint bei der Maus, die HOOKER auch untersuchte (1948), ähnlich zu sein, auch beim Affen und beim Menschen, die aber weniger eingehend bearbeitet sind.

LUXEMBOURGER, ROOS u. ARON (1966) haben die Entwicklung der L.Z. mittels der Methode der Implantation des infantilen Rattenhodens in den Hoden des erwachsenen Rattenmännchens studiert; die Methode hat den Vorteil, daß das Implantat in einer großen Zahl von Fällen überlebt und sich entwickelt. 8—40 Tage nach der Implantation wurden die L.Z. auf ihre Größe und Zahl untersucht. Unmittelbar nach der Implantation in das Milieu des reifen Hodens beginnt die Hypertrophie der L.Z. im Implantat, doch erst am 40. Tag ist der Größenunterschied der L.Z. im Wirtshoden gegenüber den L.Z. im Implantat nicht mehr signifikant. In der Zeit zwischen dem 16. und 20. Tag post implant. hören die L.Z. im Implantat auf, signifikant größer zu sein als die L.Z. im Hoden des gleichalten normalen Kontrollmännchens; gleichzeitig kommt es zu einer Hyperplasie der L.Z. im Implantat, deren Zahl signifikant größer ist als im Wirtshoden oder beim Kontrollmännchen. So ist die physiologische Reifung der L.Z. offenbar das Ergebnis der Kombination äußerer Faktoren (der hypophysären Gonadostimulatoren) und der eigenen Entwicklungsfaktoren in Abhängigkeit vom Alter.

Während der oben erwähnten Diskussionen über den Ort der Androgenproduktion im Hoden gingen die Bemühungen der Forscher beider Lager in vielen Fällen dahin, experimentell Hoden zu schaffen, die entweder nur den generativen Anteil ohne L.Z. oder umgekehrt nur L.Z. ohne generative Elemente enthielten. Der letztgenannte Zustand war leichter zu bewerkstelligen als der erstgenannte: durch Rö-Bestrahlung, durch Unterbindung des Vas deferens, durch experimentellen Kryptorchismus u. a. ließen sich die Kanälchen *weitgehend* zerstören, ohne daß die L.Z. unter der Behandlung gelitten hätten; in allen solchen Fällen ergaben sich keine Anhaltspunkte dafür, daß die Produktion der Hodenhormone beeinträchtigt war, trotz Ausschaltung der generativen Anteile und alleiniger Erhaltung der L.Z. Stets blieb aber der Einwand bestehen, daß die Ausschaltung der Samenkanälchen eben doch nur eine weitgehende und keine vollkommene war. Unter diesen Umständen war eine Veröffentlichung von ROMEIS (1933) von besonderem Interesse, in der der Verf., der sich noch 1921 dahingehend geäußert hatte, „STIEVE habe die Bedeutungslosigkeit der Zwischenzellen für die Ausbildung der Geschlechtsmerkmale bei Vögeln erwiesen", nun von einem Hodentransplantat bei einem kastrierten Kater berichtete, das nur Zwischenzellen enthielt und dennoch eine volle Maskulinisierung des Kastraten bewerkstelligte; ROMEIS schließt den Aufsatz mit den Worten: „Der vorliegende Transplantationsversuch spricht für die von BOUIN u. ANCEL aufgestellte Zwischenzelltheorie, die ich bis jetzt als unbewiesen betrachten mußte."

Eine Bestätigung des ROMEIS'schen *experimentellen* Befundes darf man vielleicht auch aus der folgenden *klinischen* Beobachtung entnehmen: KIRSCHNER, JACOBS u. FRALEY (1970) beschrieben 2 Fälle von bilateraler „Anorchie" mit fort-

---

überhaupt nicht beobachtet. (i u. j) Typische Zellen aus dem Hoden eines 2 jährigen Jungstieres. Die cytoplasmatischen Fortsätze fehlen hier. Das Cytoplasma ist granuliert. In Hoden dieses Alters können die Zwischenzellen groß sein, wie in j, oder kleiner, wie in (k u. l) Typische Zellen aus dem Hoden eines 28 Monate alten Stieres. Kleine Vacuolen sind in den peripheren Teilen der Zelle aufgetreten. (m—o) Vollreife LZ aus dem Hoden eines 5 jährigen Stieres; sie sind hochgradig vacuolisiert. (p—r) LZ aus dem Hoden eines 15 jährigen Stieres. Einige dieser LZ sind vacuolisiert, wie in p (vgl. mit o), doch ist die Mehrzahl dieser LZ granuliert wie in q und r. Einige dieser LZ sind groß, wie in q, die meisten aber kleiner, wie in r

bestehender Testosteronproduktion bei 2 Jünglingen von neunzehn Jahren, mit
männlichem Phänotypus (Karyotypus 46, XY), spontaner aber unvollständiger Pubeszenz und eunuchoider Erscheinung, mit hoher Gonadotropinausscheidung im Harn. Bei beiden Patienten war im Blut der Vena spermatica die Testosteronkonzentration 10—50mal höher als im peripheren Blut, obwohl kein
Hodengewebe zu finden war. Verff. nehmen das Vorhandensein von Leydig-Zellen
an, die genügend Testosteron produzierten, um nicht nur eine normale männliche
Differenzierung im embryonalen Stadium zu gewährleisten, sondern auch in der
Pubeszenz einen gewissen Grad von Pubertät herbeizuführen. Die Androgenproduktion auf die Nebennierenrinde zu beziehen, ist angesichts des hohen Testo-
sterongehalts im Blut der V. spermatica nicht möglich. Am wahrscheinlichsten ist
wohl, wie die Verff. annehmen, die Existenz eines nur aus funktionierenden Leydig-
Zellen bestehenden Hodenrestes, der wegen seines geringen Volumens bei der
bioptischen Untersuchung der Aufmerksamkeit der Inspizienten entgehen konnte.
Von einer „Anorchie" zu sprechen, ist, angesichts des Vorhandenseins von Leydig-
Zellen, die ihr Produkt wie in der Norm in die V. spermatica sezernierten, wohl
nicht angängig.

Weitere Bestätigungen der Rolle der L.Z. als Produzenten der Androgene im
Hoden wurden durch Versuche mit der Applikation von Gonadotropinen bei
infantilen oder hypophysektomierten Tieren geliefert, denn sie zeigten, daß nur
solche Gonadotropinzubereitungen, die zu einer vermehrten Androgenproduktion
führten, auch offenbare Veränderungen an den L.Z. hervorriefen (GREEP, FEVOLD
u. HISAW, 1936; EVANS, SIMPSON u. PENCHARZ, 1937). GIROD u. CURÉ (1965)
haben die jahreszeitlichen Veränderungen im Hoden und im Hypophysenvorderlappen beim Igel (Erinaceus europaeus L.) verfolgt und die parallele Entwicklung
der FSH- bzw. LH-produzierenden Zellen im HVL und der exokrinen bzw. endokrinen Aktivität im Hoden beobachtet: In der Fortpflanzungszeit (Mai—August)
sind Samenkanälchen und L.Z. beim erwachsenen Igel sehr aktiv; im Oktober,
zur Zeit der sexuellen Ruhe, ist der Hoden stark rückgebildet, besonders die L.Z.
sind atrophisch, während man noch zahlreiche aktive Kanälchen antreffen kann;
im März—April ist die Spermatogenese in vielen Kanälchen noch nicht komplett,
während der Nebenhoden und die accessorischen Geschlechtsdrüsen im Gefolge
der bedeutenden Entwicklung der L.Z. bereits ebenso stark ausgebildet sind wie im
Mai zur Fortpflanzungszeit. Diese Beobachtungen über die cyclischen jahreszeitlichen Veränderungen beim Igel bestätigen die früheren Befunde bei Fledermäu-
sen (HERLANT, 1957), beim Maulwurf (HERLANT, 1959), bei dem Maulwurf-ähnli-
chen Galemys pyrenaicus (PEYRE u. HERLANT, 1961), bei der Pekingente (HER-
LANT, BENOIT, TIXIER-VIDAL u. ASSENMACHER, 1960) und an der Landschild-
kröte (HERLANT u. GRIGNON, 1961). Besonders die Befunde von HERLANT u. Mitarb. an der Pekingente (1960) sprechen dafür, daß die γ-Zellen des HVL, die
Produzenten von LH, die L.Z. beeinflussen. PETROVIC, DEMINATI u. WEILL (1954)
haben durch Implantation von HVL-Gewebe der gleichen Art in den Hoden
reifer Meerschweinchen eine Stimulierung des interstitiellen Gewebes in unmittelbarer Nachbarschaft des Implantats erzielt, während im gleichen Gebiet die
Samenkanälchen eine merkliche Involution aufwiesen. PETROVIC (1954) hat diese
Rückbildung auf eine direkte Wirkung der im Implantat produzierten Gonadotropine zurückgeführt und nicht auf eine Überproduktion von Androgenen in den
L.Z., da die s.c. Injektion auch sehr hoher Testosterondosen (bis zu 20 mg/Tag)
niemals zu einer solchen Rückbildung der Samenkanälchen führte. Im Gegensatz
dazu beobachteten BASU u. NANDI (1965) beim Frosch Rana pipiens eine Hemmung
der Spermatogenese durch exogene Testosterongaben, die in erster Linie durch eine

direkte Wirkung auf das Samenepithel ausgelöst wurde, da bei hypophysektomierten Tieren durch Testosterongaben die Unterdrückung der Spermatogenese noch
über das Maß hinaus vertieft wurde, wie es nach der alleinigen Hypophysektomie
erfolgte.

KNOBIL u. JOSIMOVICH (1961) konnten bei vor längerer Zeit hypophysektomierten Rhesus-Affenmännchen eine Stimulierung der L.Z. mit Gonadotropin-
konzentraten bewirken, gleichgültig ob sie aus Schweine-, Pferde- oder Menschen-
Hypophysen gewonnen waren; eine Artspezifität der Gonadotropine lag also
nicht vor.

TONUTTI (1954) beobachtete nach der Hypophysektomie bei der Ratte eine
Abnahme des Kernvolumens der L.Z. um 50%; die Behandlung der hypophysektomierten Tiere mit Choriongonadotropin (HCG) stellte die normale Kerngröße
wieder her, ebenso wie die androgene Wirksamkeit der L.Z.; eine restituierende
Wirkung von HCG auf die Spermatogenese war nicht festzustellen. Nach BRINCK-
JOHNSEN u. EIK-NES (1957) erhöht die einmalige i.v. Injektion von HCG (8 IE
oder mehr/kg) den Androgen-Gehalt des Blutes der V. spermatica bei Hunden in
signifikanter Weise, was eine Wirkung auf die Androgensekretion bedeutet, die
innerhalb von 30 min nach der Injektion eintritt, also bevor eine signifikante
Hyperplasie der L.Z. eingetreten sein kann. MADDOCK u. NELSON (1951) fanden
bei 5 Männern von 33—67 Jahren, die 3mal wöchentl. 5000 IE HCG injiziert
erhielten, eine Erhöhung der Oestrogenwerte im Harn auf das 4—16fache. Die
Hodenbiopsie am Ende der Behandlung ergab eine merkliche Zunahme der Zahl
der L.Z., keine signifikanten Veränderungen der Sertoli-Zellen, eine Abnahme der
Spermatogenese und eine Zunahme der Kanälchenfibrose: Verff. schließen daraus
auf eine Produktion von Oestrogenen durch die L.Z. unter dem Einfluß von HCG.
LIU (1960) injizierte erwachsene Rattenmännchen im Lauf von 14 Tagen tägl.
mit 50 IE ICSH i.m. und bestimmte dann mittels der Feulgen-Reaktion und nachfolgender histophotometrischer Untersuchung nach der Methode von LISON (1950)
den Gehalt an Desoxyribonucleinsäure in den Kernen der L.Z.: es ergab sich eine
durchschnittliche hochsignifikante Zunahme um 8,7%. DESSOLLE (1964) beobachtete an den L.Z. der Ratte Erscheinungen der Phagocytose und „Pinocytose",
d. h. eine Aufnahme von größeren Flüssigkeitstropfen durch Invaginationen der
Zellwand (elektronen-mikroskopische Untersuchungen).

HITZEMAN (1971) untersuchte, in Fortsetzung ihrer Studien (1962, 1968) über
die Entwicklung der Enzymaktivität in den L.Z., die Wirkungen von exogenen
Gonadotropinen und von Testosteron auf die Hoden fetaler und präpubertaler
Mäuse und fand, daß beide Generationen von L.Z., sowohl diejenigen, die im
fetalen Hoden gut entwickelt und funktionsfähig sind, als auch die interstitiellen
Zellen, die in den ersten Wochen post partum sich differenzieren, auf exogenes
FSH und ICSH mit vermehrter Zellteilung und erhöhter Enzymaktivität
reagieren, wobei die Funktionen der beiden Gonadotropine sich bis zu einem
gewissen Grad überschneiden und synergistisch wirken. Spezifischer sind FSH
und ICSH in ihren Fähigkeiten der Förderung gewisser Enzyme: Während ICSH
wirksamer ist als FSH in der Stimulierung von 3β-Hydroxysteroid-Dehydro-
genase (3βSDH) bei 25 oder 10 Tage alten Mäusen (im letzten Fall bei neugeborenen Mäusen), fördert FSH die Glucose-6-phosphat-Dehydrogenase(G6PDH)-
Aktivität während der Frühstadien der ersten Spermatogenesewelle, ein Effekt,
zu dem ICSH nicht befähigt ist. Die Rückführung aller Wirkungen von FSH auf
eine Beimengung von ICSH-Spuren ist unberechtigt. Die Induktion der Protein-
synthese durch FSH dürfte endogen durch die Konzentrationen von Testosteron
geregelt werden.

BISHOP u. LEATHEM (1946) behandelten präpuberale Mäusemännchen mit einer einmaligen Injektion von Stutenserum-Gonadotropin (PMS) und stellten eine signifikante Zunahme des interstitiellen Gewebes fest, mit gleichzeitiger Erhöhung des Vesiculardrüsen-Gewichts um etwa 220%; die Androgenproduktion genügte, um bei den 10—20 Tage alten injizierten Mäusen ein Verschwinden der X-Zone der Nebennierenrinde zu bewirken, die bei allen unbehandelten Kontrollmäusen vorhanden war.

Auch die Beobachtungen an *L.Z.-Tumoren* sprechen für die Produktion der Hodenandrogene in den L.Z. Neben einer Reihe älterer Untersuchungen (s. HOOKER, 1948) sei auf die jüngste Veröffentlichung von COURRIER u. Mitarb. (1964, 1965) verwiesen, denen durch die protrahierte Verabreichung von Stutenserum-Gonadotropin (PMS) bei Rattenmännchen die Erzeugung von Tumoren der L.Z. im Hoden gelang. Diese Tumoren, die ausschließlich aus L.Z. bestehen, lassen sich leicht transplantieren und produzieren große Mengen von Androgenen, wie sich durch die Auswirkung ihrer Transplantation auf infantile kastrierte Rattenmännchen zeigen ließ, bei denen sie eine starke Hypertrophie der rückgebildeten accessorischen Geschlechtsdrüsen hervorriefen (HERLANT, RIVIÈRE, COLONGE u. COURRIER, 1965; COURRIER, RIVIÈRE u. COLONGE, 1964). COURRIER (1965) berichtete in diesem Zusammenhang von Versuchen mit der tägl. Injektion von 2—4 μg eines hochgereinigten FSH-Präparats (mit einem Gehalt von weniger als 0,1% ICSH) bei hypophysektomierten Rattenmännchen, wodurch eine vollkommene Regeneration der sistierenden Spermatogenese und Spermiogenese in der Mehrzahl der Samenkanälchen erreicht wurde, ohne daß die rückgebildeten Vesiculardrüsen und Prostatae Anzeichen einer Wiederherstellung aufgewiesen hätten (COURRIER, 1965).

Virilisierende L.Z.-Tumoren sind bei der Frau relativ selten beschrieben worden und gingen in früheren Veröffentlichungen meist unter der Bezeichnung als „bilateraler Nebennierenrindenzell-Tumor des Hodens" oder „ektopisches Nebennierengewebe im Hoden". SACHS u. SPIRO (1951) teilten einen solchen Fall mit den Symptomen des Adrenogenitalen Syndroms mit, in dem erstmals durch die Autopsie die Gegenwart eines L.Z.-(sympathicotropen Zell-) Tumors festgestellt wurde; sie erwähnen ähnliche Fälle aus der Literatur (BERGER, 1942; WAUGH, VENNING u. MC EUCHERN, 1949; STERNBERG, 1949). LANDING u. GOLD (1951) berichteten über 3 Fälle von familiärer Nebennierenrinden-Hyperplasie bei Knaben, mit den charakteristischen Erscheinungen einer solchen, die knötchenförmige Hyperplasien von Zellen im Gebiet des Hodenhilus und des Rete testis aufwiesen, die sich von ektopischen Nebennierenrinden-Zellen in ihrer Histo-Cytologie deutlich unterschieden und als L.Z. aufgefaßt wurden.

DALGAARD u. HESSELBERG (1957) haben die in der medizinischen Weltliteratur publizierten 94 Fälle unzweifelhafter L.Z.- (interstitial cell-) Tumoren des Hodens beim Menschen zusammengestellt, einschließlich 2 eigenen Beobachtungen. Ihre Altersverteilung geht aus der umseitigen kurvenmäßigen Darstellung in 5-Jahre-Gruppen hervor, die 2 Maxima bei 5—10 und bei 30—35 Jahren aufweist (Abb. 2s). In der jüngeren Gruppe zeigten alle Fälle endokrine Symptome, die auf eine androgene Hyperaktivität zu beziehen waren und nach der operativen Entfernung des Tumors meist zurückgingen oder vollkommen schwanden (Peniswachstum, Erektionen, Entwicklung der Pubes, häufig auch ein beginnender Stimmbruch). In der älteren Gruppe gaben manche Patienten sexuelle Hyperaktivität im zeitlichen Zusammenhang mit dem Tumorwachstum an, andere im Gegenteil eine Abnahme der Potenz; das am häufigsten beobachtete dysendokrine

Symptom in dieser Gruppe war eine Gynäkomastie, selten ein Anstieg der neutralen 17-oxosteroid-Ausscheidung im Harn.

Auch bei der Ratte sind, wie bei der Frau, die spontanen L.Z.-Tumoren eine
seltene Ausnahmeerscheinung; so konnte Guérin (1954) in seinem speziell den
spontanen Tumoren der Laboratoriumstiere gewidmeten Buch nur 3 Fälle bei der

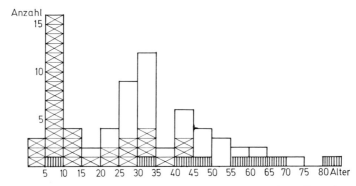

Abb. 2. (s) Altersverteilung anerkannter Fälle von L.Z.-Tumoren beim Menschen, aufgeteilt
in 5-Jahrgruppen. 2 Maxima in der 5—10- und 30—35 Jahrgruppe: in der ersten Gruppe
waren stets endokrine Symptome festzustellen, in der zweiten Gruppe fehlten sie meist.
Jedes gekreuzte Feld betrifft einen Pat. mit endokrinen Symptomen, senkrecht gestreifte
Felder bedeuten maligne Fälle. (Nach Dalgaard u. Hesselberg, 1957)

Ratte aufführen. Umso erstaunlicher war die Mitteilung von Courrier (1961), der
in seiner Wistarratten-Zucht das Auftreten von L.Z-Tumoren (Carcinomen bzw.
Adenomen) bei 34 von 600 Männchen, und außerdem noch bei zahlreichen anderen
Individuen lokale Proliferationen der L.Z. mit Bildung kleiner Knötchen beobachtete, die ohne Zweifel als Ausgangspunkt echter Adenome zu werten waren.
Die zunächst geäußerte Vermutung war, daß es sich um die Folge der Diät handelte, die Leinöl enthielt, von dem bekannt ist, daß es zu einer allmählich fortschreitenden Atrophie der Samenkanälchen unter Erhaltung der L.Z. und ihrer
Funktion und zum Auftreten adenomatöser Wucherungen in ihnen führt (Courrier u. Colonge, 1960); diese Vermutung mußte aber fallen gelassen werden, da
auch bei anderer Ernährung in dieser Zucht spontane L.Z-Tumoren häufig auf-
traten. Es konnte sich auch nicht um die Wirkung einer langdauernden Beeinflussung durch Oestrogene handeln, die z. B. bei der Maus eine tumorale Reaktion
der L.Z. auszulösen vermag (Lacassagne, 1957): weder enthielt die Diät meßbare
Mengen von Oestrogenen, noch reagiert die Ratte überhaupt in dieser Weise auf
eine protrahierte Oestrogenbehandlung (Lacassagne, 1957). Das gehäufte
Auftreten spontaner L.Z.-Tumoren in dieser Rattenzucht blieb somit ungeklärt.

Histochemischen Untersuchungen von Pollock (1942) zufolge enthalten nur
die L.Z. im Cytoplasma den Steroiden verwandte Substanzen, nicht aber die
Samenkanälchen.

Die Gesamtheit der hinsichtlich der L.Z. vorhandenen Beobachtungen mor-
phologischer, physiologischer und histochemischer Art und die Parallelität ihrer
Entwicklung mit derjenigen der Androgenwirkungen spricht eindeutig für ihre
Rolle als Androgenproduzenten im Hoden der Wirbeltiere. Zu erwähnen ist, daß
beim Menschen die L.Z. in 2 Wellen auftreten, die erste Welle im embryonalen

Leben, die zweite in der Pubertät: Nachdem sich die Differenzierung der Gonaden-anlage in einen Hoden beim 14 mm langen Embryo vollzogen hat, werden im Lauf des 2. Monats der Schwangerschaft bei einer Länge von etwa 30 mm die typischen L.Z. deutlich erkennbar und nehmen gegen Ende des 2. Monats einen großen Teil der embryonalen Gonade ein, um dann im 3. und 4. Monat bei einer Länge von 130—160 mm das Maximum ihrer Entwicklung zu erreichen und im Lauf des 5.—7. Monats allmählich an Zahl und Größe wieder abzunehmen, bis im 8. Monat (Länge 265—286 mm) nur noch wenige Inseln von L.Z. zu finden sind. Wir ent-nehmen diese Angaben einer Zusammenstellung von THOMAS in Bd. XIV, Teil 3 dieses Handbuches auf S. 126. Der Aufbau der perennierenden interstitiellen Drüse des reifen Hodens (zweite Welle) erfolgt in der präpuberalen und puberalen Zeit, zum Teil aus den übriggebliebenen, sich mitotisch vermehrenden L.Z. der embryonalen Periode, zum größeren Teil aus den sich umwandelnden Mesenchym-zellen des jugendlichen Hodens; diese L.Z. bleiben, wenn auch in verminderter Zahl bis ins Alter erhalten.

Die eigenartige Anordnung der hormonproduzierenden L.Z. im Hoden, die nicht als geschlossenes Organ wie die Hypophyse oder die Schilddrüse erscheinen, sondern „disseminiert", d. h. zwischen die exokrinen Samenkanälchen eingestreut sind, ist in ihrer physiologischen Bedeutung zuerst von HOHLWEG u. ZAHLER (1946) erkannt worden, und zwar aufgrund von Versuchen mit intratesticulärer Einpflanzung von 1,0 mg oder weniger Testosteron in Substanz bei infantilen oder erwachsenen hypophysektomierten Ratten: Es kam [aufgrund des Prinzips der lokalen Hormonwirkung nach LOEWE u. VOSS (1926) und VOSS (1937)] zu einer isolierten Vergrößerung des mit Testosteron implantierten Hodens, mit Erhöhung seines Gewichts auf das Dreifache und Reifung des Keimepithels. HOHLWEG u. ZAHLER folgerten daraus, daß die „Entwicklung und Erhaltung des generativen Epithels durch das von den Zwischenzellen gebildete männliche Hormon bewirkt wird". Die L.Z. besitzen also, außer ihrer androgenen Fernwirkung auf den Aus-bildungsstand der Geschlechtsorgane und die Entwicklung der sekundären Ge-schlechtsmerkmale, kurz, auf die spezifische physische und psychische Prägung des männlichen Organismus, noch eine „androgene Kontaktwirkung" (TONUTTI) auf die Struktur und Reifung des Samenepithels und können auch durch Änderung der Dicke der Basalmembran und der Tunica propria der Kanälchen die Per-meabilität derselben beeinflussen (TONUTTI, 1955). So ist eine hohe *örtliche* An-drogenkonzentration im Hoden eine Voraussetzung für die normale Spermiogenese. FERNER (1957) hat dann durch den Nachweis des fortlaufenden Wechsels von „Inkretionsstrecken" mit L.Z.-Säumung und „tubulären Kontaktstrecken" im Capillarnetz des Hodens (bei Frosch, Ratte und Mensch) die morphologischen Grundlagen für diese Annahme der Kontaktwirkung und damit auch den „tieferen Sinn der Dissemination der Zwischenzellen" aufgeklärt. Die Beobachtungen von WAGNER (s.o. S. 85 ff) über die Modi der Sekretbildung und -ausstoßung in den L.Z. stehen mit dieser doppelten, allgemeinen und lokalen Hormonwirksamkeit der L.Z. durchaus im Einklang (Abb. 1).

TONUTTI (1955, ferner 1943) und seine Schüler (s. MUSCHKE, 1953) haben den Einfluß der Hypophysektomie auf die Hodenstruktur bei der Ratte unter-sucht; sie fanden an den L.Z. zwei typische Veränderungen: der normale große, epitheloide Plasmaleib mit feiner Granulierung verschwindet weitgehend, bis auf einen schmalen Plasmasaum um den Zellkern; dieser selbst, der normalerweise in charakteristischer Form als einziger im Interstitium eine große bläschenähnliche Gestalt aufweist, wird nach der Hypophysektomie plump oval und stark verklei-nert, sein in der Norm feinverteiltes Chromatin mit 1—3 Nucleolen weist nun eine

„Schachbrettmuster" ähnliche grobe Anordnung auf (Abb. 10, Teil 1). Die quantitativen Veränderungen der Kerne der L.Z. nach Hypophysektomie und nach Substitutionsbehandlung mit Choriongonadotropin (HCG) und die Gegenüberstellung den Verhältnissen bei den normalen L.Z. zeigen die Kurven der Abb. 6, Teil 1 und 7, Teil 1 aus Tonutti (1955), die auf Grund der Messungen der Kernvolumina aufgestellt wurden. Im Gegensatz zur Wirkung auf die L.Z. ist die HCG- (ICSH-) Aktivität ohne Einfluß auf die Spermatogenese; auch die durch ICSH regenerierten L.Z. vermögen nicht durch ihre „androgene Kontaktwirkung" (s. o.) auf die Samenkanälchen die Spermatogenese in Gang zu bringen: indirekt läßt sich daraus schließen, daß für die Durchführung der Reifeteilungen und der anschließenden Spermiohistogenese die FSH-Aktivität erforderlich ist. Zu den gleichen Ergebnissen wie Tonutti an der Ratte kamen auch Karg u. Kronthaler bei karyometrischen Untersuchungen der L.Z. von androgen- und oestrogenbehandelten Bullen (1957), bei der Ratte und am hormonproduzierenden Interstitialgewebe der Hoden kryptorcher Hengste, Eber, Rüden und Kater (1960).

Sehr ausgesprochen sind nach Tonutti (1955) die Veränderungen der Wand der Samenkanälchen nach Hypophysektomie (und dem ihr folgenden Ausfall der Androgenproduktion in den L.Z., Abb. 8 Teil 1), mit Verdickung der Tunica propria, leistenartigem Vorspringen von Bindegewebe ins Kanälchenlumen und Vermehrung der Bindegewebskerne in der Kanälchenwand. Bemerkenswert ist die Abnahme des Kanälchendurchmessers auf etwa die Hälfte der Norm (Abb. 9, Teil 1).

Im Gegensatz zu diesen Ergebnissen standen die Versuchsresultate von Yasuda u. Johnson (1965), die an infantilen Holtzman-Rattenmännchen die Frage der Beziehungen zwischen dem Hodengewicht und dem hypophysären FSH-Gehalt untersuchten, wenn die Tiere mit verschiedenen Dosen Testosteronpropionat injiziert wurden, und die Veränderungen in diesen Beziehungen prüften, wenn gleichzeitig mit dem Testosteronpropionat hochgereinigte Zubereitungen von FSH bzw. ICSH gegeben wurden: Nach diesen Versuchen ist die Atrophie der Samenkanälchen, die als Folge der Behandlung mit exogenem Androgen auftritt, auf die herabgesetzte Produktion von ICSH und nicht von FSH zurückzuführen. Die Verff. schließen daraus, daß das ICSH, dessen Abgabe durch Hypothalamus-Extrakte bei mit Androgenen behandelten Männchen ausgelöst wird, für alle Hodengewichtszunahmen verantwortlich ist, eine Abgabe von FSH braucht dafür nicht herangezogen zu werden; sie nehmen eine Hormonbildung in den Samenkanälchen an, und zwar eines an sich schwachen Androgens, das aber hinsichtlich der Aufrechterhaltung der Spermatogenese sehr wirksam sein muß.

Bemerkenswert hinsichtlich der Physiologie der L.Z. ist es, daß sie gegenüber der *Wirkung von Rö-Strahlen* im Vergleich zum spermatogenen Gewebe sehr widerstandsfähig sind. Erickson (1964), der die Wirkung von γ-Strahlen auf die Spermatogenese und Hormonproduktion bei erwachsenen Ebern untersuchte, die zwischen dem 1. und 30. Lebenstag mit einer Gesamtkörperdosis von 200 r γ-Strahlen (^{60}Co zu 4,0 r/min) bestrahlt wurden, fand im Durchschnitt 23% der Kanälchen mit (vermutlich bleibenden) Bestrahlungsschäden und eine Spermienproduktion von etwa 47% der Kontrollwerte; dagegen war die Steroidproduktion (in den L.Z.) bei den bestrahlten Ebern gleich groß wie bei den nicht bestrahlten Kontrollen oder übertraf sie sogar. 200 r γ-Strahlen bewirken also keine bleibende Schädigung der L.Z.

Eine *A-Avitaminose* scheint nicht nur auf das generative Gewebe einen hemmenden Einfluß auszuüben, sondern auch auf das Interstitium: während bei normal gefütterten Ratten etwa 92% der L.Z. aktiv sind, geht diese Zahl bei A-Avitaminose auf 35—47% zurück (van Os u. Ruyter, 1939).

Nach Tuchmann-Duplessis (persönl. Mitt.) hemmen *Reserpin-Gaben* die Funktion der L.Z. vollkommen (durch Schwund der Esterasen), während die Spermatogenese für 12 Tage bestehen bleibt, so daß es zu einer Dissoziation der endokrinen und exokrinen Funktion des Hodens kommt.

Hinweise auf die Physiologie der L.Z. lassen sich aus den Beobachtungen von Mummert (1971) entnehmen, der im Hodengewebe hyperglykämischer fettsüchtiger Mäuse des spontan diabetischen Barharbor-obese-Stammes eine Erniedrigung des L.Z.-Anteils im Hoden um 40% fand. In der Kontrollgruppe von stoffwechselgesunden Mäusen (von 24,5—30,0 g K.-Gew.) betrug der prozentuale L.Z.-Anteil 2,65%; die Gewichte der hyperglykämischen Tiere lagen zwischen 35 und 72 g, bei solchen Tieren mit einem K.-Gew. unter 60 g betrug der L.Z.-Anteil nur 60% der Kontrollen, dagegen stand bei Mäusen von mehr als 60 g K.-Gew. der L.Z.-Anteil in Abhängigkeit zum K.-Gew., der Mittelwert der Tiere unter 60 g betrug 1,69%, der Tiere über 60 g hingegen 2,4%. Die Behandlung der beiden Mäusegruppen mit Gonadotropinen (1 E/g HCG/Tag + 10 E/Maus PMSG/ jeden 2. Tag, 4 Wochen lang) ergab sowohl bei den obese-Tieren als auch bei den normalen Kontrollen eine gleiche Steigerung des L.Z.-Anteils auf 4% im Vergleich zu den Normalwerten gesunder Tiere, was bei den normalen eine Steigerung von 60%, bei den obese-Tieren aber von 150% bedeutete. Die stärkere Stimulationsfähigkeit der L.Z. bei den obese-Tieren ist nach Auffassung des Verf. auf eine primär verminderte endogene Gonadotropinsekretion zurückzuführen. Nach Absetzen der Gonadotropinbehandlung geht der L.Z.-Anteil wieder zurück, so daß „insgesamt die Ergebnisse auf einen hypogonadotropen Hypogonadismus bei hyperglykämischen bzw. diabetischen Mäusen hinweisen".

2. Der Einfluß der Zuführungsart auf die Wirksamkeit der Androgene

Die Zuführung der Androgene kann experimentell und klinisch auf sehr verschiedene Weise erfolgen: durch parenterale, subcutane oder intramuskuläre, seltener intraperitoneale Injektion öliger oder wäßriger Lösungen oder Suspensionen; durch Verabreichung mit der Schlund- oder Magensonde bzw. durch orale, sublinguale oder buccale Gabe von Tabletten; durch Einreibung öliger oder alkoholischer Lösungen in die Haut; durch Implantation von Androgenkristallen, Kristallpreßlingen oder Kristallsuspensionen s.c., i.m. oder lokal am Erfolgsorgan; auch eine Zuführung mit vaginalen Suppositorien (z. B. Schlösser, 1954) oder durch Nasenspray ist versucht worden.

Im allgemeinen dürfte die parenterale Applikation durch s.c. oder i.m. Injektion[7] des androgenen Steroids in öliger Lösung den anderen Zuführungsarten überlegen sein, sowohl was die Stärke als auch was die Dauer der Wirkung einer bestimmten Dosis einer Androgenzubereitung anbetrifft (Emmens u. Parkes, 1939). Doch gibt es auch hiervon Ausnahmen: so ist die percutane Einreibung einer alkoholischen Lösung von freiem Testosteron wirksamer als die s.c. Injektion einer öligen Lösung der gleichen Substanz; im Gegensatz dazu ist der Propionsäureester von Testosteron bei s.c. Injektion wirksamer als bei Einreibung in die Haut (Moore, Lamer u. Beck, 1938). Daß das Lösungsmittel eine wichtige Rolle beim Vergleich verschiedener Zuführungswege spielen kann, geht z. B. aus den

---

[7] Wills, Rampton u. Prigsley (1949) haben in einer speziellen Untersuchung über die variablen Versuchsbedingungen, welche die Auswertung von Testosteronpropionat mit Hilfe des Vesiculardrüsentests am juvenilen kastrierten Rattenmännchen beeinflussen, festgestellt, daß sowohl die Genauigkeit als auch die Empfindlichkeit des Tests durch eine Aufteilung der s.c. applizierten Dosen eine gewisse Verbesserung erfahren, die jedoch noch beträchtlicher ist, wenn man die ölige Hormonlösung (statt s.c.) intramuskulär verabreicht.

Versuchen von McCullagh, McKendry u. Schaffenburg (1952) hervor, die beim Menschen eine längere Wirkungsdauer der Injektion von Testosteron in wäßriger Suspension als von Testosteronpropionat in öliger Lösung feststellten.

Wie es scheint, ist die Ausnutzung der Wirksamkeitspotenz eines Steroids am besten durch die *lokale Anwendung* am Erfolgsorgan gewährleistet, wie als erste Loewe u. Voss (1926) für die Oestrogene an der Vagina des Meerschweinchens zeigten und wie für die Androgene vor allem Fussgänger (1934) am Kapaunenkamm nachwies. Aber auch hier verhalten sich die verschiedenen androgenen Verbindungen durchaus nicht gleich, worauf Voss (1937) aufmerksam machte, als er Testosteron, Androstendion und andere Steroide vergleichend bei lokaler und resorptiver Zuführung untersuchte und ein sehr wechselndes *Verhältnis* der jeweiligen Wirkungsstärken feststellte.

Boschann (1956) hat Testosteron, Methyltestosteron, Testosteronpropionat, Testosteronisobutyrat, Testosteronoenanthat, Testosteroncyclopentylpropionat, Dehydroandrosteronoenanthat, Methylandrostendiol und Äthinylandrostendiol am atrophischen Vaginalepithel der Frau auf Schwellenwert, Proliferationshöhe und Wirkungsdauer vergleichend getestet. Die für die Normalisierung der Vaginalschleimhaut lokal erforderliche Dosis Testosteron verhielt sich zur parenteral, buccal und peroral gebrauchten Menge wie 1:10:60:120.

Ausgedehnte Vergleiche der parenteralen (i.m. oder s.c.) und oralen (Verfütterung mit der Schlundsonde) Wirksamkeit einer größeren Reihe von Derivaten der Androstan-Reihe (mit Modifikationen im A-Ring), die von ihnen synthetisiert wurden, haben Nutting, Klimstra u. Counsell (1966a, b) angestellt; als Vergleichssubstanz diente bei parenteraler Gabe Testosteronpropionat, bei oraler Gabe Methyltestosteron. Keine der 33 geprüften Verbindungen wies bei parenteraler Verabreichung eine im Vergleich zu Testosteronpropionat hohe androgene (3,1—39% der Wirkung von Testosteronpropionat) oder anabole (30—89%) Aktivität auf. Ganz anders bei der oralen Zuführung: Von den 34 Verbindungen waren 19 stärker wirksam als Methyltestosteron und die 8 wirksamsten Präparate hatten eine Wirkung von 420—1200% der Wirkung von Methyltestosteron; in dieser Gruppe fanden sich sowohl gesättigte als auch ungesättigte 17a-Methyl-Derivate. Im allgemeinen besaßen die stärksten anabolen Verbindungen auch die stärkste androgene Wirksamkeit, doch schwankte das Verhältnis von anaboler zu androgener Wirksamkeit zwischen 4,1 und 9,3. Die stärkste anabole Verbindung (1200%) war das 2-Dehydro-Derivat von 17a-Methyl-5a-androstan-17β-ol, das bei parenteraler Gabe keine überragende Wirksamkeit gezeigt hatte (hier war das 1-Deyhdro-3-keto-Derivat der gleichen Ausgangsverbindung am stärksten anabol wirksam, aber, wie gesagt, nicht so stark wie Testosteronpropionat).

Relativ wenig Vergleichsversuche liegen über die Wirkung der intraperitonealen und subcutanen Verabreichung von Androgenen vor, und die wenigen Mitteilungen widersprechen sich in ihren Ergebnissen stark. So fand Leathem (1946) an infantilen (nicht kastrierten!) Ratten- und Mäusemännchen die einmalige i.p. Injektion von Testosteronpropionat nahezu unwirksam, beurteilt nach der Gewichtszunahme der Vesiculardrüsen, verglichen mit einer Zunahme um 300% bei einmaliger s.c. Injektion der gleichen Dosis; bei den infantilen Mäusemännchen verschwand die X-Zone der Nebennierenrinde nur nach s.c. und nicht nach i.p. Injektion von Testosteronpropionat. In den gleichen Versuchsreihen stellte Leathem auch fest, daß die Ölmenge (0,1—1,6 ml Sesamöl), in der die Testosteronpropionatdosis gelöst war, offenbar keinen Einfluß auf die Stärke der Vesiculardrüsenreaktion hatte. Zu prinzipiell anderen Ergebnissen führten Untersuchungen an *kastrierten* Versuchstieren: Einen Vergleich der i.p. und s.c. Applikation von Testosteronphenylacetat stellten BROWNING, HOLMBERG u. WHITE (1961) an kastrierten Mäusemännchen an. *Bei i.p. Gabe* (0,05—2,5 mg alle 10 Tage im Lauf von 40 Tagen) gingen die Thymusgewichte herunter und die Gewichte von Vesiculardrüsen, Nieren und Submaxillardrüsen stiegen an, entsprechend der Dosierung als ganzem gesehen, ohne daß aber dabei quantitative Unterschiede zwischen den Wirksamkeiten der Dosen von 0,5 und 1,0 mg oder von 0,25, 0,5 und 1,0 mg feststellbar gewesen wären. Die Gewichte oberflächlicher Lymphknoten wiesen keinen Abfall zwischen den Dosierungen von 0,05, 0,1 und 0,25 oder zwischen 1,0 und 2,5 mg auf: Diese Plateau-Bildung der Wirkung infolge des Reaktionsausfalls auf die Zunahme der Dosis trat ein, wenn die Organgewichte sich dem Normalgewicht intakter Mäusemännchen näherten oder es erreichten. *Bei s.c. Gabe* des Wirkstoffes unter den gleichen Bedingungen wurden Wirkungen gleichen Grades wie bei i.p. Verabreichung erreicht (mit Ausnahme der Submaxillardrüsen), wenn die täglichen Dosen zwischen 0,25 und 2,5 mg lagen; dagegen blieben die s.c. Injektionen kleinerer Dosen in ihrer Wirksamkeit hinter denjenigen der i.p. Injektionen zurück, soweit es die Abnahme der Lymphknoten und die Gewichtszunahme der Vesiculardrüsen betraf, sie übertrafen sie aber hinsichtlich der Verringerung des Thymusgewichts und der Vergrößerung des Nieren- und Submaxiallardrüsengewichts. Es scheint also, daß bei Testosteron-empfindlichen Organen eine Homeostase in Erscheinung tritt, wenn die Wirkung der exogenen Androgene den Wirkungsgrad erreicht, den die endogenen Androgene beim intakten Männchen bedingen.

Die relativ geringe Wirksamkeit der Androgene per os wurde von BRUNI, ROSSI u. FALCONI (1964) in vergleichenden Versuchen mit Methyltestosteron (MT) und seinem Cyclopentyläther (MTC-5) an kastrierten Wistarratten-Männchen nachgewiesen: auf Grund der statistischen Bearbeitung der Ergebnisse wurden die in Tabelle 1 aufgeführten Aktivitäts-Indices berechnet:

Tabelle 1. *Aktivitäts-Indices von Methyltestosteron (MT) und seinem Cyclopentyläther (MTC-5) bei subcutaner (s.c.) bzw. peroraler (p.o.) Zuführung am kastrierten Rattenmännchen (nach* BRUNI u. *Mitarb., 1964)*

	Vesiculardrüsen	Ventrale Prostata	M. levator ani
MT p.o.	1	1	1
MTC-5 s.c.	1,76	1,84	1,86
MTC-5 p.o.	2,86	4,84	3,75
MT s.c.	12,20	9,00	16,90

DORFMAN (1962) hat für die Auswertung schwer löslicher Verbindungen per os die Anwendung einer wässrigen Suspension mit 0,9% NaCl, 0,4% Polysorbat 80, 0,5% Carboxymethylcellulose und 0,9% Benzylalkohol empfohlen; Versuchstiere: kastrierte Rattenmännchen im Alter von 25—28 Tagen; Versuchsdauer 10 Tage mit einmal täglicher Verabreichung, eine Ausdehnung der Versuchsdauer über 10 bis zu 30 Tagen bietet keine Vorteile. Wenn sich diese Methode auch in ihrer Genauigkeit mit s.c. Injektionen nicht messen kann, so scheint sie dennoch eine durchaus „reasonable technique" zu sein; die Genauigkeit ließe sich vielleicht durch eine weitere Aufteilung der Dosen und/oder durch Abänderung des Suspensionsmediums noch verbessern. Als Beispiel führt Verf. die Auswertung von Fluoxymesterone (= $9a$,Fluor-11β-hydroxy-17a-methyltestosteron) an.

Als den physiologischen Anforderungen einer möglichst gleichmäßigen ständigen Versorgung des Organismus mit Androgenen besonders gut entsprechende

Form der Zuführung ist die von DEANESLY u. PARKES (1937) inaugurierte *Implantation von Androgen-Preßlingen* anzusehen, die die Verff. bei Versuchstieren über lange Zeiträume gleichmäßig und stark wirksam fanden. Die Resorption des Hormons aus dem Preßling (der meist aus einem Gemisch von Cholesterin mit dem Hormon besteht) erfolgt langsam und stetig und ohne unerwünschte zeitweilige Maxima; sie wird höchstens dann gesteigert, wenn der Preßling gegen Ende seiner Existenz brüchig wird und in mehrere Stücke zerfällt, wobei infolge der Vergrößerung der Oberfläche die Resorption zunimmt[8]. Die Vorteile dieser Applikationsmethode, die im Tierversuch augenfällig waren, ließen zunächst auch die Übertragung auf den menschlichen Patienten aussichtsvoll erscheinen, gute klinische Erfolge wurden auch mehrfach mitgeteilt[9]. Es erwies sich aber bald, daß die Methode beim Menschen auch verschiedene Nachteile besaß, so eine relative Kurzlebigkeit der Testosteronpreßlinge, verglichen mit denjenigen von Oestradiol-17β oder von Desoxycorticosteronacetat, die eine häufigere Wiederholung der Implantationen notwendig machte, was eine unerwünschte Belastung des Patienten bedeutete. Die trotz aseptischen Vorgehens immer wieder mal vorkommende Ausstoßung des Preßlings aus dem s.c. oder subfascialen Implantationsbett und eine gewisse Unsicherheit der Hormonwirkung, die von der Reaktion des Gewebes auf den Fremdkörperreiz abhing (bindegewebige Kapselbildung um den Preßling), ließen die Preßlingimplantationen beim Menschen bald unbeliebt werden, umso mehr als die Entwicklung von Testosteronderivaten mit langsamer Resorption und extrem protrahierter Wirkung, die in öliger Lösung tief i.m. injiziert werden, das einem chirurgischen Eingriff ähnliche Vorgehen bei der Preßling-Implantation überflüssig machten. Sie hat aber ihre Berechtigung und Anwendbarkeit im Tierversuch und bei der therapeutischen Anwendung am Tier vollauf bewahrt.

In diesem Zusammenhang ist zu erwähnen, daß von den verschiedenen Implantationsmethoden, die für die Einpflanzung von Androgenpreßlingen ausprobiert wurden, die *intratesticuläre Implantation* besondere Vorteile zu versprechen scheint; natürlich kann sie nur bei nicht kastrierten Individuen angewandt werden, bei denen die endogene Androgenproduktion aus irgendwelchen Gründen insuffizient ist, z. B. physiologischerweise bei infantilen Männchen.

Übrigens ist die intratesticuläre Implantation zuerst von SAND (1919, 1922) bei seinen Untersuchungen über den experimentellen Ovotestis mit Einpflanzung von Ovarien in den Hoden angewandt worden und wurde dann von KRAUSE (LIPSCHÜTZ u. KRAUSE, 1923, s. auch LIPSCHÜTZ, KRAUSE u. VOSS, 1924) für

---

8 Aus den Versuchen von COWIE u. FOLLEY (1946) mit s.c. Implantation cylindrischer Androgenpreßlinge bei der Ratte hatte BOTTOMLEY gefolgert, daß die Resorptionsrate in einem gegebenen Moment proportional sei der Oberfläche des Preßlings in diesem Moment und daß das Hormonvolumen, das aus der Einheit Oberfläche in der Einheit Zeit resorbiert wird, eine für jede Tierart charakteristische Konstante sei. Die letzte Annahme wurde von LAMOND (1961) als nicht zutreffend erkannt, der zeigte, daß die Resorptionsrate bedeutend höher war, wenn beim Schaf der Preßling in der Nähe der Ohrbasis implantiert wurde, als wenn er an der Ohrspitze eingepflanzt wurde. Neuerdings hat OSBORNE (1965) auch den ersten Teil der BOTTOMLEY'schen Theorie in Frage gestellt, als er in Versuchen mit s.c. Implantation von Testosteronpropionat-Preßlingen an der Ohrbasis beim Schaf feststellte, daß die Größe der Oberfläche des cylindrischen Preßlings die Resorptionsrate in keiner Weise beeinflußte, wie es nach der Theorie von BOTTOMLEY hätte sein müssen; er vermutet, daß eine eventuelle Beschleunigung der Resorptionsrate auf einer Zunahme des Wertes der Konstante beruht, die durch die Höhe der Außentemperatur bedingt ist, welche die Blutdurchströmung des Implantationsortes erhöht.

9 Es ist offenbar, daß die Wirksamkeit eines Androgenpreßlings von der Blutversorgung des Implantationsbettes in hohem Grade abhängt; so ist die i.m. Einpflanzung wirksamer als die s.c., und als ganz oder nahezu ganz unwirksam erweist sich die Implantation ins Fettgewebe, das durch seine Armut an Blutgefäßen ausgezeichnet ist.

Versuche am Meerschweinchen übernommen, dessen Versuchsmaterial Voss (1925a, b, 1926) histologisch eingehend untersuchte und die hohe Eignung des Hodenparenchyms als Transplantationsbett beschrieb.

Diese grundsätzliche Feststellung ließ es aussichtsvoll erscheinen, mit Hilfe von intratesticulären Testosteron-Implantationen die Frage zu prüfen, ob die Androgene einen direkten, nicht über die Hypophyse gehenden stimulierenden Einfluß auf die exokrine Hodenfunktion, die Spermatogenese ausübten, und zwar an hypophysektomierten Tieren. Solche Versuche sind von einer Reihe von Untersuchern ausgeführt worden (Dvoskin, 1943, 1947; Smith, 1944; Hohlweg u. Zahler, 1946; Chedid, 1948; Ludwig, 1950), die eine Stimulierung des Keimepithels im mit dem Implantat belegten Hoden beobachteten. Der Nachweis einer vollwertigen generativen Hodenfunktion durch positiven Ausfall einer Fertilitätsprobe nach intratesticulärer Testosteronapplikation gelang erst Hohlweg, Dörner u. Kopp (1961), die bei reifen Rattenmännchen durch s.c. Zufuhr von 2mal wöchentl. 50 μg Dienoestroldiacetat infolge Blockierung der gonadotropen HVL-Funktion eine Hemmung der Spermiogenese, der Libido und Potenz sowie völlige Sterilität erzeugten, diese Veränderungen jedoch durch eine einmalige intratesticuläre Implantation von 3 mg Testosteron verhinderten bzw. nach ihrem Auftreten trotz Fortsetzung der Oestrogengaben wieder rückgängig machten. Diese Versuchsergebnisse wurden im Teil I, Kapitel V, 5, S. 287 ff. über die orchidotrope Funktion der Androgene ausführlich behandelt; jedenfalls sprechen sie für einen entscheidenden *direkten* Einfluß von Testosteron auf die generative Hodenfunktion.

Beim Menschen hat Ezes (1948) durch die zweimalige Implantation von Testosteronpreßlingen zu 100 mg in die Tunica vaginalis des Hodens die Qualität (nicht die Quantität) des Spermas so weit verbessern können, daß es zu einer Zeugung kam. Grenier u. Rebel (1956) fanden die intratesticuläre Implantation von menschlichem Placentagewebe beim Meerschweinchen besonders geeignet für den Nachweis der gonadotropen Funktion bestimmter Placentagewebe.

Die Feststellung von Anderson, Haymaker u. Henderson (1940), daß Desoxycorticosteron *sublingual* wirksam ist, ließ den gleichen Zuführungsweg auch für die Androgene aussichtsvoll erscheinen (Miescher u. Gasche, 1942), was von verschiedenen Seiten bestätigt wurde (Lisser, Escamilla u. Curtis, 1942; Lisser u. Curtis, 1945; Finkler, 1947). Die für den Patienten nicht so bequeme sublinguale Lage der Tabletten wurde gegen ihre *buccale* Position zwischen Backe und Kiefer vertauscht; das immer schon für die Applikation per os benutzte Methyltestosteron erwies sich buccal als wirksamer als das freie Testosteron und seine Ester bei gleicher Darreichungsform. Eine Reihe von Präparaten der Androgene kamen auch mit gutem Erfolg in dieser Form in den Handel, besonders weil sie den Patienten bis zu einem gewissen Grade bei der Androgentherapie vom Arzt unabhängig machte.

Ein besonders günstiges Testobjekt zum Studium des Einflusses des Zuführungsweges auf die Wirkung von Testosteron fanden Giri u. Peoples (1965) im 21 Tage alten Hähnchen der Weißen Leghorn-Rasse. Das renale Portalsystem der Kükenniere leitet das Blut aus der hinteren Extremität ab und gestattet seinen direkten Eintritt in das renale Sekretionssystem: Auf diese Weise ergibt sich ein bequemer Weg für die Untersuchung der Rolle der Niere beim Stoffwechsel der Drogen, die in die Hinterbeinmuskulatur injiziert werden. Ebenso kann die Rolle der Leber leicht untersucht werden, wenn die Drogen in die Magenmuskulatur injiziert werden, von wo das Blut direkt in das hepatische portale System abgeleitet wird. Schließlich findet bei Injektion der Droge in den Musc. pectoralis des Hähnchens eine Ableitung in den allgemeinen Kreislauf statt. Man kann also am

Hähnchen die Stärke der Testosteronwirkung bei den drei genannten Zuführungs-
wegen vergleichend untersuchen und zu quantitativen Schätzungen des Einflusses
von Niere und Leber gelangen, indem man das Kammgewicht des Hähnchens, als
Kriterium der Testosteronwirkung, bestimmt. Das durchschnittliche Kammgewicht betrug bei den unbehandelten Kontrollhähnchen $2,28 \pm 0,32$ g, bei den in
die Magenmuskulatur injizierten Küken $3,84 \pm 0,33$ g, bei den ins Hinterbein
injizierten Hähnchen $6,20 \pm 0,71$ g und bei den in den M. pectoralis injizierten
$7,54 \pm 0,75$ g. Das Fehlen eines signifikanten Unterschiedes im Kammgewicht bei
Injektion in den M. pectoralis und in die Hinterbeinmuskulatur zeigt, daß die
Passage durch die Niere beim Hähnchen zu keiner Abnahme der Testosteronwirkung führt, während bei Passage durch die Leber zwar eine Wirkung vorhanden
ist, die beim Vergleich mit den unbehandelten Kontrollen als signifikant zu
bezeichnen ist, aber signifikant geringer ist als bei den beiden anderen Zuführungs-
wegen.

Wie bei allen Hormonen erhöht auch bei den Androgenen die *Fraktionierung
der Gesamtdosis* und die zeitliche Verteilung der Teildosen auf die Gesamtdauer
des Versuches die Wirksamkeit bedeutend. Das gilt sowohl für in Öl gelöste Präparate als auch (und zwar besonders) für wäßrige Lösungen, die bei einmaliger
Injektion infolge ihrer raschen Resorption, aber ebenso raschen Ausscheidung an
den Erfolgsorganen sozusagen vorbeifließen. Das konnte sehr deutlich bei den von
RABALD u. DIETRICH (1939) hergestellten wasserlöslichen Glykosiden von Testosteron gezeigt werden (VOSS, 1939).

Auf einer Konferenz im Jahre 1938, die sich mit den biologischen Standard-
substanzen beschäftigte, sprach Sir HENRY DALE den Gedanken aus, daß das
endliche Ziel aller biologischen Auswertungsmethoden — in ihrer Selbstauflösung
(self-exstinction) liege, d.h. daß die durch diese Methoden vermittelten Erkenntnisse früher oder später zur Möglichkeit eines Verzichtes auf die biologischen
Methoden und zu ihrem Ersatz durch chemische Methoden führen müßten.
Gerade auf dem Gebiet der Sexualhormone haben wir vor nicht langer Zeit diesen
Fortschritt erlebt, als die Internationalen Standards für Oestrogene und Androgene kassiert und die auf ihnen basierenden Internationalen Einheiten durch
Gewichtseinheiten ersetzt wurden (VOSS, 1952).

Trotzdem hat PARKES (1957), der jenen Ausspruch von DALE zitiert, sicher
recht, wenn er darauf hinweist, daß immer wieder neue biologische Methoden
ausgearbeitet werden, die der Auswertung und Messung neu erkannter Eigenschaften alter oder neuer Substanzen und der Lösung der sich daraus ergebenden
Probleme dienen, bis auch sie durch chemische Methoden ersetzt werden. Aber
auch die früheren biologischen Auswertungsmethoden aus der Zeit vor der chemischen Reindarstellung der Androgene haben ihre Bedeutung durchaus nicht vollständig verloren und werden häufig zum Vergleich neu geschaffener Verbindungen
sowohl mit den altbekannten als auch unter einander benutzt. Wir können uns im
folgenden auf die eingehende Schilderung einiger weniger, besonders bewährter
Methoden beschränken, andere nur kurz erwähnen (soweit sie biologisches Interesse
haben) und verweisen im übrigen auf frühere zusammenfassende Darstellungen
der Auswertungsmethodik (BOMSKOV, 1939; SIMONNET u. ROBEY, 1941; DORFMAN,
1950; DORFMAN u. SHIPLEY, 1956).

3. Die Auswertung an Fischen

Die Auswertungsmethoden für Androgene an Fischen bedienen sich im allgemeinen verschiedener Knochenfischarten als Testtiere; doch haben EVENNETT u.

Dodd (1963) gezeigt, daß die Cyclostomen (Lampetra fluviatilis) auf die Kastration in der gleichen Weise wie die höheren Fische, d.h. mit Ausbleiben der Entwicklung der sekundären Geschlechtsmerkmale zur Brunstzeit reagieren. Die Verff. (Dodd, Evennett u. Goddard, 1962) haben bei der Ausarbeitung einer Methode der Hypophysektomie bei Lampetra festgestellt, daß die Spermatogenese und Spermiogenese bei Neunaugen, im Gegensatz zu anderen Wirbeltieren, ein weitgehend autonomer Prozeß ist, daß er aber dennoch durch die Hypophyse merklich stimuliert wird, deren Abwesenheit (vom Oktober ab) das Auftreten von Spermatozoen im Jahrescyclus um etwa 10 Wochen verzögert.

Die Kastration ruft bei Fischen eine Abnahme der Motilität hervor; andererseits kann bei intakten Goldfischen eine auf etwa das Vierfache erhöhte Zahl von Einzelbewegungen festgestellt werden, wenn die Tiere statt einer Fütterung mit getrockneten Garneelen mit macerierten Schafshoden gefüttert werden („Aktivitätstest" von Stanley u. Tescher, 1931). Die Umständlichkeit des Verfahrens (man benötigt besonders konstruierte Aquarien, welche die automatische Aufzeichnung der Fischbewegungen gestatten) steht seiner allgemeinen Benutzung im Wege.

Die Kastration verhindert bei Arten, die zur Laichzeit ein „Hochzeitskleid" anlegen, das Auftreten dieser lebhaften Färbung oder führt, während der Laichzeit ausgeführt, zu ihrer Rückbildung. Die Ausbildung des Hochzeitskleides läßt sich bei Kastraten durch die Verabreichung von Androgenen zu jeder Jahreszeit, auch außerhalb der Laichzeit hervorrufen. Die bereits im Jahre 1915 begonnenen, aber erst 1927 veröffentlichten Versuche von Kopec an der Ellritze (Phoxinus laevis Agass.) zeigten, daß die Ausbildung der im Frühjahr zur Laichzeit auftretenden rötlichen Hochzeitsfärbung durch die vor der Laichzeit ausgeführte Kastration verhindert wird; wenn die Kastration während der Laichzeit, also wenn die Rotfärbung bereits begonnen hat, erfolgt, ist die Hemmung nicht so ausgesprochen, wie bei vor der Laichzeit kastrierten Männchen. Die Beweiskraft dieser Versuche von Kopec wurde durch die große Sterblichkeit der Kastraten stark beeinträchtigt (sie überlebten die Operation nicht länger als 2—3 Wochen); auch zeigten anscheinend total kastrierte Männchen in einigen Fällen doch ein Hochzeitskleid, während an einigen nicht kastrierten Männchen der Kontrollserien sich kein Hochzeitskleid entwickelte. Mehr Erfolg hatte in dieser Hinsicht Bock (1928), der Stichlinge (Gasterosteus aculeatus) kastrierte: seine operierten Tiere befanden sich über lange Zeit in ausgezeichnetem Zustand und ließen das Auftreten des Hochzeitskleides vollkommen vermissen. Beim Japanischen Bitterling (Acheilognathus intermedium) wird sowohl das Auftreten des Hochzeitskleides als auch die Bildung der sogenannten Perlen in der Schnauzengegend durch die Kastration verhindert (Tozawa, 1929). Auch beim hypophysektomierten Männchen von Fundulus heteroclitus wird die gelbe Hochzeitsfärbung vermißt, kann aber durch eine Behandlung mit Testosteron wieder normalisiert werden (Hansen, 1931). Beim Fisch Platypoecilus maculatus ist die morphologische Ausbildung des als Kopulationsorgan dienenden Gonopodiums aus der Analflosse abhängig von der Hodenreifung (Dulzetto, 1933); seine Bildung wird durch die Kastration unterbunden (van Heuverswyn, Folley u. Gardner, 1939) und kann durch Androgenbehandlung wieder hergestellt werden. Das ist übrigens auch bei Weibchen möglich, bei denen dieses Organ normalerweise nicht vorhanden ist: selbst so geringe Mengen wie 0,02—0,06 μg Methyltestosteron im Liter Kulturwasser genügen, um die abgeschnittene Analflosse als Gonopodium regenerieren zu lassen, wenn man die Tiere während der ersten 20 Tage der Regenerationsperiode mit dem Androgen behandelt; das gelingt auch beim unreifen Männchen, während beim normalen reifen Weibchen durch Behandlung mit Testosteronpropionat nur eine sehr unvollkommene Umwandlung der Analflosse in ein Gonopodium gelingt (GROBSTEIN, 1940, 1948).

Auf der Ausbildung des Hochzeitskleides beim Bitterlingsmännchen (Rhodeus amarus) beruht der Fischtest von GLASER u. HÄMPEL (1931, 1932, 1933, 1938a, 1938b): sie benutzen kastrierte Männchen von etwa 5—7 cm Länge und nicht mehr als 4 g Körpergewicht, für jede Dosis 10—12 Tiere; die Kastration soll mindestens 30 Tage zurückliegen (über ihre Technik vgl. neben den erwähnten Arbeiten von GLASER u. HÄMPEL auch die Veröffentlichung von BOCK, 1928, ferner die Arbeiten von VAN OORDT, 1925; VAN OORDT u. MAAS, 1926; WUNDER, 1931 und vor allem von BEAUNE, 1935a, 1935b). Die Verabreichung der Androgene soll am besten durch i.m. oder i.p. Injektion erfolgen, in wäßriger Lösung oder Suspension. Als Fisch-Einheit bezeichnen GLASER u. HÄMPEL jene kleinste Androgenmenge, die bei mindestens 75% annähernd gleich schwerer Kastraten das Auftreten eines 4—5 Std dauernden Hochzeitskleides auslöst; nach der Definition von BEAUNE muß die Färbung innerhalb von 10 min nach der i.m. Injektion auftreten und 3—4 Std anhalten. Als qualitativer Test ist diese Reaktion verwendbar und durch ihre Schnelligkeit (das Ergebnis ist spätestens 5—7 Std nach der einmaligen Injektion ablesbar) anderen biologischen (und chemischen) Reaktionen überlegen. Ihr großer Nachteil liegt in ihrer mangelnden Spezifität, denn sie läßt sich durch eine Reihe anderer Substanzen in genau der gleichen oder ähnlicher Weise hervorrufen, z. B. durch Yohimbinhydrochlorid und andere Aphrodisiaca (GLASER u. HÄMPEL, 1931), Herzmuskelextrakte und Spermin (MÜLLER, 1936). Sowohl bei dem Androgen als auch beim Yohimbin läßt sich die Reaktion durch die gleichzeitige Injektion von 0,1 ml Adrenalin 1:1000 verhindern. Für quantitative Zwecke läßt sich dieser Fischtest nicht ausnutzen, da die Farbreaktion trotz ihrer verschieden starken Ausprägung sich nicht exakt abstufen läßt. WUNDER hat die Verwendung normaler, d.h. nicht kastrierter Männchen von Rhodeus amarus außerhalb der Laichzeit vorgeschlagen, um die mit einer hohen Mortalität belastete Kastrationsoperation zu vermeiden, doch wird das von GLASER u. HÄMPEL abgelehnt und auch BOMSKOV (1939, S. 398) bezeichnet die intakten Männchen als völlig unbrauchbar. Demgegenüber hat BEAUNE (1935) mit solchen Fischen quantitativ die gleichen Resultate erhalten wie mit kastrierten.

Eine scharfe Kritik hat der Test von GLASER u. HÄMPEL von verschiedener Seite erfahren; so fand MÜLLER (1936, 1938) die öligen Lösungen von Androsteron, Testosteron und Progesteron unwirksam, dagegen waren wäßrige Hodenextrakte, aber auch Ovarial- und Herzmuskelextrakte, ebenso verschiedene Harnextrakte wirksam; er äußert die Vermutung, daß vielleicht das ubiquitäre Spermin in diesen Extrakten für die positive Wirkung verantwortlich zu machen sei, das ja an sich einen positiven Bitterlingstest ergibt; MÜLLER hält auch die Adrenalinkontrollmethoden von GLASER u. HÄMPEL für unzuverlässig; überdies waren wäßrige, nach der Vorschrift von GLASER u. HÄMPEL hergestellte Hormonlösungen auch unwirksam. GLASER u. HÄMPEL (1938c) halten an der Bedeutung und Verwendbarkeit ihres Tests fest, denn nach ihnen ist weder der Hahnenkamm- noch der Vesiculardrüsen-Test geeignet, um die Gesamtheit der physiologischen Wirkungen der Androgene zu erfassen; daher sei ein auf den gesamten physiologischen Leistungen der Androgene aufgebauter Test, eben der Fischtest, „nicht nur notwendig, sondern auch als Suchtest berechtigt". Die Unspezifität des Fischtests geht auch aus eigenen Versuchen von GLASER u. KONYA (1936) hervor, die den Test am kastrierten Bitterlingsmännchen als Prüfmethode für Aphrodisiaca benutzten: in absteigender Wirkungsstärke fanden sie folgende Substanzen wirksam: Yohimberinde, Damianablätter, Canthariden, Muira Puama-Holz, Ginsengwurzel, Mandragorawurzel, Hyoscyamusblätter, Sellerie (sehr schwach). Saphir (1934) benutzte anstelle der in USA nicht vorkommenden Fischarten Rhodeus amarus und Phoxinus laevis den dortigen Cypriniden Chrosomus erythrogaster, der ebenfalls ein prächtiges rotes Hochzeitskleid anlegt: nur die Injektion von Yohimbin und sehr hohen Dosen Harnprolan bewirkte die rasche Ausbildung des Hochzeitskleides, während Hodenhormon, Hypophysenvorderlappenpräparate, Follikelhormon u. a. wirkungslos waren; die Versuche wurden an nicht kastrierten Männchen außerhalb der Laichzeit angestellt. Glaser u. Hämpel (1938b) haben ihre Fisch-Einheit in 0,53 μg Testosteronpropionat und in 0,435 μg Androsteronbenzoat gefunden, auch in 0,42 μg Progesteron, das sie als ,,männliche Hormonkomponente" betrachten.

Nach Regnier (1940) erscheint bei neugeborenen Jungen von Lebistes reticulatus bereits am 4. Tag das Gonopodium[10], d. h. es findet die Umwandlung der Analflosse in das für das erwachsene Männchen charakteristische Kopulationsorgan statt, wenn man das männliche Hormon dem Kulturwasser zusetzt (ölige Lösungen evtl. in emulgierter Form). Hämpel (1949), der den Regnier-Test nachprüfte, lehnte ihn ab, weil in seinen Versuchen die Verlängerung des Gonopodiums erst am 17.—39. Versuchstag mit Sicherheit festzustellen war. Als Testobjekt für androgene Stoffe hat jedoch auch Querner (1953) einen Tag alte Jungfische von Lebistes reticulatus Pet. empfohlen; als Kriterium der androgenen Wirkung dient ihm die Vermehrung der Segmente der Analflosse (Flossenstrahlen 3—6) und die meßbare Zunahme der Segmentbreite. Neuerdings ist auch Cohen (1962) für den Androgen-Test an 1—5 Tage alten Jungfischen von Lebistes reticulatus eingetreten, hauptsächlich wegen der hohen Empfindlichkeit dieser Tiere für Androgene: nach seinen Erfahrungen lassen sich Androgen- (Methyltestosteron-) Mengen unterhalb der 10^{-12} M-Konzentration im Kulturwasser mit diesem Test noch feststellen. Die Verlängerung der Analflosse ist nach Cohen schon nach 3 Tagen erkennbar und nach 5 Tagen sehr deutlich; er hat das geprüfte Methyltestosteron in Äthanol gelöst dem Aquariumwasser zugesetzt, glaubt aber auf Grund von Versuchen an erwachsenen Weibchen von Lebistes, daß eine Lösung in Methanol die Empfindlichkeit der Jungfische noch steigern müßte.

Kleiner, Weisman u. Mischkind (1936) haben die Legeröhre des Bitterlingsweibchens als Testobjekt für androgene Stoffe empfohlen; auch Duyvené de Wit (1938) fand ein Legeröhrenwachstum unter dem Einfluß von Reinandrogenen. Da dieses Organ aber auch auf Oestrogene und Progesteron, und zwar bedeutend stärker als auf Androgene mit Wachstum reagiert (Mühlbock, 1948) und da auch andere Substanzen an der Legeröhre wirksam sind, ist dieser Test wegen seiner Unspezifität nicht verwendbar (vgl. auch Marcus, 1937).

Bei Xiphophorus Helleri Heckel sah van Oordt (1925) keine Beziehung zwischen der Ausbildung der sekundären Geschlechtsmerkmale und dem Zustand der spärlich vorhandenen Leydig-Zellen im Hoden. Dagegen erzielte Wens (1940) durch Verfütterung von Erugon (3,6 Hahneneinheiten) während 3 Monaten und

---

10 Bei der Familie der Goodeidae wandelt sich, im Gegensatz zu den anderen lebendgebärenden Cyprinodontiformes, die männliche Analflosse nicht in ein Gonopodium um; stattdessen besitzen die Männchen eine Muskelmasse, die unmittelbar hinter der Eingeweidehöhle gelegen ist und das stark erweiterte Vas deferens und (meist auch) den Harnkanal umgibt. Dieses Organ wurde von seinem Entdecker Mohsen (1961, 1965) im Hinblick auf seine mutmaßliche Funktion als Überträger der Spermatophoren als ,,Pseudopenis" bezeichnet, das sich unter dem Einfluß der Hodenhormone nur beim Männchen entwickelt.

durch i. p. Injektion von Testosteron eine Vermännlichung reifer Weibchen der gleichen Art, die auch als Männchen fertil waren.

BLACHER (1926) fand, daß bei Männchen von Lebistes reticulatus zur Zeit der Hodenatrophie auch die als sekundäres Geschlechtsmerkmal zu betrachtende Fleckenzeichnung fehlte. Nach EVERSOLE (1939) kann das Weibchen von Lebistes reticulatus durch Injektionen (in geringerem Grade auch durch Verfütterung) von Testosteronpropionat vermännlicht werden (Ausbildung der Analflosse zum Gonopodium, Erscheinen der schwarzen Flecke hinter den Brustflossen u. a.); gewisse männliche Merkmale kommen aber dabei nicht zur Entwicklung, z. B. das rote, gelbe und orangefarbene Körperpigment des Männchens. Nach Ansicht des Verf. liegt also schon bei dieser niederen Wirbeltierart eine Mischung von endokrinen und genetischen Faktoren bei der Ausbildung der sexuellen Unterschiede vor.

Nach CASTELNUOVO (1937) wirken bei 9 Monate alten Spiegelkarpfen nicht nur die Gonadotropine, sondern auch Hodenhormon und Follikelhormon beschleunigend auf die Spermatogenese ein.

OWEN (1937) kommt auf Grund seiner vielfach variierten Versuche am japanischen Bitterling (Acheilognathus intermedium, s.o. S. 103) zum Schluß, daß es schwer sei, die in Ruhe befindliche Legeröhre des Weibchens durch Behandlung mit Sexualhormonen zum Wachstum zu bringen, während das Hochzeitskleid des Männchens mit verschiedenen endokrinen Präparaten (Testosteronacetat, wäßrige Hodenauszüge, Trockentestis, ölige Hodenauszüge, Hypophysenvorderlappenpräparate, Schwangerenharnpräparate) hervorgerufen werden kann.

Wenn REGNIER (1941) dem Aquariumwasser (12 Liter), 10 mg Pregneninolon (= 17-Äthinyl-testosteron) zusetzte, in dem die frisch geschlüpften Lebistes-Jungtiere gehalten wurden, so begann bereits am 4. Tag die Umwandlung sämtlicher Tiere in männlicher Richtung und 3 Wochen nach der Geburt hatten 50% der Tiere alle Merkmale der Männchen: Gonopodium, Färbung, Kampfinstinkte, d. h. lauter Merkmale, die sonst bei den Männchen im Alter von 2—3 Monaten aufzutreten pflegen; 50 mg Testosteronpropionat, in öliger Lösung dem Aquariumwasser zugesetzt, hatten weder eine ebenso rasche noch eine ebenso intensive vermännlichende Wirkung wie die genannte Dosis von Pregneninolon. MOHSEN (1958) hat diese Versuche mit Pregneninolon an Lebistes wiederholt, indem er die Jungtiere von der Geburt an im Lauf von 6 oder 7 Monaten jeden 2. Tag mit 0,03 oder 0,015 mg Pregneninolon behandelte, das als kristalline Substanz fein verrieben dem Futter beigemischt wurde. Von den 55 Versuchstieren zeigten am Schluß der Behandlung 37 Tiere männliche, 15 hermaphroditische und 2 weibliche Merkmale, bei allen war die Skeletmorphologie männlich. Unter den unbehandelten Kontrollen der gleichen Brut waren 11 typische Männchen und 5 typische Weibchen. Die langdauernde Behandlung mit Pregneninolon führte nicht nur zu einer Maskulinisierung der sekundären Geschlechtsmerkmale, sondern auch zu einer mehr oder weniger tiefgehenden Umwandlung der weiblichen Gonadenstruktur, die bis zur Ausbildung eines Ovariotestis fortschreiten konnte. Ob die Vermännlichung der somatischen Merkmale ausschließlich auf die direkte Wirkung von Pregneninolon zurückzuführen ist oder mindestens zum Teil über die vermännlichte Gonade zustandekommt, bleibt zu entscheiden; der frühe Beginn der Umwandlung der Analflosse zum Gonopodium bereits am 4. Tag der Behandlung in den Versuchen von REGNIER (s.o. S. 105) spricht eher für eine direkte Wirkung.

Das Vorkommen beim Männchen von längeren Flossenstrahlen als beim Weibchen in den unpaaren Flossen und die Verlängerung der Flossenstrahlen bei beiden Geschlechtern unter dem Einfluß von Androgengaben haben EGAMI u. Mitarb. bei

4 Teleostierarten aus verschiedenen Familien beschrieben: bei Oryzias latipes (EGAMI, 1954), Monacanthus cirrhifer (ISHII u. EGAMI, 1957), Lebistes reticulatus (dieselben) und Pterogobius zonoleucus (EGAMI, 1959). Bei 2 Süßwasser-Gobiiden, Tridentiger obscurus und Rhinogobius similis, bei denen das Männchen längere Flossen hat als das Weibchen, fördern Androgene das Flossenstrahlenwachstum, während Oestrogene unwirksam sind. Ähnlich scheinen sich viele Knochenfische zu verhalten. Doch gibt es Ausnahmen: so sind die Beckenflossen bei Oryzias latipes beim Weibchen länger als beim Männchen (OKA, 1931; EGAMI u. ISHII, 1956), und Androgene haben eine hemmende Wirkung auf das Wachstum und die Regeneration dieser Flossen (NIWA, 1959). Ferner unterscheidet sich das Gobiiden-Genus Chaenogobius (= Chloea) von anderen Teleostiern hinsichtlich der sekundären Geschlechtsmerkmale insofern als die Strahlen der unpaaren dorsalen und analen Flossen bei den Weibchen länger sind als bei den Männchen und als ein Hochzeitskleid sich bei den Weibchen und nicht bei den Männchen entwickelt. EGAMI (1960) hat die Wirkungen von Sexualhormonen auf die sekundären Geschlechtsmerkmale beim Süßwasserfisch Chaenogobius annularis Gill. untersucht: Die Zuführung der Hormone (Oestron, Oestradiol, Testosteron, Testosteronpropionat) erfolgte durch s.c. Implantation von Preßlingen zu verschiedenen Zeiten inner- und außerhalb der Laichperiode. Alle 4 Substanzen führten zu einer Zunahme der Strahlenlänge, wobei die Oestrogene stärker wirkten als die Androgene; die Wirkung war bei den Männchen und Jugendlichen ausgesprochener als bei den erwachsenen Weibchen, weil bei diesen die Entwicklung der Strahlen schon vor der Behandlung weiter fortgeschritten war. Die einmal erreichte Länge der Strahlen blieb erhalten, auch wenn die Behandlung ausgesetzt wurde. Die Wirkung der Hormone auf die Ausbildung des Hochzeitskleides war wenig ausgesprochen und unregelmäßig. Wurden die Fische in einem Kulturwasser mit Zusatz von 5 oder 25 μg Oestron/Liter gehalten, so kam es zu einem Wachstum der Flossenstrahlen, während der Zusatz von 20 oder 100 μg Testosteron wirkungslos war. Es scheint, daß die physiologische endogene Konzentration von Testosteron im Blut der Männchen ungenügend ist, um ein Wachstum der Strahlen auszulösen, während im Blut der Weibchen der Oestrogengehalt dafür ausreichend ist.

QUERNER (1956) studierte den Einfluß verschiedener Steroidhormone auf die Gonaden juveniler Poeciliiden. Durch Benutzung von 1,2-Propylenglykol als Lösungsvermittler konnten hohe Konzentrationen der Steroidhormone hergestellt und dem Kulturwasser beigemengt werden. Die untersuchten Fischarten verhielten sich nicht gleichsinnig. Bei Lebistes reticulatus wurden die Hoden durch Oestradiol während der Versuchsdauer von 28 Tagen stets zu einer zwittrigen Keimdrüse umgewandelt; dagegen hatte männliches Hormon keinen Einfluß auf das Ovarium. Beim nah verwandten Xiphophorus helleri ließen sich die weiblichen Gonaden durch männliches Hormon häufig zu Ovotestes umbilden. Methyltestosteron führte im juvenilen Hoden aller drei untersuchten Arten zum vorzeitigen Beginn der Spermatogenese; bei Lebistes reticulatus und Platypoecilus variegatus hatte auch Testosteron den gleichen Erfolg. Dehydroisoandrosteron bzw. Androstendiol bewirkten bei Lebistes eine starke Entwicklung von Spermatocyten I. Ordnung bzw. I. und II. Ordnung, führten aber in großen Teilen der Gonade zur Degeneration der Spermatocyten. Das interstitielle Gewebe der Hoden wurde durch die Androgene hinsichtlich Wachstum und Proliferation gehemmt, seine sekretorische Funktion stimuliert. Die Entwicklung der Vasa deferentia war bei Lebistes während der Versuchszeit unter dem Einfluß von Methyltestosteron, Testosteron und Dehydroisoandrosteron vollständig unterdrückt; ebenso wurde die Vermehrung des interstitiellen Gewebes der Ovarien durch die Androgene gehemmt und wurde durch Oestradiol gefördert. Die Ovarialhöhle konnte unter dem Einfluß der Androgene zu einem dünnwandigen Sack degenerieren. Cortison und Desoxycorticosteron schienen keinen Einfluß auf die Entwicklung der Gonaden bei Lebistes zu haben; das letzte hatte übrigens auch keine Wirkung auf das Strahlenwachstum der Flossen bei Chaenogobius annularis (EGAMI, 1960).

GESKE (1956) sah bei Zusatz von Methyltestosteron zum Kulturwasser eine vorzeitige Ausdifferenzierung der Hypophyse und eine Hemmung der Schilddrüse bei juvenilen Exemplaren von Lebistes reticulatus, ebenso eine Frühreife der männlichen Keimdrüse, die von der 8.—10. Woche nach Versuchsbeginn ihren Höhepunkt mit allen Erscheinungen einer normalen Vollreife erreichte; dann aber setzte eine rasche Degeneration ein. Bei geschlechtsreifen Tieren machte sich eine Verarmung an reifen Spermien bemerkbar; das Epithel der Spermalkanäle hypertrophierte.

Manche Knochenfische, z. B. gewisse Gobius-Arten u. a. besitzen an der Hodenbasis ein Organ, das als ,,seminal vesicle", also als ,,Samenblase" bezeichnet wird; ob dieses Organ tatsächlich als solche fungiert, scheint allerdings nicht endgültig festzustehen. Auch hinsichtlich einer Abhängigkeit der ,,Samenblasen" der Fische von den Androgenen des Hodens sind die Meinungen der Untersucher geteilt: So fand WEISEL (1949) bei Gillichthys keine Reaktion der Organe auf Androgene, während nach TAVOLGA (1955) die ,,Samenblasen" beim kastrierten Bathygobius separator geschrumpft sind und im Fall der Regeneration der Hoden wieder eine normale Gestalt annehmen; auch EGAMI (1960) fand bei Pterogobius zonoleucas eine Stimulation der Sekretion durch Testosteron in den Vasa deferentia, den Homologa der ,,Samenblasen" bei anderen Gobiusarten. Die Untersuchung von SUNDARARAJ u. GOSWAMI (1965) über die Reaktion der ,,Samenblasen" bei Heteropneustes fossilis (Bloch) auf die Zuführung von Testosteronpropionat scheint ohne Zweifel für ihre Abhängigkeit von Androgenen zu sprechen (Tabelle 2)·

Tabelle 2. *Reaktion der ,,Samenblasen" von Heteropneustes fossilis auf die Injektion von Testosteronpropionat[d] (nach* SUNDARARAJ u. GOSWAMI, *1965)*

	Länge[a]	Samenblasen Gewicht[b]	Mittlere Oberfläche der Samenblasenlumina[c]
Kontrollfische zu Anfang der Versuche	4,33 ± 0,59	3,50 ± 1,80	0,383 ± 0,083
Androgenbehandelte Fische . .	6,44 ± 0,24	11,20 ± 2,47	7,003 ± 1,323
Öl-behandelte Fische	4,83 ± 0,52	2,83 ± 0,82	0,336 ± 0,086
Kontrollfische am Ende der Versuche	4,00 ± 0,50	3,50 ± 0,49	0,394 ± 0,091

[a] in mm; [b] in mg; [c] in mm²×300; 4. i.m. jeden 2. Tag im Lauf von 48 Tagen, insgesamt 12 mg Testosteronpropionat; Versuche im Januar begonnen, wenn die ,,Samenblasen" rückgebildet sind. Ergebnisse statistisch signifikant.

Bemerkenswert ist es, daß die ,,Samenblasen" dieses Fisches *nicht* von den WOLFF'schen Gängen abstammen und dennoch sehr deutlich mit Wachstum und Sekretion auf die Zuführung von Testosteronpropionat reagieren.

Entwicklungsgeschichtliche Untersuchungen (THIÉBOLD, 1963) an den Embryonen des kleinen Katzenhais (Scyliorhinus caniculus L.) zeigten, daß bereits bei einer Länge von 17—20 mm ein Geschlechtsunterschied in der Ausbildung der Vorderniere festzustellen ist, also zu einer Zeit, in der die Gonadenanlagen noch keine Anzeichen einer Differenzierung aufweisen: Während bei Weibchen die vordersten Segmentkanälchen des Mesonephros sich nur unvollständig entwickeln und rasch degenerieren, geht bei Männchen aus ihnen eine Adnexdrüse des Hodens, die sogenannte Leydigdrüse hervor, deren Sekret als Vehikel und trophisches Milieu für die Spermatozoen dient. Eine Behandlung der Embryonen mit verschiedenen Dosen von Testosteronpropionat (in öliger Lösung in den Dotter injiziert) bei einer Länge von 7—10 bzw. 32—35 mm führt zu einer typischen Maskulinisierung der Vorderniere und zu einem Zustand wie er beim Männchen zur Zeit der Geschlechtsreife erreicht wird, mit Hyperplasie der Mesonephroskanälchen und Abwesenheit des Filterapparats; dagegen ist Testosteron auf die erste Phase der Differenzierung des Mesonephros, die sich aus der Entwicklungshemmung der vordersten Segmentkanälchen beim weiblichen Embryo ergibt, ohne Wirkung. Diese Beobachtungen zeigen, daß das gleiche Erfolgsorgan, das Vorderende des Mesonephros, dem androgenen Hormon gegenüber verschieden empfindlich ist, je nach dem, ob es sich um einen männlichen oder weiblichen Embryo handelt.

Fraglich sind die hormonalen Beziehungen zwischen dem Hoden und der sogenannten Bruttasche bei den Syngnathideae (Seepferdchen): Die erwachsenen Männchen besitzen an der Unterseite eine spezielle Bruttasche, in der sie die von den Weibchen abgelegten Eier bis zum Ausschlüpfen der Jungen tragen. BOCK (1930) beobachtete gewisse Degenerationserscheinungen in der Bruttasche bei einem (!) Männchen von Syngnathus abaster nach Entfernung der Hoden, aber NOUMURA (1959), der die Kastration an einer größeren Zahl erwachsener Individuen der Art S. schlegeli ausführte, sah innerhalb der Beobachtungszeit von 40 Tagen keine Rückbildungserscheinungen an den Bruttaschen auftreten. Bei normalen und kastrierten erwachsenen Weibchen hatte die i.p. Implantation eines kleinen Preßlings von Testosteron die Bildung eines Bruttaschen-ähnlichen Gebildes zur Folge, das aber auch nach längerer Testosteron-Einwirkung niemals die Ausmaße der normalen männlichen Bruttasche erreichte; eine spontane Entwicklung einer Bruttasche bei den kastrierten Weibchen wurde nicht beobachtet; Ovarien, in deren unmittelbarer Nachbarschaft der Testosteron-Preßling lag, zeigten Degenerationserscheinungen. BOISSEAU (1964) hat die totale Kastration bei tragenden Männchen des Seepferdchens Hippocampus hippocampus L. zu verschiedenen Zeiten der 21 Tage dauernden Tragzeit (zwischen dem 1. und 13. Tag) ausgeführt und keinerlei Einfluß der Hodenentfernung gesehen: die Embryonen entwickeln sich normal und werden zum normalen Termin aus der Bruttasche entlassen. Die Hodenhormone sind also an der Regelung der Embryonalentwicklung und der Trächtigkeit nebst Geburt nicht beteiligt, was auch aus den Rückbildungserscheinungen an den interstitiellen Zellen des Hodens während der Tragzeit geschlossen werden kann, die sich sowohl auf die Zahl und Größe der Zellen als auch auf ihren verminderten Gehalt an sudanophilen Lipiden beziehen. Im Gegensatz zur Wirkungslosigkeit der Kastration führt die Entfernung der Hypophyse bei H. hippocampus während der Tragzeit zu weitgehenden Störungen, die sich in Frühgeburten und Mißbildungen der Embryonen äußern.

4. Die Auswertung an Amphibien

Die ersten experimentellen Untersuchungen über die Rolle des männlichen Hormons bei Amphibien hat NUSSBAUM (1909) beim Frosch ausgeführt. Wenn er bei kastrierten Männchen[11], die den *Umklammerungsreflex* nicht zeigten[12], Frosch-hoden in den dorsalen Lymphsack brachte und diesen Eingriff in bestimmten Intervallen wiederholte, sah er bei den Kastraten den Reflex wieder auftreten, ebenso wenn die Hoden verrieben und in Form einer Gewebssuspension in den Lymphsack injiziert wurden. NUSSBAUM zog daraus den Schluß, daß die stimu-lierende Wirkung der Geschlechtsdrüsen auf chemischen Einflüssen beruhe. Auch STEINACH (1910) hat seine ersten Versuche an Fröschen (Rana temporaria, R. fusca, R. esculenta) durchgeführt und bestätigen können, daß der Umklamme-rungsreflex beim Froschmännchen nach der Kastration nicht mehr auslösbar ist; auch STEINACH konnte ihn durch Injektion von Extrakten aus Froschhoden wieder hervorrufen, und zwar sowohl aus artgleichen wie aus artfremden Frosch-hoden. Er machte übrigens die interessante Beobachtung, daß die überpflanzten oder injizierten Hoden von Fröschen außerhalb der Brunstzeit unwirksam waren, während er mit Hoden von Fröschen aus der Brunstperiode einen vollen Ersatz der bei der Kastration entfernten Hoden erzielen konnte. Erst sehr viel später gelang das gleiche auch mit Extrakten aus Stierhoden (BROSSARD u. GLEY, 1929). McCARTNEY (1929) hat eine Frosch-Einheit des Hodenhormons als die kleinste Menge definiert, die imstande ist, bei erwachsenen Winterfröschen von 8 cm Länge und 50 g Körpergewicht nach Injektion in den dorsalen Lymphsack den Um-klammerungsreflex bei einer Temperatur von $+10\,^{\circ}$C auszulösen. Obgleich sich im weiteren Verlauf der Untersuchungen gezeigt hat, daß der Umklammerungs-reflex als Leitreaktion bei der Auswertung von Androgenen sowohl wegen der Unspezifität (er läßt sich auch durch andere Substanzen, z. B. durch Aphrodisiaca auslösen) als auch wegen der mangelnden Eignung für quantitative Untersuchun-gen nicht in Betracht kommt, haben jene ersten Versuche, die sozusagen die Grundlagen für die Lehre von der inneren Sekretion der Geschlechtsdrüsen schufen, ihre große Bedeutung behalten, und zwar nicht nur in historischer Hin-sicht, sondern auch als relativ einfaches Paradigma des psychosexuellen Verhal-tens bei den höheren Wirbeltieren und dem Menschen[13].

Ein sekundäres Geschlechtsmerkmal des männlichen Frosches, das in engster Beziehung zur Auslösung des Umklammerungsreflexes steht, sind die sogenannten *Daumenschwielen*, ein höckeriges Hautorgan an den Daumen der vorderen Extre-mitäten (Abb. 3), das sich zur Zeit der Brunst durch eine Wucherung des Epithels der Epidermis, eine Vermehrung des Drüsengewebes und eine Einlagerung von Pigment auszeichnet (vgl. HARMS, 1914, S. 230—231). Beim Kastraten bilden sich die Daumenschwielen bis auf geringfügige Reste zurück, doch können sie durch die Injektion von Hodenextrakten jederzeit wieder zur Entwicklung und voller

---

11 In dieser Arbeit wird auch die Operationstechnik der Kastration beim Froschmännchen eingehend beschrieben.

12 Elektrophysiologische Untersuchungen, die ANGYÁN, MENYHÁRT u. SZABÓ (1953) an Fröschen während der natürlichen Umklammerungsreaktion im April/Mai anstellten, zeigten, daß im Gegensatz zu der verbreiteten Meinung, daß während der tonischen Kontraktion der Flexoren der vorderen Extremitäten keine Aktionsströme ableitbar seien, diese sich sehr wohl feststellen ließen, wenn auch in abnehmender Frequenz und Intensität. Die tonische Kontrak-tur der Umklammerungsreaktion wird physiologischer Weise über viele Stunden oder einige Tage aufrechterhalten durch sensorische Impulse von Seiten sehr verschiedener rezeptiver Regionen, während andere Reaktionen unterdrückt werden. Diese sensorischen Impulse erhöhen die elektrische Aktivität des Hypothalamus, nach einer anfänglichen Herabsetzung. Durch Hypophysektomie oder eine supramedulläre Durchschneidung des Hirnes wurden diese Änderungen in den Aktionsströmen des Hypothalamus verhindert.

13 Vgl. dazu A. LIPSCHÜTZ, Die Pubertätsdrüse und ihre Wirkungen; Ernst Bircher-Ver-lag, Bern 1919, besonders S. 114—128, wo die physiologischen Grundlagen des Umklamme-rungsreflexes eingehend erörtert sind.

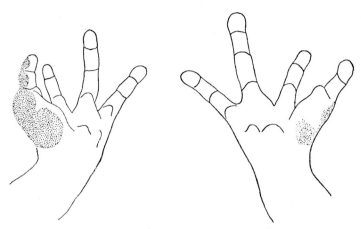

Abb. 3. Wirkung der Kastration auf die Daumenschwiele von *Rana temporaria*. Links: Hand eines normalen männlichen Frosches mit voll ausgebildeter Brunstschwiele. Rechts: Hand eines Vollkastraten. (Nach MEISENHEIMER)

Funktionsfähigkeit beim Umklammerungsvorgang gebracht werden (vgl. dazu NUSSBAUM, 1909; STEINACH, 1894, S. 313—314, MEISENHEIMER, 1912). Nach CHAMPY, COUJARD u. COUJARD (1939) ist die hormonale Beeinflussung des Daumenballens beim Frosch eine doppelte: während die gewebliche Grundentwicklung durch das männliche Hormon ausgelöst wird, hängt die schwarze Färbung und die papilläre Umbildung der Haut des Ballens von oestrogenen Einflüssen ab; beim Weibchen kommt es trotz Gegenwart von Oestrogenen nicht zur Entwicklung des Daumenballens, weil die für die Grundentwicklung notwendigen Androgene fehlen.

Ein mit dem Umklammerungsreflex in Zusammenhang stehendes sekundäres Geschlechtsmerkmal des Froschmännchens ist die *Hypertrophie der Vorderarmmuskulatur*, die zur Zeit der Brunst erfolgt und dem Festhalten des Weibchens dient. Sie geht nach Aufhören der Brunst zurück, verschwindet vollkommen nach der Kastration und kann durch Hodentransplantationen, Hodenextraktinjektionen und durch Applikation von Androgenen wieder hervorgerufen werden (vgl. NUSSBAUM, 1909).

Ein mit der Jahreszeit und dem davon abhängigen sexuellen Aktivitätszustand in Beziehung stehendes Organ sind die *Samenblasen* des Frosches, die zur Zeit der Brunst eine merkliche Vergrößerung zeigen (NUSSBAUM, 1912), sich nach der Kastration zurückbilden und durch artgleiche Hodentransplantationen, aber auch durch Injektion von Hodenextrakten zur Regeneration gebracht werden können (NUSSBAUM, 1909, S. 519—577).

Beobachtungen über den *Brunstlaut* des Frosches und seine Abhängigkeit vom Hoden hat HARMS (1914, S. 175—176) gemacht: Beim Kastraten findet spontan keine Lautäußerung statt, sondern nur nach Hautreizungen, auch ist der Laut qualitativ verändert, dumpf und heiser. In neuerer Zeit haben PENHOS u. CARDEZA (1958) die Beeinflussung des Brunstlautes und anderer sekundärer Geschlechtsmerkmale durch die Kastration beim Männchen der Kröte Bufo arenarum untersucht: Schon 10 Tage nach der Kastration begann eine Hypertrophie des Bidder-

schen Organs[14] (B.O., der rudimentären weiblichen Geschlechtsdrüse des Kröten-
männchens) und zugleich die Abnahme der Daumenschwielen und des Brunstlautes, der bei Kompression des Thorax hinter den Vorderbeinen ausgestoßen
wird; nach 10 Monaten betrug das Gewicht des B.O. bei den normalen Männchen
48 ± 2 mg, bei den Kastraten 100 mg, nach Behandlung der Kastraten mit Testosteronpropionat 41 ± 1 mg, mit Testosteronpropionat + Folsäure 30 ± 2 mg, mit
Testosteronpropionat + Aminopterin $38 \pm 2{,}4$ mg; Folsäure allein war unwirksam
$(97 \pm 3{,}3$ mg) und Aminopterin allein verringerte das Gewicht des B.O. beim
Kastraten auf $69 \pm 3{,}6$ mg. Folsäure verstärkte auch die Wirkung von Testosteronpropionat auf die Daumenschwielen und den Brunstlaut, während die Wirkung
durch Aminopterin verringert wurde. Oestradiolbenzoat beschleunigte beim
Kastraten die Rückbildung der Daumenschwielen und des Brunstlautes. Die histologische Untersuchung der Daumenschwielen und des B.O. bestätigte die makroskopischen Befunde.

Bei den Urodelen (geschwänzten Amphibien, Molchen) kann man zwei Arten
von Sexualmerkmalen unterscheiden (DE BEAUMONT, 1932): Die einen (im allgemeinen sind es anatomische Merkmale des Urogenitalapparats) entstehen fortschreitend im Lauf des allgemeinen Wachstums des Tieres und bleiben dann
konstant, sie sind als *praepuberale Sexualmerkmale* zu bezeichnen. Die anderen
stellen entweder äußere Unterscheidungsmerkmale der Geschlechter dar oder
bestehen in einer sekretorischen Aktivität verschiedener Zonen des Urogenitalapparats, treten erstmals bei der sexuellen Reifung des Individuums auf und
machen von da ab eine jährliche Entwicklung im Gleichlauf zum spermatogenetischen Cyclus durch: sie sind die *postpuberalen Sexualmerkmale*, deren Regulation
bei den Triton-Arten durch die Sexualhormone gut bekannt ist. Die Kastration
ruft ihre endgültige Rückbildung hervor und die heterologe Gonadentransplan-
tation läßt bei den Angehörigen des einen Geschlechts die postpuberalen Sexualmerkmale des anderen Geschlechts auftreten; ihre Anwesenheit ist also an das
Vorhandensein der Sexualhormone gebunden. Was die Regulierung der praepuberalen Sexualmerkmale anbetrifft, so hat die Kastration der erwachsenen Tiere
keine Änderung derselben zur Folge, die männlichen und weiblichen Kastraten
bleiben sehr verschieden, es bildet sich kein neutraler Typus aus. Anders bei der
Kastration der unreifen Individuen des Kamm-Molches, bei denen die Gonaden
zwar morphologisch bereits differenziert sind, der Urogenitalapparat aber in
beiden Geschlechtern noch identisch ist: Hier sind die Kastraten in beiden Geschlechtern morphologisch identisch, von neutralem Typ; der praepuberale Kamm
des Männchens, der dem Weibchen fehlt, bildet sich nach der Kastration bei den
Männchen und Weibchen aus; die Cloacalpapille, normalerweise sehr entwickelt
beim Männchen und rudimentär beim Weibchen, ist bei den Kastraten von inter-
mediärem Typ, ebenso wie die Cloacaldrüsen; die Wolff'schen und Müller'schen
Gänge, deren Ausbildungsgrad und anatomische Lage normalerweise sich von
Geschlecht zu Geschlecht stark unterscheidet, sind beim neutralen Typ in beiden
Geschlechtern eng und vereint; die ausführenden Gänge der Beckennieren, die
sich beim Männchen zu einem Sammelgang vereinen und unabhängig vom WOLFF'-
schen Gang in die Cloake münden, beim Weibchen jeder für sich in den WOLFF'-
schen Gang einmünden, vereinigen sich beim neutralen Typ zwar mehr oder
weniger weitgehend (wie beim Männchen), münden aber in den WOLFF'schen Gang
(wie beim Weibchen). Werden praepuberal kastrierte Weibchen mit einem Hoden-

---

14 Bei kastrierten Krötenmännchen kommt es zu einer Bildung von Eiern im Bidder-
schen Organ, die in relativ seltenen Fällen befruchtungs- und entwicklungsfähig sind (PONSE,
1925).

transplantat versehen, so entwickeln sich sowohl die praepuberalen als auch die postpuberalen Sexualmerkmale vollkommen in männlichem Sinne.

Aus diesen Tatsachen ergibt sich, daß die praepuberalen Unterschiede zwischen den Geschlechtern nicht nur von einer fördernden Wirkung des Hodens bzw. des Ovariums abhängen (Wirkung des Hodens auf die Entwicklung der WOLFF'-schen Gänge, der Cloacalpapille, der Cloacaldrüsen, des Harnsammelganges; Wirkung des Ovariums auf die Müller'schen Gänge), sondern auch durch die hemmende Wirkung des Ovariums auf gewisse Merkmale geformt werden (Kamm, Papille und Drüsen der Kloake, Harnsammelgang). Die praepuberalen Sexualmerkmale unterliegen also, wie die postpuberalen den Einflüssen der Sexualhormone, sie können aber, auf Grund ihres anatomischen Charakters, einmal gebildet, durch die Kastration des erwachsenen Tieres nicht mehr umgebildet werden; Merkmale, die beim Weibchen infolge der hemmenden Wirkung des Ovariums vor der Pubertät nicht zur Ausbildung kamen, bilden sich auch beim erwachsenen Weibchen nach der Kastration nicht mehr aus.

Beim erwachsenen Kamm-Molch, Triton cristatus, sind deutliche Kastrationsfolgen an den sekundären Geschlechtsmerkmalen des Männchens zu beobachten: das Hochzeitskleid, die Schwellung der Kloake, die charakteristische Einrollung des Schwanzes und das Wachstum des Rückenkammes, die sonst in der Brunstzeit in Erscheinung treten, bleiben nach der Kastration aus. Die Tritonen reagieren aber auf die Zuführung von Androgenen sehr prompt mit der Wiederherstellung der männlichen Geschlechtsmerkmale und zeigen eine erhöhte Motilität; sie sind daher als Testtiere für die Auswertung von Androgenen empfohlen worden (vgl. BEAUNE u. FALK, 1936; CHAMPY, 1936; BENET u. LUXEMBOURG, 1939). FLEISCH-MANN u. KANN (1932) haben den nicht kastrierten männlichen Kamm-Molch in der sexuellen Ruhezeit, während welcher der Kamm und die anderen sekundären Geschlechtsmerkmale (s.o.) wie beim Kastraten rückgebildet sind, als Testtier empfohlen: Die relativ nicht hohe Empfindlichkeit, die noch dazu in Abhängigkeit von der Jahreszeit wechseln dürfte, und vor allem die Unsicherheit, die eo ipso allen Auswertungen an nicht kastrierten Tieren anhaftet, lassen diese Testmethode wenig empfehlenswert erscheinen. Andererseits dürfte die Kastration des Molches nicht mit besonderen technischen Schwierigkeiten verbunden sein (s. LIPSCHÜTZ, 1926). FLEISCHMANN u. KANN (1936) haben in ihren Versuchen am nicht kastrierten Triton gezeigt, daß die Wirkung der Injektionen von Testosteron (0,25 mg s.c. in 5 Tagen) sich am Kamm schon nach wenigen Tagen äußert, trotz der hohen Dosen aber keineswegs die maximale Entfaltung des Kammes auslöst, wie sie zur Brunstzeit beobachtet wird. DAWSON u. JIMENEZ (1933) haben die Natur des Triton-Rückenkammes als eines sekundären Geschlechtsmerkmales bezweifelt, weil sie bei ihren kastrierten Triturus viridescens-Männchen durch die Implantation von Froschhypophysen (8mal 2 Hypophysen von Rana pipiens) eine Entwicklung des Rückenkammes herbeiführen konnten. Auch ADAMS (1932) hatte sich im gleichen Sinn ausgesprochen, daß das Wachstum des Rückenkammes vom Wachstumshormon (STH) des Hypophysenvorderlappens abhängig sei:Daß STH an der praepuberalen Morphogenese des Rückenkammes beteiligt ist, geht schon aus den Untersuchungen von BEAUMONT (1932) hervor, aber es ist nicht ausgeschlossen, daß in den Versuchen von ADAMS und von DAWSON u. JIMENEZ Hodenreste vorhanden waren, die durch die Hypophysenimplantationen aktiviert wurden, denn an der grundsätzlichen Abhängigkeit des prae- und postpuberalen Rückenkammes von den Wirkstoffen des Hodens ist im Hinblick auf die oben zitierten Arbeiten von BEAUNE u. FALK, CHAMPY u. a. wohl nicht zu zweifeln. DAWSON u. JIMENEZ haben an intakten Männchen von Triturus viridescens durch die Hypophysenimplantationen eine Entwicklung der Duftdrüsen zu beiden Seiten des Kopfes („hedonic glands") außerhalb der Brunstzeit erzeugt; bei kastrierten Männchen waren die Implantationen ohne diese Wirkung, die offenbar über die innere Sekretion des Hodens zustande kommt.

WELTI (1923) untersuchte das Schicksal von Auto- und Homoio-Transplantaten des Hodens bei der Kröte (Bufo vulgaris): nach i.p. oder s.c. Transplantation kam es zunächst zu einer Degeneration, dann zu einer Regeneration der Spermatogenese. Am besten entwickelten sich (bei partieller Kastration) die Transplantate auf dem Hodenrest, hier sogar eventuell ohne ein zwischengeschobenes Degenerationsstadium. Eine Maskulinisierung der Krötenweibchen gelang PONSE (1923) erst dann, wenn beim jungen Weibchen zunächst die Ovarien, dann das Biddersche Organ entfernt wurden und nun der Hoden auf den gelben Körper überpflanzt wurde: 7 Monate später erschienen die hornigen Excrescenzen an den Zehen der Vorderbeine, die für die Männchen charakteristisch sind; männlicher Sexualtrieb und männlicher Brunstlaut wurden nicht beobachtet. WELTI (1925) konnte bei total oder partiell kastrierten Krötenweibchen in 4 von 24 Fällen auch durch die i.p. Hodenüberpflanzung eine Maskulinisierung der Krötenweibchen erreichen (Excrescenzen an den Fingern der vorderen Extremitäten, männliche Stimme und Begattungsinstinkte). Bei kastrierten Männchen wurde durch i.p. Ovarientransplantation eine Feminisierung der Tiere herbeigeführt, die sich in einem Heranwachsen der Oocyten im Transplantat und der gleichzeitigen Entwicklung der beim Männchen rudimentären MÜLLER'schen Gänge zu den gewundenen Organen wie beim erwachsenen Weibchen äußerte. Die nach der Kastration degenerierten sekundären Geschlechtsmerkmale des Männchens traten nach der Feminisierung nicht wieder auf.

Bei den Weibchen von Xenopus laevis, dem Krallenfrosch, läßt sich durch die Injektion von Methyltestosteron die Ovulation auslösen; die dafür notwendige Dosis ist von der Jahreszeit abhängig und während der Brunstzeit 11mal geringer als außerhalb derselben (SHAPIRO 1939) und beträgt nur 5 statt 55 μg. SHAPIRO hat daraufhin Xenopus laevis als Versuchstier zur Auswertung von Androgenen vorgeschlagen, nur muß dabei die jahreszeitlich verschiedene Empfindlichkeit gegenüber der ovulationsauslösenden Wirkung berücksichtigt werden; vergleichende Versuche mit anderen androgenen Verbindungen außer Methyltestosteron scheinen aber nicht vorzuliegen. Da nach SHAPIRO u. ZWARENSTEIN (1937) die Ovulation auch am explantierten Ovarium von Xenopus laevis in vitro durch Methyltestosteron erreicht werden kann, wäre auf diese Weise vielleicht eine Vereinfachung des empfohlenen Auswertungsverfahrens möglich.

Führt man die Hypophysektomie bei den Männchen des Grasfrosches (Rana temporaria L.) im Mai aus und untersucht die Tiere im September, so findet man, daß gewisse sekundäre Geschlechtsmerkmale, die einen charakteristischen Jahrescyclus ihrer Entwicklung besitzen, diesen Cyclus eingebüßt haben und sich wie beim Kastraten verhalten, wie GALLIEN (1939) durch genaue Messungen am Daumenballen feststellen konnte. Nach ANGYÁN u. Soós (1953) löst die Gonadotropininjektion beim Winterfrosch (Rana esculenta) vor oder gleichzeitig mit der Spermienausstoßung (GALLI-MAININI-Test 1948a, b) auch den Umklammerungsreflex aus. Im weiteren ergab sich die Bedeutsamkeit sowohl reflektorischer als auch endokriner Faktoren für die cyclischen Veränderungen im sexuellen Verhalten des Froschmännchens: beide sind eng verbunden in der hypothalamischen Region, aber auch andere Faktoren, wie das Adrenalin, spielen bei der Reaktion eine wichtige Rolle. Jedenfalls zeigen die Ergebnisse, daß beim normalen Frosch das Fehlen der Spermienausstoßung und des Umklammerungsreflexes während des

größten Teiles des Jahres nicht nur auf einen Abfall der Gonatropinbildung rück-
führbar ist, sondern daß auch andere Funktionen der Hypophyse daran beteiligt
sind. Im gleichen Sinne sprechen auch die Versuche von KONTAXIS, MAHER und
PICKERING (1955), die eine Beeinflussung der männlichen Frösche hinsichtlich der
Reaktionsfähigkeit auf Choriongonadotropin durch Temperatur, Licht bzw. Dun-
kel und Ernährung wahrscheinlich machten. Die minimalen Dosen, die nach Ab-
lauf von 4 Std. bei 75% der Versuchsfrösche die Ausstoßung von Spermatozoen
bewirkten, waren nach BURGOS u. LADMAN (1955) 5 mg FSH, 0,05 mg ICSH bzw.
25 IE Choriongonadotropin; auf Grund von quantitativen Überlegungen ist anzunehmen, daß die positive Reaktion bei der Verabreichung von FSH durch die
Spuren einer Verunreinigung mit ICSH hervorgerufen ist, während FSH selber
unwirksam sein dürfte.

Besondere Verhältnisse scheinen bei der Geburtshelferkröte (Alytes obstetri-
cans) zu herrschen (DELSOL, 1959), die bekanntlich dadurch ausgezeichnet ist, daß
das Männchen die Schnüre befruchteter Eier vom Weibchen übernimmt und bis
zum Ausschlüpfen der Jungen mit sich herumträgt: Die einmalige Injektion eines
Gonadotropinpräparats, das in der Hauptsache FSH enthielt, in sehr jugendliche
Kaulquappen dieser Kröte im Herbst hatte bei den weiblichen Larven keine
Wirkung, während sie bei den männlichen zu einer bedeutenden Hypertrophie der
Samenkanälchen und zu einer raschen Entwicklung des samenbildenden Epithels
führte. Interstitielle Zellen schienen nicht vorhanden zu sein. Anatomisch kam es
zu einer Vergrößerung und Aufhellung des Hodens schon bei einer einmaligen
Dosis von $1/40$ Mäuse-Einheit Gonadotropin, höhere Dosen wirkten stärker. An-
fänge der Wirkung einer einmaligen Injektion waren bereits 1 Std. später zu
beobachten. Ein Choriongonadotropinpräparat war bedeutend weniger wirksam.
In chronischen Versuchen, in denen die Larven 2—3mal wöchentl. eine Injektion
im Lauf von 2—3 Monaten erhielten, kam es zu einer vollständigen Entwicklung
der Hoden, mit reichlich Spermatozoen und interstitiellen Zellen; hier war auch
an den Weibchen eine Wirkung festzustellen, wenn auch weniger ausgesprochen.
Andere Amphibienarten zeigten nach der gleichen Behandlung ihrer Kaulquappen
bedeutend weniger deutliche Wirkungen als Alytes, nur eine leichte Stimulierung des
Gesamthodens oder Andeutung einer Differenzierung der spermatogenetischen
Zellen. Ob und in welcher Weise die geburtshelferische Funktion der Männchen
von Alytes von den Hormonen des Hodens abhängig ist, scheint nicht bekannt
zu sein.

YOSHIKURA (1959a, b) verfolgte die sexuelle Differenzierung bei hypophysektomierten Kaulquappen des Frosches Rana japonica (einer differenzierten Rasse):
sie geht zunächst vom Beginn im Alter von 61—70 Tagen bei den operierten Tieren
und bei den intakten Kontrolltieren etwa in der gleichen Weise vor sich, aber vom
Alter von 100 Tagen an scheinen besondere Wirkstoffe der Hypophyse für die
normale Bildung der Gonaden notwendig zu sein, denn in den Ovarien, die ebenso
wie die Hoden im Wachstum zurückbleiben, ist besonders die Ausbildung der
Auxocyten gehemmt und die Hoden weisen strukturelle Veränderungen auf, die
auf eine Entwicklungsstörung im medullären Mesenchym schließen lassen. Auch
beobachtete man unter den älteren Tieren eine Reihe von Fällen mit „sexuell nicht
unterscheidbaren Gonaden", wie sie normalerweise nie vorkommen und die offenbar intersexuelle genetische Männchen betreffen. In Versuchen mit Anwendung
von hoher Temperatur des Kulturwassers (30°C) kam es bei den intakten Kontrollen zu einer mehr oder weniger fortgeschrittenen Maskulinisierung der weiblichen Larven, die bei den hypophysektomierten Wärmetieren fehlte; die Hoden-
entwicklung war bei den intakten Wärmetieren normal, bei den hypophysekto-

mierten gehemmt, wie das als Folge der Hypophysektomie schon früher festgestellt worden war, auch traten unter ihnen in seltenen Fällen Intersexe auf. Die Maskulinisierung der Ovarien bei den Wärmetieren scheint also von der Hypophyse abhängig zu sein.

Eine Feminisierung der Gonaden bei den genetischen Männchen von Triturus (Triton) helveticus und Triturus (Triton) alpestris als Folge des Zusatzes von 50 oder 500 μg Oestradiolbenzoat zum Kulturwasser beschrieben GALLIEN u. COLLENOT (1960):

Tr. helveticus, Kontrollen   5♀:10♂; Versuchstiere 38♀:0♂;
Tr. alpestris,   Kontrollen 21♀:16♂; Versuchstiere I. Ser. 19♀:2♂̟:4♂;
          II. Ser. 21♀:2♂̟:6♂.

Der Mesonephros war weitgehend verändert, was auf eine pathologische Wirkung des weiblichen Hormons auf die Nierenentwicklung schließen läßt.

Bei der Kröte Bufo arenarum Hensel wurde die Ovulation durch die Injektion von 0,5 mg artgleicher Hypophyse (Pars distalis = Hypophysenvorderlappen) regelmäßig ausgelöst, mit 0,3 mg in keinem Fall. Wurde aber diese unwirksame Hypophysendosis mit an sich ebenfalls unwirksamen Injektionen verschiedener Steroide (Androgene, Oestrogene, Gestagene, Corticosteroide) kombiniert, so riefen die Kombinationen in einem Teil der Fälle eine komplette oder partielle Ovulation hervor, auch *in vitro*. Diese Kombinationswirkung wurde auch bei Weibchen beobachtet, denen die Hypophyse, die Nebennieren oder die Schilddrüse entfernt waren (DE CORRAL, 1959) (Tabelle 3):

Tabelle 3. *Kombinationswirkung von 0,3 mg Hypophysenvorderlappen und verschiedenen Dosierungen einiger Androgene auf die Ovulation bei Bufo arenarum: Zahl der positiven Fälle/ Zahl der Versuchstiere (nach DE CORRAL, 1959)*

Androgenpräparat	Dosierung des Androgens			
	5,0 mg	2,5 mg	1,25 mg	0,6 mg
Äthinyl-nor-testosteron	6/6	10/12	6/6	3/6
Äthinyl-testosteron	5/6	—	1/6	—
Methylandrostendiol	4/6	2/6	—	—
Methyltestosteron	4/12	—	1/6	—
Testosteronpropionat	2/6	4/12	—	—

Progesteron (100 μg/Liter Kulturwasser) scheint die Entwicklung der Gonaden genetischer Männchen der Kröte (Bufo bufo L.) zu beschleunigen (LUGLI, 1959).

Junge Kröten (Bufo arenarum) von 600 mg K.-Gew. und 2 cm K.-Länge wurden im Lauf eines Monats nach der Metamorphose jeden 2. Tag i.p. mit 0,05 mg FSH aus Schweinehypophysen oder 0,05 mg LH aus Schafshypophysen injiziert. FSH maskulinisierte 100% der Versuchstiere, darunter ein genetisches Weibchen; durch LH wurden 100% der Tiere feminisiert (BURGOS u. PISANÓ, 1959).

In Versuchen an erwachsenen und jugendlichen Axolotl (Ambystoma mexicanum), die im Lauf von etwa 30 Tagen mit i.m. Injektionen von 17-Methyl-19-nortestosteron oder von 17-Äthinyl-19-nortestosteron behandelt wurden, reagierte die Hypophyse mit einer deutlichen Vermehrung der cyanophilen (basophilen) Zellen. Auf diese hypophysären Veränderungen reagierte wiederum die Schilddrüse mit dem Eintritt der Aktivität, die ihren neotänen Ruhezustand ablöste. Am Thymus spielten sich Involutionsprozesse ab. Im Ovarium wurde bei den erwachsenen Axolotl die Ablösung der reifen Oocyten gehemmt, sie wurden resorbiert, und in den Ovidukten beobachtete man keine funktionelle Hypertrophie, wie sie der Ovulation vorausgeht. Im allgemeinen war die Methylverbindung wirksamer als die Äthinylverbindung. Nach Absetzen der Behandlung kehrten die Tiere nach etwa 15 Tagen zum Zustand der unbehandelten Kontrolltiere zurück (LEGHISSA, FIUME u. MATSCHER, 1959).

Die Frage, ob bei den Amphibien nur die artgleichen hypophysären Gonadotropine wirksam sind oder ob man auch mit den Gonadotropinen anderer Arten der Amphibien bzw. anderer Klassen von Wirbeltieren eine Gonadenentwicklung erreichen kann, ist noch nicht endgültig entschieden. Während z. B. BARDEEN (1932) *nur mit der Implantation artgleicher Hypophysen* bei Weibchen von Rana pipiens die Eiablage und bei den Männchen die Bildung reifer Spermatozoen bewirken konnte, riefen BERGERS u. LI (1960) bei der gleichen Art mit ICSH und STH aus Schafshypophysen *in vitro* die Ovulation aus den Ovarien hervor. BURNS JR. u. BUYSE (1931) injizierten junge Larven von Ambystoma tigrinum mit Extrakten aus Säugerhypophysen und erzielten eine ausgesprochene Wirkung dieser Gonadotropine am Männchen, mit starker Hypertrophie der Hoden, vorzeitigem Einsetzen der Spermatogenese und den (sekundären) Veränderungen an den Ausführgängen und der Kloake. An der grundsätzlichen Art-Unspezifität der Gonadotropine, auch bei den Amphibien, ist somit wohl nicht zu zweifeln, aber ebenso wenig daran, daß die Wirksamkeit der artgleichen und artungleichen Gonadotropine *quantitativ* sehr große Unterschiede aufweisen kann. Zum Teil ist das darauf zurückzuführen, daß die Hypophysen der einzelnen Arten sich in ihrem Gehalt an FSH bzw. ICSH, im Quotienten FSH:ICSH, ferner durch ihre immunologischen Verschiedenheiten und durch die davon abhängige stärkere oder schwächere Entwicklung von Antigonadotropinen (vgl. VOSS, 1960, S. 566 und 575) stark unterscheiden.

Der Einfluß endogener bzw. exogener Androgene auf die Spermatogenese und Spermiogenese bei den Amphibien scheint je nach der Tierart verschieden zu sein. Schon die Entwicklung des innersekretorischen Anteils im Hoden deutet auf solche Artverschiedenheiten hin: Während bei Rana fusca, R. viridis, Hyla arborea und Bufo vulgaris (zit. n. LIPSCHÜTZ, 1919) das Maximum der Entwicklung des Interstitiums in die Zeit der Brunst fällt, so daß die Aktivitätskurve des Zwischengewebes auch bei diesen Amphibien wie bei den Säugetieren mehr oder weniger parallel mit der Kurve des generativen Anteils verläuft, ist bei R. esculenta (CHAMPY, 1908) und bei R. temporaria (SKLOWER, 1925; ARON, 1926; CEI, 1944) das Interstitium im Hoden während der Periode der spermatogenetischen Aktivität praktisch abwesend, dagegen im Herbst, also zu einer Zeit, in der die Spermatogenese aufhört, am stärksten ausgebildet; auch bei R. pipiens Schreber, dem Leopardenfrosch, scheinen die Verhältnisse in der Natur ähnlich zu liegen (BASU, 1965).

Die Verabreichung von Testosteron (in Form von Preßlingen implantiert in den dorsalen Lymphsack) bei R. temporaria zu verschiedenen Zeiten des spermatogenetischen Cyclus (VAN OORDT u. BASU, 1960) führte zu einer Hemmung der Vermehrungsteilungen der Spermatogonien, schädigte aber die Spermatocyten und Spermatiden nicht. Die gleiche Hemmung der Proliferation der sekundären Spermatogonien beobachteten VAN OORDT u. SCHOUTEN (1961) bei R. esculenta und BASU (1962) bei R. tigrina, einem tropischen Frosch mit potentiell kontinuierlicher Spermatogenese, und bei der indischen Kröte, Bufo melanostictus (BASU, 1962). In den oben aufgeführten Versuchen handelte es sich stets um die Implantation von Testosteronpresslingen im Gewicht von 15—25 mg, also relativ sehr hohen Dosen; BASU (1965) ist es neuerdings gelungen auch mit kleineren Dosen

(5 mg-Preßlingen) von Testosteron eine Blockierung der mitotischen spermatogenetischen Teilungen bei R. pipiens zu erreichen, die unmittelbar vor dem Stadium
der sekundären Spermatogonien einsetzte: es scheint also, daß dieses Stadium am
empfindlichsten gegenüber der hemmenden Wirkung von Testosteron ist; die
meiotischen Teilungen wurden auch hier nicht gehemmt, vielleicht sogar etwas
beschleunigt, ebenso wie der Prozeß der Spermiogenese. Weitere Versuche müssen
zeigen, ob die Hypophyse an dieser Wirkung von Testosteron (oder vielleicht der
Wirkung der erhöhten Umgebungstemperatur von 26°C) beteiligt ist. VAN OORDT
u. BASU (1960) haben darauf hingewiesen, daß nach diesen experimentellen
Befunden eine Erhaltungs- oder Stimulationswirkung von Androgenen auf die
Spermatogenese, wie sie bei anderen Wirbeltieren nachgewiesen ist, bei diesen
Amphibien unwahrscheinlich ist; es bleibe aber die Möglichkeit bestehen, daß
die Spermatogenese beim Frosch nicht eher beginnen kann, als bis die Konzen-
tration des zirkulierenden männlichen Hormons abgesunken ist, d. h. nach der
Paarungszeit.

5. Die Auswertung an Reptilien

Relativ wenige Untersuchungen liegen über die Kastrationsfolgen bei Reptilien
vor. KEHL (1944) beobachtete bei den Eidechsen Uromastix und Acanthodactylus
eine Rückbildung der sekundären Geschlechtsmerkmale und ihr Wiederauftreten
unter der Behandlung mit Androgenen. REYNOLDS (1943) sah das gleiche bei
Eumeces fasciatus (Rückbildung des Nebenhodens und Verlust der Sexualfunktion
der Niere nach Kastration bzw. Wiederherstellung des normalen Nebenhodens und
der Sexualsekretion in der Niere). Bei verschiedenen Reptilien wurde das Auftreten der männlichen Brunstmerkmale außerhalb der Paarungszeit unter dem
Einfluß einer Androgenbehandlung festgestellt, so bei der Eidechse Sceloporus
undulatus (Entwicklung des Hemipenis, des Vas deferens und des Nebenhodens
(ALTLAND, 1943)), ebenso bei der Eidechse Anolis carolinensis die Entwicklung
des dorsalen Kammes wie in der Brunst (GREENBERG u. NOBLE, 1944), das gleiche
übrigens auch durch die indirekte, über den Hoden gehende Wirkung einer Injektion von Choriongonadotropin (L. T. EVANS, 1935); auch bei der infantilen Schildkröte Pseudemys elegans konnte der gleiche Autor (1946) durch die Behandlung
mit Testosteronpropionat die Entwicklung jener Klaue an der vorderen Extremität zur reifen Form erreichen, die bei der Begattung eine Rolle spielt, ebenso bei
einer anderen Schildkröte („Slider turtle", 1951). Das sexuelle Verhalten wurde
bei Eidechsenmännchen durch die Kastration aufgehoben, so bei Eumeces fasciatus und bei Anolis carolinensis (REYNOLDS, 1943; NOBLE u. GREENBERG, 1940,
1941a, b), bei Eumeces auch mitten in der Brunstzeit; die Verabreichung von
Testosteronpropionat stellte das normale männliche Brunstverhalten wieder her.

Eingehende Untersuchungen über den Einfluß der Verabreichung von Testosteron bei Eidechsen (Uromastix hardwickii) und Krokodilen (Crocodylus palustris
Lesson) liegen aus indischen Laboratorien vor. Bei erwachsenen Männchen von
Uromastix, die in der geschlechtlichen Ruhepause im September und Oktober mit
insgesamt 25 mg Testosteronpropionat in 10 Tagen behandelt wurden, ergab sich
eine Größenabnahme der Hoden und keine Förderung der Spermatogenese, wohl
aber eine Zunahme des interstitiellen Gewebes; das „Sexualsegment" der Nierentubuli hypertrophierte und auch die Hemipenes nahmen an Größe zu. (RAMAS-
WAMI u. JACOB, 1963).

RAMASWAMI u. JACOB (1965) injizierten 2 Jahre alten, also noch unreifen
Krokodilen jeden 2. Tag 5,0 mg Testosteronpropionat in öliger Lösung i.m., ins-

gesamt 25 mg in 10 Tagen. 10 Tage nach der letzten Injektion wurden die Tiere getötet. Die unbehandelten Kontrolltiere (aus der gleichen Eiablage) hatten kleine weiße stabförmige Hoden, in denen die Kanälchen von einer einschichtigen Zellenreihe aus Sertoli-Zellen und Spermatogonien (ohne Teilungsstadien!) ausgekleidet waren und keine weiteren Entwicklungsstadien der Spermatogenese aufwiesen. Das interstitielle Gewebe war relativ gut ausgebildet und enthielt zahlreiche große ovale Leydig-Zellen in Gruppen von 3 oder 4 Zellen. Bei den mit Testosteronpropionat behandelten Versuchstieren hatten die Hoden an Länge und Umfang zugenommen, der Durchmesser der Kanälchen war vergrößert, in ihrem erweiterten Lumen war die Spermatogenese im Gange, mit primären und sekundären Spermatocyten, Spermatiden und einigen Spermatozoen. Das interstitielle Gewebe hatte entsprechend der Zunahme der Kanälchengröße (scheinbar!) abgenommen, die Leydig-Zellen lagen enggedrängt zwischen den Kanälchen und zeigten keine Größenveränderungen gegenüber den Leydig-Zellen bei den Kontrolltieren. Nach FORBES (1939) hatten 10 mg Testosteron beim nah verwandten 17 Monate alten Alligator keine Wirkung, auch nicht beim 3 Monate alten Alligator (FORBES, 1938). Aber bei infantilen Männchen der Eidechse Sceloporus (FORBES, 1941) und beim juvenilen Männchen der Schildkröte Malaclemmys (RISLEY, 1941) wurden die Hoden durch Gaben von Testosteronpropionat leicht stimuliert. Ebenso hatten RAMASWAMI u. JACOB (1963) beim infantilen Varanus monitor L. eine Stimulierung der Spermatogenese durch Testosteronpropionat beobachtet. Die WOLFF'schen Gänge wurden beim Krokodil durch Testosteronpropionat erweitert, ebenso bei der infantilen Eidechse Sceloporus (FORBES, 1941), beim Chamaeleon Anolis carolinensis (NOBLE u. GREENBERG, 1940) und bei der juvenilen Schildkröte Malaclemmys (RISLEY, 1941), nicht aber beim 3 Monate alten Alligator (FORBES, 1938). Der mediane Penis der Krokodile zeigte eine enorme Entwicklung in Länge und Breite unter der Hormonbehandlung; auch bei Malaclemmys bewirkte Testosteronpropionat eine Hypertrophie der Glans penis und Glans clitoridis, ebenso bei 6 Monate alten Alligatoren die Glans penis (FORBES, 1938, 1939) und bei der Schildkröte Lissemys punctata (nach unveröff. Untersuchungen von RAMASWAMI u. JACOB). Bei den behandelten Krokodilen waren die Nieren vergrößert. Bei den Weibchen von Crocodilus wurden die Ovarien und Oviducte durch Testosteronpropionat nicht beeinflußt, beim Alligator hypertrophierten nur die Oviducte, ebenso wie bei Eidechsen (FORBES, 1941; NOBLE u. GREENBERG, 1940). Beim infantilen Weibchen des Krokodils ist die enorme Vergrößerung der Clitoris durch Testosteronpropionat besonders in die Augen fallend. Beim 6 Monate alten Alligator erfolgt keine, beim 17 Monate alten eine starke Hypertrophie der Clitoris unter der Androgenbehandlung. Das praeterminale Segment der Nierentubuli zeigt physiologischer Weise bei den Männchen der Krokodile und Schildkröten keine Entwicklung zum Sexual-Segment; es wies auch bei den mit relativ hohen Dosen Testosteronpropionat behandelten infantilen Männchen des Krokodils keine solche Entwicklung auf, obgleich die Niere selbst hypertrophierte. Es ist bemerkenswert, daß Testosteronpropionat, das bei Säugern gewisse oestrogen-ähnliche Effekte hat (z. B. am Uterus), solche oestrogen-ähnliche Wirkungen bei Reptilien in erhöhtem Grade ausübt: so erweitert es den Oviduct beim infantilen Alligator und bei der erwachsenen Eidechse Sceloporus, bei der es ein Wachstum der Schleimdrüsen hervorruft, in ähnlicher Weise wie Oestron (GORBMAN, 1939). Auch bei Anolis führen Testosterongaben zu einer Hypertrophie des weiblichen Genitaltraktus und zur Auslösung weiblichen Sexualverhaltens, mit Steigerung der Aggressivität bei Weibchen und Auftreten weiblichen Sexualverhaltens bei Männchen (NOBLE u. GREENBERG, 1940).

Biologische Beobachtungen und Versuche mit Kastration, Hypophysektomie, Injektion von Androgenen und Gonadotropinen haben ergeben, daß die Sexualphysiologie der Schlangenmännchen grundsätzlich den gleichen fundamentalen Gesetzen folgt wie diejenige der Säugetiere (d'ABADIE, 1928; BOULIÈRE u. PETTER-ROUSSEAUX, 1955; SAINT GIRONS, 1957; HERLANT, 1933; VOLSOE, 1944; CIESLAK, 1945; FOX, 1952; MARSHALL u. WOOLF, 1957; SCHAEFFER, 1933). Eine gute Übersicht dieser Untersuchungen enthält die Arbeit von GABE u. SAINT GIRONS (1962), die den Sexualcyclus bei der Schlange Vipera aspis L. mit Hilfe von histophysiologischen Untersuchungen der Gonaden verfolgten; ihr Inhalt sei als Beispiel hier kurz wiedergegeben. Die spermatogenetische Aktivität ist eine kontinulierliche, aber in ihrer Intensität jahreszeitlich wechselnde, mit einem geringen Maximum im Februar und einem viel bedeutenderen vom Juni bis September; die Spermiogenese ist über das ganze Jahr zu beobachten, sie ist normal im März und vom Juli bis Oktober, verlangsamt im November bis Dezember und abortiv im Januar-Februar und vom April bis Juni. Die Leydig-Zellen des Hodens sind Sitz einer cyclischen Entwicklung der geformten Lipide im allgemeinen und der doppeltbrechenden im speziellen. Die Untersuchung der Sexualmerkmale, d. h. der proliferativen und sekretorischen Aktivität des Nebenhodens und des bei dieser Schlange gut ausgebildeten Sexualsegments der Niere zeigt, daß dem Verschwinden der doppeltbrechenden Lipide der Leydig-Zellen der stärkste Gehalt des inneren Milieus des Männchens an Androgenen entspricht; dagegen ist die Involution der sekundären Geschlechtsmerkmale zu jener Zeit am meisten fortgeschritten, in der die interstitiellen Zellen des Hodens den reichsten Gehalt an gespeicherten, also nicht in die Zirkulation eintretenden doppeltbrechenden Lipiden aufweisen. Die Untersuchung der männlichen Hypophyse bei Vipera aspis zeigte, daß die Entwicklung der interstitiellen Zellen des Hodens derjenigen der γ-Zellen im distalen Lappen der Hypophyse parallel geht.

Die Abhängigkeit der Entwicklung des praeterminalen oder terminalen Segments der Nierentubuli zu einem „Sexualsegment" mit sekretorischer Aktivität von der Androgenproduktion der Hoden bzw. von der Zuführung exogener Androgene wurde von PRASAD u. SANYAL (1963) an der indischen Hauseidechse Hemidactylus flaviviridis eingehend studiert. Dieses Sexualsegment, das nur bei den Männchen einiger Eidechsen und Schlangen gefunden wird, erreicht seine maximale Entwicklung bei dieser Art zu der Zeit, in der die Hoden spermatogenetisch aktiv sind, d.h. von Anfang Oktober bis Ende Mai; in der Zeit der geschlechtlichen Ruhe, von Mitte Juni bis Anfang August, ist es rückgebildet, beginnt Mitte August sich zu entwickeln und wird Ende September sekretorisch aktiv. Injektionen von insgesamt 1,0 oder 1,5 mg Testosteronpropionat lösen bei den Männchen in der sexuellen Ruhezeit eine gewisse Stimulierung des Sexualsegments aus, sind aber bei den Weibchen (bei denen das Sexualsegment physiologischer Weise fehlt) unwirksam, obgleich die Ovarien und Oviducte eine leichte Hypertrophie aufweisen. Erst bei der Erhöhung der Gesamtdosis auf 4,0 mg entwickelt sich auch bei den Weibchen das Sexualsegment bis zu einer Höne wie bei den reifen Männchen, während der Oviduct viermal so stark entwickelt ist wie bei den Kontrollweibchen; eine penisähnliche Umbildung der äußeren Genitalien wird gleichzeitig beobachtet. Bei den Männchen wird mit der Dosis von 4,0 mg eine maximale Ausbildung des Sexualsegments erreicht, zugleich eine leichte Hypertrophie von Vas deferens und Penis. Die Kastration führt zu einer sehr langsam fortschreitenden Rückbildung des Sexualsegments bei Hemidactylus, im Gegensatz zu anderen Arten (Anguis, Lacerta, Tachydromus. Uromastix), bei denen die postkastrative Rückbildung sehr rasch verläuft.

6. Die Auswertung an Vögeln

Die Abhängigkeit der männlichen Prägung bei den Vögeln von der Androgen-produktion im Hoden[15] läßt sich sowohl an den primären wie an den sekundären Sexualmerkmalen nachweisen. Was die ersten anbetrifft, so hat z. B. MEHROTRA (1962) den cyclischen Charakter der jährlichen histo-cytologischen Veränderungen im *Nebenhoden* der Wildgans (Anser melanotus) und ihre Parallelität zu den gleichzeitigen Vorgängen im Hoden aufgezeigt. Die Abhängigkeit der Morphogenese des Nebenhodens von der inneren Sekretion des Hodens ist durch die embryonalen Kastrationen an Vögeln (und Säugetieren) (vgl. JOST, 1960) weitgehend geklärt worden. Nicht so der Mechanismus dieser Induktion, da bei der Kastration eine mehr oder weniger vollkommene Zerstörung des embryonalen Mesonephros, von dem die Nebenhoden-Bildung ausgeht, stattfindet. MARAUD u. STOLL (1961) haben daher nur einseitige Kastrationen beim Küken ausgeführt, bei dem die Bildung des Nebenhodens nicht während des embryonalen Lebens, sondern erst in den 2 Monaten nach dem Schlüpfen erfolgt. Die Kastration am 2. Lebenstag nach dem Schlüpfen läßt sich ohne wesentliche Schädigung des Mesonephros ausführen und hat trotzdem, wenn sie beidseitig ist, eine klare Hemmung der Nebenhoden-Bildung zur Folge. Einseitig durchgeführt verursacht die Kastration unter diesen Versuchsbedingungen keine vergleichbare Hemmung der Nebenhoden-Morphogenese (untersucht am 21., 45. und 60. Lebenstag). Die Umwandlung des Mesonephros in den Nebenhoden hängt also beim Küken von der Gegenwart der testikulären Androgene ab, die über den allgemeinen Kreislauf zur Wirkung gelangen.

Sekundäre Geschlechtsmerkmale sind bei sehr vielen Vogelarten im männlichen Geschlecht entwickelt; am bekanntesten sind die Färbungsunterschiede im Gefieder zwischen Männchen und Weibchen, wie sie besonders ausgesprochen bei Hühnervögeln, Entenvögeln und Singvögeln angetroffen werden, wie sie aber auch, wenn schon in geringerem Grade bei anderen Vogelordnungen vorkommen. Auch die quantitative Ausbildung und die Gestaltung gewisser Hautanhänge, wie des Kammes und der Kehl- und Bartlappen, gehört zu den hervorstechendsten sekundären Geschlechtsmerkmalen z. B. der Hühnervögel. Weniger in die Augen fallend sind die Größenunterschiede, z. B. bei den Raubvögeln, wo die Männchen bei manchen Arten signifikant kleiner sind als die Weibchen, z. B. beim Sperber, bei dem nach den Untersuchungen von v. FABER (1958) im Alter von etwa 4 Wochen die Männchen nur 127 g, die Weibchen dagegen 230 g im Durchschnitt wogen; unter den domestizierten Vögeln besitzt die südamerikanische Moschusente (Cairina moschata Flemm.) den extremsten Geschlechtsdimophismus im Wachstum, hier erreichen die Männchen im Alter von 12 Wochen ein Gewicht von etwa

---

15 Durch zwischenartliche Transplantationen (nach der „Coelom-Methode") embryonaler Gonaden bei verschiedenen Phasianus-Arten bekräftigten AKRAM u. WENIGER (1967) die durch andere Untersuchungen vielfach unterstützte Annahme, daß die hormonalen Gonadenwirkstoffe der verschiedenen Vogelarten chemisch identisch sind. Die Spenderarten waren Alectoris rufa (I), Coturnix coturnix japanica (II) und Numida meleagris (III), die Empfänger Embryonen von Gallus gallus (IV); die Spender waren vom 6.—7. Tag der Bebrütung, die Empfänger 58—67 Std alt. Die Untersuchung erfolgte frühestens am 13., spätestens am 18. Tag der Bebrütung. Das embryonale Hodengewebe von II oder III maskulinisierte den weiblichen Embryo von IV, die embryonalen Ovarien von I, II und III feminisierten den männlichen Embryo von IV. Die Hodentransplantate bewirkten die Rückbildung beider Müllerschen Gänge beim artfremden weiblichen Embryo; das Geschl ht der Empfängerembryonen hatte keinen Einfluß auf das Geschlecht der transplantierten Gonaden. Zum Problem der Produktion gonadaler Hormone beim Embryo vgl. das Kapitel über den Freemartinismus, Teil I, S. 327 ff. Die hormonale Aktivität des embryonalen Ovariums bei der Wachtel (Coturnix coturnix) hatte HAFFEN (1964) schon früher nachgewiesen.

3 kg, während die Weibchen nur 1,5—2 kg wiegen (v. Faber, 1955, 1957a, 1957b, 1959, 1961). Die naheliegende Annahme, daß das excessive Körperwachstum des Moschusentenerpels auf eine wachstumsfördernde Wirkung der Hodenandrogene zurückzuführen sei, hatte v. Faber schon 1961 als unhaltbar experimentell nachgewiesen und die Vermutung ausgesprochen, daß endogene Oestrogene für das langsamere Wachstum der Moschusentenweibchen verantwortlich wären. Aber die Beobachtung von v. Faber u. Gauss (1969), daß Tiere mit einem Oestrogene produzierenden experimentellen Ovotestis ebenso rasch wachsen wie normale Männchen, spricht nicht für diese Vermutung; auch stellte v. Faber (1968) fest, daß eine Oestradiolbehandlung mit Dosen, die der normalen Sekretionsrate des Ovars entsprachen, ebenfalls keine Wachstumshemmung beim Moschusentenerpel bewirkte. Sexualhormone scheinen demnach, wie v. Faber u. Gauss (1969) schreiben, nicht für das Zustandekommen des extremen Geschlechtsunterschieds im Wachstum der Moschusente verantwortlich zu sein. In einer Untersuchung über den Einfluß einer Stilboestrolbehandlung des Embryos auf die Entwicklung der Gonaden, des Penis, der Syrinx und des Körpergewichts der Moschusente benutzten v. Faber u. Gauss (1969) die Methode von Seltzer (1957) in der Technik von Pincus u. Erickson (1962) mit Eintauchen der Eier in eine alkoholische Diäthyl-Stilboestrollösung für 10 sec und Sektion der geschlüpften Küken nach 4, 13 Wochen bzw. 6 Monaten; die oben erwähnten Ovotestis-Tiere stammten aus der gleichen Versuchsreihe. Die Moschusenten besitzen in ihren Schnabel- und Gesichtswarzen ein sekundäres Geschlechtsmerkmal, dessen Ausbildung von Androgenen abhängig ist (v. Faber, 1961, 1963a). Bei den mit Diäthyl-Stilboestrol behandelten Erpeln wiesen diese Warzen mit 6 Monaten eine normale Entwicklung auf. Trotz dieser sicher der Norm entsprechenden Androgensekretion war es zu keiner Entwicklung des Penis gekommen, was umso mehr überraschte, als bei juvenilen Moschusenten die Entwicklung des Penis durch exogenes Testosteron außerordentlich beschleunigt wird (v. Faber, 1961, 1963). Man muß daher, nach v. Faber, annehmen, daß es einen bestimmten Zeitpunkt gibt, nach welchem eine Penisentwicklung nicht mehr möglich ist, wenn seine Anlage durch die frühen Oestrogengaben im Eistadium unterdrückt wurde. Auffallend ist es, daß die Warzen beim infantilen Entenküken auf exogenes Testosteron erst reagieren, wenn die Tiere 5 Wochen alt sind, während der Penis bei denselben Tieren nach Depot-Testosteroninjektionen am 17. und 24. Lebenstag bereits mit 32 Tagen eine gewaltige Gewichts- und Längenzunahme aufweist.

Neben diesen und anderen somatischen Geschlechtsunterschieden spielen gerade bei den Vögeln die charakteristischen Unterschiede im sexuellen Verhalten eine große Rolle, vor allem dort, wo sie vom Balzgesang[16] beim Männchen begleitet sind, wie z. B. beim Präriehuhn, Tympanuchus cupido americanus, bei dem das Männchen während der Paarungszeit einen tiefen Brummton ausstößt, der an die gleichzeitige starke Entwicklung von je einem großen Luftsack rechts und links am Hals gebunden ist; die Hypertrophie dieser „Resonatoren" (?) geht nach Beendigung der Paarungszeit parallel mit der Abnahme der Hodengröße zurück (Schwartz, 1945).

Von diesen verschiedenen sekundären Geschlechtsmerkmalen der Vögel, deren Abhängigkeit vom männlichen Hormon in vielen Fällen nachgewiesen oder wenigstens sehr wahrscheinlich gemacht werden konnte, hat sich nur der *Hahnenkamm*

---

16 Daß der Gesang des Vogelmännchens kein Artmerkmal ist, wie Böker (1923) glaubte, sondern ein echtes sekundäres Geschlechtsmerkmal, geht daraus hervor, daß z. B. das Krähen des Hahnes nach der Kastration aufhört, und daß beim Kanarienweibchen durch die Injektion von männlichem Hormon der typische Gesang des Kanarienmännchens hervorgerufen werden kann (Shoemaker, 1939; Voss, 1940; Herrick u. Harris, 1957).

als für Routine-Auswertungszwecke brauchbar erwiesen, während z. B. die Unterschiede im Gefieder zwar sehr interessante Möglichkeiten für das Studium der Androgenwirkungen oder männlichen und weiblichen Differenzierungsprozesse bieten, aber die Beobachtungen an ihnen für die Zwecke einer Auswertung und eines Vergleiches der androgenen Potenz verschiedener Androgene allzu umständlich und zeitraubend sind.

Der *Hahnenkammtest* wird entweder am kastrierten Hahn, also am Kapaun, oder am kastrierten oder nicht kastrierten männlichen Küken ausgeführt. In beiden Fällen kann die Androgen-Applikation i.m., i.p., s.c. oder mittels lokaler Auftragung auf den Kamm erfolgen. Beim Kapaun wird die Regeneration des infolge der Kastration rückgebildeten Kammes beobachtet, beim Küken das Wachstum des unentwickelten Kammes gemessen: beiden Prozessen liegt die gleiche Reaktion des Bindegewebes und seiner Anteile, der fibrillösen Strukturen und seiner Grundsubstanz zugrunde. Diese Reaktion des Hahnen- bzw. Kapaunenkammes auf Androgene ist ein Spezialfall der hormonalen Beeinflussung des Bindegewebes überhaupt, das in anderen Organen zwar auf andere Hormone, aber im wesentlichen in der gleichen Weise reagiert: ,,Stets liegt der Regeneration oder Reparation des Bindegewebes in erster Linie die Bildung von Grundsubstanz, die mucinöse Organisation eines Oedems zugrunde. Die Mucopolysaccharid-Komponente stimuliert die Ablagerung von Fibrillen und die fibröse Organisation'' (ASBOE-HANSEN, 1958).

6. 1. Der Test am Kapaunenkamm

Der Kamm eines normalen Hahnes z. B. der Weißen Leghorn-Rasse stellt im wesentlichen eine Hautduplikatur dar, die von außen nach innen zunächst eine Hornschicht, dann die Epidermis mit zahlreichen Capillaren, deren Blutfüllung der Kamm seine intensive rote Färbung verdankt, und schließlich die Intermediärschicht enthält, welche die Achse des Kammes und seinen Hauptanteil bildet und aus einem lockeren Bindegewebe mit zarten Fibrillen besteht, die in eine amorphe, mit Toluidinblau sich metachromatisch färbende Grundsubstanz eingebettet sind (SZIRMAI, 1949). Die Kastration führt zu einem vollkommenen Schwund der Grundsubstanz und der Metachromasie und zu einer Verdickung der Bindegewebsfibrillen in der Intermediärschicht, die infolge des Fehlens der trennenden Grundsubstanz sich eng aneinander legen und zu verkleben scheinen, sie färben sich im histologischen Präparat intensiv mit Silber und mit Azan; die Capillaren werden zusammengepreßt und blutleer: als Folge dieser Veränderungen erscheint der Kapaunenkamm geschrumpft und blaß; während das durchschnittliche Gewicht des normalen Hahnenkammes bei der Weißen Leghorn-Rasse etwa 45 g beträgt, wiegt der Kapaunenkamm bei der gleichen Rasse im Mittel nur 1,57 g (SZIRMAI, 1949, 1956). Im innersten Mark des Kapaunenkammes findet sich eine stark ausgebildete Fettschicht, die beim Hahnenkamm fehlt oder nur wenig ausgebildet ist. Die Behandlung des Kapauns mit Androgenen führt zu einer Regeneration des Kammes: Bereits nach einer 3tägigen i.m. Injektion mit tägl. 1,0 mg Testosteronpropionat beginnt die basale zentrale Fettschicht zu schwinden, die Bindegewebsfasern der Intermediärschicht verlieren ihre scharfe Konturierung und intensive Färbbarkeit, die ersten Spuren der metachromatischen Grundsubstanz treten auf; nach 7tägiger Behandlung ist der Zerfall der dicken Fasern in feine Fibrillen und ihre Trennung durch die vermehrte Grundsubstanz deutlich; nach 10tägiger Behandlung ist der normale histologische Bau des Hahnenkammes wieder hergestellt, wenn auch die normale Größe erst bei längerer Behandlung erreicht wird. Aussetzen der Behandlung mit Androgen führt zu einer, je nach dem verwendeten Präparat rascher oder langsamer fortschreitenden Regression der Kammgröße und zur Wiederkehr des histologischen Baues des Kapaunenkammes.

Chemische und histochemische Untersuchungen des Hahnen- bzw. Kapaunen-kammes zeigten, daß der Hahnenkamm beträchtliche Mengen von Hyaluronsäure enthält (BOAS, 1949; LUDWIG u. BOAS, 1950), auf deren Gegenwart die Metachro-masie der Grundsubstanz zum größten Teil, wenn nicht vollkommen zu beziehen ist; SCHILLER u. DORFMAN (1956) fanden im Hahnenkamm ein Verhältnis von 15:1 für Hyaluronsäure : Chondroitinschwefelsäure. Die Zunahme der Metachro-masie im Bindegewebe des Kammes geht der Zunahme seines Hexosamingehaltes parallel, sowohl bei der Entwicklung des normalen Hahnenkammes als auch bei der Androgenbehandlung des Kapauns; in beiden Fällen ist das ,,Expansions-wachstum" des Kammes (HERINGA u. WEIDINGER, 1940) das gleiche, nur daß es bei der Normalentwicklung des Hahnenkammes 10—15 Wochen in Anspruch nimmt, während es beim mit Androgen behandelten Kapaun bereits in kürzerer Zeit, d. h. in etwa 2 Wochen vollendet sein kann; die Geschwindigkeit des Wachs-tumsprozesses hängt auch hier vom verwendeten Androgenpräparat ab. Die Zu-nahme des Wassergehaltes in beiden Fällen, d. h. beim physiologischen und beim experimentellen Wachstum, legt die Vermutung nahe, daß die Gegenwart von Mucopolysacchariden und der hohe Wassergehalt in Beziehung stehen. Die rela-tiven Hydroxyprolinwerte bleiben während dieser Reaktionen im wesentlichen unverändert, was darauf hinweist, daß die Zunahme des Collagengehaltes propor-tional zur totalen Zunahme der Trockensubstanz erfolgt. Grundsätzlich ebenso verhalten sich Kinn- (Bart-) Lappen und Ohranhänge beim Hahn bzw. Kapaun (SZIRMAI, 1956). Die von verschiedenen Untersuchern beschriebenen (vermutli-chen) Mastzellen des Kammes haben offenbar keinerlei Beziehungen zur Reaktion des Bindegewebes auf hormonale (androgene) Impulse (SZIRMAI, 1957), denn sie zeigen weder in ihrer Morphologie (metachromatische Granula im Cytoplasma) noch in ihrer Verteilung im Kammgewebe oder in ihrer Zahl irgendwelche wesent-liche Unterschiede bei Hähnen, Kapaunen oder Androgen-behandelten Kapaunen.

Die Kastration der Hähnchen der meist benutzten Weißen Leghorn-Rasse erfolgt am besten im Alter von 4—6 Wochen und bei einem Gewicht von ca. 500 g: einerseits ist dann die Widerstandskraft gegenüber dem operativen Eingriff (einschließlich der Narkose) schon relativ hoch und andererseits sind die Hoden noch nicht so entwickelt, daß ihre Entfernung in toto auf allzu große Schwierig-keiten stößt. Die Wichtigkeit einer Entfernung der beiden Hoden *in toto* kann nicht genug betont werden, weil bei der Entfernung des Hodens in Fragmenten es sehr leicht zum Verbleib eines, wenn auch geringen testiculären Gewebekomplexes in der Bauchhöhle kommt: diese kleinen Hodenreste sind offenbar einer weit-gehenden Regeneration fähig, besonders unter dem Einfluß nachheriger Androgen-behandlungen des nur scheinbar vollständig kapaunisierten Tieres; man erlebt es dann immer wieder, daß der unter der Behandlung regenerierte Kamm sich nicht, wie beim Vollkastraten nach einiger Zeit wieder rückbildet, sondern auf der er-reichten Höhe verharrt oder sogar noch weiter zunimmt; eine genaue Inspektion der Bauchhöhle, vor allem auch der Oberfläche der Darmschlingen führt häufig zur Entdeckung eines kleinen, aber in seiner endokrinen Funktion ausreichenden oder auch eines mehr oder minder voluminösen Hodenregenerats. Etwa 10—12 Wochen nach der Kastration können die Kapaune für Auswertungszwecke in Versuch genommen werden, wobei man sich zuerst durch eine Kontrollinjektion von Testo-steron von der normalen Reaktionsfähigkeit des Kammes überzeugt. Zu dieser Zeit sind die Kapaune über das kritische Alter hinaus, in dem die Ausgangsgröße des Kammes den Grad seiner Reaktion auf Androgene beeinflußt (Gewicht über

1500 g) (vgl. dazu FREUD, DE JONGH, LAQUEUR u. MÜNCH, 1930; DE FREMERY, FREUD u. LAQUEUR, 1930, 1932); von manchen Autoren wird übrigens diese Abhängigkeit des experimentellen Kammwachstums von der anfänglichen Kammgröße ganz allgemein geleugnet (GREENWOOD, BLYTH u. CALLOW, 1935), denn in ihren Versuchen hatte weder das Alter der Kapaune (4 Monate bis 6 Jahre), noch ihr Körpergewicht, noch die Größe des Kammes zu Beginn des Versuches einen Einfluß auf die Wachstumsreaktion (Versuche an Kapaunen der Braunen Leghorn-Rasse). Wie bei allen biologischen Versuchen erhöht sich auch hier die Exaktheit des Ergebnisses mit der Zahl der eingesetzten Versuchstiere, doch dürften, besonders bei hochgereinigten oder gar reinen Prüfsubstanzen 3—5 Kapaune pro dosi eine ausreichende Genauigkeit gewährleisten. Die i.m. Injektion, vorzugsweise in die rechte und linke Pectoralmuskulatur, ist der s.c. Injektion beim Vogel eindeutig überlegen, dank der starken Durchblutung der Muskeln und der relativ schwachen Blutversorgung des lockeren s.c. Zwischengewebes. Die Injektionen sollen abwechselnd in die rechte und linke Seite erfolgen, wobei man gut daran tut, stets mit der gleichen Seite zu beginnen, damit bei täglichen Injektionen die geraden und ungeraden Ordnungszahlen der Einspritzungen immer der gleichen Seite zugeordnet bleiben. Eine Unterteilung der tägl. Dosis auf 2 Injektionen erhöht auch bei öligem Vehikel die Wirkungsausbeute und ist bei wässrigen Lösungen eine conditio sine qua non[17]; daß diese grundsätzlich androgen wirksam sein können, geht aus den Versuchen von WALKER hervor, der durch s.c. Injektion eines NaCl-Extrakts aus Hahnentestes bei 2 erwachsenen Hennen im Lauf von 6 Monaten ein starkes Wachstum des Hennenkammes und seine Umbildung in männlicher Richtung (nebst Entwicklung männlicher Instinkte) erreichte. Die Kapaune können, je nach der Häufigkeit ihrer Verwendung und der Verträglichkeit der Injektionslösungen, über mehr oder weniger lange Zeiträume (2—3 Jahre) verwendet werden, ohne daß sich ihre Reaktionsfähigkeit ändert; doch wird man, besonders nach längeren Pausen in der Verwendung gut daran tun, die Reaktionsfähigkeit des Kammes durch eine Zwischenbehandlung mit einer Testosteron-Grenzdosis zu kontrollieren und gleichzeitig aufzufrischen (das „priming" der Angelsachsen, wie es DOISY für die Oestrogenprüfung im Allen-Doisy-Test am kastrierten Ratten- oder Mäuseweibchen eingeführt hat). Die lokale Verabreichung der öligen Prüflösungen durch Auftragen auf den Kamm (s. u.) ist bedeutend schonender als die i.m. Injektion der gleichen Lösungen.

Die Dauer des biologischen Auswertungsversuches am Kapaunenkamm kann je nach dem Versuchsziel verkürzt oder verlängert werden, doch soll man für vergleichende Auswertungen sich ein zeitliches Schema aufbauen, an dem unter allen Umständen festgehalten wird. Bei uns hat sich auf Grund langjähriger Erfahrungen bewährt, die Gesamtdosis auf 5 i.m. Injektionen an 5 aufeinanderfolgenden Tagen (Montag bis Freitag) zu verteilen, damit am 5. (und 6.) Wochentag die beiden ersten Kamm-Messungen erfolgen können, am 8. Tag (Montag) und am 12. Tag (Freitag) die nächsten Messungen, mit denen im allgemeinen die Auswertung abgeschlossen werden kann. Auf diese Weise werden die als Belastung für das Personal empfundenen Injektionen bzw. Messungen an Sonntagen (evtl. auch an Samstagen, d. h. am 6. Tag) vermieden, ohne daß man im allgemeinen Gefahr liefe ein Maximum der Wirkung zu übersehen. Nur bei der Prüfung wässriger Lösungen läßt sich (neben der 2mal täglichen Injektion, s.o. Anmerkung 17) die tägliche Messung nicht vermeiden, sie kann aber nach 5 Injektionstagen auf 3 Meßtage (am 6., 7. und 8. Tag des Versuches) beschränkt werden.

---

17 Die i.v. Injektion wäßriger Lösungen, z. B. von Testosteron-Glukosiden (RABALD u. DIETRICH, 1939) ist auch in hohen Dosen bei einmal täglicher Injektion unwirksam (VOSS, unveröff. Versuche).

Gemessen wird in mm entweder die größte Länge und Höhe des Kammes, wobei man bei der Kontrollmessung vor der ersten Injektion sich jene Kammzacke merkt, die als Grundlage der Höhenmessung dient, oder es wird ein Schattenbild des Kammes auf lichtempfindlichem Papier gewonnen, das alsdann planimetrisch ausgemessen wird. Die gemessene Länge und Höhe wird entweder addiert (L+H) oder besser mit einander multipliziert (LxH = mm²): die Meinungen darüber, ob die Summe oder das Produkt genauere Daten geben, sind geteilt; wir haben das Produkt LxH als Grundlage der Auswertung bevorzugt, weil es in seiner Genauig- keit der Planimetrierung am nächsten kommt, die ihrerseits aber kostspieliger und zeitraubender ist. Eine Meß-Skala zeichnet man sich auf mm-Papier mit Tusche auf, sie läßt sich besser der Kammform anpassen als Skalen aus Metall oder Glas. Daß alle Messungen an Kontroll- und Versuchs-Kapaunen im Laufe eines Ver- suches nach Möglichkeit von einer und derselben Person ausgeführt werden sollen, ist eine berechtigte Forderung.

Im folgenden wird ein Beispiel der Auswertung von Testosteron im Kapaunen- kammversuch bei i.m. Verabreichung gegeben (Tabelle 4).

Tabelle 4. *Auswertung von Testosteron, gelöst in Sesamöl, bei i.m. Injektion am Kapaun, an 5 aufeinanderfolgenden Tagen*

| Gesamtdosis 5,0 µg | Zunahme der LxH = Kammfläche in % am | | |
	5. Tag	8. Tag	12. Tag
Kapaun 149	4,2	8,6	3,5
153	6,0	10,4	5,6
156	6,3	6,7	3,0
161	3,6	11,8	4,0
168	5,1	12,2	4,6
Mittel	5,0	9,9	4,1
Gesamtdosis 20 µg			
Kapaun 115	7,1	18,4	6,0
118	12,2	20,6	5,3
120	6,8	21,7	7,6
121	4,8	13,9	5,7
122	5,9	17,6	4,8
Mittel	7,4	18,4	5,9
Gesamtdosis 40 µg			
Kapaun 263	11,4	26,6	12,0
268	10,0	28,9	15,6
272	13,4	32,0	17,3
273	11,6	27,8	13,6
278	9,6	38,7	22,3
Mittel	11,2	30,8	16,2

Ein Vergleich des Einflusses des Verabreichungsmodus am erwachsenen Ka- paun (abgesehen von der lokalen Applikation auf den Kamm, die weiter unten besprochen wird) zeigte, daß die i.m. Injektion von Testosteronpropionat in allen geprüften Dosierungen der s.c. Injektion leicht überlegen war, was wohl als eine Folge der besseren Durchblutung des Muskelgewebes und somit der besseren Resorption zu betrachten ist:

Tabelle 5. *Wirkung von Testosteronpropionat am erwachsenen Weißen Leghorn-Kapaun bei i.m. und s.c. Injektion an 5 Tagen*

| Tgl. Dosis in μg | Zahl der Kapaunen | Durchschnittliche Zunahme des Kammes in % | |
		s.c. Injektion	i.m. Injektion
0,1	8	0	0
1,0	7	12	15
5,0	8	18	24
10,0	8	25	37

Dagegen ist die s.c. Injektion wiederum der i.p. Injektion überlegen, wie aus den Versuchen von BERNSTORF (1957) am Weißen Leghorn-Kapaun im Alter von 21 Tagen hervorgeht; die Tiere wurden 34 Tage lang mit 1,25—500 μg Testosteronpropionat/Tag behandelt, die Kamm-Messung erfolgte in gleichmäßigen Abständen. Während bei s.c. Injektion das Kammwachstum bei Bezugnahme auf den Log der Dosis eine Gerade ergab, beobachtete man bei i.p. Gabe einen signifikanten Wirksamkeitsverlust bis zum Dosenbereich von etwa 150 μg/Tag; von diesem Punkte an nahm die Wirksamkeit der i.p. Injektion von Testosteronpropionat mit weiterer Erhöhung der Dosis rasch zu. Zur Erklärung der Wirksamkeitsunterschiede wird angenommen, daß das i.p. injizierte Hormon (durch das Peritoneum resorbiert) zum größten Teil vom portalen Gefäß-System aufgenommen und zur Leber verfrachtet wird, wo es zu einem sehr konstanten Teil von etwa 80% inaktiviert wird; zum Teil mögen auch Unterschiede in der Resorptionsgeschwindigkeit mit an der geringeren Wirksamkeit des i.p. injizierten Hormons schuld sein. Der Anstieg der i.p. Wirksamkeit bei Dosen über 150 μg/Tag dürfte darauf beruhen, daß die enzymatische inaktivierende Wirksamkeit der Leber bei dieser Dosis oder etwas darunter ihre Aktivitätsgrenze erreicht und die darüber hinausgehenden Testosteronmengen, ohne inaktiviert zu werden, in den allgemeinen Kreislauf und zur Wirkung gelangen.

BRARD u. BENOIT (1957b) stellten fest, daß ihre Junghähnchen bzw. Jungkapaunen, die zu Beginn der Versuche 7 Wochen alt waren, eine geringere Empfindlichkeit für die das Kammwachstum stimulierende Wirksamkeit der Androgene besaßen, als die älteren Kapaune.

Wie oben (S. 123) bereits hervorgehoben, kann die Auswertung androgener Substanzen im Kapaunenkammtest auch *mittels lokaler Applikation der Hormonlösung direkt auf den Kamm* erfolgen. Diese, ursprünglich von FUSSGÄNGER (1934) angegebene Methode hat eine Reihe von Vorteilen gegenüber der i.m. Verabreichung: vor allem braucht man sehr viel geringere Mengen Androgen, um eine positive Kammreaktion zu erzielen, die Empfindlichkeit dieser Methode nähert sich derjenigen der weiter unten zu besprechenden Küken-Methode (S. 131); ferner ist sie für die Versuchstiere schonender als die i.m. Injektion. Ein Nachteil, der aber kaum ins Gewicht fallen dürfte, ist, daß die lokale Applikation nur bei solchen öligen Lösungen anwendbar ist, die vom Kammgewebe sofort bei der Auftragung resorbiert werden, während wässrige Lösungen unresorbiert abfließen. VOSS (1937), der vergleichende Versuche mit der i.m. und der lokalen Applikation anstellte, hat darauf aufmerksam gemacht, daß die quantitativen Beziehungen zwischen den wirksamen Dosen bei der einen und der anderen Applikationsart je nach dem angewendeten Androgen stark schwanken können:

Tabelle 6. *Vergleich der i.m. und lokalen Applikation von Androgenen im Kapaunenkamm-Test* *(nach* Voss*)*

Substanz	Kapaunen-Einheit bei i.m. Injektion in μg	Kap.-Einheit bei lok. Applikation in μg	Quotient
Testosteron	9—10	1—2	1:5 oder 1:10
Androsteron	70	2	1:35
Androstendion . . .	90	0,2—1	1:90 bis 1:450

Aus den Zahlen der Tabelle 6 ergibt sich, daß man die bei lokaler Applikation gewonnenen Wirkungswerte nicht ohne weiteres mit Werten vergleichen darf, die nach Methoden mit resorptiver Zuführung des Wirkstoffes erhalten wurden: der Quotient „lokale KE : resorptive KE" muß für jede Wirksubstanz gesondert festgestellt werden.

Auch bei der lokalen Applikation der androgenen Prüfsubstanz wird die Gesamtmenge am besten auf 5 Tage verteilt; wenn nötig, wird die Tagesmenge auf 2 Applikationen verteilt, besonders wenn man mehr als 0,1 ml der öligen Lösung pro Tag geben muß, um die Gesamtdosis in 5 Tagen unterzubringen. Das Verfahren ist zum mindesten ebenso sicher und seine Ergebnisse so gut reproduzierbar wie bei den anderen (i.m.) Testmethoden am Kapaunenkamm, besonders wenn man statt der Auftragung mit dem Pinsel, wie sie von FUSSGÄNGER (1934) angegeben wurde, und die nie ganz quantitativ sein kann, die ölige Lösung, wie DIRSCHERL, KRAUS u. VOSS (1936) es empfohlen haben, aus einer Tuberkulinspritze mit feiner Kanüle auf den Kamm, sorgfältig verteilt, aufträufelt: hierbei treten überhaupt keine Substanzverluste ein, da das Öl sofort quantitativ aufgesaugt wird, solange man für die Einzeldosis die Menge von 0,1—0,2 ml Öl nicht überschreitet. Die lokale Verabreichung des Hormons am Erfolgsorgan hat den resorptiven Methoden gegenüber auch den großen Vorteil, daß das Hormon zur Wirkung gelangt, ohne den eventuellen inaktivierenden Kräften des Organismus bei der Passage durch den Magendarm-Kanal (bei der oralen Verabreichung) oder durch das Unterhautzellgewebe, die Muskulatur und das Gefäß-System (bei s.c. bzw. i.m., i.p. und i.v. Verabreichung) ausgesetzt zu sein (VOSS, 1937).

Ein Beispiel der Auswertung von Testosteron im Kapaunenkammversuch bei lokaler Applikation am Kamm wird im folgenden gegeben (S. 129, Tabelle 8).

Wie oben (S. 127) betont wurde, können nur solche öligen Lösungen im lokalen Testverfahren geprüft werden, die sofort, d. h. unmittelbar nach der Aufträufelung vom Kammgewebe resorbiert werden. Daher sind auch dickflüssige Öl-Lösungen, z. B. mit Rhizinusöl hergestellte für diese Testmethode nicht verwendbar, da sie infolge der ungleichmäßigen Resorption sehr variable und meist zu geringe Werte ergeben. Zum Vergleich mit dem obigen Auswertungsbeispiel (S. 129), dem eine Sesamöl-Lösung zugrunde liegt, sei das Ergebnis eines Versuches mit einer Lösung von Testosteron in den gleichen Dosen, aber in Rhizinusöl gelöst im folgenden wiedergegeben (Tabelle 7):

Tabelle 7. *Auswertung von Testosteron, in Rhizinusöl gelöst*

Gesamtdosis 2,5 µg	Zunahme der LxH = Kammfläche in % am		
	5. Tag	8. Tag	12. Tag
Kapaun 227	0	5,6	0
266	10,3	7,8	5,1
224	5,6	7,8	6,0
296	4,0	6,1	4,6
281	2,0	3,9	3,8
269	3,1	7,7	2,2
278	4,5	6,1	4,4
206	4,0	5,0	4,6
210	0	0	2,3
Mittel	3,7	5,6	3,7
Gesamtdosis 5,0 µg			
Kapaun 223	9,9	17,5	7,7
217	0	1,6	7,2
211	0	1,7	0
297	0	8,6	6,2
273	0	0	0
220	11,2	14,0	12,2
Mittel	3,5	7,2	5,5

Tabelle 8. *Auswertung von Testosteron bei lokaler Applikation am Kamm des erwachsenen Kapauns, in Sesamöl gelöst*

Gesamtdosis 2,5µg	Zunahme der LxH = Kammfläche in % am		
	5. Tag	8. Tag	12. Tag
Kapaun 116	8,6	18,4	10,3
124	12,3	15,7	20,8
133	6,9	20,6	13,6
134	4,6	12,8	8,9
136	8,1	19,4	12,1
Mittel	8,1	17,4	13,1
Gesamtdosis 5,0 µg			
Kapaun 149	6,2	10,3	11,7
153	29,0	36,9	19,5
156	12,4	23,3	14,6
161	13,5	29,6	16,6
168	10,8	28,3	20,1
Mittel	14,4	25,7	16,5

Von mancher Seite ist die *Auswertung der Androgene am Kamm der erwachsenen Henne* empfohlen worden; so hat sich vor allem CRAINICIANU (1949) für diese Methode eingesetzt und ihre Vorteile gegenüber der Kapaunenkamm-Methode auf Grund seiner 10jährigen persönlichen Erfahrungen bei der Auswertung von androgenhaltigen Präparaten und bei klinischen Androgenbestimmungen im Harn von Patienten betont. Demgegenüber muß aber an die unterschiedliche hormonale Regelung des Kammwachstums bei Hahn und Henne erinnert werden: *Beim Hahn* ist das physiologische Kammwachstum ausschließlich von den

endogenen Androgenen des Hodens abhängig und beim Kapaun läßt sich durch
exogene Androgene in entsprechender Dosierung der normale Hahnenkamm in
normaler Größe, Färbung, Konsistenz und Gestalt aufbauen; *bei der Henne* sind
zwar auch die Androgene des Ovariums am Wachstum und Aufbau des Kammes
in entscheidender Weise beteiligt, aber offenbar nicht allein, denn bei der kastrierten Henne (Poularde) kann man mit Androgenen den rückgebildeten Kamm wohl
wiederaufbauen, aber nur in seiner für den Hahn typischen Form und Konsistenz,
steif aufgerichtet, mit rauher, runzeliger Oberfläche und turgeszent, während der
normale Hennenkamm weich, glatt und schlapp auf die Seite geneigt ist (Abb. 4).

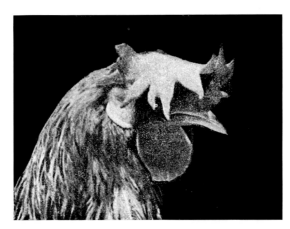

Abb. 4. Kamm eines frühkastrierten Hühnchens der Gold-Leghorn-Rasse, das im Lauf von
63 Tagen täglich eine i. m. Injektion von 200 *μg* Testosteron und von 200 *μg* Oestradiolbenzoat erhielt. Man beachte die für den Hennenkamm typische Gestaltung des regenerierten
Kammes, der relativ dünn, weich und schlaff ist, zur Seite hängt und vom Kamm einer
intakten Junghenne nicht zu unterscheiden ist. (Nach BRARD u. BENOIT, 1957)

Diese typische Gestaltung des Hennenkammes ist offenbar von im Ovarium der
Henne zusätzlich zu den Androgenen erzeugten Stoffen abhängig, denn man kann
bei Kapaunen durch die Implantation eines Hennenovariums die Kammregenera-
tion in typisch weiblicher Form erreichen (CARIDROIT, 1926; BRARD, 1961). Es
sind aber weder allein die Oestrogene noch allein das Progesteron des Hennenovariums, die für die weibliche Gestaltung des Hennenkammes verantwortlich sind
(s. BRARD, 1961)[18]; CHAMPY u. KRITSCH (1925) nahmen die Existenz eines ambi-
sexuellen Hormons im Ovarium an, doch hat sein Vorkommen nie nachgewiesen
werden können. Bei dieser komplizierten Sachlage ist die Verwendung intakter
Hennen zur Androgenauswertung nicht angängig; andererseits bereitet die Pou-
lardisierung der Hennen bedeutend größere operative Schwierigkeiten als die
Kapaunisierung der Hähnchen und bietet daher keine Vorteile. Die Verwendung
des Hennenkammes als Testobjekt für Androgene ist also aus theoretischen und
praktischen Gründen abzulehnen.

_____

18 Diese Feststellung wird durch Versuche von BRARD (1961) ergänzt, in denen er entweder 7 Wochen alte Hähnchen (intakt oder kapaunisiert) gleichzeitig mit den gleichen täglichen Dosen (200 *μg*) von Testosteron und Oestradiolbenzoat injizierte: Im Ergebnis einer
9wöchigen Behandlung hatten die Hähnchen und ebenso die Kapaune einen Kamm, wie ihn
die jungen Hennen zu Beginn ihrer ersten Legeperiode aufweisen, rot, glatt, stark durch-
blutet, schlaff und auf die Seite fallend, also von rein weiblichem Typus.

6.2. Der Test am Kükenkamm

Ruzicka (1935) hat als erster über Versuche[19] berichtet, in denen das damals
neu synthetisierte Androsteron auf seine Wirksamkeit am frisch geschlüpften
Küken geprüft wurde; die Applikation der öligen Lösung des Hormons erfolgte,
in Anlehnung an das Vorgehen von Fussgänger (S. 127 ff.) durch direkte Auf-
pinselung auf den Kamm oder, richtiger gesagt, auf jenes Gebiet am Scheitel, wo
sich später, aber erst nach Wochen normalerweise der Kamm entwickelt; eine
genaue Definition der Menge wurde nicht gegeben („eine Lösung von 0,5 $^0/_{00}$
Androsteron, im Lauf mehrerer Wochen gegeben"), jedenfalls führte sie bei
Küken beiderlei Geschlechts zu einem Kammwachstum, wie es für den puberalen
jungen Hahn charakteristisch ist (710 mm² nach 5 Wochen).

Ein Ausbau dieser Beobachtungen zu einem quantitativen Testverfahren
erfolgte damals nicht, auch nicht in den Versuchen von Burrows, Byerly u.
E. I. Evans (1936), von Danby (1938, 1940) und von Dorfman u. Greulich
(1937). Erst die systematischen Untersuchungen von Frank, Klempner, Hollander u. Kriss in den Jahren 1937—1941 wiesen die Möglichkeit einer Benutzung
des intakten, nicht kastrierten Kükens für die Auswertung androgener Stoffe
nach. Diese Autoren haben ihr Verfahren in einer speziellen Veröffentlichung
eingehend beschrieben (1942). 2—3 Tage alte Küken der Weißen Leghorn-Rasse
werden (16—18 pro dosi), ohne Berücksichtigung des Geschlechts, in einem gleichmäßig temperierten Brutkasten (bei ca. 31,0—36,0°C) gehalten; die Gesamtdosis der zu prüfenden Substanz wird in 0,35 ml Öl gelöst und, auf 7 Tage verteilt,
in einer Menge von 0,05 ml tägl. auf den Kamm aufgeträufelt (Verfahren von
Dirscherl, Kraus u. Voss, 1936); 24 Std nach der letzten Auftragung werden
die Küken mit Chloroform getötet und ihr Geschlecht bestimmt. Das Gewicht der
Küken wird zu Beginn des Versuches und 7 Tage später zur Zeit der Tötung festgestellt. Der Kamm wird durch 2 bis auf den Schädelknochen gehende Längsschnitte, rechts und links der deutlich sichtbaren Kammbasis und Abheben vom
Schädel in toto exstirpiert, ausgetretenes Blut an den Schnittstellen abgetupft
und der Kamm auf der Torsionswaage gewogen; die ganze Prozedur soll rasch und
ohne Substanzverluste durch Austrocknung des Gewebes oder durch Quetschung
vor sich gehen. Die Verff. haben als einfaches Maß der Androgenwirksamkeit im
Harn oder in anderen Ausgangsmaterialien den Begriff eines „Androsteron-Äquiva-
lents" vorgeschlagen, welches definiert wird als die Zahl von Decimilligrammen
krystallinen Androsterons, die als Reaktion das gleiche Kükenkammwachstum
ergeben wie die verwendete Menge Harn oder Extrakt (1 Decimilligramm =
0,1 mg = 100 μg = 1 IE Androsteron). Die Berechnung erfolgt nach der folgenden
Formel I:

$$A/K = \frac{1,061\,(\Sigma\,W) - 0,0043\,(\Sigma\,W^2) - 0,397\,(\Sigma\,B_i) - 0,267\,(\Sigma\,B_t) + 14,75 N_m + 18,54 N_f}{100\,(N_m + N_f)} \tag{I}$$

Hierin bedeutet:

A/K = die Androgenwirksamkeit jenes Teiles des Prüfmaterials, das dem ein-
zelnen Küken appliziert wurde, ausgedrückt in Decimilligrammen;
$\Sigma\,W$ = Summe der Kammgewichte in mg;
$\Sigma\,W^2$ = Summe der Quadrate der Kammgewichte;
$\Sigma\,B_i$ = Summe der initialen Körpergewichte in g;
$\Sigma\,B_t$ = Summe der terminalen Körpergewichte in g;
N_m = Zahl der männlichen Küken im Versuch;
N_f = Zahl der weiblichen Küken im Versuch.

[19] Sie wurden von E. Tschopp, Basel, durchgeführt.

Will man die Androgenwirksamkeit des Prüfmaterials in Androgenäquivalenten *pro Liter* (A/L) berechnen, so benutzt man die Formel II:

$$A/L = (A/K + \frac{U + V \, mal_8 \, 0{,}35}{AE \times So^-}$$

(II)

worin 0,35 die Gesamtzahl ml der öligen Lösung bedeutet, appliziert pro Küken; ferner:

U = Totalvolumen der extrahierten Harnmenge in Litern;

AE = Totalvolumen Äther in ml, das zur Lösung des Extrakts aus U-Litern Harn benutzt wurde;

V = der aliquote Teil dieser Ätherlösung in ml, der für die Zubereitung der Lösung in Sesamöl benutzt wurde;

So = Totalvolumen Öl in ml, das zur Aufnahme von V ml Äther verwendet wurde.

Soll die Androgenwirksamkeit eines Harnextrakts *pro Tag* ausgedrückt werden, so ist nach Formel III

Androgenäquivalent/Tag = A/L x Harnexkretion in L/Tag   (III)

Die Autoren betonen, daß die in Formel I angegebenen Zahlenwerte nur bei strikter Einhaltung der von ihnen festgelegten Verfahrensvorschriften gelten.

In der Folge hat sich DORFMAN intensiv mit der Ausarbeitung der Küken-methode beschäftigt. In einer Untersuchung über die relative Empfindlichkeit von Küken der verschiedenen Hühnerrassen für Androgene (1948), in der die Versuchsanordnung im wesentlichen derjenigen von FRANK u. Mitarb. (1942) entsprach, verglich er Küken der Weißen-Leghorn-, der Rhode Island Red- und der Barred Rock-Rasse hinsichtlich ihrer Kammwachstumsreaktion auf lokal appliziertes Testosteronpropionat; die Kammreaktion wurde ausgedrückt als das Verhältnis des Kammgewichtes in mg zum Körpergewicht in g. Beurteilt nach der geringsten Menge Testosteronpropionat, die benötigt wurde, um eine 20%ige Zunahme dieser Verhältniszahl zu bewirken, waren die männlichen Küken der Weißen Leghorn-Rasse 15mal so empfindlich wie diejenigen der Rhode Island Red-Rasse und 20mal so empfindlich wie diejenigen der Barred Rock-Rasse; ebenso waren die weiblichen Küken der Weißen Leghorn-Rasse 10mal bzw. 20mal so empfindlich wie diejenigen der beiden anderen Rassen (Tabelle 9):

Auch wenn die Empfindlichkeit der 3 Rassen vergleichend gemessen wurde, indem man Ausschnitte der Log Dosis-Wirkungskurven auswählte, in denen die Neigung der Geraden nicht signifikant verschieden war, und die Lageänderung der Kurven als einen weiteren Maßstab der relativen Empfindlichkeit benutzte, ergaben sich ähnliche Unterschiede zwischen den drei Rassen (Tab. 10).

Ein weiteres Kriterium für die Kammempfindlichkeit der 3 Rassen war die maximale Neigung der Kurven, unter Verwendung einer Log Dosis-Wirkungskurve für mindestens 3 Punkte (Abb. 5—7); während die Rhode Island Red- und die Barred Rock-Rasse keinen signifikanten Unterschied aufwiesen, war die Steilheit des Kurvenverlaufes bei den Weißen Leghorn-Küken signifikant größer.

DORFMAN (1948) hat in weiteren Versuchen die Reaktion des Kükenkammes der Weißen Leghorn-Rasse auf Testosteronpropionat bei lokaler und i.m. Appli-kation, auf Testosteron bei lokaler und auf Methyltestosteron bei oraler Verab-reichung verfolgt; VALLE, HENRIQUES u. HENRIQUES (1947) führten die Auswer-tung von Androsteron bei lokaler Applikation an männlichen Küken der gleichen Rasse aus; in allen diesen Untersuchungen hat sich die Kükenkamm-Methode als der

Tabelle 9. *Die relative Reaktionsstärke des Kammes männlicher und weiblicher Küken der Weißen Leghorn-Rasse, der Rhode Island Red-Rasse und der Barred Rock-Rasse auf Testosteronpropionat bei direkter Auftragung auf den Kamm. M Männchen, F Weibchen. Nach* DORFMAN *(1950)*

Rasse	Dosis in μg	Zahl der Küken M	F	Verhältnis: Kammgew. in mg: K.-Gew. in g M	F
Weiße Leghorn	0	62	56	0,38 $\pm$ 0,01	0,36 $\pm$ 0,01
	2	13	6	0,46 $\pm$ 0,04	0,43 $\pm$ 0,06
	5	28	34	0,55 $\pm$ 0,02	0,47 $\pm$ 0,02
	10	32	31	0,63 $\pm$ 0,03	0,52 $\pm$ 0,02
	20	18	45	0,65 $\pm$ 0,04	0,67 $\pm$ 0,02
	40	36	51	0,77 $\pm$ 0,05	0,69 $\pm$ 0,02
	80	46	38	1,03 $\pm$ 0,05	0,91 $\pm$ 0,05
	160	29	36	1,53 $\pm$ 0,10	1,54 $\pm$ 0,09
	2560	25	13	1,74 $\pm$ 0,07	1,74 $\pm$ 0,15
	5120	12	12	1,88 $\pm$ 0,15	1,98 $\pm$ 0,15
	20,480	8	13	1,89 $\pm$ 0,22	1,82 $\pm$ 0,16
Rhode Island Red	0	47	29	0,25 $\pm$ 0,01	0,23 $\pm$ 0,01
	40	14	11	0,33 $\pm$ 0,01	0,33 $\pm$ 0,02
	80	13	11	0,36 $\pm$ 0,03	0,40 $\pm$ 0,04
	160	9	14	0,48 $\pm$ 0,05	0,49 $\pm$ 0,05
	640	9	16	0,85 $\pm$ 0,10	0,82 $\pm$ 0,10
	1280	15	10	0,91 $\pm$ 0,07	0,87 $\pm$ 0,09
	2560	32	21	0,92 $\pm$ 0,05	1,03 $\pm$ 0,07
	5120	11	12	1,14 $\pm$ 0,07	1,03 $\pm$ 0,08
	20,480	..	19	....	1,10 $\pm$ 0,08
Barred Rock	0	36	37	0,21 $\pm$ 0,01	0,20 $\pm$ 0,01
	40	13	10	0,25 $\pm$ 0,02	0,22 $\pm$ 0,02
	80	12	13	0,23 $\pm$ 0,02	0,29 $\pm$ 0,02
	160	9	14	0,36 $\pm$ 0,04	0,32 $\pm$ 0,02
	640	12	17	0,54 $\pm$ 0,03	0,55 $\pm$ 0,03
	1280	11	15	0,61 $\pm$ 0,02	0,63 $\pm$ 0,04
	2560	24	31	0,85 $\pm$ 0,01	0,82 $\pm$ 0,04
	5120	9	15	0,97 $\pm$ 0,09	1,07 $\pm$ 0,08
	20,480	12	10	1,01 $\pm$ 0,11	1,02 $\pm$ 0,07

Tabelle 10. *Relative Empfindlichkeit des Kükenkammes verschiedener Hühnerrassen für Testosteronpropionat, gemessen an der Hormonmenge, die für die Erzeugung ähnlicher Kurvenneigung benötigt wurde. Nach* DORFMAN *(1950)*

Rasse	Männchen Empfindlichkeit in % der Weißen Leghorn-Küken	Weibchen Empfindlichkeit in % der Weißen Leghorn-K.
Weiße Leghorn	100	100
Rhode Island Red	10,0	8,9
Barred Rock	1,8	2,0

Tabelle 11. *Vergleich der maximalen Neigung der Reaktionskurven bei Weiß-Leghorn-Küken und Barred Rock-Küken auf Testosteronpropionat*[a,b]. *Nach* DORFMAN *(1950)*

Geschlecht der Küken	Maximum bei Weiß-Leghorn-Küken; S.E.	Maximum bei Barred Rock-Küken; S.E.	Küken-zahl	t	P
M	1.215 $\pm$ 0.147	0.537 $\pm$ 0.101	158	3.027	0.01
F	1.361 $\pm$ 0.100	0.484 $\pm$ 0.110	223	8.240	0.01

[a] Die Reaktion bei Küken der Rhode Island Red-Rasse ist nicht signifikant verschieden von der Reaktion bei den Barred Rock-Küken.

[b] Abgeleitet aus den Ergebnissen der Dosen von 40, 80 und 160 μg Testosteronpropionat.

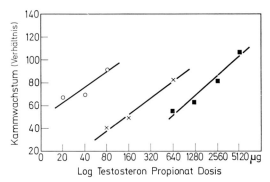

Abb. 5. Kamm-Reaktion auf die lokale Applikation von Testosteronpropionat bei männlichen Küken dreier verschiedener Rassen. Ordinate: Kamm-Wachstum in mg, Körperge) wicht in g; Abszisse: Log der Testosteronpropionat-Dosis (μg). (Nach DORFMAN, 1950-
○ = White Leghorn ♂ — × = Rhode Island Red ♂ — ■ = Barred Rock ♂

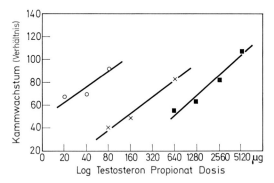

Abb. 6. Kamm-Reaktion wie in Abb. 5, aber bei weiblichen Küken der gleichen drei Rassen.
(Nach DORFMAN, 1950)
○ = White Leghorn ♀ — × = Rhode Island Red ♀ — ■ = Barred Rock ♀

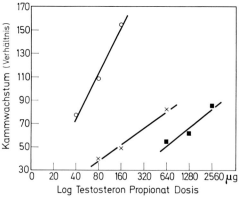

Abb. 7. Maximale Reaktion des Kammes bei männlichen Küken der gleichen drei Rassen auf lokale Applikation von Testosteronpropionat. (Nach DORFMAN, 1950)
○ = White Leghorn ♂ — × = Rhode Island ♂ — ■ = Barred Rock ♂

Methode am Kapaunenkamm zum mindesten gleichwertig, in mancher Hinsicht aber ihr überlegen erwiesen und sie in der Praxis vielfach verdrängt, vor allem wohl wegen der größeren Empfindlichkeit und der relativen Billigkeit der Versuchstiere und ihrer Haltung, die ja nur sehr kurzfristig zu sein braucht. Dagegen scheint die Genauigkeit der Kapaunenkamm-Methode größer zu sein, auch hat sie den nicht zu unterschätzenden Vorteil, daß jeder Kapaun in wiederholten Versuchen als seine eigene Kontrolle dienen kann. In der untenstehenden Tabelle 12 sind die Ergebnisse der Auswertung am Kapaunen- und Kükenkamm einander gegenübergestellt:

Tabelle 12. *Gegenüberstellung der Androgenauswertungsergebnisse am Kapaunen- und Küken- kamm. Nach* DORFMAN *(1950)*

Androgen	Verabrei- chungsart	Beziehung	Test- Dauer Tage	Neigung $\pm$ St.E.	Präzisions- Index $\pm$ St.E.	Empfind- lichkeits- grenze
Test.-Pro- pionat	lokal (Küken)	Log Dosis Kammgew.	7	0,461 + 0,035	0,289 + 0,026	20 μg
Testosteron	lokal (Küken)	Log Dosis Kammgew.	7	103 + 9	0,334 + 0,038	50 μg
Test.-Pro- pionat	s.c. (Küken)	Log Dosis Kammgew.	5	65,9 + 10,5	0,308 + 0,033	500 μg
Methyl-Test- osteron	oral (Küken)	Log Dosis Kammgew.	10	160 + 25	0,348 + 0,028	5 mg/kg Futter
Androsteron	lokal (Küken)	Log Dosis Kammgew.	7	44,1 + 3,68	0,424 + 0,033	15 μg
Androsteron	lokal (Küken)	Log Dosis Kammgew.	7	115,1	0,244	50 μg
Androsteron	i.m. (Kapaun)	Log Dosis Kammgew.	3	8,09	0,189	300 μg
Androsteron	i.m. (Kapaun)	Log Dosis Kammgew.	5	12,72	0,180	500 μg
Androsteron	i.m. (Kapaun)	Log Dosis Kammgew.	3	0,568	0,197	75 μg
Androsteron	i.m. (Kapaun)	Log Dosis Kammgew.	5	0,404	0,280	125 μg
Androsteron	i.m. (Kapaun)	Log Dosis Kammgew.	5	10,52	0,271	200 μg

Eine etwas abweichende Technik des Kükenversuches wandten RAKOFF, PASCHKIS u. CANTAROW (1944) an: Sie benutzten nur männliche Küken, die Auswahl nach Geschlechtern wurde von der liefernden Hühnerfarm getroffen (maximal 5% falsche Bestimmungen), wodurch sich die Notwendigkeit einer statistischen Korrektur für die Unterschiede in der Reaktion von männlichen und weiblichen Küken erübrigte; ferner applizierten sie das Hormon in Äther und nicht in Öl gelöst[20] und vermieden dank der raschen Verdunstung des Äthers das bei Öllösungen häufige Abstreifen oder Verschmieren am eigenen Körper und Federkleid oder an anderen Versuchsküken. Sie brauchten 10 Küken pro dosi,

---

20 KLEMPNER, FRANK u. HOLLANDER (1940) haben selber auch den Ersatz des Öles als Lösungsmittel durch 95%igen Alkohol (0,02 ml pro Applikation) empfohlen, eben wegen der raschen Verdunstung und Resorption des Alkohols mit Vermeidung der Ausbreitung der Öl- lösung auf andere, weniger empfindliche Körperstellen. Warum sie bei ihrer oben zitierten Standardvorschrift dann doch wieder auf die Öllösung zurückgegriffen haben, ist nicht ersichtlich.

bestimmten das Verhältnis Kammgewicht : Körpergewicht und konstruierten individuelle Dosis-Wirkungskurven für jeden Versuch, was ihnen genauere Resultate gab als die Benutzung von Standard-Dosis-Wirkungskurven.

Eine Reihe von vergleichenden Untersuchungen mit verschiedenen Variationen der Kükenkammethode führte BRENEMAN (1942) durch. Neben normal gefütterten männlichen Küken der Weißen Leghorn-Rasse benutzte er auch solche mit beschränkter Fütterung: diesen wurde das Futter jeden 2. Tag im Lauf der ersten 8—10 Lebenstage entzogen und dann, zusätzlich, an den Fütterungstagen die Futtergabe auf wenige Stunden eingeschränkt: BRENEMAN erreichte damit, daß die endogene Gonadotropinproduktion des Hypophysenvorderlappens und in Abhängigkeit von ihr die endogene testiculäre Androgenproduktion[21] gehemmt wurde, so daß die Tiere sich wie Kastraten verhielten, ohne daß sie der bei Küken besonders diffizilen und mit hoher Mortalität belasteten Kastration unterworfen wurden; die Gabe einer „priming dose" (s. S. 125) von Testosteron (1—5 μg am 2. Lebenstag) bewährte sich, um die Reaktionsfähigkeit des Kükenkammes für die vom 4.—13. Lebenstag applizierten Hormoninjektionen zu steigern. In anderen Versuchen wurde ein absoluter Futter- und Wasserentzug durchgeführt, der, wenn er vom Schlüpfen an 80 Std dauerte, gut ertragen wurde, aber bei mehr als 90stündiger Dauer fast immer zum Tode führte: diese Methode ließ sich also nur in kurzfristigen Versuchen anwenden. Parallelversuche mit am 5. Lebenstag kapaunisierten Küken zeigten, daß die Kükenkapaune eine bedeutend höhere Kammempfindlichkeit für Androgene besaßen als die intakten Küken „mit beschränkter Fütterung"; sie schienen sich daher für die Auswertung von sehr geringen Androgendosen am besten zu eignen, besonders wenn die Injektionen nicht subcutan, sondern lokal ins Kammgebiet erfolgten und, um eine totale Resorption der öligen Lösung zu garantieren, nicht täglich, sondern nur jeden 2. Tag gemacht wurden. Der unter dem Einfluß von exogenem Androgen aufgebaute Kamm besteht nach BRENEMAN (1942) zu 80% aus Wasser; um daher in den Versuchen mit absolutem Futter- und Wasserentzug dem Körper das für den Kammaufbau notwendige Wasser zur Verfügung zu stellen, erhielten diese Küken zugleich mit den Androgeninjektionen auch Einspritzungen von 1,0 ml Wasser s.c. an anderen Körperstellen.

BRENEMAN (1940) hat sich auf Grund seiner Versuchsergebnisse gegen die Verwendung von weiblichen Küken bei Durchführung der Kükenkamm-Methode geäußert, weil die Reaktion ihres Kammes nicht so ausgesprochen ist wie bei den männlichen Küken und auch nicht eine so klare Dosisabhängigkeit zeigt wie bei diesen; außerdem ist die Möglichkeit eines antagonistischen Einflusses der Oestrogene des infantilen Ovariums gegeben [vgl. dazu die Beobachtungen von LUTZ u. LUTZ-OSTERTAG (1958, 1959a, 1959b) über den freemartinism bei Vögeln, Teil 1, S. 335 ff]. Andererseits liegen aber auch Beobachtungen des gleichen Forschers (BRENEMAN, 1942b) über eine Förderung des Wachstums des Kapaunenkammes durch Oestrogene vor: So führte die tägl. Injektion von 5 μg Diäthylstilboestrol direkt in die Kammbasis vom 3.—14. Lebenstag bei 15 Tage alten weiblichen Küken zu einer Kammzunahme von 27,2%; bei tägl. Injektion von 10 μg Testosteronpropionat betrug die Zunahme 74,7% und bei der Kombination der beiden Hormone 98,8%, also fast genau so viel wie die Summe der beiden Hormonwirkungen für sich aus-

---

21 BRENEMAN hat in anderen Versuchen (1939) gezeigt, daß der infantile Hoden des Kükens androgene Wirkstoffe produziert, indem er die Wirkung von exogenem Androgen bei total und partiell kapaunisierten, 10—15 Tage alten Küken verglich: die partiell kapaunisierten Küken mit 25% oder weniger verbliebener Hodensubstanz hatten größere Kämme als die Totalkapaunen, obgleich diese eine höhere Dosis exogenen Androgens erhielten.

machte (27,2+74,7 = 101,9%). Ferner konnten BRARD u. BENOIT (1957a, 1957b) in vergleichenden Versuchen nachweisen, daß die kombinierten tägl. Injektionen von 200 μg Testosteron + 200 μg Oestradiolbenzoat weder hinsichtlich der Durchblutung noch hinsichtlich des Wachstums des Kammes bei jugendlichen Kapaunen (Alter 7 Wochen bei Versuchsbeginn) eine antagonistische Wirkung erkennen lassen, wenn man sie der Wirkung von tägl. 200 μg Testosteron *allein* gegenüberstellt; das zusätzliche Oestradiol ruft nur die Ausbildung des Hennenkamm-Typus hervor, der schlaff, weich ist und auf die Seite fällt, verglichen mit dem steifen, prallen und steil aufgerichteten Hahnenkamm. Anders ist es bei den intakten Hähnchen des gleichen Alters und der gleichen Braunen Leghorn-Rasse, bei denen die Injektion von 200 μg Oestradiolbenzoat/Tag nicht nur einen Stillstand des Wachstums des Kammes, sondern seine ausgesprochene Rückbildung hervorruft, die nach 4wöchiger Behandlung ihren Höhepunkt erreicht, um nach weiteren 2 Wochen einer gewissen Wiederaufnahme des Wachstums Platz zu machen, die von den Verff. auf die allgemeine Körpergewichtszunahme zurückgeführt wird. Offenbar handelt es sich um eine über den Hypophysenvorderlappen gehende Wirkung des Oestrogens, die zu einer Hemmung der Gonadotropinproduktion und zu einer von dieser abhängigen mehr oder weniger vollständigen Unterbrechung der testiculären Androgenproduktion beim Hähnchen führt (,,hormonale Kapaunisierung". Auch BRENEMAN (1942b) bezieht die hemmende Wirkung von Diäthylstilboestrol und natürlichen Oestrogenen beim Hähnchen auf den indirekten, über den Hypophysenvorderlappen gehenden Einfluß. Nach BOAS u. LUDWIG (1950) kann Oestradiol wohl das *normale* Kammwachstum beim Küken verhindern, nicht aber das Wachstum, das durch die Injektion von exogenem Testosteron oder Gonadotropin ausgelöst wird: auch diese Erfahrungen sprechen also für eine an der Hypophyse durch Hemmung der Gonadotropinproduktion angreifende Wirkung der Oestrogene und nicht für einen direkten hemmenden Angriff am Erfolgsorgan, dem Kamm. Im gleichen Sinn äußern sich SCHILLER, BENDITT u. DORFMAN (1952) und weisen darauf hin, daß auch Cortison die Bildung von Mucopolysacchariden im Kükenkamm zu verhindern vermag. Im Kapitel über die antagonistischen Beziehungen zwischen Oestrogenen und Androgenen (S. 474, Teil I) wird auf diese Fragen nochmals eingegangen. Die Gesamtheit dieser Beobachtungen, mit dem Ineinandergreifen von direkten fördernden und indirekten hemmenden Wirkungen oestrogener Stoffe auf das Kammwachstum läßt die Verwendung intakter weiblicher Küken für die Auswertung von Androgenen nicht empfehlenswert erscheinen.

7. Die Auswertung an Säugetieren

Die Folgen der Kastration am männlichen Säugetier und die Wirkungen der Substitution durch männliche Sexualhormone sind fast ausschließlich an Laboratoriumsnagetieren (Maus, Ratte, Meerschweinchen, seltener Kaninchen) studiert worden, in Ausnahmefällen an Rindern[22] und Hunden, und so verwenden auch die biologischen Testverfahren für Androgene am Säugetier mit wenigen Ausnahmen das kastrierte Rattenmännchen als Versuchstier. Als Erfolgsorgane dienen meist die Anhangsdrüsen des männlichen Genitalapparats (Prostata, Vesicular-

---

22 So haben z. B. WITT u. ANDREAE (1965) an für solche Versuche zweifelsohne besonders geeigneten eineiigen männlichen Zwillingspaaren verschiedener Rinderrassen den Einfluß der Kastration auf Futterverzehr, Futterverwertung, Körperentwicklung und Schlachtkörperqualität eingehend untersucht; in dieser Arbeit findet sich auch eine kritische Betrachtung der Literatur über die Kastrationsfolgen beim männlichen Rind.

drüsen, Cowper'sche Drüsen, Präputialdrüsen)[23] oder Teile des ausführenden Apparats (Nebenhoden, Vas deferens), bei denen die funktionellen und histocytologischen Veränderungen oder (meist) die Abwandlungen des Gewichts unter dem Einfluß der Kastration bzw. der Zufuhr von Androgenen studiert werden.

Bevor wir die gebräuchlichen Auswertungsmethoden an den Vesiculardrüsen[24] und der Prostata der Laboratoriumsnagetiere eingehend beschreiben, sollen einige, im Hinblick auf ihre physiologischen Grundlagen interessante Prüfungsmethoden für Androgene zur Sprache kommen, die aus dem einen oder anderen Grunde im allgemeinen keine praktische Anwendung finden.

MOORE (1927, 1928, 1930, 1931 a, 1931 b) hat auf Grund von Beobachtungen früherer Untersucher den *Spermienmotilitäts-Test* ausgebaut: BENOIT (1925) hatte zeigen können, daß die Spermatozoen des Meerschweinchens im Nebenhoden etwa 60 Tage am Leben bleiben und ihre Beweglichkeit erhalten, wenn man nur den einen, zu diesem Nebenhoden gehörigen Hoden entfernt, den anderen Hoden aber unberührt läßt; sie überleben dagegen nur 23 Tage im Nebenhoden, wenn man beide Hoden gleichzeitig exstirpiert. MOORE fand nun, daß man bei totalkastrierten Meerschweinchen die Spermatozoen bis zu 54 Tage am Leben erhalten kann, wenn man den Tieren geeignete Hodenextrakte injiziert; MOORE u. McGEE (1928) haben mit Hilfe dieses Tests die Säugerwirksamkeit ihrer am Kapaun bereits ausgewerteten Stierhodenextrakte nachgewiesen. Immerhin schreiben sie selber, daß dieser Test nur eine beschränkte Bedeutung hat und ihm eine gewisse Unsicherheit anhaftet, nicht wegen einer mangelnden Spezifität, sondern wegen der Schwierigkeiten bei der Nebenhodenisolierung, die nicht selten zu Verwachsungen und damit zu unberechenbaren Beeinträchtigungen der Versuchsergebnisse führt. Auch die lange Dauer des Tests (mehr als 23 Tage) macht das praktische Arbeiten mit ihm in größerem Umfang schwierig[25].

23 Die Verwendung der Anhangsdrüsen des männlichen Genitalapparats als Kriteria der Androgenwirksamkeit im biologischen Testverfahren gründet sich letztlich auf die Bedeutung ihrer Sekrete für die Biologie der Spermatozoen, wie sie von STEINACH u. a. experimentell nachgewiesen wurde. Neuerdings hat HUNTER (1969) die Befruchtungskapazität der Nebenhodenspermatozoen verglichen mit derjenigen von ejakulierten Spermatozoen, und zwar durch Einbringung der Spermatozoen der beiden Sorten in die 2 getrennten Uterushörner der Ratte und Untersuchung der Eier 5—6 Std später. Die Befruchtungsfähigkeit der Spermatozoen scheint sich im wesentlichen in der Tuba Fallopii zu entwickeln. Die zeitlichen Vorteile, die durch eine uterine Inkubation der ejakulierten Spermatozoen erreicht werden, beruhen offenbar nicht auf einem Übergang von Bestandteilen der follikulären und tubalen Flüssigkeiten in den Uterus oder auf der Gegenwart von Samenplasma; entscheidend scheinen die Sekrete der männlichen Anhangsdrüsen zu sein, sowohl als Substrat als auch als Schutzmittel.

24 Von verschiedenen Untersuchern ist immer wieder darauf hingewiesen worden, daß die sogenannten „Samenblasen" („vésicules séminales", „seminal vesicles") von Maus, Ratte, Meerschweinchen usw. niemals Spermatozoen enthalten und daher diesen Namen zu Unrecht tragen (vgl. dazu Voss, 1930, der diese Frage unter Berücksichtigung des ganzen Schrifttums eingehend behandelt). Wir haben daher den von OUDEMANS (1892) geprägten Namen „Glandulae vesiculares" oder „Vesiculardrüsen" übernommen, der sich allmählich, wenigstens im deutschen Schrifttum durchzusetzen beginnt (vgl. z. B. AMMON-DIRSCHERL, Bd. II, 1960).

25 Es mag an dieser Stelle erwähnt werden, daß der Nebenhoden ein beliebig langes Weiterleben der in ihm enthaltenen Spermien nicht gewährleisten kann; wenigstens zog MEHROTRA (1962) diesen Schluß aus seinen Beobachtungen an der Wildgans (Anser melanotus): Die während der Fortpflanzungsperiode nicht verbrauchten, d. h. nicht ejakulierten Spermien werden in der nachfolgenden Ruheperiode in den Nebenhodenkanälchen aufgelöst oder sie dringen durch die Kanälchenwand ins umgebende Bindegewebe ein und verfallen hier der Degeneration. Es liegt natürlich nahe anzunehmen, daß der Ausfall oder die in der Ruheperiode jedenfalls stark herabgesetzte endogene Androgenproduktion für die Degeneration der Spermien im Nebenhoden verantwortlich ist, weil sie ein Versiegen der sekretorischen Funktion des Nebenhodens zur Folge hat. Somit würden die Beobachtungen von MEHROTRA nichts Endgültiges über die Dauer des Überlebens der Spermien im Nebenhoden unter *normalen* Bedingungen, d. h. in Gegenwart eines ausreichenden Androgenspiegels im Blut bzw. im Nebenhodengewebe aussagen.

Den Angaben von NALBANDOV (1964) zufolge beträgt die Lebensdauer (Motilität) der Spermien nach der Kastration im Nebenhoden von Stieren 60 Tage, in der Ampulle des Vas deferens weniger als 72 Std; beim Meerschweinchen bleiben sie im Nebenhoden 20—35 Tage fertil und 59 Tage motil, bei Ratten 21 bzw. 42 Tage, bei Mäusen im Nebenhoden 10—14 Tage fertil. ORGEBIN-CRIST (1964) verfolgte auf Serienschnitten den Einbau von injiziertem Thymidin-³H in die Epithelzellen des Ductus epididymidis beim Kaninchen und fand, daß die Quelle des eingebauten DNS-Thymidins in den Spermatozoen gelegen ist, die im Nebenhoden in großer Menge zugrundegehen: die Epithelzellen des Nebenhodens sind offenbar imstande die DNS wieder zu verwerten, die aus dem Zerfall und der Resorption der toten Spermatozoen stammt.

Einen entschiedenen Fortschritt gegenüber dem Spermienmotilitätstest bedeutete der *Ejakulationstest* von MOORE u. GALLAGHER (1929, 1930a, 1930b). BATELLI (1922) und BATELLI u. MARTIN (1922) wiesen nach, daß man durch Applikation eines elektrischen Reizes am Gehirn des männlichen Meerschweinchens eine vollkommene Ejakulation bewirken kann, bei der, wie bei der physiologischen Ejakulation, sowohl die Spermatozoen aus den Vasa deferentia bzw. aus den Nebenhoden als auch die Sekrete der Vesiculardrüsen („Samenblasen") und der Prostata ausgestoßen werden. Nach der Kastration geht nicht nur das Ejakulationsvolumen zurück (selbstverständlich fehlen die Spermatozoen bei längerem Zurückliegen der Hodenentfernung, aber vor allem nehmen die Sekrete der Vesiculardrüsen und Prostata an Menge sehr bedeutend ab), sondern es bleibt auch der für das normale Männchen sehr typische „Koagulationseffekt" aus: das Ejakulat gerinnt bei dem normalen Männchen innerhalb ganz kurzer Zeit unter dem Einfluß des „Vesiculase-Fermentes" der Prostata zu einer festen Masse, während beim Kastraten diese Gerinnung ausbleibt. Beim Normaltier von 600—700 g wiegt die bei der experimentellen Ejakulation ausgestoßene Menge 0,60—1,06 g wöchentlich, beim Kastraten versiegt sie nach 2—3 Wochen völlig[26]. MOORE u. GALLAGHER (1929, 1930) konnten durch unmittelbar nach der Kastration einsetzende Injektionen von Stierhodenextrakten die sonst bald versiegenden Ejakulationssekrete über längere Zeit auf einem, wenn auch nicht normalen, so doch mengenmäßig beachtlich hohen Niveau erhalten und gleichzeitig durch den positiven Koagulationseffekt die normale Zusammensetzung des Ejakulats beweisen (abgesehen von den fehlenden Spermatozoen). Aber auch bei älteren, unbehandelten Kastraten, bei denen jede Sekretion aufgehört hatte (spätestens 3 Monate nach der Kastration beim Meerschweinchen, vgl. KABAK, 1931), gelang es durch die exogenen Hormone des Hodens, allerdings erst nach längerer Behandlung quantitativ und qualitativ annähernd normale experimentelle Ejakulationen durch den elektrischen Reiz zu bewirken. LOEWE (1937), der diese Erfahrungen am Meerschweinchen auf das Mäusemännchen übertrug und den Test dadurch handlicher und sparsamer gestaltete, definierte eine Einheit als diejenige Menge androgenen Hormons, die es gestattet bei 50% der Mäuse eine Ejakulation auszulösen (etwa 40 μg Testosteron). Neben dem unleugbaren großen Vorzug einer weitgehenden Spezifität besitzt dieser Test auch den Vorteil, daß er unter Einschaltung der notwendigen Erholungspausen am gleichen Tier mehrfach ausgeführt werden kann und auf diese Weise große Vergleichs- und Kontrollmöglichkeiten bietet. Daß der *Ejakulationstest nicht absolut spezifisch* ist, geht aus den Arbeiten von LOEWE (1937, 1938a, 1938b, 1954) hervor, der durch die Injektion einer Kombination von Pernocton

---

26 Nach Ligatur der Vasa deferentia geht die Sekretmenge im Laufe eines Vierteljahres von 1,20 auf 0,42 g zurück; bei alten impotenten Meerschweinchenmännchen ließ die Ligatur die Sekretion vorübergehend 4—5 Wochen lang um 0,20—0,35 g ansteigen.

(5-Butal-5-bromallyl-barbitursäure) und Yohimbin, also nach Loewe eines
Hypnoticums und eines zentralnervösen Stimulans, bei Mäusen eine Ejakulation
auslösen konnte, wobei die beiden Komponenten an sich praktisch unwirksam
sind, also ein „coalitiver" Effekt (Loewe) vorliegt. Hinsichtlich des Wirkungsmechanismus dieser „pharmakologischen" Ejakulation scheint die wesentliche
Rolle des hypnotischen Partners der Kombination in einer Bahnung zu bestehen,
während die Rolle des Stimulans darauf zurückzuführen wäre, daß sein Stimulus
an einem ejakulatorischen Neuron oder Zentrum erst dann wirksam wird, wenn
dieses durch das Pernocton sensibilisiert ist. Auf die Impotenz des männlichen
Nagers (Kaninchen, Meerschweinchen, Ratte) nach Ausschaltung der sympathi-
schen Innervation der Genitalorgane, die sich in der *Unfähigkeit zur Ejakulation*
äußert, hat Bacq (1931) aufmerksam gemacht: durchtrennt man das Rückenmark
zwischen T 12 und L 1, so treten rhythmische Bewegungen in der ano-genitalen
Region auf, die von einer Erektion und Ejakulation gefolgt sind; nach abdomina-
ler Sympathektomie oder nach Durchschneidung der beiden Nervi hypogastrici
werden durch die obige Rückenmarksdurchschneidung zwar die rhythmischen
Bewegungen mit Erektion ausgelöst, aber die Ejakulation bleibt aus, was zur
Folge hat, daß die Vesiculardrüsen außerordentlich an Größe zunehmen, während
an den Hoden keinerlei degenerative Veränderungen wahrzunehmen sind.

Gleichzeitig und unabhängig von einander haben Lendle (1931) und Ihrke
u. d'Amour (1931) angegeben, daß man durch Androgene den regelmäßigen
Oestruscyclus bei Rattenweibchen unterbrechen kann: im Vaginalabstrich kommt
es unter dem Einfluß des männlichen Hormons zu einer mehr oder weniger bedeutenden Verlängerung des Dioestruums, d. h. zu einer Hemmung der Proliferation
und der nachfolgenden Verhornung (Keratisation) der Vaginalschleimhaut. Die
amerikanischen Autoren haben richtig erkannt, daß es sich um einen hemmenden
Einfluß der Androgene auf die Hypophyse handelt, in der die Produktion der
Gonadotropine herabgesetzt wird: dadurch werden die an sich normalen Ovarien
in situ in ihrer endokrinen Funktion gehemmt und der Vaginalabstrich ist dementsprechend dioestral. Lendle hat auf Grund dieses „antifemininen" Effekts ein
Testverfahren für männliches Hormon in Vorschlag gebracht, daß sich durch die
Messung der Dauer der Hemmung quantitativ gestalten ließe. Die Methode hat
den Vorzug großer Bequemlichkeit und Einfachheit; gegen sie spricht aber nicht
nur ihre lange Dauer (Mindestdauer der Hemmung nach Lendle 10 Tage), sondern auch vor allem die mangelnde Spezifität: eine Oestrushemmung läßt sich bei
der Ratte durch verschiedene toxische Substanzen hervorrufen, aber, was in diesen
Zusammenhängen viel bedeutungsvoller ist, auch durch Gelbkörperextrakte und
-Hormon, Thymusextrakte, Zirbeldrüsenextrakte u. a. Die Vieldeutigkeit der
Oestrushemmung läßt diesen „antifeminenen" Effekt als Grundlage eines Tests
für Androgene allzu unsicher erscheinen. Auf die Erscheinung selbst, auf den
„Antagonismus" zwischen männlichen und weiblichen Hormonen sind wir im
Kapitel über die Wechselbeziehungen der Androgene und anderer Hormone
(Teil 1, S. 447 ff.) schon eingegangen. Ein Versuch von Aurisicchio (1936), die
Ergebnisse von Lendle an der Ratte auf das Kaninchen zu übertragen und darauf
einen Androgentest aufzubauen, gelang nicht; auch die Annahme des gleichen
Verfassers, daß die Androgene die Bildung von Blutfollikeln beim Kaninchen
(Friedman'sche Schwangerschaftsreaktion) in spezifischer Weise hemmten, hat
sich nicht bestätigen lassen und ist aus theoretischen Gründen unwahrscheinlich.

Einen neuartigen Weg zur Androgenauswertung hat v. Lanz (1930) versucht
einzuschlagen: Er fand bei Untersuchungen des pH der Körperflüssigkeiten, daß
bei normalen Rattenmännchen die Wasserstoffionenkonzentration in den Vesicu-

lardrüsen, der Prostata und dem Nebenhodenschweif in typischer Weise von derjenigen des Blutes dieser Tiere abwich; wurden die Tiere kastriert, so verschwanden diese Unterschiede und das pH der genannten Organe stellte sich auf das allgemeine Blut-pH um. Führte man solchen Kastraten durch Hodentransplantation oder durch Parabiose mit einem normalen Männchen Hodenhormon zu, so wurden die spezifischen Zelleistungen der genannten Organe auch hinsichtlich der Regulierung des pH wieder hergestellt. v. LANZ war der Meinung, daß man die Änderungen des pH als Grundlage eines qualitativen Androgentests benutzen könnte, vorausgesetzt daß es gelänge die Technik der pH-Messung in den immerhin sehr kleinen Erfolgsorganen zu vervollkommnen. Ein Ausbau dieses Testverfahrens scheint nicht erfolgt zu sein.

Eine Reihe von Forschern hat schon früh, zum Teil noch vor den ersten Darstellungen und Reinigungen androgenwirksamer Stoffe, versucht, die *Stoffwechselwirkungen* der im Hoden vermuteten Wirkstoffe zur Grundlage eines Testverfahrens zu machen. Die Bemühungen von KORENCHEVSKY u. CARR (1925a, 1925b), auf Grund der Untersuchung des N- und Gas-Stoffwechsels an Hunden und Kaninchen ein Nachweisverfahren für das männliche Hormon auszuarbeiten, scheiterten an den zu geringen Unterschieden der bei normalen und kastrierten Tieren gefundenen Werte. PERITZ (1931) schloß aus Stoffwechselversuchen an kastrierten Rattenmännchen vor und nach Verfütterung von Hodenextrakt auf das Vorhandensein einer Wirksubstanz im Hoden, welche die Zuckerverbrennung steigere: der Grad der Steigerung sollte als quantitatives Kriterium der verabreichten Hormonmenge dienen. Die Frage, ob diese Kohlenhydratstoffwechsel-wirksame Substanz mit dem die sekundären Geschlechtsmerkmale beeinflussenden Androgen identisch wäre, blieb damals unentschieden; bei späteren Untersuchungen der anabolen Wirkungen der Androgene zeigte sich jedoch, daß die Stoffwechselwirkung eines Androgens durchaus kein Maß für seine spezifische Wirkung auf die sekundären Geschlechtsmerkmale ist und daher auch nicht als Kriterium für diese spezifische Wirkung dienen kann. Der im Prinzip so richtige Gedanke einer Messung der Stoffwechselwirkungen der Androgene konnte erst in die Tat umgesetzt werden, als ein Test für sie geschaffen war (Musculus levator ani-Test, vgl. dazu Teil I, S. 559 ff), der die Umständlichkeit der gebräuchlichen Bilanzversuche umgehen ließ. Die gleichen Schwierigkeiten stehen auch den Verfahren von WANG, RICHTER u. GUTTMACHER (1925) und von HOSKINS (1925) entgegen, die die spontane Aktivität kastrierter Rattenmännchen vor und nach Zuführung von Hodenhormon maßen.

Wenn im Zusammenhang mit Untersuchungen über die innere Sekretion des Hodens von den „Anhangsdrüsen des männlichen Genitaltraktus" beim Nagetier die Rede ist, so sind damit im allgemeinen nur jene Drüsen gemeint, die entwicklungsgeschichtlich von Teilen dieses Genitaltraktus ihren Ursprung nehmen. Es sind das die Vesiculardrüsen („Samenblasen") und die Ampullendrüsen einerseits, mit Ursprung vom Vas deferens, und die Prostatadrüsen, die Urethraldrüsen und die Bulbourethraldrüsen (Gl. Cowperi) andererseits, mit Ursprung vom Urogenitalkanal. Auch ihrer Funktion nach gehören die genannten Drüsen in *eine* Gruppe, indem sie alle ihr Sekret dem Sperma bei der Ejakulation beimischen; ihr Sekret ist mehr oder weniger schleimig und eiweißhaltig. Die Abhängigkeit dieser Drüsen von der inneren Sekretion des Hodens ist eine seit längerer Zeit feststehende Tatsache und dementsprechend ist auch die Verwendung ihres Gewichts, ihrer Maße, ihrer Struktur und/oder ihrer Funktion als Kriterium für die biologische Auswertung der Androgene am Säugetier seit langem im Gebrauch. Im folgenden sollen als Repräsentanten der beiden oben genannten Drüsengruppen die Vesiculardrüsen (und ihr entwicklungsgeschichtlicher Mutterboden, das Vas deferens) und die Prostatadrüsen eingehend besprochen werden, da sie bis heute noch die wichtigsten Erfolgsorgane für die Prüfung der androgenen Wirksamkeit am Säugetier geblieben sind.

Demgegenüber haben in dieser Hinsicht andere Drüsen weniger Beachtung gefunden, die zwar auch in mittelbarer oder unmittelbarer Beziehung zur männlichen Genitalfunktion stehen, aber durch ihren entwicklungsgeschichtlichen Ursprung und ihre Funktion eine Sonderstellung gegenüber den vorgenannten Drüsen

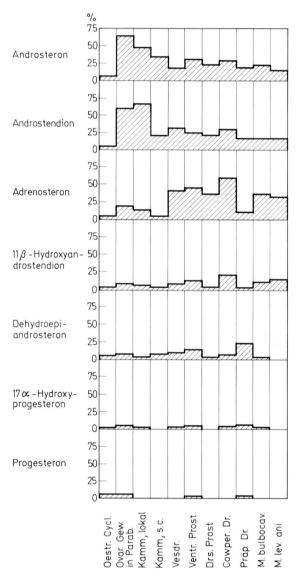

Abb. 8. Hemmende und stimulierende Wirksamkeit natürlicher Androgene und Vergleichssubstanzen in Prozenten der Testosteronwirksamkeit (= 100). (Nach MEYER, KRÄHENBÜHL, u. DESAULLES, 1963)

einnehmen: sie können (nach dem Vorschlag von RAUTHER, 1903) unter der Bezeichnung „Drüsen der äußeren Geschlechtswerkzeuge und der Inguinalregion" zusammengefaßt werden und umfassen die Präputial-, die Inguinal- und die Analdrüsen, die entwicklungsgeschichtlich auf Talg- oder Schweißdrüsen zurückzuführen sind und deren Funktion in der Absonderung schmieriger, talgiger oder stark duftender Sekrete besteht. Hier sollen die Präputialdrüsen als Beispiel in ihrem Bau, ihrer Funktion und ihrer Beeinflussung durch Androgene im Hinblick auf ihre Verwendbarkeit als Testorgane ausführlicher geschildert werden.

In einer sehr aufschlußreichen Untersuchung haben MEYER, KRÄHENBÜHL u. DESAULLES (1963) die natürlichen Androgene (Testosteron, Androsteron, Androstendion, Adrenosteron, 11β-Hydroxy-androstendion, Dehydroepiandrosteron) und zur Ergänzung auch Progesteron und 17a-Hydroxyprogesteron in einer Reihe biologischer Testverfahren einer vergleichenden Auswertung unterworfen, wobei sowohl die stimulierenden Wirkungen (Kammtest bei lokaler und s.c. Verabreichung, Gewichtstest an Vesiculardrüsen, Prostata, Cowperschen Drüsen, Präputialdrüsen und am Musc. bulbocavernosus und M. levator ani) als auch die hemmenden Wirkungen (des oestrischen Cyclus, des Ovarialgewichts beim parabiotischen Weibchen) berücksichtigt wurden. In Abb. 8 sind diese Auswertungsergebnisse, bezogen auf Testosteron = 100, in Prozenten der Testosteronwirksamkeit wiedergegeben: So aufschlußreich diese Vergleiche sind, z. B. auch für die Beziehungen zwischen spezifisch androgenen und anabolen Wirkungen, bedürfen sie dennoch der Erweiterung z. B. durch Berücksichtigung anderer Tierarten und womöglich auch des Menschen, um eine verläßliche Grundlage für die therapeutische Anwendung zu bilden. Mit Recht weisen die Verff. darauf hin, daß auch die Frage der Wirksamkeit einer Kombination der natürlichen Androgene, wie sie im Organismus vorliegt, einer vergleichenden Bearbeitung bedarf.

7. 1. Der Test am Vas deferens

BENOIT (1921, 1924, 1926) fand bei verschiedenen Laboratoriumssäugern nach der Kastration eine merkliche Abnahme des Durchmessers und eine cytologische Involution des Vas deferens (V.d.), besonders auf Kosten der oberflächlichen Epithelzellen, mit Abnahme des Cytoplasmas, Verschwinden der Flimmerzellen, Vergrößerung der Kern/Plasma-Relation, merklicher Reduktion des Chondrioms und des Golgi-Apparats und Auftreten von gelbem Pigment oder von Fettröpfchen im Plasma; die Sekretionstätigkeit versiegt. Alle diese Degenerationsanzeichen fehlen vollkommen, wenn die Kastration nur einseitig ist. BENOIT macht auf eine klinische Beobachtung von W. GRUBER aufmerksam, der bei einem 65jährigen Mann, der in der Jugend kastriert worden war, ein stark rückgebildetes Vas deferens (v.d.) mit einem Durchmesser von weniger als 1,0 mm fand. VATNA (1930) und MOORE (1932) stellten bei kastrierten Rattenmännchen, ITHO u. KON (1935, zit. n. DORFMAN u. SHIPLEY, 1956) bei kastrierten Hunden fest, daß die Kastrationsfolgen am V. d. durch die Verarbreichung von Hodenextrakten verhindert bzw. aufgehoben werden, was SOULAIRAC u. THIBAULT (1948), SOULAIRAC u. DESCLAUX (1951) und DELOST (1953) mit Injektionen von reinem Testosteron bestätigten. In vitro-Versuche mit V. d.-Fragmenten stellte TROWELL (1959) an und fand eine verlängerte Überlebensdauer des V. d. von intakten Ratten über 9 Tage, mit mehr oder weniger guter Erhaltung der normalen Struktur, mit Ausnahme der Epithelzellen, die das Lumen auskleiden: diese werden merklich niedriger und verlieren ihren Wimperbesatz. ORLANDINI (1960, 1962) beobachtete eine Verlängerung der Überlebensdauer von V. d.-Fragmenten intakter Ratten in vitro, wenn dem Medium (Melnik-Lösung + Embryonalextrakt + frisches Rinderserum) Testosteronisobutyrat in wäßriger Suspension zugesetzt wurde, doch war das Fortdauern der

Sekretionserscheinungen nicht einwandfrei nachzuweisen; das Androgenpräparat war aber am V. d. kastrierter Rattenmännchen in vitro unwirksam, im Gegensatz zu den in vivo-Versuchen, in denen Testosteronisobutyrat den Wiederaufbau des V. d. bei Kastraten bewerkstelligte. Nach MARTINS u. VALLE (1935) soll der Zusatz von Testosteron zum Medium die Kontraktionen des V. d. vom Affen in vitro hemmen. FÄHRMANN u. SCHUCHARDT (1965) bestätigten auf Grund elektronen-mikroskopischer Befunde, daß die Rückbildungserscheinungen an den Cylinder-zellen des Samenleiters bei hypophysektomierten Ratten durch Androgenapplika-tion vollkommen zum Verschwinden gebracht werden. Sie stellten auch fest, daß nach Injektion von 20 mg Testosteron die Reduktionserscheinungen, die als Folge der Hypophysektomie an den *Zellen des Nebenhodenganges* nach 33 bzw. 54 Tagen auftreten, vollständig verschwinden: in allen Zellabschnitten imponiert die starke Entfaltung des endoplasmatischen Reticulums und des Golgikomplexes, die Mito-chondrien sind vermehrt, Cytosomen treten in großer Zahl auf und Lipidein-schlüsse sind wieder nachweisbar, die Kerne haben das normale Aussehen wieder angenommen und der Stereociliensaum ist gut entwickelt.

SJÖSTRAND, FALCK u. OWMANN (1965) haben über *die adrenergische Innervation des Vas deferens* und der accessorischen Drüsen des männlichen Genitalapparats) auf Grund anatomisch-mikroskopischer und ausgedehnter experimenteller Studien an einer großen Zahl verschiedener Säugerarten berichtet; die gleichen Autoren, FALCK, OWMANN u. SJÖSTRAND (1965), haben dann diese Innervierungsverhält-nisse am Vas deferens und an den Vesiculardrüsen des Meerschweinchens besonders eingehend beschrieben.

In ihren Beiträgen zur Physiologie der Reifung und des Alterns von Spermien haben WALDSCHMIDT, KARG u. SCHAMS (1963) und BRÜGGEMANN, WALDSCHMIDT, KARG u. SCHAMS (1963) über Besonderheiten des Stoffwechsels von Spermien aus Nebenhodenschwanz (Cauda epididymidis) und Samenleiterampulle (Ampulla ductus deferentis) des Rindes berichtet, auf die hier nur verwiesen sei.

7.2. Der Test an den Vesiculardrüsen („Samenblasen") (Vdr)

Die Vesiculardrüsen (Vdr.) — fälschlich oft „Samenblasen" genannt[27] — stammen entwicklungsgeschichtlich vom Vas deferens ab, weswegen sie z. B. von RAUTHER (1904) als „Vesiculae vasorum deferentium" bezeichnet wurden, doch ist diese Bezeichnung, obwohl anatomisch berechtigt, dennoch abzulehnen, da sie die wichtige drüsige Natur und Funktion dieser Organe nicht zum Ausdruck bringt. Der Name „Glandulae vesiculares", „Vesiculardrüsen", „Glandes vésiculaires", „vesicular glands" ist in jeder Hinsicht vorzuziehen.

STEINACH (1894) konnte frühere klinische Beobachtungen über Größenverän-derungen an den Vdr. kastrierter Männer als erster experimentell bestätigen und zeigen, daß die Vdr. bei Rattenmännchen, die präpuberal kastriert wurden, auf dem infantilen Entwicklungszustand beharren und daß sie bei zur Zeit der Ge-schlechtsreife kastrierten Männchen erheblich an Größe abnehmen. Er hat dann später (1910) die durch seine Versuche und die Beobachtungen anderer Forscher an kastrierten Nagermännchen bereits sehr wahrscheinlich gemachte Abhängigkeit der Vdr. von der inneren Sekretion des Hodens durch seine Hodentransplantatio-nen bewiesen. STEINACH hat, ebenso wie viele seiner Nachfolger sich damit begnügt,

---

27 Auch PRICE u. WILLIAMS-ASHMAN schreiben in dem von ihnen bearbeiteten Kapitel „The accessory reproductive glands of mammals" der 3. Auflage von „Sex and internal secretions" (The Williams & Wilkins Co., Baltimore, 1961) auf S. 376 im Abschnitt „Seminal vesicles": „The name refers to an old misconception that they are sperm reservoirs." Trotzdem halten sie unverständlicher Weise an dieser Bezeichnung, die die falsche Auffassung („miscon-ception") wiedergibt, fest.

die Größen- oder Gewichtsveränderungen der Vdr. als Kriterium für die Wirkungen der Kastration bzw. der Verabreichung von Zubereitungen des männlichen Hormons zu berücksichtigen, ein Testverfahren, das zwar im allgemeinen für die Erkennung größerer Quantitätsunterschiede ausreicht und als solches bis heute seine Bedeutung behalten hat, das aber für die Feststellung auch feinerer Differenzen und geringer Hormonmengen erst brauchbar wurde, als es gelang durch die Erfassung der cytologischen Veränderungen an den Zellen des Vdr.-Epithels ein Reagens zu schaffen, das gegenüber dem „Makro-Test" am Vdr.-Gewicht ein Mikroverfahren darstellte (LOEWE u. VOSS, 1927 ff.; MOORE u. GALLAGHER, 1929; MOORE, HUGHES u. GALLAGHER, 1930; MOORE, PRICE u. GALLAGHER, 1930; VOSS, 1930a, 1930b).

Die makroskopischen (Abb. 9—11) und histo-cytologischen (Abb. 12 a. u. b.) Unterschiede zwischen den Vdr. des normalen und des kastrierten Männchens als Grundlage ihrer Verwendung bei der Androgenauswertung wurden von Voss

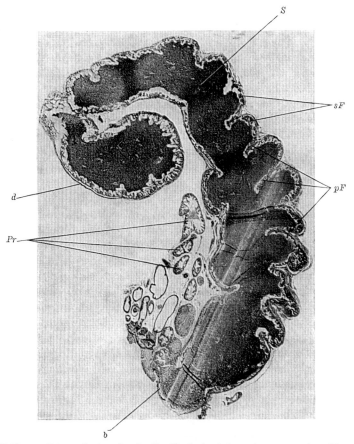

Abb. 9. Medianer Längsschnitt durch die Vesiculardrüse eines normalen 22 g schweren Mäusemännchens. An der konvexen Seite zahlreiche Divertikel, an der konkaven nur wenige flache Taschenbildungen. *pF* primäre Falten, *sF* sekundäre Falten. *S* Sekret im Lumen. *Pr* Anschnitte der Drüsenläppchen des vorderen Prostatateiles. *d* distales, *b* basales Ende der Vesiculardrüse. Hämalaun-Eosin. Vergr. 12×. Mikrophoto. (Aus Voss, 1930a)

(1930a, 1930b) auf der Basis seiner Untersuchungen am Mäusemännchen[28] folgendermaßen tabellarisch zusammengefaßt (Tabelle 13 und 14):

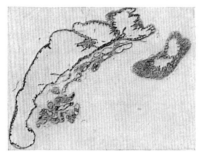

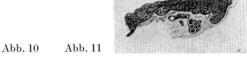

Abb. 10   Abb. 11

Abb. 10 u. 11. Mediane Längsschnitte durch die zwei Typen der Vesiculardrüsen des kastrierten Mäusemännchens. Hämalaun-Eosin. Vergr. 12×. Mikrophoto. (Aus Voss, 1930a)

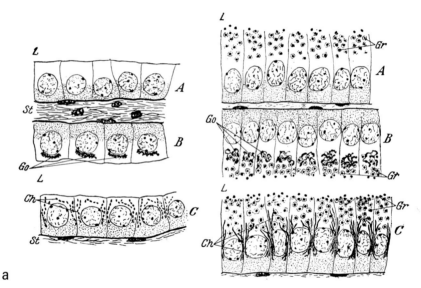

a   b

Abb. 12. Schematischer Durchschnitt durch das Vesiculardrüsenepithel eines vor 6 Wochen kastrierten Mäusemännchens. (a) unbehandelt, (b) nach voller Regeneration durch Androgeninjektionen — identisch mit dem Bild beim nicht kastrierten erwachsenen Männchen. — In beiden Abbildungen sind die relativen Größenverhältnisse der Zellen und ihrer Organe auf Grund vieler Messungen genau eingehalten; in beiden Abbildungen die gleiche Vergr. (etwa 2000×). Man beachte: Die Zellhöhe, die Kerndistanz und die Relation Kern:Plasma in ihrer Unterschiedlichkeit beim behandelten und beim unbehandelten Kastraten, ferner die unscharfe Abgrenzung der Zellen gegen das Lumen beim behandelten und ihre glatte Oberfläche beim unbehandelten Kastraten, endlich die dichtgedrängten Zellreihen beim behandel-

---

28 Die Eignung der Vdr. der Maus für die Auswertung von Androgenen untersuchte Chai in mehreren Arbeiten (1956a, 1956b, 1960): er fand Unterschiede in der Empfindlichkeit zwischen zwei reinen Mäusestämmen und eine mittlere Empfindlichkeit der F_1-Bastarde zwischen ihnen und folgert aus seinen Befunden, daß die F_1-Bastarde keine Vorteile bei der Auswertung gegenüber den reinen Stämmen bieten.

Tabelle 13. *Vesiculardrüsen der Maus (nach* Voss, *1930 a)*

Vesiculardrüsen	Normales Männchen	Kastrat
Makroskopisch:		
Länge	15—25 mm	3—4 mm
Breite	3—4 mm	0,5—1 mm
Längen-Breitenindex	45—100	1,5—4
Farbe	milchig	glashell
Sekretinhalt	sehr reichlich, dickflüssig körnig	fehlend oder sehr gering, wässerig, klar
Histo-cytologisch:		
Muskulatur der Wand	gut ausgebildet	rückgebildet
Lumen	sehr weit	Typ I: weit Typ II: spaltförmig
Sekretinhalt	sehr reichlich, grobschollig stark eosinophil	Typ I: gering, sehr feinkörnig, chromophob Typ II: fehlend
Schleimhautfalten	hoch und schmal, verzweigt, zahlreich	Typ I: rudimentär Typ II: breit, unverzweigt, wenig zahlreich
Stroma der Falten	schmal, spärliches reticuläres Bindegewebe	breit, reichlich kollagene Fasern
Epithel	zellreich, hochzylindrisch	zellarm, kubisch bis flach
Kerne	rund oder durch gegenseitige Abplattung oval	blasig, breit angeordnet
Golgi-Apparat	weitmaschig, ausladend	geschrumpft, abgeplattet
Chondriosomen	langfädig, in der Hauptmenge paranucleär	körnig zerfallen, regellos verteilt
Sekretgranula	reichlich, im Golgi-Apparat und in der Granulazone	fehlend
Mitrosen der Epithelzellen	selten	fehlend
Basalzellen	reichlich; zahlreiche Übergangsstadien in zylindrische Epithelzellen	vorhanden, aber keine Übergangsstadien
Amitotische Teilungen der Basalzellen	vorhanden (?)	fehlend

Tabelle 14. *Vesiculardrüsen der Maus (nach* Voss, *1930 a)*

Tier	Durchschnittliche Höhe der Zellen in μ	Durchschnittlicher Kerndurchmesser in μ	Verhältnis von Kerndurchmesser und Zellhöhe
Normale Männchen . . .	15,58	5,14	0,33
5 Tage-Kastrat	12,55	5,19	0,41
10 Tage-Kastrat	11,35	5,18	0,46
15 Tage-Kastrat	10,5	4,98	0,48
20 Tage-Kastrat	9,56	4,81	0,5
25 Tage-Kastrat	9,11	4,95	0,54
4—8 Wochen-Kastrat .	9,13	4,93	0,54

ten, hingegen die breite Anordnung beim unbehandelten Kastraten. *L* Lumen (der Sekretinhalt beim behandelten Kastraten der Übersichtlichkeit halber weggelassen, beim unbehandelten fehlt er überhaupt), *A, B, C* Epithelzellreihen in verschiedener Färbung: *A* Übersichtsfärbung mit Hämalaun-Eosin, *B* Färbung des Golgi-Apparats nach Kolatschew-Nassonow, *C* Chondriosomenfärbung nach Altmann-Kull, *Gr* Sekretgranula; am apicolen Pol der Zellen und reichlich ins Lumen austretend, beim unbehandelten Kastraten fehlend, *Go* Golgi-Apparat, in weiten Maschen ausgebreitet (bB), beim unbehandelten Kastraten geschrumpft (aB). *Ch* Chondriosouen; langfädig (bC), körnig zerfallen (aC). St Stroma der Drüsenzellen; feinmaschig (b), viele kollagene Fasern (a)

Von diesen Messungen, die Voss an der Maus durchgeführt hat, unterscheiden sich die Meßresultate von Porter u. Melampy (1954) Tabelle 15—19 an den Vdr. des Rattenmännchens nur quantitativ, nicht grundsätzlich: 24 Std nach der Kastration des erwachsenen Rattenmännchens wies der Kerndurchmesser eine nicht signifikante Abnahme um 0,1 μ, die Zellhöhe um 4,0 μ auf; 60 Std nach der Kastration betrugen diese Werte 0,5 μ (P = 0,10) bzw. 8,0 μ (P = 0,01); nach 38 Tagen betrug die Gesamtabnahme 1,0 (P = 0,01) bzw. 11,0 μ (P = 0,01). Die von den Verff. angegebenen Regenerationswerte nach Androgenzuführung beim Kastraten sind insofern nicht charakteristisch als es sich um Gaben von 500 μg Testosteronpropionat/Tag handelt, also um ganz unphysiologische Dosen[29].

Die in Tabelle 14 wiedergegebenen Messungen der Zellveränderungen lassen erkennen, daß der Kastration eine Periode der Rückbildung folgt, die in den ersten 10 Tagen am raschesten und ausgiebigsten verläuft, in den folgenden 10 Tagen mit verringerter Intensität weitergeht und schließlich zwischen dem 20. und 30. Tag nach der Kastration ein endgültiges Stadium erreicht, das dann noch viele Wochen und Monate weiterbesteht. Es scheint, daß auch die Regenerationsfähigkeit der Vdr. auf zugeführtes Androgen zunächst rasch, dann langsamer abnimmt und nach 4 Wochen einen minimalen Grad erreicht, der dann nicht weiter oder doch nur minimal abnimmt: die für eine restitutio ad integrum notwendige Menge Testosteron ist 4 Monate nach der Kastration nicht größer als 4 Wochen nach der Hodenentfernung (unter sonst gleichen Versuchsbedingungen)[30].

Price u. Williams-Ashman (1961) haben auf Grund der späteren Ergebnisse eigener und fremder Versuche eine ähnliche Gegenüberstellung der Kennzeichen der Vdr. normaler und kastrierter Ratten- und Mäusemännchen veröffentlicht, in der hauptsächlich die Reaktion auf PAS und elektronen-mikroskopische Beobachtungen Berücksichtigung fanden (s. S. 150, Tabelle 20).

Die histochemischen und elektronen-mikroskopischen Beobachtungen ergeben im allgemeinen nur schwer meßbare quantitative Unterschiede zwischen den Vdr. der intakten und kastrierten Männchen und sind daher (ganz abgesehen von den umständlichen und zeitraubenden technischen Voraussetzungen), trotz ihrer Bedeutung für die Aufklärung der physiologischen Vorgänge der Sekretion in diesen Drüsen, für die Auswertung von Androgenzubereitungen weniger geeignet als die qualitativen oder einer Messung leicht zugänglichen Charakteristica der An- bzw. Abwesenheit von Sekretgranula, der Zellhöhe usw. Loewe u. Voss (1930)

---

29 Zur Frage der Beeinflussung des Vdr.-Stoffwechsels durch äußere Faktoren sei auf folgende Beobachtungen von Pelc (1959) hingewiesen: Markiertes Thymidin und Adenin wurde bei intakten Mäusemännchen, die mit Weibchen zusammen gehalten wurden, in die Kerne der Epithelzellen der Vdr. aufgenommen, bei Männchen ohne Weibchen aber nicht (Tötung und Untersuchung der Versuchsmäuse 19 Std nach der Injektion der markierten Stoffe). Sehr seltene markierte Basalzellenkerne im Vdr.-Epithel wurden bei beiden Männchengruppen festgestellt. Die gleichen Befunde notierten (laut privater Mitteilung an Pelc) auch Schooley u. Kelly.

30 Deanesly u. Parkes (1936) sind aufgrund von Vergleichsversuchen zum Ergebnis gekommen, daß, wenn die Rattenmännchen von 40—60 g K.-Gew. kastriert und nach nicht weniger als 1 Monat in Versuch genommen werden, die Resultate der Androgenverabreichung an den accessorischen Geschlechtsdrüsen vom exakten Alter, vom tatsächlichen Körpergewicht und von der seit der Kastration verstrichenen Zeit unabhängig sind. Diese Feststellungen von Deanesly u. Parkes wurden von Jacobsen u. Christensen (1938) vollkommen bestätigt: sie fanden, daß die Reaktion der Vdr. beim kastrierten Rattenmännchen auf Androgene vom Gewicht und Alter der Tiere unabhängig und nur von der jeweiligen Hormondosis abhängig ist.

Tabelle 15. *Änderungen im Gewicht und in der Zusammensetzung der sekretfreien Vesicular-drüsen der Ratte während des Wachstums (nach* PORTER u. MELAMPY, *1952, etwas vereinfacht)*

| Nr. der Gruppe | Zahl der Tiere | Körperge-wicht in g | Sekret-feucht-gewicht in mg/Drüse | Sekretfreie Vesiculardrüsen | | | |
				Gewicht in mg feucht	trocken	Gesamt N in mg Mittel	Gesamt Lipid in mg Mittel
1	10	$77 \pm 1,3$			2,1	0,3	0,1
2	10	$94 \pm 1,8$			2,2	0,3	0,1
3	8	$146 \pm 1,4$	$5,5 \pm 1,5$	39	8,9	1,2	0,3
4	7	$188 \pm 1,9$	$77,0 \pm 18,1$	99	23,0	3,2	1,2
5	7	$258 \pm 1,6$	$361,0 \pm 2,9$	202	48,0	6,9	2,4
6	5	$298 \pm 2,8$	$451,0 \pm 44,8$	265	60,0	8,6	3,0
7	5	$358 \pm 0,6$	$905,0 \pm 87,8$	297	72,0	10,2	3,5
8	5	$385 \pm 2,0$	$1201,0 \pm 131,3$	390	96,0	13,6	4,4

Tabelle 16. *Wirkung der Kastration auf das Gewicht, den N-Gehalt und den Sauerstoffverbrauch von sekretfreien Vesiculardrüsen der Ratte und auf die enthaltene Sekretmenge (nach* PORTER u. MELAMPY, *1952, etwas vereinfacht)*

Tage nach der Kastra-tion	Zahl der Tiere	Sekret-feucht-gewicht mg/Drüse	Zahl der Tiere	N-Gehalt mg/Drüse Mittel	Zahl der Tiere	Q_{O_2} Mittel[a]	Zahl der Tiere	Sekret-gewicht pro Drüse in mg
0	10	284 ± 14	7	6,9	2	2,7	10	766 ± 54
2	10	185 ± 6	4	4,2	4	2,4	4	167 ± 28
5	10	145 ± 12	4	3,2	4	2,5	4	18 ± 2
10	10	109 ± 5	4	2,4	4	2,4	4	11 ± 1
20	4	77 ± 2	4	1,8	4	2,8	4	0
Gewicht bei der Kastration g	250 bis 300		250 bis 260		250 bis 260		250 bis 300	

[a] Q_{O_2}: cmm Sauerstoff pro mg Trockengewicht des Gewebes pro Stunde.

Tabelle 17. *Wirkung von Testosteronpropionat auf das Gewicht, den N-Gehalt und den Sauer-stoffverbrauch der Vesiculardrüsen kastr. Ratten und auf die in der Drüse enthaltene Sekretmenge (nach* PORTER u. MELAMPY, *1952)*

Versuchs-Tage 500 γ/Tag	Zahl der Tiere	Feucht-gewicht sekretfreier Vdr, mg	Zahl der Tiere	N-Gehalt pro Drüse in mg Mittel	Zahl der Tiere	Q_{O_2}	Zahl der Tiere	Sekret pro Drüse in mg
0	5	48 ± 3	6	0,2	6	3,5	5	0
2	5	67 ± 4	6	0,4	6	6,2	5	22 ± 3
5	5	203 ± 9	5	1,5	5	4,2	5	107 ± 5
10	5	355 ± 9	5	3,4	5	3,8	5	677 ± 54
20	5	525 ± 27	5	7,3	5	3,4	5	1322 ± 113
Gewicht bei der Kastration g	280 bis 320		55 bis 65		55 bis 65		280 bis 320	

Tabelle 18. *Wirkung der Kastration auf die catheptische, auf die saure und alkalische Phosphatase-Wirksamkeit sekretfreier Vesiculardrüsen kastrierter Ratten (nach* PORTER u. MELAMPY, *1952)*

Tage nach der Kastration	Zahl der Tiere	Cathept. Einheiten pro Drüse	Zahl der Tiere	Saure Phosphatase-E. pro Drüse	Zahl der Tiere	Alkalische Phosphatase-E. pro Drüse
0	6	$2,8 \pm 0,3$	2,1	$5,2 \pm 0,3$	8	$14,8 \pm 0,8$
2	6	$3,2 \pm 0,2$	6	$4,7 \pm 0,2$	6	$13,5 \pm 0,8$
3	6	$3,3 \pm 0,2$				
5	6	$2,2 \pm 0,1$	5	$3,1 \pm 0,4$	6	$9,1 \pm 1,0$
10	6	$1,9 \pm 0,2$	6	$3,3 \pm 0,2$	6	$6,0 \pm 0,5$
20			6	$1,8 \pm 0,2$	6	$2,8 \pm 0,3$
24	6	$0,9 \pm 0,1$				
Gewicht bei der Kastration g	245 bis 270		245 bis 260		245 bis 260	

Tabelle 19. *Wirkung von Testosteronpropionat auf die catheptische, saure und alkalische Phosphatase-Wirksamkeit sekretfreier Vesiculardrüsen kastrierter Ratten (nach* PORTER u. MELAMPY, *1952)*

VersuchsTage 500 γ/Tag	Zahl der Tiere	Cathept. Einheiten pro Drüse	Zahl der Tiere	Saure Phosphatase-E. pro Drüse	Zahl der Tiere	Alkalische Phosphatase-E. pro Drüse
0	6	$0,9 \pm 0,1$	5	$0,1 \pm 0,1$	5	$1,3 \pm 0,4$
2	6	$1,1 \pm 0,1$	5	$0,5 \pm 0,1$	5	$3,3 \pm 0,2$
3	6	$2,3 \pm 0,1$				
5	6	$3,3 \pm 0,2$	5	$3,1 \pm 0,1$	5	$38,3 \pm 3,0$
10	6	$4,5 \pm 0,2$	5	$9,5 \pm 0,7$	5	$50,4 \pm 2,5$
20			5	$11,5 \pm 0,4$	5	$62,8 \pm 2,6$
Gewicht bei der Kastration g	245 bis 270		280 bis 320		280 bis 320	

Tabelle 20. *Kennzeichen der Vesiculardrüsen bei normalen und kastrierten Männchen von Ratten und Mäusen (nach* PRICE u. WILLIAMS-ASHMAN, *1961, S. 409)*

Normale Männchen	Kastrierte Männchen
Allgemeine Kennzeichen	
Ratte und Maus	
Schleimhaut in Falten; acidophiles Sekret im Lumen	Faltenbildung reduziert; Sekret im Lumen stark verringert
Säulenepithel; Sekretgranula im supranuclearen Raum	Zellhöhe verringert; keine Sekretgranula
Golgi-Netzwerk supranuclear	Golgi-Apparat verringert, in Fragmente zerfallen
Mitochondrien als Stäbchen oder Granula	Anscheinend verminderte relative Zahl der Mitochondrien (Ratte)
Kerne basal; Nucleolen gut ausgebildet	Kerne geschrumpft und pyknotisch; Nucleolen verschwinden
Stroma aus Bindegewebsfasern und glatten Muskelzellen	Stroma scheinbar vermehrt

Normale Männchen	Kastrierte Männchen

Spezifische Kennzeichen

Ratte, histochemische Beobachtungen:

Sekret im Lumen PAS-positiv, von wechselnder Intensität, acidophil	
Im Cytoplasma leicht positive PAS-Reaktion; saure Phosphatase stark positiv; stark basophil	Phosphatase-Reaktion herabgesetzt Schwach basophil
Sekretgranula im Epithel mit stark positiver saurer Phosphatase-Reaktion	Aktivität fehlt
Kerne mit stark positiver saurer Phosphatase-Reaktion	Spuren einer schwachen sauren Phosphatase-Reaktion
Im Stroma leichte PAS-Reaktion; saure Phosphatase-Reaktion positiv; starke alkalische Phosphatase-Reaktion	Saure und alkalische Phosphatase-Reaktion herabgesetzt

Maus, histochemische Beobachtungen:

Sekret im Lumen mäßig PAS-positiv und acidophil; Cytoplasma im basalen und lateralen Teil der Zellen mäßig basophil; die apikalen Granula mit positiver saurer Phosphatase-Reaktion; Zellen mäßig basophil	Sekretgranula weniger acidophil Cytoplasma schwach basophil
Sekretgranula im Epithel schwach PAS-positiv, acidophil	Zahlenmäßig verringert, weniger acidophil
Golgi-Gebiet: Granula PAS-positiv und acidophil	
Stroma intensiv PAS- und alkalische Phosphatase-positiv	Phosphatase-Aktivität im Stroma herabgesetzt

Elektronen-mikroskopische Beobachtungen:

Im Cytoplasma komplizierte Anordnung basaler und lateraler Ergastoplasmamembranen	Ergastoplasma-Kanälchen weniger ausgedehnt und gewunden
Viele RNS-reiche Granula; im Golgigebiet parallele Anordnung von Membranen mit glatter Oberfläche und Bläschen	Relative Zahl herabgesetzt

haben daher den „cytologischen Regenerationstest" für Androgene auf die folgenden 4 (5) Kriterien beschränkt, die sie mit den Buchstaben A—E bezeichneten:

A = Höhe der Epithelzellen der Vdr. in μ;

B = ausgeprägte Sekretionsmerkmale, wie Sekretgranula und Vakuolen in den Epithelzellen;

C = Zellreichtum des Epithels (Zahl der Zellen pro μ^2), Zellneubildung, Mitosen;

D = azidophiles Sekret im Lumen der Vdr.;

E = Gestalt und Anordnung der Mitochondrien.

Der Grad der Regeneration wird im cytologischen Regenerationstest für alle 4 (5) Kriterien mit den Zahlen 1—5 gekennzeichnet, also mit einer empirischen Skala. In der Notengebung bedeutet z. B. für Kriterium „B":

B_1: Vorhandensein der Sekretionsprodukte in allen Zellen des Vdr.-Epithels (Normalzustand);

B_2: Vorhandensein der Sekretionsprodukte in den meisten Zellen;

B_3: Vorhandensein der Sekretionsprodukte in etwa der Hälfte der Zellen;

B_4: Vorhandensein der Sekretionsprodukte nur in wenigen Zellen;

B_5: vollkommenes Fehlen der Sekretionsprodukte (Kastratenzustand).

LOEWE u. VOSS (1931) definierten als 1 Mäuse-Einheit Androgen jene Gesamtmenge einer Substanz, die auf 5 Injektionen verteilt innerhalb von 3 Tagen gege-

ben (1. Tag 2mal $^1/_5$, 2. Tag 2mal $^1/_5$, 3. Tag $^1/_5$ der Gesamtdosis) am 4. Tag,
72 Std nach der ersten Injektion eine mittelstarke Wirkung auf Wachstum und
Sekretion des Vdr.-Epithels der vor mindestens 4 Wochen kastrierten Mäusemännchen ausübt. Diese mittlere Wirkung entspricht der Note 3, wenn das vollkommen rückgebildete Epithel mit 5 und das völlig regenerierte mit 1 bezeichnet
wird. Ein Auswertungsbeispiel zeigt Tabelle 20 a.

Tabelle 20a. *Auswertung einer Androgenzubereitung im cytologischen Regenerationstest (nach*
LOEWE u. VOSS, *1931)*

Cytologischer Befund	Ergebnis in Mäuse-Einheiten
$(A—D)_5$	0
$(A—D)_4$	0,7
$A_4B_5C_4D_5$	0,4
$A_3B_4C_3D_3$	0,7
$(A—D)_3$	1,0
$A_1B_2C_1D_1$	1,25
$A_1B_3C_1D_1$	1,1

Das Hauptgewicht liegt auf Kriterium „B" und danach auf Kriterium „A",
weniger auf „C" und „D", während „E", d. h. die Mitochondrien bei Routineuntersuchungen unberücksichtigt bleiben. Die untenstehende Eichungstabelle
nach LOEWE u. VOSS (1931) dient der Umrechnung der cytologischen Daten in
Mäuse-Einheiten:

Tabelle 21. *Eichungstabelle für die Auswertung von Androgenen im cytologischen Regenerations-*
test (nach LOEWE u. VOSS, *1931)*

Noten der Qualitäten				entsprechen einem Wirkungswert	
A	B	C	D	zwischen Mäuse-Einheiten	i.D. Mäuse-Einheiten
5	5	5—4	5—3	0,25	0
4—2	5	5—3	5—3	0,25—0,60	0,4
4—2	4	3	3	0,61—0,79	0,7
3	3	3	3	0,80—0,99	0,9
3	3	3	3	1,00	1,0
3	3	3	3	1,01—1,20	1,1
3	2	3	3	1,20—1,30	1,25
1	1	1	1	1,30—1,50	1,4
1	1	1	1	1,5	1,5

Die Zahl der Versuchsmäuse pro dosi soll nicht unter 3, besser bei 5 oder darüber liegen. Die Kastrationen erfolgen unter aseptischen Kautelen, Verwachsungen oder Abszesse im Bereich der Vdr. können das Versuchsergebnis stark beeinflussen, damit behaftete Versuchstiere müssen daher unberücksichtigt bleiben.
Technik der Fixierung, Einbettung und Färbung der Vdr. s. VOSS (1930), dort
auch Angaben für Schnellverfahren[31].

VOSS u. LOEWE (1930) haben als erste auf die *hormonale Abhängigkeit der*
mitotischen Vermehrung der Zellen des Vdr.-Epitels bei der Maus hingewiesen und

---

[31] Eine „Vereinfachung" des LOEWE-VOSS-Tests für Androgene hat AMSON (1931) vorgeschlagen, indem er ihn von der kastrierten erwachsenen Maus auf intakte, 4 Wochen alte
infantile Rattenmännchen übertrug, die er 4 Wochen (sic!) mit den zu prüfenden Substanzen
behandelte. Schon die lange Dauer des Verfahrens an sich läßt es praktisch vollkommen
ungeeignet erscheinen, aber auch die Tatsache, daß die intakten (!) Versuchstiere zum Schluß
des Versuches 8 Wochen alt sind, bis zu 75 g wiegen und sich daher bereits im Stadium der
Pubeszemz befinden, macht die Ergebnisse dieser Modifikation unserer Prüfungsmethode sehr
fraglich.

sie zur Ausarbeitung eines Schnelltests für Androgene benutzt; ihre Methode wurde später von TISLOWITZ (1939), FLEISCHMANN (1939) und besonders von DIRSCHERL u. KROPP (1944) durch ergänzende Anwendung der *Mitosenfixierung mit Colchicin* nach DUSTIN (1938/1939) quantitativ ausgestaltet. Sie beruht auf der Tatsache, daß beim kastrierten Mäusemännchen die mitotische Vermehrung der Zellen des Vdr.-Epithels fehlt und durch die Verabreichung von Androgenen kurzfristig hervorgerufen werden kann[32]. Beim intakten Mäusemännchen findet man nur selten Mitosen im Epithel der Vdr., der Ersatz und die Vermehrung der Epithelzellen wird hier in der Hauptsache durch die Basalzellen des Epithels gewährleistet. Anders beim Kastraten, dessen Vdr.-Epithel durch seine auffallende Zellarmut vor dem zellreichen Epithel des intakten Männchens ausgezeichnet ist: hier erfolgt unter dem Einfluß exogener Androgengaben eine stürmische Zellvermehrung im Epithel, und zwar in der Hauptsache auf dem Wege der mitotischen Zellteilung in den ersten 48 Std nach ein- oder auch zweimaliger Androgeninjektion: man findet zu dieser Zeit in jedem Gesichtsfeld (Zeiss-Öl-Imm. 2 mm, Co. Oc. 4) im 5 μ dicken Schnitt durch die Vdr. eine oder mehrere Mitosen. Die Ab-

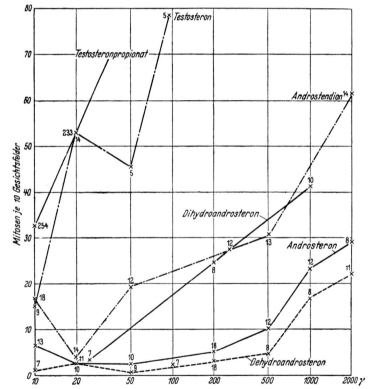

Abb. 13. Dosiswirkungen von Androgenen im Mitosentest am kastrierten Mäusemännchen. Die Zahlen bedeuten die Anzahl der Versuchstiere. (Nach DIRSCHERL u. Mitarb., 1948)

---

32 PORTER u. MELAMPY (1954) fanden auch bei der Ratte nach der Kastration und 24 bis 36 Std nach der Androgenbehandlung (500 μg Testosteronpropionat in Öl s.c.) keine Mitosen im Vdr.-Epithel und erst nach 60 Std eine mitotische Aktivität von 7,5%, die nach diesem Maximum steil absank und auch nach tägl. Gabe von 500 μg Testosteronpropionat am 20. Tag einen Wert von nur 0,1% aufwies.

hängigkeit der Zahl der Mitosen von der Androgendosis ist offenbar: die einmalige s.c. Injektion von 20 μg Testosteron in öliger Lösung ergibt etwa 10—15 Mitosen in 50 Gesichtsfeldern, von 40 μg Testosteron 30—40, von 75 μg Testosteron 85—100 Mitosen. In den ersten 24 Std nach der Androgengabe sind keine Veränderungen im Vdr.-Epithel zu beobachten; nach etwa 36 Std findet man die initiale Reaktion, eine Zunahme der Kerngröße auf das 1¹/₂ bis 2fache der Norm[33],

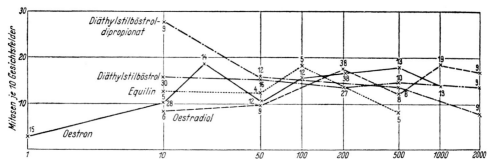

Abb. 14. Dosiswirkungen von Oestrogenen im Mitosentest am kastrierten Mäusemännchen Die Zahlen bedeuten die Anzahl der Versuchstiere. (Nach DIRSCHERL u. Mitarb., 1948)

die als Vorbereitung auf die in den nächsten 12 Std einsetzenden Mitosen anzusehen ist (Voss, 1935). Durch die Injektion von Colchicin[34], 9—10 Std. vor der Tötung der Tiere, also etwa 38—39 Std nach der Androgengabe gelingt es die ablaufenden Mitosen besonders in den Pro- und Metaphasen zu fixieren und auf diese Weise die Zahl der zur Beobachtung kommenden Mitosen stark zu vergrößern, wodurch die quantitative Bedeutung des Mitosentests bedeutend gesteigert wird (DIRSCHERL u. KROPP, 1944). Diese Forscher verwenden infantile[35],[36] männ-

---

33 Da die Kerngröße der Vdr-Zellen im allgemeinen sehr konstant ist, in engen Grenzen um einen Durchmesser von 5 μ schwankt und auch durch die Kastration nicht wesentlich verändert wird, fallen die unter dem Einfluß der Androgeninjektion sich vergrößernden Kerne stark auf.

34 Die Verwendung von Colchicin für die Sichtbarmachung hormonaler Wirkungen der Stimulation in den Geweben haben BASTANIÉ u. ZYLBERSZAG (1937) empfohlen; in den beiden Mitteilungen finden sich Hinweise auf frühere Veröffentlichungen der Verff. zu diesem Thema.

35 HOWARD u. ALLEN (1957), welche die hemmenden Einflüsse von Adrenalektomie und zunehmendem Alter auf die durch Oestradiol induzierte Gewebshyperplasie in den Vdr. der Maus untersuchten, stellten positive Hemmungswirkungen bei intakten infantilen, 3 Wochen alten Mäusen fest, während die Vdr. erwachsener, 8—9 Wochen alter Tiere weitgehend unbeeinflußt blieben: anscheinend verlieren sie beim sexuell reifen Tier mit endgültiger Differenzierung in männlicher Richtung die Reaktionsfähigkeit auf das heterologe Hormon. Die Verwendung infantil kastrierter Tiere durch DIRSCHERL u. KROPP ist also gut begründet.

36 DUHNKE, MOSEBACH u. DIRSCHERL (1968) haben den Einfluß von Testosteron auf die Mitoserate in den Vdr. infantiler intakter Sprague-Dawley-Ratten studiert: Im Gegensatz zu kastrierten erwachsenen und kastrierten infantilen Tieren wurde die Mitoserate schon 9 Std nach einmaliger Gabe von 100 μg Testosteron signifikant erhöht, und die Extrapolation der Werte erlaubte die Annahme einer sofortigen Wirkung. Verff. halten die Tatsache, daß die infantilen, etwa 30 Tage alten intakten Tiere bereits einer laufenden physiologischen geringen Hormonwirkung ausgesetzt waren, als Ursache des zeitlichen Unterschiedes in der Reaktionsgeschwindigkeit für möglich. Die experimentelle Prüfung durch mengenmäßig variierte Versuche einer Vorbehandlung mit unterschwelligen Testosterondosen und der anschließenden Gabe der mitogenetischen Dosis bei kastrierten erwachsenen Tieren könnte wohl über die Richtigkeit dieser Annahme entscheiden.

liche Mäuse, die bei einem Gewicht von 10—14 g kastriert und 4 Wochen später in Versuch genommen werden. Das zu prüfende Präparat wird auf 2 Injektionen verteilt, die zweite 15 Std nach der ersten s.c. gegeben; 24 Std danach werden 40 μg Colchicin in 0,1 ml Wasser gelöst s.c. injiziert und nach weiteren 9 Std werden die Tiere getötet und die Vdr. histologisch untersucht (Bouin-Fixierung, Paraffin-Einbettung, 5 μ-Stufenschnitte, Hämatoxylin-Eosin-Färbung), bei 710 facher Vergrößerung, indem von jeder Drüse in mindestens 50 Gesichtsfeldern die Mitosen systematisch ausgezählt werden. Die Wirkung wird durch die Zahl der Mitosen je 10 Gesichtsfelder ausgedrückt. Als Mitosen-Einheit (Mi.-E.) ist von DIRSCHERL u. KROPP die Wirkung von 10 μg Testosteronpropionat (Gesamtdosis) vorgeschlagen worden. Dementsprechend soll parallel zu jeder Auswertung der Prüfsubstanz (5—10 Tiere pro dosi) die Wirkung von 10—20 μg Testosteronpropionat als Standard an der gleichen Tierzahl pro dosi in Mi.-E. bestimmt werden. Zum Wirkungsmechanismus der Androgene bei der Stimulierung der mitotischen Aktivität in den Vesiculardrüsen (und anderen Anhangsdrüsen des männlichen Genitaltraktus) ist zu bemerken, daß die Förderung der Zellpermeabilität und der Durchblutung in diesen Organen vermutlich zu einer vermehrten Anwesenheit von Metaboliten in ihnen führen, die für die mitotische Aktivität der Zellen notwendig sind (RUDOLPH u. SAMUELS, 1949).

Nach BULLOUGH (1952) üben die Androgene eine zweifache mitogenetische Wirkung aus, indem sie einerseits direkt an den Zellen (spezifisch) angreifen und andererseits durch die Mobilisierung von Kohlenhydraten die mitotische Tätigkeit der Zellen (unspezifisch) stimulieren (vgl. dazu die Untersuchungen von TALAAT, HABIB u. HANNA, 1958, und von TALAAT, HABIB u. MALEK, 1964, über die Wirkung von Testosteronpropionat auf den Kohlenhydratstoffwechsel beim intakten und kastrierten Kaninchenmännchen). Diese Feststellungen von BULLOUGH über die Doppelnatur der mitosenstimulierenden Wirkung der Androgene ist besonders interessant im Hinblick darauf, daß der Mitosen-Test einen gewissen Mangel an Spezifität zu zeigen scheint, denn sowohl FLEISCHMANN u. KANN (1938) als auch TISLOWITZ (1938) und in einer besonderen Untersuchung DIRSCHERL, ZILLIKEN u. KROPP (1948) haben gezeigt, daß auch Oestrogene an den Epithelzellen der Vdr. der kastrierten Maus den Eintritt von Mitosen auslösen können, und zwar nicht nur im Muskel- und Bindegewebe der Vdr., wie man früher annahm (Abb. 13 u. 14 aus DIRSCHERL u. Mitarb., 1948)[37] Allerdings ist die mitogenetische Wirksamkeit der Oestrogene viel schwächer als diejenige der Androgene (Abb. 14) und zeichnet sich vor allem dadurch aus, daß sie auch bei starker Erhöhung der Oestrogendosis keine Zunahme aufweist. Diese „innerhalb weiter Grenzen gleichbleibende Wirkung der Oestrogene erschien unerklärbar" (DIRSCHERL u. Mitarb., S. 459), wird aber verständlich, wenn man annimmt, daß es sich nur um die unspezifische indirekte Stimulierung der Mitogenese durch die Erhöhung des Kohlenhydratstoffwechsels handelt und nicht um die spezifische, nur den Androgenen eigene direkte Wirkung auf die Zellen des Vdr.-Epithels. Die Erhöhung des Kohlenhydratstoffwechsels durch Oestrogene ist z. B. durch die Untersuchungen von TALAAT, HABIB, HIGAZY, NEBY, MALEK u. IBRAHIM (1965) mit Gaben von Oestradioldipropionat an normalen und diabetischen Frauen nachgewiesen. PRICE u. WILLIAMS-ASHMAN (1961) sprechen zwar mehrfach von der *direkten* mitogenetischen Wirkung der Oestrogene auf die Epithelzellen der Vdr. und anderer acces-

---

37 Auch BURKHART (1942) fand bei einmaliger Injektion von Oestradiolbenzoat bei seit 40 Tagen kastrierten Rattenmännchen eine Hypertrophie der Vdr.-Epithelzellen 27 Std nach der Injektion und eine mitotische Aktivität in ihnen nach 55 Std, in geringerem Grade auch im Bindegewebe; die ventrale Prostata blieb unbeeinflußt.

sorischer Drüsen, ohne aber irgendwelche experimentelle Daten dafür anzuführen oder auf die dieser Auffassung entgegenstehenden Beobachtungen von DIRSCHERL u. Mitarb. (1948) einzugehen[38].

Die „Unspezifität" des Mitogenese-Tests ist also nur eine scheinbare und beeinträchtigt schon dank der abweichenden Gestalt der Dosis-Wirkungskurve der Oestrogene seine Verwendbarkeit als Test für androgene Substanzen nicht. Wichtig ist in diesem Zusammenhang die Feststellung von COURRIER (1926), daß die Injektion von Follikelhormon (in Form von Follikelsaft der Sau) beim kastrierten Meerschweinchenweibchen zu einer mitotischen Proliferation des Vaginalepithels führt, deren *zeitliche* Verhältnisse sich in nichts unterscheiden, wenn auch die injizierten Hormonmengen sich wie 1:3:4:6:9 verhalten: *Das Follikelhormon löst also die mitotische Teilung der Zellen des Vaginalepithels aus, es beschleunigt sie aber nicht.* Ebenso haben offenbar auch die Androgene *keinen Einfluß auf die Geschwindigkeit* der mitotischen Reaktion, die sie im Vdr.-Epithel stimulieren; die Stärke der mitogenetischen Reaktion ist also vom zeitlichen Faktor unabhängig.

Zur Klärung des Wirkungsmechanismus der Androgene an den Vdr. der Ratte haben die Untersuchungen von WICKS u. VILLEE (1964) beigetragen: Erwachsene Rattenmännchen wurden kastriert und erhielten 4 Tage später einmalig 2,0 mg Testosteronpropionat s.c. injiziert; innerhalb von 48 Std nach der Hormongabe wurden die Vdr. zu verschiedenen Zeiten entnommen und die Stoffwechselvorgänge in vitro unter Zusatz von Glycin-2-^{14}C untersucht. Die frühesten Veränderungen betrafen Erhöhungen der Respirationsrate, die Aufnahme von Glycin-2-^{14}C und seinen Einbau in RNS. Bei den bedeutendsten Veränderungen handelte es sich um den Gehalt des Gewebes an RNS und den Einbau von Glycin-2-^{14}C in RNS in vitro: diese traten in Erscheinung, noch bevor eine Vermehrung des Protein- und Fettstoffwechsels festzustellen war. Veränderungen im Gehalt an DNS wurden erst 36—48 Std nach der Injektion von Testosteronpropionat beobachtet, und zwar eine geringe, aber signifikante Vermehrung; zur gleichen Zeit ließ sich auch der Einbau von Glycin-2-^{14}C in DNS in vitro nachweisen. Diese Ergebnisse zeigen, daß die Stoffwechselprozesse nach der Verabreichung von Testosteronpropionat bereits zu viel früheren Terminen nach der Hormonapplikation untersucht werden müssen als es bisher geschah, wenn der Ort der initialen Wirkung des Hormons entdeckt werden soll. Sie bestätigen damit die Erfahrungen, die VOSS u. LOEWE (1930) bei der Entdeckung der mitogenetischen Androgenwirkungen machten.

WICKS u. KENNEDY (1964) fanden bei erwachsenen kastrierten Rattenmännchen, die 12—15 Std nach dem Eingriff 10 mg Testosteron in physiol. NaCl-Lö-

---

[38] Die Wirkung der Rö-Bestrahlung auf die Reaktion der Vdr. auf Androgene verfolgten MELAMPY, GOWEN u. WACASEY (1956) an erwachsenen Rattenmännchen, die 20 Tage nach der Kastration in Versuch genommen wurden. Sie erhielten im Lauf von 3 Tagen täglich 500 μg Testosteronpropionat s.c. in öliger Lösung injiziert und wurden 60 Std nach der ersten Injektion getötet. Der mitotische Index war 8% unter reiner Hormonbehandlung; unter Hormon + Rö-Bestrahlung mit 80, 160, 320 oder 640 r stieg er auf 14 bzw. 20, 17 und 15% an. Bei Bestrahlung mit 1000, 1500, 2000 bzw. 3000 r fielen die Indexwerte auf 5 bzw. 4, 3 und 1% ab. Diese Ergebnisse zeigen eine Hemmung der mitotischen Aktivität bei Bestrahlung mit 1000 r und darüber. Verff. vermuten, daß die Bestrahlung mit 80—640 r eine Verzögerung der Mitosereaktion und infolgedessen eine Zunahme des mitotischen Index im Vergleich zur reinen Androgenbehandlung bewirkt. Die Rö-Bestrahlung hatte keinen Einfluß auf die Zellhöhe, dagegen kam es zu einer Abnahme des Vdr.-Gewichts bei den mit Androgen und steigenden Strahlendosierungen behandelten Tieren. FLEISCHMANN (1957) fand, daß die Stimulierung der mitotischen Teilung in den Vdr. des kastrierten Mäusemännchens durch Testosteron durch eine Rö-Bestrahlung mit 3000 r 0,5 bis 72 Std vor der Injektion blockiert wird, nicht aber wenn die Androgeninjektion 96 Std zurückliegt. Die Bestrahlung scheint die mit Testosteron induzierte sekretorische Aktivität und RNS-Zunahme in den Vdr. nicht zu hemmen.

sung i.p. injiziert erhielten, 20 min nach der Injektion eine Zunahme der Synthese von RNS um etwa 50%, 50 min nach der Injektion eine maximale Erhöhung auf das 2—3fache; bei fernerer Beobachtung konnte dann bis zu 240 min nach der Testosteroninjektion keine weitere Erhöhung mehr festgestellt werden. Die Wirkung von Testosteron auf die RNS-Synthese in den Vdr. ist also ähnlich wie diejenige von Hydrocortison in der Leber: in beiden Fällen kommt es zu einer raschen und merklichen Zunahme der RNS-Synthese, ohne daß die Zusammensetzung der neugebildeten RNS sich von der basalen Zusammensetzung der RNS unterschiede; in jedem Fall handelt es sich um eine Mischung verschiedener Formen von RNS, so daß die Stimulierung der RNS-Synthese durch die genannten Hormone nicht auf die Synthese eines einzelnen Typs von RNS beschränkt ist.

Die Verstärkung der RNS-Synthese in den Vdr. durch Testosteron ist somit nachgewiesen und die basale Bedeutung dieses Prozesses für den Mechanismus der Androgenwirksamkeit wahrscheinlich gemacht worden. Wenn auch die Analyse des in vitro-Einbaues von Uridylsäure gezeigt hat, daß die Polymerase-Wirksamkeit von RNS durch in vivo-Gaben von Testosteron erhöht wird (HANOCK, ZELIS, SHAW u. WILLIAMS-ASHMAN, 1962), erschien es von Interesse auch den in vivo-Einbau des Uridin-Anteils nach einer solchen Behandlung aufzuklären: HANOCK (1965) konnte die vermehrte Aufnahme von radioaktivem Uridin in die Epithelzellkerne der Vdr. der kastrierten und mit Testosteronpropionat behandelten Maus gegenüber dem unbehandelten Kastraten feststellen und im autoradiographischen Bild festhalten; ebenso wie die Vdr. reagierten auch die Zellkerne der Coagulationsdrüsen, nicht aber diejenigen der Prostata; dagegen zeigten Leber-, Pankreas- und Nierenzellkerne ebenfalls eine distinkte Markierung. Es war charakteristisch, daß die Nukleolen der Zellkerne im Pankreas vorzugsweise, also mehr als das Chromatin oder das Zellkernplasma eine radiographische Markierung aufwiesen.

RUDOLPH u. SAMUELS (1949) verfolgten die initialen Stoffwechselvorgänge in den Vdr. des kastrierten Rattenmännchens nach Injektion von Testosteronpropionat: 10 Std nach der Hormongabe zeigten der Sauerstoffverbrauch (Q_{O_2}), das Gewicht und der intracelluläre Wasser- und Fructosegehalt der Vdr. eine Zunahme; nach 20 Std war der Q_{O_2} ebenso wie bei den intakten Männchen dem Q_{O_2} nach 10 Std ähnlich. Auch der Fructosegehalt der Vdr. stieg zwischen der 5. und 10. Std nach der Injektion an, um weiterhin auf dieser Höhe erhalten zu bleiben. Diese Stoffwechselwirkungen scheinen die primären Folgen der Androgengaben zu sein, während das fortschreitende Wachstum und die weitere Zunahme des intracellulären Volumens vermutlich als sekundäre Folgen der Hormongaben zu betrachten sind, da die gesteigerte Sauerstoffaufnahme die notwendige Energie für die Synthesen liefern kann und die Änderung der Flüssigkeitsverteilung vermutlich das Ergebnis des erhöhten intracellulären osmotischen Druckes ist.

KÜLPMANN u. MOSEBACH (1965) untersuchten den Einfluß von Testosteron auf den Einbau von Aminosäuren in die Vdr.- und Thymus-Proteine unreifer, 30 Tage alter Rattenmännchen (K.-Gew. 60 $\pm$ 10 g) und fanden, daß eine Vorbehandlung mit Testosteron zu einem deutlich vermehrten Gehalt an ^{14}C-Histidin in den Vdr.-Proteinen führt, während unter den gleichen Bedingungen in den Proteinen des Thymus ein geringerer Gehalt an ^{14}C-Histidin festzustellen ist (Abb. 15a). Verff. halten diesen Effekt für eine hormoninduzierte Aminosäurenverschiebung von einem Nichtsexualorgan zu einem Sexualorgan.

Über *Lebendbeobachtungen* an den Vdr. junger erwachsener Ratten berichteten GRUNT, KNISELY u. BERRY (1956): 14 Tage nach der Kastration wurden sie im Lauf von 7 Tagen tägl. mit einer Injektion von 500 μg Testosteronpropionat in Öl

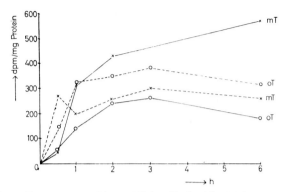

Abb. 15a Einfluß von Testosteron auf den zeitlichen Verlauf des Einbaus von L-Histidin-2ring-
^{14}C in die Proteine von Ves.-drüsen und Thymus unreifer Ratten (30 d). 500 μg Testosteron
zu 5 Tagesdosen à 100 μg/0,2 ml Sesamöl; 2μc L-Histidin-2ring-^{14}C/0,5 ml H$_2$O am Ver-
suchstage; 15 h vor Histidininjektion wurden die Tiere auf Hunger gesetzt; je 3 Versuche.
————Ves.-drüsenprotein; ------ Thymusprotein; oT = ohne Testosteron, mT = mit
Testosteron (Nach KÜLPMANN u. MOSEBACH, 1965)

behandelt; am 8. Tag wurden die Vdr. durch Laparatomie freigelegt und mit der
Quarzstab-Durchleuchtungstechnik nach KNISELY (1953) untersucht. Der Grad
der Durchblutung, gemessen an der Dichte der sichtbaren offenen Gefäße, und die
Durchströmungsrate der Vdr. mit Blut nahmen infolge der Kastration ab und
stiegen nach Androgengaben (auch bei den intakten Männchen) an. Die Zunahme
der Transparenz des Gewebes und das Auftreten einer Granulierung in ihm (als
Folge einer irregulären Lichtbrechung) war für die Vdr. der Kastraten kennzeich-
nend und wurde, wenigstens zum Teil durch Androgengaben beseitigt. Die bei den
Kastraten beobachteten rhythmischen Kontraktionen fehlten bei den intakten
Männchen vollkommen, ebenso bei den mit genügend hohen Dosen Testosteronpropionat (100 μg) injizierten Kastraten (GRUNT u. WALKER, 1960). Es erschien
bemerkenswert, daß sehr hohe Dosen Oestradiolbenzoat (50 μg tägl. s.c.) zwar
keinen Einfluß auf die Parenchymstruktur und die Vascularisierung der Vdr. der
Kastraten hatten, aber ihre Kontraktilität, wenigstens bei einem Teil der Versuchsratten (7 von 13) hemmend beeinflußten.

KNISELY, GRUNT u. BERRY haben (1957) ihre Lebendbeobachtungen an den
Vdr. mit veränderter Methodik fortgesetzt. Bei innerhalb von 24 Std nach der
Geburt kastrierten Rattenmännchen wurden, nachdem sie 84—105 Tage alt
geworden waren, die Vdr. (unter Pentobarbitalnarkose) nach Laparotomie in vivo
in situ beobachtet. Nach einer Vorbeobachtungszeit von 30 min erhielten die
Tiere eine i.v. Injektion von in NaCl-Lösung gelöstem Testosteron bzw. von
physiol. NaCl-Lösung (Kontrollen). Innerhalb einer Beobachtungszeit von mehreren Stunden wurden bei den Kontrollratten keine Veränderungen festgestellt,
abgesehen von einer Abnahme der durchschnittlichen Gesamtdauer der (bei den
Kastraten) rhythmischen Kontraktionen der Vdr. Unter dem Einfluß der i.v.
Testosteroninjektion erfolgte nach einer Latenzzeit von 1—38 min eine Erweiterung der kleinsten Venen und Arterien in den Vdr. als erstes Zeichen der beginnen-
den Androgenwirkung; anschließend kam es zu einer Zunahme der Durchblutung
und der Durchströmungsgeschwindigkeit und einer merklichen Abnahme der
Häufigkeit, der Dauer und der Intensität der Vdr.-Kontraktionen. Die Wirkung
des Androgens auf die Vdr. scheint somit primär in einer Ruhigstellung der Vdr.
zu bestehen, ähnlich der Wirkung des Progesterons auf den Uterus.

Tabelle 22. *Mittlerer Inhibitorgehalt von Samenblasen (Vdr) und Sperma. Nach* HAENDLE, FRITZ, TRAUTSCHOLD u. WERLE *(1965)*

Spezies	Samenblase [IE/g]	Sperma [IE/ml]	Gesamt-IE pro Ejakulat
Mensch	(0,05)[a]	0,15	0,825
Rind.	1	3	21
Schwein		1	250
Ratte	1,6		
Maus	2,5		
Hamster	0,4		
Meerschweinchen	5		

[a] autoptisches Material 48 Std post mortem.

HAENDLE, FRITZ, TRAUTSCHOLD u. WERLE (1965) haben in den accessorischen Geschlechtsdrüsen, besonders in den Vdr., und im Sperma aller bisher darauf untersuchten Säugetiere (Mensch, Rind, Schwein, Ratte, Maus, Hamster, Meerschweinchen) einen *Inhibitor für Trypsin und Plasmin* nachgewiesen. Er konnte aus den Vdr. von Meerschweinchen und Rind isoliert werden und erwies sich als basisches Polypeptid mit einem Mol.-Gew. von 6800 und unterschied sich von allen bekannten Trypsin-Inhibitoren durch seine Spezifität. Seine physiologische Funktion ist bis jetzt unbekannt; eine Prüfung, ob ein Zusammenhang zwischen Inhibitorkonzentration und Fertilität beim Manne besteht, ist im Gange. Die Kastration führt bei der männlichen Maus zu einem kontinuierlichen Abfall des Inhibitorspiegels in den Vdr.; der tiefste Wert stellt sich nach etwa 30 Tagen ein, also zu einer Zeit, in der die postkastrative Rückbildung der Vdr. einen konstanten Wert erreicht. Mit der Gabe von 2mal wöchentlich je 250 μg Testosteronpropionat stieg der Inhibitorspiegel der kastrierten Maus auf das 50fache an und über den Wert beim intakten Männchen hinaus. Auch beim normalen Mäusemännchen läßt sich die Inhibitorsynthese durch Testosterongaben stark stimulieren (Abb. 15b). Vorwiegend anabole Androgene (z. B. 19-Nortestosteron-phenylpropionat) steigern die Inhibitorkonzentration in geringerem Maß. Auf Grund dieser Daten ließe sich nach Auffassung der Untersucher eine einfache und empfindliche Methode zur Standardisierung von androgenen Wirkstoffen ausarbeiten, die zugleich eine Differenzierung von anabolen Wirkstoffen erlauben würde.

Zur Frage der *Spezifität der Vesiculardrüsenreaktion* auf Androgene sei auf Untersuchungen von HARSH, OVERHOLSER u. WELLS (1939) hingewiesen, die die Wirkung hoher Dosen von Oestrogenen auf die accessorischen Geschlechtsdrüsen intakter bzw. kastrierter Ratten- und Mäusemännchen prüften: als charakteristisch erschien die Ausbildung eines mehrschichtigen Plattenepithels in der Wand und in den Ausführungsgängen der Vesiculardrüsen infantiler und erwachsener Männchen, besonders bei den Kastraten; auch die Prostata und die Cowperschen Drüsen wiesen diese pathologische Veränderung unter dem Einfluß der Oestrogeninjektionen auf, die durch gleichzeitig mit dem Oestrogen verabreichtes Testosteron verhindert wurde. VOSS (1940) hat bei kastrierten Mäusemännchen eine ähnliche Metaplasie des zylindrischen Vesiculardrüsenepithels in ein mehrschichtiges Plattenepithel beschrieben, die offenbar auf eine Vereiterung dieser Drüsen zurückzuführen war, also ohne Einwirkung oestrogener Stoffe zustande kam.

Zur Physio-Pathologie der Coagulations- und Vesiculardrüsen bei der Ratte sei auf die folgende Beobachtung aufmerksam gemacht: Nach VULPÉ, USHER u. LEBLOND (1956) findet man in der Harnblase der Rattenmännchen, nicht aber der Rattenweibchen einen „soft calculus", ein weiches Kalkkonglomerat; es wird

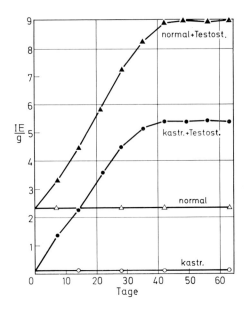

Abb. 15 b. Einfluß von Testosteron auf den Inhibitorspiegel der Vesiculardrüse der Maus. 1 IE definiert als die Inhibitormenge, die unter Standardbedingungen 1 Internationale Einheit (= U) der Trypsinaktivität, gemessen mit Benzoylarginin-p-nitroanilid als Substrat, total hemmt (1 TIE = 0,00045 IE). (Nach HAENDLE, FRITZ, TRAUTSCHOLD u. WERLE, 1965)

vermißt bei Männchen, denen die beiden Coagulationsdrüsen und die beiden Vesiculardrüsen entfernt wurden. Werden nur die letztgenannten exstirpiert, so liegt zwar ein Calculus vor, aber von viel geringeren Ausmaßen als beim intakten Männchen. Verff. folgern aus diesen Beobachtungen, daß die Sekretion der Vesiculardrüsen zwar die Bildung des Calculus fördert, daß aber die Sekretion der Coagulationsdrüsen das wesentliche Moment bei ihrer Entstehung und Ausbildung ist. Über eine eventuelle pathologische Wirkung dieser Kalkkonglomerate ist nichts bekannt.

In Untersuchungen über die Beziehungen der Pinealdrüse und der Umgebungsbelichtung zur Schilddrüsenfunktion bei der Ratte haben ROWE, RICHERT, KLEIN u. REICHLIN (1970) die Beobachtung gemacht, daß die ständige Dunkelheit eine *Rückbildung der Vdr* induziert, eine Reaktion, die von der Gegenwart der Pinealdrüse abhängig ist, aber in keiner Korrelation zur pinealen Hydroxyindol-O-methyltransferase (HIOMT)-aktivität steht.

7. 3 Der Test an der Prostata

Die verschiedenen Lappen der Prostata (Pr.) der Laboratoriumsnagetiere (in der Hauptsache Ratten und Mäuse, daneben Meerschweinchen und Goldhamster) sind wohl ebenso häufig wie die Vdr. als Testobjekt für die Auswertung androgen wirksamer Substanzen herangezogen worden, und es läßt sich nicht generell entscheiden, welches von den beiden Organen größere Vorteile für Auswertungszwecke bietet, weil je nach den verwendeten Androgenen, den benutzten Tierarten und dem Alter der Versuchstiere, aber auch je nach der Methodik und Dauer der Hormongaben bald die Vdr., bald die Pr. sich als das besser geeignete Versuchsobjekt erweisen[39].

Die anatomische Struktur der Pr., die eine tubulo-alveoläre Drüse ist und bei allen untersuchten Säugetieren (mit Ausnahme der Monotremen) gefunden wird, kann sehr verschieden sein: Bei den uns besonders interessierenden Laboratoriums-nagetieren besteht sie aus mehreren Lappen, die als ventrale, dorsale, laterale Pr. unterschieden werden und zu denen sich die Coagulationsdrüse (oder ,,anterior prostate'' der USA-Literatur) gesellt. Demgegenüber findet man bei Hund und Mensch einen fest umschriebenen kompakten Drüsenkörper, der aber ebenfalls außerhalb des urethralen Muskels gelegen ist. Die Pr. kann als einzige accessorische Drüse (wie bei manchen Raubtieren) oder (wie in den meisten Fällen) neben anderen Drüsen vorhanden sein.

Bemerkenswert ist, daß die Pr., obwohl zum männlichen Genitaltraktus gehörend, dennoch bei den weiblichen Feten und erwachsenen Weibchen mancher Säugerarten ein regelmäßig vorhandenes Gebilde darstellt, wiewohl es stets eine geringere Entwicklung zeigt als die Pr. bei den männlichen Individuen der gleichen Art. Sie kann auf wenige Weibchen einer Art beschränkt sein oder z. B. bei manchen ingezüchteten Rattenstämmen ein 100%iges Vorkommen aufweisen. Ihre Entwicklung scheint von den ovariellen Androgenen abhängig zu sein und während der Gravidität und Lactation einen besonders hohen Grad zu erreichen (vgl. dazu das Kapitel über die Wirkungen von Androgenen am weiblichen Genitalapparat, Teil I, S. 300 ff).

PRICE u. WILLIAMS-ASHMAN (1961, S. 400) haben die Kennzeichen der normalen Ratten-Pr. und die Folgen der Kastration auf ihre Struktur in der folgenden Tabelle 23 zusammengefaßt (S. 161 u. 162):

Tabelle 23. *Kennzeichen der normalen Rattenprostata und Folgen der Kastration (nach* PRICE u. WILLIAMS-ASHMAN, *1961)*

Normales Männchen	Kastriertes Männchen
Alle Lappen:	
Alveolen mit gefalteter Mucosa; Sekret im Lumen; Epitheluellen cylindrisch	Größe verringert, Verlust der Falten; Abnahme des Sekretgehalts; Epithelzellen erniedrigt
Cytoplasma granulär	Cytoplasma weniger dicht
Heller Hof im supranucleären Raum (besonders im ventralen Lappen)	Schwund des hellen Hofes
Golgi-Apparat netzförmig	Golgi-Apparat verkleinert, zerfallen
Mitochondrien stabförmig oder granulär	Relative Mitochondrienzahl verringert
Kerne basal oder zentral gelegen, bläschenförmig	Kerne geschrumpft, pyknotisch
Stroma aus Bindegewebe und glatten Muskelfasern bestehend	Fibromuskuläres Gewebe vermehrt

---

39 So bestätigte HANSEN (1933), daß sowohl die Vesiculardrüsen als auch die Prostata des kastrierten Rattenmännchens als *quantitative* Indikatoren von Androgenen verwendbar sind; er zeigte aber, daß die Empfindlichkeit der beiden Organe in den verschiedenen Dosen-bereichen unterschiedlich ist: Während die Prostata nach seinen Erfahrungen für Dosen zwischen 0,15 und 1,5 Hahnen-Einheiten empfindlicher ist, übertreffen die Vesiculardrüsen die Prostata im Empfindlichkeitsgrad im Bereich zwischen 0,4 und 7 Hahn.-Einh. Man wird daher im allgemeinen in niedrigeren Dosenbereichen mit Vorteil die Prostata, in höheren Dosen die Vesiculardrüsen als Haupttestobjekt verwenden, doch dürften die Vesiculardrüsen den Vorzug einer größeren Empfindlichkeitsbreite besitzen und daher auch in den meisten Fällen als Be-zugsobjekt vorzuziehen sein. Übrigens hat HANSEN seine Versuchsratten bereits am Tage nach der Kastration in Versuch genommen und somit die Erhaltung und nicht (oder kaum) die Regeneration gemessen, was die Verläßlichkeit seiner Ergebnisse bis zu einem gewissen Grad einschränken dürfte.

Normales Männchen	Kastriertes Männchen
Spezielle Kennzeichen der Einzellappen	
Ventrale Lappen	
Histochemische Beobachtungen:	
Sekret im Lumen stark PAS-positiv und alkal. Phosphatase-positiv	Alkal. Phosphatase-Reaktion nur teilweise erhalten
Cytoplasma schwach PAS-positiv und stark alkal. Phosphatase-positiv	Im Cytoplasma geringe alkalische Phosphatase-Reaktion
Cytoplasma basophil	
Im Golgi-Apparat Anhäufung von PAS-positiven Granula	
Im Stroma eine gewisse alkal. Phosphatase-Wirksamkeit erhalten	Alkal. Phosphatase-Wirksamkeit erhalten
Elektronenoptische Beobachtungen:	
Im Cytoplasma mäßig erweiterte Ergastoplasma-Säckchen	Säckchen kollabiert, granuläre Komponente vermindert
Im Golgi-Apparat mikronucleärer Komplex	Ausdehnung verringert
Mitochondrien zahlreich, besonders apical	Mitochondrienzahl stark verringert
Laterale Lappen	
Histochemische Beobachtungen:	
Cytoplasma: hoher Zinkgehalt, basophil, osmiophil, argentophil	
Nucleolen: hohe Zinkkonzentration und merkliche Basophilie	
Stroma: hohe Zinkkonzentration, basophiles Material vorhanden	
Dorsale Lappen	
Histochemische Beobachtungen:	
Cytoplasma: im apicalen Gebiet stark basophil, im basalen Teil mäßiger Zinkgehalt	
Nucleolen: hohe Zinkkonzentration und merkliche Basophilie	
Stroma: basophile Reaktion vorhanden; starke alkal. Phosphatase-Reaktion	Alkal. Phosphatase-Aktivität unverändert
Elektronenoptische Beobachtungen:	
Cytoplasma: erweiterte Ergastoplasma-Cisternen	Cisternen kollabiert, RNS-reiche Granula verringert
Coagulationsdrüse ("anterior prostata")	
Histochemische Beobachtungen:	
Sekret: stark PAS-positiv	
Cytoplasma: schwach PAS-positiv	
Stroma: mäßige alkal. Phosphatase-Aktivität	Alkal. Phosphatase-Aktivität anscheinend erhalten
Elektronenoptische Beobachtungen:	
Im Cytoplasma äußerst erweiterte Ergastoplasma-Cisternen	Cisternen kollabiert; granuläre Bestandteile vermindert

Die Wiederherstellung des Normalzustandes der Pr. (im ventralen Lappen) durch Androgene erfolgt rasch: die Hypertrophie der Epithelzellen beginnt nach einmaliger Injektion von Testosteronpropionat beim vor 40 Tagen kastrierten Rattenmännchen nach 23 Std; die mitotische Vermehrung der Epithelzellen setzt nach 35 Std ein und erreicht ihr Maximum 43 Std nach der Injektion (BURKHART, 1942); beim vor 4 Wochen kastrierten Mäusemännchen scheinen die ersten Mitosen etwas später einzusetzen und erst gegen 48 Std nach der Injektion maximale Zahlenwerte zu erreichen.

Nach FLEISCHMANN u. KANN (1938) sollen die Pr.-Zellen der Maus empfindlicher gegen die mitosenhemmende Wirkung von Colchicin sein als die Vdr.-Zellen; auch MARTINS (1937) ist der gleichen Meinung. Diese Erfahrungen sind aber weder von den erstgenannten noch vom letztgenannten Autor zum Ausbau eines quantitativen Mitosentests an der Prostata ausgenutzt worden, wie es durch DIRSCHERL u. Mitarb. (1948) für die Vdr. geschah.

Auch die cytologischen Veränderungen der Pr. unter dem Einfluß von Kastration bzw. Androgengaben haben keine Verwendung zur *quantitativen* Auswertung von Androgenen gefunden; nur das Gewicht wurde zu solchen Zwecken herangezogen, doch wurde auch dieses Kriterium und seine Verwendbarkeit dadurch beeinträchtigt, daß die einzelnen Autoren nicht immer die gleichen Teile der Pr. (dorsale, ventrale, laterale Drüsenabschnitte) für die Beurteilung benutzten, worunter die Vergleichsmöglichkeiten der Ergebnisse litten.

Die Regelung des Prostata-Wachstums durch die Androgene beruht, wenigstens zum Teil auf einer Beeinflussung der RNS-Synthese in der Drüse; MAINWARING u. WILLIAMS (1966), die auf diese Verhältnisse hinweisen, haben wahrscheinlich gemacht, daß auch bei einem experimentellen transplantablen Prostata-Ca der Ratte eine Beziehung besteht zwischen der Synthese von RNS im Tumor und dem hormonalen Status des Versuchstieres. Vermutlich verläuft aber, wie diese Verff. betonen, die Wirkung der Androgene auf die normale Prostata und auf das tumorale Prostatagewebe auch noch auf anderen Wegen, z. B. über die Regelung der Zahl der Mitochondrien, der Syntheserate der Fettsäuren und der Membranpermeabilität.

LASNITZKI, DINGLE u. ADAMS (1966) untersuchten die Wirkung von Steroidhormonen (Testosteron, Oestradiol, Hydrocortison) auf die Lysosomen-Aktivität der ventralen Prostata der Ratte in der Gewebskultur; ihre Ergebnisse sprachen dafür, daß eine Assoziierung der sauren Phosphatasen im Frischgewebe der Prostata mit lysosomalen Teilchen vorlag. Dabei wies das ohne Hormonzusatz kultivierte Prostatagewebe Rückbildungserscheinungen auf, wie sie in vivo nach der Kastration auftreten. Der Zusatz von Oestradiol (1—2 μg/ml) verstärkte diese Rückbildung und die Aktivität der sauren Phosphatasen, wie sie bei der hormonfreien Kultur beobachtet wurde. Dagegen bewirkte der Zusatz von Testosteron (25 μg/ml) oder von Hydrocortison (7 μg/ml) eine Verminderung der regressiven Erscheinungen und der genannten Enzymaktivität. Diese Ergebnisse der in vitro-Kultivierung sprechen für eine direkte hormonale Regelung der Phosphatase-Aktivität der Rattenprostata durch die Hormone.

MELAMPY u. MASON (1957) haben das Schicksal von Myo-Inosit (MI), das mit der Schlundsonde an kastrierte Ratten-Männchen verfüttert wurde, in den accessorischen Geschlechtsdrüsen verfolgt und bei einem Teil der Tiere zusätzlich tägl. 500 μg Testosteronpropionat s.c. verabreicht. Der MI-Gehalt der Vesiculardrüsen und der dorsalen Prostata der mit MI gefütterten Kastraten unterschied sich nicht signifikant vom MI-Gehalt bei den Kontrollratten, die kein MI erhielten; wenn aber die mit MI gefütterten Tiere zusätzlich mit Testosteronpropionat behandelt wurden, zeigten die dorsalen Prostatadrüsen, nicht aber die Vesiculardrüsen, eine signifikante Zunahme des MI-Gehalts. Der Einfluß des Androgens auf den Gehalt an MI kann auf einen direkten Einfluß des Androgens auf die MI-Synthese oder auf eine indirekte Reaktion zurückgeführt werden, die von der allgemeinen Wirkung des Androgens auf die Tätigkeit der accessorischen Geschlechtsdrüsen abhän-

gig ist. Eine selektive Anreicherung von MI findet in der dorsalen Prostata der mit
Testosteronpropionat behandelten kastrierten Rattenmännchen statt.

Die Wachstumsrate von Prostata-Gewebe der Ratte in vitro ist signifikant
geringer, wenn die Kultur mit Serum von kastrierten männlichen oder weiblichen
Ratten angesetzt wird als wenn das Serum von intakten Ratten stammt; der
Zusatz von hypophysärem FSH zur Kultur bewirkt eine signifikante Herabsetzung
der Wachstumsrate: Es wird daher vermutet, daß die hemmende Wirkung des
Kastratenserums auf seinem höheren Gehalt an FSH beruht (BENGMARK, INGE-
MANSON u. KÄLLEN, 1959, 1960), die Androgene (Testosteron, Androsteron)
scheinen bei diesem Effekt von FSH keine Rolle zu spielen, ebenso wenig Oestradiol. Auch beim Hamster sollen die Gonadotropine (HCG) einen fördernden Einfluß auf die accessorischen Geschlechtsdrüsen in vivo haben, wobei der vordere
Lappen der Prostata (Coagulationsdrüsen) die höchste Empfindlichkeit besitzt,
während der ventrale Anteil der Prostata und die Vesiculardrüsen weniger
empfindlich sind (CASTLE u. SODERWALL, 1964).

7.4 Der Test an den Präputialdrüsen

Die beiden Präputialdrüsen (Pdr.) des normalen Männchens liegen bei der
Maus (auf die wir uns als Beispiel beschränken müssen) als flache Scheiben rechts
und links der Mittellinie den am weitesten caudal gelegenen Teilen der Abdominal-
muskeln auf. Schon makroskopisch fällt eine deutliche Kammerung des Organs
auf, die durch die zahlreichen Hohlräume der Drüse bedingt ist. Diese Hohlräume
vereinigen sich zu einem gemeinsamen engen Ausführungsgang, der auf dem vordersten Rand des Präputiums mündet. Das Haar, an dessen Balg sich die Pdr.
als Talgdrüse anlegt, erhält sich zeitlebens (Abb. 16 u. 17). An der äußersten
Peripherie ist die Drüse häufig von einem dünnen Saum gewöhnlichen Fettgewebes
umgeben. Die oben erwähnte Kammerung des Organs ist durch zahlreiche bindegewebige Falten bedingt. Die einzelnen Drüsenacini sind von einander durch
Bindegewebslamellen getrennt, Gruppen von Acini durch etwas stärkere Binde-
gewebszüge zu den Drüsenläppchen zusammengefaßt. Das bindegewebige Gerüst
der Drüse ist aber insgesamt sehr zart und tritt auch bei Spezialfärbung nur wenig
hervor.

Von der Basis des Acinus zu seiner Mündung ins Drüsenlumen fortschreitend
findet man die aufeinanderfolgenden Stadien der Entwicklung der Pdr.-Zellen vor:
1. Die jüngsten, noch kein spezifisches Sekret enthaltenden Zellen; 2. die mit zu-
nehmenden Mengen von Sekret beladenen lebenden Zellen der Drüse und 3. die
in Abstoßung begriffenen degenerierenden und toten Drüsenzellen (Abb. 18). Nur
in den jüngsten Drüsenzellen finden mitotische Kernteilungen statt, die hier nicht
selten sind.

Untersucht man die Pdr. des kastrierten Mäusemännchens in verschieden
langen Abständen vom Tage der Kastration, so erhält man ein Bild der stufen-
weisen Veränderungen, die als Folge des Ausfalls der hormonalen Wirkstoffe des
Hodens successive auftreten und in ihrem Endeffekt den stationären typischen
Kastratenzustand der Pdr. bedingen. In der untenstehenden Tabelle 24 sind
die Kennzeichen der Pdr. des Normaltieres und des unbehandelten stationären
Kastraten einander gegenübergestellt; die Abb. 17, 22—25 geben den histologischen Zustand der Kastratendrüse in ihrer allmählichen Entwicklung wieder
und sind mit den Abbildungen der Drüse beim intakten Männchen zu vergleichen
(Abb. 16, 18—21).

Tabelle 24. *Gegenüberstellung der Kennzeichen der Präputialdrüsen des normalen und kastrierten Mäusemännchens (nach* Voss, *1931)*

	Normales Männchen	4 oder mehr Wochen nach der Kastration
Drüsenzellen	Große solide Acini mit zahlreichen Drüsenzellen in allen Entwicklungsstadien	Verstreute, zellarme Grüppchen oder Reihen von Drüsenzellen. Vorherrschen der degenerierten Zellen vor den anderen Entwicklungsstadien
Mitosen	Regelmäßig in den meisten Acini anzutreffen	Sehr selten oder gänzlich fehlend
Bindegewebiges Gerüstwerk der Drüse	Sehr zart ausgebildet, kaum hervortretend	Stark ausgebildet, das histologische Bild beherrschend
Peripherer Fettgewebssaum	Sehr schmal, häufig kaum angedeutet	Über die ganze Peripherie der Drüse ausgedehnt, zunehmend größere Teile der Drüse ergreifend

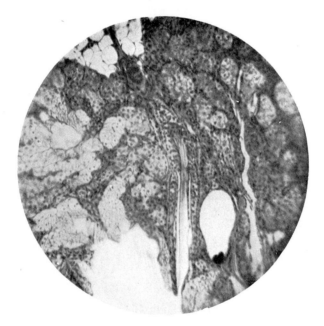

Abb. 16. Flachschnitt durch die eine Präputialdrüse *(Pdr)* eines normalen Mäusemännchens; im Schnitt ist das Haar, an dessen Balg sich die Pdr. als Talgdrüse anlegt, mit den Balgzellen getroffen. Häm.-Eosin; 7,5 μ, Vergr. etwa 150×. (Diese und die folgenden Abbildungen 17 bis 25 nach Voss, 1931)

Transplantiert man bei Mäusemännchen im stationären Kastratenzustand (also 4 oder mehr Wochen nach der Entfernung der Hoden) artgleiches Hodengewebe oder injiziert sie mit Androgenzubereitungen in entsprechender Dosierung, so gelingt es alle Kastrationsfolgen an den Pdr. rückgängig zu machen: ähnlich wie bei den Vesiculardrüsen ist die *Wiederaufnahme der proliferativen Tätigkeit*

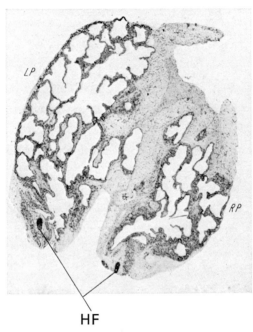

Abb. 17. Flachschnitt durch die beiden Pdr. eines vor über 6 Wochen kastrierten Mäusemännchens, der die Lage der beiden Haarfollikel (*HF*) zeigt. *LP* linke, *RP* rechte Pdr. Häm.-
Eos., 5 μ, Vergr. etwa 20 $\times$

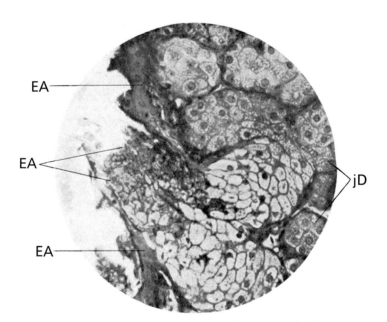

Abb. 18. Flachschnitt durch die Pdr. eines normalen Männchens, der die Ausmündung (*M*)
zweier Acini und die Durchbrechung des Epithels des Ausführungsganges (*EA*) zeigt. *JD*
Jüngste Drüsenzellen an der Acinusbasis mit Vacuolen (vgl. Abb. 19). Azanfärbung, 7,5 μ.
Vergr. etwa 500 $\times$

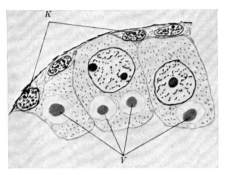

Abb. 19. Jüngste Drüsenzellen aus der Pdr. eines normalen Männchens. Große Vacuolen (*V*) mit fuchsinophiler Masse im Zentrum; zahlreiche unregelmäßig verteilte Chondriokonten im Plasma. *K* Kerne der Kapselzellen. Chondriosomen-Färbung nach Altmann-Kull. 5 μ. Zeichnung mit dem Abbeschen Zeichenapparat in den Farben des Präparats. Vergr. etwa 1500×

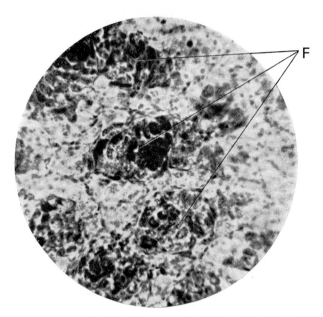

Abb. 20. Gefrierschnitt durch die Pdr. eines normalen Mäusemännchens; Häm.-Sudan III, in vielen Acini sudangefärbte feinere und gröbere Fettröpfchen (*F*), 10 μ, Vergr. etwa 300×

das erste Anzeichen einer Regeneration der Pdr., doch treten die Mitosen der Drüsenzellen später als in den Vesiculardrüsen auf, die ersten etwa nach 48 Std und erst nach 72 Std oder später erreichen sie ihr Maximum. Die *Wiederaufnahme der sekretorischen Tätigkeit* beginnt in einem Teil der Drüsenzellen nach 72 Std und ist erst nach 96 Std oder später in vollem Gang. Gleichzeitig kommt es zum Rückgang des Bindegewebes und des peripheren Fettgürtels. In den Tabellen 25 und 26 sind die Reaktionen der Vesiculardrüsen und Pdr. an den gleichen Versuchsmäusen einander gegenübergestellt, wobei die Versuchstiere für den Mitosentest

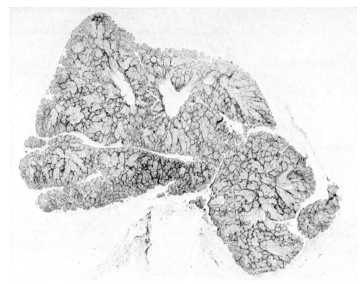

Abb. 21

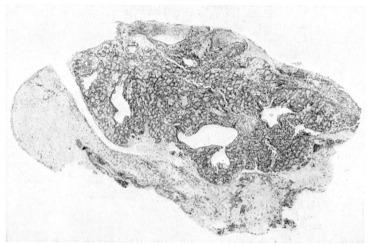

Abb. 22

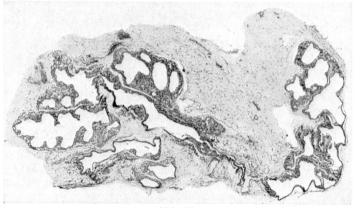

Abb. 23

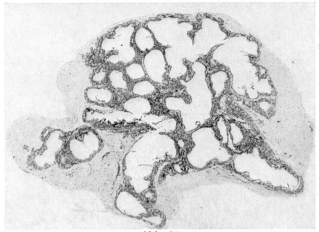

Abb. 24

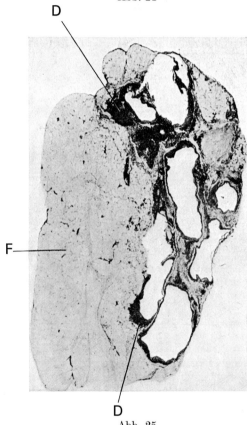

Abb. 25

Abb. 21—25. Schnitte durch die Pdr. eines normalen Mäusemännchens (Abb. 21) und von Kastraten, die vor 2 Tagen (Abb. 22), vor 7 Tagen (Abb. 23), vor 15 Tagen (Abb. 24) und vor 28 Tagen (Abb. 25) kastriert wurden. Zu beachten ist das Vorherrschen des Drüsenparenchyms beim Normaltier und die allmähliche Abnahme des Drüsengewebes und das fortschreitend stärkere Hervortreten des bindegewebigen Gerüstwerkes der Drüsen bei den Kastraten, ebenso die starke Ausbildung des Fettsaumes (F) beim 28 Tage-Kastraten. D letzte Reste des Drüsengewebes. Abb. 21, 22, 23, 25 Häm.-Eosin, Abb. 25 Azanfärbung. 7,5 μ. Vergr. etwa 20 ×

(Tabelle 25) nach 48 Std, die Versuchstiere für den cytologischen Regenerationstest (Tabelle 26) nach 96 Std getötet wurden.

Tabelle 25. *Vergleich der Wirkung verschiedener Androgendosierungen an den Vesicular- und Präputialdrüsen vor 4 Wochen kastrierter Mäusemännchen im Mitosen-Test; 8—10 Tiere pro Versuch*

Versuch Nr.	Zugeführte Dosis Androgen in Mäuse-Einheiten	Vesiculardrüsen Mitosen pro 50 Gesichtsfelder	Präputialdrüsen Mitosen pro 50 Gesichtsfelder
1	0,25	10	0
2	0,25	11	2
3	1,0	20	2
4	1,0	23	2
5	1,0	30	0
6	0,5	41	2
7	1,0	42	6
8	1,0	62	10
9	2,0	75	0
10	2,0	225	0

Tabelle 26. *Vergleich der Wirkung verschiedener Androgendosierungen an den Vesicular- und Präputialdrüsen vor 4 Wochen kastrierter Mäusemännchen im cytologischen Regenerationstest; 8—10 Tiere pro Versuch. Erklärungen S. 151*

Versuch Nr.	Zugeführte Dosis Androgen in Mäuse-Einheiten	Vesicular-drüsen	Präputialdrüsen
1	0,25	$A_4B_5C_4D_5$	Sehr geringe Anzeichen von Regeneration
2	0,25	$A_4B_5C_4D_4$	Keine Regeneration
3	0,5	$A_3B_4C_3D_4$	Regeneration fraglich
4	0,5	$A_3B_4C_2D_5$	Regeneration fraglich
5	0,75	$A_2B_4C_3D_3$	Beginnende Regeneration ?
6	1,0	$A_2B_3C_2D_3$	Wenige junge Dr.-Zellen
7	1,0	$A_2B_3C_2D_3$	Regeneration wohl vorhanden, aber nicht sehr ausgedehnt
8	1,0	$A_2B_3C_2D_3$	Regeneration sehr unsicher
9	1,0	$A_1B_3C_2D_4$	Regeneration sehr wahrscheinlich
10	1,0	$A_2B_2C_2D_4$	Regeneration vorhanden
11	1,0	$A_2B_2C_2D_2$	Sichere, aber erst beginnende Regeneration
12	1,0	$A_2B_2C_2D_2$	Keine Regeneration
13	1,0	$A_1B_1C_1D_1$	Regeneration sehr deutlich

Wie man aus den Tabellen ersieht, reagieren die Pdr. sowohl im Mitosentest als auch im cytologischen Regenerationstest positiv auf die zugeführten Androgene. Ihre Reaktion erfolgt aber, verglichen mit derjenigen der Vesiculardrüsen unter den gleichen Versuchsbedingungen (gleiche Dauer des Versuches, gleiche Androgenmengen, am gleichen Tier) bedeutend langsamer, viel weniger intensiv und daher weniger eindeutig. Auch der Schwellenwert ihrer Empfindlichkeit für Androgene liegt höher als der Schwellenwert der Vesiculardrüsen. Die Pdr. sind daher, trotz ihrer grundsätzlichen Fähigkeit auf Androgene zu reagieren, für die biologische Auswertung von Androgenen ungeeignet.

KORENCHEVSKY (1939) fand, daß die Pdr. *weiblicher* Ratten auf die Applikation androgener Wirkstoffe mit Wachstum reagieren, und hat daraufhin sie als Gradmesser „maskulisierender" Wirksamkeit empfohlen. Demgegenüber haben GLENN, RICHARDSON, LYSTER u. BOWMAN (1959) darauf hingewiesen, daß die

Pdr. weiblicher Ratten auch auf hypophysäres Wachstumshormon (STH) und auf Corticotropin (ACTH) mit Wachstum reagieren und daher für die Messung androgener Wachstumswirkungen ungeeignet sind. Ob diese Drüsen beim Weibchen auch auf Oestrogene und/oder Gestagene mit Wachstum reagieren, scheint nicht untersucht zu sein.

Anhang: Der Fructose-Test

MANN (1945) stellte fest, daß es sich bei dem im Samenplasma des Menschen und einer Reihe von Säugerarten enthaltenen Zucker um *Fructose* (Fr.) (und nicht um Glucose, wie man früher angenommen hatte) handelt. In weiteren Untersuchungen zeigten MANN u. PARSONS (1947), daß beim Kaninchenbock nach der Kastration der Fr.-Gehalt in den accessorischen Geschlechtsdrüsen rasch abnimmt und im allgemeinen gegen Ende der 2. Woche gleich Null ist; dieser Fr.-Schwund kann durch die s.c. Implantation eines Testosteron-Preßlings im Augenblick der Kastration verhindert werden (Abb. 26, Kurve I). Ebenso kann ein Wiederanstieg der nach der Kastration verschwindend gering gewordenen Ejakulatmenge und des minimalen Gehalts des Ejakulats an Fr. durch eine Testosteron-Implantation 5 Wochen nach der Kastration wieder auf normale Werte erhöht werden (Abb. 26, Kurve I); die Entfernung des Implantats hat einen prompten Abfall der Fr.-Werte in den accessorischen Geschlechtsdrüsen zur Folge (Abb. 26, Kurve II).

Auf Grund dieser Befunde haben MANN u. PARSONS (1947) die *chemische Bestimmung des Fr.-Gehalts in den accessorischen Geschlechtsdrüsen* als Test für die Auswertung von Androgenen empfohlen; diesen „*Fructose-Test*" haben MANN u. Mitarb. [DAVIES u. MANN, 1947; HUMPHREY u. MANN, 1948; MANN, DAVIES u.

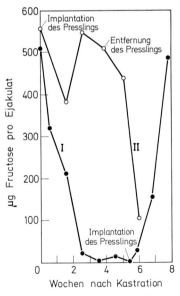

Abb. 26. Kurve I: Wirkung der Kastration auf den Fructose-Gehalt im Ejakulat des Kaninchenbockes und der nachfolgenden Implantation eines Testosteron-Preßlings beim Kastraten; Kurve II: Wirkung der Entfernung des implantierten Testosteron-Preßlings. (Nach MANN u. PARSONS, 1947)

HUMPHREY, 1949; PARSONS, 1950; LUTWAK-MANN, MANN u. PRICE, 1949] weiter vervollkommnet. Auch RAUSCHER u. SCHNEIDER (1954) haben sich eingehend mit dem Fr.-Test beschäftigt und ihn, auf Grund seiner hohen Empfindlichkeit, speziell für den Nachweis schwacher androgener Effekte empfohlen; ihre Technik ist die folgende:

Rattenmännchen werden im Alter von 28 Tagen kastriert[40] und frühestens 8 Wochen später in Versuch genommen; da die Aufnahme der Fr.-Produktion in den Vesiculardrüsen und der Prostata nach Verabreichung von Androgenen rascher erfolgt als die morphologische Entwicklung dieser Drüsen, kann die Dauer der Androgenapplikation im allgemeinen kürzer gehalten werden als in den morphologischen Testverfahren. Zur Bestimmung der Fr. werden die von Fettgewebe befreiten Prostatae bzw. Vesiculardrüsen in frischem Zustand gewogen und anschließend homogenisiert; zur Eiweißfällung wird Zinksulfat und Natronlauge zugesetzt, ins kochende Wasserbad verbracht, abgekühlt und filtriert. Das Filtrat wird mit 0,1% Resorcinol (gelöst in 90%igem Alkohol) und 30% HCl versetzt, für 10 min im Wasserbad von 80°C erwärmt und rasch abgekühlt. Die Proben werden in der üblichen Weise elektrophotometrisch ausgewertet. Die Umrechnung der Durchlässigkeitswerte erfolgt an Hand einer mit „Merck-Laevulose reinst" hergestellten Eichkurve. Dem Beispiel von MANN folgend werden die Fr.-Werte in μg/Organ und in mg% angegeben. RUDOLPH u. SAMUELS (1949) wiesen nach, daß Testosteron-Gaben in Öl zu einer Zunahme des Fructose-Gehalts in den Vesiculardrüsen der Ratte 10 Std nach der Hormonverabreichung führten.

DAVIES u. MANN (1947) fanden, daß die Fr.-Produktion in den accessorischen Geschlechtsdrüsen beim *Kaninchen* bereits zu einem Zeitpunkt der Entwicklung der Geschlechtsorgane einsetzt, in dem noch keine Anzeichen einer Spermatogenese

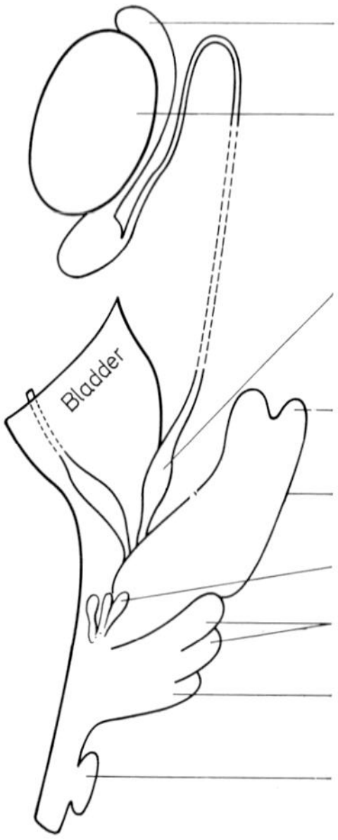

	Organgewicht in mg	Organfructose-Gehalt in mg	Fructose in mg/100g Gewebe
Epididymis	600	0,03	5
Testis	2900	0,06	2
Ampull vas. def.	130	0,03	23
Gl. seminalis	150	0,04	26
Gl. vesicularis	920	0,79	85
Gl. paraprostat.	190	0,092	48
Prostata I und II	335	0,368	110
Prostata III	475	0,272	57
Cowpersche Drüse	1000	0,0	0,0

Abb. 27. Skizze des männlichen Genitaltraktes beim Kaninchen, mit Fructosewerten in seinen verschiedenen Teilen. (Nach DAVIES u. MANN, 1947)

---

40 Bei Ratten, die im Alter von 28 Tagen kastriert wurden, war die Prostata am Tage der Kastration sowie 12, 28 und 56 Tage nachher Fr.-frei.

vorhanden sind; auf diese Weise wird die als Nährmaterial für die reifen Spermatozoen dienende Fr. im Geschlechtsapparat gespeichert und steht für sie bereits
bei ihrem ersten Erscheinen zur Verfügung; das genaue Datum, zu dem die ersten
Spuren von Fr. (und von Citronensäure, s.u.) in den Drüsen erscheinen, konnte
jedoch nicht festgestellt werden. Das Vorkommen der Fr. in den verschiedenen
Drüsen des Kaninchens ergibt sich aus der untenstehenden Skizze (Abb. 27), die
Veränderung nach der Kastration bzw. nach der Testosteron-Applikation aus
der Tabelle 27:

Tabelle 27. *Wirkungen von Kastration und Testosteronapplikation auf den Fructose-Gehalt in
den accessorischen Geschlechtsdrüsen beim Kaninchen (nach* MANN u. PARSONS, *1947)*

| | Vesiculardrüsen | | Prostata | |
	Gewicht mg	Fructose mg%	Gewicht mg	Fructose mg%
Intaktes Männchen	780	62	860	79
1 Woch. post castr.	860	84	590	18
2 Woch. post castr.	630	5	410	5
5 Woch. post castr.	420	3	540	3
8 Woch. post castr. und gleich- zeitiger Implantation von 100 mg Testosteron	1100	29	1170	71

Der Samen des *Stieres* weist einen hohen Gehalt an Fr. (1000 mg%) auf und
seine Vesiculardrüsen sind Fr.-reich; sie sind die Hauptorte der Fr.-Produk-
tion bei dieser Tierart (MANN, DAVIES u. HUMPHREY, 1949). Versuche an
monozygoten Paaren von Stierkälbern zeigten, daß die Unterernährung beim
einen Partner den Beginn der Ausscheidung von Fr. (und Citronensäure, s.u.)
gegenüber dem normal ernährten Zwilling erheblich herabsetzt, und zwar durch
Insuffizienz der Gonadotropinsekretion, denn Gaben von Gonadotropin („Follu-
tein Squibb") lassen die Androgenproduktion im Hoden aufleben und die Sekretion von Fr. und Citronensäure prompt in Gang kommen (MANN u. ROWSON, 1956
und 1957). Diese Befunde von MANN u. ROWSON wurden von CONS (1957) durch
Untersuchungen über die Histologie und Histochemie der Vdr. des reifen Stieres
und Vergleich mit den Vdr. von Kälbern und Ochsen voll bestätigt: der reiche
Gehalt an Glykogen und Fett in bestimmten Zellen des Vdr.-Epithels beim Stier
(der vermuten läßt, daß in ihnen der Produktionsort von Fr. bei dieser Tierart
zu suchen ist) wird bei Jungkälbern und Ochsen praktisch vollkommen vermißt.
In dem durch elektrischen Reiz induzierten Ejakulat bei erwachsenen Stierkälbern
der Shorthorn- und Friesen-Rasse beginnt die Ausscheidung von Fr. und Citronensäure im Alter von 5—6 Monaten; um diese Zeit verabreichtes Gonadotropin läßt
die Ausscheidung bedeutend ansteigen, jedoch nicht bei jüngeren Kälbern, bei
denen aber die Injektion von Androgen im Vorreife-Alter zu einer starken Reaktion
der Vdr. führt (MANN u. ROWSON, 1960). In der gleichen Veröffentlichung zeigten
die Verff., daß beim Vergleich der Wirksamkeit der Androgene Testosteron und
Androstendion, die beide im Hoden des Stierkalbes nachzuweisen sind, auf die
Vdr. des Stierkalbes das erste sich als 18mal stärker wirksam erwies als das letztgenannte.

Bei der *Maus* findet sich nach THOMAS u. STRAUSS JR. (1965) eine Fr.-Produk-
tion sowohl in den Vesiculardrüsen als auch in der Prostata; sie geht nach der
Kastration in den ersten rascher zurück als in der letzten. Testosteron-, Testo-
steronpropionat- und Methyltestosteron-Gaben führen zur Restitution normaler
Produktionswerte in beiden Organen; Norethandrolone, Norethindrone und

Ethisterone wirken im gleichen Sinn, aber schwächer als Testosteron; Progesteron und Ethynodrel beeinflussen den Fr.-Stoffwechsel bei der Maus nur wenig. Auch die anderen natürlichen Androgene, wie Androsteron und Dehydroepiandrosteron, die beim kastrierten Meerschweinchen wirksam sind (LEVEY u. SZEGO, 1955), und Androstendion, das nach MANN u. Mitarb. (1949) beim kastrierten Stierkalb die Fr.-Produktion auslöst, scheinen bei der Maus neben dem Testosteron zu wirken.

PARSONS (1950) fand beim selben Kaninchenbock, dessen Ejakulat sie über 11 Wochen wöchentlich einmal untersuchte, Schwankungen zwischen 650 und 1500 μg Fr./Ejakulat (entspr. 70 bzw. 350 mg Fr./100 ml Samen). Bei 12 verschiedenen Böcken lagen die Werte (Mittel von 6 Ejakulaten) zwischen 40 und 420 mg/100 ml oder zwischen 280 und 962 μg/Ejakulat.

Beim intakten Kaninchenbock ließ sich der Fr.-Gehalt im Samen durch Testosteron vorübergehend über die Norm steigern (PARSONS, 1950), was THOMAS u. STRAUSS JR. (1965) bei der Maus bestätigten, besonders wenn die Injektionsperiode von 5 auf 10 Tage verlängert wurde.

NIXON, HUGGETT u. AMOROSO (1966) stellten Fr. als eine Komponente im fetalen Blut und in den fetalen Körperflüssigkeiten beim Fetus des Primaten Galago senegalensis senegalensis fest, unabhängig von jeder hormonalen Beeinflussung, wie sie meinen; ob der Fr.-Befund nicht auf eine Androgenproduktion im fetalen Hoden zurückzuführen ist, wäre wohl noch zu klären.

Das Vorkommen von *Citronensäure* (C.S.) im Samen von Säugern wurde erstmalig von SCHERSTÉN (1929) nachgewiesen, zugleich auch ihre Bildung in den accessorischen Geschlechtsdrüsen. Eine hohe Konzentration von C.S. findet man nach HUMPHREY u. MANN (1961) im fertilen Samen beim Stier (510—1100 mg/100 ml), beim Schafbock (110—260 mg) und beim Kaninchen (110—550 mg). Sie ist aber auch beim Eber (130 mg) und beim Hengst (55 mg) in beträchtlicher Menge im Samen vorhanden, bei denen beiden der Fr.-Gehalt sehr gering ist: C.S. und Fr. variieren also ganz unabhängig voneinander, auch in ihren individuellen Werten. Hundesamen scheint weder Fr. noch C.S. zu enthalten. Im Samen des Katzenhais (Scylliorhinus caniculus) läßt sich Fr., nicht aber C.S. nachweisen — ihre Herkunft hier ist ungeklärt.

Der Ursprung von C.S. und Fr. kann verschieden sein: so findet man z. B. bei der Ratte folgende Werte in den einzelnen Drüsen (Tabelle 28):

Tabelle 28. *Citronensäure- und Fructose-Gehalt in den accessorischen Geschlechtsdrüsen der Ratte (nach HUMPHREY u. MANN, 1948)*

Drüse	Gewicht in mg	Citronensäure mg/100 g	Fructose mg/100 g
Vesiculardrüsen	780	39	9
Koagulationsdrüsen.	130	0	172
Mediane Prostata	20	60	90
Dorsale Prostata	250	20	82
Ventrale Prostata	320	122	0
Amp. vas. def.	70	0	10

Nach der Kastration erfolgt ein merklicher Abfall der C.S. in den accessorischen Geschlechtsdrüsen, der aber langsamer vor sich geht als bei der Fr.; ebenso tritt sie nach der Verabreichung von Testosteron auch langsamer wieder auf.

C.S. ist im Gegensatz zu vielen anderen organischen Säuren (z. B. Milchsäure) nicht fähig die Sperma-Atmung im Gange zu erhalten.

Die eingehenden Untersuchungen von ORTIZ, PRICE, WILLIAMS-ASHMAN u. BANKS (1956) am Meerschweinchen lassen diese Tierart als sehr geeignet für die Ausführung des Fructose-Tests erscheinen. Verff. stellten eine reichliche Sekretion von Fr. und C.S. in den Vesiculardrüsen fest; in den lateralen und dorsalen Teilen der Prostata war die Produktion von C.S. hoch, geringer dagegen in den Coagulationsdrüsen. Die Produktion von Fr. und C.S. erreichte beim 4 Wochen alten Männchen die hohen Werte des Erwachsenen, also zu einer Zeit, in der die Drüsen histologisch vollkommen reif waren, aber noch fortfuhren zu wachsen (bis zum Alter von 4 Monaten). Die präpuberale Kastration verhinderte Wachstum und spezifische Sekretionsaktivität der Drüsen vollkommen, obgleich sie einen gewissen Grad von histologischer Differenzierung zuließ. Die Androgenbehandlung stellte eine in jeder Hinsicht ganz normale Entwicklung wieder her.

Die biochemischen Untersuchungen von MANN u. WILSON (1962) ergaben beim Nutria (Myocastor coypus, Molina) im Sekret der Vesiculardrüsen Fr. als charakteristischen Bestandteil und im Prostatasekret einen hohen Gehalt an C.S., also ähnliche Verhältnisse wie beim Mann, bei dem die Fr. hauptsächlich in den Vesiculardrüsen, die C.S. in der Prostata konzentriert ist. Das Sekret der bulbo-urethralen Drüsen enthielt beim Nutria weder Fr. noch C.S., es bestand im wesentlichen aus einem Mucin, mit einem charakteristischen hohen Gehalt an Sialonsäure, ähnlich wie beim Eber. Ergothionein, das beim Eber, Hengst, Maulwurf und Igel in den accessorischen Geschlechtsdrüsen gefunden wird (MANN u. LEONE, 1953; LEONE, 1954; MANN, 1956), fehlte beim Nutria ganz oder war nur in Spuren vorhanden. Ein hoher Gehalt an säurelöslichem Phosphat wurde in den Vesiculardrüsen und den Bulbo-urethraldrüsen von Nutria festgestellt.

Die *Vorteile des Fructose-Tests* gegenüber den anatomisch-histologischen Testverfahren bestehen im wesentlichen in der Möglichkeit, die dieser Test bietet, am selben Individuum die Auswertung mehr- oder sogar vielmals unter verschiedenen experimentellen Bedingungen vorzunehmen; besonders geeignet erscheint der Fr.-Test für Untersuchungen an Großtieren, bei denen eine Tötung der Versuchstiere nicht angängig ist, und beim Menschen, weil er nur relativ geringe Belastung durch die Testprozeduren in sich schließt. Es darf aber nicht außer Acht gelassen werden, daß der Test auch seine Grenzen in der Anwendbarkeit hat, worauf sein Schöpfer, MANN (1956), ausdrücklich hingewiesen hat: So wäre es z. B. ein ernster Fehler, wenn man den Fr.-Gehalt im Samen als *allein* durch den Spiegel der Androgene im Blut bedingt ansehen wollte, während dieser nur einer der Faktoren ist, welche die accessorischen Geschlechtsdrüsen beeinflussen: „Ihre Größe und Speicherungsfähigkeit, das Ausmaß der Blutversorgung, der allgemeine Ernährungszustand des Versuchstieres, die Häufigkeit eventueller Ejakulationen — alle diese und vermutlich noch einige weitere, zur Zeit in ihrer Bedeutung noch nicht völlig erkannte Faktoren beeinflussen die Tätigkeit der accessorischen Geschlechtsdrüsen.“ Schließlich müßten auch Schwankungen in der Empfindlichkeit der Drüsen für die androgenen Wirkungen berücksichtigt werden.

Als Beispiel für die Beeinflussung des Fr.-Gehalts im Samen durch einen vom männlichen Hormon unabhängigen (hormonalen) Faktor sei nach MANN u. PARSONS (1950) auf die Glucosekonzentration im Blut hingewiesen: bei Kaninchen, die durch Alloxan diabetisch gemacht wurden, stieg der Glucosegehalt im Blut und der Fr.-Gehalt im Samen auf das 4—5fache der Norm an; durch die Behandlung mit Insulin wurde der Gehalt beider Zucker normalisiert. Ähnliches wurde auch beim diabetischen Patienten beobachtet.

Als Beispiel für die Beeinflussung des Fr.-Gehalts durch exogene Faktoren sei auf die Untersuchungen von THOMAS, ANDREWS u. HILL (1967) hingewiesen: In ihren Versuchen führten *kleine* Dosen von Reserpin (2,5 oder 5,0 μg/Tag für 2, 5 oder 11 Tage) zu signifikanten Erhöhungen des Fr.-Gehalts in der Prostata normaler Mäuse. Bei kastrierten Mäusen trat diese Wirkung nicht ein. Bei Kastraten, die Testosteron-Dosen von 50 μg/Tag erhielten, erhöhte Reserpin den Fr.-Gehalt in der Prostata, aber weniger deutlich als bei intakten Mäusen, was vielleicht darauf zurückzuführen ist, daß die tägl. Testosterondosis (50 μg) wohl unterhalb der physiologischen endogenen Androgenproduktion bei der Maus liegen dürfte, die nach meinen Erfahrungen mindestens 75 μg/Tag beträgt. Auch adrenalektomierte Mäuse reagierten auf Reserpin weniger ausgesprochen als intakte Tiere. Die stimulierenden Wirkungen von Reserpin auf die Fr. in den accessorischen Geschlechtsdrüsen hängen sowohl von der Dosis als auch von der Dauer der Behandlung ab; sie treten vor dem Gewichtsverlust der Hoden auf und dürften zu den synergistischen Wirkungen von ACTH und/oder LTH auf das Prostatagewebe in Beziehung stehen. Auch eine direkte stimulierende Wirkung auf die Leydig-Zellen ist nicht auszuschließen.

Der Vollständigkeit halber sei hier auf die abweichenden Resultate hingewiesen, über die TYLOR (1955) in einem Vortrag berichtet hat: er stellte bei einer beschränkten Zahl von Patienten bei wiederholten Fr.-Bestimmungen eine starke Variabilität des Fr.-Gehalts beim gleichen Patienten fest, was den Wert einer einmaligen Fr.-Bestimmung für die Festlegung des androgenen Status eines Patienten ganz erheblich herabsetzt. Auch konnte TYLOR keine signifikante Veränderung in den Werten der Fr. im Samen bei Individuen entdecken, die nicht in hohem Grade als endokrinologisch hypogonad zu bezeichnen waren, wenn sie mit Androgenen oder mit die Androgenproduktion stimulierenden Substanzen behandelt wurden. In der Diskussion zu diesem Vortrag wurde auf verschiedene Möglichkeiten der Erklärung der abweichenden Resultate von TYLOR aufmerksam gemacht.

Die *Spezifität des Fructose-Tests für Androgene* dürfte hoch sein, wenn auch eine stimulierende Wirkung von Progesteron auf die Vesiculardrüsen, Coagulationsdrüsen und die ventrale und dorsale Prostata hinsichtlich des Fructosegehalts bei der Ratte von PRICE, MANN u. LUTWAK-MANN (1955) bei ihren Untersuchungen über die Wirkungen weiblicher Hormone auf die Stoffwechselaktivität und den histologischen Bau der accessorischen Geschlechtsdrüsen bei der kastrierten männlichen Ratte festgestellt wurde. Aber einerseits waren die angewandten Progesterondosen (25 mg)[41] sicher unphysiologisch hoch[42] und andererseits ist nicht nur eine inhärente androgene Wirkung von Progesteron auch in anderen Testverfahren festgestellt worden, sondern es ist auch zu berücksichtigen, daß eine extragenitale Umwandlung von Progesteron im Körper in Androstanderivate mit androgener Wirksamkeit im Bereich des Möglichen liegt.

Es sei auch an dieser Stelle auf die Abhandlung von F. NEUMANN in diesem Handbuch Bd. 22, Teil 2, S. 50—131, 1969, hingewiesen, in der unter anderem die Wirkungen von Progesteron und anderen Gestagenen auf die Hodenfunktionen behandelt sind.

---

41 Die Wirksamkeit von 25 mg Progesteron entsprach etwa derjenigen von 5 μg Testosteronpropionat im gleichen Versuch.

42 Ebenso auch in den Versuchen von BURKHART (1942), der erwachsene kastrierte Ratten mit ein- oder zweimal 20 mg Progesteron behandelte und eine geringe Stimulierung der mitogenetischen Aktivität in der ventralen Prostata und den Vesiculardrüsen und eine ausgeprägte Hypertrophie des Epithels und Bindegewebes 55 Std später beobachtete, wobei die Prostata empfindlicher reagierte als die Vesiculardrüsen.

Literatur

1. Leydigzellen

Arvy, L.: C.R. Acad. Sci. (Paris) **255**, 1803—1804 (1962).

Baillie, A.H.: Z. Zellforsch. **62**, 72—79 (1964).

Basu, S.L., Nandi, J.: J. exp. Zool. **159**, 93—111 (1965).

Battaglia, F.: Riv. Biol. **7**, 283—296 (1925).

Benoit, J.: In: P.P. Grassé, Traité de Zool., vol. XV, S. 384ff., 1950; zit. n. V. Botte e P. Rosati, Acta med. vet. **10**, 3—10 (1964).

Berger, L.: Rev. canad. biol. **1**, 539—545 (1942); zit. n. Sachs u. Spiro. J. clin. Endocr. **11**, 878—889 (1951).

Bertini, F., Russo, J., Piezzi, R.S.: Acta physiol. lat. amer. **19**, 22—29 (1969).

Bissonette, T.H., Wadlund, A.T.R.: J. Morph. and Physiol. **52**, 403 (1931).

Botte, V., Rosati, P.: Acta med. vet. **10**, 3—10 (1964).

Bouin, P., Ancel, P.: Arch. Zool. exp. gén., Sér. IV, **1**, 437—523 (1903).

Bouin, P., Ancel, P.: C.R. Ass. Anat. (Strasbourg) **1924**, 13—46.

Brinck-Johnsen, Tr., Eik-Nes, Kr.B.: Fed. Proc. **16**, 285 (1957).

Bullough, W.S.: Proc. Zool. Soc. (Lond.) **109**, 79—102 (1939).

Carr, I., Clegg, E.J., Meek, G.A.: J. Anat. (Lond.) **102**, 501—509 (1968).

Champy, C.: C.R. Acad. Sci. (Paris) **174**, 497—500 (1922).

Chieffi, G.: Boll. Zool. **29**, 149—196 (1962).

Chieffi, G., Botte, V.: Rend. Ist. Sci. Univ. Camerino **3**, 90—95 (1962).

Chieffi, G., Botte, V.: Boll. Zool. **31**, 471—477 (1964).

Chieffi, G., Materazzi, G., Botte, V.: Atti Soc. Pelor., Sc. fis. mat. nat. **10**, 515—520 (1964).

Christensen, A.K., Mason, N.R.: Endocrinology **76**, 646 (1965).

Christensen, K., Fawcett, D.: J. biophys. biochem. Cytol. **9**, 653—670 (1961).

Courrier, R.: C.R. Acad. Sci. (Paris) **172**, 1316—1317 (1921a).

Courrier, R.: C.R. Soc. Biol. (Paris) **85**, 939—941 (1921b).

Courrier, R.: In: Perspectives in biology, pp. 222—228. Amsterdam: Elsevier Publ. Comp. 1961.

Courrier, R.: Ann. biol. (Paris) Sér. 4, **4**, 71—81 (1965).

Courrier, R., Colonge, R.: C.R. Acad. Sci. (Paris) **251**, 2842—2844 (1960).

Courrier, R., Rivière, M.-R., Colonge, A.: C.R. Acad. Sci. (Paris) **259**, 1347—1351 (1964).

Crabo, B.: Z. Zellforsch. **61**, 587—604 (1962).

Craig-Bennett, A.: Linn. Phil. Transact. B, **219**, 197—279 (1931).

Dessolle, N.: C.R. Acad. Sci. (Paris) **258**, 2893—2895 (1964).

Doerr-Schott, J.: C.R. Acad. Sci. (Paris) **258**, 2896—2898 (1964).

Dominic, C.J., Ramamurthy, P.S.: Naturwissenschaften **49**, 139—140 (1962).

Erickson, B.H.: J. Reprod. Fertil. **8**, 91—100 (1964).

Evans, H.M., Simpson, M.E., Pencharz, R.I.: Sympos. Quant. Biol., Cold Spring Harb. **5**, 229—238 (1937).

Fawcett, D., Burgos, M.: Amer. J. Anat. **107**, 245—270 (1960).

Ferner, H.: Z. mikr.-anat. Forsch. **63**, 35—62 (1957).

Ferreira, D.: Arch. Port. Sci. Biol. **3**, 31—36 (1960).

Follénius, E.: C.R. Acad. Sci. (Paris) **259**, 228—230, 319—321, 450—452 (1964).

Follénius, E., Porte, A.: Experientia (Basel) **16**, 190—193 (1960).

Girod, Chr., Curé, M.: C.R. Acad. Sci. (Paris) **261**, 257—260 (1965).

Greep, R.O., Fevold, H.L., Hisaw, F.L.: Anat. Rec. **65**, 261—271 (1936).

Guérin, M.: Tumeurs spontanées des animaux de laboratoire. Paris: Legrand 1954; zit. n. Courrier (1961).

Herlant, M.: C.R. Ass. Anat. **43**, 409—414 (1957).

Herlant, M.: C.R. Acad. Sci. (Paris) **248**, 1033—1036 (1959).

Herlant, M.,Benoit, J., Tixier-Vidal, A., Assenmacher, J.: C.R. Acad. Sci. (Paris) **250**, 2936—2938 (1960).

Herlant, M., Rivière, M.R., Cologne, A., Courrier, R.: C.R. Acad. Sci. (Paris) **260**, 3153—3155 (1965).

Hitzeman, J.W.: Anat. Rec. **143**, 351—361 (1962).

Hitzeman, J.W.: J. exp. Zool. **169**, 335—346 (1968).

Hitzeman, J.W.: J. exp. Zool. **178**, 369—376 (1967).

Hohlweg, W., Zahler, H.: Z. ges. inn. Med. **1**, 42—45 (1946).

Hooker, Ch.W.: Amer. J. Anat. **74**, 1—37 (1944).

Hooker, Ch.W.: Recent Progr. Hormone Res. **3**, 173—195 (1948).

Johnsen, Sv.G.: Acta endocr. (Kbh.) **61**, 111—116, 1969.
Johnsen, Sv.G.: Acta endocr. (Kbh.) **64**, 193—210 (1970).
Karg, H., Kronthaler, O.: Zuchthyg. Fortpflanz.-Stör. Besam. Haustiere **1**, 352—357 (1957).
Karg, H., Kronthaler, O.: Endokrinologie **39**, 324—327 (1960).
Kirschner, M.A., Jacobs, J.B., Fraley, E.E.: New Engl. J. Med. **282**, 240—244 (1970); ref. in Exc. med., Endocrin., **24**, Abstr. 5750 (1970).
Knobil, E., Josimovich, J.B.: Endocrinology **69**, 139—151 (1961).
Külpmann, W.R., Mosebach, K.-O.: Naturwissenschaften **52**, 308—309 (1965).
Lacassagne, A.: Canad. Canc. Conf., II, Academic Press, N.Y., 1957, S. 267ff.; zit. n. Courrier (1961).
Lacy, D., Vinson, G.P., Collins, P., Bell, J., Fyson, P., Pudney, J., Pettitt, A.J.: Progress in Endocrinology. Proc. 3. Intern. Congr. Endocr., Mexico 1968, Exc. Med. Foundat., Amsterdam, p. 1019—1029 (1969).
Landing, B.H., Gold, E.: J. clin. Endocr. **11**, 1436—1453 (1951).
Leydig, F.: Z. wiss. Zool. II, 1850.
Lipschütz, A.: Die Pubertätsdrüse; S. 178ff. Bern: E. Bircher Verlag 1919.
Lison, L.: Acta anat. (Basel) **10**, 333—338 (1950); zit. n. Liu (1960).
Liu, S.L.: Nature (Lond.) **186**, 475—476 (1960).
Loewe, S., Voss, H.E.: Klin. Wschr. **5**, 1083—1085 (1926).
Lofts, B.: Gen. comp. Endocr. **4**, 550—562 (1964).
Lofts, B., Boswell, C.: Nature (Lond.) **187**, 708—709 (1960).
Luxembourger, M.-M., Roos, M., Aron, M.: C. R. Soc. Biol. (Paris) **160**, 2429—2433 (1966).
Maddock, W.O., Nelson, W.O.: J. clin. Endocr. **11**, 769 (1951) Abstracts.
Marshall, A.J.: In: Biology and comp. Physiol. of Birds, vol. II, S. 169ff., 1961; Acad. Press, N.Y.; zit. n. Botte e Rosati (1964).
Marshall, A.J., Lofts, B.: Nature (Lond.) **177**, 704—705 (1956).
Marshall, A.J., Woolf, F.M.: Quart. J. micr. Sci. **98**, 89—100 (1957).
Matthews, L.H.: Phil. Trans. B, **234**, 247—316 (1950).
Matthews, S.A.: Biol. Bull. **75**, 66—74 (1938).
Mummert, W.: 17. Symposion Dtsch. Ges. Endokrin., Hamburg, 1971; ref. in Med. Trib. Nr. 13a, 30. 3. 1971.
Muschke, H.E.: Endokrinologie **30**, 281—294 (1953).
Niemi, M., Ikonen, M.: Nature (Lond.) **189**, 592—593 (1961).
Os, P.M. van, Ruyter, J.H.C.: Acta neerl. Morph. **2**, (1939).
Pasalaky, Z., Szabó, D., Bócsi, E., Ökros, I.: J. Histochem. Cytochem. **16**, 249—262 (1968).
Petrovic, A.: Thèse Fac. de Méd., Strasbourg, 1954.
Petrovic, A., Deminati, M., Weill, C.: C. R. Soc. Biol. (Paris) **148**, 383—385 (1954).
Peyre, A., Herlant, M.: C. R. Acad. Sci. (Paris) **252**, 463—465 (1961).
Pollock, W.F.: Anat. Rec. **84**, 23—29 (1942).
Porte, A., Weniger, J.-P.: C. R. Soc. Biol. (Paris) **155**, 2181—2184 (1961).
Potter, G.D., Hoare, W.S.: J. Fish. Res. Bd. Can. **11**, 63—68 (1954).
Rasquin, P., Hafter, E.: J. Morph. **89**, 397—408 (1951).
Raynaud, A., Raynaud, J.: C. R. Acad. Sci. (Paris) **253**, 2254—2256 (1961).
Regnier, M.T.: Bull. biol. **72**, 385—493 (1938).
Romeis, B.: Münch. med. Wschr. **68**, 600—603 (1921).
Romeis, B.: Klin. Wschr. **12**, 1640—1642 (1933).
Rowe, J.W., Richert, J.R., Klein, D.C., Reichlin, S.: Neuroendocrinology **6**, 247—254 (1970).
Sachs, B.A., Spiro, D.: J. clin. Endocr. **11**, 878—889 (1951).
Serventy, D.L., Marshall, A.J.: Emu **56**, 219—222 (1956).
Stanley, H., Chieffi, G., Botte, V.: Z. Zellforsch. **65**, 350—362 (1965).
Sternberg, W.H.: Amer. J. Path. **25**, 493—498 (1949); zit. n. Sachs u. Spiro (1951).
Stieve, H.: Handb. mikr. Anat. d. Menschen Bd. VII, Teil 2. Berlin: Springer 1930.
Tonutti, E.: Z. Zellforsch., Abt. A., **32**, 495 (1943).
Tonutti, E.: Sem. Hop. Paris **30**, 2135—2142 (1954).
Tonutti, E.: 1. Sympos. Dtsch. Ges. Endokr. 1953; Springer-Verlag Berlin-Göttingen-Heidelberg: 1955, S. 146—158.
Tuchmann-Duplessis, H.: Persönliche Mitteilung.
Voss, H.E.: Klin. Wschr. **16**, 769—771 (1937).
Wagner, K.: Anat. Anz. **56**, 559—563 (1923).
Wagner, K.: Biologia gen. (Wien) **1**, 22—51 (1925).
Waugh, D., Venning, E.H., McEuchern, D.: J. clin. Endocr. **9**, 486 (1949); zit. n. Sachs u. Spiro (1951).

WEISEL, G.F.: J. Morph. **73**, 207—230 (1943).
WILKE, G., SCHUCHARDT, E.: Congr. Internat. Micr. electr., Berlin: Springer-Verlag, Heidelberg, Bd. II, 388—392 (1960).
YASUDA, M., JOHNSON, D.C.: Endocrinology **76**, 1033—1040 (1965).

2. Zuführungsart der Androgene

ANDERSON, E., HAYMAKER, W., HENDERSON, E.: J. Amer. med. Ass. **115**, 2167—2169 (1940).
BOSCHANN, H.-W.: Arch. Gynäk. **187**, 1 (1956).
BOTTOMLEY, A.C.: zit. n. OSBORNE (1965).
BROWNING, H.C., HOLMBERG, L.M., WHITE, W.D.: Endocrinology **69**, 901—908 (1961).
BRUNI, G., ROSSI, G.-L., FALCONI, G.: Ann. Endocr. (Paris) **25**, 469—474 (1964).
CHEDID, L.: C. R. Soc. Biol. (Paris) **142**, 1411—1413 (1948).
COWIE, A.T., FOLLEY, S.J.: J. Endocr. **4**, 375—385 (1946).
DEANESLY, R., PARKES, A.S.: Proc. roy. Soc. B, **124**, 279—298 (1937).
DORFMAN, R.I.: Acta endocr. (Kbh.) **41**, 265—267 (1962).
DVOSKIN, S.: Proc. Soc. exp. Biol. (N.Y.) **54**, 111—114 (1943).
DVOSKIN, S.: Anat. Rec. **99**, 329 (1947).
EMMENS, C.W., PARKES, A.S.: J. Endocr. **1**, 323—331 (1939).
EZES, H.: Ann. Endocr. (Paris) **9**, 272—273 (1948).
FINKLER, R.S.: J. clin. Endocr. **7**, 293 (1947).
FUSSGÄNGER, R.: Medicin u. Chemie **2**, 194—204 (1934).
GIRI, SH. N., PEOPLES, S.A.: Proc. Soc. exp. Biol. (N.Y.) **120**, 523—525 (1965).
GRENIER, J., REBEL, A.: C.R. Soc. Biol. (Paris) **150**, 987—989 (1950).
HOHLWEG, W., DÖRNER, G., KOPP, P.: Acta endocr. (Kbh.) **36**, 299—309 (1961).
HOHLWEG, W., ZAHLER, H.: Z. ges. inn. Med. **1**, 42—45 (1946).
LAMOND, D.R.: Aust. J. Agric. Res. **12**, 163—170 (1961); zit. n. OSBORNE (1965).
LEATHEM, J. H.: Anat. Rec. **94**, 368—369 (1946) Abstracts.
LIPSCHÜTZ, A., KRAUSE, W.: C. R. Soc. Biol. (Paris) **89**, 220—223, 1135—1137 (1923).
LIPSCHÜTZ, A., VOSS, H.E.: J. Physiol. (Lond.) **58**, 461—465 (1924).
LISSER, H., CURTIS, L.E.: J. clin. Endocr. **5**, 363 (1945).
LISSER, H., ESCAMILLA, R.F., CURTIS, L.E.: J. clin. Endocr. **2**, 351 (1942).
LOEWE, S., VOSS, H.E.: Klin. Wschr. **5**, 1083—1085 (1926).
LUDWIG, D.J.: Endocrinology **46**, 453—481 (1950).
McCULLAGH, E.P., McKENDRY, J.B.R., SCHAFFENBURG, C.A.: J. clin. Endocr. **12**, 3—14 (1952).
MIESCHER, K., GASCHE, P.: Schweiz. med. Wschr. **72**, 279—281 (1942).
NUTTING, E.F., KLIMSTRA, P.D., COUNSELL, R.E.: Acta endocr. (Kbh.) **53**, 627—634 (1966a); 635—643 (1966b).
OSBORNE, W.B.: Aust. J. biol. Sci. **18**, 1241—1244 (1965).
RABALD, E., DIETRICH, H.: Z. physiol. Chem. **259**, 251—252 (1939).
SAND, KN.: Studier og Kønskarakter; Kopenhagen 1919.
SAND, KN.: J. Physiol. Path. gén. **20** (1922).
SCHLÖSSER, W.: Med. Klin. **49**, 1113—1116 (1954).
SMITH, PH. E.: Yale J. Biol. Med. **17**, 281 (1944).
VOSS, H.E.: C. R. Soc. Biol. (Paris) **93**, 1069—1071 (1925a).
VOSS, H.E.: C. R. Soc. Biol. (Paris) **93**, 1411—1413 (1925b).
VOSS, H.E.: Virchows Arch. **261**, 425—481 (1926).
VOSS, H.E.: Klin. Wschr. **16**, 769—771 (1937).
VOSS, H.E.: Unveröffentlichte Versuche, 1939.
WILLS, C.G., RAMPTON, S.E., PRIGSLEY, L.I.: Endocrinology **44**, 251—258 (1949).

3.–7. Abschnitt

D'ABADIE, R.: Rev. Hist. nat. appl. **9**, 336—337 (1928); zit. n. GABE et SAINT GIRONS (1962).
ADAMS, A.E.: Anat. Rec. **52**, Suppl. S. 45 (1932).
AKRAM, H., WENIGER, J.-P.: Experientia (Basel) **23**, 761—763 (1967).
ALTLAND, P.D.: Proc. Penn. Acad. Sci. **17**, 81—83 (1943); zit. n. FR. A. BEACH, Hormones and Behavior, Harper and Broth., New York, London, Sec. ed. 1949.
AMSON, KL.: Endokrinologie **9**, 241—249 (1931).
ANGYÁN, A.J., MENYHÁRT, L., SZABÓ, J.: Acta physiol. (Budapest) **4**, 55—62 (1953).
ANGYÁN, A.J., SOÓS, Z.P.: Acta physiol. (Budapest) **4**, 45—53 (1953).
ARON, M.: Arch. Biol. (Liège) **36**, 3—57 (1926).
ASBOE-HANSEN, G.: Physiol. Rev. **38**, 446—462 (1958).
AURISICCHIO, G.: Dtsch. med. Wschr. **1936** II, 1128—1130.
BACQ, Z.M.: Amer. J. Physiol. **96**, 321—330 (1931).

BARDEEN, H.W.: Proc. Soc. exp. Biol. (N.Y.) **29**, 846—848 (1932).
BASTANIÉ, P., ZYLBERSZAG, S.: C. R. Soc. Biol. (Paris) **126**, 1282—1283, 1283—1284 (1937).
BASU, S.L.: Naturwissenschaften **49**, 188 (1962).
BASU, S.L.: Proc. Zool. Soc. **15**, 163—170 (1962); zit. n. BASU (1965).
BASU, S.L.: Naturwissenschaften **52**, 143—144 (1965).
BATTELLI, F.: C. R. Soc. phys. hist. nat. (Genève) **39**, 73 (1922).
BATTELLI, F., MARTIN, J.: C. R. Soc. Biol. (Paris) **87**, 429—431 (1922).
BEAUMONT, J. de: C. R. Soc. Biol. (Paris) **109**, 90—91 (1932).
BEAUNE, A.: Bull. Sci. pharmacol. (Paris) **37**, 193 (1925); **42**, 193—199 (1935).
BENET, L., LUXEMBOURG, F.: Bull. Mém. Soc. méd. hôp. (Paris) **55**, 1016 (1939); zit. n.
 DORFMAN and SHIPLEY (1956).
BENGMARK, ST., INGEMANSON, B., KÄLLEN, B.: Acta endocr. (Kbh.) **30**, 459—471 (1959).
BENGMARK, ST., INGEMANSON, B., KÄLLEN, B.: Acta endocr. (Kbh.) **33**, 545—551 (1960).
BENOIT, J.: C. R. Soc. Biol. (Paris) **84**, 951—954 (1921).
BENOIT, J.: C. R. Soc. Biol. (Paris) **90**, 806—810 (1924).
BENOIT, J.: Bull. Histol. **52**, 78—95 (1925).
BENOIT, J.: Arch. Anat. Histol. Embryol. **5**, 175—412 (1926).
BERDNIKOFF, A., CHAMPY, CH.: C. R. Soc. Biol. (Paris) **106**, 804—805 (1931).
BERGERS, A.C.J., LI, CH. H.: Endocrinology **66**, 255—259 (1960).
BERNSTORF, E.C.: Endocrinology **60**, 173—184 (1957).
BLACHER, L.J.: Biol. Bull. mar. biol. labor. (Moskau) **50**, 374—381 (1926).
BOAS, N.F.: J. biol. Chem. **181**, 573—575 (1949).
BOAS, N.F., LUDWIG, A.W.: Endocrinology **46**, 299—306 (1950).
BOCK, F.: Z. wiss. Zool. **130**, 455 (1928).
BÖKER, A.: J. Ornithol. **71**, 169 (1923); zit. n. SAND (1933).
BOISSEAU, J.-P.: C. R. Acad. Sci. (Paris) **259**, 4839—4840 (1964).
BOMSKOV, CHR.: Methodik der Hormonforschung, Bd. 2, 343—545. Leipzig: Georg Thieme
 1939.
BOULIÈRE, F., PETTER-ROUSSEAUX, A.: C. R. Soc. Biol. (Paris) **149**, 2097—2099 (1955); zit.
 n. GABE et SAINT GIRONS (1962).
BRARD, E.: J. Physiol. (Paris) **53**, Suppl. 5, 1—105 (1961).
BRARD, E., BENOIT, J.: C. R. Acad. Sci. (Paris) **244**, 1066—1068 (1957a).
BRARD, E., BENOIT, J.: J. Physiol. (Paris) **49**, 62—66 (1957b).
BRENEMAN, W.R.: Endocrinology **24**, 55—62 (1939).
BRENEMAN, W.R.: Poultry Sci. **19**, 147—153 (1940).
BRENEMAN, W.R.: Endocrinology **28**, 222—228 (1941); **30**, 277—285 (1942a).
BRENEMAN, W.R.: Endocrinology **31**, 179—186 (1942b).
BROSSARD, GLEY, P.: C. R. Soc. Biol. (Paris) **101**, 757 (1929).
BRÜGGEMANN, J., WALDSCHMIDT, M., KARG, H., SCHAMS, D.: Zbl. Vet.-Med. A, **10**, 463—474
 (1963).
BULLOUGH, W.S.: Biol. Rev. **27**, 133—168 (1952).
BURGOS, M.H., LADMAN, A.J.: Proc. Soc. exp. Biol. (N.Y.) **88**, 484—487 (1955).
BURGOS, M.H., PISANÓ, A.: C. R. Soc. Biol. (Paris) **153**, 488—489 (1959).
BURKHART, E.Z.: J. exp. Zool. **89**, 135—165 (1962); zit. n. PRICE and WILLIAMS-ASHMAN
 (1961).
BURNS, R.K., jr., BUYSE, A.: Anat. Rec. **51**, 155—185 (1931).
BURROWS, W.H., BYERLY, T.C., EVANS, E.I.: Proc. Soc. exp. Biol. (N.Y.) **35**, 30—33 (1936).
CARIDROIT, F.: Bull. Biol. Fr. et Belg. **60**, 135—312 (1926).
CASTELNUOVO, G.: Riv. Biol. **23**, 365—372 (1937).
CASTLE, Br. L., SODERWALL, A.L.: Endocrinology **75**, 877—882 (1964).
CEI, G.: Monit. zool. ital. Suppl. **54**, 1 (1944).
CHAI, C.K.: Anat. Rec. **124**, 271—272 (1956a).
CHAI, C.K.: Amer. J. Physiol. **186**, 463—467 (1956b).
CHAI, C.K.: Nature (Lond.) **185**, 514—518 (1960).
CHAMPY, CH.: C. R. Soc. Biol. (Paris) **80**, 895—898 (1908).
CHAMPY, CH., COUJARD, R., COUJARD, CH.: C. R. Soc. Biol. (Paris) **130**, 250—252 (1939).
CHAMPY, CH., KRITSCH, B.: 1925, zit. n. BRARD (1961).
CIESLAK, E.S.: Physiol. Zool. **18**, 299—329 (1945); zit. n. GABE et SAINT GIRONS (1962).
COHEN, R.R.: Nature (Lond.) **194**, 601—602 (1962).
COURRIER, R.: C. R. Acad. Sci. (Paris) **1926**, 1492—1494.
CRAINICIANU, AI.: Ann. Endocr. (Paris) **10**, 339—344 (1949).
DAHNKE, H.-G., MOSEBACH, K.-O., DIRSCHERL, W.: Acta endocr. (Kbh.) **57**, 441—446 (1968).
DALGAARD, J.B., HESSELBERG, FR.: Acta path. microbiol. scand. **41**, 219—234 (1957).
DANBY, M.: Acta brev. physiol. pharmacol. microbiol. **8**, 90—92 (1938); **10**, 56—59 (1940).

DAWSON, A.B., JIMENEZ, R.J.: Anat. Rec. **55**, 279—289 (1933).
DEANESLY, R., PARKES, A.S.: Lancet **1936** I, 837—839.
DE CORRAL, J.M.: C. R. Soc. Biol. (Paris) **153**, 493—494 (1959).
DELSOL, M.: C. R. Soc. Biol. (Paris) **153**, 1003—1007 (1959).
DIRSCHERL, W., KRAUS, J., VOSS, H.E.: Hoppe-Seylers Z. physiol. Chem. **241**, 1—10 (1936).
DIRSCHERL, W., KROPP, K.: Vitam. u. Horm. **5**, 280—302 (1944).
DIRSCHERL, W., ZILLIKEN, FR., KROPP, K.: Biochem. Z. **318**, 454—461 (1948).
DODD, J.M., EVENNETT, P.J., GODDARD, C.K.: Symp. Zool. Soc. (Lond.) No. **1**, 77 (1962).
DORFMAN, R.I.: Endocrinology **42**, 7—13 (1948).
DORFMAN, R.I.: Androgens. In: Hormone Assay, edit. by EMMENS, Acad. Press. Incorp., N.Y., 1950, S. 303.
DORFMAN, R.I., GREULICH, W.W.: Yale J. Biol. Med. **10**, 79—88 (1937).
DORFMAN, R.I., SHIPLEY, R.A.: Androgens. New York: J. Wiley & Sons, Inc. 1956.
DULZETTO, F.: Arch. Zool. (Torino) **19**, 405 (1933).
DUSTIN, A.P.: 5. Internat. exp. Zellforsch. Kongr., Zürich, 1938; Arch. exp. Zellforsch. **23** (1939).
DUYVENÉ DE WIT, J.J.: Klin. Wschr. **17**, 376—378 (1938).
EGAMI, N.: J. Fac. Sci. Univ. Tokyo, Sec. IV, **7**, 271 (1954).
EGAMI, N.: Annot. Zool. Japon. **32**, 123 (1959).
EGAMI, N.: Annot. Zool. Japon. **33**, 104—109 (1960).
EGAMI, N.: J. Fac. Sci. Univ. Tokyo, Sec. IV, **9**, 67 (1960); zit. n. SUNDARARAJ and GOSWAMI (1965).
EGAMI, N., ISHII, S.: J. Fac. Sci. Univ. Tokyo, Sec. IV, **7**, 563 (1956).
EVANS, L.T.: Anat. Rec. **62**, 213 (1935); zit. n. DORFMAN and SHIPLEY (1956).
EVANS, L.T.: Anat. Rec. **94**, 64 (1946); zit. n. DORFMAN and SHIPLEY (1956).
EVENNETT, P.J., DODD, J.M.: Nature (Lond.) **197**, 715—716 (1963).
EVERSOLE, W.J.: Endocrinology **25**, 328—330 (1939).
FABER, H. v.: Acta endocr. (Kbh.) **20**, 391—399 (1955).
FABER, H. v.: Acta endocr. (Kbh.) **26**, 117—120, 135—141 (1957).
FABER, H. v.: Acta endocr. (Kbh.) **28**, 410—416 (1958).
FABER, H. v.: Acta endocr. (Kbh.) **31**, 462—466 (1959).
FABER, H. v.: Roux' Arch. Entwickl. Mech. Organ. **153**, 32—74 (1961).
FABER, H. v.: Endocrinology **72**, 169 (1963).
FABER, H. v.: Zool. Anz. Suppl. **26**, 330—336 (1963a).
FABER, H. v.: Acta endocr. (Kbh.) **57**, 45—48 (1968).
FABER, H. v., GAUSS, W.: Wilhelm Roux' Arch. Entwickl.-Mech. Org. **162**, 243—253 (1969).
FÄHRMANN, W., SCHUCHARDT, E.: Naturwissenschaften **52**, 212—213 (1965).
FALCK, B., OWMAN, CH., SJÖSTRAND, N.O.: Experientia (Basel) **21**, 98—100 (1965).
FALK, R.: C. R. Soc. Biol. (Paris) **122**, 721—723 (1936).
FLEISCHMANN, W.: Endocrinology **25**, 798—800 (1939).
FLEISCHMANN, W.: Exp. Cell. Res. **13**, 604—607 (1957); ref. in Excerpta med. (Amst.), Sect. III, **10**, 421 (1958).
FLEISCHMANN, W., KANN, S.: Pflügers Arch. ges. Physiol. **230**, 662—667 (1932).
FLEISCHMANN, W., KANN, S.: Pflügers Arch. ges. Physiol. **237**, 517—518 (1936).
FLEISCHMANN, W., KANN, S.: Biochem. Z. **296**, 373—382 (1938).
FORBES, R.T.: Anat. Rec. **72**, 87—95 (1938).
FORBES, R.T.: Anat. Rec. **75**, 51—57 (1939).
FORBES, R.T.: J. Morph. **68**, 31—70 (1941).
FOX, W.: J. Morph. **90**, 481—553 (1952); zit. n. GABE et SAINT GIRONS (1962).
FRANK, R.T., KLEMPNER, E., HOLLANDER, Fr., KRISS, BR.: Endoerinology **31**, 63—70 (1942).
FREUD, J., DE JONGH, S.E., LAQUEUR, E., MÜNCH, A.P.W.: Klin. Wschr. **9**, 772—774 (1930).
FREUD, J., DE FREMERY, P., LAQUEUR, E.: Pflügers Arch. ges. Physiol. **229**, 763—786 (1932).
FUSSGÄNGER, R.: Medizin u. Chemie **2**, 194—204 (1934).
GABE, M., SAINT GIRONS, H.: Acta anat. (Basel) **50**, 22—51 (1962).
GALLIEN, L.: C. R. Soc. Biol. (Paris) **130**, 835—837 (1939).
GALLIEN, L.: Arch. Anat. micr. Morph. exp. **48**, bis, 83—100 (1959).
GALLIEN, L., COLLENOT, A.: C. R. Acad. Sci. (Paris) **250**, 926—928 (1960).
GALLI-MAININI: Obstet. Ginec. lat.-amer. **5**, 349 (1948a).
GALLI-MAININI: Endocronology **43**, 349 (1948b).
GESKE, G.: Roux' Arch. Entwickl. Mech. Organ. **148**, 263—310 (1956).
GLASER, E., HÄMPEL, O.: Pflügers Arch. ges. Physiol. **229**, 1—14 (1931).
GLASER, E., HÄMPEL, O.: Endokrinologie **11**, 81—92 (1932).
GLASER, E., HÄMPEL, O.: Klin. Wschr. **13**, 1491—1494 (1933).
GLASER, E., HÄMPEL, O.: Dtsch. med. Wschr. **58**, 1247 (1938a).

GLASER, E., HÄMPEL, O.: Endokrinologie **21**, 111—130 (1938b).
GLASER, E., KONYA, A.: Arch. exp. Pharmakol. Ther. **182**, 219—238 (1936).
GLASER, E., RANFTL, FR.: Klin. Wschr. **17**, 1120—1124 (1938).
GLENN, E.M., RICHARDSON, S.L., LYSTER, ST.C., BOWMAN, B.J.: Endocrinology **64**, 390—399 (1959).
GORBMAN, A.: Proc. Soc. exp. Biol. (N.Y.) **42**, 811—813 (1939).
GROBSTEIN, C.: Proc. Soc. exp. Biol. (N.Y.) **45**, 484—486 (1940).
GROBSTEIN, C.: J. exp. Zool. **109**, 215 (1948); zit. n. DORFMAN and SHIPLEY (1956).
GREENBERG, B., NOBLE, G.K.: Physiol. Zool. **17**, 392 (1944); zit. n. DORFMAN and SHIPLEY (1956).
GREENWOOD, A.W., BLYTH, J.SC.S., CALLOW, R.K.: Biochem. J. **29**, 1400—1413 (1935).
HÄMPEL, O.: Z. Vitaminforsch. **2**, 446—455 (1949).
HAENDLE, H., FRITZ, H., TRAUTSCHOLD, I., WERLE, E.: Hoppe-Seylers Z. physiol. Chem. **343**, 185—188 (1965).
HAFFEN, K.: C. R. Acad. Sci. (Paris) **259**, 882—884 (1964).
HANSEN, I.B.: Science (Lancaster, Pa.) **73**, 293—295 (1931).
HANSEN, I.B.: Endocrinology **17**, 163 (1933).
HARMS, J.W.: Exper. Untersuchungen über die innere Sekretion der Keimdrüsen usw. Jena: Gustav Fischer 1914.
HERINGA, G.C., WEIDINGER, A.: Ned. T. Geneesk. **84**, 4907—4917 (1940); zit. n. SZIRMAI (1949).
HERLANT, M.: Arch. Biol. (Liége) **44**, 347—468 (1933); zit. n. GABE et SAINT GIRONS (1962).
HERRICK, E.H., HARRIS, J.O.: Science (Lancaster, Pa.) **125**, 1299—1300 (1957).
HEUVERSWYN, J. VAN, FOLLEY, S.J., GARDNER, W.U.: Proc. Soc. exp. Biol. (N.Y.) **41**, 189—191 (1939).
HOSKINS, R.G.: Amer. J. Physiol. **75**, 324—330 (1925).
HOUSSAY, B.A.: Acta physiol. lat.-amer. **4**, 2—41 (1954).
HOWARD, E., ALLEN, J.C.: Endocrinology **60**, 785—796 (1957).
HUNTER, R.H.F.: J. Reprod. Fertil. **20**, 223—237 (1969).
IHRKE, I.A., D'AMOUR, F.: Amer. J. Physiol. **96**, 289—295 (1931).
ISHII, S., EGAMI, N.: Annot. Zool. Japon. **30**, 77 (1957).
ITO, M., KON, T.: zit. n. DORFMAN and SHIPLEY (1956).
JACOBSEN, E., CHRISTENSEN, J.T.: Skand. Arch. Physiol. **78**, 155—169, 170—178 (1938).
JOST, A.: Die Wirkung der Sexualhormone beim Embryo; in AMMON-DIRSCHERL, Fermente, Hormone, Vitamine, 3. Aufl., Stuttgart: Georg Thieme, Bd. II, S. 382—389, 1960.
KABAK, J.M.: Endokrinologie **9**, 250—258 (1931).
KEHL, R.: Rev. canad. Biol. **3**, 131 (1944); zit. n. DORFMAN and SHIPLEY (1956).
KLEINER, J.S., WEISMAN, A.J., MISCHKIND, D.J.: J. Amer. med. Ass. **106**, 1643—1644 (1936).
KLEMPNER, E., FRANK, R.T., HOLLANDER, FR.: Proc. Soc. exp. Biol. (N.Y.) **44**, 633—636 (1940).
KNISELY, W.H., GRUNT, J.A., BERRY, R.J.: Amer. J. Physiol. **189**, 437—440 (1957).
KONTAXIS, N.E., MAHER, J.R., PICKERING, D.E.: Science (Lancaster, Pa.) **121**, 729—730 (1955).
KOPEC, S.: Biologia Gen. (Wien) **3**, 259—280 (1927).
KORENCHEVSKY, V.: Ergebn. Vit.- u. Hormonforsch. **2**, 420 (1939).
KORENCHEVSKY, V., CARR, M.: Brit. J. exp. Path. **6**, 21—35, 74—83, 158—172 (1925a).
KORENCHEVSKY, V., CARR, M.: Biochem. J. **19**, 773—782 (1925b).
KÜLPMANN, W.R., MOSEBACH, K.-O.: Die Naturwissenschaften **52**, 308—309 (1965).
LANZ, T. V.: Sitz Ber. Ges. Morphol. Physiol. (München) **39**, 62—78 (1930).
LASNITZKI, J., DINGLE, J.T., ADAMS, S.: Exp. Cell Res. **43**, 120—130 (1966).
LEGHISSA, S., FIUME, M.L., MATSCHER, R.: Riv. Biol. (N.S.) **11**, 383—399 (1959).
LENDLE, L.: Arch. Pharmakol. exp. Ther. **159**, 463—487 (1931).
LIPSCHÜTZ, A.: Die Pubertätsdrüse und ihre Wirkungen. Bern: E. Bircher Verlag 1919.
LOEWE, S.: Proc. Soc. exp. Biol. (N.Y.) **37**, 483—486 (1937).
LOEWE, S.: J. Pharmacol. exp. Ther. **63**, 24—29 (1938a).
LOEWE, S.: J. Pharmacol. exp. Ther. **63**, 70—75 (1938b).
LOEWE, S.: Arch. int. Pharmacodyn. **60**, 37—47 (1938c).
LOEWE, S., VOSS, H.E.: Sitz Ber. Akad. Wiss. Wien, Akad. Anz. 1929, Nr. 20.
LOEWE, S., VOSS, H.E.: Klin. Wschr. **9**, 481—487 (1930).
LOEWE, S., VOSS, H.E.: Arch. exp. Pharmakol. **159**, 532—544 (1931).
LOEWE, S., VOSS, H.E., LANGE, F., SPOHR, E.: Endrokrinologie **1**, 39—44 (1928).
LOEWE, S., VOSS, H.E., LANGE, F., WÄHNER, A.: Klin. Wschr. **7**, 253—255 (1928).
LUDWIG, A.W., BOAS, N.F.: Endocrinology **46**, 453—481 (1950).
LUGLI, L.: Boll. Zool. **25**, 9—14 (1959).

MAINWARING, W.I.P., WILLIAMS, D.C.: Biochem. J. **98**, 836—840 (1966).
MARAUD, R., STOLL, R.: C. R. Soc. Biol. (Paris) **154**, 1798—1801 (1961).
MARCUS, E.: Zbl. Gynäk. **1937**, 1943—1950.
MARSHALL, A.J., WOOLF, F.M.: Quart. J. micr. Sci. **98**, 89—100 (1957); zit. n. GABE et SAINT GIRONS (1962).
MARTINS, T.: C. R. Soc. Biol. (Paris) **126**, 131—133 (1937).
MARTINS, T., VALLE, J.R.: C. R. Soc. Biol. (Paris) **120**, 678—680 (1935); zit. n. DORFMAN and SHIPLEY (1956).
McCARTNEY, J.: Proc. Soc. exp. Biol. (N.Y.) **26**, 686—688 (1929).
MEHROTRA, P. N.: Quart. J. micr. Sci. **103**, 377—383 (1962).
MEISENHEIMER, J.: Exper. Studien zur Soma- und Geschlechtsdifferenzierung II. Jena: Gustav Fischer 1912.
MELAMPY, R.M., GOWEN, J.W., WACASEY, J.W.: Proc. Soc. exp. Biol. (N.Y.) **92**, 313—315 (1956).
MELAMPY, R.M., MASON, R.B.: Proc. Soc. exp. Biol. (N.Y.) **96**, 405—408 (1957).
MOHSEN, T.: C. R. Soc. Biol. (Paris) **151**, 1744—1747 (1958).
MOHSEN, T.: C. R. Acad. Sci. (Paris) **252**, 3323—3329 (1961).
MOHSEN, T.: Nature (Lond.) **205**, 1127 (1965).
MOORE, C.R.: Proc. Soc. exp. Biol. (N.Y.) **24**, 847—849 (1927).
MOORE, C.R.: J. exp. Biol. **55**, 455 (1928).
MOORE, C.R.: J. Amer. med. Ass. **94**, 1912—1915 (1930).
MOORE, C.R.: Anat. Rec. **48**, 105 (1931a).
MOORE, C.R.: J. Amer. med. Ass. **97**, 518 (1931b).
MOORE, C.R.: In: Sex and internal secretions, ed. E. ALLEN, 1-st ed. 1932. Baltimore: Williams & Wilkins Co.
MOORE, C.R., GALLAGHER, T.F.: Amer. J. Physiol. **89**, 388—394 (1929).
MOORE, C.R., GALLAGHER, T.F.: Amer. J. Anat. **45**, 39—69 (1930a).
MOORE, C.R., GALLAGHER, T.F.: J. Pharmacol. (Kyoto) **40**, 341—350 (1930b).
MOORE, C.R., HUGHES, GALLAGHER, T.F.: Amer. J. Anat. **45**, 109—135 (1930).
MOORE, C.R., McGEE, L.C.: Amer. J. Physiol. **87**, 436—446 (1928).
MOORE, C.R., PRICE, D., GALLAGHER, T.F.: Amer. J. Anat. **45**, 71—107 (1930).
MÜLLER, H.A.: Arch. Gynäk. **163**, 102—122 (1936).
MÜLLER, H.A.: Endokrinologie **21**, 130—132 (1936).
NALBANDOV, A.V.: Reproductive Physiology, 2-nd ed., London: Freeman & Co. 1964.
NIWA, H.S.: Embryologia (Nagoya) **4**, 349 (1959).
NOBLE, G.K., GREENBERG, B.: Proc. Soc. exp. Biol. (N.Y.) **44**, 460—462 (1940).
NOBLE, G.K., GREENBERG, B.: Proc. Soc. exp. Biol. (N.Y.) **47**, 32—34 (1941a).
NOBLE, G.K., GREENBERG, B.: J. exp. Zool. **88**, 451 (1941gb).
NOUMURA, T.: J. Fac. Sci. Univ. Tokyo, Sect. IV, **8**, 515—520 (1959).
NUSSBAUM, M.: Pflügers Arch. ges. Physiol. **126**, 519—577 (1909).
NUSSBAUM, M.: Arch. mikr. Anat. **80**, Abt. II (1912).
OKA, T.B.: J. Fac. Sci. Univ. Tokyo, Sect. IV, **2**, 209 (1931).
OORDT, G.J. VAN: Brit. J. exp. Biol. **3**, 43—59 (1925).
OORDT, G.J. VAN, MAAS, C.J.J. VAN DER: Proc. kon. ned. Akad. Wet. **35**, Nr. 7 (1926).
OORDT, P.G.W.J. VAN, BASU, S.L.: Acta endocr. (Kbh.) **33**, 103—110 (1960).
OORDT, P.G.W.J. VAN, SCHOUTEN, S.C.M.: J. Reprod. Fertil. **2**, 61 (1961).
ORGEBIN-CRIST, M.C.: J. Reprod. Fertil. **8**, 259—260 (1964).
ORLANDINI, G.: Boll. Soc. ital. Biol. sper. **36**, 1086—1987, 1088—1089 (1960).
ORLANDINI, G.: Sperimentale **112**, 403—427 (1962).
OUDEMANS, J.TH.: Naturk. Verhandel. Holl. Maatsch. Wetensch. III, 5, 2. Haarlem 1892.
OWEN, S.E.: Endocrinology **21**, 689—690 (1937).
PARKES, A.S.: Ciba Found. Coll. Endocrin. **11**, 409 (1957).
PELC, S.R.: Nature (Lond.) **184**, 1414 (1959).
PENHOS, J.C., CARDEZA, A.F.: C. R. Soc. Biol. (Paris) **151**, 1601—1602 (1958).
PERITZ, G.: Endokrinologie **9**, 355—362 (1931).
PETTER-ROUSSEAUX, A.: Terre et Vie (Helv.) **100**, 175—223 (1953); zit. n. GABE et SAINT GIRONS (1962).
PINCUS, G., ERICKSON, A.E.: Endocrinology **71**, 24—30 (1962).
PONSE, K.: C. R. Soc. phys. hist. nat. (Genève) **40**, 150—152 (1923).
PONSE, K.: C. R. Soc. Biol. (Paris) **92**, 582—583 (1925).
PORTER, MELAMPY, R.M.: Endocrinology **54**, 640—648 (1954).
PRASAD, M.R.N., SANYAL, M.K.: Naturwissenschaften **50**, 311—312 (1963).
PRICE, D., WILLIAMS-ASHMAN, H.G.: In: Sex and internal secretions, 3-rd ed. Baltimore: Williams and Wilkins Co. 1961.

Querner, H.: Naturwissenschaften **40**, 145—146 (1953).

Querner, H.: Biol. Zbl. **75**, 28—51 (1956).

Rabald, E., Dietrich, H.: Hoppe-Seylers Z. physiol. Chem. **259**, 251—252 (1939).

Rakoff, A. E., Paschkis, K. E., Cantarow, A.: Proc. Soc. exp. Biol. (N.Y.) **55**, 124—127 (1944).

Ramaswami, L. S., Jacob, D.: Naturwissenschaften **50**, 453—454 (1963).

Ramaswami, L. S., Jacob, D.: Experientia (Basel) **21**, 206—207 (1965).

Ramaswami, L. S., Jacob, D.: Unveröffentlichte Versuche (1965).

Rauther, M.: Jena. Z. Med. Naturw. **38**, 377—473 (1904).

Regnier, M.-Th.: J. Pharmacie IX, s. 1, 147—155 (1940).

Regnier, M.-Th.: C. R. Acad. Sci (Paris) **213**, 537—538 (1941).

Reynolds, A. E.: J. Morph. **32**, 331 (1943); zit. n. Dorfman and Shipley (1956).

Risley, P. L.: J. exp. Zool. **87**, 477—516 (1941).

Rudolph, G. G., Samuels, L. T.: Endocrinology **44**, 190—196 (1949).

Ruzicka, M. L.: Bull. Soc. chim. Fr. 5-ème sér., **2**, 1497—1512 (1935).

Saint Girons, H.: Bull. biol. France-Belgique **91**, 284—350 (1957); zit. n. Gabe et Saint Girons (1962).

Saphir, W.: Prcc. Soc. exp. Biol. (N.Y.) **31**, 864—866 (1934).

Schaeffer, W. H.: Proc. Soc. exp. Biol. (N.Y.) **30**, 1363—1366 (1933); zit. n. Gabe et Saint Girons (1962).

Schiller, S., Benditt, E. P., Dorfman, R. I.: Endocrinology **50**, 504—511 (1952).

Schiller, S., Dorfman, R. I.: Proc. Soc. exp. Biol. (N.Y.) **92**, 100 (1956).

Schooley, J., Kelly, L. S.: Persönliche Mitteilung an Pelc (1959).

Schwartz, C. W.: University of Mo. Studies **20**, 1 (1945); zit. n. Fr. A. Beach, Hormones and Behavior, Harper and Broth., New York, London, Sec. ed. 1949.

Seltzer, W.: U.S.-Patent 2 734 482 (1956).

Shapiro, H. A.: J. Endocr. **1**, 1—6 (1939).

Shapiro, H. A., Zwarenstein, H.: J. Physiol. (Lond.) **89**, 38 P (1937).

Shoemaker, H. H.: Proc. Soc. exp. Biol. (N.Y.) **41**, 299—302 (1939).

Simonnet, H., Robey, M.: Les androgènes. Paris: Masson et Cie. 1941.

Sjöstrand, O., Falck, B., Owmann, Ch.: Acta physiol. scand. **65**, Suppl. **257**, 1—8 2(1965); hier weitere Literatur.

Sklower, A.: Z. vergl. Physiol. **2**, 474—523 (1925).

Soulairac, A., Desclaux, P.: C. R. Soc. Biol. (Paris) **145**, 967—969 (1951).

Soulairac, A., Thibault, C.: C. R. Soc. Biol. (Paris) **142**, 1512—1514 (1948).

Stanley, L. L., Tescher, G. L.: Endrocrinology **15**, 55—56 (1931).

Steinach, E.: Pflügers Arch. ges. Physiol. **56**, 304—338 (1894).

Steinach, E.: Zbl. Physiol. **24**, 551—566 (1910).

Sundararaj, B. I., Goswami, Sh.V.: Naturwissenschaften **52**, 114—115 (1965).

Szirmai, J. A.: Anat. Rec. **105**, 346 (1949).

Szirmai, J. A.: Proc. Soc. exp. Biol. (N.Y.) **93**, 92—97 (1956).

Szirmai, J. A.: Acta endocr. (Kbh.) **25**, 225—237 (1957).

Talaat, M., Habib, Y. A., Hanna, T.: Arch. int. Pharmacodyn. **116**, 410—417 (1958).

Talaat, M., Habib, Y. A., Higazy, A.M., Naby, S.A., Malek, A.Y., Ibrahim, Z.A.: Arch. int. Pharmacodyn. **154**, 402—411 (1965).

Talaat, M., Habib, Y. A., Malek, A.Y.: Arch. int. Pharmacodyn. **151**, 369—382 (1964).

Tavolga, W. N.: Physiol. Zool. **28**, 218 (1955); zit. n. Sundararaj und Goswami (1965).

Thiébold, J.-J.: Cah. Biol. Marine **4**, 183—192 (1963).

Tislowitz, R.: Anat. Rec. **75**, 265—273 (1938).

Tislowitz, R.: Endocrinology **25**, 749—753 (1939).

Tozawa, T.: Folia anat. japon. **7**, 407 (1929); zit. n. Dorfman and Shipley (1926).

Trowell, O. A.: Exp. Cell Res. **16**, 118 (1959).

Valle, J. R., Henriques, S. B., Henriques, O. B.: Endocrinology **41**, 335—342 (1947).

Vatna, S.: Biol. Bull. **58**, 322—335 (1930).

Volsoe, H.: Spolia zool. Mus. Haun. (Kbh.) **5**, 7—172 (1944); zit. n. Gabe et Saint Girons (1962).

Voss, H. E.: Umschau **31**, Nr. 50 (1927).

Voss, H. E.: Z. Zellforsch. **11**, 775—813 (1930a).

Voss, H. E.: Pflügers Arch. ges. Physiol. **226**, 138—147 (1930b).

Voss, H. E.: Z. Zellforsch. **14**, 200—221 (1931).

Voss, H. E.: Transact. Dyn. Develop. (Moskau) **10**, 249—252 (1935).

Voss, H. E.: Klin. Wschr. **16**, 769—771 (1937).

Voss, H. E.: Endokrinologie **22**, 399—402 (1940).

Voss, H. E.: Klin. Wschr. **19**, 712—714 (1940).

Voss, H.E.: Die Wertbestimmung von Hormonpräparaten mit Hilfe der Internationalen Standards. Studienreihe Boehringer, Mannheim, 1952.
Voss, H.E.: in Ammon-Dirscherl, Fermente, Hormone, Vitamine, 3. Aufl., Bd. II, Hormone, S. 525—678 (1960).
Voss, H.E.: Unveröffentlichte Versuche.
Voss, H.E., Loewe, S.: Dtsch. med. Wschr. **1930**, H. 30, 1256—1258.
Vulpé, M. Usher, D., Leblond, C.P.: Endocrinology **59**, 257—259 (1956).
Waldschmidt, M., Karg, H., Schams, D.: Zbl. Vet.-Med. A, **10**, 1—10 (1963).
Walker, C.E.: Proc. roy. Soc. Med., Pathol. Sect. vol. I, 153—156 (1958).
Wang, G.H., Richter, C.P., Guttmacher, A.F.: Amer. J. Physiol. **73**, 581—599 (1925).
Weisel, G.F.: Copeia **1949**, H. 2, 101; zit. n. Sundararaj und Goswami (1965).
Welti, E.: C.R. Soc. phys. hist. nat. (Genève) **40**, 152—155, 156—158 (1923).
Welti, E.: C. R. Soc. Biol. (Paris) **93**, 1490—1492 (1925).
Wens, H.-M.: Dissert. Hannover 1940.
Wicks, W.D., Kenney, Fr. T.: Science (Lancaster, Pa.) **144**, 1346—1347 (1964).
Wicks, W.D., Villee, Cl.A.: Arch. Biochem. **106**, 353—359 (1964).
Wunder, W.: Z. vergl. Physiol. **13**, 696—708 (1931).
Yoshikura, M.: Komamoto J. Sci., Ser. B, Sect. 2, **4**, 46—68 (1959a).
Yoshikura, M.: Komamoto J. Sci., Ser. B, Sect. 2, **4**, 69—102 (1959b).

Anhang: Fructose-Test

Burkhart, E.Z.: J. exp. Zool. **89**, 135—165 (1942); zit. n. Neumann (1969).
Cons, D.N.: J. Endocr. **14**, 304—308 (1957).
Davies, D.V., Mann, T.: Nature (Lond.) **160**, 295 (1947).
Humphrey, G.F., Mann, T.: Nature (Lond.) **161**, 352—353 (1948).
Leone, E.: Nature (Lond.) **174**, 404—405 (1954).
Levey, H.A., Szego, C.M.: Amer. J. Physiol. **182**, 507—512 (1955).
Lutwak-Mann, C., Mann, T., Price, D.: Proc. roy. Soc. Med. **136**, 461—464 (1949).
Mann, T.: Nature (Lond.) **156**, 80 (1945).
Mann, T.: Recent Prog. Hormone Res. **12**, 353—376 (1956).
Mann, T., Davies, D.V., Humphrey, G.F.: J. Endocr. **6**, 75—85 (1949).
Mann, T., Leone, E.: Biochem. J. **53**, 140—148 (1953).
Mann, T., Parsons, U.: Nature (Lond.) **160**, 294 (1947).
Mann, T., Parsons, U.: Biochem. J. **46**, 440—450 (1950).
Mann, T., Rowson, L.E.A.: Proc. IIIrd. Internat. Congr. anim. Reprod., Cambridge, 1956; zit. n. Mann u. Rowson (1960).
Mann, T., Rowson, L.E.A.: Proc. Nutr. Soc. **16**, XVIII (1957); zit. n. Mann u. Rowson (1960).
Mann, T., Rowson, L.E.A.: J. Endocr. **20**, IV P (Y1960).
Mann, T., Wilson, E.D.: J. Endocr. **25**, 407—408 (1962).
Neumann, F.: Handbuch exper. Pharmakologie Bd. 22, Teil 2, S. 50—131 (1969).
Nixon, D.A., Huggett, A.St.G., Amoroso, E.C.: Nature (Lond.) **209**, 300—301 (1966).
Ortiz, E., Price, D., Williams-Ashman, H.G., Banks, J.: Endocrinology **59**, 479—492 (1956).
Parsons, U.: J. Endocr. **6**, 412—422 (1950).
Price, D., Mann, T., Lutwak-Mann, C.: Anat. Rec. **122**, 363—380 (1955); zit. n. Neumann (1969).
Rauscher, H., Schneider, W.: Arch. exp. Pathol. Pharmakol. **221**, 447—459 (1954).
Rudolph, G.G., Samuels, L.T.: Endocrinology **44**, 190—196 (1949).
Scherstén, B.: Skand. Arch. Physiol. **58**, 90—94 (1929).
Thomas, J.A., Andrews, R.V., Hill, M.F.: Acta endocr. (Kbh.) **56**, 339—346 (1967).
Thomas, J.A., Strauss, A.J., Jr.: Acta endocr. (Kbh.) **48**, 619—629 (1965).
Tylor, E.T.: Fertil. and Steril. **6**, 247—258 (1955).

V. Klinik der Androgene

F. Bahner

Unter Mitarbeit von I. Vainas

Mit 4 Abbildungen

Einleitung

Die Androgene haben auf den Gesundheitszustand des Mannes, auf sein Verhalten und Befinden den allergrößten Einfluß. Störungen der Androgensekretion erzeugen tiefgreifende Veränderungen an zahlreichen Organen, an vielen Funktionen, vor allem aber an der Persönlichkeit des Mannes. Es kann nicht versucht werden, in diesem Kapitel einen auch nur kurzen Abriß der Symptomatologie der Androgeninsuffizienz beim Menschen zu geben, er könnte nur oberflächlich sein. Den Symptomen der gestörten Androgensekretion und ihrer Behandlung ist in allen Lehrbüchern der Endokrinologie ein breiter Platz eingeräumt. Was man in den endokrinologischen Lehrbüchern nicht findet, ist eine ausführliche Besprechung der beim Menschen vorhandenen Androgene selbst. Hier soll abgehandelt werden, welche Androgene vorkommen, in welcher Menge sie produziert werden, wo sie entstehen und wohin sie verschwinden, dies alles aber nicht unter vorwiegend biochemischem Aspekt, sondern um das theoretische Verständnis für die Wirkungen der Androgene beim Menschen zu fördern. Die Diagnostik und Therapie selbst stehen in den Lehrbüchern der Endokrinologie. Dem speziellen Teil ist ein Abschnitt über die allgemeine Bedeutung der Androgene für die Geschlechtsdifferenzierung des Menschen vorangestellt.

1. Die allgemeine Bedeutung der Androgene beim Menschen

Der Geschlechtsunterschied zwischen Mann und Frau entsteht auf dem langen Wege von der befruchteten Eizelle über die Entwicklungsphasen des Embryos, des Kindes, des Jugendlichen bis zum reifen Erwachsenen nicht gleichmäßig und stetig, sondern in zwei zeitlich abgegrenzten Schüben. Während der Organismus immer reift und wächst, ist die Geschlechtsdifferenzierung auf die ersten Embryonalmonate und auf die Zeit der Pubertät beschränkt. Im Beginn der Schwangerschaft entsteht aus der mit einem zweiten X- oder einem Y-Chromosom markierten, aber geschlechtlich indifferenten befruchteten Eizelle der ersten beiden Embryonalmonate der weibliche oder männliche Embryo des 4. Fetalmonats mit dem fertig differenzierten äußeren und inneren Genitale. Er bleibt 10 Jahre lang in einem Zustand der Ruhe und vergrößert sich nur langsam im Zuge des kindlichen Wachstums, bis in der Pubertät sich die Genitalorgane vergrößern und entfalten und nun erst ihre volle Funktion erreichen. Auch in der Pubertät findet noch Geschlechtsdifferenzierung statt. Zu dem schon in der Fetalzeit fertig angelegten Genitale gesellen sich die sekundären Geschlechtsmerkmale und aus der schwachen kindlichen wird nun die ausgeprägte Sexualität von Mann und Frau. In der ersten

Fetalhälfte differenziert sich also das Genitale bis zum sexuellen Ruhestadium des Knaben oder Mädchens, in der Pubertät entfaltet es sich bis zur genitalen Reife, verbunden mit der Geschlechtsdifferenzierung der Körpergestalt und des psychosozialen Verhaltens. Zwischen den beiden Geschlechtsdifferenzierungsphasen ist die Entwicklung jahrelang weitgehend in Ruhe.

In den beiden Entwicklungsphasen der ersten Schwangerschaftshälfte und der Pubertät wird beim männlichen Geschlecht die Entwicklung durch Androgene dirigiert. Fetale Androgene lassen aus dem indifferenten Keim den männlichen Embryo, puberale Androgene aus dem Knaben den Mann werden. Androgene halten den Mann schließlich für immer im Reifestadium der Geschlechtsfunktionen. Die Sexualhormone zeichnen sich gegenüber den Hormonen anderer Drüsen dadurch aus, daß sie nicht nur die Funktionen der Geschlechtsorgane aufrecht erhalten, sondern daß sie auch ihren Aufbau entscheidend verursachen. Ein Mangel oder ein Überschuß an Sexualhormonen bewirkt daher nicht nur eine Funktionsstörung, sondern, wenn die Einflüsse in den Lebensphasen des Aufbaues schon bestanden, auch eine Störung im Aufbau des Sexualapparates und seiner Funktionen.

Aus den Konzentrationen der verschiedenen vorkommenden Androgene läßt sich mit Sicherheit sagen, daß das einzige Steroid, das die männliche Sexualfunktion aufrecht erhält und die Pubertätsentwicklung dirigiert, das Testosteron ist. Aber auch die fetale Androgenwirkung ist auf das Testosteron zurückzuführen, wie man heute mit Sicherheit sagen kann. Der Beweis dafür ist vor allem dadurch erbracht, daß im fetalen Hoden die gleichen Leydig-Zellen auftreten, die auch in der Pubertät erscheinen. Auch enthalten die fetalen Leydig-Zellen bereits Enzyme des Steroid-Stoffwechsels und die Testosteronkonzentration im fetalen Hoden und im Blut männlicher Feten ist in der Phase der Geschlechtsdifferenzierung am höchsten.

Der menschliche Fetus mit über 30 mm Scheitel-Steiß-Länge, das ist vom 60. Entwicklungstag an, enthält epitheloide Zwischenzellen, die mit dem Wachstum des Feten an Zahl zunehmen. Die männliche Ausbildung der äußeren Genitalien des Feten wird eine Woche später bei über 40 mm Scheitel-Steiß-Länge beobachtet. Die epitheloiden Zwischenzellen differenzieren sich, sie sind mit Enzymen des Steroid-Stoffwechsels ausgerüstet (Jirasék). Das Maximum der Leydig-Zell-Entwicklung ist erreicht bei 8,5—11 cm Länge in der 12.—13. Woche. Im fetalen Hoden dieser Entwicklungsphase ist die Testosteronkonzentration hoch (Reyes u. Mitarb., 1974). Im Serum männlicher Feten ist sie in der 11.—17 Woche 0,04—0,58 μg/100 ml gegenüber $<$0,02—0,13 μg/100 ml bei weiblichen Feten. Nach der 17. Woche (12,4 cm Scheitel-Steiß-Länge) geht die Aktivität der Leydig-Zellen zurück und von der 19. Woche an beginnen sie zu degenerieren und sind nach der 26. Woche nur noch in einzelnen Exemplaren zu sehen. Sie verschwinden erst vollständig in den ersten Monaten nach der Geburt. Nach der 17. Woche ist die Testosteronkonzentration bei männlichen und weiblichen Feten gleich und nicht höher als zur Zeit der Geburt. Die Leydig-Zell-Entwicklung aus den undifferenzierten mesenchymalen Zellen wird durch Choriongonadotropin angeregt, denn die Hypophyse ist zur Zeit der Leydig-Zell-Differenzierung noch nicht so entwickelt, als daß sie sekretorisch aktiv sein könnte. Die höchste Testosteronkonzentration im fetalen Testis fällt mit dem Gipfel der HCG-Konzentration im Blut und im Urin der Mutter zusammen (Villee, 1972). Die Steuerung der Östrogene weiblicher Feten unterliegt dagegen den fetalen hypophysären Gonadotropinen (Villee, 1972; Reyes u. Mitarb., 1974). Dies ist erst nach der 12. Woche der Fall.

Die normale Entwicklung der Geschlechtsorgane und ihrer Funktionen setzt mithin eine Testosteronsekretion im 2.—4. Fetalmonat und von der Pubertät an im Erwachsenenalter voraus, schließt aber auch ein Sistieren der hormonalen Aktivität nach dem 4. Fetalmonat bis zum Beginn der Pubertät ein. Pathologische Sexualorgane können daher, soweit sie durch Hormoneinflüsse entstehen, auf eine falsche Hormontätigkeit

1. in der ersten Schwangerschaftshälfte,
2. nach dem 4. Fetalmonat bis zur Pubertät,
3. in der Pubertät und
4. nach der Pubertät

zurückgeführt werden. Die Hormone können in diesen Zeiten fehlen, was schwere Folgen hat, außer im 2. Stadium, wo es keine Rolle spielt. Sie können gleichgeschlechtlich im Überfluß vorhanden sein, was den geringsten Schaden bewirkt und sie können gegengeschlechtlich im Überschuß mit bedeutenden Folgen vorhanden sein.

Der Verlauf des Pseudohermaphroditismus bei Knaben oder Mädchen zeigt, daß die gestörte fetale Geschlechtsdifferenzierung in einem weitgehend irreversiblen Dauerzustand endet. Fetale Androgene treffen daher in den ersten Fetalmonaten auf nur dann reaktionsbereite, später nicht mehr veränderliche morphologische Strukturen. In dieser Zeit erzeugen kleine Mengen von Androgenen große Veränderungen in den Geweben. Wenn die Geschlechtsdifferenzierung im 4. Fetalmonat beendet ist, erlischt die Plastizität der Gewebe und selbst große Androgenmengen ändern dann am Genitalstatus nur wenig oder nichts. Einflüsse von Androgenen auf den Feten hängen daher in hohem Maße davon ab, zu welchem Zeitpunkt der Entwicklung sie stattfinden. So erklärt es sich, daß man den Genitalstatus eines Pseudohermaphroditen weder im späteren kindlichen noch im Erwachsenenalter durch Hormone verbessern kann, das Genitale eines männlichen Intersex kann durch Androgene nicht weiter vermännlicht werden.

Wenn die unter Androgeneinflüssen stehende fetale Entwicklungsphase gestört ist, hängt der Effekt mithin mehr von der Dauer der gestörten Androgenwirkung als von deren Intensität ab. Chronische Störungen wirken sich mit hoher Wahrscheinlichkeit aus, weil sie zuverlässig die plastische Phase treffen. Kurzdauernde Einflüsse, z.B. Androgengaben in der Gravidität, haben eine kleinere Wahrscheinlichkeit wirksam zu werden, weil sie den richtigen Zeitpunkt verfehlen können. Eine für den Menschen typische chronische fetale Androgenwirkung zeigt das congenitale AGS (adreno-genitales Syndrom), welches im 4. Fetalmonat einsetzt und dann die Differenzierung des äußeren Genitales noch beeinflußt.

So sicher es ist, daß Testosteron die männliche Genitaldifferenzierung in einer ganz bestimmten fetalen Entwicklungsphase dirigiert, so wenig weiß man Sicheres darüber, ob es auch andere, extragenitale Geschlechtsmerkmale schon in der Fetalzeit mitbestimmt. Hier bietet die Klinik eine Fülle von Befunden, die einer entsprechenden Deutung noch harren. So ist es auffällig, daß die mangelhafte Androgenwirkung bei der testikulären Feminisierung nicht nur die Folge eines bis zur Scheide weiblichen äußeren Genitales hat, sondern daß auch das Terminalhaar immer knapp ist und nie ein Hirsutismus entsteht und auch die Körpergestalt immer rein gynäkomorph ist. Dies läßt vermuten, daß der idiopathische Hirsutismus, der in vielem das Spiegelbild der testikulären Feminisierung ist, nicht erst entsteht, wenn die Testosteronvermehrung nachweisbar ist (s. Seite 224), sondern schon unter dem Einfluß von Androgenen in der Fetalzeit angelegt wird. Daß die Störung erst im späteren Leben manifest wird, ist in Übereinstimmung mit dem Prinzip, daß Organe der Sexualität in der Fetalzeit angelegt werden und erst in der jugendlichen Reifezeit zur Funktion gelangen. Das Problem der Anlage der sekundären Geschlechtsmerkmale, zu denen nicht nur das Terminalhaar, sondern auch die Gestalt, aber auch die weiblichen Brüste gehören, harrt noch der genaueren Untersuchung.

Die Ansprechbarkeit auf ein Hormon, eine bisher wenig verständliche Eigentümlichkeit der Gewebe, ist beim Genitale eindeutig an die vorangegangene fetale Phase der Entstehung des Genitales geknüpft. Die fetale männliche Geschlechtsdifferenzierung hat das Genitale auf die spätere Androgenwirkung vorbereitet, es ist ansprechbar geworden. Ebenso ist für die sekundären Geschlechtsmerkmale, das männliche Terminalhaar, das nach der Pubertät erscheint, zu fragen, ob es nicht auch durch eine fetale Geschlechtsdifferenzierung angelegt worden ist, ob mithin die spätere Ansprechbarkeit der Haarfollikel auf die Androgene durch eine fetale Hormonwirkung determiniert wird. Der Schluß scheint zwingend, eingehende Untersuchungen fehlen.

Nach der durch Androgene verursachten Geschlechtsdifferenzierung, die im 4. Fetalmonat abgeschlossen ist, bleiben die Hoden in einem funktionslosen Latenzstadium über die Geburt hinaus während der ganzen Kindheit bis in die Vorpubertätszeit. Mit dem Wiedererscheinen der Leydig-Zellen setzt die Pubertät ein, die sekundären Geschlechtsmerkmale entwickeln sich unter der Wirkung des von den Leydig-Zellen sezernierten Testosterons in gesetzmäßiger Folge mit- und nacheinander. Zuerst entsteht das Schamhaar und man setzt daher den Pubertätsbeginn mit dem ersten Erscheinen des Schamhaares gleich (lat. pubescere = behaart werden). Nur die Mamillen vergrößern sich schon vor dem Pubertätsbeginn und es ist mit dem baldigen Spontaneintritt der Pubertät zu rechnen, wenn sie anschwellen. Wie die einzelnen sekundären Geschlechtsmerkmale in der Pubertät sich entwickeln und die Metamorphose der gesamten Körpergestalt sich vollzieht, ist im einzelnen bei Tanner (1962) nachzulesen.

Beendet ist die Pubertät, wenn die Geschlechtsmerkmale sich fertig entwickelt haben, insbesondere der Penis im erigierten Zustand etwa die doppelte Länge gegenüber vor der Pubertät erreicht hat. Dieser Zeitpunkt ist nicht so markant wie der Termin des Pubertätsbeginns. Wird man beim weiblichen Geschlecht das Pubertätsende ohne weiteres mit der Konzeptionsfähigkeit gleichsetzen können, so ist es deutlich, daß mit der Fähigkeit zur Ejakulation und zur Fertilisation ein Knabe noch nicht mit der Pubertät fertig ist. Vor allem gehören bei Pubertierenden die seelischen Veränderungen so sehr zu dem, was man im Alltag als Pubertät versteht, daß ein deutliches Ende einer solchen Verwandlungsphase gar nicht festgestellt werden kann und man von einem Jüngling zwar genau sagen kann, daß er in die Pubertät eingetreten ist, nicht aber ob er damit fertig ist.

Wie die verschiedenen Geschlechtsmerkmale nacheinander erscheinen, sich vergrößern und im Laufe weniger Jahre zu den Merkmalen eines Erwachsenen werden, das prozeßhafte Geschehen der Pubertät also, wird zwar auch durch die Testosteronsekretion bestimmt. Doch hat diese immer nur die Funktion eines Auslösers von Wachstumsvorgängen, von Entwicklungsvorgängen und schließlich von entstehenden Organfunktionen. Im Zuge der Pubertät werden Organe größer und differenzierter, denen diese Veränderungen schon vorbestimmt sind und erhalten eine Funktion, die allerdings noch latent bleiben kann. Auf diese Weise gelangen Prostata und Samenblase in den Zustand einer Funktionsbereitschaft. Für das Schamhaar und die axillaren Schweißdrüsen, die in der Pubertät erscheinen, kann eine Funktion eher in sozial-psychologischen Begriffen beschrieben werden, sie dienen einem Ausdruck, der etwas bedeuten kann.

Allen diesen Organveränderungen in der Pubertät ist gemeinsam, daß Vergrößerung, Differenzierung und Funktionsbeginn unter dem Einfluß von Testosteron den Charakter einer *Entwicklung* haben, mithin nach Gesetzen ablaufen, die den einzelnen Organen immanent sind. Das Hormon ist der Auslöser für Wachstum und Entfaltung. Viele hormongesteuerte Vorgänge in der Pubertät sind allein unter dem biologischen Begriff einer „Metamorphose" verständlich, einer Verwandlung also, die nur in einer Richtung möglich und dann irreversibel ist. Ein solcher Vorgang ist nur verständlich, wenn wir der Hormoneinwirkung auslösende Einflüsse an einem nach eigenen Gesetzen ablaufendem biologischen Geschehen zuerkennen. Aus der Raupe wird die Puppe, aus der Puppe der Schmetterling; aus dem belichteten fotografischen Film wird unter der Einwirkung des Entwicklers das fertige Bild: Das Umgekehrte ist nicht möglich. Ganz irreversibel sind in der Pubertät der Wachstumsschub, beim weiblichen Geschlecht die Entstehung der Brust. Ja, irreversibel sind genau gesehen nahezu sämtliche Pubertätsveränderungen, denn soweit Testosteron sie in dem Stadium der Funktion erhält, fallen sie bei sistierender Testosteronsekretion allenfalls in die Funktionslosigkeit zurück, erreichen aber nicht wieder die Kleinheit und den Entdifferenzierungsgrad wie vor der Pubertät. Ein Mann wird durch Kastration nicht wieder zum Kind, weder in der Körpergröße noch in seinen sekundären Geschlechtsmerkmalen. Ein Kastrat hat rudimentäre, aber eben doch vorhandene sekundäre Geschlechtsmerkmale. Seine Stimme wird höher, aber keine Knabenstimme; sein Barthaar wird dünn, aber er muß sich weiter rasieren, wenn auch seltener. Er hat Schamhaar, wenn auch wenig. Die wohlbekannte Symptomatologie der Spätkastration umfaßt alle Grade fehlender oder unvollständiger Rückbildung der sekundären Geschlechtsmerkmale, worin sich die Spätkastraten von den Frühkastraten unterscheiden.

Die Entstehung sekundärer Geschlechtsmerkmale durch Testosteron hat eine Parallele in der Wirkung von Androgenen außerhalb der Pubertät, wenn unphysiologische Androgenquellen, etwa Tumoren der Gonaden oder der Nebennieren entstehen. Dann werden gleiche Entwicklungen wie in der Pubertät angestoßen, die Haut wird gröber, grobporiger, fettiger, hirsute Haare verdrängen die Lanugo, die Körpergestalt der Frau wird viriler. Ein so spät entstandener Hirsutismus geht weitgehend zurück, wenn die pathologische Androgenquelle beseitigt wird. Einige Organfunktionen sind allerdings auch dann nicht reversibel, z. B. eine tiefer gewordene Stimme.

Die geringsten Schwierigkeiten bereiten dem Arzt in der Diagnostik die bloßen Funktionsstörungen der fertigen Geschlechtsorgane, soweit sie durch einen Mangel oder auch einen Überschuß von Sexualhormonen verursacht sind. Die weitaus häufiger vorkommenden, aber auch schwerer zu analysierenden und schwerer zu behandelnden Störungen sind die des Aufbaues der Geschlechtsorgane. Ihre Analyse ist schwierig, weil die defekte Hormonsekretion bei ihnen schon lange besteht oder früher bestanden hat und man zum Verständnis des Krankheitsbildes außer ihrer Stärke auch ihren zeitlichen Beginn und ihre Dauer wissen müßte, was aus dem augenblicklichen Status häufig nicht erschlossen werden kann. Sie sind schwer zu behandeln, weil nach den Regeln der Entwicklungsmechanik nur die zur rechten Zeit einsetzenden steuernden Einflüsse die normale Entwicklung garantieren. Die nicht zeitgerecht, sondern nachträglich einsetzenden steuernden Hormone sind dagegen gar nicht oder nur wenig, auf alle Fälle ungenügend auf die Entwicklung der Geschlechtsorgane und ihrer Funktionen wirksam. Was in der Fetalzeit an Hormonwirkung verpaßt wurde, ist später nicht mehr nachzuholen.

Angesichts dieser vielfältigen Einflüsse der Sexualhormone beim gleichen Individuum und der daraus resultierenden verschiedenen Störungsmöglichkeiten ist die Bestimmung der Sexualhormone im Organismus kein hinreichendes Kriterium der Schwere des Krankheitsbildes. Die immer gleichzeitig auftauchende Frage ist: Wie waren die Sexualhormoneinflüsse in den zurückliegenden Entwicklungsphasen und wie ist die Reaktion des Organismus auf Sexualhormone?

Schon bevor es möglich war, die Sexualhormone im Organismus zu bestimmen, waren die Sexualstörungen mit einem Zuviel oder Zuwenig an Sexualhormonen bekannt und seit langem weiß man, daß Androgene auch bei der Frau und Oestrogene auch beim Mann vorkommen. Die gegengeschlechtlichen Hormone entfalten bei Mann und Frau nicht nur pathologische Wirkungen, wenn sie im Übermaß vorhanden sind, sondern auch physiologische Effekte, wovon Einiges bekannt ist. Das Scham- und Achselhaar, das man auch als sexuelles Haar bezeichnet, verdankt die Frau, wenigstens zum Teil, ihren Androgenen, wie man aus dem Fehlen dieses Haares bei der androgenresistenten testikulären Feminisierung erschließen kann. Über die physiologische Bedeutung der Oestrogene beim Mann ist wenig bekannt. Vielleicht ist die physiologische Schwellung der Brustdrüsen in der Pubertät eine Oestrogenwirkung. Diese geringfügigen gegengeschlechtlichen Wirkungen der Androgene bei der Frau oder der Oestrogene beim Mann sind für die normalen Geschlechtsfunktionen selbst wohl entbehrlich.

Die geschlechtsspezifisch wirksam werdenden Androgene und Oestrogene entstammen weitgehend den Hoden und Ovarien. Die Nebennierenrinde sezerniert beim normalen Mann zu wenig Androgene, als daß diese die Hodeninkretion ersetzen könnten. Ein Hodenverlust im Kindesalter wird in der Pubertät durch die Nebennierenrindenandrogene nicht gemildert oder gar kompensiert und beim Spätkastraten haben die Nebennierenrindenhormone auf alle Fälle eine ungenügende Wirkung. Es sind im Vergleich zum Testosteron nur schwache Androgene. Wenn die beim congenitalen AGS ansteigende Nebennierenrindensekretion genügt, um eine Pubertas praecox auszulösen, so demonstriert das nicht nur eine gesteigerte, sondern auch eine zur falschen Zeit intensive, im späteren Leben des Mannes aber keineswegs übernormale Androgenwirkung der Nebennierenrinde. Nach der Pubertas praecox sind Männer mit congenitalem AGS in ihrer Muskelentwicklung und Behaarung und in ihren primären und sekundären Geschlechtsmerkmalen oft unauffällig und zeigen keine klinischen Symptome einer überstarken Androgensekretion (s. Seite 221). Das congenitale AGS wirkt sich beim männlichen Geschlecht also nur dadurch aus, daß Androgene in einer Zeit entstehen, in der der gesunde Knabe von Androgenen praktisch frei ist.

Angesichts solcher klinischen Erfahrungen hat die Bestimmung der Androgene, die im letzten Jahrzehnt durch verfeinerte Methoden ermöglicht wurde, bei den meisten Krankheiten kaum Überraschungen gebracht. Dennoch sind unsere Kenntnisse dadurch sicherer geworden. Bei der Frau haben die Androgen-Bestimmungen darüberhinaus vorher nicht geahnte Ergebnisse gezeigt, etwa die erhöhte Testosteron-Produktion beim idiopathischen Hirsutismus. Überaus wichtig sind die Erkenntnisse des Testosteron-Stoffwechsels, besonders des intermediären Überganges der Steroide ineinander, die ein Verständnis der Androgenwirkungen bei der Frau überhaupt erst ermöglicht haben.

In der ärztlichen Praxis ist die Bestimmung der Androgene des Menschen bei vielen Störungen daher entbehrlich. Der Androgenüberschuß oder das Defizit lassen sich hinreichend sicher aus dem klinischen Bild ableiten. Bei einigen Störungen ist ihre Bestimmung aber nützlich, z.B. beim Syndrom der verstärkten Androgenwirkung bei der Frau, bei dem man wissen möchte, wie weit ein Androgenüberschuß oder wie weit die verstärkte Androgenempfindlichkeit die Symptome verursachen. Die Bestimmung der Androgene ist aber besonders von wissenschaftlichem Interesse und es ist erfreulich, daß man in den letzten 10 Jahren in weitem Umfang erforscht hat, wieviel Testosteron der Mann und die Frau normalerweise und bei Krankheiten produzieren.

In den Gonaden und der Nebennierenrinde und im Stoffwechsel der Leber, des Darmes, der Haut, der Muskeln entstehen androgenwirksame Steroide, von denen beim Menschen Testosteron, Androstendion und Dehydroepiandrosteron von besonderer Bedeutung sind. Die biologische Wirkung dieser Androgene hängt von ihrer Konzentration und von ihrer relativen biologischen Wirksamkeit ab, die sehr verschieden ist. Testosteron ist biologisch bei weitem am aktivsten, wie aus folgender Tab. hervorgeht:

Tabelle 1. *Relative androgene Wirksamkeit und relative sexualhormonspezifische Globulinbindung (Nach* MURPHY, *1967)*

	rel. biol. Wirkung	rel. spez. Bindung
Testosteron	100	100
5α-Androstan-17β-ol-3-on	90	340
5α-Androstan-3α, 17β-diol	60	200
Androstendion	20	1,4
Dehydroepiandrosteron	10	2,5
Androsteron	10	1,0
Epitestosteron	0	1,0
5β-Androstan-3,17-dion	0	0,6
Aetiocholanolon	0	0,1
5α-Androstan-3α, 11β-diol-17-on	0	0,1

In zahlreichen Organen, z. B. der Muskulatur, hat man Dihydrotestosteron gefunden (BRUCHOVSKI u. Mitarb., 1968). Es hat in manchen Organen eine höhere Androgenwirkung als Testosteron und es existiert daher die — nicht unbestrittene — Meinung, daß Dihydrotestosteron die biologisch aktive Form des Testosteron ist. Androgenempfindliche Zellen, z. B. der Prostata, enthalten nukleäre oder zytoplasmatische Proteide mit hoher und spezifischer Bindungskapazität für Dihydrotestosteron (WILLIAMS-ASHMAN u. Mitarb., 1972). Eine Störung der Dihydrotestosteronbindung oder der Testosteron-Dihydrotestosteronkonversion wird als Erklärung für die Feminisierung bei chronischer Dialyse erwogen (GUPTA u. Mitarb., 1973). Die Hodentubuli enthalten Enzyme für die Umwandlung von Testosteron in Dihydrotestosteron (und Androstandiol), die nach PAYNE u. Mitarb. (1973) für die Spermatogenese entscheidend wichtig sind. Die Bildung des Dihydrotestosterons ist bei Kryptorchismus trotz intaktem Interstitium leicht, bei testikulärer Feminisierung signifikant herabgesetzt und sie fehlt bei Klinefeltersyndrom und Pseudohermaphroditismus masculinus (RIVAROLA u. Mitarb., 1973). Das sezernierte physiologische Androgen ist aber sicherlich das Testosteron selbst.

Es kommen weitere biologisch aktive Androgene beim Menschen vor, jedoch in so geringer Menge, daß sie klinisch überhaupt nicht in Erscheinung treten, außer gelegentlich bei Tumoren der Ovarien oder Nebennieren. Ob Androstendion und Dehydroepiandrosteron direkt oder nach Umwandlung in Testosteron androgen sind, scheint nicht geklärt zu sein.

Die Androgene werden in der Stoffwechselperipherie abgebaut, ihre Ausscheidung im Urin ist vergleichsweise gering und nur ca. 1% der Produktion. 99% der etwa 10 mg beim Mann täglich entstehenden Androgene werden im Stoffwechsel abgebaut und vermischen sich dann mit anderen Metaboliten der Gonaden und der Nebennierenrinde. Daraus folgt, daß eine Sammelreaktion der Steroid-Metaboliten, wie die 17-Ketosteroid-Bestimmung im Urin, nur eine lose Beziehung zur Androgenproduktion hat. Z. B. wird nur ein Drittel der Metaboliten des Testosteronumsatzes durch die Zimmermannreaktion erfaßt (Migeon, 1972).

Die *Ausscheidung des Testosteron im Urin* (als Glucuronisid) ist zwar ein besserer Parameter der Androgenproduktion als die 17-Ketosteroidausscheidung, sie erlaubt aber bei der Frau und beim männlichen Hypogonadismus keine genügenden Rückschlüsse auf die im Organismus stattfindenden Testosteronwirkungen. Androgene findet man auch im Stuhl und in der Galle. Ein enterohepatischer Kreislauf ist wahrscheinlich unbedeutend (Littmann, 1973).

Als ein sehr gutes, ja das beste Maß für den Androgenstatus hat sich der *Plasma-Testosterongehalt* erwiesen. Die hohen Werte des normalen Mannes sinken bei entsprechenden Störungen so sehr ab, daß das Plasma-Testosteron und das klinische Bild sehr gut korrelieren. Bei der Frau hat das niedrige, aber doch immer vorhandene Plasma-Testosteron kein so einfaches klinisches Korrelat in den Symptomen der Androgenwirkung. Um so wichtiger ist die Erforschung des Androgenstatus der Frau geworden und hier sind unsere Erkenntnisse im Augenblick noch nicht abgeschlossen.

Mit der *Produktionsrate des Testosterons* bestimmt man die gesamte von den Gonaden sezernierte und darüberhinaus peripher aus Vorstufen entstehende Testosteronmenge. Mit Hilfe der Produktionsraten der Androgene hat man die extragonadale Umwandlung von Vorstufen in Testosteron und zurück bestimmen können.

Die Testosteronkonzentration im Hoden ist nach Ruokonen u. Mitarb. 1972 0,550 μg/g, nach Morse u. Mitarb., 1973 0,553 μg/g also hundertmal höher als im Plasma. Sie unterliegt keinen Tagesschwankungen (Morse u. Mitarb., 1973). Bei Hodentumoren kommt eine für die Funktion des Tubulusapparates hinreichend hohe lokale Testosteronkonzentration im Hoden vor bei gleichzeitig zu niedriger Plasmakonzentration, die für die Wirkung auf die sekundären Geschlechtsmerkmale nicht genügt. Hier kann eine intakte Spermatogenese mit einem peripheren Androgendefizit zusammentreffen, wie z. B. bei einem 6jährigen Knaben mit einem Hodentumor und bei fertilen Eunuchen (Steinberger u. Mitarb., 1970; Christiansen, 1972). — Die Konzentration des Testosteron in der Vena spermatica ist zwischen 8,10—57,10 μg/100 ml, im Mittel 27,85 μg/100 ml bei Testosteronkonzentrationen im peripheren Plasma von 0,538±0,017 μg/100 ml (9 gesunde Männer 22—73 Jahre alt). Bei 3 Männern mit Hydrocele (23, 24, 46 Jahre alt) war die Testosteronkonzentration in der V. spermatica 0,5—13,6 μg/100 ml bei normaler Plasmakonzentration (Forti u. Mitarb., 1973).

2. Die Androgene im Plasma

Die Erythrocyten enthalten kein Testosteron (West u. Mitarb., 1951). Im Plasma wird Testosteron von Serumalbumin und einem ,,Testosteron-bindenden Beta-Globulin'' transportiert. Beim Mann sind $^2/_3$, bei der Frau $^3/_4$ des Plasma-Testosterons an dieses spezifische Globulin gebunden, etwa 1—2% an Transcortin und der Rest an Albumin. Nur 0,2—3% des Plasma-Testosterons sind frei und nicht an Eiweiß gebunden. Aus der Eiweißbindung läßt es sich leicht extrahieren und als ,,Plasma-Testosteron'' bestimmen. Bei der Leber- und Nierenpassage reagiert dagegen das an das Beta-Globulin gebundene Testosteron nicht, es wird nicht abgehängt und tritt nicht in den Leberstoffwechsel ein (Zusammenfassung bei BAIRD u. Mitarb., 1969; MIGEON, 1972). Nach VERMEULEN, 1973 b haben die Globuline eine hohe Bindungsaffinität zu Testosteron, jedoch nur eine kleine Kapazität, Albumine haben dagegen eine niedrige Bindungsaffinität bei hoher Kapazität.

Die prozentuale Bindung von Testosteron und Androstendion an spezifische Plasmaproteine bei Männern und Frauen steht in Tabelle 2.

Tabelle 2. *Prozentuale Bindung von Testosteron (T) und Androstendion (A) in verschiedenen Lebensphasen* (FOREST et al., *1968, 1971, 1973*)

	T ♂	T ♀	A ♂	A ♀
Nabelschnur	86,45 ± 2,97	87,73 ± 3,4	—	—
Neugeborenes . . .	93,63 ± 0.90	94,13 ± 0,88	—	—
Praepubertal	97,04 ± 0,74	97,04 ± 0,74	—	—
Erwachsener	93,0 ± 1,25	95,85 ± 1,25	75,85 ± 3,6	76,26 ± 1,87

Im Alter steigt die Proteinbindung des Testosterons und das freie Testosteron sinkt (VERMEULEN, 1972; NIESCHLAG u. Mitarb., 1973; DOERR u. Mitarb., 1973). Bei 20—50, 50—70, 70—85jährigen Männern war es 11,6, 8,6, 4,9 ng/100 ml Plasma (VERMEULEN, 1972).

Eine Zusammenfassung über die bei Krankheiten gestörten Sexualhormon-bindenden Globuline findet man bei TULCHINSKY u. Mitarb., 1973. Östrogene erhöhen, Testosteron erniedrigt die Plasmakonzentration der Bindungsglobuline. Schilddrüsenhormon erhöht ihre Synthese und ihren Abbau, Östrogene stimulieren nur die Synthese. Die unterschiedliche Proteinbindung verschiedener Androgene steht in Tabelle 1.

Die Bestimmungsmethoden sind seit 1961, als FINKELSTEIN, FORCHIELLI u. DORFMAN erstmals Testosteron in 50 ml Plasma gemessen haben, zunehmend verfeinert worden. Doch erfordert die Doppel-Isotopenmethode einen großen Arbeits- und Zeitaufwand und steht im klinischen Routinelaboratorium noch nicht zur Verfügung. Die Methoden erfordern verschiedene Kombinationen von Säulen- und Dünnschichtchromatografie und die Herstellung radiochemisch reiner Derivate. Es treten große Verluste auf, die durch Zugabe von ^{3}H oder ^{14}C markiertem Testosteron korrigiert werden müssen. Die Doppel-Isotopenmethoden erfassen 0,02 μg/100 ml Steroid mit einem Fehler von ± 50%. Beim Mann läßt sich damit das Plasma-Testosteron ± 10% genau bestimmen, die Resultate verschiedener Autoren stimmen gut miteinander überein. Weniger aufwendig als die Doppel-Isotopenmethode ist die im Anschluß an die chromatographische Reinigung zur Bestimmung angewandte Gaschromatografie mit Elektron-Capture Detector. Die Ergebnisse sind die gleichen wie mit der Doppel-Isotopenmethode.

Seit 1968 wird Testosteron mit der Methode der kompetitiven Proteinbindung bestimmt. Eine Abtrennung des Testosterons durch Chromatographie ist dabei nicht zu umgehen (ANDERSON, 1970; ROSENFIELD, 1971). Seit 1970 hat die radio-immunologische Bestimmung des Testosterons alle anderen Methoden praktisch abgelöst. Sie ist so empfindlich, daß das Testosteron auch bei Frauen und Kindern genauer als früher bestimmt werden kann. Die Methode ist hochspezifisch, reproduzierbar und hat den kleinsten Zeit- und Personalaufwand (PIRKE, 1973; VERMEULEN, 1973 a). Eine Kreuzreaktion kommt zwar z. B. mit Dihydrotestosteron, Androsteron und Progesteron vor, so daß ohne chromatographische Abtrennung das Testosteron 6,5% zu hoch bestimmt wird. Bei sehr hohen Anforderungen ist daher eine chromatographische Trennung günstig (TYLER, 1973). Die radioimmunologische Bestimmung des Testosterons gelingt ohne chromatographische Trennung genauer, wenn man einen Antikörper mit hohem Titer verwendet.

Tabelle 3. *Testosteron im Plasma von Männern*

Nr.	Alter Jahre	Anzahl	Mittel μg/100 ml	Bereich μg/100 ml	Methode	Autoren
1	28—40	3		<0,1 —0,4	Enzym.	FINKELSTEIN et al. (1961)
2		9	0,56	0,10 —0,89	Enzym.	FORCHIELLI et al. (1963)
3	17—21	14	0,72 ±0,44	0,5 —1,0	Enzym.	POCHI et al. (1965)
4		11	0,74	0,5 —1,0	Doppel-Isotopen	HUDSON et al. (1963)
5	21—36	11	0,80 ±0,25		Doppel-Isotopen	RIONDEL et al. (1963)
6	23—59	16	0,69	0,41 —1,06	Gaschrom.	BROWNIE et al. (1964)
7				0,32 —1,07	Doppel-Isotopen	BURGER et al. (1964)
8			0,65	0,44 —0,96	Doppel-Isotopen	SEGRE et al. (1964)
9			0,74	0,44 —1,30	Doppel-Isotopen	KIRSCHNER et al. (1965)
10	20—93	68	0,56 ±0,19	0,16 —1,1	Doppel-Isotopen	KENT et al. (1966)
11	<10	7		<0,02 —0,05	Gaschrom.	VAN DER MOLEN (1966)
	10—16	12	0,17	<0,02 —0,54	Gaschrom.	VAN DER MOLEN (1966)
	22—59	38	0,68	0,34 —1,49	Gaschrom.	VAN DER MOLEN (1966)
12	20—40		0,50	0,20 —0,90	Gaschrom.	PANICUCCI (1966)
13	23—40	9	0,58 ±0,29	0,21 —0,98	Gaschrom.	SURACE et al. (1966)
14	17—60	59	0,69 ±0,15		Doppel-Isotopen	HUDSON et al. (1967)
	70—90	19	0,52		Doppel-Isotopen	HUDSON et al. (1967)
15	±31	6 Japaner	0,61 ±0,21	0,45 —0,88	Doppel-Isotopen	KOBAYASHI et al. (1966)
	±30	8 Weiße	0,63 ±0,14	0,43 —0,84	Doppel-Isotopen	KOBAYASHI et al. (1966)
16	20—40	24	0,73 ±0,047	0,36 —1,17	Doppel-Isotopen	LIPSETT et al. (1968)
17	18—50	23	0,575 ±0,145		Gaschrom.	MIGEON et al. (1968)
18	20—45	60	0,67	0,28 —1,44	Doppel-Isotopen	PAULSEN et al. (1968)
19	13—70	32	0,724	0,231—1,362	Gaschrom.	VERMEULEN (1968)
20	20—40	60	0,67 ±0,23	0,28 —1,44	Doppel-Isotopen	GANDY et al. (1968)
	60—80	14	0,58 ±0,22	0,34 —1,51	Doppel-Isotopen	GANDY et al. (1968)
21	19—38	14	0,64 ±0,18	0,36 —0,94	Doppel-Isotopen	LOBOTZKY et al. (1964)

Tabelle 3 (Fortsetzung)

Nr.	Alter Jahre	Anzahl	Mittel µg/100 ml	Bereich µg/100 ml	Methode	Autoren
22		23	0,575		Doppel-Isotopen	RIVAROLA et al. (1968)
23		12	0,640	0,470—1,050	Gaschrom.	KIRSCHNER et al. (1968)
24		16	0,680±0,180		Comp. P. B.	MAYES et al. (1968)
25		6	0,320	0,2 —0,4	Comp. P. B.	HALLBERG et al. (1968)
26		15	0,652±0,104		Comp. P. B.	AUGUST et al. (1969)
27		23	0,559±0,151		Comp. P. B.	RAPPAPORT et al. (1974)
28	20—48	11	0,623±0,152	0,273—1,211	Comp. P. B.	DEMISCH et al. (1973)
29	22—36	10	0,680	0,315—0,965	Comp. P. B.	MAEDA et al. (1969)
30	22—62	51	0,545	0,212—1,0	Comp. P. B.	PIRKE (1973)
31		23	0,556±0,180	8 Uhr	Comp. P. B.	MORSE et al. (1973)
32		17	0,694±0,209	16 Uhr	Comp. P. B.	SMALS et al. (1972)
			0,575±0,21		Comp. P. B.	SMALS et al. (1972)
33	25—40	10	0,520±0,06		Radioenzym.	HORN et al. (1972)
34		13	0,590	0,365—0,815	R. I. A.	FURUYAMA et al. (1970)
35			0,565±0,146		R. I. A.	FOREST et al. (1973)
36			0,550±0,044	0,220—1,1	R. I. A.	SHERINS et al. (1973)
37	54—75	11	0,427±0,118		R. I. A.	BAYARD et al. (1973)
38			0,565±0,05		R. I. A.	DEMISCH et al. (1973b)
39			0,663±0,120	0,350—1,1	R. I. A.	GOEBELSMAN et al. (1973)
40	22—62	21	0,470±0,043		R. I. A.	PIRKE (1973)
41	21—44	21	0,637±0,188	0,32 —0,952	R. I. A.	NIESCHLAG et al. (1972)
42			0,706±0,187	0,36 —1,0	R. I. A.	KINOUCHI et al. (1972)
43	20—60	19	0,742±0,034		R. I. A.	NIESCHLAG et al. (1973)
	60—90	16	0,607±0,038		R. I. A.	NIESCHLAG et al. (1973)
44	22—62	20	0,579—0,040		R. I. A.	PIRKE (1973)
45	20—56	33	0,633±0,195	0,355—1,054	R. I. A.	GEISTHÖVEL et al. (1973)
46			0,65		R. I. A.	VERMEULEN (1973)
47	21—45	9	0,596±0,202		R. I. A.	ISMAIL et al. (1972)

Tabelle 4. *Testosteron im Plasma von Frauen*

Nr.	Alter Jahre	Anzahl	Mittel µg/100 ml	Bereich µg/100 ml	Methode	Autoren
1	32, 35	2		<0,1 —0,1	Enzym.	Finkelstein et al. (1961)
2		10	0,12	0,02 —0,26	Enzym.	Forchielli et al. (1963)
3		4		0,17 —0,1	Enzym.	Mahesh et al. (1962)
4		20	0,11 ±0,06	<0,05 —0,29	Enzym.	Lamb et al. (1964)
5		12	0,12	0 —0,35	Doppel-Isotopen	Hudson et al. (1963)
6		2	0,05; 0,790		Doppel-Isotopen	Riondel et al. (1963)
7	25—60	12	0,063	0,02 —0,169	Gaschrom.	Brownie et al. (1964)
8	19—40	11	0,18	0,06 —0,31	Doppel-Isotopen	Burger et al. (1964)
9			0,054	0,03 —0,10	Doppel-Isotopen	Segre et al. (1964)
10	19—38	9	0,054 ±0,015	0,033 —0,10	Doppel-Isotopen	Lobotzky et al. (1964)
11			0,07	0,02 —0,12	Doppel-Isotopen	Kirschner et al. (1965)
12	21—60	46	0,036	<0,02 —0,08	Gaschrom.	van der Molen (1966)
13	18—44	18	0,11 ±0,06	0,04 —0,24	Gaschrom.	Surace et al. (1966)
14	±27	15 Japaner	0,047 ±0,025	0,01 —0,111	Doppel-Isotopen	Kobayashi et al. (1966)
	±27	16 Weiße	0,041 ±0,015	0,022 —0,081	Doppel-Isotopen	Kobayashi et al. (1966)
15			0,040 ±0,007			Horton et al. (1966)
16	18—35	20	0,051 ±0,002	0,025 —0,079	Doppel-Isotopen	Lipsett et al. (1968)
17	20—49	13	0,049 ±0,013		Gaschrom.	Migeon et al. (1968)
18			0,036	0,020—0,082	Gaschrom.	Vermeulen (1968)
19	20—40	20	0,032 ±0,022	- 0,002—0,07	Doppel-Isotopen	Gandy et al. (1968)
20	16—65	25	0,083 ±0,007		Doppel-Isotopen	Hudson et al. (1965)

Tabelle 4 (Fortsetzung)

Nr.	Alter Jahre	Anzahl	Mittel µg/100 ml	Bereich µg/100 ml	Methode	Autoren
21		15	0,048 ± 0,014		Doppel-Isotopen	RIVAROLA et al. (1968)
22	Postmenop. ohne Osteop. mit Osteop.	27 27	0,050 ± 0,004 0,051 ± 0,004		Doppel-Isotopen Doppel-Isotopen	RIGGS et al. (1973) RIGGS et al. (1973)
23		77	0,037 ± 0,017		Doppel-Isotopen	MIZUNO et al. (1968)
24			0,049 ± 0,013		Doppel-Isotopen	RIVAROLA et al. (1968)
25		24	0,044	0,019—0,126	Gaschrom.	KIRSCHNER et al. (1968)
26		8	0,100	0,06—0,13	Comp. P. B.	HALLBERG et al. (1968)
27		14	0,040 ± 0,014		Comp. P. B.	MAYES et al. (1968)
28		15	0,18 ± 0,06		Comp. P. B.	MURPHY (1967)
29	27—35	13	0,0465 ± 0,0193		Comp. P. B.	ROSENFIELD et al. (1971)
30		9	0,045 ± 0,017		Comp. P. B.	AUGUST et al. (1969)
31	Foll. Phase	15	0,048 ± 0,014		Comp. P. B.	RAPPAPORT et al. (1974)
32	Grav. m. III	4	0,038 ± 0,006		Comp. P. B.	ITO et al. (1970)
33	20—35	6	0,046 ± 0,021		R. I. A.	ISMAIL et al. (1972)
34			0,037 ± 0,009		R. I. A.	FOREST et al. (1973a)
35			0,055 ± 0,007		R. I. A.	DEMISCH et al. (1973a)
36	19—22	7	0,057 ± 0,020	0,041—0,098	R. I. A.	NIESCHLAG et al. (1972)
37			0,033 ± 0,015		R. I. A.	KINOUCHI et al. (1973)
38	18—36	7	0,08 ± 0,013		R. I. A.	GEISTHÖVEL et al. (1973)
39	Foll. Phase LH-Anstieg 1. Tag	10 10	0,030 0,037	0,017—0,050 0,021—0,065	R. I. A. R. I. A.	GUERRERO et al. (1973) GUERRERO et al. (1973)
	Lut. Phase	10	0,029	0,016—0,053	R. I. A.	GUERRERO et al. (1973)

Bei *erwachsenen Männern* liegen die Werte im Bereich zwischen 0,2 und 1,5 µg/100 ml mit Mittelwerten, die am häufigsten zwischen 0,5 und 0,75 µg/100 ml gefunden werden. Die Weite des Bereichs zeigt an, daß unauffällige und gesund erscheinende Männer auch wesentlich niedrigere oder höhere Plasma-Testosteronwerte haben können. Es muß dahingestellt bleiben, wie viele Männer im unteren Normbereich doch Störungen haben, wie ein Vergleich mit den beim Klinefelter-Syndrom gefundenen Werten nahelegt (s. Seite 217). Die aktuell bestimmten Werte werden von der Körperhaltung beeinflußt und sind dadurch etwas ungenau (s. unten).

Erwachsene Frauen haben ein Plasma-Testosteron im Bereich von 0,01 bis 0,18 µg/100 ml. Die Mittelwerte liegen überwiegend zwischen 0,03 und 0,08 µg/100 ml. Der Streuungsbereich geht nach oben, weil viele gesund erscheinende Frauen leichte Virilisierungserscheinungen zeigen, wobei das Plasma-Testosteron ansteigt (s. Tabelle 24). Werte über 0,08 µg/100 ml sind mit Wahrscheinlichkeit schon erhöht.

Die Normwerte bei Männern und Frauen überschneiden sich mithin nicht und somit ist das Plasma-Testosteron ein sehr guter, ja sogar der beste Parameter der männlichen Sexualhormonproduktion. Die Bestimmung der Testosteronproduktionsrate ist weniger genau, denn in ihre Berechnung geht sowohl das Plasma-Testosteron als auch die metabolische Clearancerate ein, deren Bestimmung wesentlich ungenauer ist.

Im Alter ist das Plasma-Testosteron der Männer bis zu 80 Jahren nur wenig niedriger als in der Jugend, es spiegelt daher die im Alter mit Sicherheit sinkende Androgenproduktion nicht richtig wider. Im Alter sinkt aber auch die metabolische Clearancerate des Testosterons und es ist daher verständlich, daß im Alter bei hoch bleibendem Plasmaspiegel die Testosteronausscheidung im Urin abnimmt (s. Seite 205).

Tabelle 5. *Testosteron im Plasma bei alternden Männern*
(Kent u. Acone, *1966*)

Alter	Anzahl	Mittel µg/100 ml	Bereich µg/100 ml
20—29	13	0,66 ± 0,19	0,38—1,1
30—39	11	0,56 ± 0,19	0,36—0,95
40—49	8	0,47 ± 0,09	0,33—0,61
50—59	9	0,59 ± 0,20	0,36—0,94
60—69	12	0,59 ± 0,18	0,24—0,83
70—79	10	0,58 ± 0,17	0,35—0,85
80—93	5	0,28 ± 0,13	0,16—0,46

Kinder haben ein niedriges Plasma-Testosteron. Bei Neugeborenen wurde im Nabelschnurblut 0,053 (n = 5 ♂) resp. 0,039 (n = 4 ♀) µg/100 ml Testosteron gefunden. Diese Werte erscheinen etwas hoch, doch sind auch die Werte der Mütter bei der Geburt erhöht, 0,119 resp. 0,146 µg/100 ml (Migeon u. Mitarb., 1968 b).

In der Präpubertät steigt das Testosteron bei den Knaben an und ist schon zwischen 8 und 11 Jahren höher als bei erwachsenen Frauen. Mit 13 Jahren steigt es bei den Knaben sehr stark. Aber schon in der Kindheit haben Knaben ein etwas höheres Plasma-Testosteron als Mädchen (Tabelle 6 Nr. 1 und 4). Die Werte von Frasier u. Horton (1966) liegen ein wenig höher, bei Knaben 0,042 (0,02—0,079) µg/100 ml und bei Mädchen 0,02 (0,001—0,034) µg/100 ml, jeweils 3—9 Jahre alt. Vermeulen (1973) bestimmte das Plasmatestosteron in den Pubertätsstadien nach Tanner. Er fand bei Knaben in Übereinstimmung mit

Tabelle 6. *Testosteron im Plasma von Kindern*

Nr.	Alter Jahre	Anzahl	Mittel μg/100 ml	Bereich μg/100 ml	Autoren
1	2,5— 9,5	18 ♂	0,018 ± 0,016	0,001—0,058	GANDY et al. (1968)
	10 —15	19 ♂	0,218 ± 0,318	0,013—0,418	
2	3 — 9	9 ♂		0,03 —0,13	HUDSON et al. (1964)
	10 —12	7 ♂		0,04 —0,4	
3	10	7 ♂		0,02 —0,05	VAN DER MOLEN et al. (1966)
4	4 — 9	8 ♀	0,007 ± 0,005	0,001—0,017	GANDY et al. (1968)
5	7	14 ♂+♀	0,0115 ± 0,0045	—	MIGEON (1972)
6	3 —14 ｜Ta-	14 ♀	0,012 ± 0,006	—	FOREST et al. (1971, 1973 b)
	3 —11 ｜ge	14 ♂	0,068 ± 0,059	—	FOREST et al. (1971, 1973 b)
	bis 11,10	27 ♀	0,006 ± 0,002	—	FOREST et al. (1971, 1973 b)
	bis 11,10	35 ♂	0,010 ± 0,002	—	FOREST et al. (1971, 1973 b)

FRASIER u. Mitarb., 1969 in den Stadien I, II, III, IV, V das Gesamttestosteron 33,9, 90,6, 181, 420, 648 ng/100 ml und das freie Testosteron 0,15, 0,89, 2,4, 6,0, 11,2 ng/100 ml. Mit fortschreitender Pubertät erniedrigte sich die Testosteronbindungskapazität der Plasmaproteine (s. Seite 195). Bei Knaben steigt das Plasma-Testosteron in der Pubertät schließlich auf das 20fache, bei Mädchen nur auf das Doppelte.

Physiologische Schwankungen des Plasma-Testosterons sind bekannt, wenn sie auch kein großes Ausmaß haben. Der Plasmaspiegel hängt von der metabolischen Clearancerate ab, er sinkt bei steigender und geht hoch bei fallender Clearancerate. Die Clearance des Plasma-Testosterons ist überwiegend eine Leberfunktion und so bewegt sich das Plasma-Testosteron mit der Leberdurchblutung. Diese wird aber schon bei leichter Arbeit kleiner, bei Bettruhe ist sie größer und dann das Plasma-Testosteron etwa 20% niedriger. Es ist wahrscheinlich, daß *Tagesschwankungen* des Plasma-Testosterons darin ihren Grund haben (LIPSETT u. Mitarb., 1966). Die Meinungen darüber gehen auseinander. SOUTHREN u. Mitarb. (1965b), RESKO u. EIK-NES (1966) fanden einen Abfall um Mitternacht und die höchsten Werte am Morgen. ALFORD u. Mitarb., 1973 fanden vom LH+FSH unabhängige Tagesschwankungen zwischen 0,35—1,0 μg/100 ml. JUDD u. Mitarb., 1974 fanden LH- abhängige nächtliche Erhöhungen bei 14—15 Jahre alten Knaben. Blinde Männer 20—36 Jahre alt (n= 7) hatten keine Tagesschwankungen (BODENHEIMER u. Mitarb., 1973). KIRSCHNER u. Mitarb. (1965), HUDSON u. Mitarb. (1967), VERMEULEN (1968b) konnten Tagesschwankungen nicht mit Sicherheit feststellen. Sie sind auf alle Fälle weit geringer als die des Plasma-Cortisols. DE LACERDA u. Mitarb. (1973) fanden nur 20% der Tagesschwankungen zeitabhängig, den Rest durch Streß und andere Stimuli zufallsverteilt. Ein Einfluß des Koitus auf das Plasmatestosteron von Männern und Frauen ist nicht nachzuweisen (STEARNS u. Mitarb., 1973).

Während des *Menstruationscyclus* ist das Plasma-Testosteron zur Zeit der Ovulation und in der Luteinphase am höchsten. Während der Menstruation sind die Werte wie bei ovariektomierten Frauen (LOBOTZKY u. Mitarb., 1964). In der *Gravidität* steigt das Plasma-Testosteron mit einer Zunahme des Testosteronbindenden Beta-Globulins allmählich an, an das dann über 95% spezifisch gebunden sind (MIGEON u. Mitarb., 1968b; VERMEULEN, 1968b; 1973b).

Das Plasma-Testosteron verändert sich durch *regulatorische* Einflüsse. Die Hypophysen-Gonaden-Achse läßt sich mit Gonadotropinen und Androgenen prüfen, doch hat das Studium der Sekretionsdynamik bei weitem nicht die Bedeutung wie im Falle der Nebennierenrindensekretion.

Tabelle 7. *Einfluß von HCG und ACTH auf das Plasma-Testosteron und Plasma-Androstendion*

Nr. Geschlecht Alter	verabreicht	Testosteron μg/100 ml vor	nach	Androstendion μg/100 ml vor	nach	Autor
1 ♂	1 × HCG 1000 I. U.	in 2 Std +. in 24 Std ±				Kirschner et al. (1965)
♂	5 × HCG 1000 I. U.		+ +			Kirschner et al. (1965)
2 ♂ 18 Jahre	HCG	0,917	2,020	0,130	0,373	Rivarola et al. (1966)
♂ 28 Jahre	HCG	0,400	0,876	0,107	0,115	Rivarola et al. (1966)
♂ 18 Jahre	ACTH	0,917	0,395	0,130	0,452	Rivarola et al. (1966)
♂ 28 Jahre	ACTH	0,400	0,186	0,107	0,189	Rivarola et al. (1966)
♀ 22 Jahre	ACTH	0,063	0,081	0,200	0,328	Rivarola et al. (1966)
♀ 32 Jahre	ACTH	0,057	0,069	0,280	0,428	Rivarola et al. (1966)
3 ♂	1 × HCG 1500 I. U.	in 2 Std +, in 24 Std ±				Hudson et al. (1968)
	5 × HCG 3000 I. U.	+100—200%				Hudson et al. (1968)
4 ♂	5 × HCG 1500 I. U.	+100%				Vermeulen (1968b)
	5 × ACTH	leicht vermindert				Vermeulen (1968b)
5 ♂	3 × 5000 I.U. HCG	0,45	1,3			Karl et al. (1971)
6 ♂	3 Tage HCG	0,565	1,435			Demisch et al. (1973)
7 ♂	ACTH	0,61	0,494			Smals et al. (1973

Gonadotropine in genügender Dosis steigern bei gesunden Männern das Plasma-Testosteron auf das 2—3fache. 5 Tage je 1500 Einheiten scheinen kaum weniger wirksam zu sein als 5 Tage je 5000 I. U. Die Wirkung einer einmaligen Injektion von 1500 I. U. HCG tritt schon nach 2 Std ein, ist aber nach 24 Std im wesentlichen abgeklungen. Bei Diabetikern wurde eine verminderte HCG-Stimulation gefunden (Geisthövel u. Mitarb., 1973).

Androgene und Oestrogene senken das Plasma-Testosteron bei Männern.

Tabelle 8. *Einfluß verabreichter Androgene und Oestrogene auf das Plasmatestosteron von Männern*

Nr. Anzahl	Behandlungsdauer Tage	Dosis/Tag	Wirkung vor nach μg/100 ml		Autoren
1 n = 2	15	12,5 mg MDHT	0,9	0,6	Davis et al. (1965)
	5	do. + 1000 I. U. HCG	0,6	1,1	Davis et al. (1965)
2 n = 5	2	3 × 5 mg F	Abfall auf 56%		Hudson et al. (1967)
	4	3 × 5 mg F	Abfall auf 30%		Hudson et al. (1967)
		do. + 3000 I. U. HCG	Normalisierung		Hudson et al. (1967)
3	4	2 × 0,1 mg A	Abfall auf 33%		Hudson et al. (1967)
4		30 mg M	ohne Einfluß		Vermeulen (1968b)
5	3	40 mg F	Abfall auf 35%		Lipsett et al. (1966)
	5	40 mg F	Abfall auf 35%		Lipsett et al. (1966)
6 4		P	Abfall um 50—80%		Migeon (1968c)
7 2	10—25 Wo.	50 mg T	Anstieg auf 200%		Morse et al. (1973)

MDHT = 2-*a*-Methyldehydrotestosteron
F   = Fluoxymesteron
A   = Aethinyloestradiol
M   = Mesterolon
P   = Medroxyprogesteron (Provera)
T   = Testosteronpropionat

Untersucht wurde 2-alpha-Methyldehydrotestosteron und Fluoxymesteron, die beide das Plasma-Testosteron senkten. Der Abfall kann durch die gleichzeitige

Gabe von HCG verhindert werden. Äthinyloestradiol und Medroxyprogesteron (Provera) senken das Plasma-Testosteron ebenfalls, während Mesterolon ohne Einfluß ist.

Androgene kommen im Serum auch an Glucuronsäure und als Sulfat gebunden vor. Die Bindung ist irreversibel und das Konjugat wird im Urin ausgeschieden. Die Konzentrationen im Plasma gehen aus Tabelle 9 hervor.

Tabelle 9. *Androgenglucuroniside und -sulfate im menschlichen Plasma in µg/100 ml* (MIGEON, *1972*)

	Männer	Frauen
Sulfate:		
Dehydroisoandrosteron	126 ± 34 (n=12)	113 ± 28 (n=11)
Androsteron	43 ± 12 (n=12)	36 ± 9 (n=11)
Aetiocholanolon	$1,5 \pm 0,4$ (n=8)	$1,7 \pm 0,6$ (n=9)
Testosteron	$0,11 \pm 0,05$ (n=9)	$0,02 \pm 0,01$ (n=4)
Glucuroniside:		
Androsteron	$2,2 \pm 0,6$ (n=10)	$1,5 \pm 0,3$ (n=10)
Aetiocholanolon	$1,8 \pm 0,7$ (n=10)	$1,5 \pm 0,5$ (n=10)

Wird Testosteronglucuronisid injiziert, so erscheinen 20% des Konjugates im Urin wieder, der Rest wird zu Beta-Metaboliten abgebaut und geht nicht in Testosteron über (BEAULIEU, 1968).

Von den anderen im Plasma vorkommenden Androgenen ist *Androstendion* am wichtigsten, es ist der Vorläufer des Plasma-Testosterons der Frau. Androstendion ist im Plasma nicht an ein spezifisches Protein, sondern an Albumin gebunden (KATO u. HORTON, 1968), seine Konzentration verändert sich in der Gravidität nicht.

Tabelle 10. *Androstendion im Plasma*

Nr.	*Männer* Mittel Bereich (Anzahl) µg/100 ml	*Frauen* Mittel Bereich (Anzahl) µg/100 ml	Autor
1	$0,075 \pm 0,014$ (n=12)	$0,145 \pm 0,044$ (n=7) Foll. Phase $0,160 \pm 0,029$ (n=10) Lut. Phase	HORTON (1965)
2	$0,099 \pm 0,021$ 0,08 —0,15 (n=13)	$0,18 \pm 0,053$ 0,10 —0,29 (n=9)	GOLDFIEN et al. (1965)
3	$0,12 \pm 0,03$ 0,09 —0,19 (n=11)	$0,17 \pm 0,04$ 0,09 —0,22 (n=20)	RIVAROLA et al. (1966)
4	0,20 0,10 —0,25 (n=9)	0,28 0,10 —0,41 (n=7)	VAN DER MOLEN et al. (1966)
5	$0,12 \pm 0,010$ 0,10 —0,20 (n=11)	$0,167 \pm 0,009$ 0,09 —0,22 (n=20)	LIPSETT et al. (1968)
6	$0,13 \pm 0,04$ 0,06 —0,23 (n=41)	$0,13 \pm 0,08$ 0,05—0,33 (n=18)	GANDY et al. (1968)
7	$0,110 \pm 0,039$ (n=18)	$0,181 \pm 0,059$ (n=14)	MIGEON et al. (1968)
8	$0,115 \pm 0,035$ (n=12)	0,145 (n=45)	GOEBELSMAN et al. (1973)

Bei erwachsenen Männern ist das Plasma-Androstendion im Mittel 0,10—0,20 μg/100 ml, der häufigste angegebene Wert ist 0,12 μg/100 ml. Frauen haben deutlich mehr Androstendion im Plasma, der am häufigsten angegebene Mittelwert liegt bei 0,17 μg/100 ml.

Bei männlichen Neugeborenen fanden Migeon u. Mitarb. (1968) im Nabelschnurblut 0,138 μg/100 ml (n = 5), bei weiblichen Neugeborenen 0,112 μg/100 ml (n = 4). Die Werte der Mütter waren 0,337 resp. 0,425 μg/100 ml. Kinder scheiden nur geringe Mengen Androstendion aus (Frasier u. Horton, 1966): Gandy u. Peterson fanden bei 3—9jährigen Knaben 0,06 $\pm$ 0,028 μg/100 ml, bei 4—9jährigen Mädchen 0,06 $\pm$ 0,029 μg/100 ml; bei 10—15jährigen Knaben war der Wert 0,09 $\pm$ 0,059 μg/100 ml. Eine signifikante Differenz zwischen den Mädchen und Knaben besteht nicht.

Gonadotropingaben steigern das Plasma-Androstendion beim Mann (Tabelle 7).

Ein nur schwaches Androgen ist *Dehydroepiandrosteron*. Die Tabelle 11 enthält die Werte des freien Dehydroepiandrosterons, das im Plasma an Albumin gebunden vorkommt. Viel höher ist die Konzentration des konjugierten Dehydroepiandrosterons, welches überwiegend als Sulfat in einer Konzentration von 80—140 μg/100 ml Plasma vorliegt. Dieses Konjugat ist der Hauptbestandteil der 17-Ketosteroide des Plasmas, die mit der Zimmermann-Reaktion bestimmt werden können. Freie, nicht konjugierte 17-Ketosteroide sind im Plasma nur in sehr geringer Menge vorhanden, $<$2 μg/100 ml (Cohen u. Mitarb., 1961; Gandy u. Peterson, 1964; Kirschner u. Mitarb., 1965).

Die Konzentrationen des Dehydroepiandrosterons im Plasma unterscheiden sich bei Männern und Frauen nur wenig. Die Durchschnittswerte liegen bei 0,5 μg/

Tabelle 11. *Dehydroepiandrosteron im Plasma*

Nr.	Männer Mittel Bereich (Anzahl) μg/100 ml	Frauen Mittel Bereich (Anzahl) μg/100 ml	Autor
1	0,38	0,73	Goldfien et al. (1965)
2	0,46	0,535	Rivarola et al. (1967)
3	0,553 $\pm$ 0,228 (n=15)	0,502 $\pm$ 0,088 (n=10)	Migeon et al. (1968)
4	0,51 $\pm$ 0,29 0,13—1,27 (n=54)	0,48 $\pm$ 0,32 0,14—1,25 (n=20)	Gandy et al. (1968)
5	0,553 $\pm$ 0,178 (n=15)	0,534 $\pm$ 0,157 (n=15)	Rivarola et al. (1966, 1968)
6	0,405 (0,218—0,752) (n=10)	0,548 Foll. Phase (0,251—1,19) (n=10)	Guerrero et al. (1973)
		0,594 LH-Gipfel (0,337—2,180) (n=10)	Guerrero et al. (1973)
		0,509 Lut. Phase (0,194—1,320) (n=10)	Guerrero et al. (1973)
7	0,182 $\pm$ 0,089 (0,02—0,38) (n=15)	0,464 $\pm$ 0,013 Foll. Phase (0,282—0,778) (n=6) 0,382 $\pm$ 0,115 Lut. Phase (n=6)	Abraham et al. (1973

100 ml bei beiden Geschlechtern. Kinder haben um 0,1 μg/100 ml. Vor der Pubertät wird im Serum 6—7 μg/100 ml Dehydroepiandrosteronsulfat gefunden (MIGEON, 1972).

Die 17-Ketosteroide im Plasma haben nur minimale Androgenwirkungen. Dies ist schon daraus zu schließen, daß ihre Konzentration im Plasma der Frau über 1000mal höher ist als die des Testosterons. Die Gesamtketosteroide im Plasma sind beim Mann 140—200 μg/100 ml, bei der Frau 90—160 μg/100 ml. Davon sind wenigstens 80—140 μg/100 ml beim Mann und 40—120 μg/100 ml bei der Frau Dehydroepiandrosteronsulfat und 30—60 μg/100 ml beim Mann und 20—40 μg/100 ml bei der Frau Androsteronsulfat. 85% der Ketosteroide des Plasmas sind Sulfatkonjugate (SJÖVALL u. Mitarb., 1966; OERTEL u. RINDT, 1966). Die neueren gaschromatografischen Bestimmungen lassen nur wenig Aetiocholanolon und 11-oxy-17-oxo-Steroide im Plasma erkennen, beide <5 μg/100 ml (SANDBERG u. Mitarb., 1965; PANICUCCI, 1966). Ferner kommen Epiandrosteron (ca. 13 μg/100 ml) und Androst-5-en-3β,17β-diol (27 μg/100 ml) beim Mann vor (VIHKO, 1966).

Im Alter nimmt die Konzentration der 17-Ketosteroide im Plasma ab (MIGEON u. Mitarb., 1957; DE MOOR u. HEYNS, 1966). In der Kindheit sind die Ketosteroide im Plasma niedrig.

3. Die Ausscheidung von Testosteron im Urin

Die gebräuchliche Bestimmung der 17-Ketosteroide ist nur wenig geeignet, über die Intensität der im Organismus wirksamen Androgene Aufschluß zu geben. Die Hauptmenge der mit der Zimmermann-Reaktion erfaßten Urin-Steroide ist nicht androgen. Es war deshalb ein großer Fortschritt, als Methoden zur Bestimmung des Testosterons im Urin entwickelt wurden. Obwohl nur 1% des im Körper produzierten Testosterons im Urin erscheint, spiegelt das ausgeschiedene Testosteronglucuronisid den Status der Androgenwirkung gut wider, wenigstens beim Mann. Weniger aufschlußreich ist die Testosteronausscheidung bei der Frau. Außer als Glukuronisid wird Testosteron in geringer Menge als Sulfat ausgeschieden.

Der Bereich der Streuung bei den Männern ist groß, die Mittelwerte werden überwiegend zwischen 50 und 150 μg/Tag angegeben. Die Abtrennung des Epitestosterons steigert die Genauigkeit der Bestimmung, kaum aber ihren diagnostischen Wert. Bei Kranken mit Lebercirrhose, die einen pathologischen Androgenstoffwechsel haben, erlaubt die Testosteronbestimmung im Urin keine zuverlässigen Rückschlüsse auf die inkretorische Hodenfunktion (KARL u. Mitarb., 1971). Freies Testosteron kommt im Urin in viel kleinerer Menge vor, nach VAN DER MOLEN u. Mitarb. (1966) beim Mann im Mittel 1,12 (0,65—1,53) μg/Tag, bei der Frau 0,74 (0,52—1,20) μg/Tag. Der geringe Unterschied der Mittelwerte und die sich sehr überschneidenden Streuungsbereiche nehmen der Bestimmung des *freien* Testosterons jeden diagnostischen Wert.

Die höchste Testosteronausscheidung hat der Mann mit 30 Jahren, mit 50 Jahren ist sie im Durchschnitt auf etwa $^2/_3$, mit über 65 Jahren auf $^1/_3$ abgefallen (MORER-FARGAS u. NOVAKOWSKI, 1965; TAMM u. Mitarb., 1968; VERMEULEN, 1968 b). Die Werte der Tabelle 12 streuen deshalb auch infolge der Altersstreuung der Untersuchten.

Bei Frauen (Tabelle 12) ist die Ausscheidung des Testosterons im Urin nur etwa $^1/_{10}$ der des Mannes. Ein Einfluß des Alters ist hier nicht festzustellen (VERMEULEN, 1968 b).

Tabelle 12. *Testosteron im Urin*
* Epitestosteron abgetrennt

Nr.	Anzahl (Alter)	Männer Mittel μg/Tag	Bereich μg/Tag	Anzahl (Alter)	Frauen Mittel μg/Tag	Bereich μg/Tag	Autor
1	1	50					Schubert et al. (1960)
2	6 (23—34)	72	49 —106	4 (19—23)	6	3 —7	Camacho et al. (1963)
3	1		109				Futterweil et al. (1963)
4	12 (18—60)	40	15 —90	4 (18—63)		5 —12	Vermeulen et al. (1963)
5	6	75	50 —93	4	4	2 —8	Horton et al. (1963)
6	9 (18—44)	34*	10 —75	14	10*	<5 —25	Schubert et al. (1964)
7			38 —332			2,4 —8	Futterweil et al. (1964)
8		130±15,3	19 —200			<5	Ibayashi et al. (1964)
9	18		20 —180*				Sandberg et al. (1964)
10	9		30 —120*	2		7 —18*	Brooks (1964)
11	5 (18—35)	54	32 —69	4 (22—35)	10	4 —18	Voigt et al. (1964)
12	12 (30—40) (17—24)	88* 151±22*	27 —143	20	19*	6 —57	Rosner et al. (1965) Rosner et al. (1965)
13	3 (30)		42 —79	2 (29; 35)		4 —6	Zurbrugg et al. (1965)
14	27	49,7	30 —86	16	7,1*	4,3 —10,4	Lim et al. (1965)
15	50 (16—75)	124,2*	30 —351,8	12	6,8*	2,9 —12,1	Vermeulen et al. (1966)
16	7	86,5*	23,2 —167,3	23	5,62*	2,52 —9,20	van der Molen et al. (1966)
17	(20—40)	65,8*	20,3 —88,4				Panicucci (1966)
18	5 (22—27) 1 (70)	182±32 58		2	17		Staib et al. (1968) Staib et al. (1968)
19		75	40 —160				Vermeulen (1968)
20	20	51,7*	40 —65	15	6,5*	2,1 —10,7	Loraine (1968)
21	10 (25—40)	50±5,72	31,0 —83,5	10 (25—40)	5,8±0,47	2,2 —7,1	Horn et al. (1972)

Während des Menstruationscyclus schwankt die Testosteronausscheidung und zeigt einen Abfall vor und nach dem Ovulationstermin (ISMAIL u. Mitarb., 1968). In der Gravidität steigt die Testosteronausscheidung an. Sie ist bei Gravidität nach Adrenalektomie sehr niedrig, ca. 2 μg/Tag (HARKNESS, 1968). MIGEON u. Mitarb. (1968b) fanden, daß eine Schwangere bei einer Testosteronausscheidung im Urin <5,5 μg/Tag eher ein Mädchen, bei >5,5 μg/Tag eher einen Knaben gebärt.

In therapeutischen Dosen oral verabreichtes 17a-Methyltestosteron läßt die Urintestosteronausscheidung absinken, Mesterolon senkt sie nicht (GERHARDS u. Mitarb., 1969).

Bei *Kindern* ist die Testosteronausscheidung gering, es ist aber deutlich, daß sie bei Knaben schon mit 9—10 Jahren anzusteigen beginnt (KNORR, 1967). Bei Neugeborenen war im Urin kein Testosteron zu finden.

Tabelle 13. *Testosteron im Urin bei Knaben*
(nach KNORR, 1967)

Alter, Jahre	μg/Tag
5 Neugeborene	nicht meßbar
4—8	4,0
10—11	10,0
12	25,0
13	35,0
14	46,0
20—40	129,0

Eine mit den Pubertätsstadien nach Tanner korrelierte Exkretion von Testosteron, Androstendion und Epitestosteron zeigt Tabelle 14. Die Testosteronausscheidung, wie die von Androstendion und Epitestosteron steigt im Stadium II deutlich und im Stadium III steil an.

Tabelle 14. *Testosteron, Epitestosteron und Androstendion im Urin vor, während und nach der Pubertät* (DALZELL et al., 1973)

Anzahl	Stadium n. Tanner	Chronol. Alter Jahre/Monate	Testosteron μg/Tag	Epitestosteron μg/Tag	Androstendion μg/Tag
8	I	6/2 —11/4	6,1 ± 0,9	1,4 ± 0,5	0,0
7	II	10/2 —13/6	11,9 ± 3,5	6,8 ± 1,6	2,8 ± 1,5
4	III	13/4 —15/3	68,5 ± 46,6	20,3 ± 7,8	10,5 ± 8,0
6	IV	13/10—17/3	116 ± 18,7	30,8 ± 5,1	14,8 ± 1,9
7	V	17/3 —19/0	108 ± 11,3	26 ± 6,9	18,8 ± 3,6

4. Produktionsraten der Androgene

Weder die Testosteronausscheidung im Urin noch die Konzentration des Testosterons im Plasma sind ein Maß dafür, wieviel Testosteron im Körper entsteht. Als „Blut-Produktionsrate des Testosterons" bezeichnet man die gesamte von den innersekretorischen Drüsen sezernierte und darüber hinaus extragonadal aus Vorstufen entstehende und ins Blut gelangende Testosteronmenge. In den Organen entsteht außerdem Testosteron, das nicht ins Blut eintritt, sondern sogleich weiter umgesetzt wird. Diese Testosteronmenge ist bisher nicht bestimmbar und es ist daher nicht möglich festzustellen, wieviel Testosteron im Organismus überhaupt entsteht. Die Testosteron-Blut-Produktionsrate mißt nur, was ins Blut gelangt.

Es gibt zwei Möglichkeiten, die Blut-Produktionsrate zu bestimmen. Entweder man mißt, mit welcher Geschwindigkeit Testosteron aus dem Blut verschwindet. Diese „metabolische Clearancerate" des Testosterons ergibt, mit der Konzentration des Testosterons im Plasma multipliziert, die Blut-Produktionsrate. Sie wird so bestimmt, daß man eine Dauerinfusion des markierten Steroids macht, bis sich eine konstante Plasmaaktivität einstellt. Aus der Infusionsgeschwindigkeit und der Höhe der Plasma-Aktivität errechnet sich die metabolische Clearancerate. Ihr Produkt mit der Plasma-Konzentration des nicht markierten Steroids ist die Blut-Produktionsrate.

Auf andere Weise wird die „Urin-Produktionsrate" bestimmt. Sie beruht auf dem Isotopen-Verdünnungsprinzip. Man setzt dem Körper das markierte Steroid zu und mißt die spezifische Aktivität des im Urin ausgeschiedenen Steroids.

Als „Testosteron-Sekretionsrate" bezeichnet man die nur von den Gonaden sezernierte Testosteronmenge. Sie kann aus der Blut- oder Urin-Produktionsrate vermindert um das aus den Vorstufen entstehende Testosteron, errechnet werden.

Zusammenfassende Darstellungen dieser Methoden findet man bei van de Wiele u. Mitarb. (1963), Tait u. Burstein (1964), Baird u. Mitarb. (1969). Eine kurze Zusammenfassung steht bei Migeon u. Mitarb. (1968) u. Migeon (1972).

Es hat sich bald herausgestellt, daß Blut-Produktionsrate und Urin-Produktionsrate bei der hohen Testosteron-Produktion des Mannes übereinstimmen, daß die Urin-Produktionsrate bei Frauen und Kindern, also bei niedriger Testosteron-Produktion höher ist als die Blut-Produktionsrate. Der Grund dafür ist, daß Testosteron zum Teil peripher, z.B. aus Androstendion, entsteht und mit Glucuronsäure konjugiert, bevor es ins Plasma gelangt. Ein Teil des Testosteronglucuronisids stammt also nicht vom Plasma-Testosteron ab, welches sich mit dem markierten Testosteron vermischt. Dadurch wird die Urin-Produktionsrate zu hoch geschätzt. Z.B. fanden Hudson u. Coghlan (1968) bei normalen Frauen eine Testosteron-Produktion von 1,56 mg/Tag mit der Urin-Methode, dagegen 0,48 mg/Tag mit der Blut-Methode. Bei Männern war ein nicht signifikanter Unterschied von 6,15 resp. 6,05 mg/Tag vorhanden. Die Urin-Produktionsrate ist also nur verwertbar bei hoher Testosteron-Produktion. Bei Frauen und Kindern ergibt nur die Blut-Produktionsrate richtige Werte.

Tabelle 15. *Testosteron-Produktionsrate*
Urinmethode

Nr.	Anzahl (Alter)	Mann Mittel mg/Tag	Bereich mg/Tag	Anzahl (Alter)	Frau Mittel mg/Tag	Bereich mg/Tag	Autor
1	7 (20—35)	6,5 ± 1,9		5 (21—29)	1,9 ± 0,9		Horton et al. (1965)
2	9	6,1	4,2 —9,0	7	1,0	0,8 —1,2	Lim et al. (1965)
3	4 (23—29)		3,58—7,56	5 (19—23)		0,42—0,94	Camacho et al. (1966)
4		6,6					Vermeulen (1968)
5		7,2	3,8 —11,3	11	1,75	0,75—2,9	Hudson et al. (1964)
6		5,8			1,0		Beaulieu (1968)
7	5	5,9	5,4 —6,4				Migeon et al. (1968)

Die Testosteron-Produktionsrate, aus dem Urin bestimmt, ist bei Männern 6—7 mg/Tag. Der Schwankungsbereich liegt etwa zwischen 4 und 11 mg/Tag. Bei Frauen sind die Werte 1—2 mg/Tag, sie sind, wie oben gesagt, nicht der Wirklichkeit entsprechend.

Die Bestimmung der Blut-Produktionsrate setzt die Bestimmung der metabolischen Clearancerate voraus. Diese hängt nicht nur in hohem Maße davon ab, wie intensiv der Steroidstoffwechsel der vom Blut durchflossenen Gewebe ist, sondern

Tabelle 16. *Metabolische Clearancerate des Testosterons*

Nr.	Anzahl (Jahre)	Mann Mittel l/Tag	Bereich	Anzahl (Jahre)	Frau Mittel l/Tag	Bereich	Autor
1	5 (21—34)	1254	878—1552				KENT et al. (1966)
	6 (66—86)	1798	346—1440				KENT et al. (1966)
2	5 (20—35)	980±120		2 (21—29)		760; 840	HORTON et al. (1965)
3	12 o +o	980±54					HORTON et al. (1966)
4	13 (15—62)	777	407—1920				VERMEULEN (1968)
5				5	590±44		BARDIN et al. (1968)
6	4 (20—31)	1288±221	1670—2084	3 (20—30)		708—759	SOUTHREN et al. (1965)
7	6 (20—30)		1036—1574	6 (22—44)	675±139	510—873	SOUTHREN et al. (1967)
8	2 (18; 28)		695; 1365	2 (22; 32)		586; 472	RIVAROLA et al. (1966)
9	9 (19—37)	926	622—1201	4 (25—59)	784	724—870	HUDSON et al. (1964)
10	18	1216±263		14	601±133		SOUTHREN et al. (1968)
11	9	1101±166		9	603±97		TREMBLAY et al. (1972)
		$= 581\pm64/m^2$			$= 383\pm42/m^2$		
12	11 (54—75)	$538\pm93,9/m^2$					BAYARD et al. (1973)
13		1080			690		GOEBELSMAN et al. (1973)

Tabelle 17. *Testosteron-Blut-Produktionsrate*

Nr.	Anzahl (Jahre)	Mann Mittel l/Tag	Bereich	Anzahl (Jahre)	Frau Mittel l/Tag	Bereich	Autor
1	5 (21—34)	7,6	4,5 —10,5				KENT et al. (1966)
	6 (66—86)	4,4	0,8 —12,1				KENT et al. (1966)
2		7,8			0,34		HORTON et al. (1966)
3		6,7	4 —14				VERMEULEN (1968)
4					0,23		BARDIN et al. (1968)
5	4 (20—31)	7,08±2,11	6,7 —10,8	3 (20—30)	0,35—0,13	0,44—0,49	SOUTHREN et al. (1965)
6	6 (20—30)		3,41—9,61	6 (22—44)		0,21—0,52	SOUTHREN et al. (1967)
7	2		6,4; 5,5	2		0,37; 0,27	RIVAROLA et al. (1966)
8	9 (19—37)	6,0	4,6 —8,8	4 (25—59)	0,78	0,5 —1,1	HUDSON et al. (1964)
9	18	6,23±1,73		14	0,32±0,10		SOUTHREN et al. (1968)
10	11 (54—75)	3,28±0,73					BAYARD et al. (1973)

auch von der Haftfestigkeit der Steroide im Blut. An Albumin gebundene Steroide werden beim Durchfluß durch die Leber leicht aus ihrer Proteinbindung abgehängt, spezifisch an Globuline gebundene Steroide durchfließen aber die Leber, ohne sich aus ihrer Proteinbindung zu lösen. Das Testosteron, das an das Testosteron-bindende Beta-Globulin fixiert ist, zusätzlich das an Transcortin gebundene Testosteron, sind daher dem Leberstoffwechsel entzogen und die metabolische Clearancerate des Testosterons ist deshalb weniger als die Hälfte der metabolischen Clearancerate des Androstendions, das nicht spezifisch, sondern nur locker an Albumin gebunden ist (Übersicht bei Baird u. Mitarb., 1969).

Die Mittelwerte der metabolischen Clearancerate des Testosterons (Tabelle 16) liegen beim Mann zwischen 800 und 1200 l/Tag. Bei der Frau sind die Werte nur die Hälfte davon. Den Einfluß der Körperhaltung und den Bezug auf die Körperoberfläche diskutieren Southren u. Mitarb. (1968).

Aus diesen Werten der metabolischen Clearancerate ergibt sich durch Multiplikation mit der Konzentration des Plasma-Testosterons die Blut-Produktionsrate, deren Werte Tabelle 17 enthält.

Die Werte beim Mann sind wieder im Mittel 6—7 mg/Tag, die bei der Frau 0,35 mg/Tag. Die Werte von Hudson u. Mitarb. (1964) setzen sich von den Werten der übrigen Autoren deutlich ab. Es ist zu bedenken, daß auch Frauen mit einem leichten Androgenüberschuß in einem Normalkollektiv gesunder Frauen enthalten sein können.

Die Blut-Produktionsrate wird in Zeitabschnitten von wenigen Stunden bestimmt. Es ist möglich, daß Tagesschwankungen der metabolischen Clearancerate und des Plasma-Testosterons (wenigstens bei niedriger Produktion) veränderliche Produktionsraten ergeben. Der bedeutende Einfluß der Proteinbindung auf die metabolische Clearancerate und deren Abhängigkeit von der Leberdurchblutung lassen hoffen, daß sich hier Erklärungsmöglichkeiten für die Störungen des Testosteron-Stoffwechsels bei Krankheiten wie der Lebercirrhose oder der Hyperthyreose eröffnen. Die metabolische Clearancerate des Testosterons ist bei Lebercirrhose erniedrigt, weil die Leberdurchblutung herabgesetzt ist und die Proteinbindung verändert ist. Die Blutproduktionsrate ist zusätzlich erniedrigt durch den pathologischen intrahepatischen Androgenstoffwechsel. Die Östrogenbildung mit der Folge einer Gonadotropinsuppression ist gesteigert, weil Testosteron intrahepatisch vermehrt in Androstendion übergeht (Southren u. Mitarb., 1973).

Die metabolische Clearancerate von Androstendion und Dehydroepiandrosteron ist deutlich höher als die des Testosterons, was vor allem mit der festeren Bindung des Testosterons an die Plasma-Globuline zusammenhängt. Beim Androstendion scheinen die Werte für Männer etwas höher als für Frauen zu sein, beim Dehydroepiandrosteron sind sie praktisch gleich (Tabelle 18).

Aus diesen metabolischen Clearanceraten errechnen sich die Androstendion-Produktionsraten der Tabelle 19. Sowohl für den Mann als auch für die Frau werden recht unterschiedliche Werte angegeben, doch ist die Anzahl der Bestimmungen klein. Die Androstendion-Produktionsrate scheint aber bei der Frau größer zu sein als beim Mann.

Die Produktionsraten des Dehydroepiandrosterons sind bei Mann und Frau etwa gleich und sie sind gleich hoch wie die Produktionsraten des Dehydroepiandrosteronsulfats (Tabelle 20), das sich im Plasma in hoher Menge anreichert (s. Seite 204).

Die metabolische Clearancerate des 5 a-Dihydrotestosterons ist bei Männern (n = 9) 636±198 l/Tag, bei Frauen (n = 9) 238±46 l/Tag (343±93 l/m^2/Tag resp. 157±27 l/m^2/Tag). Die Blutproduktionsraten des 5 a-Dihydrotestosterons sind bei Männern $0,343 \pm 0,148$ und bei Frauen $0,041 \pm 0,006$ mg/Tag (TREMBLAY u. Mitarb., 1972).

Die metabolischen Clearanceraten und die Blutproduktionsraten von 5 a-Androstan-3a, 17β-diol (Androstandiol) wurden von BIRD u. Mitarb. (1974), die von Δ5-Androsten-3β, 17β-diol (Androstendiol) von KIRSCHNER u. Mitarb. (1973) bestimmt.

Gonadotropine und ACTH beeinflussen die Produktionsraten wie die Plasma-Konzentrationen der Androgene (Tabelle 21). Beide Einflüsse sollen hier gemeinsam besprochen werden. HCG steigert sowohl das Plasma-Testosteron wie die Produktionsrate des Testosterons sowohl beim Mann wie bei der Frau. ACTH wirkt dagegen bei Mann und Frau verschieden. Es senkt sowohl das Plasma-Testosteron (Tabelle 7) wie die Produktionsrate des Testosterons, steigert aber beide Werte bei der Frau. Im Fall von CHAPDELAINE u. Mitarb. (1965), Tabelle 21, ist die Testosteron-Produktionsrate nach ACTH bei einem Mann angestiegen, was aber eine Ausnahme zu sein scheint.

Die Androstendion-Produktionsrate steigt nach ACTH bei beiden Geschlechtern und ebenso steigt das Plasma-Androstendion an. Auch HCG steigert beide Werte (Tabelle 21).

Die Dehydroepiandrosteron-Produktionsrate wird durch ACTH ebenfalls gesteigert (Tabelle 21).

Dexamethason bewirkt, wie zu erwarten, das Gegenteil von ACTH, worüber nicht viele Untersuchungen vorliegen.

Auch über den Einfluß von Androgenen und Oestrogenen auf die Testosteron-Produktionsrate liegen einige Untersuchungen vor (LIPSETT u. Mitarb., 1966; DAVIS u. Mitarb., 1965). Mesterolon, 30 mg täglich, verändert die Produktionsrate nicht, Androgene, vor allem aber Oestrogene vermindern beim Mann die Testosteron-Produktionsrate.

Die Produktionsraten haben über die *Herkunft der Androgene* und ihre *Umwandlung* ineinander bedeutende Erkenntnisse gebracht. Sie seien hier nur kurz dargestellt, soweit sie für den klinischen Gebrauch interessant sind. Außer den Gonaden und der Nebennierenrinde nehmen Organe wie die Haut, und die Skeletmuskulatur, vor allem aber die Leber am Steroid-Stoffwechsel teil. Hier entsteht das meiste extragonadale Plasmatestosteron. Dehydroepiandrosteron aus der Nebenniere wird in der Leber zu Androstendion, dieses zu Testosteron und Epitestosteron. Aus Dehydroepiandrosteron entsteht auch Δ5-Androstendiol. Aus Testosteron oder direkt aus Dehydroepiandrosteron stammen Testosteronsulfat und Testosteronglukuronisid, aus Androstendion Oestron und aus Testosteron Oestradiol. Die meisten dieser Reaktionen sind reversibel (LITTMANN u. Mitarb., 1973). Das Oestradiol des Mannes entsteht ganz überwiegend aus Testosteron, seine direkte Sekretion aus dem Hoden ist geringfügig. Die Oestradiolblutproduktionsrate des Mannes ist 30—40 μg/Tag (STEWART-BENTLEY u. Mitarb., 1974).

Aus den Tabellen geht hervor, daß die Plasma-Konzentrationen und die Produktionsraten des Testosterons bei Mann und Frau sich stark unterscheiden. Die Geschlechter zeigen den größten Unterschied im stärksten Androgen. Die Plasma-Konzentrationen und die Produktionsraten der schwächeren Androgene Androstendion und Dehydroepiandrosteron sind bei Mann und Frau dagegen nicht sehr verschieden, die des Androstendions sind bei der Frau sogar höher. Das Plasma-Testosteron verhält sich bei Mann und Frau wie 10:1, die Produktionsraten des Testosterons wie 15:1. Das Plasma-Androstendion und die Androstendion-Produktionsraten verhalten sich bei Mann und Frau aber wie 1:2. Dehydroepian-

Tabelle 18. *Metabolische Clearancerate von Androstendion und Dehydroepiandrosteron*

Nr.	Alter	Androstendion Mittel l/Tag	Bereich	Anzahl (Jahre)	Dehydroepiandrosteron Mittel l/Tag	Bereich	Autor
1	♂ 18 Jahre		1620				Rivarola et al. (1966)
	♂ 28 Jahre		1937				Rivarola et al. (1966)
	♀♀ 22 Jahre		1385				Rivarola et al. (1966)
	♀♀ 32 Jahre		1291				Rivarola et al. (1966)
2	12	2330 ± 107					Horton et al. (1966)
3				4 ♂	1730	1440—1960	Horton et al. (1967)
				4 ♀	1530	1200—1900	Horton et al. (1967)
4			800—3200			910—2000	Vermeulen (1968b)
5	n=9	1997 ± 325 = 1071 ± 348/m²		n=9	1376 ± 188 = 876 ± 79/m²		Tremblay et al. (1972)

Tabelle 19. *Androstendion-Blutproduktionsrate*

Nr.	Alter	Mann Mittel mg/Tag	Bereich mg/Tag	Alter	Frau Mittel mg/Tag	Bereich mg/Tag	Autor
1	27 Jahre		7,4	28 Jahre		8,1	MacDonald et al. (1965)
2	29 Jahre		19				Chapdelaine et al. (1965)
3	18 Jahre		2,1	22 Jahre		27	Rivarola et al. (1966)
	28 Jahre		2,1	32 Jahre		3,6	Rivarola et al. (1966)
4		1,4			3,4		Horton et al. (1966)
5			0,5—1,4				Littmann (1972)
6	n=9	2,26 ± 0,86		n=9	2,58 ± 0,96		Tremblay et al. (1972)

Tabelle 20. *Dehydroepiandrosteron- und Dehydroepiandrosteronsulfat-Produktionsraten*

Nr.	(Anzahl) Jahre	Mann DHA mg/Tag	DHAsulfat mg/Tag	(Anzahl) Jahre	Frau DHA mg/Tag	DHAsulfat mg/Tag	Autor
1	27 Jahre (3)	6,6	6,9	28 Jahre (4)	7,4	6,9	MacDonald et al. (1965)
2			17			12	Beaulieu et al. (1965)
3	29 Jahre	17	(14—22)			(10—18,5)	Chapdelaine et al. (1965)
4		7	19				Horton et al. (1967)

Tabelle 21. *Einfluß von HCG und ACTH auf die Produktionsraten*

Nr.	Verabreicht Geschlecht	Testosteron-Produktionsrate mg/Tag vor	nach	Androstendion-Produktionsrate mg/Tag vor	nach	Dehydroepiandrosteron-Produktionsrate mg/Tag vor	nach	Autor
1	HCG ♀	0,9	1,3					Korenman et al. (1965)
	HCG ♀	0,9	1,1					Korenman et al. (1965)
	HCG ♀	0,8	1,0					Korenman et al. (1965)
	ACTH ♀	0,9	0,7					Korenman et al. (1965)
	ACTH ♀	0,9	2,6					Korenman et al. (1965)
	ACTH ♀	0,8	2,1					Korenman et al. (1965)
2	ACTH ♂	8	10	19	27	17	34	Chapdelaine et al. (1965)
	Dexamethason	8	5	19	26	17	4	Chapdelaine et al. (1965)
3	HCG ♂	6,4	12,3	2,1	4,5			Rivarola et al. (1966)
	HCG ♂	5,5	15,4	2,1	2,3			Rivarola et al. (1966)
	ACTH ♂	6,4	2,8	2,1	7,8			Rivarola et al. (1966)
	ACTH ♂	5,5	3,3	2,1	4,0			Rivarola et al. (1966)
	ACTH ♀	0,37	0,51	2,7	4,1			Rivarola et al. (1966)
	ACTH ♀	0,37	0,35	3,6	4,9			Rivarola et al. (1966)
4	HCG	+		+		+		Rivarola et al. (1966)

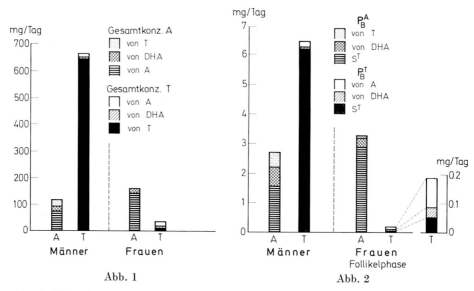

Abb. 1

Abb. 2

Abb. 1. Plasmakonzentrationen von Androstendion (A) und Testosteron (T) bei normalen Männern und normalen Frauen in der frühen Follikelphase des Cyclus. Die mittlere Konzentration entspricht der Höhe der Säule in folgender Unterteilung: Ganz unten ist die Konzentration des Steroids, das nicht durch Umwandlung entsteht sondern aus direkter Sekretion stammt (horizontal schraffiert = A; schwarz = T). Nach oben folgen die Konzentrationen aus sezernierten Vorstufen (Baird et al., 1969)

Abb. 2. Blutproduktionsraten von Androstendion (A) und Testosteron (T) bei normalen Männern und normalen Frauen in der frühen Follikelphase des Cyclus. Die mittlere Blutproduktionsrate (PB) entspricht der Höhe der Säule, die so unterteilt ist: Zu unterst ist die Sekretionsrate (S) des produzierten Steroids (horizontal schraffiert = A; schwarz = T). Die oberen Unterteilungen entsprechen dem Zugang über Vorstufen (Baird et al., 1969)

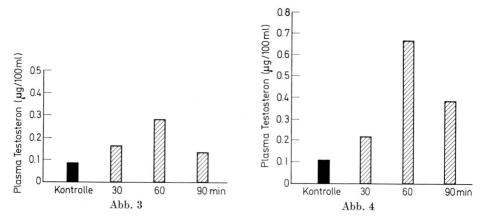

Abb. 3

Abb. 4

Abb. 3. Plasmatestosteron vor und nach oraler Gabe von Dehydroepiandrosteron. Gesunde Frau (Mahesh, 1965)

Abb. 4. Plasmatestosteron vor und nach oraler Gabe von 100 mg Δ^4-Androstendion. Gesunde Frau (Mahesh, 1965)

drosteron und Dehydroepiandrosteronsulfat sind bei beiden Geschlechtern wenig verschieden.

Das Plasma-Testosteron stammt beim Mann zu 95% aus der Hodensekretion und zu 3% aus der extragonadalen Umwandlung von Androstendion. Dieses entstammt überwiegend der Nebennierenrinde, in kleiner Menge auch den Hoden und aus der Umwandlung von Dehydroepiandrosteron. Das Testosteron der Frau stammt dagegen nur zum kleinsten Teil aus der direkten Nebennierenrinden- oder Ovarialsekretion, mehr aus Dehydroepiandrosteron, überwiegend aber, zu 60%, aus Androstendion, das von Nebennieren und Ovarien sezerniert wird. Dies wird aus Abb. 1 für das Plasma-Testosteron und Abb. 2 für die Blut-Produktionsraten deutlich.

Die ausgiebigste Umwandlung ineinander zeigen Testosteron und Androstendion. Bei Mann und Frau werden 5,9% Androstendion in Testosteron und 6,6% Testosteron in Androstendion umgewandelt. Der hohe Testosterongehalt des Mannes trägt daher entscheidend zu seiner Androstendion-Produktion bei und 15—20% des Plasma-Androstendions kommen bei ihm aus Testosteron, während das niedrige Testosteron der Frau nur 1% ihres Androstendions liefert. Die endokrine Sekretion des Androstendions ist bei Mann und Frau also noch stärker verschieden als es das Verhältnis von 1:2 der Produktionsraten oder der Plasma-Konzentrationen anzeigt. Es nähert sich dem Verhältnis 1:2 durch die beim Mann erhebliche Zufuhr von Androstendion aus Testosteron. Die Ovarien sezernieren überwiegend Androstendion, daneben Dehydroepiandrosteron; die Nebennieren-rinden überwiegend Dehydroepiandrosteron und Dehydroepiandrosteronsulfat, daneben Androstendion. Alle diese schwachen Androgene sind die Hauptquellen des peripher entstehenden Testosterons der Frau, was für das Verständnis der Androgenvermehrungen bei der Frau wichtig ist.

Wie schnell Androstendion und Dehydroepiandrosteron in Testosteron übergehen, zeigen die beiden Abbildungen (Abb. 3 u. 4). HCG und ACTH verändern die Raten der Umwandlung der Androgene ineinander nicht.

5. Pathologie der Androgene

Bei der Spätkastration und bei den androgenproduzierenden Tumoren läßt sich das klinische Bild mit dem Anstieg oder Abfall der Androgene leicht in Übereinstimmung bringen. Komplizierter ist dies bei endokrinen Krankheiten, die in der Kindheit oder schon in der Fetalzeit begonnen haben, etwa beim Klinefelter-Syndrom, beim Pseudohermaphroditismus und bei der congenitalen Nebennieren-rindenhyperplasie. Hier kann in die Störung eine verminderte oder erhöhte Androgenempfindlichkeit eingehen. Am schwierigsten ist die Gegenüberstellung von klinischem Bild und Androgenen beim Hirsutismus der Frau und seinen Variationen.

5.1. Hypogonadismus

Nach *Orchiektomie* sinkt das Plasma-Testosteron auf Werte, die niedriger sind als bei der Frau. COPPAGE u. COONER (1965) fanden 0,013—0,018 μg/100 ml, VERMEULEN (1973c) 0,031 μg/100 ml für Gesamttestosteron und 0,15 ng/100 ml für freies Testosteron. Auch die Testosteronausscheidung im Urin sinkt stark (ROSNER u. CONTE, 1966; TAMM u. Mitarb., 1968).

Nach *Ovariektomie* sinkt das Plasma-Testosteron ebenfalls (0,016 μg/100 ml, LAMB u. Mitarb., 1964).

Nach *Adrenalektomie* des Mannes ist das Plasma-Testosteron im unteren Normbereich, Androstendion und Dehydroepiandrosteron sinken dagegen stark ab (Gandy u. Peterson, 1968). Nach Adrenalektomie der Frau ist das Plasma-Testosteron sehr niedrig (Lamb u. Mitarb., 1964). Nach Adrenalektomie + Ovariektomie sinkt das Plasma-Testosteron auf niedrigste Werte (Lamb u. Mitarb., 1964; Gibree u. Mitarb., 1965). Die Testosteronausscheidung im Urin nach Adrenalektomie ist beim Mann normal oder mäßig erniedrigt (Rosner u. Conte, 1966; Tamm u. Mitarb., 1968).

Bei M. Addison ist die Testosteronausscheidung des Mannes nicht erniedrigt (Vermeulen, 1966; Tamm u. Mitarb., 1968).

Nach *Hypophysektomie* oder bei Hypophyseninsuffizienz ist das Testosteron im Plasma niedrig (Coppage u. Cooner, 1965), im Urin erreicht es ebenfalls die niedrigsten Werte, die oft nicht mehr meßbar sind (Tamm u. Mitarb., 1968). Bei hypophysärem Zwergwuchs läßt sich das Plasma-Testosteron, wie auch die 17-Ketosteroidausscheidung im Urin, mit HCG nicht steigern (Stuiver u. Mitarb., 1966).

Bei hypogonadotropem Hypogonadismus fand Vermeulen (1973c) 0,2 μg/ 100 ml. Bei Lebercirrhose sind Gesamt- und freies Testosteron im Plasma erniedrigt, sie reagieren nur bescheiden auf HCG. Androstendion, testosteronbindendes Globulin, Oestradiol und Oestriol sind dagegen erhöht. Hierzu siehe auch Forest et al., 1973a.

Eine interessante Steroidstoffwechselstörung des Hodens ist die 17β-Hydroxysteroid-Dehydrogenase-Insuffizienz (Saez u. Mitarb., 1972; Goebelsman u. Mitarb., 1973). Bei erniedrigter Testosteronsekretion der Hoden ist ihre Sekretion von Androstendion 10fach und die von Oestron und Oestradiol 4fach erhöht. Das Plasmatestosteron ist an der unteren Grenze der Norm (0,271 $\pm$ 0,027 μg/100 ml), aber 91% davon entstammen der peripheren Konversion aus Androstendion! Die 17-Ketosteroid-Ausscheidung im Urin ist auf das doppelte gesteigert. Die klinischen Symptome treten erst in der Pubertät auf. Wahrscheinlich schützt in der Fetalzeit die Plazenta vor einem Androgenüberschuß durch die plazentäre Aromatisierung des Androstendions.

Bei sexueller *Impotenz* fanden Hudson u. Coghlan (1968) in 40 von 42 Fällen das Plasma-Testosteron normal. Bei den Patienten mit erniedrigtem Plasma-Testosteron (0,28 und 0,31 μg/100 ml) stieg es nach Psychotherapie wieder an. Ebenso ist die Testosteronausscheidung im Urin bei den meisten Fällen von Impotenz oder bei sexueller Perversion normal (Apostolakis u. Schmidt, 1968). Dies wird von Vermeulen (1973c) bestätigt. Bei diabetischer Impotenz ist es dagegen erniedrigt. Bei homosexuellen Männern ist das Plasmatestosteron an der unteren Grenze der Norm (Kolodny u. Mitarb., 1972). Bei unbekannter Azoospermie und nach Mumps-Orchitis wurde das Plasmatestosteron normal gefunden (Vermeulen, 1973c).

Knaben mit *verzögerter Pubertät* haben vor dem Pubertätsbeginn die ihrem Entwicklungsalter entsprechend niedrigen Konzentrationen des Plasma-Testosterons. Sie reagieren schon vor dem Eintritt der Pubertät auf HCG mit einem beträchtlichen Anstieg des Plasma-Testosterons, nach 4 Tagen mit je 2500 I.U. HCG im Mittel um 0,52 μg/100 ml (Stuiver u. Mitarb., 1966). Der Anstieg des Plasma-Testosterons kann zur Differentialdiagnose herangezogen werden (Stuiver u. Mitarb., 1966); Lipsett u. Mitarb., 1966; Hudson u. Coghlan, 1968). Knaben mit hypophysärem Zwergwuchs reagieren nicht auf HCG. Auch die Testosteronausscheidung im Urin steigt nach HCG an (Knorr, 1968). Das Plasma-Testosteron ist ein wesentlich besserer Parameter der Ansprechbarkeit auf HCG als die 17-Ketosteroidausscheidung (STUIVER u. Mitarb., 1966).

Bei *idiopathischer Pubertas praecox* der Knaben ist das Plasma-Testosteron entsprechend dem vorverlegten Entwicklungsalter erhöht auf Werte von 0,37— 0,73 μg/100 ml, wie man sie bei Männern findet. Auch Androstendion und Dehydroepiandrosteron im Plasma sind wie bei jungen Männern (GANDY u. PETERSON, 1968; HUDSON u. COGHLAN, 1968). Die Werte sind höher als beim congenitalen AGS (s. Seite 221).

5.2. Gonadendysgenesie

Bei *Gonadendysgenesie* fanden GANDY u. PETERSON (1968) folgende Werte im Plasma: Testosteron 0,06±0,02 (etwas erhöht), Androstendion 0,047±0,05 (erniedrigt) und Dehydroepiandrosteron 0,42±0,105 μg/100 ml (normal). FOREST u. Mitarb. (1973a) fanden das Gesamttestosteron 0,0113±4,1 μg/100 ml, das freie Testosteron 0,08±0,04 ng/100 ml. Das Testosteron entstammt sicherlich vor allem der Nebennierenrinde. ACTH steigert es bei Turner-Syndrom wie bei agonadalen und präpuberalen Kindern, während HCG wirkungslos ist (ROSENFIELD et al., 1973; WINTER et al., 1972; FOREST u. Mitarb., 1973a). Nach FOREST liegt der Adrenarche im 7. Lebensjahr die periphere Konversion zunehmend sezernierter Nebennierenrinden-Steroide zugrunde, wie Androstendion, Dehydroepiandrosteron und Dehydroepiandrosteronsulfat. Bei Östrogentherapie nimmt das freie Testosteron zu (ROSENFIELD u. Mitarb., 1973).

5.3. Klinefelter-Syndrom

Das charakteristische histologische Bild des Klinefelterhodens ist die Hyalinisation und Fibrose der Tubuli mit fehlender Spermiogenese. Die Leydig-Zellen sind in großer Zahl vorhanden. Auffällig ist aber, daß klinische Symptome einer erniedrigten Androgensekretion sehr häufig sind. Mangelhafter Bartwuchs wird in 81% der Fälle beobachtet, eingeschränkte Libido in 66%, geringes Scham- und Achselhaar in 49% und ein zu kleiner Penis in 22% (PAULSEN u. Mitarb., 1968). Gynäkomastie findet man bei 50% der Fälle. Die Bestimmung der Androgene im Blut und im Urin hat bestätigt, daß in den meisten Fällen eine relative Androgeninsuffizienz vorliegt. Das Plasma-Testosteron ist erniedrigt und unter 25 Patienten war nur einer mit einem Wert über 0,5 μg/100 ml, nämlich 0,88 μg/100 ml.

Tabelle 22. *Androgene beim Klinefelter-Syndrom (nach PAULSEN u. Mitarb., 1968)*

	Klinefelter	Normal
Plasmatestosteron μg/100 ml	0,28 (0,03—0,88) (n=25)	0,67 (0,28—1,44) (n=60)
Plasmaandrostendion μg/100 ml	0,12 (0,02—0,31) (n=16)	0,13 (0,06—0,23) (n=41)
Urin FSH I.U./Tag	56,0—204,6 (n=16)	3,8—25,0
Serum LH I.U./ml	21,2—>128 (n=20)	4—19 (n=72)
Plasmatestosteron nach 4×5000 I.U. HCG .	+0,4 μg/100 ml	+0,71 μg/100 ml

Auch HUDSON u. COGHLAN (1968) fanden bei 18 Patienten das Plasma-Testosteron auf im Mittel 0,29 μg/100 ml (0,09—0,48 μg/100 ml) erniedrigt. Ähnliches fanden COPPAGE u. COONER (1965) und LIPSETT u. Mitarb. (1966). Testosteronbestimmungen durch Radioimmunoassay (Stewart-Bentley u. Mitarb., 1973 und durch kompetitive Proteinbindung (Capell u. Mitarb., 1973; Demisch u. Mitarb., 1973b) haben diese Befunde voll bestätigt und ergänzt. 17-Hydroxyprogesteron im Plasma ist bei Klinefelter Syndrom erhöht (0,120 μg/100 ml; normal 0,097 μg/100 ml) und Androstendiol ist erniedrigt (0,064—0,106 μg/100 ml; normal 0,246 $\pm$ 0,089 μg/100 ml). Auch das freie Testosteron ist erniedrigt (Vermeulen, 1973c). Die Ausscheidung des Testosterons im Urin ist ebenfalls erniedrigt (Lim u. Dingman, 1965; Vermeulen, 1966; Hudson u. Coghlan, 1968).

Das Testosteron ist noch häufiger erniedrigt, als es die klinisch in Erscheinung tretenden Symptome auf den ersten Blick vermuten lassen. Je genauer man untersucht, um so mehr fallen aber Androgen-Mangel-Symptome auf. Damit entstehen Zweifel, ob die Leydig-Zellen des Klinefelter-Syndroms zu einer normalen Testosteronsekretion fähig sind. Sie kommen entweder in Haufen angeordnet vor, und dann ist ihre absolute Zahl vermehrt; oder sie können gleichmäßig verteilt sein, dann sind sie nicht vermehrt (Heller, Diskussionsbemerkung zu Paulsen u. Mitarb., 1968). Es sind so viele Leydig-Zellen vorhanden, daß der Testosteronmangel nicht von ihrer zu geringen Anzahl herrühren kann.

Sind die klinischen Symptome und die niedrige Testosteronsekretion schon starke Argumente für einen Defekt der Leydig-Zellen beim Klinefelter-Syndrom, so ist ein weiterer Hinweis dafür die verminderte Ansprechbarkeit der Leydig-Zellen auf gonadotrope Hormone. Die Gonadotropine sind beim Klinefelter-Syndrom erhöht, und nicht nur die FSH-Titer, die besonders bei Tubulusstörungen ansteigen, sondern auch die LH-Titer sind hoch.

Die FSH-Ausscheidung ist etwa 8mal höher als bei gesunden Männern und die LH-Ausscheidung über 5mal höher. 10 der 25 Klinefelter-Patienten von Paulsen hatten erhöhte LH-Titer trotz normaler Plasma-Testosteronwerte (Tabelle 22).

Beim Versuch, das Plasma-Testosteron mit hohen Dosen von HCG weiter zu steigern, reagierten die Klinefelter-Patienten weniger als Gesunde (Tabelle 22). und unterschiedlich (Capell u. Mitarb., 1973; Stewart-Bentley u. Mitarb., 1973). Diese Befunde schließen die Möglichkeit nicht aus, daß die Leydig-Zellen für Gonadotropine weniger empfindlich sind, sprechen aber mehr dafür, daß ihre Testosteronproduktion geschädigt ist. Stewart-Bentley u. Mitarb. (1973) nehmen einen enzymatischen Defekt der Steroidgenese in den Leydigzellen nach der Bildung des Pregnenolons an. Die Zwischenhirn-Hypophysen-Leydigzell-Achse ist jedenfalls nicht gestört. Capell u. Mitarb., 1973 halten die FSH-Regulation für normal, die LH-Regulation allerdings für abnorm.

Der Hodendefekt beim Klinefelter-Syndrom liegt also nicht nur im Tubulusapparat, sondern auch in den Leydig-Zellen, im Einzelfall in verschiedenem Ausmaß. Der Tubulusapparat ist als der auch sonst empfindlichere Hodenanteil fast immer schwerst geschädigt. Partielle Störungen des Tubulusapparates, auch mit teilweise erhaltener Spermiogenese, kommen vor allem bei XY/XXY-Mosaik vor. Das erniedrigte Plasma-Testosteron war bei chromatinpositivem und chromatinnegativem Klinefelter-Syndrom nicht grundsätzlich unterschieden, 4 chromatinnegative Patienten hatten Werte von 0,45; 0,47; 0,18 und 0,05 μg/100 ml (Paulsen u. Mitarb., 1968). Bei 3 Fällen vom XXYY-Typ fanden Eberlein u. Mitarb. (1967) zugleich ein sehr niedriges Plasma-Dehydroepiandrosteron, was einen Nebennierenrinden-Defekt vermuten läßt. Bei 2 identischen Klinefelter-Zwillingen mit maskulinem Phaenotyp und XX-Kariotyp war das Plasmatestosteron 0,068 resp. 0,039 μg/100 ml, also wie bei normalen Frauen. Durch V. Spermatica-Katherisierung war nachgewiesen, daß es aus den Hoden stammte (Nicolis u. Mitarb., 1972).

STEENO u. Mitarb. (1966) untersuchten bei 2 Fällen von chromatinnegativen Klinefelter-Syndrom die 17-Ketosteroide im Urin, die sie hoch fanden.

Dieser auch innersekretorische Hypogonadismus des Klinefelter-Syndroms hat einen weiteren wichtigen klinischen Aspekt: Er läßt sich durch Testosterongaben nur schwer beeinflussen. Nach eigener Erfahrung, die auch von verschiedenen Autoren, überwiegend in Diskussionsbemerkungen, geäußert worden ist, so von HELLER; LLOYD; MULROW in Recent Progr. Hormone Res. *24*, 354 (1966) und von JOHNSEN sowie HUDSON in Ciba Colloqu. Endocr. *16*, 299 (1967), gelingt es auch durch intensive Testosteronbehandlung in vielen Fällen nicht, die sexuelle Leistungsfähigkeit zu normalisieren und normale Genitalien und sekundäre Geschlechtsmerkmale, z.B. einen normalen Bartwuchs zu erzeugen. Man pflegt in diesem Fall von verminderter Empfindlichkeit der Erfolgsorgane der Androgenwirkung zu sprechen. Es erscheint naheliegend, daß eine solche partielle Androgenresistenz die Folge einer ungenügenden geschlechtsspezifischen Prägung von Gestaltmerkmalen in der Fetalzeit ist. Ob der Androgenmangel von Anfang an und damit schon zur Zeit der aktiven endokrinen Tätigkeit in der Fetalzeit bestanden hat, ist unbekannt, aber doch wahrscheinlich. Nach den Erkenntnissen der fetalen Endokrinologie ist es geradezu zwingend, daß ein so früh einsetzender Androgenmangel zu später nicht aufholbaren, irreversiblen Schäden führt, wie man sie beim Klinefelter-Syndrom findet. In diesem Sinne äußert sich auch LLOYD, Recent Progr. Hormone Res. *24*, 355 (1966). Daß die Störung in gewissem Umfang zu beeinflussen ist, und daß die Fälle verschieden sind, steht außer Zweifel. Das kann aber nicht darüber hinwegtäuschen, daß ein zu kleines Genitale und dürftig entwickelte sekundäre Geschlechtsmerkmale beim Klinefelter-Syndrom auch durch eine intensive Testosteronbehandlung nur ungenügend zur Entfaltung zu bringen sind.

5.4. Testikuläre Feminisierung

Sie ist eine Extremform des Pseudohermaphroditismus masculinus und man erklärt sie seit WILKINS als die Folge einer genetisch bedingten Androgenresistenz. Bei diesen phänotypisch rein weiblichen Frauen mit fehlendem Schamhaar sind die abdominal oder inguinal liegenden Hoden reich an Leydig-Zellen, die 17-Ketosteroidausscheidung ist wie beim Mann. Diese Frauen reagieren nicht auf selbst große Testosterongaben. Die Testosteronresistenz herrscht auch im Eiweißstoffwechsel, denn Testosteron wirkt nicht anabol (BAHNER u. SCHWARZ, 1962). Invitro-Untersuchungen des Steroidstoffwechsels haben keine wesentlichen Abweichungen von der des normalen Hodens aufgezeigt (NEHER u. KAHNT, 1966; COLLINS u. Mitarb., 1966). BULLOCK u. Mitarb., (1973) haben tierexperimentell die Rezeptor-Proteine für Dehydrotestosteron untersucht und glauben, daß dessen intranukleärer Transport bei testikulärer Feminisierung nicht stattfindet. Testosteron, Androstendion und Dehydroepiandrosteron finden sich im Blut der Vena spermatica in viel höherer Konzentration als im peripheren Blut, sie werden von diesen dystopen Hoden sezerniert. Die Konzentrationen von Testosteron, Androstendion und Dehydroepiandrosteron im Plasma sind normal oder erhöht. Sie reagieren normal auf HCG. Die Gonadotropine sind oft erhöht und das Plasma-Testosteron steigt auf HCG weiter an und sinkt nach Testosterongaben ab, was eine intakte Hypophysen-Gonaden-Achse beweist (MORRIS u. MAHESH, 1963; DESPHANDE u. Mitarb., 1965; FRENCH u. Mitarb., 1965; PION u. Mitarb., 1965; SANDBERG u. Mitarb., 1965; FRENCH u. Mitarb., 1966; RIVAROLA u. Mitarb., 1967a; GANDY u. PETERSON, 1968; FRIEDMAN u. Mitarb., 1973).

5.5. Das adrenogenitale Syndrom (AGS)

Ein AGS bei zu hoher Androgenausschüttung der Nebennierenrinde kann angeboren oder erworben sein, in diesem Falle früh oder spät auftreten. Man unterscheidet

> angeborenes AGS,
> erworbenes AGS bei NNR-Hyperplasie,
> erworbenes AGS bei Tumoren der NNR.

Auch die Unterscheidung eines spät erworbenen AGS ist mehr als nur beschreibend. Die Nebennierenrinde kann entweder in der Zeit von der Pubertät bis zur Menopause spontan entgleisen oder es kann in jedem Lebensalter ein Nebennierenrindentumor auftreten. Die Symptome des erworbenen AGS sind um so mehr tumorverdächtig, je später im Leben das AGS auftritt oder wenn es im Kindesalter beginnt. Zum erworbenen AGS gehören viele Fälle des idiopathischen Hirsutismus, dessen erste Symptome nach der Pubertät — besonders auffallend nach dem 16. Lebensjahr — auftreten. Auch die Symptome der Androgenvermehrung, die das Cushing-Syndrom durch Nebennierenrindenhyperplasie begleiten, wie Hirsutismus, Akne, Amenorrhoe, sind die Symptome des AGS. Bei einem vor der Pubertät, besonders in früher Kindheit (soweit es nicht angeboren ist) oder nach der Menopause beginnendem AGS ist der Tumorverdacht immer groß.

Ganz abzutrennen vom AGS und nicht zu ihm gehörend ist der Hirsutismus der Frau in der Zeit des Klimakteriums, falls er sich auf das Gesicht beschränkt und das Scham- und Achselhaar, das sog. sexuelle Haar, dabei ausfällt oder dünner wird. Dieser Altweiberbart beruht nur dann auf einer Androgenvermehrung, wenn das Scham- und Achselhaar gleichzeitig stärker wird (ausführliche Bescheibung bei Hamilton u. Terada, 1965; kurze Übersicht bei Bahner, 1969). Beim einfachen Altweiberbart ist die Androgenproduktion nicht gesteigert, die Nebennierenrinde ersetzt die von den Ovarien vorher produzierten Steroide nicht und ihre Androgensekretion nimmt im Klimakterium nicht zu.

Hier ist nicht der Ort, auf die Symptome und auf den Verlauf des AGS, sei es angeboren oder erworben, einzugehen. Es soll nur der Androgenstatus bei diesen Störungen besprochen werden. Biochemisch unterscheiden sich, wenn auch in mancher Hinsicht noch nicht genügend untersucht, das angeborene AGS, das AGS durch Nebennierenrindenhyperplasie mit oder ohne Cushing-Syndrom und das AGS durch Tumoren der Nebennierenrinde.

5.6. Das angeborene AGS

Die klinischen Symptome entstehen durch die stark gesteigerte Androgenproduktion der Nebennierenrinde, die die Folge des 21-Hydroxylase-, des 11β-Hydroxylase- oder des 3β-ol-Dehydrogenase-Mangels und noch anderer Enzymdefekte ist. Der biochemische Weg der Androgenproduktion geht vom 17-alpha-Hydroxyprogesteron, das sich durch den Enzymblock anreichert, zum Androstendion, das in großer Menge produziert wird und die Hauptquelle des entstehenden Testosterons ist. Die Umwandlungsrate zwischen Androstendion und Testosteron in der Peripherie ist normal (Horton, 1968).

Wie die Tabelle 23 zeigt, ist die Konzentration des Testosterons im Plasma viel höher als bei der Frau, aber deutlich niedriger als beim erwachsenen Mann. Die Konzentrationen des Androstendions sind wesentlich höher als bei gesunden Mädchen oder Knaben und übersteigen selbst die Werte erwachsener Männer und Frauen um ein Vielfaches. Gegenüber präpuberalen Kindern steigt das Plasma-Androstendion auf das 30fache! Das Dehydroepiandrosteron verhält sich ver-

Tabelle 23. *Plasmakonzentrationen von Testosteron, Androstendion und Dehydroepiandrosteron bei congenitalem AGS (nach* RIVAROLA *u. Mitarb., 1967)*

S = Salzverlustsyndrom
D = 3-β-ol-Dehydrogenasemangel

Geschlecht	Alter	Testosteron	Androstendion	Dehydroepi-androsteron
		ng/100 ml	ng/100 ml	ng/100 ml
♂ S	24 Tage	296	5535	—
♂ S	2 Monate	153	496	1324
♀ S	2 Monate	157	360	—
♀ S	11 Monate	209	703	—
♂	6 Jahre	154	874	186
♂	9 Jahre	110	540	424
♀	10 Jahre	600	2450	1858
♂	15 Jahre	353	1570	1500
♀	27 Jahre	130	533	—
♀	41 Jahre	179	1266	711
♂ D	8 Jahre	30	103	1060
Normale Männer		551 (374—917)	95 (50—136)	459 (266—732)
Normale Frauen		47 (25—68)	180 (111—288)	535 (359—733)

schieden, es ist oft sehr hoch. Neuere Untersuchungen mit radioimmunologischem Testosteronbestimmungen (z. B. VIHKO u. Mitarb., 1973) bestätigen, daß das Testosteron bei weiblichem kongenitalem AGS mäßig erhöht ist, das Progesteron aber auf das 10fache und das 17a-Hydroxyprogesteron auf das 100fache ansteigt. Bei idiopathischer Pubertas praecox bleiben Androstendion, Dehydroepiandrosteron und Progesteron und 17a-Hydroxyprogesteron dagegen im Normbereich (Übersicht bei FOREST u. Mitarb., (1973a).

Bemerkenswert ist der Befund bei dem 8jährigen Jungen mit 3-β-ol-Dehydrogenasemangel, dessen Testosteron und Androstendion im Plasma stark erniedrigt sind, das Dehydroepiandrosteron aber hoch ist. Dies ist bei diesem Enzymdefekt zu erwarten.

Der 15jährige Junge, Tabelle 23, mit einem Testosteronwert noch unter dem des erwachsenen Mannes, hatte normal große Hoden mit bioptisch vollständiger Spermiogenese. Seine 17-Ketosteroidausscheidung war 40 mg/Tag und ging durch Cortison auf 5 mg/Tag zurück. Dieser Fall beleuchtet den von BAHNER u. SCHWARZ (1961) erhobenen Befund, daß erwachsene Männer mit angeborenem AGS trotz ihrer pathologischen Androgenquelle oft keine Hodeninsuffizienz haben. Gesunde erwachsene Männer produzieren mehr Testosteron als man es beim congenitalen AGS findet, so daß das Plasma-Testosteron des Mannes, wenn noch das Testosteron durch ein angeborenes AGS hinzukommt, den Normbereich nur wenig überschreiten dürfte. Mit einer Hodeninsuffizienz eines erwachsenen Mannes mit angeborenem AGS ist vielleicht dann zu rechnen, wenn auch vermehrt Oestrogene produziert werden, die vor allem aus dem hohen Androstendion entstehen.

Die Testosteronausscheidung im Urin ist ebenfalls gesteigert (CAMACHO u. MIGEON, 1966; VERMEULEN, 1966; DEGENHARDT u. Mitarb., 1966). Das Plasma-Testosteron beim angeborenen AGS liegt also überwiegend im Bereich zwischen den Werten des erwachsenen Mannes und der Frau, es ist nicht so hoch wie bei der idiopathischen Pubertas praecox. Es stammt ganz überwiegend aus Androstendion, bei Mädchen zu 77%, bei Knaben zu 44% (HORTON, 1968).

Bei dem seltenen spät auftretenden 21-Hydroxylasedefekt findet man ähnliche Werte (HORTON, 1968).

5.7. Das Cushing-Syndrom

Die von Gandy u. Peterson (1968) mitgeteilten Plasmawerte sind für Androstendion und Dehydroepiandrosteron gesteigert, für Testosteron eher erniedrigt, sie steigen jedenfalls nach der Adrenalektomie an. Das klinische Bild des Cushing bietet bei der Hyperplasie auch wenig Anhalt für eine Androgenvermehrung. Hier ist das Ergebnis weiterer Untersuchungen abzuwarten. Die Testosteronausscheidung im Urin war in 3 von 5 Fällen von Vermeulen (1966) gesteigert auf 318—501 μg/Tag. ACTH, 5 Tage lang 120 IU/Tag, veränderte die Testosteronausscheidung nicht. Demisch u. Mitarb. (1973a) fanden das Plasma-Testosteron und -Dehydrotestosteron bei Frauen erhöht, vor allem aber das Androstendiol zwischen 0,095—0,428 μg/100 ml (normal 0,061 $\pm$ 0,022 μg/100 ml.

5.8. Das AGS durch Tumoren

Jede in kurzer Zeit progrediente und stärkere Virilisierung der Frau ist sehr verdächtig auf einen Androgen-produzierenden Tumor, und auch Symptome einer starken Virilisierung beim Cushing-Syndrom sprechen für dessen Tumorätiologie, während die Hyperplasie meist einen protrahierten Verlauf mit einem nur milden Hirsutismus nimmt. Bei einem kurzfristig entstandenen, progredienten AGS ohne Cushing-Symptome geht der Verdacht mehr auf einen extraadrenalen Tumor, besonders der Ovarien.

Für die Diagnostik der virilisierenden Tumoren hat sich die Bestimmung der 17-Ketosteroide im Urin schon lange außerordentlich bewährt. Sie sind beim Cushing-Syndrom durch Hyperplasie nur hochnormal, bei Tumoren aber immer stark erhöht. Es kann schwierig sein, einen Androgen-produzierenden Tumor der Nebenniere festzustellen oder auszuschließen bei Werten zwischen 20 und 40 mg 17-Ketosteroide/Tag, weil das der Bereich ist, der auch beim idiopathischen Hirsutismus vorkommt. Hier ist entscheidend wichtig, die Dynamik der 17-Ketosteroidausscheidung zu untersuchen, indem man sie durch Dexamethason zu hemmen versucht. Tumoren sind in ihrer Androgensekretion starr, die gesteigerte Androgenausscheidung bei normaler oder hyperplastischer Nebennierenrinde, z. B. auch bei der Hyperplasie des Cushing-Syndroms, ist dagegen supprimierbar. Die 17-Ketosteroiduntersuchung ist besonders gut geeignet, dieses festzustellen.

Die Androgenausscheidung variiert sehr mit der Natur des Tumors. Die Plasmakonzentrationen von Testosteron, Androstendion und Dehydroepiandrosteron sind vermehrt, besonders hoch ist der Anstieg des Androstendions und der Anteil des Dehydroepiandrosterons (Saez u. Mitarb., 1967; Migeon u. Mitarb., 1968a). Die metabolische Clearancerate des Testosterons ist oft stark erhöht, die des Androstendions im allgemeinen normal. Gewöhnlich nicht vorkommende Androgene oder deren Vorstufen treten bei Tumoren auf wie Dehydroepiandrosteronsulfat, 7-Ketodehydroepiandrosteronsulfat (Beaulieu, 1962; Saez u. Mitarb., 1967), 17-Hydroxyprogesteron und 17-Hydroxypregnenolon (Wieland u. Mitarb., 1965). Nach Migeon (1972) wird vor allem Dehydroepiandrosteron vermehrt ausgeschieden, das dann bis zu 50% der 17-Ketosteroide im Urin ausmacht.

Bei virilisierenden Tumoren der Ovarien findet man das Plasma-Testosteron erhöht, in vitro erzeugen diese Tumoren große Mengen Testosteron und Androstendion. Die Aromatisierung zu Oestrogenen ist häufig gestört.

Bei einem Fall von ektopischem ACTH-Syndrom wiesen Holzmann u. Mitarb. eine 40—100fach gesteigerte Ausscheidung von Testosteron im Urin nach. Sie war durch Funktionsteste kaum zu beeinflussen.

Bei Leydig-Zell-Tumoren werden große Mengen Testosteron im Urin ausgeschieden. KNORR (1967) beobachtete einen 7jährigen Knaben mit einer Ausscheidung von 92 μg/Tag. 2 Tage nach der Entfernung des Leydig-Zell-Tumors war die
Ausscheidung nur noch 2,0 μg/Tag. LIPSETT u. Mitarb. (1966) beobachteten einen
metastasierenden Leydig-Zell-Tumor eines 63jährigen Mannes mit einer Testosteronausscheidung bis zu 1200 μg/Tag. Das Plasma-Testosteron war 1,9 μg/100
ml und die Testosteronproduktionsrate 48—53 mg/Tag. Die Produktionsrate des
Dehydroepiandrosterons war 2270 mg/Tag, die des Dehydroepiandrosteronsulfats
286 mg/Tag. Die Autoren schließen, daß wohl auch die gesunden Leydig-Zellen
diese beiden Androgensulfate, wenn auch in kleiner Menge, synthetisieren können.

6. Der Androgenüberschuß bei der Frau

Die normale und gesunde Frau, der man keine Androgenwirkungen ansehen
kann, hat dennoch geringe Mengen Testosteron im Plasma. Es entsteht außerhalb
von Nebennierenrinde und Ovarien aus schwachen Androgenen, überwiegend aus
Androstendion. Da die Androstendionsekretion der Ovarien physiologisch ist,
braucht sie sich nicht quantitativ, sondern nur qualitativ zu ändern, damit soviel
Androgene entstehen, daß Symptome der Androgenwirkung auftreten. Diese
werden im Begriff der ,,Virilisierung'' zusammengefaßt, womit man die Veränderungen der gesamten Körpergestelt in männlicher Richtung versteht. Nicht mehr
die Fettpolster, die bei der Frau dicker sind als beim Mann und der weiblichen
Gestalt die Rundung und die Weichheit geben, sondern die Muskeln, die die männliche Figur bestimmen, formen dann die Körperoberfläche und die Umrisse der
Gestalt. Zum Virilismus gehören bei der Frau die festen Knochen, die insgesamt
kräftige Muskulatur, die schmalen Hüften, die scharf modellierten Knie, die
kräftigen und festen Waden usw. Zu diesen Merkmalen der Körpergestalt gesellen
sich Veränderungen der sekundären Geschlechtsmerkmale in männlicher Richtung,
wie ein kräftiges Terminalhaar, besonders an Bauch und Brust und im Gesicht,
aber auch eine tiefe Stimme, kleine Brüste und Störungen der Menstruation. Das
schwere Vollbild des Virilismus ist eher selten, alle Übergänge von einer rein
weiblichen zu einer etwas vermännlichten weiblichen Gestalt sind aber häufig. Oft
begegnet man dem männlichen Behaarungstyp, dem Hirsutismus, ohne daß die
Körpergestalt vermännlicht ist, also Muskulatur und Fettpolster in männlicher
Richtung verschoben sind. Dann soll man nicht von Virilismus sprechen. Ein
kräftiges Haarkleid einer Frau kann eine Hypertrichose und braucht noch kein
Hirsutismus zu sein. Gerade das Terminalhaar zeigt, daß an ihm noch andere,
z. B. rassische oder individual-genetische Einflüsse, auch das Alter, wirksam sind
(HAMILTON u. TERADA, 1965).

Die Untersuchungen des Testosteronstoffwechsels beim Hirsutismus oder
anderen Teilsymptomen des Virilismus stoßen auf Schwierigkeiten, weil ein Kollektiv solcher Frauen immer heterogen ist. Rassische, konstitutionstypische und
endokrine Gestaltmerkmale treffen in allen Variationen zusammen. Es gibt die
muskelkräftige Frau oder die Frau mit dem kräftigen Terminalhaar, besonders an
Armen und an Beinen, oder die Frau mit tiefer Stimme. Der Hirsutismus kommt
allein vor oder mit anderen Zeichen der Virilisierung. Man wird in einem Kollektiv
stärker behaarter Frauen daher große Unterschiede im Testosterongehalt zu
erwarten haben.

Die Ansprechbarkeit auf vorhandene Androgene ist ein anderer Faktor in der
Pathogenese des verstärkten Haarwuchses der Frau und doch ergibt sich die Notwendigkeit, einen erhöhten Androgenspiegel und eine verstärkte Ansprechbarkeit

auf Androgene als pathogenetisch zusammengehörig zu sehen (s. Seite 190).
Andere gestaltbildende Faktoren sind dagegen geschlechtsunspezifisch, etwa die
rassische Veranlagung zu einem kräftigen Haarwuchs. Unterschiede der Proteinbindung des Plasma-Testosterons mit einer Zunahme des freien Testosterons
werden auch als Ursache der Virilisierung diskutiert (Vermeulen, 1973 b; Rosenfield u. Mitarb., 1971 a).

Die Pathogenese männlicher Symptome bei der Frau ist in der Vergangenheit
verkannt worden, als unter dem Eindruck der bekannten Wirkungen androgener
Hormone dem AGS der nachweisbare Androgenüberschuß zugeordnet wurde, daß
man dagegen die leichten Veränderungen des Haarkleides in männlicher Richtung
als konstitutionellen oder idiopathischen Hirsutismus bezeichnete, weil dabei keine
morphologisch faßbaren Veränderungen der Nebennierenrinde oder der Ovarien
zu finden waren und bei denen die, wie man jetzt weiß, grobe biochemische Orien-
tierung an den 17-Ketosteroidausscheidungen zunächst keine Zuordnung zum
AGS nahelegte. Als auch heute noch den idiopathischen Hirsutismus vom AGS
abgrenzendes Merkmal gilt seine Androgenempfindlichkeit der Haarfollikel, die
man für genetisch bedingt erklärt. Daran ist richtig, daß der idiopathische Hirsutismus wahrscheinlich zu den genetisch bedingten Störungen zu rechnen ist.
Nicht richtig ist aber, ihn dem AGS gegenüberzustellen, denn zahlreiche neue
Untersuchungen haben gezeigt, daß auch bei idiopathischem Hirsutismus ein
Androgenüberschuß — wie beim AGS — vorliegt und die genetische Ursache auf
dem Wege über eine verstärkte Androgentätigkeit zu den späteren Symptomen
führt. Die verstärkte Androgenempfindlichkeit ist ein Teilaspekt der Androgenwirkung selbst und ein Spiegelbild des pathogenetischen Weges der Androgen-
unterempfindlichkeit beim Klinefelter-Syndrom (s. Seite 219).

Das Krankheitsbild der *polycystischen Ovarien mit Hirsutismus*, bei dem
Periodenstörungen, Infertilität und andere Symptome des Virilismus hinzukom-
men, gilt schon lange dem AGS näherstehend als der idiopathische Hirsutismus.
Die pathologische Androgenquelle wird schon immer in den pathologisch-anato-
misch veränderten Ovarien und nicht in der Nebennierenrinde vermutet. Darüber
ist aber die letzte Entscheidung noch nicht gefallen (s. unten). Das Stein-Leventhal-Syndrom ist klinisch gut abgrenzbar, weil zur Diagnose stets die charakteristischen polycystischen Ovarien gefordert werden und sich an ihrem Nachweis die
Diagnose entscheidet. Seitdem man hier einen pathologischen Androgenstoffwechsel entdeckt hat, hat man sich auch dem einfachen Hirsutismus der Frau
ohne polycystische Ovarien zugewandt und auch hier für die Frau pathologische
Testosteronwerte entdeckt, die jeden Zweifel daran beseitigt haben, daß der
Hirsutismus nicht nur durch eine erhöhte Androgenempfindlichkeit entsteht,
sondern ein Zustand eines aktuellen Androgenüberschusses ist. Dieses wird besonders deutlich, wenn man die Befunde bei Hirsutismus ohne pathologische Ovarien
den Befunden beim Stein-Leventhal-Syndrom an die Seite stellt.

Das Plasma-Testosteron ist in beiden Fällen wesentlich erhöht und nähert sich
besonders beim Stein-Leventhal-Syndrom der unteren Grenze des Normbereiches
des Mannes. Androstendion und Dehydroepiandrosteron im Plasma sind erhöht
(Rivarola u. Mitarb., 1967 c; Bardin u. Lipsett, 1968), beim Stein-Leventhal-
Syndrom mehr als beim idiopathischen Hirsutismus. Die Produktionsraten des
Testosterons, Androstendions und Dehydroepiandrosterons sind ebenfalls erhöht,
die Umwandlungsraten der Steroide ineinander aber normal (Brooks u. Mitarb.,
1966; Bardin u. Lipsett, 1968; Horton, 1968 u. a.) Daraus ist berechnet worden,
daß beim Stein-Leventhal-Syndrom nur 25% des produzierten Testosterons aus
Androstendion stammen (bei der normalen Frau 60%, s. Seite 215) und ein erheb-

Tabelle 24. *Plasmatestosteron bei Frauen mit Hirsutismus mit und ohne polycystische Ovarien*

Nr.	ohne polycyst. Ovarien µg/100 ml	Stein-Leventhal-S. µg/100 ml	Autoren
1	0,25 (0,11—0,32)	0,42 (0,25—0,74)	FORCHIELLI et al. (1963)
2	0,30 (0,15—0,70)		HUDSON et al. (1963)
3	0,20 (0,04—0,64)		BURGER et al. (1964)
4	(0,072—0,23)		SEGRE (1964)
5	0,33 ± 0,21 (0,11—0,94)	0,45 ± 0,24 (0,08—0,90)	DIGNAM et al. (1964)
6	0,10 (0,08—0,12)	0,25 (0,08—0,62)	KIRSCHNER et al. (1965)
7	0,25 ± 0,08 (0,10—0,36)	0,32 ± 0,03 (0,28—0,36)	SURACE et al. (1966)
8	0,085 ± 0,064	0,116 ± 0,122	LLOYD et al. (1966)
9	0,10 ± 0,04		CASEY et al. (1967)
10		0,198 ± 0,027	HORTON (1968)
11	0,088	0,095	BARDIN et al. (1968)
12	0,09 ± 0,05 (0,03—0,29)		SOUTHREN et al. (1968)
13	0,118 ± 0,024		GEISTHÖVEL et al. (1973)

licher Teil des Testosterons direkt von den Ovarien sezerniert wird. Die Ovarien der normalen Frau sezernieren kein oder nur sehr wenig Testosteron, polycystische Ovarien dagegen beträchtliche Mengen. Auch beim idiopathischen Hirsutismus werden $^2/_3$ des Testosterons direkt sezerniert. Bewiesen ist die Testosteronsekretion der Ovarien ferner durch die Bestimmung des Testosterons im Ovarialvenenblut, in dem man auch vermehrt Androstendion und Dehydroepiandrosteron gefunden hat.

Beim *idiopathischen Hirsutismus* der Frau ist die Androgenproduktion ebenfalls gesteigert, wenn auch nicht gleich stark wie beim Stein-Leventhal-Syndrom. Die Konzentrationen von Testosteron, Androstendion, Androstendiol und Dehydroepiandrosteron im Plasma und ihre Produktionsraten sind erhöht. Die metabolische Clearancerate des Testosterons ist gesteigert, die des Androstendions nicht (sie ist auch bei Gesunden schon sehr hoch) (BARDIN u. LIPSETT, 1968; KIRSCHNER u. Mitarb., 1973).

Die gesteigerte Sekretion von Androgenen geht beim Stein-Leventhal-Syndrom nach einer Keilresektion zurück, die Oestrogensekretion steigt und das klinische Bild normalisiert sich. Auch darin ist ein Beweis zu sehen, daß der ovarielle Steroidstoffwechsel gestört ist.

Die Dynamik der Androgenproduktion beim Stein-Leventhal-Syndrom ist besonders an den Einflüssen von HCG, ACTH und Cortison auf das Plasma-Testosteron ausgiebig untersucht worden. Die Ergebnisse können hier nur kurz zusammengefaßt erwähnt werden: Nach HCG steigen die Konzentrationen von Testosteron, Androstendion und Dehydroepiandrosteron im Plasma und sinken nach Oestrogengaben auf niedrige Werte. Dies wird als Beweis der Herkunft der Androgene aus den Ovarien angesehen. Aber auch mit ACTH lassen sich die Plasma-Androgene steigern und mit Dexamethason senken, was eine Beimischung von Nebennierenrindenandrogenen nahelegt, so daß das Stein-Leventhal-Syndrom nicht nur eine Krankheit der polycystisch vergrößerten Ovarien, sondern auch der Nebennierenrinde zu sein scheint. Die Patienten reagieren aber nicht einheitlich. Eine gründliche Diskussion findet man z. B. bei LLOYD u. Mitarb. (1966), ETINGER u. Mitarb., 1973; KIRSCHNER u. Mitarb., 1973.

Galt die oft überhöht gefundene 17-Ketosteroidausscheidung bei idiopathischem Hirsutismus bisher als ein etwas nebensächlicher Befund, so hat man heute Beweise dafür, daß dabei die Testosteronproduktion der Frau erhöht ist. Das schließt eine erhöhte Empfindlichkeit der Haarfollikel für Testosteron nicht aus.

Nach Schweickert u. Mitarb. (1974) wird das androgenabhängige Haarwachstum nicht durch den Testosteronmetabolismus selbst bestimmt, sondern zytoplasmatische und nukleäre Bindungsproteine oder eine andere Zelleigenschaft scheinen die Androgenwirkung in der Haut zu bestimmen. Einen erhöhten Umsatz von Dehydroisoandrosteron in der Haut bei hirsuten Frauen finden Thomas u. Mitarb. (1974), der Testosteronumsatz selbst sei nicht gestört. Hier sei nochmals hervorgehoben (s. Seite 190), daß beide Funktionen, die *erhöhte Testosteronproduktion und die gesteigerte Empfindlichkeit* pathogenetisch zusammengehören dürften, wenn die Störung schon in der Fetalzeit begonnen hat. Der zu geringen geschlechtsspezifischen fetalen Prägung beim Klinefelter mit der Folge, daß die Haarfollikel (und andere Geschlechtsmerkmale) nur wenig auf Androgene ansprechen, steht die zu starke fetale Prägung mit der Folge einer erhöhten Androgenempfindlichkeit gegenüber. Auch in der Therapie sind die Analogien auffallend, wenn beim fetal erworbenen Hypogonadismus die spätere Androgentherapie nur wenig Erfolg hat, so ist beim idiopathischen Hirsutismus der Therapieerfolg später ebenfalls dürftig, wenn man den Androgenüberschuß beseitigt. Das gilt weniger für das Stein-Leventhal-Syndrom, das ein spät erworbenes Syndrom ist, sondern vor allem für den idiopathischen Hirsutismus. Es gelingt dabei ohne weiteres, durch eine niedrig dosierte Dexamethasontherapie die 17-Ketosteroidausscheidung bedeutend zu senken. Dennoch ist der Effekt auf den Hirsutismus gering und nahezu immer ungenügend, so daß sich eine solche Therapie nicht lohnt zumal in der Regel auf die Dauer mit Nebenwirkungen der Corticosteroide zu rechnen ist. Über die vielfältigen klinischen Aspekte des Hirsutismus orientiert die Monographie von Greenblatt (1965).

Über die Testosteronsekretion bei Akne vulgaris liegt eine Untersuchung von Harkness u. Mitarb. (1968) vor. In Übereinstimmung mit Pochi u. Mitarb. (1965) finden sie die Ausscheidung nicht von der Norm abweichend, sie finden sie aber von Tag zu Tag stärker schwankend als bei Gesunden, was für die Deutung der Entstehungsweise vielleicht von Bedeutung ist.

Literatur

Abraham, G.E., Buster, J.E., Kyle, F.W., Corrales, P.C., Teller, R.C.: Radioimmunoassay of plasma Pregnenolone, 17-Hydroxypregnenolone and Dehydroepiandrosterone under various physiological conditions. J. clin. Endocr. **37**, 140 (1973).

Alford, F.P., Baker, H.W.G., Burger, H.G., Kretser, D.M., Hudson, B., Johns, M.W.. Masterton, J.P., Patel, Y.C., Rennie, G.C.: Temporal patterns of integrated plasma hormone levels during sleep and wakefulness. II. Follicle-Stimulating Hormone, Luteinizing Hormone, Testosterone and Estradiol. J. clin. Endocr. **37**, 848 (1973).

Anderson, D.C.: Clin. chim. Acta **29**, 513 (1970).

Apostolakis, M., Schmidt, H.: Testosterone excretion in psychiatrie and organic sexual disorders. Testosterone, p. 197. Stuttgart: G. Thieme 1968.

August, G.P., Tkachuk, M., Grumbach, M.M.: Plasma Testosterone-Binding Affinity and Testosterone in Umbilical Cord Plasma, Late Pregnancy, Prepubertal Children and Adults. J. clin. Endocr. **29**, 891 (1969).

Bahner, F.: Die allgemeine Konstitution des weiblichen Organismus, ihre Entwicklung und ihre Störungen. In: Gynäkologie und Geburtshilfe. Stuttgart: G. Thieme 1969.

Bahner, F., Schwarz, G.: Congenitale Nebennierenrindenhyperplasie beim Mann mit normaler Keimdrüsenfunktion und Fertilität. Acta endocr. (Kbh.) **38**, 236 (1961).

Bahner, F., Schwarz, G.: Androgenresistenz im Eiweißstoffwechsel bei testiculärer Feminisierung. 8. Symp. Dtsch. Ges. Endokr., S. 314. Berlin-Göttingen-Heidelberg: Springer 1962.

Baird, D.T., Horton, R., Longcope, C., Tait, J.F.: Steroid dynamics under steadystate conditions. Recent Progr. Hormone Res. **25**, 611 (1969).

Bardin, C., Lipsett, M.B.: Steroids **9**, 71 (1967).

BARDIN, C.W., LIPSETT, M.B.: Testosterone and androstendione production and interconversion rates in hirsute women. Testosterone. Stuttgart: G. Thieme 1968.

BAYARD, F., LOUVET, J.P., THIJSSENS, J.L., THOUVENOT, J.P., BOULARD, CL.: Testosterone and 17β-Oestradiol production rate in the aging man. Acta endocr. Suppl. **177**, 121 (1973).

BEAULIEU, E.E.: Studies of conjugated 17-Ketosteroids in a case of adrenal tumor. J. clin. Endocr. **22**, 501 (1962).

BEAULIEU, E.E.: On the metabolism of testosterone and its compartmentalization. Testosterone, p. 68. Stuttgart: G. Thieme 1968.

BIRD, C.E., CHOONG, A., KNIGHT, L., CLARK, A.F.: Kinetics of 5a-Androstane-3a, 17β-diol Metabolism in Normal Men and Women. J. clin. Endocr. **38**, 372 (1974).

BLOCH, E.: Metabolism of 4-^{14}C-Progesterone by human fetal testis and ovaries. Endocrinology **74**, 833 (1964).

BODENHEIMER, S., WINTER, J.S.D., FAIMAN, C.: Diurnal Rhythms of Serum Gonadotropins, Testosterone, Estradiol and Cortisol in blind men. J. Clin. Endocr. **37**, 472 (1973).

BROOKS, R.V., JEFFCOATE, S.L., LONDON, D.R., TRUNTY, F.T.G., SMITH, P.M.: Studies of ovarian androgen secretion. Proc. II. Symp. Steroid Hormones Exc. Med. Found., p. 108, 1966.

BROOKS, R.W.: A method for the simultaneous estimation of testosterone and epitestosterone in urine. Steroids **4**, 117 (1964).

BROWNIE, A.C., VAN DER MOLEN, H.J., NISHIZAWA, E.E., EIK-NES, K.B.: Determination of testosterone in human peripheral blood using gas-liquid chromatography with electron capture detection. II. Int. Congr. Endocr. Exc. Med. Found., p. 279, 1964.

BRUCHOVSKY, N., WILSON, J.D.: The intranuclear binding of testosterone and 5a-androstane-17β-ol-3-one by rat prostate. J. biol. Chem. **243**, 5953 (1968).

BULLOCK, L.P., BARDIN, C.W.: Defective Androgen Receptors in testicular feminisation. Acta endocr. Suppl. **177**, 226 (1973).

BURGER, H.G., KENT, J.R., KELLIE, A.E.: Determination of testosterone in human peripheral and adrenal venous plasma. J. clin. Endocr. **24**, 432 (1964).

CAMACHO, A.M., MIGEON, C.J.: Isolation, identification and quantitation of testosterone in urine of normal adults and in patients with endocrine disorders. J. clin. Endocr. **23**, 301 (1963).

CAMACHO, A.M., MIGEON, C.L.: Testosterone excretion and production rate in normal adults and in patients with congenital adrenal hyperplasie. J. clin. Endocr. **26**, 893 (1966).

CAPELL, P.T., PAULSEN, C.A., DERLETH, D., SKOGLUND, R., PLYMATE, S.: The effect of short-term Testosterone administration on serum FSH, LH and Testosterone levels: evidence for selective abnormality in LH control in patients with Klinefelter's Syndrome. J. clin. Endocr. **37**, 752 (1973).

CASEY, J.H., NABARRO, J.D.N.: Plasma testosterone in idiopathic hirsutism, and the changes produced by adrenal and ovarian stimulation and suppression. J. clin. Endocr. **27**, 1431 (1967).

CHAPDELAINE, A., MacDONALD, P.C., GONZALEZ, O., GURPIDE, E., VAN DE WIELE, R.L., Lieberman, S.: Studies on the secretion and Interconversion of the androgens. IV. Quantitative results in a normal man whose gonadel and adrenal function were altered experimentally. J. clin. Endocr. **25**, 1569 (1965).

CHRISTIANSEN, P.: Acta endocr. **71**, 454 (1972).

COHN, G.L., BONDY, P.K., CASTIGLIONE, C.: J. clin. Invest. **40**, 400 (1961).

COLLINS, W.P., FORLEO, R., LEFEBURE, Y., SOMMERVILLE, I.F.: The transformation of isotopically labelled steroid substrates by the testicular tissue of patients with the femine type of male pseudohermaphroditism. Androgens. Exc. Med. Found., p. 120, 1966.

COPPAGE, W.S., COONER, A.E.: Testosterone in human plasma. New Engl. J. Med. **273**, 902 (1965).

DALZELL, D., EL ATTAR, T.M.A.: Excretion of Testosterone, Epitestosterone and Androstendione in Pre-adolescent and Adolescent Children. J. clin. Endocr. **36**, 1237 (1973).

DAVIS, T.E., LIPSETT, M.B., KORENMAN, S.G.: Suppression of testosterone production by physiologic doses of 2-alpha-methyldehydrotestosterone propionate. J. clin. Endocr. **25**, 476 (1965).

DEGENHARDT, H.J., VISSER, H.K.A., WILMINK, R., FRANKENA, L.: Production and excretion of testosterone in children with congenital adrenal hyperplasia and precocious puberty. Proc. II. Symp. Steroid Hormones. Exc. Med. Found., p. 81, 1966.

DE LACERDA, L., KOWARSKI, A., JOHANSON, A., ATHANASION, R., MIGEON, C.J.: Integrated concentration and circadian variation of Plasma Testosterone in normal men. J. clin. Endocr. **37**, 366 (1973).

DEMISCH, K., MAGNET, W., NEUBAUER, M., SCHÖFFLING, K.: Studies about unconjugated Androstenediol in human peripheral Plasma. J. clin. Endocr. **37**, 129 (1973a).

Demisch, K., Neubauer, M., Magnet, W., Ehlers, E., Schöffling, K.: A combined Radioimmuno-Proteinbinding assay for the simultaneous determination of testosterone, 3β, 17β-dihydroxy-Androst-5-ene and 5α-Dihydrotestosterone and its clinical application. Acta endocr. Suppl. 177, 171 (1973b).

De Moor, P., Heyns, W.: Gaschromatographic determination of dehydroepiandrosteronesulfat and androsterone sulfate in human plasma. Androgens. Exc. Med. Found., p. 54, 1966.

Desphande, N., Wang, D.Y., Bulbrook, R.D., McMilland, M.: Steroids 6, 437 (1965).

Dignam, W.J., Pion, R.J., Lamb, E.J., Simmer, H.H.: Plasma androgens in women. II. Patients with polycystic ovaries and hirsutism. Acta endocr. (Kbh.) 45, 254 (1964).

Doerr, P., Pirke, K.M.: Influence of male senescence on plasma Oestradiol, Testosterone, and binding capacity of Testosterone-binding Globulin. Acta endocr. Suppl. 177, 123 (1973).

Eberlein, W.R., Winter, J., Rosenfeld, R.L.: The Androgens. In: Hormones in Blood, Vol. 2, p. 187, 2nd ed. Academic Press 1967.

Etinger, B., Goldfield, E.B., Burrill, K.C., Werder, K., Forsham, P.H.: Plasma Testerone Stimulation-Suppression Dynamics in Hirsute Women, correlation with long-term therapy. Am. J. of Med. 54, 195 (1973).

Finkelstein, M., Forchielli, E., Dorfman, R.J.: Estimation of testosterone in human plasma. J. clin. Endocr. 21, 98 (1961).

Forchielli, E., Sorcini, S., Nightingale, M.S., Brust, N., Dorfman, R.I., Perloff, W.H., Jacobson, G.: Testosterone in human plasma. Analyt. Biochem. 5, 416 (1963).

Forest, M.G., Rivarola, M.A., Migeon, C.J.: Percentage binding of testosterone, androstenedione and dehydroisoandrosterone in human plasma. Steroids 12, 323 (1968).

Forest, M.G., Ances, I.G., Tapper, A.J., Migeon, C.J.: Percentage binding of Testosterone, Androstenedione and Dehydroisoandrosterone in Plasma at the time of Delivery. J. clin. Endocr. 32, 417 (1971).

Forest, M.G., Cathiard, A.M., Bertrand, J.A.: Total and unbound Testosterone levels in the Newborn: in normal and hypogondal Children: use of a sensitive Radioimmuno-assay for Testosterone. J. clin. Endocr. 36, 1132 (1973a).

Forest, M.G., Cathiard, A.M., Bertrand, J.A.: Evidence of Testicular Activity in Early Infancy. J. clin. Endocr. 37, 148 (1973b).

Forti, G., Fiorelli, G., Pazzagli, M., Serio, M.: Determination of Testosterone in peripheral and spermatic venous plasma by a competitive protein binding method. The endocrine Function of the Testis, Vol. I, p. 105. New York and London: Academic Press 1973.

Frasier, S.D., Gafford, F., Horton, R.: Plasma androgens in Childhood and Adolescene. J. clin. Endocr. 29, 1404 (1969).

Frasier, S.D., Horton, R.: Steroids 8, 777 (1966).

French, F.S., Bagett, B., van Wyk, J.J., Talbert, L.M., Hubbard, W.R., Johnston, F.R., Waver, R.P., Forchielli, E., Rao, G.R., Sarda, J.R.: Testiculär feminization: Clinical, morphological and biochemical studies. J. clin. Endocr. 25, 661 (1965).

French, F.S., van Wyk, J.J., Bagett, B., Easterling, W.E., Talbert, L.M., Johnston, F.R., Forchielli, E., Dey, A.C.: Further evidence of a target organ defect in the syndrome of testicular feminization. J. clin. Endocr. 26, 493 (1966).

Friedman, S., Goldfien, A.: Hypothalamic-gonadal feedback in testicular feminisation. Acta endocr. Suppl. 177, 230 (1973).

Furuyama, S., Mayes, D.M., Nugent, C.A.: Steroids 16, 415 (1970).

Futterweil, W., McNiven, M.L., Guerra-Garcia, R., Gibree, N., Drosdowsky, M., Siegel, G.L., Soffer, L.J., Rosenthal, I.M., Dorfman, R.J.: Testosterone in human urine. Steroids 4, 137 (1964).

Gandy, H.M., Peterson, R.E.: Measurement of testosterone an 17-Ketosteroids in plasma by the double isotope delution derivative technique. J. clin. Endocr. 28, 949 (1968).

Geisthövel, W., Niedergerke, U., Morgner, K.D., Wilms, B., Mitzkat, H.J.: Temporal variations in the concentration of plasma testosterone and the hormonal response to HCG in male diabetics. Acta endocr. Suppl. 177, 120 (1973).

Gerhards, E., Nieuweboer, B., Richter, E.: Über Alkyl-substituierte Steroide. V. Testosteron-Ausscheidung beim Mann nach oraler Verabreichung von 1α-Methyl-5α-androstan-17β-ol-3-on (Mesterolon) and 17α-Methyl-androst-4-en-17β-ol-3-on (17α-Methyltestosteron). Drug Research 19, 765 (1969).

Gibree, N.B., Forchielli, E., Strauss, J.S., Pochi, P.E., Dorfman, R.I.: Proc. Soc. exp. Biol. (N.Y.) 119, 1019 (1965).

Goebelsman, U., Horton, R., Mestman, J.H., Arce, J.J., Nagata, Y., Nakamura, R.M., Thorneycroft, I.H., Mishell, D.R.: Male Pseudohermaphroditism due to testicular 17β-Hydroxysteroid Dehydrogenase Deficiency. J. clin. Endocr. 36, 867 (1973).

GOLDFIEN, A., JONES, J., YANNONE, M.E., WHITE, B.: In: M.B. LIPSETT (Ed.). Gas Chromatography of steroids in biological fluids. New York: Plenum Press 1965.

GREENBLATT, R.B. (Ed.): The hirsute female. Springfield/Ill.: C.C. Thomas 1965.

GUERRERO, R., BRENNER, P.F., CEKAN, Z., HAGENFELDT, DICZFALUSY, E.: Simultaneous Radioimmunoassay of six steroids in plasma. 2. Unconjugated steroid levels in men and menstruating women. Acta endocr. Suppl. **177**, 35 (1973).

GUPTA, D., RAGER, K., RAPP, D., PFISTER, G., VOGT, W.: Sexual immaturity and drug response. Studies on in vitro androgen bioconversion by rat testes. Acta endocr. Suppl. **177**, 343 (1973).

HALLBERG, M.C., ZORN, E.M., WIELAND, R.G.: Steroids **12**, 241 (1968).

HAMILTON, J.B., TERADA, H.: Interdependence of genetics, aging, and endocrine factors in hirsutism. In: The hirsute female. R.B. GREENBLATT (Ed.) p. 20. Springfield/Ill.: C.C. Thomas 1965.

HARKNESS, R.A.: Diskussionsbemerkung zu MIGEON u. Mitarb. Testosterone, S. 209. Stuttgart: G. Thieme 1968.

HARKNESS, R.A., ISMAIL, A.A.A., BEVERIDGE, G.W., POWEL, E.W.: Testosterone Excretion in Acne vulgaris. Testosterone, p. 192. Stuttgart: G. Thieme 1968.

HEYNS, W., DE MOOR, P.: Unconjugated androgens in plasma (different from Testosterone) as studied by competitive protein binding. Ann. Endocr. (Paris) **31**, 811 (1970).

HOLZMANN, K., RUNNEBAUM, B., BAHNER, F., ZANDER, J.: Ausscheidung von Testosteron und Epitestosteron bei einem ektopischen ACTH-Syndrom. 13. Symp. Dtsch. Ges. Endokr., S. 305. Berlin-Heidelberg-New York: Springer 1968.

HORN, H., BEN-UZILIO, R., FINKELSTEIN, M.: A Radio-Enzymatic Method for Estimation of Testosterone in Human Blood and Urine. Steroid Lipids Res. **3**, 101 (1972).

HORTON, R.: Estimation of androstendione in human peripheral blood with ^{35}S-thiosemicarbazide. J. clin. Endocr. **25**, 1237 (1965).

HORTON, R.: Androgen dynamics in women with virilization. Testosterone, p. 220. Stuttgart: G. Thieme 1968.

HORTON, R., ROSNER, J.M., FORSHAM, P.H.: Urinary excretion pattern of injected H³-testosterone. Proc. Soc. exp. Biol. (N.Y.) **114**, 400 (1963).

HORTON, R., SHINSAKO, J., FORSHAM, T.H.: Testosterone production and metabolic clearance rates with volumes of distribution in normal adult men and women. Acta endocr. (Kbh.) **48**, 446 (1965).

HORTON, R., TAIT, J.F.: The use of ^{35}S-thiosemicarbazide for the estimation of steroids in plasma, with particular reference to androstendione in peripheral plasma. Proc. II. Int. Congr. Endocr. Exc. Med. Found. Lond 1964, p. 262.

HORTON, R., TAIT, J.F.: In vivo studies of steroid dynamics. Androstendione and testosterone. Proc. II. Symp. Steroid Hormones. Exc. Med. Found., p. 199, 1966.

HORTON, R., TAIT, J.F.: Androstendioneproduction and interconversion rates measured in peripheral blood and studies on the possible site of its conversion to testosterone. J. clin. Invest. **45**, 301 (1966).

HORTON, R., TAIT, J.F.: In vivo conversion of dehydroisoandrosteron to plasma androstendione and testosterone in man. J. clin. Endocr. **27**, 79 (1967).

HUDSON, B., COGHLAN, J.P.: Clinical Endocrinology II. Ed. by ASTWOOD and CASSIDY, p. 552. New York-London: Grune and Stratton 1968.

HUDSON, B., COGHLAN, J.P., DULMANIS, A.: Testicular function in man. Ciba Found. Coll., Vol. 16, p. 140, 1967.

HUDSON, B., COGHLAN, J.P., DULMANIS, A., WINTOUR, M., EKKEL, J.: The estimation of testosterone in biological fluids. I. Testosterone in plasma. Aust. J. exp. Biol. med. Sci. **41**, 235 (1963).

IBAYASHI, H., NAKAMURA, M., MURAKAMA, S., KEKIKAWA, T., TANIOKA, T., NOKOO, K.: The determination of urinary testosterone using thin layer and gaschromatography. Steroids **3**, 559 (1964).

ISMAIL, A.A., NISWENDER, G.D., MIDGLEY, A.R.: Radioimmunoassay of Testosteron without Chromatography. J. clin. Endocr. **34**, 177 (1972).

ISMAIL, A.A.A., HARKNESS, R.A., LORAINE, J.A.: Observations on urinary testosterone excretion during the menstrual cycle and in pregnancy. Testosterone, p. 211. Stuttgart: G. Thieme 1968.

ITO, T., HORTON, R.: Dihydrotestosteron in human peripheral plasma. J. clin. Endocr. **31**, 362 (1970).

JIRASÉK, J.E.: The relationship between the structure of the testis and differentiation of the external genitalia and phenotype in man. Ciba Coll. Endocr. **16**, 3 (1967).

JUDD, H.L., PARKER, D.C., SILVER, T.S., YEN, S.S.C.: The Nocturnal Rise of Plasma Testosterone in Pubertal Boys. J. clin. Endocr. **38**, 710 (1974).

Karl, H.J., Wiedemann, M., Raith, L.: Produktion und Stoffwechsel von Corticosteroiden und Androgenen bei der Leberzirrhose. Klin. Wschr. **49**, 340 (1971).

Kato, T., Horton, R.: Studies of testosterone binding globulin. J. clin. Endocr. **28**, 1160 (1968).

Kent, J.R., Acone, A.B.: Plasma testosterone levels and aging in males. Androgens. Proc. II. Symp. Steroid Hormones. Exc. Med. Found., p. 31, 1966.

Kinouchi, T., Pages, L., Horton, R.: A specific radioimmunoassay for testosterone in peripheral plasma. J. Lab. clin. Med. **82**, 309 (1973).

Kirschner, M.A., Coffmann, G.D.: J. clin. Endocr. **28**, 1347 (1968).

Kirschner, M.A., Lipsett, M.B., Collins, D.R.: Plasma Ketosteroids and testosterone in man: Study of the pituitary-testicular axis. J. clin. Invest. **44**, 657 (1965).

Kirschner, M.A., Sinahamahapatra, S., Zucker, I.R., Loriaux, L., Nieschlag, E.: The Production, Origin and Role of Dehydroepiandrosterone and Δ^5-Androstenediol as Androgen Prehormones in Hirsute Women. J. clin. Endocr. **37**, 183 (1973).

Knorr, D.: Über die Ausscheidung von freiem und glucuronsäure-gebundenem Testosteron im Kindes- und Reifungsalter. Acta endocr. (Kbh.) **54**, 215 (1967).

Knorr, D.: Testosterone excretion in boys treated with HCG for cryptorchidism. Testosterone, p. 190. Stuttgart: G. Thieme 1968.

Kobayashi, T., Lobotzky, J., Lloyd, C.W.: Plasma testosterone and urinary 17-Ketosteroids in Japanese and Occidentals. J. clin. Endocr. **26**, 610 (1966).

Kolodny, C., Jacobs, S.L., Masters, H.W., Toro, G., Daughadey, H.: Lancet 2: **18—20,** July 1972.

Korenman, S.G., Kirschner, M.A., Lipsett, M.B.: Testosteronproduction in normal and virilized women and in women with the Stein-Leventhal-syndrome or idiopathic hirsutism. J. clin. Endocr. **25**, 198 (1965).

Korenman, S.G., Lipsett, M.B.: Is testosterone glucuroniside uniquely derived from plasma testosterone? J. clin. Invest. **43**, 2125 (1964).

Lamb, E.J., Dignam, W.J., Pion, R.J., Simmer, H.H.: Plasma androgens in women. I. Normal and non-hirsute femals cophorectomized and adrenalectomized patients. Acta endocr. (Kbh.) **45**, 243 (1964).

Lim, N.Y., Brooks, R.V.: Steroids **6**, 561 (1965).

Lim, N.Y., Dingman, J.F.: Measurement of testosterone excretion an and production rate by glass paper chromatography. J. clin. Endocr. **25**, 563 (1965).

Lipsett, M.B., Bardin, C.W.: Double isotope derivative of plasma testosterone and androstendione. Testosterone, p. 9. Stuttgart: G. Thieme 1968.

Lipsett, M.B., Wilson, H., Kirschner, M.A., Korenman, S.G., Fishman, L.H., Sarfaty, G.A., Bardin, C.W.: Studies on Leydig cell physiology and pathology; secretion and metabolism of testosterone. Recent Progr. Hormone Res. **22**, 245 (1966).

Littmann, K.-P.: Der Androgenstoffwechsel bei Lebererkrankungen. Internist (Berl.) **14**, 265 (1973).

Lloyd, C.W., Lobotzky, J., Segre, E.J., Kobayashi, T., Taymor, M.L., Batt, R.E.: Plasma testosterone and urinary 17-Ketosteroids in women with hirsutism and polycystic ovaries. J. clin. Endocr. **26**, 314 (1966).

Lobotzky, J., Wyss, H., Segre, E., Lloyd, C.W.: Plasma testosterone in the normal women. J. clin. Endocr. **24**, 1261 (1964).

Loraine, J.A.: Diskussionsbemerkung zu Tamm u. Mitarb. Testosterone, p. 186. Stuttgart: G. Thieme 1968.

MacDonald, P.C., Chapdelaine, A., Gonzalez, O., Gurpide, E., van de Wiele, R.G., Lieberman, S.: Studies on the secretion and interconversion of the androgens. III. Results obtained after the injection of several radioactiv C_{19}-steroids, single or as mixtures. J. clinc. Endocr. **25**, 1557 (1965).

Maeda, R., Okamoto, M., Wegienka, L.C., Forsham, P.F.: Steroids, **13**, 83 (1969).

Mahesh, V.B., Greenblatt, R.B.: The in vivo conversion of dehydroepiandrosterone and androstendione to testosterone. Acta endocr. (Kbh.) **41**, 400 (1962).

Mahesh, V.B., Greenblatt, R.B.: Steroid secretions of the normal and polycystic ovary. Recent Progr. Hormone Res. **20**, 341 (1964).

Mayes, D., Nugent, C.A.: J. clin. Endocr. **28**, 1169 (1968).

Migeon, C.J.: Diskussionsbemerkung zu Apostolakis u. Mitarb. Testosterone, S. 161. Stuttgart: G. Thieme 1968.

Migeon, C.J., Keller, A.R., Lawrence, B., Shepard, T.H.: Dehydroepiandrosterone and androsterone levels in human plasma. Effect of age and sex; day-to-day and diurnal variations. J. clin. Endocr. **17**, 1051 (1957).

MIGEON, C.J., RIVAROLA, M.A., SAEZ, J.M.: Secretion of testosterone, androstendione and dehydroepiandrosterone in various androcrinopathies. Testosterone, p. 176. Stuttgart. G. Thieme 1968.

MIGEON, C.J., RIVAROLA, M.A., SAEZ, J.M., FOREST, M.G.: Urinary excretion of testosterone, glucuronide and plasma concentration of testosterone and androstendione during pregnancy. Testosterone, p. 204. Stuttgart: G. Thieme 1968 b.

MIGEON, C.J.: Adrenal Androgens in Man. Amer. J. clin. Med. **53**, 606 (1972).

MIKHAIL, G., ALLEN, W.M.: Proc. II. Int. Congr. Hormones. Steroids. Exc. Med. Found., Abstract 239, 1966.

MIZUNO, M., LOBOTSKY, J., LLOYD, C.W., KOBAYASHI, T., MURASAWA, Y.: J. clin. Endocr. **28**, 1133 (1968).

MOLEN, H.J. VAN DER, GROEN, D., PETERSEN, A.: Measurement of testosterone in plasma and urine using gasliquid chromatography. Androgens, Proc. II. Symp. Steroid Hormones. Exc. Med. Found., p. 1, 1966.

MORER-FARGAS, F., NOWAKOWSKI, H.: Die Testosteronausscheidung im Harn bei männlichen Individuen. Acta encocr. (Kbh.) **49**, 443 (1965).

MORRIS, J.M.L., MAHESH, V.: Amer. J. Obstet. Gynec. **87**, 731 (1963).

MORSE, H.C., HORIKE, N., ROWLEY, M.J., HELLER, C.G.: Testosterone concentrations in Testes of normal men: effects of Testosterone Proprionate administration. J. clin. Endocr. **37**, 882 (1973).

MURPHY, B.: Some studies of the protein-binding of steroids and their application to the routine micro- and ultramicro measurement of various steroids in body fluids by competitive protein-binding radioassay. J. clin. Endocr. **27**, 973 (1967).

NEHER, R., KAHNT, F.W.: Gonadel steroid biosynthesis in vitro in four cases of testicular feminization. Androgens. Exc. Med. Found., p. 130, 1966.

NICOLIS, G.L., HSU, L.Y., SABETGHADAM, R., KARDON, N.B., CHERNAY, P.R., MATHUR, D.P., ROSE, H.G., HIRSCHHORN, K., GABRILOVE, J.L.: Klinefelter's Syndrome in Identicals Twins with the 46, XX Chromosome Constitution. Amer. J. clin. Med. **52**, 482 (1972).

NIESCHLAG, E., LORIAUX, D.L.: Radioimmunoassay for Plasma Testosterone. Z. klin. Chem. **10**, 164 (1972).

NIESCHLAG, E., KLEY, H.K., WIEGELMANN, W., SOLBACH, H.G., KRÜSKEMPER, H.L.: Lebensalter und endokrine Funktion der Testes des erwachsenen Mannes. Dtsch. med. Wschr. **98**, 1281 (1973).

OERTEL, G.W., RINDT, W.: Lipophile C_{19}-steroidconjugates. Androgens. Exc. Med. Found., p. 192, 1966.

PANICUCCI, F.: Gaschromatographic determination of plasma and urinary androgens (testosterone and 17-Ketosteroids) in normal men. Androgens. Proc. II. Symp. Steroid Hormones. Exc. Med. Found., p. 25, 1966.

PAULSEN, C.A., GORDON, D.L., CARPENTER, R.W., GANDY, H.M., DRUCKER, W.D.: Klinefelter's syndrome and its variants: A hormonal and chromosomal study. Recent Progr. Hormone Res. **24**, 321 (1968).

PAYNE, A.H., KAWANO, A., JAFFE, R.B.: Formation of Dihydrotestosterone and other 5a-reduced Metabolites by isolated seminiferous Tubules and suspension of Interstitial cells in a Human Testis. J. clin. Endocr. **37**, 448 (1973).

PION, R.J., DIGNOM, W.J., LAMB, E.J., MOORE, J.G., FRANKLAND, M.V., SIMMER, H.H.: Amer. J. Obstet. Gynec. **93**, 1067 (1965).

PIRKE, K.M.: A Comparison of three methods of Mesuring Testosterone in Plasma: Competitive Protein Binding, Radioimmunoassay without Chromatography and Radioimmunoassay including thin Layer Chromatography. Acta endocr. **74**, 168 (1973).

POCHI, P.E., STRAUSS, J.S., RAO, G.S., SARDA, J.R., FORCHIELLI, E., DORFMAN, R.I.: Plasma testosterone and androgen levels, urine testosterone excretion, and sebum production in males with acne vulgaris. J. clin. Endocr. **25**, 1660 (1965).

RAPPAPORT, R., FOREST, M.G., BAYARD, F., DUVAL-BEAUPERE, G., BLIZZARD, R.M., MIGEON, C.J.: Plasma Androgens and LH in Scoliotic Patients with Premature Pubarche. J. clin. Endocr. **38**, 401 (1974).

RESKO, J.A., EIK-NES, K.B.: Diurnal testosterone levels in peripheral plasma of human male subjects. J. clin. Endocr. **26**, 573 (1966).

REYES, F.I., BORODITSKY, R.S., WINTER, J.S.D., FAIMAN, C.: Studies on Human Sexual Development. II. Fetal and Maternal Serum Gonadotropins and Sex Steroid Concentrations. J. clin. Endocr. **38**, 612 (1974).

RIGGS, B.L., RYAN, R.J., WAHNER, H.W., JIANG, N.S., MATTOX, R.: Serum concentrations of estrogen, testosterone and gonadrotropins in oesteoporotic and nonosteoporotic postmenopausal women. J. clin. Endocr. **36**, 1097 (1973).

Riondel, A., Tait, J.F., Gut, M., Tait, S.A.S., Joachim, E., Little, B.: Estimation of testosterone in human peripheral blood using S^{35}-thiosemicarbozide. J. clin. Endocr. **23**, 620 (1963).

Rivarola, M.A., Migeon, C.J.: Steroids **7**, 103 (1966).

Rivarola, M.A., Saez, J.M., Jones, H.W., Jr., Jones, G.S., Migeon, C.J.: J. Hopkins Med. J. **121**, 85 (1967c).

Rivarola, M.A., Saez, J.M., Meyer, W.J., Jenkins, M.E., Migeon, C.J.: Metabolic clearancerate and blood production rate of testosterone and androst-4-ene-3,17-dione under basal conditions, ACTH and HCG stimulation. Comparison with urinary production rate of testosterone. J. clin. Endocr. **26**, 1208 (1966).

Rivarola, M.A., Saez, J.M., Meyer, I., Kenny, F.M., Migeon, C.J.: Studies of androgens in the syndrome of male pseudohermaphroditism with testicular feminization. J. clin. Endocr. **27**, 371 (1967a).

Rivarola, M.A., Saez, J.M., Migeon, C.J.: Studies of androgens in patients with congenital adrenal hyperplasia. J. clin. Endocr. **27**, 624 (1967b).

Rivarola, M.A., Forest, M.G., Migeon, C.J.: Testosterone, androstenedione and dehydro-epiandrosterone in plasma during pregnancy and at delivery: concentration and protein binding. J. clin. Endocr. **28**, 34 (1968).

Rivarola, M.A., Podestra, E.J., Chemes, H.E., Aguilar, D.: In Vitro Metabolism of Testosterone by Whole Women Testis, isolated seminiferous Tubuled and Interstitial tissue. J. clin. Endocr. **37**, 454 (1973).

Rosenfield, R.L., Grossman, B.J., Ozoa, N.: Plasma 17-Ketosteroids and Testosterone in prepubertal children before and after ACTH administration. J. clin. Endocr. **33**, 249 (1971).

Rosenfield, R.L., Fang, V.S., Dupon, C., Kim, M.H., Refetoff, S.: The Effects of low doses of depot Estradiol and Testosterone in Teenagers with Ovarian Failure and Turner's Syndrome. J. clin. Endocr. **37**, 574 (1973).

Rosner, J.M., Conte, N.F.: Evaluation of testicular function by measurement of urinary excretion of testosterone. J. clin. Endocr. **26**, 735 (1966).

Rosner, J.M., Conte, N.F., Briggs, J.H., Chao, P.Y., Sudman, E.M., Forsham, P.H.: Determination of urinary testosterone by chromatography colorimetry. Findings in normal subjects and patients with endocrine diseases. J. clin. Endocr. **25**, 95 (1965).

Ruokonen, A., Laatikainen, T., Laitinen, E.A., Vihko, R.: Biochemistry **11**, 1411 (1972).

Saez, J.M., Rivarola, M.A., Migeon, C.J.: Studies of androgens in patients with adrenocortical tumors. J. clin. Endocr. **27**, 615 (1967).

Saez, J.M., Morera, A.M., Peretti, E., Bertrand, J.: Further in vivo studies in male Pseudohermaphroditism with gynecomastia due to a testicular 17-Ketosteroid Reductase Defect. J. clin. Endocr. **34**, 598 (1972).

Sandberg, D.H., Ahmad, N., Cleveland, W.W., Savard, K.: Measurement of urinary testosterone by gas liquid chromatography. Steroids **4**, 557 (1964).

Sandberg, D.H., Ahmed, N., Zachman, M., Cleveland, W.W.: Steroids **6**, 777 (1965).

Schubert, K., Frankenberg, G.: Die Bestimmung von Testosteron und $\varDelta^4$-Androstendion (3,17) im Harn. Hoppe-Seylers Z. physiol. Chem. **336**, 91 (1964).

Schubert, K., Wehrberger, K.: Isolierung von Testosteron aus Normalharn. Naturwissenschaften **47**, 281 (1960).

Schweickert, H.U., Wilson, J.D.: Regulation of human hair growth by steroid hormones. I. Testosterone metabolism in isolated hairs. J. clin. Endocr. **38**, 811 (1974).

Segre, E.J., Klaiber, E.L., Lobotzky, J., Lloyd, C.W.: Hirsutism and virilizing hormones. Ann. Rev. Med. **15**, 315 (1964).

Sherins, R.J., Loriaux, D.L.: Studies on the role of sex steroids in the Feedback control of FSH concentrations in men. J. clin. Endocr. **36**, 886 (1973).

Sjörall, K., Sjörall, J., Maddock, K., Hornung, E.C.: Analyt. Biochem. **14**, 337 (1966).

Smals, A.G.H., Kloppenborg, P.W.C., Benraad, Th.J.: Diurnal plasma testosterone rhythm and the effect of short term ACTH administration on plasma testosterone in man. Acta endocr. Suppl. **177**, 119 (1973).

Sorcini, G., Sciarra, F., Concolino, F., Capone, M.: Folia endocr. (Roma) **15**, 696 (1962).

Southren, A.L., Gordon, G.G., Tochimoto, S.: Further study of factors affecting the metabolic clearance rate of testosterone in man. J. clin. Endocr. **28**, 1105 (1968).

Southren, A.L., Ross, H., Sharma, D.C., Gordon, G., Weingold, A., Dorfman, R.I.: Plasma concentration and biosynthesis of testosterone in the syndrome of feminizing testes. J. clin. Endocr. **25**, 518 (1965).

Southren, A.L., Tochimoto, S., Carmody, N.C., Isurugi, K.: Plasma production rates of testosterone in normal adult men and women and in patients with the syndrome of feminizing testes. J. clin. Endocr. **25**, 1441 (1965).

SOUTHREN, A.L., GORDON, G.G., OLIVO, J., RAFI, F., ROSENTHAL, W.S.: Androgen Metabolism in Cirrhosis of the Liver. Metabolism **22**, 695 (1973).

STAIB, W., HÜBNER, W.: On the fluorometric determination of testosterone in human urine. Testosterone, p. 36. Stuttgart: G. Thieme 1968.

STEARNS, E.L., WINTER, J.S., FAIMANN, C.: Effects of Coitus on Gonadotropin, Prolactin and sex steroid levels in man. J. clin. Endocr. **37**, 687 (1973).

STEENO, O., DE MOOR, P., LAUWERKYNS, J.: Dysandrogenetic forms of male hypogonadism a subvariant of "false" klinefelter's syndrome. Androgens. Exc. Med. Found., p. 186, 1966.

STEINBERGER, E.: in ROSENBERG, E., PAULSEN, C.A. (Eds.): Advances in Experimental Medicine and Biology. The Human Testis, **10**, p. 110. New York: Plenum Publishing Corporation 1970.

STEWART-BENTLEY, M., HORTON, R.: Leydig Cell Function in Klinefelter's Syndrome. Metabolism **22**, 875 (1973).

STEWART-BENTLEY, M., ODELL, W., HORTON, R.: The Feedback Control of Luteinizing Hormone in normal adult men. J. clin. Endocr. **38**, 545 (1974).

STUIVER, P.C., THIJSSEN, J.H.H., VAN DER MOLEN, H.J.: Plasma testosterone urinary excretion of 17-Ketosteroid fractions and urinary total 17-Ketosteroids, before, during and after stimulation with HCG in patients with deficient testicular function. Proc. II. symp. Steroid. Hormones. Exc. Med. Found., p. 87, 1966.

SURACE, M., LUISI, M., MONETA, E., MARESCOTTI, V., POLRANI, F.: Plasma testosterone determination of women in normal and pathological conditions, using horizontal thin-layer and gasliquid chromotography. Androgens. Proc. II. Symp. Steroid Hormones. Exc. Med. Found., p. 16, 1966.

TAIT, J.F., BURSTEIN, S.: In vivo studies of steroid dynamic in man. In: The Hormones, Vol. 5, p. 1. New York-London: Academic Press 1964.

TAIT, J.F., HORTON, R.: In: Dynamics of steroid metabolism. Ed. by G. PINCUS, and T. NAKAO. New York: Academic Press 1965.

TAIT, J.F., HORTON, R.: In: Steroid dynamics. New York: Academic Press 1966.

TAMM, J., SCHMIDT, H., VOIGT, K.D.: Influence of orchiedomy, adrenalektomy or hypophysectomy on testosterone excretion in urine. Testosterone, p. 183. Stuttgart: G. Thieme 1968.

TANNER, J.M.: Wachstum und Reifung des Menschen. Stuttgart: G. Thieme 1962.

THOMAS, J.P., OAKE, R.J.: Androgens Metabolism in the Skin of Hirsute Women. J. clin. Endocr. **38**, 19 (1974).

TREMBLAY, R.R., KOWARSKI, A., PARK, I.J., MIGEON, C.J.: Blood Production rate of Dihydrotestosterone in the Syndrome of Male Pseudohermaphroditism with testicular feminization. J. clin. Endocr. **35**, 101 (1972).

TULCHINSKY, D., CHOPRA, I.: Competitive Ligard-Binding Assay for Measurement of Sex Hormone-Binding Globulin (SHBG) J. clin. Endocr. **37**, 873 (1973).

TYLER, J.P.P.: Problems with a radioimmunoassay for testosterone. J. Reprod. Fertil. **33**, 357 (1973).

VERMEULEN, A.: Urinary excretion of testosterone. Androgens. Exc. Med. Found., p. 71, 1966.

VERMEULEN, A.: Determination of testosterone in plasma by electron capture detection of the heptafluoride. Testosterone, p. 13. Stuttgart: G. Thieme 1968.

VERMEULEN, A.: Testosterone excretion, plasma testosterone levels and testosterone production rates in health and disease. Testosterone, p. 170. Stuttgart: G. Thieme 1968.

VERMEULEN, A.: Determination of Androgens in Plasma. The endocr. function of the testis, Vol. I, Eds. JAMES, V.H.T., SERIO, M., MARTINI, L., p. 91. New York and London: Acad. Press 1973a.

VERMEULEN, A.: The physical state of Testosterone in Plasma. The endocr. function of the Testis, Vol. I, p. 157. New York and London: Academic Press 1973b.

VERMEULEN, A.: Plasma levels of Androgens and testicular abnormalities. Acta endocr. Suppl. **177**, 389 (1973c).

VERMEULEN, A., VERPLANCKE, J.C.M.: A simple method for the determination of urinary testosterone excretion in human urine. Steroids **2**, 453 (1963).

VERMEULEN, A., RUBENS, R., VERDONCK, L.: J. clin. Endocr. **34**, 730 (1972). (Testosteron Secretion and Metabolism in Male Senescence.)

VIKHO, R.: Acta endocr. (Kbh.) Suppl. 109 (1966).

VIHKO, R., JÄNNE, O., PERHEENTURA, J., VIINIKKA, L.: Plasma testosterone, Progesterone and 17a-Hydroxyprogesterone in different forms of congenital adrenal hyperplasia. Acta endocr. Suppl. **177**, 305 (1973).

VILLEE, D.B.: The Development of Steroidogenesis. Amer. J. clin. Med. **53**, 533 (1972).

VOIGT, N.D., VOLKWEIN, K., TAMM, J.: Eine Methode zur Bestimmung der Testeronausscheidung im Urin. Klin. Wschr. **42**, 641 (1964).

West, C.D., Damast, B.L., Sarro, S.D., Pearson, O.H.: J. biol. Chem. **218**, 409 (1956).

Wieland, R.G., de Courey, C., Levy, R.P., Zala, A.P., Hirschmann, H.: J. clin. Invest. **44**, 159 (1965).

Wiele, R.L. van de, MacDonald, P.C., Gurpide, E., Lieberman, S.: Studies on the secretion and interconversion of the androgens. Recent Progr. Hormone Res. **19**, 275 (1963).

Williams-Ashman, H.G., Reddi, A.H.: Androgenic regulation of tissue growth and function, Biochemical Actions of Hormones, Vol. 2 (Litwack, G., Ed.), p. 257. New York: Academic Press 1972.

Winter, J.S.D., Fairman, C.: Serum Gonadotropin in Agonadal Children and Adults. J. clin. Endocr. **35**, 561 (1972).

Zurbrugg, R.P., Jacobs, R.D., Gardner, L.I.: Urinary testosterone: A method utilizing column chromatography. J. clin. Endocr. **25**, 315 (1965).

VI. Antiandrogens[1]

F. Neumann and H. Steinbeck

With 119 Figures

1. Introduction

The concept of antiandrogens is now nearly 40 years old. In the early days, it was the oestrogens which had in certain bioassays, like the chicken-comb test, antiandrogenic properties. A detailed discussion of this aspect has been provided by Voss (17, pp. 474—476) in the first part of his textbook. Although there is no doubt that oestrogens can possess antiandrogenic activity in certain test models and at certain target organs, they are not listed among the antiandrogens any more.

Dorfman [7] has defined the term "antiandrogen" as follows:

"Antiandrogens are substances which prevent androgens from expressing their activity at target sites. The inhibitory effect of these substances, therefore, would be differentiated from compounds which decrease the synthesis and/or release of hypothalamic (releasing factors) and anterior pituitary hormones (gonado-trophins, particularly luteinizing hormone) and materials which act directly on the gonads to inhibit biosynthesis and/or secretion of androgens."

These criteria are fulfilled by only a few out of hundreds of compounds which have meanwhile been discribed in the literature to be antiandrogens or to possess antiandrogenic properties. Thus, even cytostatics or adrenocortical hormones have occasionally been numbered in the list of antiandrogens or compounds with antiandrogenic activity. A cytostatic action does of course become effective also in androgen-dependent organs and organ systems, the function of prostate and seminal vesicles is not excepted from the protein-catabolic part of the activity spectrum of glucocorticoids.

In fact, the exact mechanism of action has been clarified only in a very few cases of the compounds that have been described in the literature to be anti-androgenic. Investigations into the nature of effects are, in the stricter sense, limited to cyproterone and cyproterone acetate and to a lesser extent also to 17a-methyl-B-nortestosterone. Essentially, the mechanism of action of the above steroids has almost exclusively been studied in the prostate and the seminal vesicles. Mention shall be made here of the work of Fang and Liao [9, 10]; Fang et al. [8]; Walsh and Korenman [18, 19]; Stern and Eisenfeld [15, 16]; Belham and Neal [1]; Belham et al. [2, 3, 4]; Geller et al. [11, 12].

1 From the Research Laboratories of Schering AG, Berlin-Bergkamen/Germany, Department of Endocrinpharmacology, 1000 Berlin 65, Müllerstraße 170—172, West-Germany.

Although some other theories about the nature of antiandrogenic action have been put forward, e.g. that the effect of cyproterone and cyproterone acetate might be caused by inhibition of certain steps of steroid biosynthesis [5, 13], the bulk of evidence points to a competitive antagonism in the target organ. In conformity with the definition, cyproterone and cyproterone acetate are thus true antiandrogens.

Letting alone the theoretical discussion about what is an antiandrogen and what is not, and looking at the practical usefulness of such compounds as therapeutic agents in the clinic, it is quite obvious that most of the chemicals labelled "antiandrogen" do not fulfil the requirements for such a drug. They either had too weak an effect or they were only active in certain test models or species, like chicken, but not in mammals. Other compounds had antiandrogenic properties only in certain doses but were androgenic in higher concentration. Still others had strong toxic activities (for review see e.g., 6, 14).

So it is not surprising that of the many compounds described to be antiandrogens, not even five have reached the stage of clinical testing. It is only a year now that with cyproterone acetate, an antiandrogen has become a commercially available medicant but only for a very few indications in the beginning.

Antiandrogens will certainly gain more importance in the future. There is a number of diseases and conditions which can hardly be tackled as yet with adequate means. One could think here of hirsutism and severe forms of acne, and also of prostatic tumors. Based on primarily theoretic considerations, Dorfman [6] named the following potential indications for the therapeutic use of antiandrogens:

"Systemically active compounds may be of enormous benefit for women suffering from certain types of hirsutism and men suffering from androgen-dependent prostatic tumors. Local use of antiandrogenic compounds could also be of use in women with hypertrichosis, in prevention of certain types of male baldness, for the inhibition of facial hair growth in women, and for the treatment and/or prevention of acne in young men and women."

It is interesting to note that Dorfman did not mention the indications for which cyproterone acetate as the first antiandrogen will probably be used in the near future, namely the treatment of pathological hypersexuality and/or medication of sexual delinquents, and also the therapy of precocious puberty.

It might be a little early at the moment to write up an extensive textbook article on antiandrogens since there is hardly a month which does not bring new experimental results or clinical data on antiandrogens. We can also not evaluate at present which importance this class of compounds will possess one day, it may well be that we are over- or underestimating these drugs. On the other hand, it could be the right moment for such an article as it is still just possible to overlook this field and to discuss the various effects in detail to a tolerable extent.

A monograph of this extensiveness on antiandrogens does not exist as yet. Some chapters have intentionally been discussed within a wider biological frame because the actions or effects dealt with are of major importance for later clinical use.

This holds true, e.g., for the effect of antiandrogens on feedback and control mechanisms and for their influence on testicular functions. Another example is the chapter dealing with effects on sexual differentiation in which field antiandrogens have been used as a tool to obtain newer understandings and to gain further insight into the importance of androgens for several developmental processes. Some sexual-nonspecific activities of antiandrogens are also dealt with in greater detail, such as the effects on skin and skin appendages, in particular the sebaceous glands, and also the influence of antiandrogens on bone maturation and skeletal growth. The reason for this is that antiandrogens are employed or will be used in the near future for the treatment of precocious puberty or acne and hirsutism.

In a comprehensive chapter, the large variety of assay methods is described to serve the experimenting biologist or endocrinologist whose task it is to test and to characterize antiandrogens.

References

1. Belham, J.E., Neal, G.E.: Testosterone action in the rat ventral prostate. The effects of diethylstilboestrol and cyproterone acetate on the metabolism of [³H] testosterone and the retention of labelled metabolites by rat ventral prostate in vivo and in vitro. Biochem. J. **125**, 81—91 (1971).
2. Belham, J.E., Neal, G.E., Williams, D.C.: Testosterone metabolism in the rat ventral prostate. Biochem. J. **109**, 33P—34P (1968).
3. Belham, J.E., Neal, G.E., Williams, D.C.: The reception of androgens in the rat ventral prostate. Biochem. J. **114**, 32P (1969).
4. Belham, J.E., Neal, G.E., Williams, D.C.: Testosterone metabolism in the rat ventral prostate. Biochim. biophys. Acta (Amst.) **187**, 159—162 (1969).
5. Breuer, H., Hoffmann, W.: Wirkungsmechanismus eines Antiandrogens auf die Androgen-Biosynthese. Naturwissenschaften **54**, 616—617 (1967).
6. Dorfman, R.I. (Ed.): "Methods in Hormone Research", vol. II a "Bioassay", 2nd Edition. New York and London: Academic Press 1969.
7. Dorfman, R.I.: Biological activity of antiandrogens. Brit. J. Derm. **82**, Suppl. 6, 3—8 (1970).
8. Fang, S., Anderson, K.M., Liao, S.: Receptor proteins for androgens. On the role of specific proteins in selective retention of 17β-hydroxy-5α-androstan-3-one by rat ventral prostate in vivo and in vitro. J. biol. Chem. **244**, 6584—6595 (1969).
9. Fang, S., Liao, S.: Antagonistic action of antiandrogens on the formation of a specific dihydrotestosterone-receptor protein complex in rat ventral prostate. Molec. Pharmacol. **5**, 428—431 (1969).
10. Fang, S., Liao, S.: Androgen receptors. Steroid- and tissue-specific retention of a 17β-hydroxy-5α-androstan-3-one-protein complex by the cell nuclei of ventral prostate. J. biol. Chem. **246**, 16—24 (1971).
11. Geller, J., Damme, O. van, Garabieta, G., Loh, A., Rettura, J., Seifter, E.: Effects of cyproterone acetate on ³H-testosterone uptake and enzyme synthesis by the ventral prostate of the rat. Endocrinology **84**, 1330—1335 (1969).
12. Geller, J., Loh, A., Winograd, J.: Effect of cyproterone acetate on ³H-testosterone uptake and enzyme synthesis by the ventral prostate of the rat. Excerpta med. (Amst.). Int. Congr. Ser. **157**, Abstr. No. 312 (1968).
13. Hoffmann, W., Breuer, H.: Wirkung von 1,2α-Methylen-6-chlor-Δ⁴ʼ⁶-pregnadien-17α-ol-3,20-dion (Cyproteron) auf die Biogenese von C₁₉-Steroiden in Rattentestes. Acta endocr. (Kbh.) **57**, 623—638 (1968).
14. Neumann, F., Elger, W., Steinbeck, H., Berswordt-Wallrabe, R. von: Antiandrogene. In: E. Klein (Ed.). "Das Testosteron — Die Struma", S. 78—101. Berlin-Heidelberg-New York: Springer 1968.
15. Stern, J.M., Eisenfeld, A.J.: Androgen accumulation and binding to macromolecules in seminal vesicles: inhibition by cyproterone. Science **166**, 233—235 (1969).
16. Stern, J.M., Eisenfeld, A.J.: Distribution and metabolism of ³H-testosterone in castrated male rats, effects of cyproterone, progesterone and unlabeled testosterone. Endocrinology **88**, 1117—1125 (1971).
17. Voss, H.E.: Biologie der Androgene. In: H.E. Voss, G. Oertel (Eds.), "Androgene I", Handbuch der experimentellen Pharmakologie XXXV/1, chapt. 6, pp. 327—528. Berlin-Heidelberg-New York: Springer 1973.
18. Walsh, P.C., Korenman, S.G.: Action of antiandrogens: preservation of 5α-reductase activity and inhibition of chromatin-dihydrotestosterone complex formation. Clin. Res. **18**, 126 (1970).
19. Walsh, P.C., Korenman, S.G.: Mechanism of androgenic action: effect of specific intracellular inhibitors. J. Urol. (Baltimore) **105**, 850—857 (1971).

2. Action of Antiandrogens on Different Organs and Functions

2.1. Accessory Sexual Glands, the Epididymis and Structure Activity Relationship

Perhaps the organ group reacting most sensitively to changes in androgen supply are the accessory sexual glands. Following castration, these structures undergo rapid involution which can be retarded indefinitely by administration of adequate amounts of androgens. On the other hand, even maximally atrophied prostates and seminal vesicles respond to androgen application with rapid growth and eventual revival of function. If reasonably high doses are administered for sufficient time, the organ size may even exceed that of its precastrational state. Thus, androgens are the most important factor controlling constitution and function of the accessory sexual glands in all mammalian species.

Prevention of androgen to reach or to react with the androgen receptors of these sensitive organs results, therefore, in impairment of function and changes in size and morphology. Consequently, bioassays using the accessory sexual gland weights of rats [16, 21, 39, 40, 63] and mice [20] as endpoints were developed at early stages of antiandrogen research. In these tests, castrated rodents are used in which inhibitory effects against exogenous androgen are measured. However, the therapeutical use of antihormones is aimed at individuals with an intact pituitary-gonadal axis. Which effects an antihormone has on this endocrine system is decisive for it's theoretical and practical use since it depends largely on it's effects on the neural-gonadal feedback system whether or not an antiandrogen is suitable for certain therapeutic and experimental purposes, regardless of it's antiandrogenic potency at peripheral target sites. These aspects are discussed in detail in the chapters on the feedback mechanism and on testicular function.

It is generally agreed that the action of antiandrogens on the accessory sexual glands consists of competition with androgens for cellular receptors. For both androgens and antiandrogens, these organs are preferred uptake and accumulation sites. When labelled testosterone is administered systemically, radioactivity accumulates in the prostate and in the seminal vesicles in at least 10 times higher concentration than in blood plasma, and in varyingly higher concentrations than in other tissues [26, 28, 65, 81, 82, 84, 85]. After one hour, however, unchanged testosterone accounts for less than one third of the total radioactivity in the accessory sexual glands since it is rapidly converted to dihydrotestosterone (DHT) [1, 4, 15, 84, 86] (Table 1).

Table 1. ^3H-testosterone and ^3H-5a-dihydrotestosterone as percent of total radioactivity in various tissues after the administration of 1,2-^3H-testosterone to castrated rats (From Tveter et al. [86])

Tissue	Testosterone	5a-Dihydrotestosterone
Ventral prostate	16	70
Dorsal prostate	6.4	72
Lateral prostate	23	49
Seminal vesicles	15	70
Coagulating gland	6	56
Liver	0.2	0.1
Muscle	37	0.3

It is now generally held that this metabolite is the active principle of androgenic stimulation of the accessory sexual glands, rather than testosterone itself. DHT is bound by specific nuclear [42] and cytoplasmic [43] proteins as has been shown in numerous *in vivo* and *in vitro* experiments, the accessory sexual glands are sites of specific retention and accumulation of these DHT-protein complexes. The DHT-receptor complex binds to DNA, this giving rise to stimulation of RNA synthesis via RNA polymerase activation [45].

The most important part of testosterone metabolism is the activity of 5a-reductase. This enzyme is principally located in the nucleus and in the microsomes, but the proteins associated with the nuclear receptor and 5a-reductase activities are not identical [44].

From what has been mentioned above so briefly, it may theoretically be inferred that antiandrogens would inhibit the stimulatory effects of endogenous or exogenously administered androgens on the accessory sexual glands at several levels. These sites of antiandrogenic effects could be

1. Inhibition of entry of androgens into the cell;
2. Interference with 5a-reductase effects (DHT formation);
3. Inhibition of the binding of DHT to the cytoplasmic receptor (transport);
4. Inhibition of the binding of DHT to the nuclear receptor (retention);

However, antiandrogens do not interfere with all of these processes.

Little is known about the influence of antiandrogens on the entry of androgens into accessory sexual gland cells *in vivo*. In one experiment [91], castrate rats were pretreated for 12 days with a daily subcutaneous dose of 10.0 mg cyproterone acetate. When the rats were killed 5 min after intravenous injection of 1.3 μg ^{3}H-testosterone, no difference in radioactivity uptake by the seminal vesicles was found between controls and antiandrogen-pretreated rats. Thus, cyproterone acetate did not inhibit androgen entry in this experiment. After 1 hour, however, significantly higher levels of activity were found in the seminal vesicles of controls, indicating an inhibitory effect of cyproterone acetate pretreatment on androgen accumulation in these organs (Table 2).

Table 2. *Effects of cyproterone acetate pretreatment on tissue radioactivity following treatment with 1, 2-^{3}H-testosterone in castrate male rats (From* Whalen *et al. [91])*

Tissue	Pre-treatment	$\bar{X}$ dpm/min/mg $\pm$ SE at 5 min	$\bar{X}$ dpm/min/mg $\pm$ SE at 60 min
Hypothalamus	CA	1436.5 $\pm$ 187.8	100.8 $\pm$ 2.9
	Oil	1352.4 $\pm$ 214.6	110.0 $\pm$ 13.7
Preoptic-diagonal band	CA	1395.9 $\pm$ 111.8	73.6 $\pm$ 20.6
	Oil	1072.7 $\pm$ 160.4	77.4 $\pm$ 23.2
Cortex	CA	989.6 $\pm$ 96.6	87.8 $\pm$ 11.7
	Oil	1043.7 $\pm$ 68.4	148.6 $\pm$ 56.1
Seminal vesicle	CA	589.4 $\pm$ 76.4	316.2 $\pm$ 7.8
	Oil	574.7 $\pm$ 110.4	723.6 $\pm$ 43.6
Penis	CA	140.0 $\pm$ 28.3	304.0 $\pm$ 22.6
	Oil	201.8 $\pm$ 27.4	589.4 $\pm$ 54.1
Muscle	CA	404.5 $\pm$ 77.8	164.8 $\pm$ 12.0
	Oil	490.7 $\pm$ 44.7	191.6 $\pm$ 23.8
Pituitary	CA	1826.0 $\pm$ 280.8	383.2 $\pm$ 20.1
	Oil	1852.0 $\pm$ 440.2	472.3 $\pm$ 86.2
Plasma	CA	73.3 $\pm$ 4.9	110.5 $\pm$ 13.6
	Oil	78.1 $\pm$ 7.4	73.6 $\pm$ 16.6

It must be assumed that a high degree of testosterone catabolism had taken place after that time. In an attempt to identify the androgenic activity chromatographically, the highest radioactivity was found in the androstenedione zone. This is in contrast to the results of other authors who found DHT to be by far the predominant metabolite of testosterone in the seminal vesicle and the prostate, even when an antiandrogen was administered *in vivo* [6, 7, 8, 9, 81, 82] (Table 3).

Table 3. *Percentage of total radioactivity recovered from chromatograms found as testosterone or its metabolites one hour after iv administration of ³H-testosterone to adult, castrated male rats (From Stern and Eisenfeld [82])*

Tissue	N[a]	Zone of radioactivity[b]					Total radioactivity (dpm/mg)
		Polar	Testosterone	Dihydrotestosterone	"Other" tritium	Androstenedione	
Plasma	7	52 ± 4[c]	31 ± 4	6 ± 1	4 ± 1	7 ± 1	26 ± 4[c]
Control	6	60 ± 5	21 ± 3	5 ± 1	4 ± 1	9 ± 2	25 ± 5
Progesterone	4	54 ± 6	22 ± 4	6 ± 1	6 ± 0	11 ± 1	18 ± 2
Cyproterone	8	57 ± 3	21 ± 2	7 ± 1	5 ± 1	10 ± 1	22 ± 2
Testosterone							
Seminal vesicle	7	3 ± 1	23 ± 2	72 ± 2	1 ± 0	1 ± 1	422 ± 47
Control	5	10 ± 6	37 ± 4	37 ± 3	6 ± 2	1 ± 0	74 ± 10
Progesterone	3	28 ± 7	18 ± 1	49 ± 2	5 ± 5	0	31 ± 4
Cyproterone	8	30 ± 6	11 ± 4	44 ± 6	13 ± 4	2 ± 1	36 ± 5
Testosterone							
Pituitary	7	11 ± 8	29 ± 4	61 ± 4	0	0	76 ± 11
Control	4 (2)	89 ± 7	11 ± 7	0	0	0	20 ± 7
Progesterone	2 (2)	50 ± 50	50 ± 50	0	0	0	3 ± 0
Cyproterone	5 (3)	80 ± 20	20 ± 20	0	0	0	13 ± 1
Testosterone							
Hypothalamus	7	32 ± 8	41 ± 6	23 ± 2	0	4 ± 2	24 ± 3
Control	6	61 ± 10	17 ± 7	17 ± 5	0	4 ± 2	17 ± 5
Progesterone	3 (1)	46 ± 14	12 ± 12	37 ± 9	0	5 ± 3	11 ± 1
Cyproterone	7	59 ± 9	10 ± 3	24 ± 7	0	7 ± 3	19 ± 7
Testosterone							
Cerebrum	7	33 ± 7	39 ± 5	15 ± 2	3 ± 2	10 ± 3	23 ± 4
Control	6	47 ± 6	24 ± 4	15 ± 2	5 ± 2	10 ± 3	21 ± 5
Progesterone	4	45 ± 6	20 ± 2	19 ± 3	5 ± 3	10 ± 4	14 ± 1
Cyproterone	7	40 ± 4	25 ± 3	20 ± 2	3 ± 2	12 ± 3	18 ± 2
Testosterone							

[a] The percentage analysis and total radioactivity include only samples in which tritium was found on chromatograms; the number of additional samples in which no tritium was detected on chromatograms is in parentheses.

[b] The zones of radioactivity, from left to right, represent the order found on the paper chromatogram (60% methanol: 40% propylene glycol, ligroin; 24 hr), the polar metabolites being closest to the origin. "Other" tritium includes the area in which androsterone was found, and, in plasma, the area in which etiocholanolone was found as well.

[c] Mean ± SE.

It has been demonstrated by several groups that cyproterone or cyproterone acetate do not interfere with the activity of 5a-reductase, hence DHT formation, in accessory sexual gland tissues [6, 2, 5, 47, 48, 81, 87, 89, 90].

This result was unanimously obtained, regardless whether the antiandrogens were administered to the animal or added *in vitro* to tissue preparations. Another antiandrogen, $6a$-bromo-17β-hydroxy-$17a$-methyl-4-oxa-$5a$-androstane-3-one (BOMT), did also not affect the rate of DHT formation from labelled testosterone [47].

As concerns the influence of antiandrogens on the cellular entry of unmetabolized testosterone, no data are available except the afore-mentioned lack of influence of cyproterone acetate pretreatment [91]. There is one report describing the inhibition by cyproterone *in vitro* of the binding of ³H-testosterone to macromolecules in the supernatant of rat seminal vesicle homogenates [81] (Fig. 1) but it is not clear whether the authors have done steroid identification, i.e. discrimination between testosterone or DHT activity.

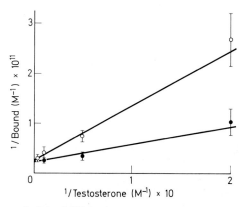

Fig. 1. Double reciprocal plot of ³H-testosterone concentration and radioactivity bound to macromolecules from the seminal vesicle in the presence (open circles ± S.E.M.) and absence (closed circles ± S.E.M.) of 1×10^{-7}M cyproterone. Lines were drawn by weighted least-squares fit of the data (From STERN and EISENFELD [81])

The accumulation of ³H-testosterone in the seminal vesicles of castrate rats was reduced when cyproterone was intravenously injected 5 min before infusion of the androgen, radioactivity was measured 30 or 60 min after androgen administration [81, 82]. As concerns the retention of DHT which had been formed after this time from the labelled testosterone, the degree of the accumulation-inhibiting effect of cyproterone was much greater since this metabolite was identified in considerably higher amounts than testosterone in cyproterone-untreated controls (Fig. 2).

Whether and to which extent antiandrogens interfere with the accessory sexual gland uptake of unmetabolized androgens is not clear as yet but the conversion of testosterone to DHT is undisturbed in the presence of antiandrogens. It must, therefore, be assumed that the significantly decreased concentrations of radioactivity in the prostates and seminal vesicles following ³H-testosterone injection in cyproterone acetate-pretreated rats [24, 30, 72, 91] represented lower levels of DHT, rather than of testosterone.

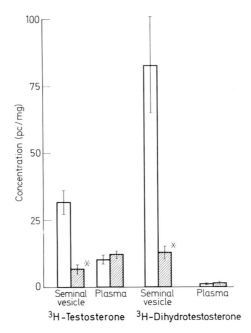

Fig. 2. Radioactive testosterone and dihydrotestosterone concentrations 30 min after intra-venous administration of ³H-testosterone. Control animals (open bars ± S.E.M.) received ³H-testosterone; experimental group (cross-hatched bars ± S.E.M.) received cyproterone intravenously 5 min before the radioactive testosterone. Asterisk, P<.01 (From STERN and EISENFELD [81])

Much more is known about the influence of antiandrogens on intracellular processes in which DHT is involved. The predominant effect of antiandrogens in the accessory sexual glands is competition for both cytoplasmic and nuclear DHT-binding proteins, thereby inhibiting intracellular transport and target binding. This competition takes place at either of these sites after both *in vivo* or *in vitro* application of an antiandrogen as studied in cell preparations of the castrate rat prostate [2, 3, 6, 8, 9, 22, 23, 25, 31, 46, 47, 89, 90] (Fig. 3).

Some of these authors who worked with cyproterone or cyproterone acetate found a higher degree of antiandrogenic interference with the nuclear retention of DHT than with antagonism in the cytosol fraction but all of them agree that their results demonstrate a direct androgen-antagonistic action of these compounds in the accessory sexual glands. Similar mechanisms of action in accessory sexual gland cells of rats were reported for the antiandrogens, 6a-bromo-17β-hydroxy-17a-methyl-4-oxa-5a-androstane-3-one (BOMT) [46, 47] and 17a-methyl-B-nortestosterone (SKF 7690) [83, 86].

It is quite obvious that the above-described effects of antiandrogens on andro-gen-binding in the epithelial cells of the accessory sexual glands have consequences for other androgen-sensitive biochemical reactions. Under the influence of anti-androgens, declines in androgen-stimulated DNA activity have been reported [18, 30, 72, 73]. Consequently, the formation and activity of RNA in these cells is also disturbed in the presence of antiandrogens as measured by the reduction of testosterone-stimulated activity of RNA polymerase [17, 47, 49] or incorporation of labelled precursors into RNA and protein, and glucose catabolism [67a]. The reduction of RNA activity was usually greater than that of DNA (Table 4).

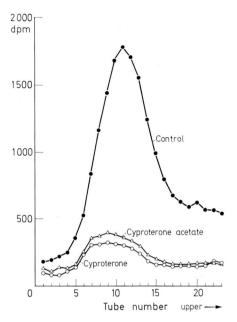

Fig. 3. Sedimentation of 5a-dihydrotestosterone-protein complex by sucrose gradient centrifugation and the effect of cyproterone and its acetate on formation of the complex (From
FANG and LIAO [23])

Table 4. *Effect of cyproterone acetate on RNA, DNA and ratio of RNA/DNA (From* GELLER
et al. [24])

Ventral prostate tissue pools	RNA μg/100 mg ventral prostate	DNA μg/100 mg ventral prostate	RNA/DNA
Controls			
1	900	370	2.43
2	1528	627	2.43
3	1588	695	2.28
4	1619	643	2.52
Experimental			
1	5866	3983	1.9
2	1736	2000	.87
3	1666	1083	1.56

Exp. 1 and 2: Adult rats, treated with 10.0 mg cyproterone acetate/d i.m. for 3 weeks.
Exp. 3: Adult rats, treated with 12.5 mg cyproterone acetate/d i.m. for 1 week.

The mechanism of antiandrogenic effects on the accessory sexual glands can
be summarized as follows:

Androgens act on the accessory sexual glands through conversion to DHT, the
principal intracellular androgen, by nuclear and cytoplasmic 5a-reductase followed
by formation of a nuclear DHT-protein-chromatin complex. Antiandrogens
inhibit the formation of this complex by competitive interference with cytoplasmic and nuclear binding of DHT without having any influence on 5a-reductase

effects, hence DHT formation [89]. Any changes in DNA or RNA activity can be explained by antiandrogenic interaction with DHT-receptor binding, there is no evidence as yet that other mechanisms are involved.

The above-described severe interactions of antiandrogens with epithelial cell functions in the accessory sexual glands are, of course, also reflected in disturbances of the secretory function of these organs. For instance, the acid phosphatase content of prostatic secretion is a good parameter for prostate function [67], the level of this enzyme is correlated with the amount of circulating androgen [66]. In intact rats [24, 37] and dogs suffering from prostatic hyperplasia [51], the activity of prostatic acid phosphatase as measured histochemically was considerably reduced after cyproterone acetate treatment. Measured with the same procedure, the antiandrogens, 6-chloro-17-acetoxy-16-methylene-4,6-pregnadiene-3,20-dione (Sch 12600) [50] and 4'-nitro-3'-trifluoromethylisobutyranilide (Sch 13521) [53], had the same effect in canine hyperplastic prostatic tissue.

Since dogs have only prostates but no seminal vesicles, changes in the ejaculatory fluid reflect alterations of the prostatic function. With special surgery, a fistula can be prepared to allow collection of prostatic fluid after stimulation of secretion by pilocarpine injection. Treatment of such dogs with cyproterone acetate caused a rapid decline in prostatic fluid volume [13] (Fig. 4).

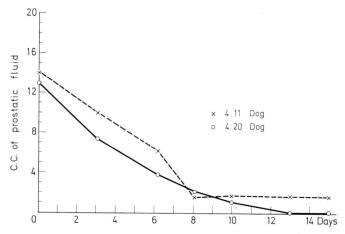

Fig. 4. Prompt reduction in the volume of prostatic secretion in two prostatic fistula dogs following the daily intramuscular administration of 10 mg of SH-714 (From Bridge and Scott [13])

Another antiandrogen, 6a,7a-difluoromethylene-4',5'-dihydro-1a,2a-methylene-(17R)-spiro-[4-androstene-17,2'(3'H)-furan]-3-one, reduced dose-dependently the volume of prostatic secretion and its acid phosphatase concentration in fistula-dogs [14] (Table 5).

Spironolactone which is antiandrogenic in the castrate rat assay decreased also the output of prostatic acid phosphatase when given in daily doses of 1.0—3.0 mg/kg to fistula-dogs [17]. The recent antiandrogen, 2',3'a-tetrahydrofuran-2'-spiro-17-(1a,2a-methylene-6a,7a-difluoromethylene-4-androstene-3-one) reduced the prostate size in aged dogs [64].

Table 5. *Geometric means[d] of volume, acid phosphatase concentration and total acid phosphatase of prostatic fluid from four dogs orally dosed with compound I (From* Brooks *et al. [14])*

Treatment (mg/kg/day)	Vol (ml)		Friday collections[e]			
			Concn (babson-read units/ml)		Total acid phosphatase (Babson-read units in thousands)	
	Pretreatment mean[g]	Treatment mean	Pretreatment mean	Treatment mean	Pretreatment mean	Treatment mean
Control	18.36a	21.93a	981.0a	1066.6a	18.07a	23.44a
0.5 . . .	19.14a	11.96ab	879.0a	635.3b	16.82a	7.60ab
1.0 . . .	20.41a	9.66ab	957.0a	539.5b	19.95a	5.21bc
2.0 . . .	20.18a	5.98b	1009.3a	276.7c	20.37a	1.66c

d Each of four dogs is represented in each mean value shown.

e In each vertical column, means with at least one superscript letter in common were not statistically different at p < .05.

f Total acid phosphatase = volume times acid phosphatase concentration.

g Pretreatment values are those from collections made on Friday of the week preceding the treatment period.

In castrated fistula-dogs maintained on testosterone, SKF 7690 decreased prostate gland secretion and it's acid phosphatase and total nitrogen content [69].

The degree of the above-described antiandrogenic interference with the vital need of the accessory sexual glands for sufficient androgenic stimulation depends, of course, on the local agonist/antagonist ratio of activities. In the intact male organism, the efficiency of antiandrogens at peripheral target sites is determined in two different ways:

1. Directly by their antiandrogenic potency;

2. Indirectly by eventual properties other than local competitive androgen antagonism, e.g. through an influence on the overall level of androgen activity by stimulation or suppression of androgen biosynthesis and metabolism (see Chapters "testicular function" and "feedback-mechanism"), or exerting some androgenic activity themselves.

Because the spectrum of endocrine activities of antiandrogens might differ considerably from each other, their efficiency at the accessory sexual glands (and other androgen targets) of intact males does frequently not reflect their actual antiandrogenic potency as measured in the castrate. However, because the accessory sexual glands react so sensitively to changes in androgenic stimulation as mentioned in the beginning of this chapter, there is usually already a measurable response of these organs to antiandrogenic treatment when other androgen-dependent organs are seemingly still unaffected. But since a number of variables might influence the effect of certain antiandrogens on the accessory sexual glands of the intact male, this test object is frequently an unsuitable model for the measurement and even detection of antiandrogenic properties of drugs. In the following, an attempt shall be made to describe the effects of some antiandrogens on the accessory sexual glands of intact male animals in relation, if possible, to their other activities which might have influenced these effects. Since the commonly applied screening methods for the detection and quantification of antiandrogenic activity are based on the manipulation of androgen-dependent organs of the castrate, not too many publications deal with the effects of antiandrogens on the accessory sexual organs in the intact male. As is the usual practice in antiandrogen routine tests, the influence of different antiandrogens on the accessory sexual glands is in the following descriptions simply judged from weight changes of these organs.

Antiandrogens which do not Affect Endogenous Androgen Biosynthesis markedly

Cyproterone Acetate

In the very first publication on cyproterone acetate [27], a dose-dependent atrophy of the seminal vesicles of mature young rats is described. Three weeks of treatment with a daily dose of 10.0 mg/animal reduced the seminal vesicle weights down to less than 10% of that of untreated controls. A process like this is only comparable to the changes following surgical castration. Treatment with lower doses in the same experiment caused less dramatic weight losses of the seminal vesicles but with only 0.3 mg/animal, still a 50% weight reduction was found. Much to the surprise of the authors, even the highest antiandrogen dose failed to suppress testicular weights, a finding that is discussed detailed in separate chapters ("testicular function" and "neural-gonadal feedback system").

If a male rat is castrated, it takes about 2 weeks until accessory sexual gland involution is completed.

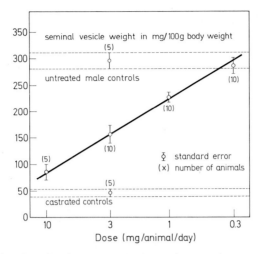

Fig. 5. Inhibition of action of endogenous testosterone by cyproterone acetate (normal male rats weighing 280—300 g subcutaneous administration for 12 days) (From NEUMANN [55])

That cyproterone acetate treatment in sufficient doses precisely mimics castration in this respect was demonstrated when adult rats of about 300 g B.W. were treated with graded doses for 12 days [55]. The results of this experiment show also very nicely the dose-dependence of antiandrogen "castration" (Fig. 5).

Varying degrees of accessory sexual gland atrophy, depending on the dose and treatment period, have also been found by other authors who treated adult rats of different body weights with cyproterone acetate [5, 19, 24, 37, 75, 76, 92]. However, the importance of high enough doses and sufficient time of treatment has not always been recognized. For example, seven injections of cyproterone acetate in doses ranging from 0.5—2.0 mg/animal into intact rats of over 400 g body weight can hardly be expected to cause more than slight inhibition of the accessory sexual glands [13].

The first experiments on intact rats were later repeated and extended in that not only the immediate effects of cyproterone acetate treatment were investigated.

In addition, a recovery period was also allowed before termination of the experiment [59]. In this experiment, adolescent rats with an initial weight of about 150 g were subcutaneously treated with a daily dose of 1.0 mg/100 g B.W. over a period of 3 weeks. In weekly intervals up to the 6th week after initiation of treatment, groups consisting of 10 rats were autopsied. The results, as far as the accessory sexual glands are concerned, are presented in Fig. 6.

Since male rats of the chosen initial body weight are usually about to enter puberty, treatment covered the period of the highest growth velocity the accessory sexual glands ever experience throughout life. As the graph shows, neither prostates nor seminal vesicles or preputial glands showed any weight increase as long as cyproterone acetate was injected, a result that since has been confirmed by other authors [39, 54, 62, 72, 79, 80]. Although all accessory sexual gland weights increased immediately upon cessation of treatment, they had not reached control group weights after 3 weeks of recovery. In another experiment on growing rats, the accessory sexual gland weights were still far below control weights 7 weeks after cessation of daily injections of 5.0 mg cyproterone acetate/100 g body weight

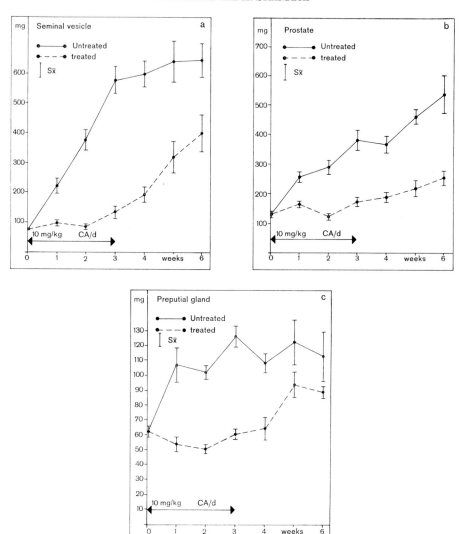

Fig. 6 a—c. Influence of cyproterone acetate on the accessory sexual gland weights of growing male rats (initial body weight 150 g, 3 weeks of daily s.c. injection of 10.0 mg/kg cyproterone acetate) (From NEUMANN et al. [59])

from the 25th—80th day of life [80]. Such findings led at one time to the suspicion [59] that antiandrogen treatment during sexual maturation might cause permanent damage to the accessories.

In order to find out whether or not this apprehension was true, another experiment on adolescent rats was designed [58]. Cyproterone acetate treatment commenced when the rats were weighing only about 100 g, daily injections were done for 5 weeks, the dose being also 1.0 mg/100 g B.W. This time, however, the weight development of the accessory sexual glands was observed for a much longer period after cessation of treatment (Fig. 7).

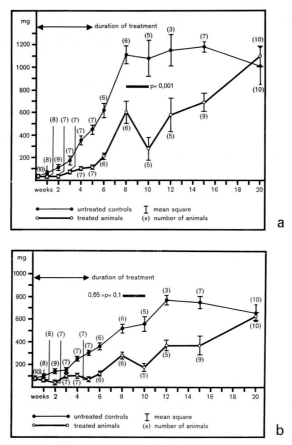

Fig. 7a and b. Influence of cyproterone acetate on the accessory sexual gland weights of immature male rats (initial body weight 100 g, 5 weeks of daily s.c. injection of 10.0 mg/kg cyproterone acetate) (a) Seminal vesicle (b) Prostate (From NEUMANN et al. [58])

Again, it was found that both prostates and seminal vesicles did not grow during cyproterone acetate treatment but did so as soon as injections ceased and in addition, it could be demonstrated that cyproterone acetate had no lasting effect on the accessory sexual gland weights, even when administered shortly before and during sexual maturation for relatively long periods. It turned out by the end of this experiment that previous recovery times had been far too short to see even approximation to untreated control weights since about 15 weeks were required after the end of treatment until control gland weights were reached. The careful reader will see from Fig. 7 that the recovery of the accessory sexual gland weights followed a rather peculiar pattern in that a peak of weight gain occurred 3 weeks after cessation of treatment, followed by a significant weight loss 2 weeks later. When the experiment was published, the authors suggested that increased testosterone secretion due to hypothalamic receptor blockade by the antiandrogen might be responsible for rapid gland growth after cessation of treatment whereas a counter-regulation phenomenon could be the reason for the subsequent weight loss.

The aforementioned pattern of accessory sexual gland recovery from cyproterone acetate treatment was not observed when the effects of prolonged treatment were investigated in mature rats [78, 79]. These rats were treated for 9 weeks with a daily subcutaneous dose of 10.0 mg/animal cyproterone acetate. After 3 weeks of treatment, the accessory sexual glands were maximally atrophied, this castration-like state did not change until cessation of treatment upon which immediate recovery began. Both prostate and seminal vesicle weights returned towards normalcy at a slow but steady rate in these adult rats (Figs. 8 and 9).

Qualitatively but not quantitatively similar results were obtained when lower doses of cyproterone acetate were given over a period of 6 weeks. Subcutaneous injection of 2.5 mg cyproterone acetate/day led again to severe depression of the

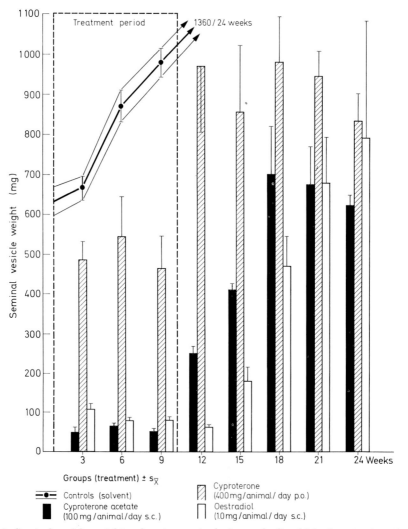

Fig. 8. Seminal vesicle weights of mature rats during and after high dose treatment with cyproterone acetate, cyproterone or oestradiol (From Steinbeck et al. [78])

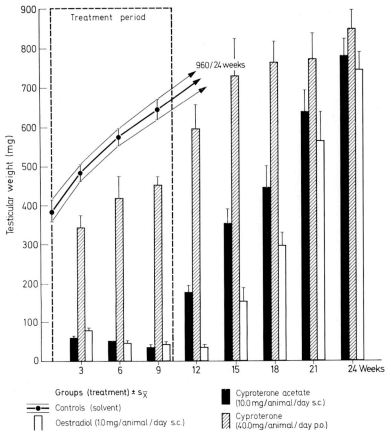

Fig. 9. Prostate weights of mature rats during and after high dose treatment with cyproterone acetate, cyproterone or oestradiol (From STEINBECK et al. [78])

accessory sexual gland weights within 3 weeks, although less marked than at the higher dose. Restoration was already complete by the third week after cessation of treatment.

From the results of some authors it seems that the prostate is more affected by cyproterone acetate than the seminal vesicles [19, 38, 88] (Fig. 10) but other authors did not find such a difference between the two accessory sexual glands in sensitivity against androgen deprivation [54, 78].

Cyproterone acetate has the same inhibitory effect on the accessory sexual glands of species other than the rat. Treatment of mature mice over 4 weeks with an i.m. dose of 1.0 mg/animal every other day caused a seminal vesicle weight reduction of over 70% as compared to untreated controls [57] (Table 6).

In Mongolian gerbils, a dose-dependent decrease in the seminal vesicle weights was found after 3 weeks of treatment with either 5.0 mg or 10.0 mg cyproterone acetate/day [71].

The canine prostate responds also promptly to antiandrogen treatment with signs of morphologic and functional degeneration [13, 14, 50, 51, 52, 53, 56, 59, 60, 74]. As concerns cyproterone acetate treatment, the volume of prostatic

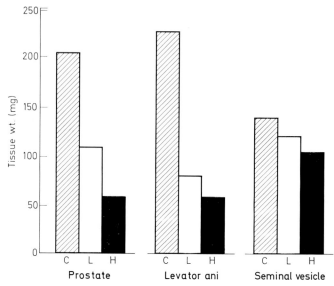

Fig. 10. Relative weights of prostates, levator ani muscles and seminal vesicles of control and cyproterone acetate-treated adult rats. C = controls; L = low dose: 2.5 mg/d; H = high dose: 25.0 mg/d. Peroral treatment for 30 days (From Lakshman and Isaac [38])

Table 6. *Seminal vesicle and preputial gland weights of mice (From Neumann and Elger [57])*

Group	Number of animals	Body weight Beginning weight	End weight	Organ weight in mg Seminal vesicle	Preputial glands
1. Intact male animals — Controls (Solvent only)	8	21 ± 0.4	26 ± 0.9	162 ± 18	61 ± 6.2
2. Intact male animals, after 4 weeks; animals received 1 mg A.A.+I.M. q. 2nd day	7	22 ± 0.4	18 ± 1.3	45 ± 8.6	44 ± 7.6
3. Castrated male animals, after 4 weeks; animals received 0.5 mg. T.P.++ I.M. q. 2nd day	8	23 ± 0.4	26 ± 1.0	361 ± 27	82 ± 14
4. Castrated male animals, after 4 weeks; animals received 0.5 mg. T.P.++ and 1 mg A.A.+ I.M. q. 2nd day	6	21 ± 0.5	22 ± 1.0	290 ± 32	54 ± 7.4

    A.A.+ = 6-chloro-17-hydroxy-1a,2a-methylene-pregna-4,6-diene-3,20-dione-acetate (cyproterone acetate).
    T.P.++ = Testosterone propionate.
    ± = Mean deviation.

secretion was maximally reduced already after 1 week of intramuscular injection of 10.0 mg/day [13] (Fig. 4), but the actual dose cannot be derived from this report because the body weight is not given. The morphologic equivalent for these functional alterations are degenerative changes in the glandular structure like flattening of the luminar epithelium, collapsed lumina and remarkable proliferation of inter- and intralobular fibrous tissue [51, 59]. These changes were found in healthy dogs after 32 intramuscular doses of 10.0 mg/kg [59], or, more pronounced, after 55 weeks of daily oral doses as high as 100.0 mg/kg [56, 60] (Fig. 11).

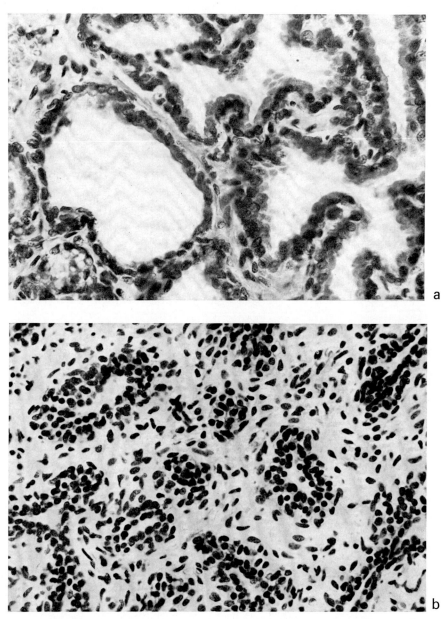

Fig. 11a and b. Canine prostate. (a) Control. (b) After treatment with a daily p.o. dose of 100.0 mg/kg cyproterone acetate for 55 weeks. (Note complete atrophy of the glandular epithelium.) Magnification: 300× (From NEUMANN and STEINBECK [60])

Table 7. *Effects of cyproterone acetate (CA), orchiectomy and testosterone propionate on canine prostates (From Neri et al. [51])*

No. of dogs	Condition of prostate	Treatment and daily dose (mg)	Prostate volume (cm³ ± SE)	Diameter of glands (μ ± SE)	Epithelial cell height	Ratio of smooth muscle to fibrous tissue
4 . . .	Hyperplastic	CAᶜ	Bᵈ 43.6 ± 8.3 Tᵈ 11.6 ± 2.7ᵇ	201.0 ± 27.4 83.1 ± 18.4ᵇ	26.4 ± 4.1 7.5 ± 1.5ᵇ	3:1 1:5
2 . . .	Hyperplastic	Orchiectomy	B 34.9 ± 6.3 T 8.5 ± 1.5ᵇ	148.6 ± 1.8 45.5 ± 4.2ᵇ	21.0 ± 2.4 5.4 ± 0.3ᵇ	3:1 1:6
4 . . .	Hyperplastic	Controls	B 27.4 ± 3.9 T 28.7 ± 3.2	157.4 ± 13.5 183.4 ± 15.5	23.2 ± 1.2 24.6 ± 0.3	3:1 4:1
3 . . .	Normal	Testosterone propionate-25	B 12.7 ± 1.6 T 32.4 ± 4.5ᵃ	97.2 ± 2.4 210.6 ± 1.4ᵇ	12.0 ± 0.3 35.1 ± 1.0ᵇ	1:1 3:1

[a] Significantly different from beginning biopsy, p <0.05.
[b] Significantly different from beginning biopsy, p <0.01.
[c] Dogs weighing 10—12 kg, CA-dose ~ 1.0 mg/kg, treatment period 6 weeks.
[d] B = beginning biopsy; T = terminal autopsy.

The canine prostate seems to be more sensitive to antiandrogens than the same organ of rats. For example, with cyproterone acetate, a castration-like state of maximal atrophy can be achieved in the adult male rat with daily subcutaneous doses of 10.0 mg/animal (which is about 20.0—30.0 mg/kg) in 2—3 weeks. Dogs, however, need only 3.0—10.0 mg/kg as a daily oral dose to show the same response [60].

The beneficial effect of antiandrogen treatment on canine prostatic hyperplasia is now well-established [51, 53, 74]. The changes taking place under cyproterone acetate influence on such pathologically altered prostatic tissue are exactly the same as in the normal organ, i.e. diminution of the gland size and luminar diameters associated with reduction of the epithelial cell height and an increase in fibrous tissue. Cyproterone acetate reduced also the functional activity in these prostates as indicated by a loss in acid phosphatase content. These effects were seen after 6 weeks of daily injections of about 1.0 mg/kg cyproterone acetate into aged mongrel dogs suffering from prostatic hyperplasia [51]. In fact, this dose and period of medication was equally effective as castration (Table 7).

Even lower doses of cyproterone acetate (0.5—0.75 mg/kg given orally) led within 2 weeks to complete improvement of the urine flow impediment resulting from prostatic hyperplasia, the therapy caused considerable reduction of the organ size in all 5 cases of treated mongrel dogs [74].

From the above-described experiments with cyproterone acetate on the accessory sexual glands of intact males it can be concluded:

1. Cyproterone acetate is a potent antiandrogen even in the intact male as measured in several species. Its antiandrogenic potency against the stimulatory effect of endogenous androgens on the accessory sexual glands does not differ much from the degree of its antagonism against exogenous androgens in the castrate. The peripheral antiandrogenic potency of this compound is not markedly influenced by eventual alterations of local activity originating outside the target organ. Thus, steep and reliable dose-response curves can be obtained in the intact male.

2. The effects of cyproterone acetate are reversible, even if developing accessory sexual glands in adolescent animals are under the influence of this antiandrogen.

3. In aged dogs in which prostatic hyperplasia is a quite common ailment, cyproterone acetate (and other antiandrogens) is an effective therapeutical agent.

Table 8. *Anti-androgenic effects of 17a-Methyl-B-nortestosterone and A-norprogesterone in intact rats (From* SAUNDERS *et al. [68])*

Treatment subcutaneous	No. of rats	Relative organ wts. (mg/100 gm) (mean $\pm$ S.E.)		
		Seminal vesicles	Ventral prostate	Levator ani
Intact Controls	7	60.9 $\pm$ 8.1	58.1 $\pm$ 7.7	29.5 $\pm$ 2.7
Castrate Controls	7	12.7 $\pm$ 0.6	6.2 $\pm$ 0.8	21.6 $\pm$ 1.7
Intacts + 17a-Methyl-B-Nortestos. (100 mg/kg/day) . .	6	28.7 $\pm$ 4.9[b]	37.0 $\pm$ 3.4[a]	23.2 $\pm$ 1.2
Intacts + 17a-Methyl-B-Nortestos. (200 mg/kg/day) .	7	29.0 $\pm$ 3.9[b]	36.4 $\pm$ 5.0[a]	25.1 $\pm$ 1.8
Intacts + A-Norprogesterone (100 mg/kg/day)	7	34.8 $\pm$ 4.9[a]	42.2 $\pm$ 5.9	26.3 $\pm$ 3.1

[a] P<.05 Treatment group vs Intact Controls.
[b] P<.01 Treatment group vs Intact Controls.

Table 9. *Effect of 17α-methyl-B-nortestosterone on seminal vesicles, ventral prostate and levator ani in 32 day old castrated male rats (From* Mahesh *et al.* [41])

Treatment	Body wt. in g (initial)	Body wt. in g (final)	Relative organ weight (mg/100 g body weight of the rat)			
			Testicular	Ventral prostate	Seminal vesicles	Levator ani
Normal control	109 ± 1.9	189 ± 1.7	1157 ± 27.5	68.2 ± 4.2	97.1 ± 1.1	64.4 ± 10.1
Castrated control	109 ± 0.6	175 ± 0.2	—	13.3 ± 0.8	17.3 ± 0.5	35.2 ± 4.9
Castrated rats administered 200 mg/kg of 17α-methyl-B-nortestosterone . .	110 ± 0.5	175 ± 1.0	—	20.4 ± 0.7[b]	20.5 ± 0.4[a]	38.4 ± 3.4

Mean + Standard error.

[a] Difference significant at 0.05 level as compared to castrate control.

[b] Difference significant at 0.01 level as compared to castrate control.

17a-Methyl-B-Nortestosterone (SKF 7690)

17a-Methyl-B-nortestosterone is one of the very few antiandrogens which gained some experimental and clinical importance. Several reports on it's influence on the reproductive organs of intact males have been published.

Immature male rats of 100 g body weight were subcutaneously treated for 7 days with daily doses of 100.0 or 200.0 mg/kg to assess the ability of SKF 7690 to inhibit the effects of endogenous androgens. Significant reduction of the accessory sexual glands was found but the organ weights were still much higher than those of castrates (Table 8).

Moreover, the higher dose did not produce a greater degree of inhibition than the lower dose so that inherent androgenic activities of the compound might be suspected, but seven daily doses of 160.0 mg/kg administered to immature castrated rats failed to indicate any androgenic activity [68]. Other authors, however, found a small but significant androgenic effect when castrated rats of about 100 g body weight were treated for 10 days with daily subcutaneous doses of 200.0 mg/kg [41] (Table 9).

In contrast to parenteral treatment of immature rats, dose-response curves were obtained when seven daily doses of 50.0, 100.0, or 200.0 mg/kg were orally administered to mature young rats of 180 g body weight. The weights of the levator ani muscle were also lowered which was not the case in the subcutaneous experiment. Similar results were obtained by subcutaneous treatment of adult male mice with 6.0, 9.0, or 12.0 mg/mouse for 14 days but when the same treatment was decreased to 7 days, no significant reduction of the accessory sexual gland weights was observed [68]. Significant reduction of seminal vesicle and ventral prostate weights was also found when intact adult mice were perorally fed with a daily dose of 12.5 mg/animal for 49 days [70] but the relative degree of accessory sexual gland depression was smaller than in the short-term experiments.

The above experiments on intact rats and mice have in common that data on the behavior of the testicular weight were not reported. It is, therefore, unknown whether even the rather high dose of 200.0 mg/kg administered to rats is sufficient to affect spermiogenesis. In mice, a peroral dose of 12.5 mg/animal given for 49 days, covering most of the spermatogenic cycle in this species, resulted in only 50% of the group siring litters between the 36th and 49th day of treatment. The rest of the group mated successfully but the time between introduction of females and impregnation was prolonged as compared to controls [70].

The latter effect was ascribed to a reduction of libido but this cannot be more than an assumption since mating behavior was not measured. In rats and guinea pigs, antiandrogens in doses which cause severe depression of the accessory sexual glands do not interfere with normal copulatory behavior. It remains thus open to discussion whether SKF 7690 has actually an effect on libido. An alternative for the explanation of fertility reduction by long-term treatment with SKF 7690 is that the dose was sufficient to interfere with normal spermatogenesis but this possibility is denied by the authors because the litters which have been sired by the fertile 50% of treated mice were of normal size. Finally, the antifertility effect of SKF 7690 could also be due to reduced functional capacity of the accessory sexual glands which has also been considered by the authors.

Which effect SKF 7690 has on gonadotropin secretion was explored in other experiments. As has already been pointed out, this question is important for the evaluation of the true antiandrogenic potency and usefulness of a chemical in intact males.

Immature intact male rats, either 32 days old and receiving various doses of SKF 7690 ranging from 60.0—200.0 mg/kg or 21 days old, being subcutaneously injected with different daily doses of 30.0—100.0 mg/kg, were treated for 10 days [41]. In both experiments, testicular weights were not affected but ventral prostate and seminal vesicle weights were significantly decreased. Although linear log dose-response curves were not obtained, the weight loss of the accessory sexual glands is of greater magnitude the higher the dose is (Table 10).

In a manuscript discussion, it is also mentioned that no antigonadotropic activity was found as judged by the testicular and accessory sexual gland weight changes of hypophysectomized rats united parabiotically to castrated male rats which received 100.0 mg of SKF 7690 ([68], duration and route of treatment not given).

Taken together, these data indicate that the weight-depressing effect of SKF 7690 on the accessory sexual glands is not mediated via gonadotropin release inhibition since in this case one should have expected some testicular weight decrease as well. On the other hand, circulating antiandrogenic activity of this compound being sufficient to depress the accessory sexual glands by 50—60% is obviously not capable to influence the functional capacity of the testis to a demonstrable extent. One has to keep in mind, however, that testicular weight changes which reflect predominantly alterations of the slow process of spermiogenesis need some time to manifest themselves so that a treatment period of only 10 days might be too short to result in spectacular weight changes.

The results of the following experiments seem to support the above considerations. Based on the fact that the pituitary-gonadal axis is very sensitive in hemicastrated rats, the aforementioned experiments on 21 and 32 day old rats were repeated using the same treatment regimen but the animals being hemicastrated [41]. The results obtained from the two age groups representing presumably differing sensitivity of the pituitary-gonadal axis are shown in Tables 11 and 12.

Hemicastration, which is usually followed by gonadotropin hypersecretion and resulting compensatory overstimulation of the remaining gonad in male and female animals, did not lead to a reliable testicular weight increase in the older age group. No dose level of SKF 7690 had any effect on the weight of the testis but the accessory sexual gland weights were decreased at any dosage, suggesting again a dose-dependence of this effect.

In the younger rats, hemicastration led to a not very impressive but nonetheless clearly visible weight gain of the remaining testis as judged from the difference between normal and hemicastrated controls. When SKF 7690 was administered, daily doses of up to 100.0 mg/kg did not influence the remaining gonad in these animals but seemed to have some inhibitory effect on the accessory sexual gland weights, particularly on the ventral prostate. In contrast to 32 day old rats in which not even a dose of 200.0 mg/kg had any effect on the testis, a distinct weight loss of the gonad was observed in the young rats when the daily dose was raised to 150.0 mg/kg.

The easiest explanation for this high-dose effect would be that SKF 7690 has a weak antigonadotropic activity which has been postulated [41] as well as denied [68]. To add to the unsettled question of the effect of SKF 7690 on the neural-gonadal feedback mechanism, this antiandrogen is not capable of counteracting the weight-depressing effect of TP on the testis (see Table 12). There is, on the contrary, an additive effect to the action of TP. Instead of solving the question of the nature of the antiandrogen's effect on the intact male, the latter phenomenon could be based on several mechanisms. It is possible that SKF 7690 does not

Table 10. *Effect of 17a-methyl-B-nortestosterone on intact 32 day old male rats (From* MAHESH *et al. [41])*

Treatment	Body wt. in g (initial)	Body wt. in g (final)	Relative organ weights (mg/100 g body weight of the rat)			
			Testicular	Ventral prostate	Seminal vesicles	Levator ani
Control	106 ± 2.1	185 ± 1.3	1144 ± 24.5	59.1 ± 7.3	87.5 ± 5.8	40.0 ± 1.9
17a-methyl-B-nortestosterone						
60 mg/kg	106 ± 0.5	178 ± 1.3	1203 ± 22.6	44.9 ± 4.5	52.7 ± 4.9[b]	41.0 ± 6.6
100 mg/kg	105 ± 0.4	190 ± 0.8	1161 ± 5.8	42.6 ± 1.8[a]	45.3 ± 0.8[b]	38.9 ± 0.5
150 mg/kg	109 ± 0.5	192 ± 1.8	1203 ± 44.6	39.6 ± 2.8[b]	45.8 ± 2.9[b]	40.6 ± 3.6
200 mg/kg	106 ± 0.7	190 ± 2.8	1152 ± 27.4	30.0 ± 4.4[b]	30.8 ± 3.5[b]	38.7 ± 3.7
Testosterone 2 mg/kg	107 ± 0.5	191 ± 0.6	950 ± 17.4[b]	110.7 ± 2.7[b]	189.4 ± 4.1[b]	70.5 ± 3.2[b]
17a-methyl-B-nortestosterone + testosterone 2 mg/kg	105 ± 1.3	185 ± 2.4	851 ± 56.3[b]	64.8 ± 3.5[c]	138.7 ± 5.5[c]	63.5 ± 2.4

Mean ± Standard error.

[a] Difference significant at the 0.05 level as compared to the control.

[b] Difference significant at the 0.01 level as compared to the control.

[c] Difference significant at the 0.01 level as compared to testosterone treated group.

Table 11. *Effect of 17α-methyl-B-nortestosterone on 21 day old hemicastrated rats (From Mahesh et al. [41])*

Treatment	Body wt. in g (initial)	Body wt. in g (final)	Relative organ weight (mg/100 g body weight of the rat)			
			Testicular	Ventral prostate	Seminal vesicles	Levator ani
Normal control	45 ± 1.6	99 ± 1.7	440.8 ± 11.9	51.2 ± 3.5	21.8 ± 1.0	30.9 ± 1.3
Hemicastrate control	47 ± 1.3	106 ± 4.6	570.3 ± 49.7	45.0 ± 6.8	19.4 ± 2.1	35.6 ± 2.7
17α-methyl-B-nortestosterone						
30 mg/kg	43 ± 2.5	101 ± 5.4	499.7 ± 57.5	41.9 ± 6.3	16.4 ± 2.2	29.4 ± 2.7
60 mg/kg	44 ± 1.4	101 ± 4.8	464.2 ± 41.3	32.2 ± 4.3	15.0 ± 1.9	30.4 ± 2.9
100 mg/kg	47 ± 2.1	99 ± 5.4	526.7 ± 48.2	32.5 ± 4.2	16.4 ± 1.7	36.2 ± 3.6
150 mg/kg	44 ± 3.0	98 ± 7.8	365.4 ± 59.2[a]	21.0 ± 3.9[b]	12.9 ± 0.9[a]	29.8 ± 1.6
Testosterone 2 mg/kg	45 ± 1.1	108 ± 3.5	298.6 ± 17.8[b]	81.9 ± 4.9[b]	78.5 ± 3.9[b]	53.8 ± 3.7[b]
Testosterone 2 mg/kg + 17α-methyl-B-nortestosterone 150 mg/kg	43 ± 1.0	110 ± 2.8	106.8 ± 8.7[c]	72.3 ± 4.4	74.1 ± 6.9	44.8 ± 2.2
Hemicastrate control	55 ± 0.5	127 ± 1.3	554.3 ± 12.4	47.0 ± 1.3	22.6 ± 0.9	21.4 ± 1.6
Testosterone 2 mg/kg	53 ± 0.7	125 ± 1.4	388.7 ± 16.8[b]	86.9 ± 1.2[b]	95.2 ± 2.4[b]	42.2 ± 0.4[b]
Testosterone 2 mg/kg + 17α-methyl-B-nortestosterone 200 mg/kg . . .	54 ± 0.9	115 ± 1.1	315.3 ± 18.4[c]	60.3 ± 0.9[c]	54.7 ± 0.8[c]	36.5 ± 1.2[c]

Mean ± Standard error.

[a] Difference significant at the 0.05 level as compared to hemicastrate control.
[b] Difference significant at the 0.01 level as compared to hemicastrate control.
[c] Difference significant at the 0.01 level as compared to testosterone treated animals.

Table 12. *Effect of 17α-methyl-B-nortestosterone on 32 day old hemicastrated male rats (From* MAHESH *et al.* [41])

Treatment	Body wt. in g (initial)	Body wt. in g (final)	Relative organ weight (mg/100 g body weight of the rat)			
			Testicular	Ventral prostate	Seminal vesicles	Levator ani
Normal control	95 ± 1.2	186 ± 6.8	569 ± 20.5	56.4 ± 2.2	58.4 ± 7.6	40.5 ± 2.6
Hemicastrate control	95 ± 0.8	183 ± 1.2	593 ± 9.4	52.7 ± 1.5	53.9 ± 1.5	37.4 ± 2.1
17α-methyl-B-nortestosterone						
60 mg/kg	97 ± 1.3	178 ± 2.1	611 ± 16.1	40.2 ± 1.1[a]	38.4 ± 1.8[a]	40.9 ± 2.7
100 mg/kg	92 ± 1.1	184 ± 2.7	553 ± 10.1	36.9 ± 2.4[a]	38.4 ± 1.6[a]	36.1 ± 2.9
150 mg/kg	96 ± 0.7	154 ± 0.8[a]	608 ± 22.1	27.7 ± 1.8[a]	35.3 ± 0.3[a]	47.1 ± 0.8
200 mg/kg	93 ± 0.6	155 ± 1.5[a]	631 ± 14.1	30.0 ± 2.5[a]	24.1 ± 1.3[a]	38.2 ± 3.4
Testosterone 2 mg/kg	97 ± 0.7	185 ± 1.2	574 ± 19.6	93.4 ± 6.3[a]	158.3 ± 8.4[a]	69.4 ± 3.1[a]
17α-methyl-B-nortestosterone 200 mg/kg + testosterone 2 mg/kg	95 ± 1.2	189 ± 1.9	466 ± 21.6[b]	77.8 ± 3.4[b]	130.8 ± 5.4[b]	56.2 ± 1.2[b]

Mean ± Standard error.

[a] Difference significant at the 0.01 level as compared to hemicastrate control.

[b] Difference significant at the 0.05 level as compared to testosterone treated rats.

compete with TP at neural feedback receptors but that there is some mutual augmentation of antigonadotropic activity instead. It might also be that the 2.0 mg/kg dose of TP is sufficient to suppress gonadotropin secretion but is not yet high enough for intratesticular substitution for endogenous testosterone, such a biphasic effect of androgens on testicular weight is a well-known phenomenon even in the immature rat. In this case, concomitant antiandrogen administration would account for abolition or diminution of stimulatory androgenic activities on the testicular weight.

A-Norprogesterone

A-norprogesterone, when injected subcutaneously in seven daily doses of 25.0 mg into immature male rats [40] or in ten daily doses of 50.0 mg into young adult male rats [39] reduced significantly the accessory sexual gland weights but had no influence on the testicular weight or histology.

Antiandrogens of which the Peripheral Efficiency might be augmented by Neural Effects

The antiandrogens described in this section have all been reported to possess antigonadotropic activity. In the standard tests on the chicken comb and the castrated rat, they antagonized the effects of exogenous androgen. However, the antiandrogenic potency of these compounds is only weak to moderate in relation to their antigonadotropic activity. If an antiandrogen has stronger inhibitory effects on gonadotropin release, both testicular and accessory sexual gland weights are likewise depressed. As concerns the effect of such compounds on the accessory sexual glands, both antiandrogenic and antigonadotropic activity are additive so that a strong antiandrogenic effect may be simulated in the intact male. If the intact male were used as a screening model for such compounds, one would not even detect peripheral antiandrogenic properties since it is impossible here to distinguish between antiandrogenic and gonadotropin-inhibitory effects.

Chlormadinone

Immature male rats 30—40 days old, weighing about 95 g, were treated subcutaneously with daily doses of 10.0 and 1.0 mg/kg for 5 weeks or perorally with 10.0 mg/kg for 3 weeks. Whereas chlormadinone acetate was ineffective at the peroral dose, significant reduction of accessory sexual gland weights but only slight depression of the testicular weight was found with the high subcutaneous dose [50].

Although chlormadinone acetate is known from other test models [20, 21, 32, 36, 93] to be clearly antiandrogenic, it must be borne in mind that it is also antigonadotropic [21, 33, 34, 35]. Therefore, some depression of testosterone secretion might well have occured adding secondary accessory sexual gland suppression to the peripheral antiandrogenic effect (see also section on the feedback system).

Chlormadinone acetate has also been tried in intact dogs [50]. In this case, it was used as a therapeutic agent against prostatic hyperplasia. Six weeks of oral treatment with a daily dose of 10.0 mg/kg resulted in quite impressive changes in morphology and function of the pathologically altered prostate as revealed by initial and final laparoscopy (Table 13).

Dramatic decreases in prostatic volume were accompanied by histologic changes. The height of the epithelial cells was reduced as was the size of the

Table 13. *Effect of Sch 12600 and chlormadinone acetate on canine prostate hyperplasia (From* NERI *[50])*

No. of dogs	Treatment and dose (mg/kg)[a]	Prostate volume in cu cm $\pm$ S.E. (length $\times$ width $\times$ dorso-ventral depth)	Epithelial cell height (microns $\pm$ S.E.)	Ratio of smooth muscle to fibrous tissue	Acid phosphatase[c]
5	B[b] Control	38 $\pm$ 6	28.2 $\pm$ 1.6	2:1	2
	T[b]	37 $\pm$ 5	28.1 $\pm$ 1.4	2:1	3
4	B Sch 12600-10	67 $\pm$ 6	30.1 $\pm$ 1.4	3:1	3
	T	25 $\pm$ 5[e]	25.2 $\pm$ 1.2[d]	1:2	0—1
2	B Chlormadinone acetate-10	42 $\pm$ 10	35.2 $\pm$ 4.4	3:1	3
	T	18 $\pm$ 6[e]	26.2 $\pm$ 2.8[d]	1:2	0—1

[a] Compound given in gelatin capsules daily for 6 weeks.
[b] B = Before treatment, T = After treatment.
[c] 0 = No reaction, 1 = Slight reaction, 2 = Moderate reaction, 3 = Strong reaction.
[d] Significantly different from before treatment p <0.05.
[e] Significantly different from before treatment p <0.01.

glandular lumina, the ratio of smooth muscle fibers to fibrous tissue was reversed in favour of the connective tissue. Chlormadinone acetate had also a profound inhibitory influence on the secretory function of the prostate since acid phosphatase, which serves as an index of functional activity, was almost totally absent following treatment in contrast to the rich amount of this enzyme which was initially found. When inspected with the electron microscope, alterations of the cellular morphology indicated also reduced secretory activity of the epithelial cells at the end of treatment.

6-Chloro-17-acetoxy-16-methylene-4.6-pregnadiene-3.20-dione (Sch 12600)

Sch 12600 was assayed in comparison with chlormadinone acetate [50]. The treatment regimen was thus the same for both compounds, i.e. daily peroral administration for 3 weeks or subcutaneous application for 5 weeks to 30—40 days old intact male rats. Significant reduction of the accessory sexual gland weights not associated with testicular weight depression was found after peroral doses of 10.0 and 5.0 mg/kg but not after 1.0 mg/kg (Table 14).

Table 14. *Effect of Sch 12600 and chlormadinone acetate on organ weights in intact immature rats administered p.o. daily for 3 weeks (mg/100 g body weight $\pm$ SE) (From* NERI *[50])*

Treatment	Daily dose (mg/kg)	Levator ani	Seminal vesicles	Ventral prostate	Adrenals	Testes
Control	—	39.7 $\pm$ 2.83	61.6 $\pm$ 4.17	91.5 $\pm$ 6.11	15.3 $\pm$ 0.84	1047 $\pm$ 34
Sch 12600	10	19.8 $\pm$ 2.73[b]	26.9 $\pm$ 4.40[b]	50.5 $\pm$ 6.03[b]	6.7 $\pm$ 0.38[b]	1103 $\pm$ 30
Sch 12600	5	25.9 $\pm$ 2.98[b]	41.5 $\pm$ 8.59[a]	59.8 $\pm$ 10.34[a]	8.4 $\pm$ 0.39[b]	1078 $\pm$ 73
Sch 12600	1	39.4 $\pm$ 2.40	59.5 $\pm$ 6.45	93.6 $\pm$ 10.00	15.5 $\pm$ 1.54	1114 $\pm$ 24
Chlormadinone acetate	10	37.8 $\pm$ 2.83	54.9 $\pm$ 2.94	80.5 $\pm$ 4.53	15.6 $\pm$ 1.15	1129 $\pm$ 22

Each group consisted of 5 rats.
[a] Significantly different from controls p <0.05.
[b] Significantly different from controls p <0.01.

When given subcutaneously, the same dose-dependent suppression of accessory sexual gland weights was caused by Sch 12600 administration (Table 15).

Table 15. *Effect of chlormadinone and Sch 12600 on organ weights in intact immature rats injected s.c. daily for 5 weeks (mg ± SE) (From NERI [50])*

Compound	Daily dose	No. of rats	Levator ani	Seminal vesicles	Ventral prostate	Adrenals	Testes
Controls	—	5	59.7 ± 7.1	91.9 ± 6.2	145.1 ± 13.1	40.2 ± 1.5	1994 ± 61
Chlormadinone acetate	10	4	42.9 ± 3.4	39.4 ± 3.8[b]	78.9 ± 3.5[b]	30.4 ± 2.8[b]	1905 ± 51[a]
Chlormadinone acetate	1	4	58.3 ± 7.0	57.6 ± 11.9[a]	116.7 ± 11.0	31.3 ± 3.2[a]	1937 ± 26
Sch 12600	10	4	29.8 ± 6.6[a]	19.5 ± 4.6[b]	48.7 ± 6.1[b]	13.9 ± 1.1[b]	1690 ± 104[a]
Sch 12600	1	5	47.7 ± 6.3	49.4 ± 9.7[a]	100.0 ± 10.8[a]	25.0 ± 1.9[b]	2014 ± 61

[a] Significantly different from controls p < 0.05.
[b] Significantly different from controls p < 0.01.

The results of both treatment regimes indicate also a stronger accessory sexual gland depressing activity of Sch 12600 than of chlormadinone acetate. Like chlormadinone acetate, it's 16-methylene homologue inhibits gonadotropin secretion [50]. Therefore, indirect suppressive effects on the accessory sexual glands adding to the direct peripheral antiandrogenic activity can also not be excluded here. Before and after the treatment period of 6 weeks, laparascopies were done so that each dog served as his own control. Along with considerable reduction of the prostatic volume, antiandrogen treatment caused profound changes of glandular and cellular morphology. Histological and biochemical parameters indicated that the secretory function of the prostate was greatly reduced at the end of antiandrogen treatment. Although Sch 12600 was found to be a much stronger antiandrogen than chlormadinone acetate, it appears that in this test, Sch 12600 and chlormadinone acetate are equipotent and the minimum dose which effectively altered the hyperplastic prostate was 10.0 mg/kg.

4,6-Dichloro-17-acetoxy-16-methylene-4,6-pregnadiene-3,20-dione (MDAP) and 11a-Hydroxyprogesterone

MDAP depressed testicular, seminal vesicle, and ventral prostate weights when administered subcutaneously for 10 days to immature rats [11] (Table 16).

Table 16. *Effects of MDAP on organ weights of immature male rats (From* Boris *et al. [11])*

MDAP mg/day	N	Mean organ weight (mg) $\pm$ standard error				
		Testes	Seminal vesicles	Ventral prostate	Adrenals	Thymus
0	10	$1009 + 25$	$39.6 + 2.5$	$63.5 + 3.6$	$27.4 + 1.2$	$463 + 27$
1	9	$960 + 36$	$39.8 + 3.3$	$59.5 + 3.1$	*16.4 + 0.4*	$406 + 21$
2	10	$951 + 24$	$35.0 + 1.9$	$54.0 + 4.5$	*17.2 + 1.0*	*368 + 18*
4	10	*870 + 26*	*23.4 + 1.0*	*44.8 + 2.8*	*9.1 + 0.5*	*268 + 17*

Underlined means significantly different from controls at $p < .05$ or better.
MDAP administered in 0.25 ml/day ASV once daily for 10 consecutive days by subcutaneous injection.
Rats were 21 days old when treatment was started.

11a-Hydroxyprogesterone, injected for 10 days in daily doses of 5.0 mg, had similar effects [16].

For both compounds, testis weight reduction can probably be ascribed to their antigonadotropic activity which was also evident in female rats. The depression of seminal vesicle and ventral prostate weights would seem to represent the resultant of both suppression of endogenous androgens, as a consequence of antigonadotropic activity, and peripheral antagonism of endogenous androgen due to the antiandrogenic activity of both steroids.

Antiandrogens of which the Peripheral Efficiency might be reduced by Neural Effects

In this category of antiandrogens, cyproterone must be listed and probably also the nonsteroidal antiandrogens, 2-(1-ethinyl-1-hydroxyethyl-7-oxo-1,2,3,4, 4a,4β,5,6,7,9,10,10a-dodecahydrophenanthrene (RO 5-2537) and 4'-nitro-3'-trifluoro-methylisobutyranilide (Sch 13521).

These antiandrogens do not interfere with gonadotropin secretion in female animals as measured by undisturbed ovulatory cycles or by failure to reduce

Table 17. *Organ and weight changes before and after treatment with androgens and anti-androgens[a] (From Sayler [71])*

	CA-10	CA-5	C-10	Cas	Cas-TP	Con
Before treatment						
Ventral gland	1.80 ± 8.8	1.86 ± 0.7	1.90 ± 0.1	1.77 ± 0.1	1.87 ± 0.1	1.77 ± 0.1
Testes (g)	—	—	—	1.39 ±	1.42 ± 0.1	—
Body (g)	93.1 ± 4.7	95.1 ± 4.9	105.2 ± 2.3	93.3 ± 4.2	97.9 ± 4.6	97.8 ± 3.9
After treatment						
Ventral gland	1.45 ± 1.0[c,e]	1.51 ± 0.1[c]	1.72 ± 0.7	0.96 ± 0.1	1.90 ± 0.1	1.84 ± 0.1
Testes (g)	1.08 ± 0.1[c]	1.05 ± 0.1[b]	1.23 ± 0.1	—	—	1.30
Seminal vesicles (mg)	247.8 ± 13.4[b,d]	311.3 ± 28.0[b]	440.1 ± 39.2[b]	192.2 ± 16.5[b]	1103.0 ± 62.8[b]	766.4 ± 43.9
Adrenal (mg)	65.7 ± 2.2[c]	54.1 ± 1.4	53.0 ± 0.9	53.9 ± 1.1	50.7 ± 1.9	54.2 ± 2.2
Body (g)	86.8 ± 4.7	88.9 ± 4.6	102.4 ± 2.7	98.7 ± 4.5	89.5 ± 4.2	99.0 ± 4.0

[a] Data analyzed using student's t-test.
[b] Differs from control, $p < 0.001$.
[c] Differs from control, $p < 0.02$.
[d] Differs from castrate group, $p < 0.02$.
[e] Differs from castrate group, $p < 0.01$.

CA-10: 10.0 mg cyproterone acetate/day s.c.
CA-5:   5.0 mg cyproterone acetate/day s.c.
C-10:   10.0 mg cyproterone/day s.c.
Treatment period 21 days.

Table 18. *Effects of Ro 5-2537 on organ weights of intact immature male rats (From Boris [10])*

Dose mg/rat/day	No. of rats	Mean body weight g Initial	Final	Mean ± SE mg/100 g body weight Testes	Seminal vesicles	Ventral prostate	Levator ani	Thymus	Adrenals	Pituitary
0	11	68	129	1064 ± 47	37.4 ± 4.1	55.7 ± 3.1	29.9 ± 1.0	300 ± 22	22.0 ± 1.0	3.1 ± 0.2
5	11	60	126	1028 ± 51	29.0 ± 3.8	48.7 ± 3.3	33.5 ± 1.6	307 ± 19	23.1 ± 1.4	3.3 ± 0.1
10	11	68	126	1034 ± 32	29.8 ± 1.1	39.6 ± 4.0[a]	33.2 ± 1.1	293 ± 10	20.0 ± 0.8	3.4 ± 0.1

[a] $p < .005$.

ovarian weights in parabiotic pairs. Provided they are able to overcome the blood-brain barrier, they must stimulate the secretion of gonadotropins and, thereby, the biosynthesis of testicular androgens in the male organism, for reasons which are detailed in the chapters on testicular function and feedback mechanism. Enhanced testosterone levels have been reported in response to administration of cyproterone [29] and Sch 13 521 [53]. This creates unbalanced and ever-changing ratios of androgenic/antiandrogenic activity at the accessory sexual glands. Only higher doses of antiandrogens have measurable effects in these targets, as compared with the androgen-substituted castrate, dose-response curves are frequently irregular in the intact male. For these reasons, antiandrogens of the here-described class are seemingly much less active in the intact male than other compounds which do not elicit endogenous androgen increments, although the actual differences in antiandrogenic potencies may be much smaller when measured against exogenous androgen in the castrated animal.

Cyproterone

For cyproterone, such weakening of the antiandrogenic effect on the accessory sexual glands of intact male rats has been shown in a comparative experiment with cyproterone acetate [78, 79]. Similar observations were made in Mongolian gerbils [71] (Table 17).

With the other antiandrogens, RO 5-2537 and Sch 13 521, similar comparative studies with antiandrogens not enhancing androgen levels in intact males have not been published. Therefore, only by mentioning some experimental work, deductive comments can be made on the possible reasons for the observed effects on the sexual organs of intact male animals.

RO 5-2537

Immature male rats were given ten consecutive daily injections of 5.0 or 10.0 mg/animal [10]. No influence on the testicular weight was found but some suppression of the accessory sexual glands occured which was particularly demonstrable at the prostate (Tables 18 and 19). However, these weight depressions were not very impressive in view of the high doses administered.

The stimulatory effects of testosterone propionate (TP) on seminal vesicle and ventral prostate weights were considerably reduced when RO 5-2537 was concurrently administered. Both compounds were subcutaneously administered to intact immature rats for 2 weeks (5 days/week), the animals were autopsied on day 15 [10]. The depressing effect of TP on testicular weights was not counteracted by concomitant injection of RO 5-2537 (Table 19).

When, under the same experimental conditions, exogenous testosterone was replaced by HCG, RO 5-2537 counteracted the stimulatory effects of increased endogenous androgen levels on the accessory sexual glands but had no influence on the testicular weight development (Table 20).

The observation of accessory sexual gland weight reduction along with undisturbed testicular weight development is not surprising in the light of similar experiments with HCG or PMS and cyproterone acetate which yielded the same results [61]. In these tests, not only the weight but also the histology of the testis had been studied. These experiments demonstrated interstitial cell hypertrophy due to exogenous gonadotropins which can of course not be antagonized by antiandrogenic activity. This results presumably in an abundance of endogenous androgen with higher concentrations within the testis than in the rest of the body.

Table 19. *Effects of Ro 5-2537 on the androgenic and the antigonadotrophic activities of testosterone propionate in the intact, immature male rat (From* Boris *[10])*

Group	Dose mg/kg/day		No. of rats	Mean body weight g		Mean ± SE organ	Weight mg/100 g Ventral prostate
	Ro 5-2537	TP		Initial	Final	Testes	
1	0	0	7	57	140	986 ± 61	57.4 ± 6.1
2	0	1	8	63	146	432 ± 39	92.9 ± 7.5
3	100	0	7	63	139	947 ± 72	36.6 ± 5.6
4	100	1	8	63	141	394 ± 51	62.4 ± 3.9

t Tests

Group	Testes	Ventral prostate
1 vs. 2	p < .001	p < .001
1 vs. 3	p > .5	p < .05
1 vs. 4	p < .001	p > .5
2 vs. 3	p < .001	p < .001
2 vs. 4	p > .5	p < .005
3 vs. 4	p < .001	p < .01

Table 20. *Effects of Ro 5-2537 against increased endogenous androgen resulting from the administration of chorionic gonadotrophin (From* Boris *[10])*

Group	Dose/kg/day		No. of rats	Mean body weight g		Mean ± SE mg/100 g body weight			
	Ro 5-2537	HCG		Initial	Final	Testes	Seminal vesicles	Ventral prostate	Levator ani
1	0	0	8	70	159	1110 ± 21	40.8 ± 3.1	62.8 ± 4.1	26.3 ± 2.3
2	100 mg	0	6	71	138	1019 ± 71	20.6 ± 2.4	41.3 ± 2.8	21.8 ± 1.8
3	0	100 IU	8	70	162	914 ± 48	120.4 ± 9.5	121.4 ± 8.3	43.2 ± 1.8
4	100 mg	100 IU	7	73	157	973 ± 35	61.8 ± 5.8	93.7 ± 6.0	35.4 ± 3.2

t Tests

Group	Testes	Seminal vesicles	Ventral prostate	Levator ani
1 vs. 2	.2 > p > .1	p < .05	p < .05	.4 > p > .2
1 vs. 3	p < .01	p < .001	p < .001	p < .001
1 vs. 4	p < .05	p < .05	p < .005	p < .025
2 vs. 3	.2 > p > .1	p < .001	p < .001	p < .001
2 vs. 4	p > .5	p < .005	p < .001	p < .005
3 vs. 4	.4 > p > .2	p < .001	p < .01	p < .05

Consequently, androgen-antagonistic effects in peripheral antiandrogen-targets like the accessory sexual glands are likely to be seen with antiandrogen-doses being still too weak to have any effect on enhanced intratesticular androgen activity. A similar situation would be given even under conditions of normal or not too much reduced testosterone production as is the case in intact animals treated with antiandrogen doses that do not or only slightly depress gonadotropin secretion. That RO 5-2537 does not affect testicular weights is, therefore, by no means evidence that it does not compete with testosterone at neural feedback-receptor sites, as has been suggested [10, 12].

Sch 13521

Because this compound did not appear in the literature before 1972, little can be said about its effect on the accessory sexual glands in intact animals. It has been reported to possess no progestational or antigonadotropic activity, the latter measured by lack of any effect in young female intact and parabiotically united rats [52].

When administered to immature male rats, Sch 13521 reduced the accessory sexual gland weights but had no influence on the testicular weight. However, a dose-response curve could only be established for the seminal vesicle but not for the prostate [52] (Table 21).

Table 21. *Inhibition of endogenous androgens in immature male rats by the oral administration of Sch 13521 for 3 weeks (From* NERI *et al. [52])*

Treatment	Levator ani	Seminal vesicles	Ventral prostate	Adrenals	Thymus	Testes
Control	88.6+9.8	118.6+15.1	205.1+14.2	35.6+1.6	630+99	2250+56
Sch 13521 1 mg/kg	69.4+4.7	91.4+12.6	133.4+17.5[a]	41.1+0.9	598+57	2196+66
Sch 13521 5 mg/kg	85.2+8.8	78.2+3.8[a]	138.2+ 8.4[a]	40.3+2.3	725+64	2145+31
Sch 13521 10 mg/kg	64.7+4.1	57.8+5.5[b]	129.7+11.3[a]	38.4+1.3	640+90	2290+11
Sch 13521 25 mg/kg	75.3+5.9	30.5+3.3[b]	93.1+ 5.7[b]	38.7+2.5	640+107	2210+92

Each wt (mg ± SE) is the mean of 5 rats.
[a] Significantly different from mean of control group, p <0.05.
[b] Significantly different from mean of control group, p <0.01.

The latter observation is an example for the above-mentioned frequent occurence of irregular response-curves in case an antiandrogen stimulates androgen biosynthesis. This might be a hint that this is also an effect of Sch 13521. Indeed, elevated plasma testosterone levels were found in dogs who were given various oral doses of Sch 13521 over 6 weeks [53] (Table 22).

Table 22. *Effect of Sch 13521 on plasma testosterone and 11-hydroxycorticosteroids in dogs with hyperplastic prostates (From* NERI *and* MONAHAN *[53])*

Dog No.	Daily dose	Testosterone	% Change[a]	Plasma 11-Hydroxy-corticoids[b]	% Change[a]
	mg/kg/6 wk	*µg/100 ml*		*µg/100 ml*	
1	5	B[c]—0.167 T[c]—0.132	— 21		
2	5	B —0.133 T —0.107	— 20		
3	10	B —0.144 T —0.331	+130	4.1 5.9	+44
4	10	B —0.108 T —0.236	+119		
5	15	B —0.161 T —0.334	+107	5.7 5.6	—1.8
6	25	B T		5.8 5.8	0

[a] (B—T)/B×100.
[b] Samples run in duplicate.
[c] B, Beginning biopsy; T, terminal autopsy.

This antiandrogen proved also effective against prostatic hyperplasia in aged dogs [53]. Sixteen of such animals were given the compound orally for 6 weeks and a further three dogs were treated with the compound for 1 year at a dose level of 5.0 mg/kg. The volume of the prostate and the height of the epithelial cells were significantly reduced after treatment for only 6 weeks and these changes were accompanied by a reduction in the secretory function of the prostate as shown by a decrease in acid phosphatase activity and protein content of the gland (Table 23).

Table 23. *Effects of Sch 13521 on canine hyperplastic prostates (From* Neri *and* Monahan *[53])*

No. of dogs used	Treatment	Daily dose	Body weight	Prostate volume	Epithelial cell height	Acid phosphatase	Alkaline tetrazolium
		mg/kg/ 6 wk	*kg*	$cm^3 \pm SE$	$\mu \pm SE$		
2	Controls		B[a]—12.5 ± 1.4	35.2 ± 4.8	33.4 ± 1.8	3[b]	3[b]
			T[a]—12.0 ± 0.8	36.0 ± 4.2	34.2 ± 1.6	3	3
2	Sch 13251	1	B —11.4 ± 1.2	29.6 ± 4.2	31.9 ± 2.1	3	3
			T —11.7 ± 1.2	23.4 ± 3.2	28.5 ± 1.7	3	3
2	Sch 13251	5	B —10.9 ± 1.7	29.3 ± 3.4	30.3 ± 1.9	3	3
			T —11.7 ± 1.4	6.0 ± 1.2[c]	4.1 ± 0.4[c]	1	0—1
2	Sch 13251	10	B —15.9 ± 2.3	70.5 ± 10.2	41.1 ± 1.3	3	3
			T —15.6 ± 2.0	13.3 ± 2.4[c]	5.0 ± 0.6[c]	0	0
4	Sch 13251	15	B —17.0 ± 1.5	36.5 ± 6.8	31.6 ± 0.9	3	3
			T —15.3 ± 1.2	10.1 ± 1.8[c]	3.3 ± 0.2[c]	0	0
2	Sch 13251	25	B —11.0 ± 1.0	26.1 ± 3.8	27.4 ± 0.8	3	3
			T —10.5 ± 1.0	3.4 ± 0.8[c]	4.2 ± 0.4[c]	0	0
2	Sch 13251	50	B — 7.8 ± 0.8	32.1 ± 6.2	29.3 ± 2.4	3	3
			T — 8.0 ± 1.1	5.5 ± 1.2[c]	4.7 ± 0.4[c]	0	0

[a] B, Beginning biopsy; T, terminal autopsy.
[b] 0, No reaction; 1, slight reaction; 2, moderate reaction; 3, strong reaction.
[c] Significantly different from beginning biopsy; P <0.01.

Like in rats, the testis was not affected in these dogs by this antiandrogen as evidenced by the elevated testosterone secretion and verified by histologic examination of biopsy material.

Whether the reported maintenance of libido in rats and dogs after long-term treatment with Sch 13521 makes the compound superior to cyproterone acetate for clinical use [52, 53] is doubtful since cyproterone acetate also failed to curb the masculine sex drive in rats and guinea-pigs, but is very effective in this respect in the human male.

The lasting suppressive effect on canine prostatic hyperplasia despite elevated androgen levels cannot easily be explained but if this situation could be verified in men, Sch 13521 would have indeed some advantage over other antiandrogens.

References

1. Andersson, K.M., Liao, S.: Selective retention of dihydrotestosterone by prostatic nuclei. Nature (Lond.) **219**, 277 (1968).
2. Baulieu, E.-E., Jung, I.: A prostatic cytosol receptor. Biochem. biophys. Res. Commun. **38**, 599 (1970).
3. Baulieu, E.-E., Jung, I., Blondeau, J.P., Robel, P.: Androgen receptors in rat ventral prostate. Schering Workshop on Steroid Hormone 'Receptors', Berlin, December 7—9, 1970. In: Raspé, G. (Ed.). "Advances in the Biosciences 7". Vieweg: Pergamon Press 1971.

4. BAULIEU, E.-E., LASNITZKI, I., ROBEL, P.: Metabolism of testosterone and action of metabolites on prostate glands grown in organ culture. Nature (Lond.) **219**, 1155 (1968).
5. BEACH, F.A., WESTBROOK, W.H.: Morphological and behavioral effects of an 'anti-androgen' in male rats. J. Endocr. **42**, 379 (1968).
6. BELHAM, J.E., NEAL, G.E.: Testosterone action in the rat ventral prostate. Biochem. J. **125**, 81 (1971).
7. BELHAM, J.E., NEAL, G.E., WILLIAMS, D.C.: Testosterone metabolism in the rat ventral prostate. Biochem. J. **109**, 33P (1968).
8. BELHAM, J.E., NEAL, G.E., WILLIAMS, D.C.: The reception of androgens in the rat ventral prostate. Biochem. J. **114**, 32P (1969).
9. BELHAM, J.E., NEAL, G.E., WILLIAMS, D.C.: Testosterone metabolism in the rat ventral prostate. Biochim. biophys. Acta (Amst.) **187**, 159 (1969).
10. BORIS, A.: Endocrine studies of a nonsteroid anti-androgen and progestin. Endocrinology **76**, 1062 (1965).
11. BORIS, A., MARTINO, L. DE, TRMAL, T.: Studies on the endocrine properties of a new progestational steroid, 4,6-dichloro-16-methylene-17-hydroxy-4,6-pregnadiene-3,20-dione-17-acetate (MDAP). Steroids **18**, 399 (1971).
12. BORIS, A., STEVENSON, R.H.: Further studies on a nonsteroidal anti-androgen. Endocrinology **78**, 549 (1966).
13. BRIDGE, R.W., SCOTT, W.W.: A new antiandrogen, SH-714. Invest. Urol. **2**, 99 (1964).
14. BROOKS, J.R., BUSCH, R.D., LOPEZ-RAMOS, B., HOLT, W.R., STEELMAN, S.L., PATANELLI, D.J.: The effect of a new anti-androgen on canine prostatic acid phosphatase. Proc. Soc. exp. Biol. (N.Y.) **142**, 1063 (1972).
15. BRUCHOVSKY, N., WILSON, J.D.: The conversion of testosterone to 5-alpha-androstan-17-beta-ol-3-one by rat prostate in vivo and in vitro. J. biol. Chem. **243**, 2012 (1968).
16. BYRNES, W.W., STAFFORD, R.O., OLSON, K.J.: Anti-gonadal hormone activity of 11a-hydroxy-progesterone. Proc. Soc. exp. Biol. (N.Y.) **82**, 243 (1953).
17. CHANDRA, P., ORII, H., WACKER, A.: Effect of an anti-androgenic steroid on the testosterone-stimulated activity of aggregate polymerase in the prostate nuclei of rats. Hoppe-Seylers Z. physiol. Chem. **348**, 1085 (1967).
18. DAHNKE, H.-G., SCHEUER, A., MOSEBACH, K.-O.: Der Einfluß von Testosteron und Cyproteronacetat auf die Mitoserate, den Nukleinsäurestoffwechsel und die Histomorphologie der Vesikulardrüsen von Ratten. 17. Symp. Dtsch. Ges. Endokrin. (Abstract No. 35) Acta endocr. (Kbh.) Suppl. **152**, 35 (1971).
19. DÖRNER, G., GÖTZ, F., MAINZ, K.: Influence of antiandrogens on sexual behavior and gonadal function in male rats. Endocr. exp. **6**, 17 (1972).
20. DORFMAN, R.I.: Anti-androgens in a castrated mouse test. Steroids **2**, 185 (1963).
21. DORFMAN, R.I.: Antiandrogenic, antiestrogenic, and antiovulatory compounds. In: MARTINI, L. and PECILE, S. (Eds.). "Hormonal Steroids", vol. 1. Proc. 1st Int. Congr. Hormonal Steroids, Milan/Italy. New York-London: Academic Press 1964.
22. FANG, S., ANDERSON, K.M., LIAO, S.: Receptor proteins for androgens. J. biol. Chem. **244**, 6584 (1969).
23. FANG, S., LIAO, S.: Androgen receptors. J. biol. Chem. **246**, 16 (1971).
24. GELLER, J., DAMME, O. VAN, GARABIETA, G., LOH, A., RETTURA, J., SEIFTER, E.: Effect of cyproterone acetate on ^{3}H-testosterone uptake and enzyme synthesis by the ventral prostate of the rat. Endocrinology **84**, 1330 (1969).
25. GELLER, J., McCOY, K.: Correlation of biologic and biochemical effects of antiandrogens on rat ventral prostate. Clin. Res. **20**, 177 (1972).
26. GREER, D.S.: The distribution of radioactivity in non-excretory organs of the male rat after injection of testosterone-4-C^{14}. Endocrinology **64**, 898 (1959).
27. HAMADA, H., NEUMANN, F., JUNKMANN, K.: Intrauterine antimaskuline Beeinflussung von Rattenfeten durch ein stark gestagen wirksames Steroid. Acta endocr. (Kbh.) **44**, 380 (1963).
28. HARDING, B.W., SAMUELS, L.T.: The uptake and subcellular distribution of C^{14}-labeled steroid in rat ventral prostate following in vivo administration of testosterone-4-C^{14}. Endocrinology **70**, 109 (1962).
29. HASAN, S.H., NEUMANN, F., SCHENCK, B.: Long-term effect of cyproterone on testosterone levels in male rats. 19. Symp. Dtsch. Gesellschaft f. Endokrinologie, Berlin, March 1973. Acta endocr. (Kbh.) **173**, 119 (1973).
30. JÄGER, E., MOSEBACH, K.-O., BLUMENTHAL, H.-P., SCHEUER, A.: The influence of cyproterone acetate on the uptake of testosterone and on the DNA- and RNA-amount in liver, prostate and seminal vesicles of immature male rats in vivo. Acta endocr. (Kbh.) Suppl. **138**, 43 (1969).

31. Jung, I., Baulieu, E.-E.: Neo-nuclear androgen receptor in rat ventral prostate. Biochimie **53**, 807 (1971).
32. Junkmann, K., Neumann, F.: Zum Wirkungsmechanismus von an Feten antimaskulin wirksamen Gestagenen. Acta endocr. (Kbh.) Suppl. **90**, 139 (1964).
33. Kincl, F.A., Dorfman, R.I.: Anti-ovulatory activity of subcutaneously injected steroids in the adult oestrus rabbit. Acta endocr. (Kbh.) Suppl. **73**, 3 (1963).
34. Kincl, F.A., Dorfman, R.I.: Anti-ovulatory activity of steroids administered by gavage in the adult oestrus rabbit. Acta endocr. (Kbh.) Suppl. **73**, 17 (1963).
35. Kincl, F.A., Maqueo, M., Dorfman, R.I.: Influence of various steroids on testes and accessory organs in the rat. Acta endocr. (Kbh.) **49**, 145 (1965).
36. Kraft, H.G., Kiesler, H.: Anti-estrogenic and anti-androgenic activities of chlormadinone acetate and related compounds. II. Int. Congr. Hormonal Steroids, Milan/Italy 1966. Experta med. (Amst.) Int. Congr. Ser. **111**, 346 (1966).
37. Kühnel, W.: Antiandrogeneffekte an den Geschlechtsorganen männlicher Ratten. Verh. anat. Ges. (Jena) **64**, 149 (1969).
38. Lakshman, A.B., Isaac, P.: Effects of cyproterone acetate on the adeno-hypophysial cells of male rats. J. Reprod. Fertil. **32**, 141 (1973).
39. Lerner, L.J.: Hormone antagonists: inhibitors of specific activities of estrogen and androgen. Recent Progr. Hormone Res. **20**, 435 (1964).
40. Lerner, L.J., Bianchi, A., Borman, A.: A-norprogesterone, an androgen antagonist. Proc. Soc. exp. Biol. (N.Y.) **103**, 172 (1960).
41. Mahesh, V.B., Zarate, A., Roper, B.K., Greenblatt, R.B.: Studies on the action of 17a-methyl-B-nortestosterone as an antiandrogen. Steroids **8**, 297 (1966).
42. Mainwaring, W.I.P.: The binding of (1,2-^{3}H)testosterone within the nucleus of the rat prostate. J. Endocr. **44**, 323 (1969).
43. Mainwaring, W.I.P.: A soluble androgen receptor in the cytoplasm of rat prostate. J. Endocr. **45**, 531 (1969).
44. Mainwaring, W.I.P.: The binding of androgenic steroids in target cells. In: James, V.H.T. and Martini, L. (Eds.), "Hormonal Steroids", p. 368. Amsterdam: Excerpta Medica 1971.
45. Mainwaring, W.I.P., Mangan, F.R.: The specific binding of steroid-receptor complexes to DNA: evidence from androgen receptors in rat prostate. Schering Workshop on Steroid Hormone 'Receptors', Berlin, December 7—9, 1970. In: Raspé, G. (Ed.), "Advances in the Biosciences 7". Vieweg: Pergamon Press 1971.
46. Mangan, F.R., Mainwaring, W.I.P.: The biochemical basis for the antagonism by BOMT of the effects of dihydrotesterone on the rat ventral prostate gland. Gynecol. Invest. **2**, 300 (1971/1972).
47. Mangan, F.R., Mainwaring, W.I.P.: An explanation of the antiandrogenic properties of 6a-bromo-17β-hydroxy-17a-methyl-4-oxa-5a-androstane-3-one. Steroids **20**, 331 (1972).
48. Massa, R., Martini, L.: Interference with the 5a-reductase system. Gynecol. Invest. **2**, 253 (1971/1972).
49. Mertelsmann, R., Kreuzer, T., Matthaei, H.: Wirkung von Testosteron und Cyproteron auf die RNA-Polymerase-Aktivität von homogenisierten Zellkernen aus humaner Placenta. Hoppe-Seylers Z. physiol. Chem. **349**, 10 (1968).
50. Neri, R.O.: Some biological properties of antiandrogens. In: James, V.H.T. and Martini, L. (Eds.), "Hormonal Steroids". Amsterdam: Excerpta Medica 1971 (p. 1022).
51. Neri, R.O., Casmer, Ch., Zeman, W.V., Fielder, F., Tabachnick, I.I.A.: Effects of an anti-androgen, SH 714 (6-chlor-Δ^6-1,2a-methylen-17a-hydroxyprogesterone acetate, cyproterone acetate) on canine prostatic hyperplasia. Endocrinology **82**, 311 (1968).
52. Neri, R., Florance, K., Koziol, P., Cleave, S. van: A biological profile of a nonsteroidal antiandrogen, Sch 13521 (4'-nitro-3'-trifluoromethylisobutyranilide). Endocrinology **91**, 427 (1972).
53. Neri, R.O., Monahan, M.: Effects of a novel nonsteroidal antiandrogen on canine prostatic hyperplasia. Invest. Urol. **10**, 123 (1972).
54. Neri, R.O., Monahan, M.D., Meyer, J.G., Afonso, B.A., Tabachnick, I.A.: Biological studies on an anti-androgen (SH 714). Europ. J. Pharmacol. **1**, 438 (1967).
55. Neumann, F.: Methods for evaluating antisexual hormones. Proceedings of the Int. Symposium "Methods in Drug Evaluation", Milan 1965. North-Holland Publ. Company, p. 548 (1966).
56. Neumann, F., Berswordt-Wallrabe, R. von, Elger, W., Steinbeck, H.: Experimentelle Grundlagen und klinische Anwendungsmöglichkeiten von Antiandrogenen. Verh. dtsch. Ges. Path. **76**, 1176 (1970).

57. NEUMANN, F., ELGER, W.: The effect of a new antiandrogenic steroid, 6-chloro-17-hydroxy-1α,2α-methylenepregna-4,6-diene-3,20-dione acetate (cyproterone acetate) on the sebaceous gland of mice. J. invest. Derm. **46**, 561 (1966).
58. NEUMANN, F., ELGER, W., BERSWORDT-WALLRABE, R. VON, KRAMER, M.: Restitution der akzessorischen Geschlechtsdrüsen nach Langzeitbehandlung mit einem Androgen-Antagonisten (Cyproteronacetat). Naunyn-Schmiedebergs Arch. Pharmak. exp. Path. **255**, 236 (1966).
59. NEUMANN, F., RICHTER, K.-D., GÜNZEL, P.: Wirkungen von Antiandrogenen. Zbl. Vet.-Med., Reihe A, **12**, 171 (1965).
60. NEUMANN, F., STEINBECK, H.: Antiandrogene. Internist (Berl.) **12**, 198 (1971).
61. NEUMANN, F., STEINBECK, H., ELGER, W., BERSWORDT-WALLRABE, R. VON: Hoden: Morphologie und Funktion unter der Einwirkung von PMS und HCG bei gleichzeitiger Antiandrogenbehandlung. Acta endocr. (Kbh.) **57**, 639 (1968).
62. RAJALAKSHMI, M., PRASAD, M.R.N.: Alterations in sialic acid in the epididymis of the puberal rat in response to changes in functional activity of the testis. J. Reprod. Fertil. **24**, 409 (1971).
63. RANDALL, L.O., SELITTO, J.J.: Anti-androgenic activity of a synthetic phenanthrene. Endocrinology **62**, 693 (1958).
64. RASMUSSON, G.H., CHEN, A., REYNOLDS, G.F., PATANELLI, D.J., PATCHETT, A.A., ARTH, G.E.: Antiandrogens. 2′,3′α-tetrahydrofuran-2′-spiro-17-(1,2α-methylene-4-androsten-3-one). J. med. Chem. **15**, 1165 (1972).
65. RESKO, J.A., GOY, R.W., PHOENIX, C.H.: Uptake and distribution of exogenous testosterone-1,2-³H in neural and genital tissues of the castrate guinea pig. Endocrinology **80**, 490 (1967).
66. ROSENKRANTZ, H., ILIEVSKI, V.: Estimated testosterone requirements of the castrated male dog. Amer. J. vet. Res. **25**, 47 (1963).
67. ROSENKRANTZ, H., MASON, M.M.: The bioevaluation of estrogenic compounds by the canine prostatic secretion method. Cancer Chemother. Rep. **20**, 33 (1962).
67a. SANTTI, R.S., JOHANSSON, R.: Action of cyproterone on the rat prostate in organ culture. Gynecol. Invest. **2**, 276 (1971/1972).
68. SAUNDERS, H.L., HOLDEN, K., KERWIN, J.F.: The anti-androgenic activity of 17α-methyl-B-nortestosterone (SK & F 7690). Steroids **3**, 687 (1964).
69. SAUNDERS, H.L., KERWIN, J.F.: The anti-androgenic activity of B-norandrostanes. In: MARTINI, L., FRASCHINI, FR. and MOTTA, M. (Eds.) "Hormonal Steroids". Amsterdam: Excerpta Medica 1967 (p. 599).
70. SAUNDERS, H.L., TOMASZEWSKI, J., PAULS, J., ZUCCARELLO, W.: Antifertility effect of 17α-methyl-B-nortestosterone (SK & F 7690). Endocrinology **85**, 960 (1969).
71. SAYLER, A.: The effect of anti-androgens on aggressive behavior in the gerbil. Physiol. Behav. **5**, 667 (1970).
72. SCHEUER, A., DAHNKE, H.-G., JÄGER, E., MOSEBACH, K.-O.: Einfluß von Cyproteronacetat auf den DNA- und RNA-Gehalt, den Einbau von (¹⁴C)Uridin in die RNA sowie die Aufnahme von (¹⁴C)Testosteron in einigen Organen unreifer männlicher Ratten. Hoppe-Seylers Z. physiol. Chem. **350**, 1570 (1969).
73. SCHEUER, A., DAHNKE, H.-G., MOSEBACH, K.-O.: Veränderungen der Nukleinsäurekonzentrationen in einigen Organen wachsender männlicher Ratten sowie ihre Beeinflussung durch Cyproteronacetat und Testosteron. 17. Symp. Dtsch. Ges. Endokrin. Acta endocr. (Kbh.) Suppl. **152**, 34 (1971).
74. SCHMIDTKE, D., SCHMIDTKE, H.-O.: Ein neues Antiandrogen beim Hund. Kleintier-Prax. **13**, 146 (1968).
75. SCHREIBER, V., PŘIBYL, T., ROHÁČOVÁ, J.: Effect of the anti-androgen cyproterone acetate on the action of oestrogen on the rat endocrine system. Physiol. bohemoslov. **20**, 255 (1971).
76. SCHREIBER, V., PŘIBYL, T., ROHÁČOVÁ, J.: Vergleich der Wirkung der Antiandrogene Cyproteron und Cyproteronacetat auf das endokrine System der Ratten. Endokrinologie **58**, 414 (1971).
77. STEELMAN, S.L., BROOKS, J.R., MORGAN, E.R., PATANELLI, D.J.: Anti-androgenic activity of spironolactone. Steroids **14**, 449 (1969).
78. STEINBECK, H., MEHRING, M., NEUMANN, F.: Comparison of the effects of cyproterone, cyproterone acetate and estradiol on testicular function, accessory sexual glands and fertility in a long-term study on rats. J. Reprod. Fertil. **26**, 65 (1971).
79. STEINBECK, H., NEUMANN, F.: Influence of the antiandrogen cyproterone and its acetate on testicular function, onset of puberty, and bone growth and maturation. Amsterdam: Excerpta Medica 1971 (p. 1007).
80. STEINBECK, H., NEUMANN, F.: Effect of cyproterone acetate on puberty. J. Reprod. Fertil. **26**, 59 (1971).

81. Stern, J.M., Eisenfeld, A.J.: Androgen accumulation and binding to macromolecules in seminal vesicles: inhibition by cyproterone. Science **166**, 233 (1969).
82. Stern, J.M., Eisenfeld, A.J.: Distribution and metabolism of ^{3}H-testosterone in castrated male rats; effects of cyproterone, progesterone and unlabeled testosterone. Endocrinology **88**, 1117 (1971).
83. Tveter, K.J.: Effect of 17a-methyl-B-nortestosterone (SK & F 7690) on the binding in vitro of 5a-dihydrotestosterone to macromolecular components from the rat ventral prostate. Acta endocr. (Kbh.) **66**, 352 (1971).
84. Tveter, K.J., Aakvaag, A.: Uptake and metabolism in vivo of testosterone-1,2-^{3}H by accessory sex organs of male rats: influence of some hormonal compounds. Endocrinology **85**, 683 (1969).
85. Tveter, K.J., Unhjem, O.: Selective uptake of androgen by rat seminal vesicle. Endocrinology **84**, 963 (1969).
86. Tveter, K.J., Unhjem, O., Attramadal, A., Aakvaag, A., Hansson, V.: Androgenic receptors in rat and human prostate. Schering Workshop on Steroid Hormone 'Receptors', Berlin, December 7—9, 1970. In: Raspé, G. (Ed.), "Advances in the Biosciences 7". Vieweg: Pergamon Press 1971.
87. Verhoeven, G., Moor, P. de: Nucleus-associated 5a-reductase activity in the rat. Gynecol. Invest. **2**, 290 (1971/1972).
88. Viguier-Martinez, M., Pelletier, J.: Etude comparée des effets de la cyprotérone et de l'acétate de cyprotérone sur la LH hypophysaire, la LH plasmatique et l'appareil génital du Rat mâle prépubière. C.R. Acad. Sci. (Paris) Serie D, **274**, 2696 (1972).
89. Walsh, P.C., Korenman, S.G.: Action of antiandrogens: preservation of 5a-reductase activity and inhibition of chromatin-dihydrotestosterone complex formation. Clin. Res. **18**, 126 (1970).
90. Walsh, P.C., Korenman, S.G.: Mechanism of androgenic action: effect of specific intracellular inhibitors. J. Urol. (Baltimore) **105**, 850 (1971).
91. Whalen, R.E., Luttge, W.G., Green, R.: Effects of the anti-androgen cyproterone acetate on the uptake of 1,2-^{3}H-testosterone in neural and peripheral tissues of the castrate male rat. Endocrinology **84**, 217 (1969).
92. Whalen, R.E., Edwards, D.A.: Effects of the anti-androgen, cyproterone acetate, on the mating behavior and seminal vesicle tissue in male rats. Endocrinology **84**, 155 (1969).
93. Wiechert, R., Steinbeck, H., Elger, W., Neumann, F.: Wirkungen und Struktur neuer antiandrogener Steroide. Arzneimittel-Forsch. **17**, 1103 (1967).

2.1.1. Epididymis

Spermatozoa have to undergo their final morphological and physiological maturation during their transport through the epididymis to acquire motility and fertilization capability [6, 11, 12]. This maturation process depends on the proper composition of the epididymal milieu [11] which is in turn maintained by the presence of sufficient androgenic activity [4, 10, 12], and to some extent also to the normal flow of testicular fluid containing spermatozoa [7, 14]. It has been demonstrated that the epididymis and ductus deferens are sites of androgen uptake and accumulation by cytosol and nuclear receptors [1, 8, 16]. There is evidence that, like in the seminal vesicles and the prostate, dihydrotestosterone (DHT) is the active androgenic principle for epididymal function [1]. The androgen requirement to maintain the morphological and functional integrity of the epididymis is relatively high, compared with other androgen-dependent organs [4, 12] (Table 1).

The epididymal need for high levels of androgens is provided from two sources, i.e. absorption from the blood circulation and uptake of androgens which are contained in the testicular fluid [18].

These conditions for maintenance of the functional and morphological integrity of the epididymis make understandable that this organ is highly vulnerable to the action of antiandrogens. The underlying mechanism for antiandrogenic effects is competition for cytoplasmic and probably also nuclear receptors for DHT as has been shown in experiments with cyproterone acetate [1, 16]. Interference of cyproterone acetate with the formation of the epididymal DHT-protein complex

Table 1. *Differential response of the epididymis and accessory glands of reproduction of the adult rat to testosterone and 5a-dihydrotestosterone*[a] *(From* PRASAD *et al. [12])*

Para-meter	Hormone[b]	Cowper's glands	Dorso-lateral prostate	Ventral prostate	Seminal vesicles	Coagu-lating glands	Caput epididy-mides	Cauda epididy-mides
Weight	Testosterone	50	50	50	200	50	>200	>200
	Dihydro-testosterone	25	25	25	>100	100	>200	>200
Secretion content[c]	Testosterone	50	50	under investi-gation	under investi-gation	100	200	200
	Dihydro-testosterone	>200	25	under investi-gation	under investi-gation	200	100	>200

[a] Minimal doses of androgens required to maintain the weight/secretory activity of the accessory glands at control level.
[b] Dose in μg.
[c] Sialic acid of caput and cauda epididymides and Cowper's glands μmoles/organ and fructose in dorsolateral prostate and coagulating glands μg/organ.

from labelled testosterone has been reported to be more pronounced when administered *in vivo* to castrate rats, *in vitro* addition to homogenates of the sperm-free epididymis was less effective [1]. The consequences of such interaction of cyproterone acetate with cellular androgen binding are, corresponding to reduction of the DNA and RNA activity [17], changes in the composition of epididymal secretion. Because of the above-mentioned high androgen requirement for normal function, already doses of antiandrogens too low to exert an influence on other androgen targets cause measurable alterations of the epididymal physiology [9, 12, 13, 15]. Histologically, the following changes in the epididymal epithelium of rats were seen 4 and 6 months after subcutaneous implantation of silastic capsules containing cyproterone acetate with an estimated total release of 0.232 mg/day of the compound [13]: Reduction of epithelial height, nuclear pycnosis, cell vacuolation and a marked loss of PAS-positive granules [15]. These changes were correlated with a pronounced decrease in sialic acid content and concentration, epididymal and ejaculated sperm were immobile. However, seminal vesicle and prostatic physiology were not affected in these rats as measured by unchanged weight as well as no alteration in fructose and citric acid concentration [12, 13].

Short-term treatment with higher doses of cyproterone acetate (5.0 mg/day for 15 days in adult rats or 2.0 mg/kg/day for 11 days in immature rats) had similar effects on the epididymis as measured by reduction of sialic acid, protein and phospholipid phosphorus content. However, these doses of the antiandrogen were high enough to affect the physiology of the other accessory sexual glands as well as evidenced by severe alterations of several functional parameters [12, 14] (Tables 2 and 3).

It is obvious that the afore-described antiandrogenic effects on the epididymal physiology have an impact on sperm maturation and fertility. However, the reported infertility following long-term exposure of rats to microquantities of cyproterone acetate [12, 13] could not be verified in a similar experiment [5].

In castrated guinea pigs, cyproterone acetate treatment (15.0 mg/day for 2 weeks s.c.) led to a further significant increase in the percentage of non-matured epididymal spermatozoa as compared to the impairment of sperm maturation resulting from castration alone [2, 3] (Table 4).

Table 2. *Changes in weight of accessory organs of male rat after different treatments (From Rajalakshmi and Prasad [14])*

Group	Treatment	Testis (mg)	Epididymis Caput (mg)	Cauda (mg)	Cowper's glands (mg)	Dorsolateral prostate (mg)	Coagulating glands (mg)	Ventral prostate (mg)	Seminal vesicle (mg)
I (6)	ORF 1616	1256.3 ± 68.7	116.5 ± 5.8	64.3 ± 4.5	14.8 ± 1.8	43.3 ± 7.3	17.2 ± 3.0	64.5 ± 9.9	58.8 ± 6.8
II (11)	Cyproterone acetate	1674.7 ± 82.2	131.3 ± 13.5	89.2 ± 6.2	16.9 ± 2.9	31.6 ± 4.5	20.5 ± 3.0	54.0 ± 5.3	33.8 ± 2.7
III (10)	ORF 1616 + cyproterone acetate	1252.6 ± 104.9	56.4 ± 3.7	44.4 ± 2.7	7.2 ± 0.8	22.6 ± 2.6	9.6 ± 1.1	40.1 ± 8.2	20.9 ± 2.1
IV (6)	Control	2016.7 ± 147.3	166.2 ± 11.0	101.0 ± 5.6	19.0 ± 2.1	76.0 ± 9.9	26.3 ± 3.3	96.3 ± 5.6	80.6 ± 12.2

Number of animals in parentheses. Means ± S.E.

Table 3. *Changes in the content of protein, sialic acid, fructose and citric acid in the accessory organs of male rats after different treatments (From Rajalak-shmi and Prasad [14])*

Group[a]	Protein (mg/organ)		Sialic acid (μmols/organ)			Fructose (μg/organ)		Citric acid (μg/organ)	
	Caput epididymidis	Cauda epididymidis	Caput epididymidis	Cauda epididymidis	Cowper's glands	Dorsolateral prostate	Coagulating glands	Ventral prostate	Seminal vesicles
I (6)	2.0 ±0.01	1.88±0.03	0.06±0.006	0.05±0.0001	0.04±0.007	60.7±1.6	21.0±3.7	41.8 ±1.55	7.49±1.8
II (6)	4.05±0.17	2.49±0.02	0.09±0.003	0.07±0.003	0.02±0.004	16.9±0.54	11.6±0.33	14.89±1.26	2.03±0.27
III (10)	1.33±0.01	1.23±0.04	0.04±0.006	0.04±0.002	0.02±0.006	10.2±0.13	7.2±0.13	11.06±0.71	2.62±0.005
IV (6)	6.2 ±0.4	3.9 ±0.22	0.15±0.005	0.12±0.013	0.05±0.004	66.0±2.79	27.6±3.05	44.7 ±3.8	15.9 ±4.9

Number of animals in parentheses. Means ± S.E.
[a] Description of groups given in Table 2.

Table 4. *Percentages of different types of spermatozoa, classified according to their degree of maturation, found in the caudal sperm population of epididymis from control, castrated, castrated plus cyproterone and castrated plus testosterone guinea pigs (From* BLAQUIER *et al. [2])*

Group	N[a]	% Mature	% Immature	% Inter-mediate
Control	134	93.3	0	6.7
Castrated	200	30.0[b]	46.0[b]	24.0[b]
Castrated plus cyproterone acetate . .	103	22.3[b]	75.7[bc]	1.9[c]
Castrated plus testosterone	133	63.1[bc]	33.1[b]	1.2[c]

[a] Number of sperm heads counted.
[b] Difference statistically significant with respect to controls (p <0.01).
[c] Difference statistically significant with respect to castrated (p <0.01).

The influence of another antiandrogen, 17a-methyl-B-nortestosterone (SKF 7690), on epididymal sperm maturation has been tested in hamsters [9]. Spermatozoa were isolated in the cauda epididymis by placing ligatures at the distal corpus epididymis and at the junction of the cauda epididymis with the ductus deferens. The animals were then injected graded doses of the antiandrogen over a period of 12 days (Fig. 1). After cessation of treatment, the fertilizing ability of the spermatozoa trapped in the isolated epididymal section was tested by insemination into the uterus of estrous females. The percentage of fertilized ova, and in addition the sperm viability were the parameters for the drug effect. As can be seen from Fig. 1, SKF 7690 reduced the fertilization capacity in a dose-dependent manner.

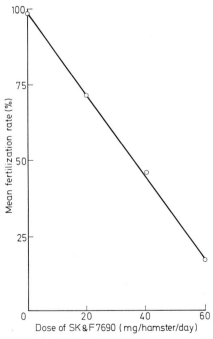

Fig. 1. The effect of graded doses of SK and F 7690 on the fertilizing capacity of hamster epididymal spermatozoa (From LUBICZ-NAWROCKI and GLOVER [9])

Histologic examination of the isolated part of the epididymis revealed degenerative epithelial changes quite similar to those occuring after castration. On the other hand, the concentration of fructose in the seminal vesicle remained unchanged at any dose level, suggesting that the effect of antiandrogenic treatment was predominantly due to interference with the epididymal function.

References

1. Blaquier, J. A.: Selective uptake and metabolism of androgens by rat epididymis. The presence of a cytoplasmic receptor. Biochem. biophys. Res. Commun. **45**, 1076 (1971).
2. Blaquier, J. A., Cameo, M. S., Burgos, M. H.: The role of androgens in the maturation of epididymal spermatozoa in the guinea pig. Endocrinology **90**, 839 (1972).
3. Cameo, S., Blaquier, J. A., Burgos, M. H.: The androgen dependency of the process of sperm maturation in the guinea pig. Acta physiol. lat.-amer. Vol. **21**, 254 (1971).
4. Cavazos, L. F., Melampy, R. M.: Effects of differential testosterone propionate levels on rat accessory gland activity. Iowa State Coll. J. Sci. **31**, 19 (1956).
5. Elger, W., Berswordt-Wallrabe, R. von: Failure to induce sterility in male rats with continuously released micro-quantities of cyproterone acetate and norgestrel. 19. Symp. Dtsch. Ges. Endokrin., Berlin 1973. Acta endocr. (Kbh.) Suppl. **173**, 120 (1973), Abstr.
6. Gaddum, P.: Sperm maturation in the male reproductive tract. Development of motility. Anat. Rec. **161**, 471 (1968).
7. Gustafsson, B.: Luminal contents of the bovine epididymis under conditions of reduced spermatogenesis, luminal blockage and certain sperm abnormalities. Acta vet. scand. Suppl. **17**, 1 (1966).
8. Hansson, V., Tveter, K. J.: Uptake and binding in vivo of ^{3}H-labelled androgen in the rat epididymis and ductus deferens. Acta endocr. (Kbh.) **66**, 745 (1971).
9. Lubicz-Nawrocki, C. M., Glover, T. D.: The influence of 17a-methyl-B-nortestosterone (SK and F 7690) on the fertilizing ability of spermatozoa in hamsters. J. Reprod. Fertil. **34**, 331 (1973).
10. Martan, J.: Epididymal histochemistry and physiology. Biol. Reprod. Suppl. **1**, 134 (1969).
11. Orgebin-Crist, M.: Maturation of spermatozoa in the rabbit epididymis: fertilizing ability and embryonic mortality in does inseminated with epididymal spermatozoa. Ann. Biol. anim. **7**, 373 (1967).
12. Prasad, M. R. N., Rajalakshmi, M., Reddy, P. R. K.: Action of cyproterone acetate on male reproductive functions. Gynecol. Invest. **2**, 203 (1971/1972).
13. Prasad, M. R. N., Singh, S. P., Rajalakshmi, M.: Fertility control in male rats by continuous release of microquantities of cyproterone acetate from subcutaneous silastic capsules. Contraception **2**, 165 (1970).
14. Rajalakshmi, M., Prasad, M. R. N.: Alterations in sialic acid in the epididymis of the puberal rat in response to changes in functional activity of the testis. J. Reprod. Fertil. **24**, 409 (1971).
15. Rajalakshmi, M., Singh, S. P., Prasad, M. R. N.: Effects of microquantities of cyproterone acetate released through silastic capsules on the histology of the epididymis of the rat. Contraception **3**, 335 (1971).
16. Ritzens, E. M., Nayfeh, S. N., French, F. S., Dobbins, M. C.: Demonstration of an androgen-binding component in rat epididymis cytosol and comparison with binding components in prostate and other tissue. Endocrinology **89**, 143 (1971).
17. Scheuer, A., Dahnke, H.-G., Mosebach, K.-O.: Veränderungen der Nukleinsäurekonzentrationen in einigen Organen wachsender männlicher Ratten sowie ihre Beeinflussung durch Cyproteronacetat und Testosteron. 17. Symp. Dtsch. Ges. Endokrin. (Abstract No. 34). Acta endocr. (Kbh.) Suppl. **152**, 34 (1971).
18. Voglmayr, J. K., Waites, G. M. H., Setchell, B. P.: Studies on spermatozoa and fluid collected directly from the testis of the conscious ram. Nature (Lond.) **210**, 861 (1966).

2.2. Neural-Gonadal Feedback System

The experimental and therapeutical usefulness not only of antiandrogens but of hormone antagonists in general depends to a high degree on their influence on the feedback circuits of which the agonist hormones are a part. In the case of antiandrogens, it is their effect on the neural-gonadal feedback system which determines which type of compound can be used for which purpose. The rather complicated interaction of antiandrogens with the balance of neural and testicular hormone secretion has been elucidated experimentally to some extent but it is difficult to describe these processes in clear and understandable terms. Nevertheless, an attempt shall be made using mostly cyproterone and cyproterone acetate as examples for the basic possibilities of influence of different types of antiandrogens on the neural-gonadal axis.

We have chosen these two steroids because they have most intensively been investigated in the field of antiandrogen research by many groups of investigators. Our own experience with antiandrogens is based to a high extent on work with these compounds.

The only chemical difference between cyproterone and cyproterone acetate consists of a free or esterified hydroxyl group at C_{17} but this difference accounts for profound differences in the mechanism of action and possibilities for use in the intact organism. Both steroids are highly active antiandrogens at any route of administration, the acetate has a greater antiandrogenic potency than the free alcohol. With the exception of a slight depressive effect on the adrenals, cyproterone does not have other side-activities unrelated to antiandrogenicity. It has, therefore, been termed "pure antiandrogen". Cyproterone acetate has one major additional activity: it is one of the strongest gestagens that have ever been synthesized [23, 70, 32, 77], the consequences of this property for the neural-gonadal feedback system are discussed later in this chapter.

There are three possibilities of gonadotropin, hence androgen, secretion under the influence of antiandrogen treatment: increased, decreased and unchanged. An ideal condition for the practical use of an antiandrogen is that the compound in question does not interfere with gonadotropin secretion, and also not with the biosynthesis of androgens. In this case, any effect of the substance on peripheral target organs would be mediated by local antiandrogenicity. The effect would be limited to those steps of organ function that are androgen-dependent, the degree of interference would be determined by the dose administered. Absence of accumulation provided, there should be a fairly constant response over prolonged periods of drug application.

Such an antiandrogen does not exist as yet. By definition, antiandrogens compete with androgens at androgen receptor sites whereever these receptors are located in the body, including the central nervous system (Fig. 1).

Interference with, e.g., spermatogenesis without an effect on the central-gonadal feedback mechanism would imply that the antiandrogen has no effect on neural receptor sites. This were the case if a compound would not pass the blood-brain barrier or, if so, that it would not bind to androgen-receptors in the centers controlling gonadotropin secretion. It has indeed been argued that cyproterone acetate does not pass the blood-brain barrier or cannot act upon neural tissue since it had no influence on the uptake and retention of radioactive testosterone in the brain of adult castrate male rats [76], and it had no effect on the sexual behavior of experienced rats and guinea pigs [74, 75, 7, 80, 2, 12, 13], or the aggressive behavior of mice [18] and gerbils [58].

Other authors, however, found reduced hypophyseal concentrations of labelled testosterone in cyproterone acetate pretreated, castrated male rats [57].

Although by itself having no effect on the spontaneous electric activity of hypothalamic neurons, cyproterone acetate (5.0 mg i.v.) prevented the reduction of EEG firing rates which took place after TP administration [56]. Ultrastructural changes in the hypothalamic cellular morphology have also been found in adult

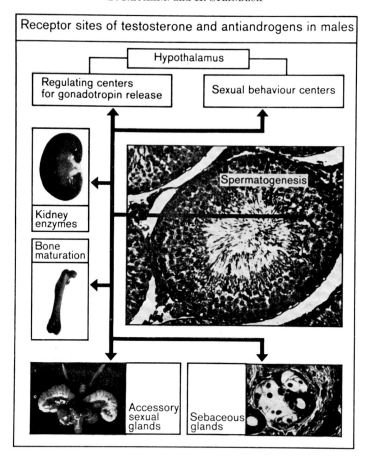

Fig. 1. Some organs and systems in which androgens and antiandrogens compete for receptor
sites

male rats after treatment with cyproterone acetate, these changes resembled
those resulting from castration [37].

In particular, the hypothalamic catecholamine content seems to increase in
response to cyproterone acetate treatment of male rats, the morphological appearance of neural cells in certain nuclei points to enhanced metabolic activity [33, 59,
60, 61].

Cyproterone has been demonstrated to prevent the uptake of ^{3}H-labelled
testosterone and dihydrotestosterone by hypothalamic and hypophyseal receptor
sites in intact adult rats [38, 67] (Figs. 2 and 3).

Whatever the type of androgen-antiandrogen interaction is — competitive
or non-competitive antagonism — the effects of androgens are blocked or diminished to an extent that depends on the androgen/antiandrogen ratio. Since the
neural-gonadal feedback system in males is held in balance by the antigonadotropic activity of gonadal androgens, prevention of access of these androgens to
neural regulatory centers removes the natural brake against oversecretion of
hypophyseal gonadotropic hormones, just as it is the case after removal of androgens by castration (Fig. 4).

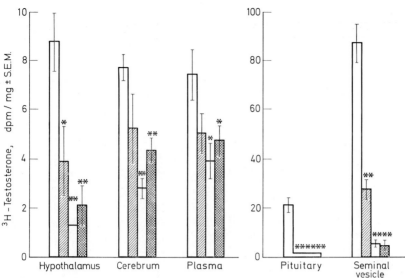

Fig. 2. Effect of steroids on tissue distribution of ³H-testosterone 60 min after iv injection of ³H-testosterone. ³H-testosterone was injected 5 min after iv administration of progesterone (diagonal striped bars), cyproterone (middle bars), unlabeled testosterone (cross-hatched bars), or the ethanol vehicle alone (open bars). Radioactivity on the paper chromatogram analyzed as ³H-testosterone was localized by UV absorption and by the ¹⁴C-testosterone tracer. Groups without a SEM are those in which no radioactivity was detected in this chromatographic zone in 3 or more samples; statistical comparisons to the control condition were made with the Mann-Whitney U test. In all other cases, comparisons were made with the t test for independent means. * p <.05, ** p <.01,2-tailed, compared to control (From STERN and EISENFELD [67])

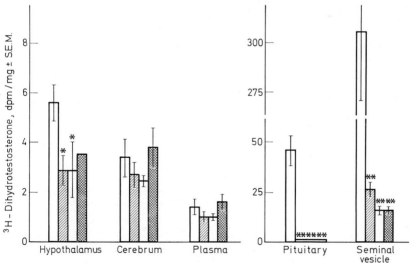

Fig. 3. Effect of progesterone (diagonal striped bars), cyproterone (middle bars), unlabeled testosterone (cross-hatched bars), or the ethanol vehicle alone (open bars) on tissue distribution of ³H-DHT 60 min after iv injection of ³H-testosterone. Radioactivity on the paper chromatograms analyzed as DHT had the chromatographic mobility of authentic DHT, localized on an accompanying guide strip by the Zimmermann reaction. See legend to Fig. 2 for further information on statistical comparisons. * p <.05, ** p <.01,2-tailed, compared to control (From STERN and EISENFELD [67])

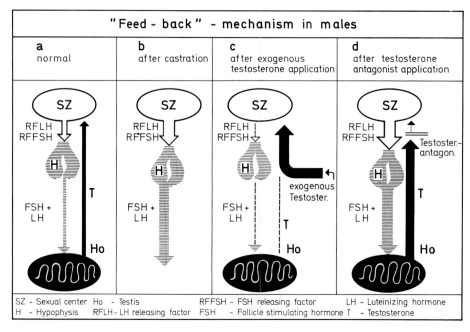

Fig. 4. Schematic presentation of the neural-gonadal feedback system as influenced by castration and "pure" antiandrogens (From Neumann et al. [48])

To begin with cyproterone whose hydroxyl group at C_{17} is not esterified and which, therefore, as mentioned above, has only antiandrogenic properties:

It has been demonstrated in several ways that cyproterone administration to intact males mimics the effects of surgical castration on the hypothalamus and on the pituitary.

Histologically, an increased functional state of the pituitary can easily be recognized by the occurrence of castration cells. These cells have also been termed signet-ring cells since an overload of gonadotropic hormones displaces the nucleus of these cells to the periphery [19, 20, 22, 55].

Treatment of immature intact male rats for 2 or 3 weeks with daily subcutaneous doses of 10.0 mg cyproterone was found by different authors to result uniformly in castration-like changes of hypophyseal gonadotropin cells. In the first published report on this phenomenon [45], signet-ring cells containing coarse granula and pale-stained PAS-positive areas were found after 14 days of treatment or castration, indicating increasing synthetic and secretory activity of these cells. After 3 weeks, these signs were even more pronounced in both groups. Similar changes were detected by electron microscopy which revelaed the occurrence of cytoplasmic vacuoles, degranulation being more intense in LH cells than in FSH cells after 14 days [29].

The rate of mitoses in anterior pituitary cells has been found to be increased 3—4 fold after 10 or 14 days of castration or cyproterone treatment as measured autoradiographically from the nuclear incorporation of ^{3}H-thymidine [34]. It is quite obvious that these effects of cyproterone result in a hypophyseal weight increase [63].

That the cytological changes in the pituitary do not only indicate storage but also increased secretion of gonadotropins, has been demonstrated by measurement of pituitary and serum FSH and LH levels which were found to be enhanced in the serum after cyproterone treatment of male rats as measured in bioassays [3, 4, 5].

Similar results were reported by other authors who measured serum levels of gonadotropins by radioimmunoassay [72, 73]. Large doses of cyproterone (2.0 or 10.0 mg for immature rats or 50.0 and 100.0 mg for adults, injected for 11 days) increased serum LH but had no significant effect on FSH levels in intact rats (Figs. 5 and 6).

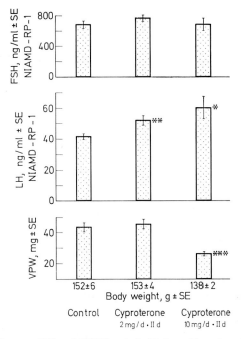

Fig. 5. Bw, VPW, and serum LH and FSH levels in 21-day-old male rats treated with cyproterone. * Significantly different from control p <0.05. ** Significantly different from control p <0.025. *** Significantly different from control p <0.001 (From Walsh et al. [72])

This is not surprising since in the same studies, TP administration to castrate rats suppressed LH oversecretion but had only limited effects on serum FSH. Concomitant cyproterone injection, however, reversed the inhibitory effects of TP in these rats on both LH and FSH secretion (Fig. 7).

Occasionally, higher increase in pituitary LH levels than in serum has been reported resulting from cyproterone treatment of immature male rats [68] which seems to indicate that not only hypophyseal secretion but also synthetic activity was stimulated.

The stimulatory effect of cyproterone on gonadotropin secretion is age-dependent since adult rats do not respond as readily as immature rats to cyproterone administration with increased gonadotropin secretion [71].

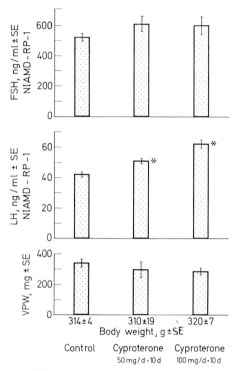

Fig. 6. Bw, VPW, and serum LH and FSH values in adult male rats treated with cyproterone.
* Significantly different from control p <0.001 (From Walsh et al. [72])

Stereotactic implantation of crystalline cyproterone into the median eminence region of the hypothalamus produced enlarged accessory sexual glands in adult rats but had little or no influence on testicular weights [6]. However, the testicular weight in adult animals does not readily respond to increased levels of endogenous or exogenous gonadotropins [79]. The above experiment was, therefore, repeated on prepuberal male rats whose reproductive organs are much more sensitive to hormonal stimulation. This time, testicular weights were also increased over those of cholesterol-implanted controls, along with significantly stimulated accessory sexual glands (Table 1).

Table 1. *Effects of intrahypothalamic (median-eminence) implantation of cyproterone (Cyp) or cholesterol (Cho) on weights (means ± S.E.) of reproductive and endocrine organs in immature and adult male rats. Weeks after implantation (From Bloch and Davidson [6])*

Im-plant	N	Body weight gained (g)	Organ weight (mg)					
			Testis	Seminal vesicles	Ventral prostates	Pituitary	Adrenal	Thyroids
Experiment 1: Adults, after 3 weeks								
Cho	10	31.0 ± 4.7	1256 ± 45	267 ± 13	351 ± 22	7.2 ± 0.4	27.0 ± 3.3	15.3 ± 0.7
Cyp	10	33.0 ± 4.7	1336 ± 52	336 ± 10[a]	378 ± 41	7.4 ± 0.3	26.0 ± 1.5	14.4 ± 0.8
Experiment 2: Immature rats, after 2 weeks								
Cho	12	63.0 ± 3.3	692 ± 24	29.0 ± 2.2	56.0 ± 4.8	4.0 ± 0.2	13.9 ± 0.7	7.6 ± 0.5
Cyp	12	76.0 ± 3.3[a]	756 ± 18[b]	45.0 ± 4.2[a]	77.0 ± 7.0[c]	4.5 ± 0.3	13.7 ± 0.4	7.9 ± 0.5

Two-tailed probabilities: [a] = p <.01; [b] = p <.05; [c] = p <.02.

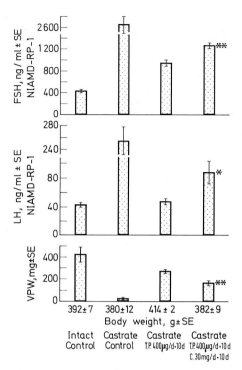

Fig. 7. Effect of cyproterone (C) on bw, VPW, and serum LH and FSH levels in castrated adult male rats treated with testosterone propionate (TP). * Significantly different from TP treated castrate p <0.025. ** Significantly different from TP treated castrate p <0.01 (From WALSH et al. [72])

The results of this experiment can best be explained if one assumes that cyproterone had blocked the inhibitory action of endogenous androgens on gonadotropin secretion, one of the main regulatory sites of which in males is the median eminence [11, 14, 35]. Increased secretion of gonadotropins might then have resulted in enhanced biosynthesis of testicular androgen, both over-secretions being responsible for higher testicular weights. Stimulation of the accessory sexual glands points also to a higher output of testicular androgens since these organs react to androgenic hormones, rather than to direct gonado-tropin influence.

Hypersecretion of gonadotropic hormones upon cyproterone-mediated pre-vention of access of endogenous androgen to neural control centers became also evident in another experiment on immature rats [49]. Hypophysectomized females were parabiotically united with an intact male who was injected 10.0 mg cypro-terone/day for 2 weeks (Fig. 8).

The hypersecretion of gonadotropins from the male's pituitary resulting from this treatment was sufficient in 40% of the females to stimulate the ovaries to such an extent that precocious ripening of follicles, precocious vaginal opening and vaginal estrus occurred.

The long-term effects of cyproterone treatment on intact males are, however, not identical with the changes of the neural-gonadal feedback system that take place shortly after initiation of treatment. Since real antiandrogens do not, or

Cyproterone and gonadotrophic hormone secretion in juvenile parabiotic rats (females hypo-physectomized)

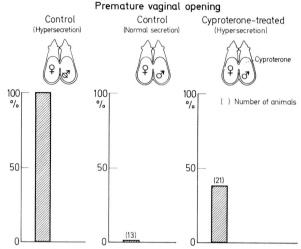

Fig. 8. Precocious vaginal opening in the hypophysectomized female partner of parabiotically united immature rats. Daily s.c. treatment of the male partner with 10.0 mg cyproterone for 12 days (After Neumann et al. [51])

should not, interfere markedly with the biosynthesis of androgens, an ever-increasing secretion of gonadotropins results consequently in a rise of androgen production. Enhanced testosterone levels have indeed been measured in rats [28] and men [69] following cyproterone administration. Similarly, a non-steroidal antiandrogen (Sch 13521) having also, like cyproterone, no progestational and thereby central inhibitory activity has been reported to increase serum testosterone levels when fed to dogs at daily doses of 10.0 or 15.0 mg/kg for 6 weeks [43].

With the passage of time, however, the oversecretion of testicular androgens might reach such an extent that the antiandrogenic effects of continued cypro-terone treatment are overcome. A new balance of the neural-gonadal feedback system is then established, resulting in a decline of plasma testosterone levels (Fig. 9).

This phenomenon might be explained by the increase of testosterone secretion reaching a point where it is sufficient to compete successfully with cyproterone at hypothalamic receptor sites which results in control of gonadotropin oversecretion. It should be noticed that in the rat experiment, the testosterone level at the end of the experiment is still higher than that of untreated controls. This seems to confirm the above hypothesis of a re-setting of the feedback balance in other dimensions.

A cytological study comparing the effects of castration and long-term cypro-terone administration on the hypophyseal gonadotropin cells points also in this direction [40]. Castration or injection of adult male rats with a daily subcutaneous dose of 10.0 mg cyproterone for up to 44 days led to identical changes in mucoid cell structure, consisting of hypertrophy of both cell body and Golgi apparatus. Histochemically, these changes were accompanied by increasing reactions for acid phosphatase and non-specific esterases. These structural and functional alterations, along with the distribution of PAS-positive material and occurrence of degranulation and cytoplasmic vacuoles, indicate increased synthetic and

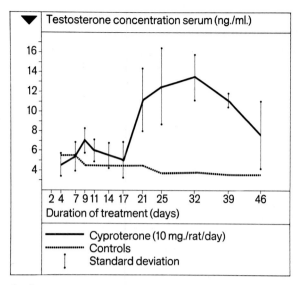

Fig. 9. Serum levels of testosterone in male rats, measured by radioimmuno assay. Daily s.c. treatment with 10.0 mg cyproterone

secretory activity of the hypophyseal gonadotropin cells. However, whereas the cell appearance following castration lasted until cessation of the experiment, the changes resulting from cyproterone treatment were of transient nature.

They were most pronounced after 12—24 days but had subsided remarkably after 44 days of antiandrogen treatment.

The changes in Leydig cell morphology which take place during prolonged cyproterone treatment, although being only a rough parameter for gonadotropic activity, do also support the concept of initial stimulation and subsequent normalization of gonadotropin secretion. Daily peroral administration of 40.0 mg cyproterone to intact adult male rats led to Leydig cell hypertrophy after 3 weeks but at 6 and 9 weeks of the treatment period, the testicular interstitium did not differ from that of untreated controls [65]. That the Leydig cell hypertrophy which follows the initiation of cyproterone treatment indicates enhanced steroid-biosynthetic activity, has been confirmed in another experiment [24]. Daily subcutaneous injections of 30.0 mg cyproterone into immature or adult rats for 3 weeks led to a marked rise of the activities of β-hydroxybutyric acid dehydrogenase and 3β-hydroxysteroid dehydrogenase within the enlarged Leydig cell complexes, both enzymes being substantial parts of the steroid-biosynthesizing enzyme system. Other authors arrived at entirely similar conclusions [39]. In their study, a daily subcutaneous dose of 10.0 mg cyproterone caused marked interstitial cell hypertrophy and hyperplasia after 24 days of treatment. Interstitial histochemic reactions for a number of enzymes were variable but most often showed increased activity. Slight changes in Leydig cell morphology were still seen after 44 days but after 56 days, the interstitium of the treated rats did not differ from that of untreated controls.

After all, the dynamics of the feedback-system alterations under cyproterone influence would suggest that during very long treatment, phases of enhanced neural and gonadal hormone secretion alternate with periods of normal or near normal synthesis and release. One may assume that increasing androgen levels are

sufficient one time to overcome the feedback receptor blockade by cyproterone,
resulting in decreasing output of neural hormones and, thereby, testicular androgens. The original condition of a normally balanced neural-gonadal hormone
system is then re-established which would enable cyproterone to initiate a new
circle of neural effects. Inhowfar the control of hypothalamic releasing factor
secretion by enhanced gonadotropin levels ("short feedback") adds to the changes
in neural-gonadal hormone release during cyproterone treatment, is beyond this
context.

The conclusion that can be derived from the long-term effects of cyproterone
administration is that this compound, having merely antiandrogenic and thereby
gonadotropin secretion-stimulating properties, is not suitable for prolonged use
in the intact male. Initial therapeutic effects are likely to vanish after some time
due to enhanced androgen secretion.

In the female, however, the effects of short-term or prolonged cyproterone
treatment should not differ very much. This is due to the fact that androgens are
not a part of the neural-gonadal feedback system. If, however, androgens are
involved in impairments of the ovulatory cycle, cyproterone is capable of removing an androgenic block of the neural-gonadal feedback system. This has been
demonstrated experimentally [50]. The complete blockade of the vaginal cycle
and ovulation by testosterone propionate in rats was abolished if sufficient doses
of cyproterone were concomitantly administered (Fig. 10).

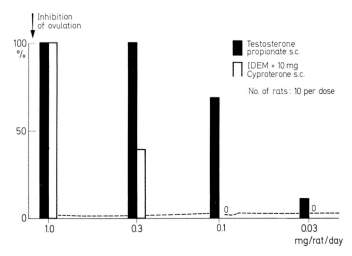

Fig. 10. Abolition of androgen-induced blockade of ovulation by concomitant cyproterone
treatment (From NEUMANN et al. [50])

When the ovulatory cycle was interrupted by estradiol or progesterone, concomitant cyproterone treatment did not change this condition. This means that
the influence of this pure antiandrogen is restricted to neural androgen receptor
sites.

The phenomenon of abolition of the androgen-induced ovulation blockade is
not restricted to cyproterone but quite common for other antiandrogens which
themselves have no inhibitory effects on gonadotropin secretion. Recently, we

repeated the cyproterone experiment with several of our own compounds. The most striking results, however, were obtained with a new powerful nonsteroidal antiandrogen, 4'-nitro-3'-trifluoromethylisobutyranilide (Sch 13521), which has been reported to have no antigonadotropic activities when administered to parabiotically united rats [42]. Regularly cycling rats were subcutaneously injected TP in doses ranging from 0.03—1.0 mg/rat, either alone or concomitantly with a standard dose of 10.0 mg Sch 13521. Whereas ovulation was blocked by TP in a dose-dependent percentage of animals, Sch 13521 prevented this effect since normal vaginal cyclicity and undisturbed ovulation were found in virtually all rats. This is surprising insofar as complete abolition of androgen effects has never been achieved before at a TP/antiandrogen dose ratio of only 1:10 (Table 2).

Table 2. *Abolition of the androgen-induced blockade of ovulation by a non-steroidal antiandrogen*

TP (mg/d)	Sch 13521 (mg/d)	n Animals	Ovulation blockade (%)
1.0	—	6	100
0.3	—	6	83
0.1	—	6	17
0.03	—	6	0
1.0	10.0	6	0
0.3	10.0	6	0
0.1	10.0	6	0
0.03	10.0	6	0

The lack of effect of 0.8 mg cyproterone against the antigonadotropic activity of 0.3 mg TP [62] is not contradictory to the above-described capability of this antiandrogen to remove the androgen-blockade of neural centers because in this narrow agonist/antagonist relation, no antagonistic effect has ever been seen nor can it theoretically be expected since cyproterone has even weaker antiandrogenic activity than Sch 13521, the latter being about equipotent to cyproterone acetate [42, 43].

Even in male rats, the depressive effect of exogenous androgen on gonadotropin secretion can be diminished by concomitant treatment with a "pure" antiandrogen, although this cannot be demonstrated as clear-cut as in females. This is due to the biphasic response curve of the testicular weight to androgen administration. In lower doses, the suppressive effect of androgens on gonadotropin secretion prevails which results in decreased biosynthesis of testicular androgens, hence disturbance of spermiogenesis, which is reflected in lowered testicular weights. Higher androgen doses compensate for the deficit in endogenous androgens within the testis, which can be seen from rising testicular weights along with maximally suppressed gonadotropin secretion as evidenced by Leydig cell atrophy.

When injected for 12 days, TP in a daily subcutaneous dose of 0.03 mg lowers significantly the weight of the testis but stimulates the accessory sexual glands in immature male rats. Concomitant injection of cyproterone leads to a dose-dependent increase in testicular weight and decreasing weights of the accessory sexual glands (Table 3).

These differing weight changes reflect presumably both central and peripheral antiandrogenic effects of cyproterone. The testicular weight increase might be explained by gradual removal of TP-induced central inhibition, thereby increasing testicular androgen biosynthesis. Since the site of highest androgen concentration

Table 3. *Abolition of TP effects on the neural-gonadal feedback system in immature male rats by cyproterone*

Doses (mg/d) Cyproterone	TP	n Animals	Organ weights (mg/100 g B.W. $\pm$ s_x)			Testicular weight reduction (% of untreated controls)
			Testis	Seminal vesicle	Prostate	
3.0	0.03	10	377 ± 56	12 ± 1	31 ± 4	30
1.0	0.03	8	309 ± 38	21 ± 2	50 ± 7	42
0.3	0.03	10	250 ± 37	37 ± 6	61 ± 10	53
0.1	0.03	8	196 ± 17	38 ± 3	63 ± 6	63
—	0.03	9	174 ± 16	81 ± 5	95 ± 6	68
—	—	9	535 ± 44	14 ± 1	44 ± 5	

is the testis itself, the antiandrogen doses are presumably not sufficient to exert antagonistic effects here. Outside the testis, i.e. in the accessory sexual glands and at neural receptor sites, lower androgen concentrations permit measurable local antagonistic effects of cyproterone as can be seen from the declining weights of the seminal vesicles and the prostate.

The results of a published study [46] seem to confirm the above considerations. In these experiments, TP was also administered to immature male rats but the dosage varied from 0.001—1.0 mg. If cyproterone was concomitantly applied, the standard dose was 5.0 mg/d. The results of 12 daily injections are shown in Fig. 11.

It can be seen that lower doses of TP led to a gradual decrease of the testicular weight, doses above 0.1 mg TP had the opposite effect. Such biphasic dose-response curves were not obtained for the accessory sexual glands which were found increasingly stimulated with rising doses. Concomitant cyproterone injection led to a shift of the effects of TP on the testis and on the accessory sexual glands insofar as only more than 3 times higher TP doses were capable to elicit the typical dose-response curves. Like in females, cyproterone did not antagonize the inhibitory effects of estradiol-17β on the neural-gonadal axis.

These results were interpreted to indicate that cyproterone was capable of reduction of the antigonadotropic effects of lower TP doses but not to antagonize the intratesticularly higher concentration of endogenous androgen, resulting just

Table 4. *Effects of RO 5-2537 on the androgenic and the antigonadotrophic activities of testosterone propionate in the intact, immature male rat (From Boris [9])*

Group	Dose mg/kg/day RO 5-2537	TP	No. of rats	Mean body weight g Initial	Final	Mean $\pm$ S.E. organ weight mg/100 g Testes	Ventral prostate
1	0	0	7	57	140	986 ± 61	57.4 ± 6.1
2	0	1	8	63	146	432 ± 39	92.9 ± 7.5
3	100	0	7	63	139	947 ± 72	36.6 ± 5.6
4	100	1	8	63	141	394 ± 51	62.4 ± 3.9

t Tests

Group	Testes	Ventral prostate
1 vs. 2	$p < .001$	$p < .001$
1 vs. 3	$p > .5$	$p < .05$
1 vs. 4	$p < .001$	$p > .5$
2 vs. 3	$p < .001$	$p < .001$
2 vs. 4	$p > .5$	$p < .005$
3 vs. 4	$p < .001$	$p < .01$

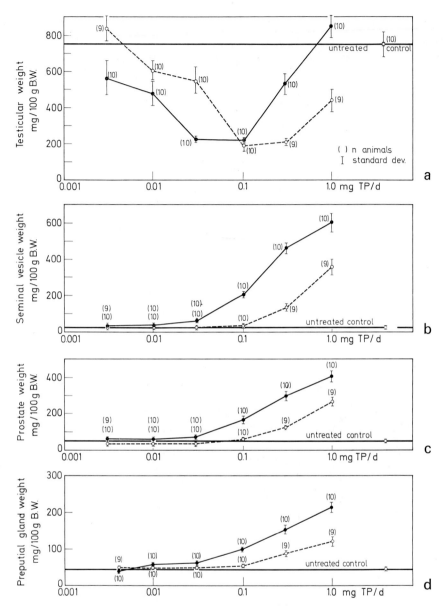

Fig. 11a—d. Weight changes of the testes (a), seminal vesicles (b), prostate (c), and preputial glands (d) after administration of graded doses of TP alone or together with a standard dose of 5.0 mg cyproterone to immature rats. All doses injected daily s.c. ●—● TP. ○----○ TP + cyproterone. ⊢•⊣ S.D. ( ) Number of animals (From Neumann [46])

from abolition of the centrally inhibitory effects of TP. For higher doses of TP, it is assumed that the 5.0 mg dose of cyproterone is not high enough to prevent their antigonadotropic activity but is still sufficient to antagonize the direct stimulatory effect of TP on testicular function. (It shall be mentioned here that enormously

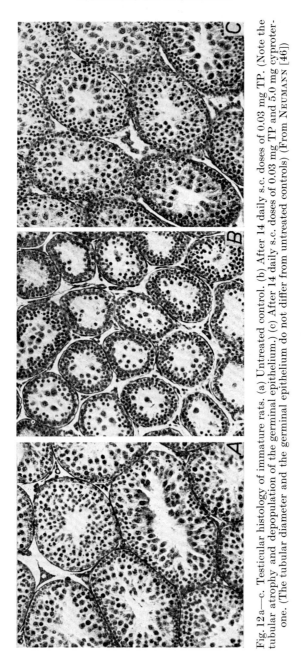

Fig. 12a—c. Testicular histology of immature rats. (a) Untreated control. (b) After 14 daily s.c. doses of 0.03 mg TP. (Note the tubular atrophy and depopulation of the germinal epithelium.) (c) After 14 daily s.c. doses of 0.03 mg TP and 5.0 mg cyproterone. (The tubular diameter and the germinal epithelium do not differ from untreated controls) (From Neumann [46])

higher androgenic activity is necessary to stimulate testicular function than to suppress gonadotropin secretion.)

Histology of the testes supports the above assumptions. Lower doses of TP led to atrophy of both Leydig cells and germinal epithelium, concomitant cyproterone treatment normalized the interstitial and tubular cell appearance (Fig. 12).

Table 5. *Comparison of organ weights of male and female rats after 120 days' treatment with RO 2-7239 1 mg/100 g/d (Modified from Eviatar et al. [21])*

No. of rats	Sex	Injection	Body weight g	Adrenal mg	Prostate and sem. ves. uterus mg	Testes ovaries mg	M. levator ani weight mg No. of corp. lut.
15	m.	RO 2-7239	317 (± 9.5)	22 (±1.5)	2600 (±82)	1800 (±63)	1400 (±47)
15	m.	Control	320 (±10)	24.4 (±2)	2920 (±58)	2000 (±68)	1313 (±51)
15	fem.	RO 2-7239	200 (±7)	29 (±2)	600 (±32)	26 (± 2)	5
15	fem.	Control	200 (±6.3)	29.5 (±1.5)	596 (±29)	25 (± 2)	5

Higher doses of TP, however, maintained the germinal epithelium in a normal state in the presence of a completely atrophied interstitium. Additional cyproterone application did not improve Leydig cell atrophy but antagonized the direct stimulatory effect of TP on spermatogenesis.

Similar experiments were done with the nonsteroidal antiandrogen, RO 5-2537. Although RO 5-2537 has some progestational activity [9], it does not inhibit gonadotropin secretion as measured by it's inability to reduce compensatory ovarian hypertrophy in parabiotic [9] or hemispayed [10] rats.

Again, the stimulatory effects of TP on seminal vesicle and ventral prostate weights were considerably reduced when RO 5-2537 was concurrently administered, both compounds were given subcutaneously to intact immature rats for 2 weeks (5 days/week) [9]. However, the depressing effects of TP on testicular weights were not counteracted by concomitant injection of RO 5-2537 (Table 4).

Since RO 5-2537 has both — a distinct antiandrogenic effect as measured against exogenous testosterone in castrate rats and lack of inhibitory action on gonadotropin secretion — it is surprising that this antiandrogen did not antagonize the inhibitory action of TP on gonadotropin secretion as measured by testicular weights. Which influence RO 5-2537 has on the neural-gonadal feedback system remains thus a mystery unless one thinks of a slight antigonadotropic effect which is additive to the TP-action or, as has been suggested [9, 10], that it does not compete with testosterone at neural feedback receptor sites. It should be pointed out, however, that gestagens with only weak or absent antiandrogenic properties are known [26, 27, 52] which do not impair gonadal weights at doses that clearly depress accessory sexual gland weights in the intact animal.

Another non-steroidal antiandrogen, RO 2-7239, which is chemically closely related to RO 5-2537, gave also conflicting results in intact male rats.

In one experiment, weanling rats were given daily subcutaneous injections of 1.0 mg/100 g B.W. RO 2-7239 over a period of 120 days [21]. Except a slight decrease in prostatic weight, no difference to solvent-treated controls was found as revealed by organ weights and histology (Table 5).

Peroral feeding of RO 2-7239 in daily doses of 25.0, 10.0 or 1.0 mg/kg B.W. for 16 weeks did also not result in weight changes of the testes, prostate, seminal vesicles, and levator ani muscle [1]. No significant effect of large doses of RO 2-7239 on the accessory sexual glands of intact immature rats has also been reported but the actual dosage and duration of treatment were not given [54]. Besides demonstrating that the intact animal is not the best model for quantifying or even finding of antiandrogenic properties of a compound and it's possible side-activities, the above results show that one has to be very careful in interpreting the results of antiandrogen experiments on intact males, particularly if long-term studies are done. After 4 months of treatment, there is only a small chance to find alterations of the testicular weight because in that long a time any changes should have rebalanced more or less if the antiandrogen does not have a marked suppressive influence on gonadotropin secretion.

In addition, after prolonged treatment the accessory sexual gland weights, which probably would have been found lowered initially, should have been rebalanced due to overstimulation of gonadotropin and hence androgen secretion which eventually overcomes peripheral antiandrogenic effects.

The latter might well account for the lack of effects of RO 2-7239 on the intact male rat when given alone over prolonged periods of time. However, opinions differ about which influence this compound has on neural tissues regulating gonadotropin secretion.

From the results of the long-term experiment mentioned in the beginning, it was concluded that RO 2-7239 does not have any influence on gonadotropin secretion in male rats. That this concept gives rise to criticism, has been discussed. However, the same treatment did also not have any influence on ovarian weights and the estrus cycle in female rats (Table 5) which would indeed indicate that RO 2-7239 does not interfere with the neural-gonadal feedback mechanism. Moreover, when RO 2-7239 was subcutaneously injected into weanling male rats at a dose of 1.0 mg/animal for 45 days, it was found that this treatment abolished the suppressive effect of 0.1 mg TP on the testicular weight (Table 6). This response would not have been obtained if the antiandrogen had itself an antigonadotropic effect [21].

Table 6. *Antiandrogenic activity of RO 2-7239 assayed in 16 day old male rats during 45 days (Modified from* EVAITAR *et al. [21])*

No. of rats	Material injected s.c. daily	Weight of rats (end) g	Weight of prostate+seminal ves. mg	Weight of m. levator ani mg	Weight of testes mg
15	Testosterone propionate 0.1 mg + RO 2-7239 1.0 mg	160 ($\pm$3)	1.100 ($\pm$23)	700 ($\pm$31)	600 ($\pm$50)
15	Testosterone propionate 0.1 mg	170 ($\pm$4)	1.400 ($\pm$28)	850 ($\pm$31)	400 ($\pm$42)
15	Solvent	155 ($\pm$4)	1.000 ($\pm$29)	700 ($\pm$33)	650 ($\pm$45)

Other experiments have shown, however, that RO 2-7239 has a distinct suppressive effect on gonadotropin secretion if higher doses are applied. Subcutaneous injection of ten daily doses of 10.0 mg RO 2-7239 into male castrates in parabiosis with an intact female rat produced a remarkable reduction of the ovarian weights as compared to the hypertrophied ovaries of untreated pairs. In addition, the stimulated accessory sexual glands of the male partner indicated some androgenicity of RO 2-7239 which was confirmed by injection of this compound into young castrated rats and day-old chicken [8, 16, 17].

In another experiment, intact immature male rats were injected five times per week for 2 weeks with subcutaneous doses of 100.0 mg/kg RO 2-7239 and 1.0 mg/kg TP [8]. When given alone, RO 2-7239 depressed significantly the testicular weights but was not able to counteract the testicular weight loss brought about by TP whereas the stimulatory effect of TP on the prostate was antagonized (Table 7).

This result led to the assumption that the androgen-antagonistic mechanism of action differs at central and peripheral target sites [8]; but it could also mean that RO 2-7239 did not abolish the antigonadotropic effect of TP simply because this compound is a gonadotropin secretion inhibitor itself. This leads to the second category of antiandrogens having a different effect on the neural-gonadal axis.

The effects of cyproterone on the neural-gonadal feedback system cannot be elicited by cyproterone acetate. As said above, esterification of the 17-hydroxyl group adds an additional property to the steroid, i.e. strong progestational activity which has consequences for the mode of action on the feedback system. Increasing gonadotropin or androgen secretion upon cyproterone acetate administration has not been found so far. On the contrary, this compound has a distinct suppressive effect on the neural-gonadal axis in females as measured by inhibition of ovulation

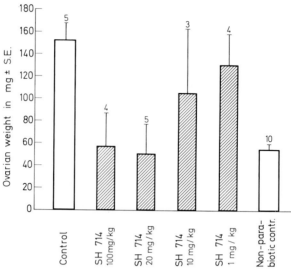

Fig. 13. Effect of subcutaneous daily administration of SH 714 on pituitary gonadotropin release (orchiectomized male rat united parabiotically to a female rat) (From Neri et al. [44])

and arrest of the vaginal cycle [31, 66]. The hypersecretion of gonadotropins resulting from castration of male rats was also dose-dependently inhibited by cyproterone acetate as measured by the ovarian weights of parabiotically attached female partners [44] (Fig. 13).

For the male organism, no more than transient changes in gonadotropin secretion have been reported [c.f. 41]. Testosterone levels, however, were found to fall upon cyproterone acetate treatment but this seems to have mainly biochemical reasons apart from the neural-gonadal feedback system [c.f. 15, 41]. As far as the Leydig cell morphology is concerned, reports are reaching from no or only transient change [41, 2, 65, 32, 47, 53, 51, 48] to suppression [25, 36, 64, 30] or even stimulation [24] but this might be a question of dosage and observation time. For example, in an experiment on adult rats who were injected daily doses of 10.0 mg cyproterone acetate, the Leydig cells appeared unchanged after 3 weeks, very slightly involuted after 6 weeks and of normal size again after 9 weeks of treatment [65]. In another study, in which also 10.0 mg cyproterone acetate/day were injected into adult and immature rats (which means that in the latter group the actual dose was much higher than in the first experiment), Leydig cell hypertrophy was observed after 3 weeks [24]. The enlargement of the Leydig cell complex in this study, although less pronounced than that resulting from 30.0 mg cyproterone/day s.c., was associated with a considerable enhancement of enzyme activities, some of which are involved in steroid biosynthesis and energy metabolism. The results of the second experiment indicate that antigonadotropic effects of cyproterone acetate cannot account for the antiandrogenic activity of this compound in intact males since if this were the case, decreased enzyme activity would have been found in a shrunken interstitium.

The results of an attempt to measure the effects of cyproterone acetate on LH secretion in single or parabiotically united rats were inconsistent [31]. In single female rats, inhibition of hypophyseal LH output was clearly demonstrated as evidenced by total or partial block of ovulation, depending on the treatment period, along with increased LH content in the pituitary (Table 8).

Table 7. *Effect of the antiandrogen, RO 2-7239, on the antigonadotrophic activity of testosterone propionate (From* Boris *[8])*

Group	Treatment	No. of rats	Mean ± standard error Body weight (grams) Initial	Final	Milligrams/100 grams Testes	Ventral prostate
1	Control	7	55.0 ± 2.9	125.3 ± 6.2	1127.9 ± 45.6	50.5 ± 4.2
2	Testosterone propionate 1 mg/kg/day s.c.	8	54.6 ± 2.0	127.9 ± 6.6	414.8 ± 40.2[b]	89.8 ± 5.4[b]
3	RO 2-7239 100 mg/kg/day s.c.	8	55.5 ± 3.0	123.0 ± 4.3	737.0 ± 62.2[b]	36.8 ± 3.1[a]
4	RO 2-7239 and T.P. (same dosages as above) . . .	8	55.3 ± 1.5	117.0 ± 9.6	451.0 ± 37.0[b]	68.9 ± 7.8—

t tests: comparison with control group — [a] = p <.05; [b] = p <.001; — not significant.
Group 2 vs. Group 4: Testes — not significant; Prostate — p <.05.

Table 8. *Organ weights for female rats receiving cyproterone acetate (From* Johnson *and* Naqvi *[31])*

Group no.	No. of animals	Dose of anti-androgen	Body weight (g)	Pituitary (mg)	LH content (μg)[a]	Ovary wt (mg)	No. with C.L.	Uterus (mg)	Age at treat.
1	10	oil control	155 ± 2	7.33 ± 0.1	3.6 (3.0— 5.08)	42.3 ± 1.8	10	142 ± 10	36—40
2	10	2 mg Cyp A	154 ± 2	7.21 ± 0.2	11.0 (6.8—17.6)	38.4 ± 1.2 / 21.8 ± 0.9[b]	5	132 ± 8 / 170 ± 5	36—40
3	8	2 mg Cyp A	138 ± 1	5.91 ± 0.2	12.8 (7.6—22.0)	23.5 ± 1.0	0	138 ± 6	31—40
4	10	4 mg Cyp A	143 ± 1	5.74 ± 0.21 / 5.66 ± 0.22	7.0 (4.0—12.8) / 11.1 (5.0—21.6)	40.7 ± 1.4 / 24.4 ± 0.1[b]	7	125 ± 9 / 90 ± 4	36—40

± Standard error.
[a] Expressed as NIH-LH-S12 (95% confidence limits).
[b] Ovarian wt for animals not having corpora lutea.

In castrated male parabionts, however, who received TP and cyproterone acetate, the hypophyseal LH content did not differ statistically between the members of the pairs. This result is even more meaningless since it appears that some cyproterone acetate had crossed from one member to the other and, moreover, one cannot expect unmistakable central effects from injecting an antiandrogen together with an androgen.

In a recent publication [68], the differing effects of cyproterone and cyproterone acetate on pituitary and serum levels of LH were studied by radioimmunoassay. Male rats 20 days of age were given daily subcutaneous injections of 10.0 mg cyproterone or 2.5 mg cyproterone acetate for 2 weeks. On the 15th day, no statistically significant changes of hypophyseal or plasma LH levels were found in the cyproterone acetate-treated group. In contrast, highly significant elevations of plasma and pituitary LH levels were recorded in the cyproterone-treated animals (Table 9). Thus, the neural-gonadal feedback mechanism responds in the weanling rat to different types of antiandrogens already in the same manner as in adult males.

Table 9. *Influence of cyproterone and cyproterone acetate on hypophyseal concentration and plasma levels of LH in prepuberal male rats (Modified from* Viguier-Martinez *and* Pelletier *[68])*

Treatment	n Animals	Hypophyseal LH concentration (μg/mg dry weight) Mean	95% confidence limits	Plasma LH levels (ng/ml) After 7 days	After 15 days
Controls	10	38.2	35.4—41.2	17.8	17.6
Cyproterone (10.0 mg/day)	10	57.7[b]	51.9—64.0	20.6	26.3[c]
Cyproterone acetate (2.5 mg/day)	10	40.2[a]	38.3—42.2	18.7	22.7[a]

[a] = n.s. [b] = p <0.02. [c] = p <0.01.

The difference between cyproterone and cyproterone acetate action in the intact male organism has also been demonstrated in a comparative experiment on adult rats who were treated over prolonged periods [65]. In this study, two different doses of either cyproterone or cyproterone acetate were administered to adult male rats. Cyproterone acetate was subcutaneously injected, cyproterone was fed by gavage because of it's poor solubility. Treatment lasted for 6 (lower dose) or 9 (higher dose) weeks, a recovery period of 12 or 15 weeks was allowed following cessation of drug administration. Every 3 weeks, groups of seven or eight rats were killed and investigated. The results of this experiment show impressively the importance of dosage adjustment if one tries to discriminate between central and peripheral effects of a given compound.

In high doses, 10.0 mg cyproterone acetate or 40.0 mg cyproterone, no change in testicular weights was found during cyproterone treatment but a progessive weight reduction took place as long as cyproterone acetate was administered. These measurements were histologically confirmed: There was only mild and transient suppression of spermatogenic activity under cyproterone treatment whereas cyproterone acetate caused a progressive inhibition of spermatogenesis. The accessory sexual glands, however, reached their state of maximal atrophy under cyproterone acetate treatment and moderate inhibition during cyproterone administration within the first 3 weeks of medication.

This seems to indicate that there was testicular testosterone abundance at any point of observation sufficient to overcome the antagonistic effects of cyproterone on spermiogenesis. Normal or enhanced intratesticular testosterone levels do, however, only occur if gonadotropin secretion is undisturbed or stimulated. Peripheral testosterone concentration must have been lower since cyproterone was capable of some suppression of the accessory sexual gland weights.

In the case of cyproterone acetate treatment, however, local antagonism inside and outside the testis between androgens and the antiandrogen was not compensated by a rise in testicular testosterone production which can only result from increased gonadotropin secretion. Consequently, this dose of cyproterone acetate was sufficient not only to exert peripheral antiandrogenic effects at the accessory sexual glands but to show measurable testosterone-antagonistic activity within the testis as well. If, like cyproterone, the acetate had also stimulated gonadotropin secretion and thereby testicular androgen production, one could have expected a much less marked antagonistic influence on the androgen-dependent process of spermatogenesis. On the other hand, if there were strong gonadotropin secretion suppressing activity adding to the local antiandrogenic effect, one would expect a much higher degree of inhibition of spermatogenesis.

If the assumption is true that only cyproterone stimulates gonadotropin secretion whereas cyproterone acetate does not appreciably disturb the neural-gonadal axis in males, and taking into account that the site of highest testosterone concentration is the testis itself, it should be possible to find a dose of cyproterone acetate which, while not interfering with testicular functions, still achieves considerable suppression of androgen target organs outside the testis. This was the aim of the second experiment in which 2.5 mg cyproterone acetate or 10.0 mg cyproterone were administered. Indeed, during treatment with this low dose of cyproterone acetate, no changes in testicular weight or morphology were found, but there was a marked suppression of the prostate and seminal vesicle weights.

At the low dose of cyproterone (10.0 mg/rat), testicular weight and morphology remained completely normal and there were no changes in the seminal vesicle weights. The prostate weight was slightly but significantly decreased after 3 weeks but at the end of the treatment period it was within control range. At face value, this result could mean that the lower dose of cyproterone is inactive. However, a peroral dose of 10.0 mg of this antiandrogen is known to be highly effective in castrated rats to counteract the effects of daily injections of 0.1 mg TP on the accessory sexual glands [78]. One must, therefore, assume that the peripheral androgen concentration exceeded the equivalent of 0.1 mg testosterone propionate. It might thus well be that the dose of 10.0 mg cyproterone was sufficient to stimulate gonadotropin secretion but not high enough to antagonize the effects of the resulting androgen production rates to a measurable extent.

Whether or not the above considerations are true in all parts, there is much evidence that the balance of gonadotropin and androgen secretion is, in contrast to cyproterone, least affected by cyproterone acetate. If one assumes that, as an antiandrogen, the acetate has gonadotropin secretion stimulating properties, the gestagenic activity of the same molecule must compensate for this, the net result of both endocrine activities being a more or less undisturbed neural-gonadal feedback system in the male (Fig. 14).

It is just this combination of antiandrogenic stimulatory and gestagenic inhibitory properties, that abolish each other, which makes antiandrogens of the cyproterone acetate type suitable for long-term use in the intact male.

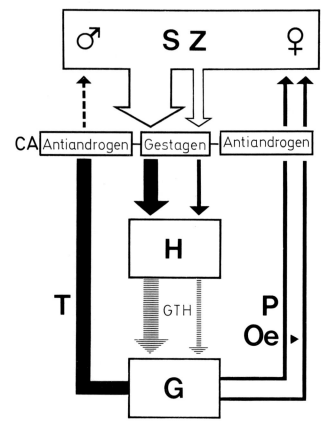

Fig. 14. Effect of cyproterone acetate on the regulation of gonadotropin secretion. SZ = Hypothalamic control centers for gonadotropin release. CA = Cyproterone acetate. T = Testicular androgens. H = Pituitary. G = Gonads. GtH = Gonadotropic hormones. P/Oe = Ovarian progesterone/estrogens. The thickness of the arrows is meant to indicate the degree of secretory activity

Table 10

Effects of cyproterone and cyproterone acetate on the neural-gonadal axis

System	17-OH	17-O · CO · CH$_3$
Gonadotropin secretion	♂: stimulation ♀: no change	♂: no change ♀: inhibition
Hypophyseal gonadotropin cells	♂: enlarged, secretory granula ♀: no change	♂: no change ♀: reduction
Leydig cells	transient stimulation	transient suppression
Testosterone secretion	transient stimulation	reduction
Spermiogenesis	transient reduction	progressive reduction
Ovulatory cycle	no effect	inhibition
Androgenic block of ovulatory cycle	abolition	no effect

Compounds having no other activity than antiandrogenicity are likely to lose their effectiveness in the intact male with advancing time due to increasing gonadotropin and, thereby, androgen secretion. In the female, however, this type of antiandrogens might be used without fear of impairment of the reproductive cycle.

To sum up, the different effects of cyproterone and cyproterone acetate on the neural-gonadal feedback system are compared in Table 10.

Thus, the three possible effects of antiandrogens on the neural-gonadal feedback system, namely suppressive, stimulatory, or no influence on gonadotropin secretion, and in males thereby gonadal androgen biosynthesis, depend on

1. the gender of the recipient, i.e. whether or not androgens are a part of the neural-gonadal feedback system,

2. whether or not antiandrogens have additional endocrine activities which account for inhibition of gonadotropin secretion, and

3. the degree of central inhibitory activity, in the male also in relation to antiandrogenic potency.

References

1. BAGDON, R. E., RANDALL, L. O.: Toxicity studies of a synthetic phenanthrene (RO 2-7239) having anti-androgenic activity. Fed. Proc. **18**, 365 (1959).
2. BEACH, F. A., WESTBROOK, W. H.: Morphological and behavioural effects of an 'antiandrogen' in male rats. J. Endocr. **42**, 379—382 (1968).
3. BERSWORDT-WALLRABE, R. VON, NEUMANN, F.: Influence of a testosterone antagonist (cyproterone) on pituitary and serum FSH-content in juvenile male rats. Neuroendocrinology **2**, 107—112 (1967).
4. BERSWORDT-WALLRABE, R. VON, NEUMANN, F.: Influence of a testosterone antagonist (cyproterone) on pituitary and serum ICSH content in juvenile male rats. Neuroendocrinology **3**, 332—336 (1968).
5. BERSWORDT-WALLRABE, R. VON, NEUMANN, F.: Cyproterone and gonadotrophic hormones in rats. Third Int. Congress of Endocrinology, Mexico City 1968. Excerpta med. (Amst.) Int. Congr. Ser. 157 (Abstract No. 470) (1968).
6. BLOCH, G. J., DAVIDSON, J. M.: Antiandrogen implanted in brain stimulates male reproductive system. Science **155**, 593—595 (1967).
7. BLOCH, G. J., DAVIDSON, J. M.: Behavioral and somatic responses to the antiandrogen cyproterone (1,2a-methylene-6-chloro-Δ^6-17a-hydroxy-progesterone. Hormon. and Behav. **2**, 11—25 (1971).
8. BORIS, A.: Further studies on the endocrinology of a dodecahydro-phenanthrene derivative. Acta endocr. (Kbh.) **41**, 280 (1962).
9. BORIS, A.: Endocrine studies of a nonsteroid anti-androgen and progestin. Endocrinology **76**, 1062—1067 (1965).
10. BORIS, A., STEVENSON, R. H.: Further studies on a nonsteroidal anti-androgen. Endocrinology **78**, 549—555 (1966).
11. CHOWERS, I., McCANN, S. M.: Content of luteinizing hormone-releasing factor and luteinizing hormone during the estrous cycle and after changes in gonadal steroid titers. Endocrinology **76**, 700—708 (1965).
12. DAVIDSON, J. M., BLOCH, G. J.: Neuroendocrine aspects of male reproduction. Biol. Reprod. **1**, 67—92 (1969).
13. DAVIDSON, J. M., BLOCH, G. J., SMITH, E. R., WEICK, R. F.: Comparative responses to androgen of anatomic, behavioral and other parameters. Excerpta med. (Amst.) Int. Congr. Ser. 210 (Abstract No. 105) (1970).
14. DAVIDSON, J. M., SAWYER, C. H.: Evidence for a hypothalamic focus of inhibition of gonadotropin by androgen in the male. Proc. Soc. exp. Biol. (N.Y.) **107**, 4—7 (1961).
15. DORFMAN, R. I.: Antiandrogens. Proceedings of the IIIrd International Congress on Hormonal Steroids, Hamburg, September 1970. Amsterdam: Excerpta Medica 1971, pp. 995.
16. DORFMAN, R., STEVENS, D.: The androgenic and anti-androgenic action of a perhydrophenanthrene derivative. Acta endocr. (Kbh.) Suppl. **51**, 867 (1960).
17. DORFMAN, R., STEVENS, D.: Some biological properties of a perhydrophenanthrene derivative. Endocrinology **67**, 394—406 (1960).

18. Edwards, D.A.: Effects of cyproterone acetate on aggressive behaviour and the seminal vesicles of male mice. J. Endocr. **46**, 477—481 (1970).

19. Engle, E.T.: The effect of daily transplants of the anterior lobe from gonadectomized rats on immature test animals. Amer. J. Physiol. **88**, 101—106 (1929).

20. Evans, H.M., Simpson, M.E.: A comparison of anterior hypophyseal implants from normal and gonadectomized animals with reference to their capacity to stimulate the immature ovary. Amer. J. Physiol. **89**, 371 (1929).

21. Eviatar, A., Danon, A., Sulman, F.G.: The mechanism of the "push and pull" principle V. effect of the antiandrogen RO 2-7239 on the endocrine system. Arch. int. Pharmacodyn. **133**, 75—88 (1961).

22. Fichera, G.: Sur l'hypertrophie de la glande pituitaire consécutive à la castration. Arch. ital. Biol. **43**, 405—426 (1905).

23. Fixson, U.: Preliminary report of a new orally active progestogen. Geburtsh. u. Frauenheilk. **23**, 371 (1963).

24. Goslar, H.G., Mehring, M., Neumann, F.: Einfluß der Antiandrogene Cyproteron und Cyproteronacetat auf das Enzymmuster im Hoden juveniler und erwachsener Ratten. Histochemie **23**, 51—58 (1970).

25. Gusek, W., Kowalzig, H.G.: Verhalten der Leydigschen Zwischenzellen und der Zirbeldrüse unter dem Einfluß von Antiandrogen. Therapiewoche **21**, 3935—3941 (1971).

26. Hahn, J.D., Neumann, F.: Untersuchungen zur Wirkung von 19-Nor-17a-hydroxy-progesteron-capronat auf Prostata, Samenblasen und Hoden der Ratte. 9. Frühjahrstagung Dtsch. Gesellschaft für Pharmakologie, Mainz 1968. Naunyn-Schmiedebergs Arch. Pharmak. exp. Path. **260**, Heft 2/3, S. 131 (1968).

27. Hahn, J.D., Neumann, F., Berswordt-Wallrabe, R. von: Tierexperimentelle Untersuchungen mit 19-Nor-17a-hydroxyprogesteron-capronat (Gestonoroncapronat) im Hinblick auf eine mögliche therapeutische Anwendung beim Prostataadenom. Der Urologe **7**, 208—214 (1968).

28. Hasan, S.H., Neumann, F., Schenck, B.: Long-term effect of cyproterone on testosterone levels in male rats. 19. Symp. Dtsch. Ges. Endokrin., Berlin (Abstract No. 119). Acta endocr. (Kbh.) Suppl. **173**, 119 (1973).

29. Heap, P.F., Lederis, K., Neumann, F.: Effects of cyproterone on the ultrastructure of the rat adenohypophysis. In: Heller, H. and Lederis, K. (Eds.). Subcellular Organization and Function in Endocrine Tissues. Cambridge: University Press 1971, pp.147—159.

30. Heinert, G., Taubert, H.-D.: Karyo-metrische und histometrische Untersuchungen an Rattenhoden nach Behandlung mit Cyproteron und Cyproteronacetat. Acta endocr. (Kbh.) Suppl. **152**, 38 (1971).

31. Johnson, D.C., Naqvi, R.H.: Effect of cyproterone acetate on LH in immature rats. Endocrinology **84**, 421—425 (1969).

32. Junkmann, K., Neumann, F.: Zum Wirkungsmechanismus von an Feten antimaskulin wirksamen Gestagenen. Acta endocr. (Kbh.) Suppl. **90**, 139—154 (1964).

33. Korfsmeier, K.-H.: Ultrastrukturelle Veränderungen in den neuro-sekretorischen Zentren des Hypothalamus und in der Eminentia mediana nach Behandlung mit Cyproteronacetat (Antiandrogen). Z. Zellforsch. **110**, 600—610 (1970).

34. Korfsmeier, K.G., Davidoff, M.: Autoradiographische Untersuchungen zur Mitose-aktivität im Hypophysenvorderlappen männlicher Ratten nach Behandlung mit Antiandrogenen und nach Kastration. Z. Zellforsch. **104**, 275—281 (1970).

35. Lisk, R.D.: Testosterone-sensitive centers in the hypothalamus of the rat. Acta endocr. (Kbh.) **41**, 195—204 (1962).

36. Markewitz, M., Veenema, J., Fingerhut, B., Nehme-Haily, D., Sommers, S.C.: Cyproterone acetate (SH 714) effect on histology and nucleic acid synthesis in the testes of patients with prostatic carcinoma. Invest. Urol. **6**, 638—649 (1969).

37. McArthur, N.H.: Ultrastructural changes in ependymal cells, tanycytes, and pituicytes of the distal infundibulum in newborn and adult male rats following castration and treatment with cyproterone acetate. Diss. Abstr. Int. B **31**, 5764-B65-B (1971).

38. McEwen, B.S., Pfaff, D.W., Zigmond, R.E.: Factors influencing sex hormone uptake by rat brain regions. III. Effects of competing steroids on testosterone uptake. Brain Res. **21**, 29—38 (1970).

39. Mietkiewski, K., Lukaszyk, A.: The response of the rat testis to prolonged administration of an androgen antagonist (cyproterone). Acta endocr. (Kbh.) **60**, 561—570 (1969).

40. Mietkiewski, K., Malendowicz, L., Lukaszyk, A.: Cytological and cytochemical comparative study on the effect of cyproterone (anti-androgen) and gonadectomy on the gonadotrophic cells of the hypophysis in male rats. Acta endocr. (Kbh.) **61**, 293—301 (1969).

41. Morse, H.C., Leach, D.R., Rowley, M.J., Heller, C.G.: Effect of cyproterone acetate on sperm concentration, seminal fluid volume, testicular cytology and levels of plasma and urinary ICSH, FSH and testosterone in normal men. J. Reprod. Fertil. **32**, 365—378 (1973).
42. Neri, R.O., Florance, K., Koziol, P., van Cleave, S.: A biological profile of a non-steroidal antiandrogen Sch 13521 (4′-nitro-3′-trifluoromethyl-isobutyranilide). Endocrinology **91**, 427 (1972).
43. Neri, R.O., Monahan, M.: Effects of a novel nonsteroidal antiandrogen on canine prostatic hyperplasia. Invest. Urol. **10**, 123—130 (1972).
44. Neri, R.O., Monahan, M.D., Meyer, J.G., Afonso, B.A., Tabachnick, I.A.: Biological studies on an anti-androgen (SH 714). Europ. J. Pharmacol. **1**, 438—444 (1967).
45. Neumann, F.: Auftreten von Kastrationszellen im Hypophysenvorderlappen männlicher Ratten nach Behandlung mit einem Antiandrogen. Acta endocr. (Kbh.) **53**, 53—60 (1966).
46. Neumann, F.: Antagonismus von Testosteron und 1,2-Methylen-6-chlor-pregna-4,6-dien-17-ol-3,20-dion (Cyproteron) an den die Gonadotropinsekretion regulierenden Zentren bei männlichen Ratten. Acta endocr. (Kbh.) **53**, 382—390 (1966).
47. Neumann, F., Berswordt-Wallrabe, R. von, Elger, W., Steinbeck, H., Hahn, J.D., Kramer, M.: Aspects of androgen-dependent events as studied by anti-androgens. Recent Progr. Hormone Res. **26**, 337 (1970).
48. Neumann, F., Elger, W., Berswordt-Wallrabe, R. von: Intersexuality of male foetuses and inhibition of androgenic function in adult animals with a testosterone blocker. Germ. med. Mtl. **12**, 182 (1967).
49. Neumann, F., Elger, W., Berswordt-Wallrabe, R. von, Kramer, M.: Beeinflussung der Regelmechanismen des Hypophysenzwischenhirnsystems von Ratten durch einen Testosteron-Antagonisten, Cyproteron (1,2a-Methylen-6-chlor-4,6-pregnadien-17a-ol-3,20-dion). Naunyn-Schmiedebergs Arch. exp. Path. Pharmak. **225**, 221—235 (1966).
50. Neumann, F., Elger, W., Berswordt-Wallrabe, R. von: Aufhebung der Testosteron propionat-induzierten Unterdrückung des Vaginal-Zyklus und der Ovulation durch ein antiandrogen wirksames Steroid an Ratten. Acta endocr. (Kbh.) **52**, 63—71 (1966).
51. Neumann, F., Elger, W., Steinbeck, H., Berswordt-Wallrabe, R. von: Antiandrogene, p. 78. In: Das Testosteron. Die Struma, 13. Symp. der Dtsch. Gesellschaft für Endokrinol. Würzburg, 2.—4. März 1967 (1968).
52. Neumann, F., Kramer, M., Raspé, G.: Das endokrinologische Wirkungsspektrum von 19-Nor-17a-hydroxy-progesteroncapronat (Gestonoroncapronat). Arzneimittel-Forsch. **18**, 1289—1297 (1968).
53. Neumann, F., Richter, K.-D., Günzel, P.: Action of anti-androgens. Zbl. Vet.-Med. (A), **12**, 171 (1965).
54. Randall, L.O., Selitto, J.J.: Anti-androgenic activity of a synthetic phenanthrene. Endocrinology **62**, 693—695 (1958).
55. Romeis, B.: Handbuch der mikroskopischen Anatomie des Menschen: Blutgefäß- und Lymphgefäßapparat innersekretorische Drüsen. Dritter Teil, 1940.
56. Saba, P., Marescotti, V., Tronchetti, F.: Effect of testosterone and of anti-androgens on the behavior of hypothalamic neurons in male rats. Washington DC, 4th Int. Congr. Endocrinol., June 1972 (Abstract No. 3).
57. Sar, M., Stumpf, W.E.: Cellular and subcellular androgen localization in the anterior pituitary. Washington DC, 4th Int. Congr. Endocrinol., June 1972 (Abstract No. 621).
58. Sayler, A.: The effect of anti-androgens on aggressive behavior in the gerbil. Physiol. Behav. **5**, 667—671 (1970).
59. Schiebler, T.H., Meinhardt, D.W.: The effects of antiandrogens on the hypothalamus. In: Bargmann, W. and Scharrer, B. (Eds.). Aspects of Neuroendocrinology. Berlin-Heidelberg-New York: Springer 1970 (pp. 118—121) 5th Int. Symp. Neurosecretion, Kiel, August 1969.
60. Schiebler, T.H., Meinhardt, D.W.: Über die experimentelle Beeinflussung der neurosekretorischen Systeme des Hypothalamus durch Antiandrogene. In: Orthner, H. (Ed.). Journal of Neuro-Visceral Relations: Zentralnervöse Sexualsteuerung, Suppl. X. Wien-New York: Springer 1971, pp. 384—387. Verh. Symp. Deut. Neurovegetat. Ges. Göttingen, 30. Sept.—2. Okt. 1969.
61. Schiebler, T.H., Meinhardt, D.W.: Über die Wirkung von Antiandrogenen auf die neurosekretorischen Systeme des Hypothalamus. Z. Zellforsch. **100**, 581—593 (1969).
62. Schneider, H.P.G., Staemmler, H.-J., Sachs, L., Schwarze, M.: Einfluß des Anti-androgens Cyproteron auf die LH-Freigabe-Funktion. Arch. Gynaekol. **206**, 64—71 (1968).
63. Schreiber, V., Přibyl, T., Roháčová, J.: Vergleich der Wirkung der Antiandrogene Cyproteron und Cyproteron-acetat auf das endokrine System der Ratten. Endokrinologie **58**, 414—424 (1971).

64. Städtler, F., Horn, H.J., Moormann, J.G.: Histologische Befunde an menschlichen Hodenbiopsien unter Antiandrogen-Behandlung. Acta endocr. (Kbh.) Suppl. 152, 36 (1971).
65. Steinbeck, H., Mehring, M., Neumann, F.: Comparison of the effects of cyproterone, cyproterone acetate and estradiol on testicular function, accessory sexual glands and fertility in a long-term study on rats. J. Reprod. Fertil. 26, 65—76 (1971).
66. Steinbeck, H., Neumann, F.: Influence of the antiandrogen cyproterone and its acetate on testicular function, onset of puberty, and bone growth and maturation. Proceedings of the IIIrd International Congress on Hormonal steroids, Hamburg, September 1970. Amsterdam: Excerpta Medica 1971, pp. 1007.
67. Stern, J.M., Eisenfeld, A.J.: Distribution and metabolism of ^{3}H-testosterone in castrated male rats; effects of cyproterone, progesterone and unlabeled testosterone. Endocrinology 88, 1117—1125 (1971).
68. Viguier-Martinez, M., Pelletier, J.: Etude comparée des effets de la cyprotérone et de l'acétate de cyprotérone sur la LH hypophysaire, la LH plasmatique et l'appareil génital du Rat mâle prépubière. C.R. Acad. Sci. (Paris) Serie D, 274, 2696—2699 (1972).
69. Voigt, K.D., Apostolakis, M., Klosterhalfen, H.: The influence of cyproterone treatment on the excretion of steroids in male patients. In: Tamm, J. (Ed.). "Testosterone", Proceedings of the Workshop Conference, Tremsbüttel 1967. Stuttgart: Georg Thieme 1968, S. 152—155.
70. Vokaer, R., Kridelka, J.C.: Clinical studies of the activity of a new progesterone-like steroid in women. Ann. Endocr. 24, 49—57 (1963).
71. Walsh, P.C., Swerdloff, R.S., Odell, W.D.: Antiandrogen: Effect on serum LH and FSH in rats and humans. Clin. Res. 18, 375 (1970).
72. Walsh, P.C., Swerdloff, R.S., Odell, W.D.: Cyproterone: Effect on serum gonadotropins. (Abstract). Biol. Reprod. 5, 97 (1971).
73. Walsh, P.C., Swerdloff, R.S., Odell, W.D.: Cyproterone: Effect on serum gonadotropins in the male. Endocrinology 90, 1655—1659 (1972).
74. Whalen, R.E., Edwards, D.A.: Effects of the anti-androgen, cyproterone acetate, on the mating behavior and seminal vesicle tissue in male rats. Endocrinology 84, 155 (1969).
75. Whalen, R.E., Luttge, W.G.: Contraceptive properties of the anti-androgen, cyproterone acetate. Nature (Lond.) 223, 633 (1969).
76. Whalen, R.E., Luttge, W.G., Green, R.: Effects of the anti-androgen cyproterone acetate on the uptake of 1,2-^{3}H-testosterone in neural and peripheral tissues of the castrate male rat. Endocrinology 84, 217—222 (1969).
77. Wiechert, R., Neumann, F.: Gestagene Wirksamkeit von 1-Methyl- und 1,2a-Methylen-Steroiden. Arzneimittel-Forsch. 15, 244—246 (1965).
78. Wiechert, R., Steinbeck, H., Elger, W., Neumann, F.: Wirkungen und Struktur neuer antiandrogener Steroide. Arzneimittel-Forsch. 17, 1103—1116 (1967).
79. Woods, M.C., Simpson, M.E.: Pituitary control of the testis of the hypophysectomized rat. Endocrinology 69, 91—125 (1961).
80. Zucker, I.: Effects of an anti-androgen on the mating behaviour of male guinea-pigs and rats. J. Endocr. 35, 209—210 (1966).

2.3. Testicular Function

Testicular functions, consisting of spermatogenesis and androgen biosynthesis, are influenced by antiandrogens in two fundamental ways:

1. by an eventual interference with gonadotropin secretion which has primarily consequences for the rate of androgen biosynthesis and, indirectly, for spermatogenesis (see chapter on the feedback mechanism)

2. by local androgen antagonism which has sequels for spermatogenesis.

A third possibility would be a local interference of antiandrogens with androgen biosynthesis or secretion, either directly or by some indirect means other than gonadotropin suppression. There is indeed some evidence that antiandrogens might cause a reduction of circulating androgen levels in spite of unchanged gonadotropin secretion, *in vitro* androgen synthesis rates were also found to be influenced by antiandrogens. These data will be discussed later in this chapter.

Since both testicular functions, be it under physiological circumstances or under the influence of antiandrogens, are so closely linked to the state of the neural-gonadal feedback axis, it seems advisable to discuss the possible effects of antiandrogens on the testis in relation to gonadotropin activity. Since the bio-synthesis of androgens in the testicular interstitium is controlled by LH, all androgen-dependent steps of spermatogenesis are in the last analysis indirect LH effects. FSH, on the other hand, has a direct effect on spermatogenesis promoting spermatid maturation (Fig. 1).

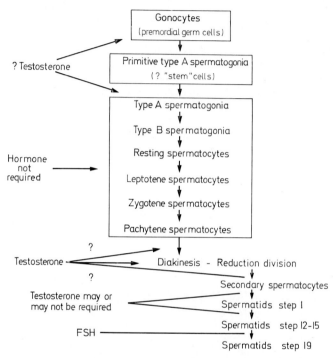

Fig. 1. Schematic representation of a proposed concept of the hormonal control of spermato-genesis (From STEINBERGER and STEINBERGER [75])

Neither of the two gonadotropins alone can maintain spermatogenesis in hypophysectomized animals, although LH preparations (HCG) stimulate Leydig cell activity, thereby maintaining one of the testicular functions, i.e. androgen biosynthesis. Only if both gonadotropic activities are administered, e.g. in the form of PMS, spermatogenesis continues in hypophysectomized males; this process can be revived in that way even after a year-long involution period in rats [50].

If the definition is true of antiandrogens being "substances which prevent androgens from exerting their full biological effects on a target tissue" [14], these chemicals should have no influence on the direct effects of gonadotropins. It follows from what is said above that mere antiandrogenicity of a compound would interfere with testicular functions inside the testis only at one point, that is those steps of spermatogenesis which depend on androgenic stimulation (which is in turn an indirect LH effect). There is indeed no report as yet that intratesticular effects of FSH can be influenced by antiandrogenic activity. If antiandrogenic properties of a compound would also not interfere with LH activity, i.e. the bio-

synthesis of androgens, but merely act by local receptor blockade of androgen-
dependent targets, intratesticular antiandrogenicity would have no influence on
the functional property of the testis as an endocrine gland. This would then imply
that only one of the two testicular functions could be directly affected by mere
antiandrogenic activity, that is spermatogenesis. However, this kind of antiandrogen does not exist.

In the intact organism one cannot separate the neural effects of antiandrogens
from their peripheral activities. Which effects different types of antiandrogens
have on the neural-gonadal feedback system, has been detailed (see chapter on the
feedback mechanism). We shall concentrate here on antiandrogenic effects on
testicular functions under different conditions of gonadotropin secretion.

For reasons which are discussed in a separate chapter (feedback), it depends on
eventual additional endocrine activities whether antiandrogens have a stimulatory, suppressive, or no influence on gonadotropin secretion in the male organism.
The ratio of intratesticular antiandrogenic efficiency to neural activity is a most
important factor for the mode and degree of interference with spermatogenesis.

The easiest way to arrest spermatogenesis pharmacologically is to suppress
gonadotropin secretion by application of one of the many known central inhibitory agents, e.g. estrogens. Although the immediate result of such a treatment
would be the stop of testicular androgen biosynthesis, this is of course no antiandrogenic effect which is, by definition, local antagonism to circulating androgens
at their target sites, rather than at the level of androgen synthesis. If a compound
has strong antigonadotropic effects in addition to it's antiandrogenic activity, a

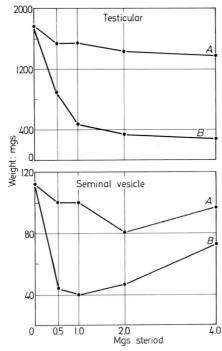

Fig. 2. A = Progesterone. B = 6-MAP. Effect of 6a-methyl-17-hydroxyprogesterone acetate
(6-MAP) and progesterone on testicular and seminal vesicle weights of male weanling rats
(Modified from Glenn et al. [23])

steep dose-response curve beginning at relatively low doses results as far as spermatogenesis (testicular weight) is concerned. This would particularly be true for compounds in which the ratio of antiandrogenic to antigonadotropic activity is in favor of the latter (Fig. 2).

The reason for this is that antiandrogenicity is only adding to the inhibitory effect of local androgen deficiency on spermatogenesis. Since such compounds suppress both testicular functions, their central and peripheral effects act synergistically to inhibit spermatogenesis. This explains why eventual antiandrogenic properties of these substances cannot be detected from their effect on the testis because it is impossible here to discriminate between antigonadotropic and antiandrogenic partial effects.

It is open to discussion whether or not compounds having strong antigonadotropic and only weak antiandrogenic properties may duely be termed "antiandrogens" in connection with their effects on the testis. Central inhibitory effects are commonly associated with some other endocrine activity, a number of steroidal androgen antagonists are actually potent progestagens with more or less pronounced antiandrogenic side activity. An example for a progestational steroid with relatively strong antigonadotropic effects and only moderate antiandrogenic activity is chlormadinone, and probably also 6a-methyl-17-acetoxyprogesterone (MAP) and 19-norprogesterone. Chlormadinone is antiandrogenic in the standard tests on castrated rats [13, 34, 38, 82] and mice [12] and it feminizes male rat fetuses when applied during sexual differentiation [34, 82]. MAP and 19-norprogesterone have been reported to possess still weaker but clearly measurable antiandrogenic activity in the castrate rat assay [13] (Tables 1 and 2).

Table 1. *Compounds studied in a rat antiandrogen assay (From* DORFMAN *[13])*

I	4,17 (20)-*cis*-Pregnadien-21-oic acid,3,11-diketomethyl ester
II	17a-Hydroxyprogesterone hexanoate
III	17a-Hydroxy-Δ^4-pregnene-3,11,20-trione
IV	2a-Methyl-17β-hydroxy-19-nor-Δ^4-androsten-3-one
V	$\Delta^{4,16}$-Pregnadiene-3,11,20-trione
VI	9a-Chloro-17β-hydroxy-17a-methyl-Δ^4-androstene-3,17-dione
VII	21-Fluoro-Δ^4-pregnene-3,20-dione
VIII	21-Fluoro-11β-hydroxy-Δ^4-pregnene-3,20-dione
IX	17a-Acetoxyprogesterone
→ X	6a-Methyl-17a-acetoxyprogesterone
XI	Chloresterol
XII	11a-Hydroxyprogesterone
XIII	16,17-Epoxyprogesterone
→ XIV	19-Norprogesterone
XV	Progesterone
XVI	Pregnenolone
XVII	16,17-Epoxy-21-acetoxy-Δ^4-pregnene-3,20-dione
XVIII	16,17-Epoxy-3β-acetoxy-Δ^5-pregnen-20-one
XIX	Civetone
XX	3β-Hydroxy-Δ^4-pregnen-20-one-20-ethylene ketol
→ XXI	6-Chloro-Δ^6-dehydro-17-acetoxyprogesterone
XXII	6-Chloro-Δ^6-dehydro-17-hydroxyprogesterone
XXIII	Ro 2-7239
XXIV	A-Norprogesterone
XXV	17a-Hydroxyprogesterone
XXVI	Clomiphene
XXVII	6β-Hydroxytestosterone
XXVIII	Civetolone
XXIX	6a-Chloro-17-acetoxyprogesterone
XXX	Cinophen
XXXI	Aminopyrine
XXXII	Neomycin sulfate

Table 2. *Relative potency of various anti-androgenic compounds (relative potency listed in order of decreasing activity) (From* Dorfman *[13])*

On basis of prostate			On basis of seminal vesicles			On basis of levator ani		
Compound no.	Minimum dose	(% inhibition)	Compound no.	Minimum dose	(% inhibition)	Compound no.	Minimum dose	(% inhibition)
XXIII	20	(38)	XXIII	20	(38)	XV	50	(33)
XXI	50	(31)	IV	25	(33)	VII	50	(27)
VI	50	(30)	V	25	(31)	XXI	50	(27)
VII	50	(29)	VI	50	(30)	X	50	(22)
III	50	(27)	XXI	50	(30)	III	50	(20)
VIII	50	(20)	XIV	50	(29)	VIII	50	(20)
V	50	(19)	VIII	50	(29)	II	50	(15)
I	50	(15)	XXII	50	(28)	XXIII	50	(10)
II	50	(14)	VII	50	(26)	XIV	110	(25)
XIII	100	(26)	X	50	(21)	XXIV	150	(59)
XXIV	100	(23)	XV	50	(21)	XII	150	(44)
XII	150	(37)	III	50	(19)	XXXI	150	(38)
XIV	150	(36)	IX	50	(15)	XXII	150	(37)
			XIII	100	(43)	V	150	(33)
			XXIV	100	(31)	XXXII	150	(27)
			XII	150	(49)	I	150	(9)
			XXXI	150	(30)	XIII	200	(18)
			XXXII	150	(30)			
			II	150	(29)			
			XXX	150	(28)			
			I	150	(16)			

MAP has also some feminizing effect on developing male rat fetuses [44, 83] but it's virilizing effects on female fetuses are more pronounced [11, 62, 66, 76, 77]. Chlormadinone, MAP and 19-norprogesterone are strong inhibitors of gonadotropin secretion [13, 35, 36, 37]. Chlormadinone and MAP caused a marked reduction of urinary 17-ketosteroid and estrogen secretion in boars which indicates severe interference with the testicular incretory function [41].

Even though antigonadotropic activity dominates over the antiandrogenic effectiveness of such compounds, their inhibitory effect on spermatogenesis (e.g. as measured by testicular weight reduction) is less pronounced than the weight decrease of the accessory sexual glands (Table 3).

Table 3. *Effect of chlormadinone on organ weights in intact immature rats injected s.c. daily for 5 weeks (mg* ± *S.E.) (From* Neri *[46])*

Compound	Daily dose	No. of rats	Levator ani	Seminal vesicles	Ventral prostate	Adrenals	Testes
Controls	—	5	59.7 ± 7.1	91.9 ± 6.2	145.1 ± 13.1	40.2 ± 1.5	1994 ± 61
Chlormadinone acetate	10	4	42.9 ± 3.4	39.4 ± 3.8[b]	78.9 ± 3.5[b]	30.4 ± 2.8[b]	1905 ± 51[a]
Chlormadinone acetate	1	4	58.3 ± 7.0	57.6 ± 11.9[a]	116.7 ± 11.0	31.3 ± 3.2[a]	1937 ± 26

[a] Significantly different from controls p <0.05.
[b] Significantly different from controls p <0.01.

This is explainable by the assumption that even under conditions of diminished androgen biosynthesis, more intratesticular androgenic activity is available than in peripheral androgen target organs. This creates more favourable activity relations for antiandrogenic properties to become effective in the accessory sexual glands. Since the antiandrogenic and antigonadotropic effects of compounds of the above-described type overlap, all degrees of influence on the testis on one hand and on the accessory sexual glands on the other hand are possible. For example, in an experiment on immature male rats [37], 19-norprogesterone had almost no influence on spermatogenesis but caused considerable reduction of the accessory sexual gland weights. Chlormadinone, on the other hand, was more effective within the testis but inhibition of the accessory sexual glands was less pronounced (Tables 4 and 5). Thus, antiandrogenic properties of such compounds can hardly be detected in the intact male organism since it is rarely possible to discriminate between antiandrogenic and antigonadotropic activity. Even assays of gonadotropin or androgen levels would be of little help.

Table 4. *Effect of steroid treatment on sexual development of male rats (From* KINCL *et al. [37])*

Treatment	Daily dose for 21 days μg	No. of rats	Tissue ratio $\pm$ S.E.[a] Testes	Ventral prostate	Seminal vesicles
0	0	14	11.6 ± 0.25	0.57 ± 0.03	0.38 ± 0.02
19-Norprogesterone .	200	13	11.0 ± 0.38	0.30 ± 0.03	0.25 ± 0.04
	600	6	10.6 ± 0.36	0.27 ± 0.03	0.20 ± 0.02
	1000	6	10.9 ± 0.27	0.27 ± 0.03	0.16 ± 0.02
	1800	6	10.2 ± 0.23	0.18 ± 0.10	0.11 ± 0.07
Chlormadinone . . .	200	6	11.3 ± 0.10	0.38 ± 0.03	0.33 ± 0.04
	600	6	10.1 ± 1.0	0.30 ± 0.07	0.18 ± 0.02
	1800	6	9.1 ± 0.82	0.28 ± 0.04	0.23 ± 0.02

[a] Tissue Ratio $= \dfrac{\text{Tissue weight, mg}}{\text{Body weight, g}}$

Table 5. *Inhibition of spermatogenesis by progesterone derivatives. The degree of testicular inhibition was evaluated on the basis of the number of pathological tubules and by the status of the tissue as judged by an arbitrary spermatogenic index. This index was defined as follows: no spermatogenic inhibition and presence of free sperm in lumen was rated as 0, tubules containing arrested cells in the late stages of spermatogenesis received a 1 rating, arrest in the early stages was considered an index of 2 and if only spermatocytes were present, the index was 3 (From* KINCL *et al. [37])*

Treatment	Daily dose for 21 days μg	No. of rats	Pathological tubules (range) %	Spermatogenic index (range) %
0	0	6	1.2 (0—4)	0.2 (0—1)
19-Norprogesterone .	200	6	5.0 (3—10)	0.1 (0—1)
	600	7	3.4 (1—11)	0.1 (0—1)
	1800	7	2.6 (0—6)	0.1 (0—1)
Chlormadinone . . .	200	6	4.2 (0—12)	0.0 (0—0)
	600	6	26.0 (3—100)	0.7 (0—3)
	1200	6	36.0 (7—100)	0.9 (0—3)

There is another group of antiandrogens which are not antigonadotropic but which, on the contrary, have a stimulatory effect on gonadotropin secretion and, thereby, on testicular androgen synthesis and release. The most intensively investigated, hence best known example for this group of antiandrogenic compounds is cyproterone but there seem to exist many more (STEINBECK, unpublished results).

Through the central and peripheral effects of this type of antiandrogens, again both testicular functions (incretoric and spermatogenic) are affected but in adverse ways.

Unlike the first described group of compounds, these antiandrogens exert no synergism of antigonadotropic and antiandrogenic activity in peripheral targets. On the contrary, central and peripheral effects antagonize each other.

The local, intratesticular effect of cyproterone on androgen biosynthesis seems to be some inhibitory influence on several enzymatic reactions along the metabolic chain of androgen (testosterone) formation. When added *in vitro* to incubations of rat testicular tissue microsomes with several testosterone precursors, cyproterone reduced the yield of C_{19}-steroids, indicating an inhibitory influence on the desmolase (C_{17}—C_{20} side chain cleavage) activity. Since the conversion of $\varDelta^4$-androstenedione to testosterone was also reduced whereas the androsterone fraction was found unaltered or even enhanced, one may assume as a second site of cyproterone interference with testosterone biosynthesis some inhibitory influence on 17β-hydroxysteroid oxydoreductase activity [7, 30]. Results from incubations of testicular and adrenal tissue from guinea pigs differed from the rat experiments insofar as the addition of cyproterone inhibited the activity of dehydroepiandrosterone dehydrogenase but not that of $\varDelta^5$-androstenedione isomerase or $\varDelta^4$-androstenedione reductase [18].

These inhibitory effects of cyproterone on testosterone synthesis are easily reversible, there is only weak binding of cyproterone to the enzyme protein [6]. Thus, cyproterone seems to affect the enzyme-substrate complex, rather than the enzyme system alone.

The *in vivo*-effects of cyproterone on the testosterone-synthesizing enzyme systems of intact males are, as might be expected, not so clear-cut as revealed by *in vitro*-studies. In this system, central stimulatory and peripheral inhibitory effects of this type of antiandrogens on androgen biosynthesis overlap. Because there is as yet some paucity of experimental data, one can in parts only speculate on the seemingly delicate balance of stimulatory and inhibitory activities.

A number of variables, all influencing each other, is now added to the immediate effects of the antiandrogen on testicular functions. Since hormone and antihormone sensitivity is not the same in neural and peripheral target tissues, linear dose-responses do hardly occur in the intact male organism if "pure" anti-androgens are administered. As has already been pointed out (see chapter on the feedback system), there is also a considerable variation of responses with differing duration of treatment. The overall ratio of antiandrogenic potency/androgenicity, hence the effectiveness of a given dose of the antiandrogen, may vary not only with changed rates of androgen synthesis but also with alterations of androgen metabolism [14], both processes might be influenced by antiandrogens directly and indirectly, e.g. via inhibition or stimulation of gonadotropin secretion, as well. Thus, one particular effect of an antiandrogen might be counteracted by some influence of the same molecule on other tissues.

From experiments on intact male rodents, few data are available on cyproterone's influence on the incretory function of the testis. In one experiment, male rats were pretreated for 6 weeks with either 3.0 or 30.0 mg cyproterone per day before using the microsomal fraction of testis homogenates for metabolic studies [31]. In substrate concentrations above 7.2 nMol 17a-hydroxyprogesterone, the yield of C_{19}-steroids from high-dose treated testicular tissue was lowered as compared with untreated controls, the shape of the dose-response curve suggesting a non-competitive inhibition of androgen biosynthesis. For the matter of completeness, it shall be added that in the same experiment not only the rate of testosterone biosynthesis but also that of testosterone metabolism was changed in cyproterone-pretreated rats.

The activity of glucuronyl transferase and $5a/5\beta$-reductases was dose-dependently reduced in liver tissue whereas an increment in 17β-hydroxysteroid oxydoreductase was found in testicular microsomes. Cyproterone had, thus, at the same time reducing as well as enhancing effects on the overall androgenicity in the intact male organism. However, it cannot easily be answered inhowfar these results represent direct and immediate effects of cyproterone on the testicular androgen synthesis and metabolism. Apart from the obstacles of involvement and overlapping of partly contrary antiandrogenic effects (to be discussed below), one has to remember that the same group stated previously only weak and transient binding of cyproterone to the enzyme protein [6]. The time lag between the last injection and preparation of the tissues was, however, greater than 36 h! But one cannot exclude that a certain blood level of cyproterone was still retained after this time. This holds also true for the next-mentioned kind of experiments in which the animals were killed 24 h after cessation of treatment.

Another approach to gain some insight into the effects of antiandrogens on the androgen-metabolic capacity of the rat testis is the histochemical measurement of enzyme activity, although this is only a semiquantitative and rather subjective method. Two research groups found independently that the enzymatic activity in the Leydig cells of intact rats who were pretreated for 3 weeks with either 10.0 mg [43] or 30.0 mg [24] cyproterone had greatly increased. In both cases, the substrates chosen indicated enhanced testosterone biosynthesis at this point of observation. But whereas the latter experiment was terminated after 3 weeks, treatment with 10.0 mg cyproterone was carried on for approximately 2 months. It now turned out that the enzymatic and morphologic changes seen by 3 weeks of treatment had nearly vanished after 44 days and were completely absent after 56 days of continous cyproterone administration.

Judged from the *in vitro*-studies, the immediate intratesticular effect of cyproterone seems to be a tendency to diminish testosterone synthesis to a certain extent. (Since cyproterone is devoid of other activities, this might well be true for antiandrogenicity per se.) *In vivo*, however, in which situation any regulatory system in the body may be involved, increased androgen-synthetic enzyme activity prevails for the first few weeks of treatment. Particularly the time-course of responses in the long-term experiment [43] suggests that some extratesticular regulatory mechanism must have been involved in the *in vivo*-studies.

Histologic observations point also to some strong extratesticular influence on the incretory function during cyproterone treatment. The morphologic appearance of the Leydig cells follows a peculiar pattern in short and long-term experiments as has been reported repeatedly. In general, an initial hypertrophy and hyperplasia building up during the first 3 weeks of treatment [24, 55] is followed by the gradual return to normal appearance when cyproterone treatment is continued [43, 73, 74]. Enzyme stimulation or suppression in testicular tissues indicates merely functional activity which is not necessarily the result of neural-gonadal feedback interaction but might, at least theoretically, be a direct intratesticular effect of drugs. The morphologic picture, however, generally indicates the degree of gonadotropic stimulation [8]. Initial hypertrophy and subsequent normalization of the Leydig cells resulting from high dose cyproterone treatment has invariably been reported in the few published studies mentioning testicular histology. One may reasonably assume that these morphologic changes indicate initial hyperstimulation of the testicular interstitium by gonadotropic hormone(s), presumably ICSH, which is later followed by a period of normosecretion of the neural stimulus. As has already been mentioned, the effects of cyproterone on the testicular interstitium of intact male rats are determined by the dose and duration of treatment. In adult rats, daily subcutaneous doses of 10.0 mg [43] or 30.0 mg [24] and an oral dose of 40.0 mg [73] led to the morphologic signs of Leydig cell overstimulation within 3 weeks but after 6 or 9 weeks of continuous treatment, the histologic picture of the interstitial cells did not differ from untreated controls. In immature rats, morphologic changes of the interstitium were detected even earlier. Distinct Leydig cell hyperplasia was seen after 12 days when male rats weighing 40—50 g were daily injected 10.0 mg cyproterone [55]. Treatment with a daily oral dose of 10.0 mg cyproterone had no histologically visible influence on the testicular interstitium of adult intact rats after 3 or 6 weeks of treatment [73, 74]. The non-steroidal antiandrogen, Sch 13521 (4'-nitro-3'-trifluoromethyl-isobutyranilide), which has been reported to possess no other biological activity than antiandrogenicity and which, like cyproterone, is capable of abolishing the androgen-blockade of ovulation (see p. 289), had no influence on the Leydig cell morphology when administered to immature (1.0—25.0 mg/kg for 3 weeks) or adult (50.0 mg/kg for 7 or 14 days) rats [47], the germinal epithelium was also not affected.

The morphologic and histochemical state of the testicular interstitium indicates, in contrast to in vitro-findings, enhanced androgen-synthetic activity in response to short-term cyproterone treatment in vivo. This is most probably the result of neurohormonal hyperstimulation as indicated by the hyperplasia of the Leydig cells. That cyproterone is capable of stimulating neural tissues which are substantial parts of the neural-gonadal regulatory system, has been discussed at length in a separate chapter (see feedback system). The effects of cyproterone on the incretory function of the testis can, therefore, be understood as the net result of a limited local interference of this type of antiandrogen with androgen biosynthesis and metabolism but a very strong extratesticular stimulatory effect on androgen production. Since the indirect incentive influence of cyproterone on the incretory function of the testis is so much stronger than the direct inhibitory activity, treatment of intact males results in considerably enhanced testosterone blood levels. This phenomenon has been shown to occur in rats [27] (Fig. 9, p. 287) and in men [79] but it is, in accordance with the above-described effects of cyproterone on the neural-gonadal feedback system, of a transient nature.

It is clear that the effect of cyproterone on the second testicular function, i.e. spermatogenesis, is greatly influenced by the pattern of androgen biosynthesis and metabolism resulting from the same treatment. In contrast to the first-mentioned group of antiandrogens having predominantly suppressive influence on gonadotropin secretion, there is no synergism between central and peripheral activity. Any local antiandrogenic, hence inhibitory, influence on spermatogenesis should be counteracted for some time by the effect of cyproterone on the incretory testicular function, i.e. androgen oversecretion. The situation is now different from the concomitant action of cyproterone on neural tissues and the testicular interstitium. Since the antiandrogen reaches the tubules systemically and, therefore, evenly diluted in the blood stream whereas the intratesticular androgen concentration is higher than elsewhere in the body, the ratio androgenic/antiandrogenic activity is much more unfavourable for the latter as far as the effect on the germinal epithelium is concerned.

Published data on the histology of the germinal epithelium under the influence of cyproterone are scanty but a curious phenomenon was independently reported by two research groups who worked with adult rats. An oral dose of 40.0 mg/day resulted in mild inhibition of spermatogenesis after 3 weeks but after 6 or 9 weeks

of continuous treatment, the germinal epithelium had returned to normal appear)
ance (10.0 mg/day had no histologically visible effect after 3 or 6 weeks of feeding-
[73]. Exactly the same responses were seen when 10.0 mg cyproterone/day were
injected subcutaneously [43]. The puzzling fact is now that it was just the period
of Leydig cell overstimulation when spermatogenesis was impaired and that
recovery of the germinal epithelium took place when the interstitium showed no
longer signs of increased activity. It is not possible for the author to provide a
sound speculation on these findings.

One must not necessarily employ laborious histologic techniques to detect
severe deviations from normal spermatogenesis. Since in rats the tubules account
for approximately 90% of the testicular weight and the whole interstitial tissue
for only 6% [9], the above histologic changes can be presented in the form of
weight graphs (Fig. 3).

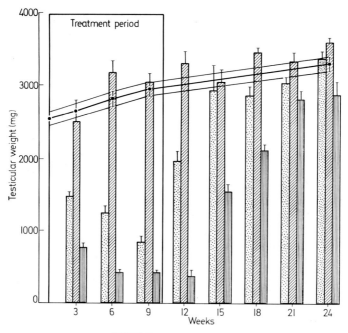

Fig. 3. Groups (treatment)$\pm$ s$_{\overline{x}}$. ━◆━ Controls (solvent). ▨ Cyproterone acetate (10.0
mg/animal/day s.c.). ▨ Cyproterone (40 mg/animal/day p.o.). ▤ Oestradiol (1.0 mg/
animal/day s.c.). Testicular weights of mature rats during and after high dose treatment with
cyproterone acetate, cyproterone or oestradiol (From STEINBECK et al. [73])

In most reports on gonadal effects of cyproterone in intact male animals, it is
simply stated that the testicular weight remained within control range [e.g. 2, 22,
73].

This can only mean that spermatogenesis is not severely impaired by this
compound. Even significant increases of the testicular weight have been reported
resulting from cyproterone treatment of immature rats [55, 78]. Since a sudden
increase in gonadotropin secretion and gonadal weight is physiologically connected
with the onset of puberty, the response of the immature rats to cyproterone
resembles some kind of pharmacologically induced precocious puberty.

In adult rats, antiandrogens lacking a strong suppressive effect on gonadotropin secretion have usually little or no influence on the testicular weight. This
is not only true for cyproterone but also for non-steroidal compounds which have
an activity spectrum about similar to cyproterone, like RO 5-2537 [5] and Sch
13521 [47]. However, although this seems to indicate that spermatogenesis is not
severely affected in these cases, fertility has been reported to be undisturbed as
well as definitively impaired (see chapter on puberty and fertility). The crucial
point for an effect of these compounds on spermatogenesis seems to be the dosage
and, less important, the treatment period. The time course of overstimulation of
gonadotropin secretion has been discussed (see chapter on the feedback mechanism).
However, the release of neurohormones and, thereby, the production of testicular
androgens cannot be stimulated infinitely. Even excessive doses of cyproterone
are less effective than castration [80, 81] (Figs. 4 and 5).

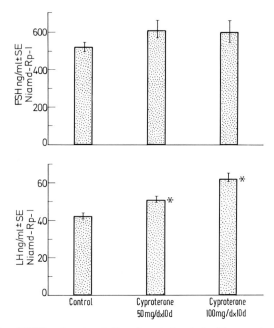

Fig. 4. Serum LH and FSH values in adult male rats treated with cyproterone. * Significantly
different from control p <0.001 (Modified from Walsh et al. [81])

It is quite understandable that with very high doses of cyproterone a disturbance of spermatogenesis can finally be achieved when the intratubular concentration of antiandrogenic activity is raised above a point where it is sufficient to
antagonize even the spermatogenic effect of androgen abundance. Once this
threshold of intratubular antiandrogenic activity is surpassed, the effect of cyproterone on spermatogenesis and the testicular weight becomes dose-dependent as
has been demonstrated in boars [32, 63]. 14 daily oral doses of 100.0 or 200.0 mg
cyproterone did not differ with respect to Leydig cell morphology but the testicular weights and tubular diameters were considerably more reduced at the
higher dose.

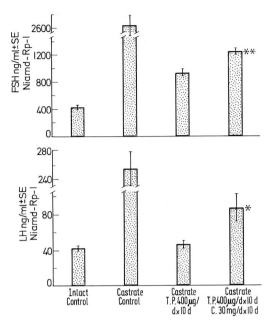

Fig. 5. Effect of cyproterone (C) on serum LH and FSH levels in castrated adult male rats treated with testosterone propionate (TP). * Significantly different from TP treated castrate p < 0.025. ** Significantly different from TP treated castrate p < 0.01 (Modified from WALSH et al. [81])

Any intratesticular androgen-antagonism of lower cyproterone doses is masked by androgen overproduction so that dose-response curves cannot be obtained. Over a wide dose range, testicular weights and histology are of little help if one tries to discriminate between the central and local effects of this kind of antiandrogens. Concomitant measurement of serum gonadotropin and androgen levels might add some information.

There is another group of antiandrogenic compounds which, for reasons which are detailed elsewhere (see chapter on the feedback mechanism), do not greatly interfere with gonadotropin secretion. Neither synergism nor antagonism of central and peripheral effects is exerted by these drugs so that, unlike antiandrogens of the cyproterone type, their local and systemic effects do not differ profoundly. The best-known example for this group of antiandrogens is cyproterone acetate but other compounds have similar properties.

The local influence of cyproterone acetate on the testicular androgen biosynthesis seems to be some interference with testosterone formation but in a pertinent study [17], the sites of action differed slightly from those of cyproterone as described previously [7, 18, 30, 31]. Incubation of rat testicular tissue homogenates with several testosterone precursors revealed that in the presence of cyproterone acetate, the strongest inhibition was exerted on the 3β-hydroxysteroid dehydrogenase and $\Delta^{5 \to 4}$-isomerase system. Like cyproterone, the acetate had also some inhibitory influence on the desmolase (C_{17-20} side chain cleavage) activity (Table 6).

The same authors [17] reported that the *in vivo*-effects of cyproterone acetate on the biosynthesis of testosterone in rats were less severe. When cyproterone acetate was injected in daily doses of 2.5 mg/100 g body weight for 4 days prior to testicular tissue incubation, only the inhibitory influence on the side chain cleavage was still present but the conversion of a Δ^5 precursor to Δ^4 steroids was hardly affected any more (Table 7).

In another experiment, testicular biopsy material from men who were treated for prostatic carcinoma with daily oral doses of 250.0 mg cyproterone acetate was incubated with Δ^5-pregnenolone [68]. There was considerably less formation of testosterone than in testicular tissue of untreated healthy controls, but a relatively higher yield of dehydroepiandrosterone and Δ^4-androstenedione instead.

In contrast to antiandrogens of the cyproterone type, in vivo-effects of cyproterone acetate on the testicular androgen biosynthesis do not differ much from the results of in vitro-experiments. This is due to the fact that cyproterone acetate does hardly interfere with normal gonadotropin secretion in the male organism as is discussed in another chapter (see neural-gonadal feedback system). It is surprising that no published data are available on the influence of cyproterone acetate treatment on androgen levels in the laboratory animal. Only indirect evidence for some reduction of circulating androgenic activity has been reported.

As has been pointed out, rough conclusions regarding biosynthetic activity can be drawn from the Leydig cell morphology and from the enzymatic activity in these cells. As concerns interstitial enzyme activity, there are two reports in which a daily subcutaneous dose of 10.0 mg cyproterone acetate has been found to stimulate the activity of 3β-hydroxysteroid dehydrogenase in juvenile and adult rats [22, 24]. In both publications, hypertrophied Leydig cell complexes were seen at the end of the experimental period of 3—4 weeks. Both observations, enhanced enzyme activity and Leydig cell enlargement, would indicate increased rates of testicular androgen biosynthesis but the above findings have never been confirmed. On the contrary, the bulk of evidence points to a decreased or at least undisturbed rate of testicular androgen biosynthesis in rats under the influence of cyproterone acetate. In this connection, the dose of cyproterone acetate seems to be of more importance than the duration of treatment, which stands also in contrast to the conditions of treatment with other types of antiandrogens. For adult rats, daily subcutaneous administration of 10.0 mg seems to be some kind of threshold dose since most investigators using this or lower dosages did not find any deviation from normal Leydig cell morphology [1, 34, 39, 53, 54, 55, 56, 57, 73]. In the above experiments, cyproterone acetate was injected into adult rats in daily doses ranging from 1.0—10.0 mg for 3—6 weeks. Higher doses, e.g. 15.0 mg/day for adult rats [25] or 0.3 mg/d for immature males [28], have been reported to reduce the Leydig cell diameter, as has occasionally been found already after daily doses of 10.0 mg cyproterone acetate [28, 73].

In boars of about 100 kg body weight, 25 oral doses of 200.0 mg cyproterone acetate caused distinct shrinkage of the Leydig cell nucleus [63]. However, any reported reduction of the testicular interstitium resulting from cyproterone acetate treatment was by far no severe atrophy, and in one experiment this effect levelled off as treatment was continued beyond 6 weeks [73].

The data from animal experiments which have been published so far are not sufficient to shed much light on the influence of cyproterone acetate on the incretory function of the testis. One can only conclude that, unlike cyproterone, the acetate does not compensate an eventual impairment of the testicular androgen biosynthesis by concomitant stimulation of gonadotropin secretion. On the contrary, it seems that above a certain threshold dose, insufficient gonadotropic stimulation of the testicular interstitium adds to the antiandrogenic effect of this compound.

Table 6. *Percentual distribution of recovered activity without or after preincubation with cyproterone acetate. Incubation of testicular tissue homogenates with the precursors (7-³H)pregnenolone, (7-³H)3β-hydroxy-5-androstene-17-one, and (7-³H)progesterone, at 37°C for 60 min. Blank incubation with denatured tissue are not included in the table because of lack of precursor metabolism (From ENGEL and KARSZNIA [17])*

Steroids detected	(7-³H)pregnenolone Control	s	Preincubation with cyproterone acetate	s	p	(7-³H)3β-hydroxy-5-androstene-17-one Control	s	Preincubation with cyproterone acetate	s	p	(7-³H)progesterone Control	s	Preincubation with cyproterone acetate	s	p
Testosterone	40.8	±1.7	7.8	±2.1	<0.01	52.4	±3.3	9.8	±2.2	<0.01	68.2	±2.2	44.7	±1.3	<0.01
3β-Hydroxy-5-androstene-17-one	—		15.4	±3.1	<0.01	6.5	±1.5	25.8	±4.6	<0.01	—		—		
Pregnenolone	16.4	±3.3	25.0	±3.2	<0.05	—		—			—		—		
Androstenedione	5.4	±2.2	—		<0.01	20.1	±4.5	3.6	±0.7	<0.01	15.9	±0.8	10.8	±2.6	<0.01
Progesterone	5.2	±1.4	—		<0.01	—		—			9.3	±1.0	39.5	±2.9	<0.01
not identified	32.2		51.8			21.0		60.8			6.6		5.0		

Table 7. *Percentual distribution of the rediscovered activity after pretreatment of rats with the solvent (controls) or cyproterone acetate. Incubation of testicular homogenates with 7-³H-pregnenolone or 7-³H-dehydroepiandrosterone (37°C, 60 min.) (From ENGEL and KARSZNIA [17])*

Steroids detected	7-³H-pregnenolone Control	s	Pretreatment with cyproterone acetate	s	p	7-³H-3β-hydroxy-5-androstene-17-one Control	s	Pretreatment with cyproterone acetate	s	p
Testosterone	41.2	±1.1	22.2	±5.4	<0.01	54.7	±3.5	48.2	±1.9	<0.05
3β-Hydroxy-5-androstene-17-one	—		4.6	±0.5	<0.01	7.2	±1.2	12.0	±1.9	<0.05
Pregnenolone	16.4	±3.1	26.4	±2.1	<0.05	—		—		
Androstenedione	6.7	±1.1	2.1	±0.6	<0.01	15.6	±3.2	8.3	±1.4	<0.05
Progesterone	5.5	±0.8	1.1	±0.2	<0.01	—		—		
not identified	30.2		43.6			22.5		31.5		

The influence of cyproterone acetate on the biosynthesis of testosterone in the intact male is much better known from hormone measurements in the human than it is from any experimental animal data. For men, the daily dose of cyproterone acetate has been in most cases in the range of 100.0—200.0 mg, given perorally. When testicular biopsies were done in the course of medication, the

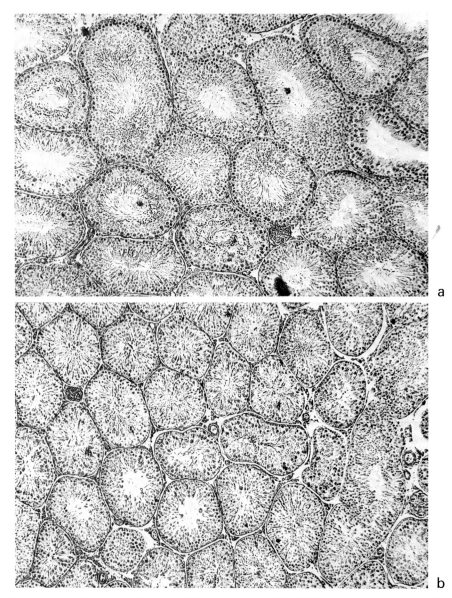

Fig. 6 a and b. Testes of adult rats. (a) Untreated control. (b) 10.0 mg cyproterone acetate/day for 3 weeks (No spermatids and spermatocytes, but interstitial tissue preserved) (From JUNK-MANN and NEUMANN [34])

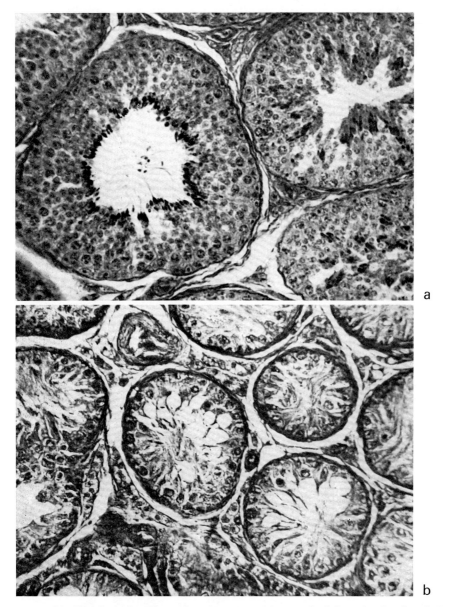

Fig. 7 a and b. Histological sections of canine testes. (a) normal adult male. (b) after daily intramuscular treatment with 10 mg per kg B.W. cyproterone acetate for 30 days. (Note the severely impaired spermatogenesis). Magnification: 275× (From STEINBECK et al. [72])

Leydig cells were found either unchanged [29, 45, 60] or reduced in diameter [42, 71]. But almost invariably, a drop in plasma or urinary testosterone levels up to 60% reduction has been measured [19, 20, 21, 29, 45, 67, 69, 70]. Rhesus monkeys responded to twenty-eight subcutaneous doses of 10.0 mg cyproterone acetate in the same way [61]. Such a decrease cannot be explained by an extratesticular effect of cyproterone acetate on androgen biosynthesis, particularly not in those cases in which Leydig cell morphology or gonadotropin levels were found unaltered [19, 29, 45, 67]. Even the increase in testosterone excretion following HCG administration was inhibited by cyproterone acetate [19]. Therefore, the effect of this antiandrogen on the incretory function of the testis seems to be an inhibition of testosterone secretion which is not mediated by reduction of gonadotropin secretion but rather via direct interference with the testicular hormone biosynthesis.

As might be expected from what has been said about the influence of cyproterone acetate on the incretory function of the testis, spermatogenesis is more severely affected by this compound than by other types of antiandrogens which is not only due to the greater antiandrogenic potency of cyproterone acetate. Since cyproterone acetate does not evoke any counterregulation of the testicular androgen biosynthesis as is the case with cyproterone, its full antiandrogenic potency takes effect on the germinal epithelium. Thereby, steep dose-response curves of hypogonadism are obtained. The arrest of spermatogenesis commences usually at advanced stages according to the fact that more steps of late sperm formation depend on androgenic stimulation than earlier steps, as illustrated in Fig. 1 (p. 305). After prolonged time of treatment and/or high enough dosage of cyproterone acetate, earlier steps of spermatogenesis are also affected so that various degrees of tubular depopulation may result (Figs. 6 and 7).

However, the minimal effective dose for the impairment of spermatogenesis is relatively high even for such a potent antiandrogen as is cyproterone acetate. The reason for this is the much higher intratesticular concentration of androgens, compared with the rest of the body, since they are synthesized here. To inhibit spermatogenesis, the dosage of an antiandrogen of the cyproterone acetate type must be about ten times as high as that necessary to cause atrophy of the accessory sexual glands [52, 57]. Therefore, spermatogenesis may still be undisturbed when

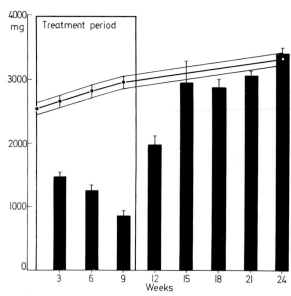

Fig. 8. ══•══ control (solvent). ■ Cyproterone acetate (10.0 mg/day s.c.). Testicular weight of adult rats during and after high-dose cyproterone acetate treatment

other androgen-dependent organ systems have become reduced to a castration-like state. This shall be exemplified with one experiment in which adult male rats were injected either 10.0 mg or 2.5 mg cyproterone acetate/day for 6 or 9 weeks [73] (Figs. 8—11).

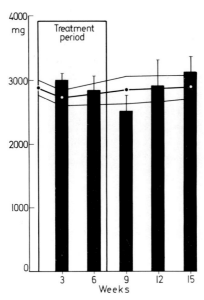

Fig. 9. ═══ control (solvent). ■ Cyproterone acetate (2.5 mg/day s.c.). Testicular weight of adult rats during and after low-dose cyproterone acetate treatment

Using the accessory sexual gland weights on one hand, and on the other hand the testicular weight which depends, as mentioned above (p. 313), on the state of the germinal epithelium, it was found that the higher dose caused marked impairment of the spermatogenetic process, along with severe atrophy of the accessory sexual glands. The lower dose, however, had no effect on the testicular weight and morphology but was still sufficient to suppress the accessory sexual glands to a considerable extent. Other authors [16, 40] reported similar findings from treatment of adult or juvenile rats with various doses of cyproterone acetate. This is one of the most important differences in the mechanism of action between anti-androgens and gonadotropin inhibitors. If the latter types of compounds are administered, atrophy of the gonads and of the accessory sexual glands run parallel. Therefore, testicular function should by no means be used as the criterion of antiandrogenic activity, e.g. in clinical trials [57, 72]. On the other hand, the testicular weight can also not be used as a parameter for the antigonadotropic activity of any antiandrogen as has been done in a comparative experiment with chlormadinone and cyproterone acetate [16] which prompted misinterpretation of the results, particularly because the authors obviously failed to do histologic examination of the testes.

Even under conditions of excessive Leydig cell stimulation and presumably enhanced biosynthetic activity, cyproterone acetate has been found to be capable of impairing spermatogenesis [59]. Immature or adult male rats were treated with

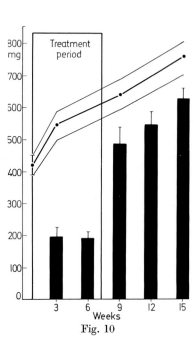

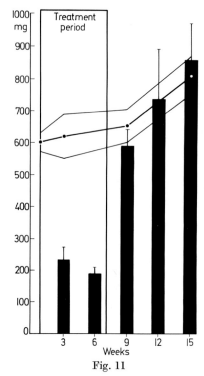

Fig. 10

Fig. 11

Fig. 10. ═══•═══ control (solvent). ■ Cyproterone acetate (2.5 mg/day s.c.). Prostate weight of adult rats during and after low-dose cyproterone acetate treatment

Fig. 11. ═══•═══ control (solvent). ■ Cyproterone acetate (2.5 mg/day s.c.). Seminal vesicle weight of adult rats during and after low-dose cyproterone acetate treatment

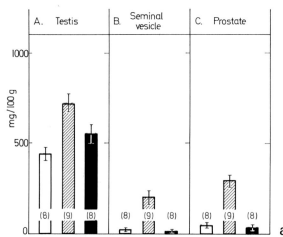

Fig. 12 a—d. Treatment of immature intact rats with HCG and cyproterone acetate. (a) Testicular (A), seminal vesicle (B) and prostatic (C) weights. White column: Controls. Shaded column: HCG, 30 I.U./day s.c., 12 days. Dark column: 30 I.U. HCG + 10.0 mg cyproterone acetate/day s.c., 12 days. ( ) = number of animals. I = $s_{\bar{x}}$. (b) Untreated control. (c) HCG-treated. (d) Treated with HCG — cyproterone acetate. (Interstitial hypertrophy but atrophic changes in the germinal epithelium). Magnification: 100× (From Neumann et al. [59])

HCG or PMS which caused enormous hypertrophy of the testicular interstitium, and in the prepuberal rats also enhanced testicular weights. When cyproterone acetate was injected concomitantly, the same degree of interstitial hypertrophy was retained but spermatogenesis was definitely impaired as revealed by histologic inspection (Fig. 12).

Hypophysectomized adult rats responded in the same way, i.e. HCG or PMS administration maintained a well-developed testicular interstitium along with apparently normal spermatogenesis. Additional cyproterone acetate treatment

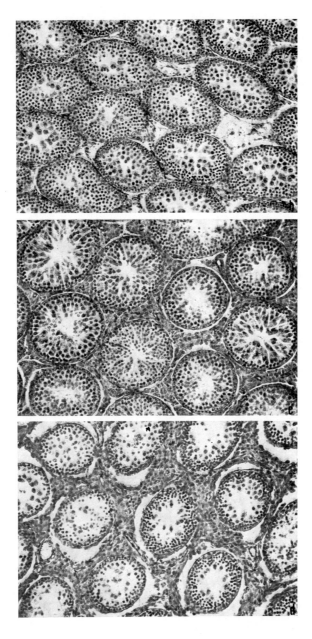

Fig. 12 b—d
(Legend see
p. 322)

had no influence on the Leydig cell stimulation but the germinal epithelium showed signs of degeneration. However, the testicular weight was not reduced in the aforementioned experiments on adult rats when cyproterone acetate was given in addition to the gonadotropins. The accessory sexual glands, however, were always maximally atrophied.

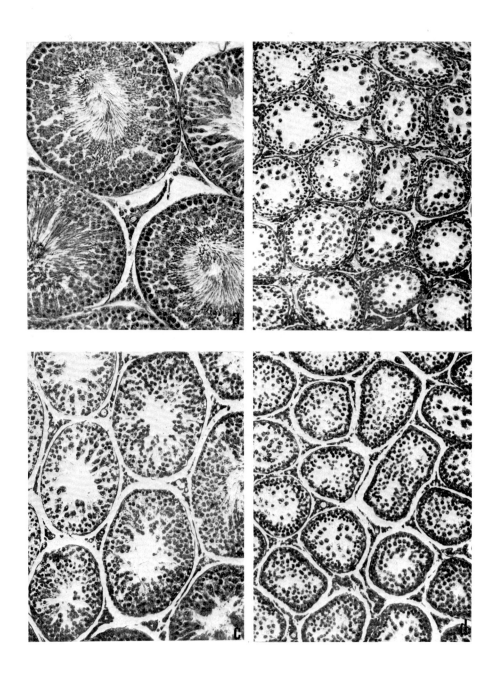

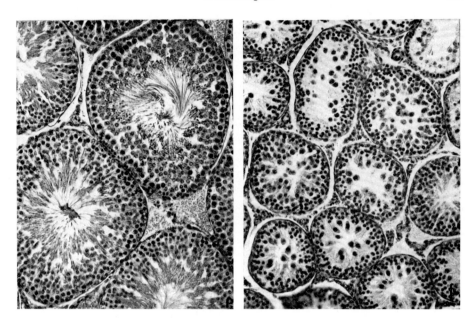

Fig. 13. (a) Intact Controls. (b) Hypophysectomized controls. (c) 0.05 mg FSH/100 g BW/d × 21. (Note slight atrophy of the interstitial cells. In most tubules the seminiferous epithelium is preserved up to the spermatid stage. Several tubules show poor spermatogenesis). (d) 0.05 mg FSH + 5.0 mg cyproterone acetate/100 g BW/d × 21. (Note the slightly atrophied interstitium and atrophy of both the tubules and the seminiferous epithelium. Mostly, spermiogenesis is not further advanced than up to primary resting and primary leptotene spermatocytes). (e) 0.5 mg FSH/100 g BW/d × 21. (Note the well developed interstitium and rather intensive spermatogenesis). (f) 0.5 mg FSH + 5.0 mg cyproterone acetate/100 g BW/d × 21. (Note the well developed interstitium and atrophy of both the tubules and the seminiferous epithelium. Generally, spermiogenesis is not further advanced than up to zygotene and pachytene spermatocytes. Some tubules are largely depopulated). Magnification: 140×
(From v. BERSWORDT-WALLRABE et al. [4])

Cyproterone acetate has also been used in attempts to elucidate the role of FSH in spermatogenesis. In the past, even highly purified FSH preparations from natural sources were more or less contaminated with ICSH. Whereas FSH has a direct stimulatory activity on the germinal epithelium, ICSH has an indirect effect via Leydig cell stimulation to produce androgens which then promote germ cell development. By concomitant cyproterone acetate administration, it was tried to abolish the effect of ICSH contamination so that eventual effects of the gonadotropin preparation on spermatogenesis would exclusively be due to FSH action [3, 4, 51]. For this purpose, mature rats were hypophysectomized and hemicastrated, autopsy took place after 21 days of treatment. Two dosages of an FSH preparation possessing 10% of the potency of NIH-FSH-S$_1$ were subcutaneously administered, i.e. 0.05 mg and 0.5 mg/100 g body weight per day. Another two groups of rats were treated in addition to FSH with a daily subcutaneous dose of 5.0 mg cyproterone acetate. FSH maintained dose-dependently the process of spermatogenesis which effect was completely counteracted by concomitant cyproterone acetate injection as revealed by histologic inspection (Fig. 13a—f).

The testicular weights and measurement of the tubular diameters confirmed that the histologic observations were general treatment-group responses (Table 8).

Table 8. *Influence of ovine FSH and cyproterone acetate on the diameter of the seminiferous tubules in mature hypophysectomized rats. (Duration of treatment: 21 days) (From* v. Berswordt-Wallrabe *et al. [4])*

Substance	Daily dose s.c. (mg/100 g BW)	Number of rats	Average diameter of the seminiferous tubules on day 22 (μ)
—	—	10	174 $\pm$ 7
FSH	.05	17	213 $\pm$ 4
FSH	.5	15	252 $\pm$ 4
FSH . . . . CA	.05 5.0	13	145 $\pm$ 3
FSH . . . . CA	.5 5.0	17	172 $\pm$ 5

Any effect of FSH on the testis, as compared with untreated hypophysectomized controls, could not be detected in this study. The authors concluded that FSH alone does not have any effect on spermatogenesis and that additional androgen influence is a prerequisite for eventual spermatogenic activity of this gonadotropin.

The results of the above experiments with gonadotropin and concomitant cyproterone acetate treatment indicate that the antispermatogenic effect of this antiandrogen is not due to central interference with gonadotropin secretion since if this would be the case, cyproterone acetate would have failed to antagonize the indirect spermatogenic effects of injected gonadotropins which are mediated via intratesticular androgen biosynthesis. Direct effects of gonadotropins, on the other hand, are not disturbed in the presence of cyproterone acetate as revealed by histologically unchanged Leydig cell morphology. However, it is unknown as yet inhowfar cyproterone acetate might have interfered with the quality of gonadotropin-induced androgen biosynthesis. But even if so, the antispermatogenic effect of cyproterone acetate is predominantly based on local androgen antagonism as inferred from the results of the following experiments.

Adult male rats were hypophysectomized and hemicastrated immediately before three weeks of various treatment regimes [48]. Daily doses of 0.3 or 1.5 mg TP/100 g body weight were subcutaneously injected, either alone or together with 5.0 mg cyproterone acetate/100 g body weight. The antiandrogen was also injected every 3—4 days into one gonad of uncastrated hypophysectomized but systemically TP-treated rats. Tables 9 and 10 show the results of this experiment, demonstrating also a good correlation between testicular weight and histology.

It can be seen that cyproterone acetate antagonized the spermatogenic effect of TP, and in case of unilateral intratesticular injection of the antiandrogen this effect was restricted to the treated gonad. It must, therefore, be concluded that the antispermatogenic effect of cyproterone acetate consists in the main of local androgen antagonism within the germinal epithelium.

Not only the spermatogenic effect of testosterone but also that of progesterone, which is in all probability due to the intratesticular formation of androgenic metabolites, has been antagonized by cyproterone acetate [49, 58]. Three weeks of treatment of mature hypophysectomized rats with a daily dose of 5.0 mg progesterone/100 g body weight maintained an intensive spermatogenesis but the Leydig cell involution resulting from surgery was not prevented, indicating intratubular metabolism of progesterone to androgenic steroids [9, 15, 26]. When

Table 9. *Effect of subcutaneous injections of cyproterone (CA) and oestradiol (OE) on the testes and accessory sex organs of hypophysectomized rats treated with testosterone propionate (TP) (Modified from* NEUMANN *and* v. BERSWORDT-WALLRABE *[48])*

Treatment	Dose s.c. from day 1—21 (mg/100 g)	No. of rats	Testicular weight (mg) Right testis day 22	Weight of accessory sex organs (mg)	
				Whole prostate	Seminal vesicles
TP	0.3	10	1280 ± 67	774 ± 40	1491 ± 93
TP	1.5	23	1353 ± 64	934 ± 34	1682 ± 41
{OE	0.3}	14	1394 ± 64	925 ± 45	1717 ± 64
{TP	1.5}				
{CA	5.0}	6	835 ± 34	687 ± 40	1326 ± 81
{TP	1.5}				
{CA	5.0}	9	449 ± 32	167 ± 19	289 ± 59
{TP	0.3}				
Controls . . .	—	10	354 ± 22	52 ± 4	61 ± 4

Table 10. *Mean diameter of the seminiferous tubules in adult hypophysectomized rats injected with testosterone propionate (TP) and oestradiol (OE) or cyproterone acetate (CA) (From* NEUMANN *and* v. BERSWORDT-WALLRABE *[48])*

Treatment	Dose s.c. injections from day 1—21 (mg/100 g)	Seven i.t. injections at 3-day intervals (mg)	No. of rats		Diameter of the seminiferous tubules on day 22 (μ)
			Intact	Hypophys-ectomized	
TP	0.3	—	—	10	248 ± 6
TP	1.5	—	—	23	263 ± 4
{TP	1.5}	—	—	14	256 ± 8
{OE	0.3}				
{TP	0.3}	—	—	9	180 ± 6
{CA	5.0}				
{TP	1.5}	—	—	6	233 ± 4
{CA	5.0}				
Control . . .	—	—	22	—	242 ± 6
Control . . .	—	—		20	176 ± 3
{TP	1.5	—}	—	6	(a) 233 ± 5
{CA	—	5}	—	6	(c) 256 ± 5
{TP	0.3	—}	—	10	(a, n) 195 ± 8
{CA	—	10}			(v, c) 233 ± 5

(a) = intratesticular injections of CA; (v) = intratesticular injections of vehicle; (n) = necrotic areas in testes; (c) = contralateral testes.

5.0 mg cyproterone acetate/100 g body weight were injected in addition to progesterone, marked inhibition of the stimulatory progesterone effect was found as measured by the testicular weight, tubular diameters and histology (Fig. 14a—c).

Since pituitary secretions were eliminated and the atrophied Leydig cells can hardly have contributed to any of these responses, the above results are further evidence that cyproterone acetate has a local antispermatogenic effect which is independent on extratesticular regulatory mechanisms or interstitial androgen formation. Thus, an eventual interference of this compound with normal androgen biosynthesis and metabolism in the intact organism can only have a minor contributary effect to the adverse action of cyproterone acetate on spermatogenesis.

The removal of tubular contents might also be impeded by cyproterone acetate. Contractile movements of the seminiferous tubules are mediated by myoid cells occuring in the peritubular tissue [10, 64, 65]. Contractility, electron-microscopic structure and the histochemic activity of alkaline phosphatase and ATPase were found to be subject to androgenic stimulation when studied in organ culture. However, addition of cyproterone acetate to the culture medium inhibited both functional and structural development and tended to decrease the enzyme activities of such cells from growing rats [33].

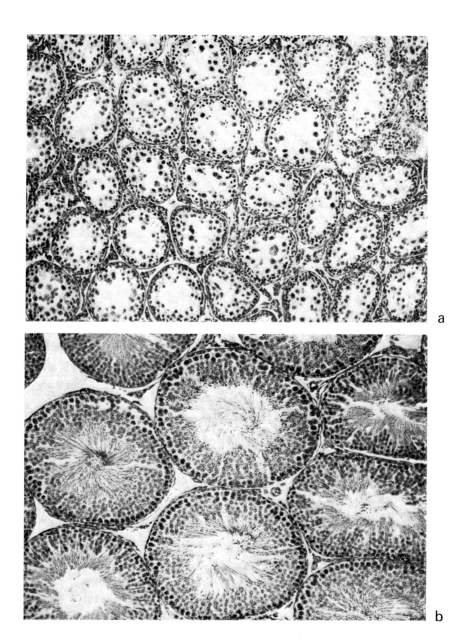

a

b

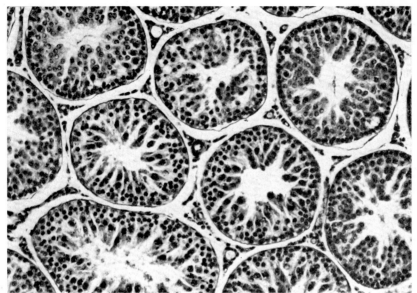

c

Fig. 14a—c. Testicular histology 22 days after hypophysectomy. (a) Untreated control (atrophy of the interstitium, small tubules and depopulated germinal epithelium). (b) Treated with 5.0 mg progesterone/100 g body weight/day (intensive spermatogenesis but atrophic interstitium). (c) Treated with 5.0 mg progesterone + 5.0 mg cyproterone acetate/100 g body weight/day (No spermatids. In most tubules, the most advanced stages of spermatogenesis are secondary spermatocytes. Atrophic interstitium). Magnification: 120× (From NEUMANN et al. [58])

References

1. BEACH, F.A., WESTBROOK, W.H.: Morphological and behavioral effects of an 'antiandrogen' in male rats. J. Endocr. **42**, 379 (1968).
2. BERSWORDT-WALLRABE, R. VON, NEUMANN, F.: Influence of a testosterone antagonist (cyproterone) on pituitary and serum FSH-content in juvenile male rats. Neuroendocrinology **2**, 107 (1967).
3. BERSWORDT-WALLRABE, R. VON, NEUMANN, F.: Failure to induce effects in the testis of hypophysectomized rats with a FSH preparation concomitantly treated with the antiandrogen cyproterone acetate. Fifth World Congress of Fertility and Sterility, Stockholm 1966. Excerpta Med. Int. Congress Series **109** (Abstract No. 227), Excerpta Med. Int. Congress Series **133**, 581 (1967).
4. BERSWORDT-WALLRABE, R. VON, STEINBECK, H., NEUMANN, F.: Effect of FSH on the testicular structure of rats. Endokrinologie **53**, 35 (1968).
5. BORIS, A.: Endocrine studies of a nonsteroid anti-androgen and progestin. Endocrinology **76**, 1062 (1965).
6. BREUER, H., HOFFMANN, W.: Wirkungsmechanismus eines Antiandrogens auf die Androgen-Biosynthese. Naturwissenschaften **54**, 616 (1967).
7. BREUER, H., HOFFMANN, W.: Effect of cyproterone on the biogenesis of testosterone and related compounds. In: TAMM, J., "Testosterone". Proc. Workshop Conf., Tremsbüttel, 20.—22. April 1967. Stuttgart: Thieme 1968 (p. 162).
8. CHRISTENSEN, A.K., GILLIM, S.W.: The correlation of fine structure and function in steroid-secreting cells with emphasis on those of the gonads. In: MCKERNS, K.W. (Ed.). "The Gonads", p. 415 (part 2) (1969).
9. CHRISTENSEN, A.K., MASON, N.R.: Comparative ability of seminiferous tubules and interstitial tissue of rat testes to synthesize androgens from progesterone-4-^{14}C in vitro. Endocrinology **76**, 646 (1965).
10. CLERMONT, Y.: Contractile elements in the limiting membrane of the seminiferous tubules of the rat. Exp. Cell Res. **15**, 438 (1958).
11. CUPCEANCU, B., NEUMANN, F.: Sensibilitätsunterschiede der verschiedenen Strukturen des Genitaltraktes von weiblichen Rattenfoeten unter dem Einfluß von Medroxyprogesteronacetat oder Norethisteronacetat. Endokrinologie **54**, 66 (1969).

12. DORFMAN, R.I.: Anti-androgens in a castrated mouse test. Steroids **2**, 185 (1963).
13. DORFMAN, R.I.: Antiandrogenic, antiestrogenic, and antiovulatory compounds. In: MARTINI, L. and PECILE, S. (Eds.). "Hormonal Steroids". Proc. 1st Int. Congr. Horm. Steroids, Mailand/Italy. New York: Academic Press, Vol. 1, 1964.
14. DORFMAN, R.I.: Antiandrogens. In: JAMES, V.H.T. and MARTINI, L. (Eds.). "Hormonal Steroids", Amsterdam, Proc. 3rd Int. Congr. Horm. Steroids, 7.—12. Sept. 1970, Hamburg. Excerpta Medica 1971 (p. 995).
15. DORFMAN, R.I., FORCHIELLI, E., GUT, M.: Androgen biosynthesis and related studies. Recent Progr. Hormone Res. **19**, 251 (1963).
16. DÖRNER, G., GÖTZ, F., MAINZ, K.: Influence of antiandrogens on sexual behaviour and gonadal function in male rats. Endocr. exp. **6**, 17 (1972).
17. ENGEL, K., KARSZNIA, R.: Der Einfluß von Cyproteronacetat auf die Testosteron-Biosynthese im Rattenhoden. Hoppe-Seylers Z. physiol. Chem. **352**, 559 (1971).
18. EWALD, W.: Inhibition of adrenal and testicular enzymes involved in steroid hormone biosynthesis by cyproterone and some anabolic steroids. In: KRACHT, J. "Endokrinologie der Entwicklung und Reifung" Berlin: Springer 1970 (p. 426).
19. GELLER, J., BARON, A., WARBURTON, V., LOH, A.: The effects of progestational agents on male gonadal and pituitary function. Ann. intern. Med. **70**, 1062 (1969) (Abstract).
20. GELLER, J., FRUCHTMAN, B., NEWMAN, H., ROBERTS, T., SILVA, R.: Effect of progestational agents on carcinoma of the prostate. Cancer Chemother. Rep. **51**, 41 (1967).
21. GELLER, J., VAZAKAS, G., FRUCHTMAN, B., NEWMAN, H., NAKAO, K., LOH, A.: The effect of cyproterone acetate on advanced carcinoma of the prostate. Surg. Gynec. Obstet. **127**, 748 (1968).
22. GIORDANO, G., BALESTRERI, R., FOPPIANI, E., ELICIO, N.: Testicular steroidogenesis in rats treated with cyproterone and cyproterone acetate. Arch. E. Maragliano Pat. Clin. **26**, 1 (1970).
23. GLENN, E.M., RICHARDSON, S.L., BOWMAN, B.J.: Biologic activity of 6-alpha-methyl compounds corresponding to progesterone, 17-alpha-hydroxyprogesterone acetate and compound S. Metabolism **8**, 265 (1959).
24. GOSLAR, H.G., MEHRING, M., NEUMANN, F.: Einfluß der Antiandrogene Cyproteron und Cyproteronacetat auf das Enzymmuster im Hoden juveniler und erwachsener Ratten. Histochemie **23**, 51 (1970).
25. GUSEK, W., KOWALZIG, H.G.: Verhalten der Leydig'schen Zwischenzellen und der Zirbeldrüse unter dem Einfluß von Antiandrogen. Therapiewoche **21**, 3935 (1971).
26. HAGEN, A.A., EIK-NES, K.B.: In vivo conversion of 17a-hydroxypregnenolone to 17a-hydroxyprogesterone by the canine testis. Fed. Proc. **22**, 330 (1963) (Abstract).
27. HASAN, S.H., NEUMANN, F., SCHENCK, B.: Long-term effect of cyproterone on testosterone levels in male rats. 19. Symp. Dtsch. Ges. Endokrin., Berlin (Abstract No. 119). Acta endocr. (Kbh.) Suppl. **173**, 119 (1973).
28. HEINERT, G., TAUBERT, H.-D.: Karyo-metrische und histometrische Untersuchungen an Rattenhoden nach Behandlung mit Cyproteron und Cyproteronacetat. Acta endocr. (Kbh.) Suppl. **152**, 38 (1971).
29. HELLER, C.G., LEACH, D.R.: Cyproterone acetate: a correlation of its effect on plasma and urinary FSH, ICSH and testosterone, seminal fluid volume, sperm concentration, testicular cytology, and libido and potentia in normal men. 53rd Annual Meeting of the Endocrine Society, San Francisco 1971, June 24—26.
30. HOFFMANN, W., BREUER, H.: Wirkung von 1,2a-Methylen-6-chlor-Δ4,6-pregnadien-17a-ol-3,20-dion (Cyproteron) auf die Biogenese von C_{19}-Steroiden in Rattentestes. Acta endocr. (Kbh.) **57**, 623 (1968).
31. HOFFMANN, W., BREUER, H., NEUMANN, F.: Wirkung einer Behandlung mit einem Antiandrogen (Cyproteron) auf die Aktivitäten von Steroidenzymen bei der Ratte. Arznei-mittel-Forsch. **18**, 586 (1968).
32. HORST, P., BADER, J.: Untersuchungen zur Bedeutung der Jungebermast. Züchtungskunde **41**, 248 (1969).
33. HOVATTA, O.: Effect of androgens and antiandrogens on the development of the myoid cells of the rat seminiferous tubules (organ culture). Z. Zellforsch. **131**, 299 (1972).
34. JUNKMANN, K., NEUMANN, F.: Zum Wirkungsmechanismus von an Feten antimaskulin wirksamen Gestagenen. Acta endocr. (Kbh.) Suppl. **90**, 139 (1964).
35. KINCL, F.A., DORFMAN, R.I.: Anti-ovulatory activity of subcutaneously injected steroids in the adult oestrus rabbit. Acta endocr. (Kbh.) Suppl. **73**, 3 (1963).
36. KINCL, F.A., DORFMAN, R.I.: Anti-ovulatory activity of steroids administered by gavage in the adult oestrus rabbit. Acta endocr. (Kbh.) Suppl. **73**, 17 (1963).
37. KINCL, F.A., MAQUEO, M., DORFMAN, R.I.: Influence of various steroids on testes and accessory organs in the rat. Acta endocr. (Kbh.) **49**, 145 (1965).

38. KRAFT, H.G., KIESLER, H.: Anti-estrogenic and anti-androgenic activities of chlormadinone acetate and related compounds. II. Int. Congr. Hormonal Steroids, Mailand 1966. Excerpta Med. (Amst.), Int. Congr. Ser. **111**, 346 (1966).

39. KÜHNEL, W.: Antiandrogeneffekte an den Geschlechtsorganen männlicher Ratten. Verh. anat. Ges. (Jena) **64**, 149 (1969).

40. LAKSHMAN, A.B., ISAAC, P.: Effects of cyproterone acetate on the adenohypophysial cells of male rats. J. Reprod. Fertil. **32**, 141 (1973).

41. LUNAAS, T., VELLE, W.: The effect of gonadotropins and synthetic gestagens on testicular steroid secretion in swine. Acta endocr. (Kbh.) Suppl. **100**, 41 (1965).

42. MARKEWITZ, M., VEENEMA, R.J., FINGERHUT, B., NEHME-HAILY, D., SOMMERS, S.C.: Cyproterone acetate (SH 714) effect on histology and nucleic acid synthesis in the testis of patients with prostatic carcinoma. Invest. Urol. **6**, 638 (1969).

43. MIETKIEWSKI, K., LUKASZYK, A.: The response of the rat testis to prolonged administration of an androgen antagonist (cyproterone). Acta endocr. (Kbh.) **60**, 561 (1969).

44. MIYAKE, T., KOBAYASHI, F., HORIBE, K., KAKUSHI, H., HARA, K.: Biological activities of chlormadinone acetate (II), effects on the rat pregnancy, fetal development and parturition. Folia endocr. Japonica **41**, 1154 (1966).

45. MORSE, H.C., LEACH, D.R., ROWLEY, M.J., HELLER, C.G.: Effect of cyproterone acetate on sperm concentration, seminal fluid volume, testicular cytology and levels of plasma and urinary ICSH, FSH and testosterone in normal men. J. Reprod. Fertil. **32**, 365 (1973).

46. NERI, R.O.: Some biological properties of antiandrogens. In: JAMES, V.H.T. and MARTINI, L. (Eds.). "Hormonal Steroids", Amsterdam. Proc. 3rd Int. Congr. Horm. Steroids, 7.—12. Sept. 1970, Hamburg. Excerpta Medica 1971 (p. 1022).

47. NERI, R.O., FLORANCE, K., KOZIOL, P., VAN CLEAVE, S.: A biological profile of a non-steroidal antiandrogen Sch 13521 (4'-nitro-3'-trifluoromethyl-isobutyranilide). Endocrinology **91**, 427 (1972).

48. NEUMANN, F., BERSWORDT-WALLRABE, R. VON: Effects of the androgen antagonist cyproterone acetate on the testicular structure, spermatogenesis and accessory sexual glands of testosterone-treated adult hypophysectomized rats. J. Endocr. **35**, 363 (1966).

49. NEUMANN, F., BERSWORDT-WALLRABE, R. VON: Androgenic effects of progesterone metabolites induce the spermatogenic activity of progesterone in hypophysectomized rats. IInd Int. Congress on Hormonal Steroids, Mailand 1966. Excerpta Med. Int. Congress Series **111** (Abstract No. 670).

50. NEUMANN, F., BERSWORDT-WALLRABE, R. VON: Ansprechbarkeit der Gonaden hypophysektomierter männlicher und weiblicher Ratten auf extrahypophysäre gonadotrope Hormone nach einjähriger Involutionsperiode. 12. Symp. Dtsch. Ges. für Endokrinologie, Wiesbaden 1966. Berlin: Springer 1967, S. 328.

51. NEUMANN, F., BERSWORDT-WALLRABE, R. VON, ELGER, W., STEINBECK, H.: Hormonhemmer — Untersuchungen mit Testosteron-Antagonisten. 18. Mosbacher Koll. der Gesellschaft für Biologische Chemie, "Wirkungsmechanismen der Hormone", Mosbach 1967. Berlin: Springer 1967, S. 218.

52. NEUMANN, F., BERSWORDT-WALLRABE, R. VON, ELGER, W., STEINBECK, H., HAHN, J.D.: Effects of antiandrogens. IIIrd Int. Congress of Endocrinology, Mexico City 1968. Excerpta Med. (Amst.) Int. Congr. Ser. **184**, 823 (1969).

53. NEUMANN, F., BERSWORDT-WALLRABE, R. VON, ELGER, W., STEINBECK, H., HAHN, J.D., KRAMER, M.: Aspects of androgen-dependent events as studied by antiandrogens. Recent Progr. Hormone Res. **26**, 337 (1970).

54. NEUMANN, F., ELGER, W., BERSWORDT-WALLRABE, R. VON: Intersexuality of male foetuses and inhibition of androgenic function in adult animals with a testosterone blocker. Germ. med. Mth. **12**, 182 (1967).

55. NEUMANN, F., ELGER, W., BERSWORDT-WALLRABE, R. VON, KRAMER, M.: Beeinflussung der Regelmechanismen des Hypophysenzwischenhirnsystems von Ratten durch einen Testosteron-Antagonisten, Cyproteron (1,2a-Methylen-6-chlor-$\Delta^4,^6$-pregnadien-17a-ol-3,20-dion). Naunyn-Schmiedebergs Arch. Pharmak. exp. Path. **255**, 221 (1966).

56. NEUMANN, F., ELGER, W., BERSWORDT-WALLRABE, R. VON, KRAMER, M.: Restitution der akzessorischen Geschlechtsdrüsen nach Langzeitbehandlung mit einem Androgen-Antagonisten (Cyproteronacetat). Naunyn-Schmiedebergs Arch. Pharmak. exp. Path. **255**, 236 (1966).

57. NEUMANN, F., ELGER, W., STEINBECK, H., BERSWORDT-WALLRABE, R. VON: Antiandrogene. In: KLEIN, E. (Ed.). „Das Testosteron — Die Struma", p. 78. 13. Symp. der Dtsch. Ges. für Endokrinologie, Würzburg, 2.—4. März 1967. Berlin: Springer 1968.

58. NEUMANN, F., STEINBECK, H., BERSWORDT-WALLRABE, R. VON: Untersuchungen zur spermatogenen Aktivität von Gestagenen. Endokrinologie **52**, 54 (1967).

59. Neumann, F., Steinbeck, H., Elger, W., Berswordt-Wallrabe, R. von: Hoden: Morphologie und Funktion unter der Einwirkung von PMS und HCG bei gleichzeitiger Antiandrogenbehandlung. Acta endocr. (Kbh.) **57**, 639 (1968).
60. Ott, F., Hoffet, H.: Beeinflussung von Libido, Potenz und Hodenfunktion durch Antiandrogene. Schweiz. med. Wschr. **98**, 1812 (1968).
61. Plant, T.M., Michael, R.P.: Testicular function of adult male rhesus monkeys. British-Dutch Endocrine Meeting, Hull, 4.—7. September, 1972.
62. Revesz, C., Chappel, C.I., Gaudry, R.: Masculinization of female fetuses in the rat by progestational compounds. Endocrinology **66**, 140 (1960).
63. Rohloff, D., Jakubowski, H., Kirschfeld, H.: Über den Einfluß von Chlormadinon, Nortestosteronoenanthat und Cyproteronacetat auf histologische Hodenmerkmale beim Eber. Berl. Münch. tierärztl. Wschr. **84**, 343 (1971).
64. Ross, M.: The fine structure and development of the peritubular contractile cell component in the seminiferous tubules of the mouse. Amer. J. Anat. **121**, 523 (1967).
65. Ross, M., Long, I.: Contractile cells in human seminiferous tubules. Science **153**, 1271 (1966).
66. Schöler, H.F.L., de Wachter, A.M.: Evaluation of androgenic properties of progestational compounds in the rat by the female foetal masculinization test. Acta endocr. (Kbh.) **38**, 128 (1961).
67. Schoonees, R., Schalch, D.S., Murphy, G.P.: The hormonal effects of antiandrogen (SH 714) treatment in man. Invest. Urol. **8**, 635 (1971).
68. Sciarra, F., Sorcini, G., Di Silverio, F., Gagliardi, V.: Biosintesi in vitro degli androgeni nel testicolo di soggetti con cancro della prostata, trattati con estrogeni e ciproterone acetato. Folia endocr. (Roma) **23**, 264 (1970).
69. Scott, W.W., Schirmer, H.K.A.: A new oral progestational steroid effective in treating prostatic cancer. Trans. Amer. Ass. gen.-urin. Surg. **58**, 54 (1966).
70. Scott, W.W., Wade, J.C.: Medical treatment of benign nodular prostatic hyperplasia with cyproterone acetate. J. Urol. (Baltimore) **101**, 81 (1969).
71. Städtler, F., Horn, H.J., Moormann, J.G.: Histologische Befunde an menschlichen Hodenbiopsien unter Antiandrogenbehandlung. Acta endocr. (Kbh.) Suppl. **152**, 36 (1971) (Abstract).
72. Steinbeck, H., Berswordt-Wallrabe, R. von, Elger, W., Hahn, J.D., Neumann, F.: Actions of androgen antagonists. Fundación para investigaciones hormonales, Simposio Esteroides Sexuales, Bogotá 1968. Ruiz Albrecht, F., Ramírez Sánchez, J. and Willomitzer, H. (Eds.). Saladruck, Berlin 1969.
73. Steinbeck, H., Mehring, M., Neumann, F.: Comparison of the effects of cyproterone, cyproterone acetate and estradiol on testicular function, accessory sexual glands and fertility in a long-term study on rats. J. Reprod. Fertil. **26**, 65 (1971).
74. Steinbeck, H., Neumann, F.: Influence of the antiandrogen cyproterone and its acetate on testicular function, onset of puberty, and bone growth and maturation. Proceedings of the IIIrd International Congress on Hormonal Steroids, Hamburg, September 1970. Amsterdam: Excerpta Medica 1971, pp. 1007.
75. Steinberger, E., Steinberger, A.: The spermatogenic function of the testis. In: McKerns, K.W. (Ed.). "The Gonads", p. 715 (part 3) (1969).
76. Suchowski, G.K., Junkmann, K.: A study of the virilizing effect of progestogens on the female rat fetus. Endocrinology **68**, 341 (1961).
77. Suchowski, G.K., Rurolla, E., Arcari, G.: Studies of the so-called virilizing effects of steroids in female rat fetuses. Endocrinology **80**, 255 (1967).
78. Viguier-Martinez, M., Pelletier, J.: Etude comparée des effets de la cyprotérone et de l'acétate de cyprotérone sur la LH hypophysaire, la LH plasmatique et l'appareil génital du rat mâle prépubière. C.R. Acad. Sci. (Paris), Serie D **274**, 2696 (1972).
79. Voigt, K.D., Apostolakis, M., Klosterhalfen, H.: The influence of cyproterone treatment of the excretion of steroids in male patients. In: Tamm, J. (Ed.). "Testosterone". Proceedings of the Workshop Conference, Tremsbüttel 1967. Stuttgart: Georg Thieme 1968, p. 152.
80. Walsh, P.C., Swerdloff, R.S., Odell, W.D.: Cyproterone: effect on serum gonadotropins. Biol. Reprod. **5**, 97 (1971) (Abstract).
81. Walsh, P.C., Swerdloff, R.S., Odell, W.D.: Cyproterone: Effect on serum gonadotropins in the male. Endocrinology **90**, 1655 (1972).
82. Wiechert, R., Steinbeck, H., Elger, W., Neumann, F.: Wirkungen und Struktur neuer antiandrogener Steroide. Arzneimittel-Forsch. **17**, 1103 (1967).
83. Zaffaroni, A., Bowers, A.: New steroids with hormone like activities: C-6 substituted hormone analogs. In: Martini, L. and Pecile, S. (Eds.). "Hormonal Steroids". Proc. 1st Int. Congr. Horm. Steroids, Mailand/Italy, Academic Press, Vol. 1 (1964).

2.4. Puberty and Fertility

Puberty

The onset of puberty is a process which is still poorly understood. The whole phenomenon is controlled by a variety of interacting factors, there is a vast number of morphologic and functional features undergoing profound changes. The title of this subtopic might, therefore, be misleading insofar as it is dealt in the following only with effects of antiandrogens on the onset of reproductive capacity in adolescent male rats. No attempt shall be made to describe effects of compounds that act predominantly through depression of gonadotropin secretion. Reliable hormonal criteria for the onset of puberty, like changes in gonadotropin and androgen levels, have been measured in laboratory animals but not yet in connection with antiandrogenic influence. The very few authors dealing with peripubertal antiandrogen treatment did not use these parameters.

Like almost any effect of antiandrogens in the intact male organism, the influence of these drugs on puberty depends largely on the response of the neural-gonadal feedback system. As has been described, cyproterone elicits gonadotropin release. One could therefore expect this compound to have some influence on the onset of puberty which is marked by increasing gonadotropin secretion and thereby stimulation of both testicular functions. There are indeed reports on enhanced testicular weights after treatment of immature rats. A daily subcutaneous dose of 10.0 mg cyproterone caused a statistically highly significant increase of the testicular weight along with accessory sexual gland suppression after 2 weeks [23] (Fig. 1).

The same dose, administered to the intact male partner of a parabiotically united pair of immature rats, led also to enlargement of the testis after 12 days

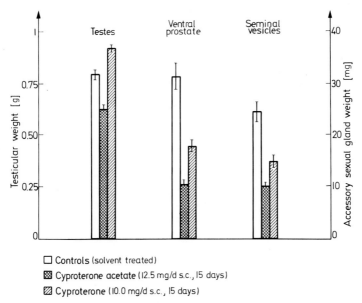

Fig. 1. Influence of cyproterone and cyproterone acetate on testicular and accessory sexual gland weights in prepuberal rats (From Viguier-Martinez et al. [23])

of treatment [12]. However, only part of the animals responded in this way, the
accessory sexual gland weights were not affected in these rats (Table 1).

In other experiments on immature rats using similar treatment regimens, no
testicular weight increases were seen in response to treatment with cyproterone
[1] or Sch 13521 which is qualitatively similar to cyproterone [9].

Testicular weight increases in adolescent rats upon systemic cyproterone treatment reflect presumably enhanced gonadotropin secretion and thereby stimulation
of testosterone production and release. Only the concomitant action of the anti-
androgen on peripheral targets prevents the accessory sexual glands from androgenic stimulation. This assumption is supported by the results of a study on
immature rats in which cyproterone was implanted into the median eminence
[2, 5]. By this procedure, only neural effects of this compound become operative
without concomitant peripheral androgen antagonism. After only 7 days of
cyproterone in the hypothalamus, the accessory sexual glands were greatly
enlarged indicating androgenic overstimulation (Fig. 2).

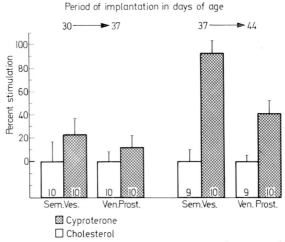

Fig. 2. Effects on accessory sex glands of median eminence implantation of cyproterone for a
one week period commencing at 30 or 37 days of age (From Davidson and Bloch [5])

The effect of cyproterone was more marked with advancing age towards
puberty which led the authors to conclude, also in connection with other experiments, that sensitivity changes in the median eminence take place with approach-
ing puberty.

It is, however, questionable whether the increased gonadotropin secretion
resulting from treatment with the above type of antiandrogens does advance
spermatogenesis in immature rats. This is not very likely because of the length
of the spermatogenic cycle which covers most of the period between birth and
puberty in this species [3, 4, 17].

Peripubertal fertility studies as have been done with other antiandrogens are
not published as yet for cyproterone.

There is some more information about the influence of antiandrogens on the
delay of puberty. For this purpose, only compounds can be used which do not
stimulate gonadotropin secretion in the male organism, e.g. cyproterone acetate.

Table 1. Organ weights of female and male parabionts (From NEUMANN et al. [12])

Group	Pairs	females		Organ weights (mg ± sx) males			
		Ovary	Uterus	Seminal vesicle	Ventral prostate	M. lev. ani	Testes
1	13	13±1.1 (1)	33± 4.4 (5)	12±1.3 (9)	21±2.3 (13)	9±0.6 (17)	603±73 (21)
2 (not reacting) .	13	11±0.8 (2)	24± 1.6 (6)	9±0.6 (10)	13±1.2 (14)	7±0.5 (18)	435±77 (22)
2 (reacting) . . .	8	20±2.6 (3)	107±20.9 (7)	11±1.0 (11)	21±2.3 (15)	10±0.7 (19)	972±50 (23)[a]
3	9	68±7.6 (4)	157± 8.8 (8)	8±1.0 (12)	10±0.8 (16)	8±1.1 (20)	—

Groups:

1. Immature male and female, female hypophysectomized. No treatment;
2. Immature male and female, female hypophysectomized. Male treated with 10.0 mg cyproterone/day for 12 days;
3. Immature male and female, female hypophysectomized, male castrated. No treatment.

[a] p <0.001 from controls (group 1).
Student's "t"-Test.

In one experiment, male rats were given a daily subcutaneous injection of 5.0 mg cyproterone acetate/100 g body weight from the 25th—80th day of life. Commencing on the 40th day of life, fertility tests were performed in weekly intervals. For this purpose, two pro-estrous females were placed overnight with each male. Insemination rates were evaluated from vaginal smears, fertility was calculated from implantation sites 8 days later. The results of this experiment are shown in Fig. 3.

Whereas the controls reached puberty, i.e. the ability to copulate and reproduce, at the normal time after accomplishment of the first spermatogenic cycle and subsequent sperm maturation outside the tubules, treated rats did not mate successfully until some time after cessation of treatment [21]. It is not certain whether this means true retardation of puberty which in rats cannot be measured from the maturation of secondary sex characteristics. However, the same peripubertal treatment did result in delayed bone maturation [8] and reduction of body growth rates [21, 22] (Fig. 4).

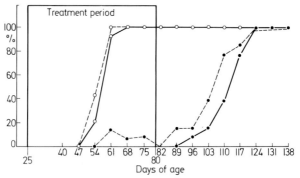

Fig. 3. Influence of peripubertal cyproterone acetate treatment on the reproductive performance of male rats (●). ○, Controls. - - - - -, Insemination; ——————, Impregnation (From STEINBECK and NEUMANN [21])

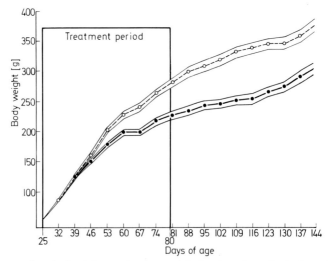

Fig. 4. Influence of peripubertal cyproterone acetate treatment on the body weight development of male rats (●). ○, Controls (From STEINBECK and NEUMANN [21])

It is unknown whether an impaired spermatogenesis was responsible for the results of the above fertility study. In another experiment, daily doses of 1.0 mg cyproterone acetate/100 g body weight were given for 5 weeks to adolescent rats with an initial weight of 100 g [13]. Histologic investigations performed in weekly intervals revealed no deviation of the Leydig cells and the spermatogenic process from control rats, minor testicular weight differences were ascribed to the reduced body growth rates by the authors. It must, therefore, be assumed that an effect of cyproterone acetate on the germinal epithelium was not the cause for the failure of young rats to acquire their reproductive capacity during treatment. This is in accordance with results from adult rats showing that only very high doses of antiandrogens have direct intratesticular effects (see chapter on testicular function). Therefore, spermatogenesis may appear still normal when other androgen-dependent organ systems have become reduced to a castration-like state [11]. This has been the case with the accessory sexual glands of the abovementioned immature rats who were treated with a daily dose of 1.0 mg cyproterone acetate/100 g body weight for 5 weeks [13] (Figs. 5 and 6).

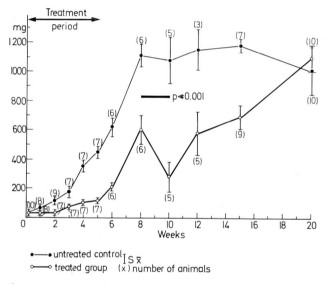

Fig. 5. Effect of cyproterone acetate on the accessory sexual gland weights of maturing male rats (seminal vesicle). Initial body weight 100 g, duration of treatment 5 weeks, total experimental period 20 weeks (From NEUMANN et al. [13])

As can be seen from the figures, recovery of the accessory sexual organs is a slow process which may last several weeks or even months, depending on the degree of previous inhibition [20, 22]. That functional disorders of the reproductive tract rather than of the testis are responsible for the inability to acquire fertility has been shown in a biochemical study [15]. Male rats were injected with a daily dose of 2.0 mg cyproterone acetate/kg body weight from day 40 to day 50 of life. Besides the well-known weight reduction of the accessory sexual glands, the levels of sialic acid, fructose and citric acid were also considerably decreased at the end of treatment (Tables 2 and 3).

Table 2. *Changes in weight of accessory organs of male rats after cyproterone acetate treatment (Modified from* Rajalakshmi *and* Prasad *[15])*

Group	Treatment	Testis (mg)	Epididymis Caput (mg)	Epididymis Cauda (mg)	Cowper's glands (mg)	Dorsolateral prostate (mg)	Coagulating glands (mg)	Ventral prostate (mg)	Seminal vesicle (mg)
II (6)	Cyproterone acetate	1674.7 ± 82.2	131.3 ±13.5	89.2±6.2	16.9±2.9	31.6±4.5	20.5±3.0	54.0±5.3	33.8 ± 2.7
IV (6)	Control	2016.7±147.3	166.2±11.0	101.0±5.6	19.0±2.1	76.0±9.9	26.3±3.3	96.3±5.6	80.6±12.2

Number of animals in parentheses. Means ±S.E.

Table 3. *Changes in the content of protein, sialic acid, fructose and citric acid in the accessory organs of male rats after cyproterone acetate treatment (Modified from* Rajalakshmi *and* Prasad *[15])*

Group*	Protein (mg/organ) Caput epididymidis	Protein (mg/organ) Cauda epididymidis	Sialic acid (μmols/organ) Caput epididymidis	Sialic acid (μmols/organ) Cauda epididymidis	Sialic acid (μmols/organ) Cowper's glands	Fructose (μg/organ) Dorsolateral prostate	Fructose (μg/organ) Coagulating glands	Citric acid (μg/organ) Ventral prostate	Citric acid (μg/organ) Seminal vesicles
II (6)	4.05 ±0.17	2.49 ±0.02	0.09 ±0.003	0.07 ±0.003	0.02 ±0.004	16.9 ±0.54	11.6 ±0.33	14.89 ±1.26	2.03 ±0.27
IV (6)	6.2 ±0.4	3.9 ±0.22	0.15 ±0.005	0.12 ±0.013	0.05 ±0.004	66.0 ±2.79	27.6 ±3.05	44.7 ±3.8	15.9 ±4.9

* Number of animals in parentheses. Means ±S.E.

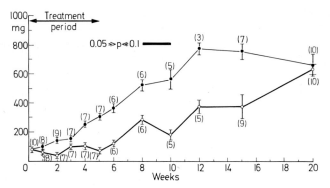

Fig. 6. Effect of cyproterone acetate on the accessory sexual gland weights of maturing male rats (prostate). Initial body weight 100 g, duration of treatment 5 weeks, total experimental period 20 weeks (From NEUMANN et al. [13])

Since similar changes did also occur in the epididymis, sperm maturation is likely to have been affected.

Taken together, the effects of antiandrogens on the onset of reproductive capacity in adolescent male rats seem to be much the same as the effects of such compounds on the many factors of which fertility in adult animals consists. In other words, what has been measured in adolescent animals seems to be predominantly an influence of antiandrogens on their fertility, rather than independent effects on the onset of puberty.

Fertility

The reasons for impairments of fertility are as manyfold as the whole reproductive physiology in both sexes. Antiandrogenic activity per se may have an influence on fertility at all places and steps where androgens play a role in the complex process of reproduction which is normally the case only in male individuals. Antiandrogens do, however, also affect fertility in females under certain circumstances. Under physiologic conditions, it depends on side-activities unrelated to antiandrogenicity of these compounds whether an influence on reproductive processes is exerted. The best-known example for such an antiandrogen is cyproterone acetate which by virtue of its progestational activity has a suppressive effect on gonadotropin secretion in females, thereby preventing ovulation and corpus luteum formation (see Chapter on the feedback mechanism). Oral feeding of 11 daily doses of 10.0 mg/kg cyproterone acetate to female rats who were permanently housed at a ratio of 3 females to 1 male resulted in only 17% of the rats to become pregnant as compared with over 70% of the controls [10]. Components of female reproduction other than ovulation which are susceptive to progestational influence are also likely to be affected by this antiandrogen so that it's use as a contraceptive pill has been proposed for women suffering from androgen-mediated disorders [7]. Another type of antiandrogens may be helpful to correct androgen-evoked impairments of reproductive processes in the female organism. For this purpose only "pure" antiandrogens can be used which do not have antigonadotropic side activities, like cyproterone or Sch 13521. These compounds are capable of removing an androgenic blockade of ovulation (see Chapter on the feedback mechanism).

Since androgenic stimulation is a substantial part of most reproductive processes in males, there are many opportunities for the interference with fertility by antiandrogens. However, one cannot infer from the response of single parts of the reproductive system to antiandrogen treatment to what extent fertility is affected. The capacity to reproduce is frequently retained, at least to some degree, despite severe alterations in portions of the sexual tract. In this section, only measurements of fertility under antiandrogen influence are reviewed. The underlying functional and organ changes have been described in the appropriate chapters.

Fertility as measured by impregnation rates is least affected by cyproterone. This might be expected because, due to its special kind of interference with the male neural-gonadal feedback system, the organ changes brought about by this antiandrogen are less severe than those resulting from other compounds. Cyproterone acetate has a greater suppressing effect on the capacity to reproduce as has been shown in a comparative study on adult rats [20]. Complete sterility was induced by a daily subcutaneous dose of 10.0 mg cyproterone acetate and partial sterility by an oral dose of 40.0 mg cyproterone within 3 weeks, these effects were fully reversible after a recovery period of 12 weeks (Table 4).

Table 4. *Fertility rates as measured by the ability to impregnate females (From* Steinbeck *et al. [20])*

Weeks[a]	Cyproterone acetate (10.0 mg/animal/ day s.c.)	Cyproterone (40.0 mg/animal/ day p.o.)	Oestradiol (1.0 mg/animal/ day s.c.)
3	0% (0/8)	50% (4/8)	0% (0/8)
6	0% (0/8)	38% (3/8)	0% (0/8)
9	0% (0/8)	57% (4/7)	0% (0/8)
12	38% (3/8)	71% (5/7)	0% (0/8)
15	88% (7/8)	57% (4/7)	0% (0/8)
18	50% (4/8)	57% (4/7)	0% (0/8)
21	75% (6/8)	71% (5/7)	75% (6/8)
24	100% (15/15)	93% (13/14)	64% (9/14)

s.c., subcutaneously; p.o., orally.
[a] Duration of treatment 9 weeks.

The same dose of cyproterone acetate in another long-term experiment resulted also in temporary and reversible sterility, but the rats needed only 45 days for complete resumption of their reproductive capacity [24] (Fig. 7).

In the latter experiment, mating tests were conducted and the sexual vigor of the rats was found unchanged during the treatment period. Mating behavior was also controlled in another experiment and found unaltered during treatment with a daily subcutaneous dose of 3.0 mg cyproterone acetate for 10 weeks [25]. Under this dose, only 44% of the matings resulted in pregnancies, compared with a 100% success rate in controls. It seems thus that the fully effective dose of cyproterone acetate to abolish fertility in adult rats lies somewhere between 3.0 and 10.0 mg per day.

The above studies indicate clearly that a reduction of potency or libido is not involved in the antifertility effect of antiandrogens in rats. More or less severe suppression of the accessory sexual glands under antiandrogen treatment have been demonstrated uniformly. In addition, progressive arrest of spermatogenesis has also been reported [20]. Other authors [24] argued against involvement of the testis because of the time course of sterility induction, they suggested the creation

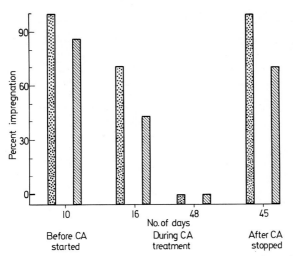

Fig. 7. Effects of the anti-androgen cyproterone acetate (CA) on fertility of male rats. The solid bar indicates the percentage of males achieving at least one successful impregnation following matings with two females. The striped bar indicates the percentage of the total number of females which became pregnant. Four series of impregnation tests are represented. The first was conducted 10 days before the start of CA treatment of the males. The second and third were conducted 16 and 48 days after the start of CA therapy. The final tests were conducted 45 days after the cessation of CA therapy (From WHALEN and LUTTGE [24])

of some hostile environment for the storage of sperm by antiandrogens. Support for this assumption comes from a long-term experiment on rats in which cyproterone acetate was not administered in daily doses but constantly released in microquantities from subcutaneously implanted silastic capsules [14]. The average daily release of the antiandrogen from these capsules, calculated to be about 0.232 mg, represents too low a dose to interfere with any androgenic function in the reproductive tract of adult male rats. But still, within four months all capsule-bearing rats lost the capacity to impregnate females, although complete mating behavior continued (Table 5).

When groups of rats were autopsied in several intervals during the treatment period, no weight or functional changes were found in the gonads and in the accessory sexual glands. However, the content and concentration of epididymal sialic acid was markedly decreased after 4 months, indicating severe functional impairment. Both ejaculated and epididymal sperm were immotile. The histological changes in the epididymis consisted of epithelial height reduction, depletion of secretory granules and vacuolation of cells and nuclear pycnosis [16]. However, an attempt to reproduce the latter experiments with about similar quantities of cyproterone acetate release from silastic capsules failed completely, no reduction of male fertility was seen in 30 weeks of capsule implantation [6].

In male guinea-pigs, cyproterone acetate had also contraceptive properties without impairment of sexual behavior. A daily subcutaneous dose of 3.0 mg, given for 5 weeks and then raised to 15.0 mg for another 5 weeks resulted in an impregnation rate of 53% as compared with 100% pre-treatment fertility, controls were about 75% fertile [25]. In this species, the infertility resulting from cyproterone acetate treatment was not dose-dependent since some of the non-successful matings occured in the lower dose period, others during high-dose treatment.

Table 5. *Fertility performance of rats bearing implants of silastic capsules filled with cyproterone acetate (From* Prasad *et al. [14])*

Groups	Months after implantation of capsules	Epididymal spermatozoa No. of rats showing motile sperm	Degree of motility	No. of females with sperm	No. of young in litter
2.	2 months	6/6	+++	4/6	6, 7, 9, 7
3.	4 months	0/6	———	3/6	none littered
4.	6 months	0/6	———	5/6	none littered
5.[a]	15 days after removal	0/5	———	3/5	6
6.[a]	30 days after removal	4/5	++	3/5	7, 8
7.	Control ii	6/6	+++	6/6	7, 9, 11, 10, 8, 9
8.	Control iii	6/6	+++	6/6	12, 10, 11, 9, 7, 10
9.	Control iv	6/6	+++	6/6	7, 7, 8, 11, 9, 10

[a] Capsules were removed at the end of 6 months.

Another steroidal antiandrogen which has been tested for contraceptive properties in male animals is 17a-methyl-B-nortestosterone, SKF 7690. Male mice were fed a daily oral dose of 12.5 mg SKF 7690 for 35 days, after which time they were caged with females while treatment continued for an additional 14 days [18, 19]. During treatment, 50% of the treated males did not sire litters but in the fertile half of the group, litter size was normal (Table 6).

Table 6. *Number and percent of male mice which sired at least one litter during SK and F 7690 treatment (From* Saunders *and* Kerwin *[18])*

Treatment	Total no. males	No. and % males which sired No litters	One or more litters
Controls	25	0 (0%)	25 (100%)
SK and F 7690 12.5 mg/mouse/day	24	12 (50%)	12 (50%)

Chi square = 13.961 P <.001.

This decline in fertility was reversible when treatment was discontinued for 7 weeks (Table 7).

Table 7. *Number and percent of male mice which sired at least one litter following recovery from SK and F 7690 treatment (From* Saunders *and* Kerwin *[18])*

Treatment	Total no. males	No. and % males which sired No litters	One or more litters
Controls	24	0 (0%)	24 (100%)
SK and F 7690 12.5 mg/mouse/day	24	0 (0%)	24 (100%)

The authors suggested a decreased functional state of the accessory sexual glands and a certain loss of libido to be the reasons for the antifertility effect of SKF 7690 but denied any influence of this compound on the germinal epithelium.

The nonsteroidal antiandrogen, 4'-nitro-3'-trifluoro-methylisobutyranilide (Sch 13521), had no influence on the reproductive performance of male rats when a daily oral dose of 50.0 mg/kg was administered for 74 days, despite reduced weights of the accessory sexual glands [9] (Table 8).

Table 8. *Antiandrogenic activity of Sch 13521 administered orally for 74 days to mature rats (From* NERI *et al. [9])*

Treatment	Initial bw	Final bw	Seminal vesicles	Ventral prostates	No. of pups sired
Control	328 ± 5	503 ± 21	414.1 ± 21.2	561.5 ± 27.5	9—10
Sch 13521 50 mg/kg	303 ± 10	422 ± 23	216.8 ± 26.4^a	267.8 ± 27.4^a	9—10

Each wt is the mean for 5 rats.
[a] Significantly different from mean of control group, $p < 0.01$.

In conclusion: Antifertility effects of antiandrogens vary with their potency and dosage, and also with their general spectrum of endocrine activities. One cannot predict contraceptive properties from changes in the reproductive tract. Thus, fertility might be unaffected despite severe alterations of the accessory sexual glands [9]. On the other hand, infertility may occur in the absence of spectacular changes of reproductive organ function [14]. But even if an antiandrogen has a safe antifertility effect, the generalized nature of antiandrogenic activity does not permit its use as a male contraceptive as has been proposed [14, 24].

References

1. BERSWORDT-WALLRABE, R. VON, NEUMANN, F.: Influence of a testosterone antagonist (cyproterone) on pituitary and serum FSH-content in juvenile male rats. Neuroendocrinology **2**, 107—112 (1967).
2. BLOCH, G.J., DAVIDSON, J.M.: Antiandrogen implanted in brain stimulates male reproductive system. Science **155**, 593—595 (1967).
3. CLEGG, E.J.: The age at which male rats become fertile. J. Reprod. Fertil. **1**, 119 (1960).
4. CLERMONT, A., PEREY, B.: Quantitative study of the cell population of the seminiferous tubules in immature rats. Amer. J. Anat. **100**, 241 (1957).
5. DAVIDSON, J.M., BLOCH, G.J.: Neuroendocrine aspects of male reproduction. Biol. Reprod. **1**, 67 (1969).
6. ELGER, W., BERSWORDT-WALLRABE, VON R.: Failure to induce sterility in male rats with continuously released micro-quantities of cyproterone acetate and norgestrel. 19. Symp. Dtsch. Ges. Endokrin., Berlin 1973. Acta endocr. (Kbh.) Suppl. **173**, 120 (1973) (Abstract).
7. HAMMERSTEIN, J., CUPCEANCU, B.: Behandlung des Hirsutismus mit Cyproteronacetat. Dtsch. med. Wschr. **94**, 829 (1969).
8. HERTEL, P., KRAMER, M., NEUMANN, F.: Einfluß eines Antiandrogens (Cyproteronacetat) auf Knochenwachstum und Knochenreifung männlicher Ratten. Arzneimittel-Forsch. **19**, 1777—1790 (1969).
9. NERI, R., FLORANCE, K., KOZIOL, P., CLEAVE, S. VAN: A biological profile of a nonsteroidal antiandrogen, Sch 13521 (4'nitro-3'-trifluoromethylisobutyramide). Endocrinology **91**, 427—437 (1972).
10. NERI, R.O., MONAHAN, M.D., MEYER, J.G., AFONSO, B.A., TABACHNICK, I.A.: Biological studies on an anti-androgen (SH 714). Europ. J. Pharmacol. **1**, 438 (1967).

11. Neumann, F., Berswordt-Wallrabe, R. von, Elger, W., Steinbeck, H., Hahn, J.D.: Effects of anti-androgens. Third Int. Congress of Endocrinology, Mexico City 1968. Excerpta med. (Amst.) Int. Congr. Ser. **184**, 823—836 (1969).
12. Neumann, F., Elger, W., Berswordt-Wallrabe, R. von, Kramer, M.: Beeinflussung der Regelmechanismen des Hypophysenzwischenhirnsystems von Ratten durch einen Testosteron-Antagonisten, Cyproteron (1,2a-Methylen-6-chlor-4,6-pregnadien-17a-ol-3,20-dion). Naunyn-Schmiedebergs Arch. Pharmak. exp. Path. **255**, 221—235 (1966).
13. Neumann, F., Elger, W., Berswordt-Wallrabe, R. von, Kramer, M.: Restitution der akzessorischen Geschlechtsdrüsen nach Langzeitbehandlung mit einem Androgen-Antagonisten (Cyproteronacetat). Naunyn-Schmiedebergs Arch. Pharmak. exp. Path. **255**, 236—244 (1966).
14. Prasad, M.R.N., Singh, S.P., Rajalakshmi, M.: Fertility control in male rats by continuous release of microquantities of cyproterone acetate from subcutaneous silastic capsules. Contraception **2**, 165—178 (1970).
15. Rajalakshmi, M., Prasad, M.R.N.: Alterations in sialic acid in the epididymis of the puberal rat in response to changes in functional activity of the testis. J. Reprod. Fertil. **24**, 409 (1971).
16. Rajalakshmi, M., Singh, S.P., Prasad, M.R.N.: Effects of microquantities of cyproterone acetate released through silastic capsules on the histology of the epididymis of the rat. Contraception **3**, 335—346 (1971).
17. Roosen-Runge, E.C.: The process of spermatogenesis in mammals. Biol. Rev. **37**, 343 (1962).
18. Saunders, H.L., Kerwin, J.F.: The anti-androgenic activity of B-norandrostanes. Excerpta med. (Amst.) Int. Congr. Ser. **123**, 599 (1967).
19. Saunders, H.L., Tomaszewski, J., Pauls, J., Zuccarello, W.: Antifertility effect of 17a-methyl-B-nortestosterone (SK and F 7690). Endocrinology **85**, 960 (1969).
20. Steinbeck, H., Mehring, M., Neumann, F.: Comparison of the effects of cyproterone, cyproterone acetate and oestradiol on testicular function, accessory sexual glands and fertility in a long-term study on rats. J. Reprod. Fertil. **26**, 65—76 (1971).
21. Steinbeck, H., Neumann, F.: Effect of cyproterone acetate on puberty. J. Reprod. Fertil. **26**, 59—63 (1971).
22. Steinbeck, H., Neumann, F.: Influence of the anti-androgen cyproterone and its acetate on testicular function, onset of puberty, and bone growth and maturation. Third Int. Congr. on Hormonal Steroids, Hamburg 1970. Excerpta med. (Amst.) Int. Congr. Ser. **219**, 1007—1015 (1971).
23. Viguier-Martinez, M., Pelletier, J.: Etude comparée des effects de la cyprotérone et de l'acétate de cyprotérone sur la LH hypophysaire, la LH plasmatique et l'appareil génital du Rat mâle prépubère. C.R. Acad. Sci. (Paris) **274**, 2696 D (1972).
24. Whalen, R.E., Luttge, W.G.: Contraceptive properties of the anti-androgen cyproterone acetate. Nature (Lond.) **223**, 633—634 (1969).
25. Zucker, I.: Effects of an anti-androgen on the mating behaviour of male guinea-pigs and rats. J. Endocr. **35**, 209—210 (1966).

2.5. Libido and Aggressive Behavior

In the clinic, antiandrogenic treatment proved an excellent means of curtailing aberrant sexuality by suppression of libido (see Section on humans). In fact, cyproterone acetate has recently come to the market under the name Androcur after extensive and successful field testing in men suffering from hypersexuality and related phenomena. However, the experience in animals with this compound stands in striking contrast to the unanimous results in the human.

As most species of laboratory animals perform a stereotype pattern of sexual behavior, it is quite easy to objectivate and to quantify an eventual influence of drugs on the copulatory activity. Cyproterone and cyproterone acetate have repeatedly been reported to have no influence on this behavior in sexually experienced rats and guinea pigs [1, 5, 21, 22, 23]. Even stimulatory effects were reported from intrahypothalamic cyproterone implants into castrate rats [5, 6]. When animals with cyproterone implants were castrated, the postoperative decline in sexual behavior was less rapid than in cholesterol-implanted controls (Fig. 1).

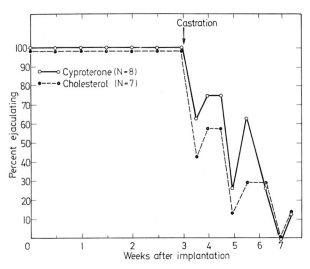

Fig. 1. Percentages of rats with double intrahypothalamic cyproterone or cholesterol implants showing the ejaculatory pattern before and after castration (From DAVIDSON and BLOCH [6])

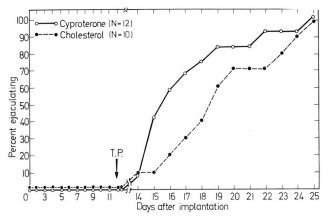

Fig. 2. Percentages of castrate rats with double intrahypothalamic cyproterone or cholesterol implants showing the ejaculatory pattern before and after onset of daily testosterone propionate injections (shown by arrow) (From DAVIDSON and BLOCH [6])

The restoration of the ejaculatory behavior in castrates by TP injections was accelerated in animals bearing intrahypothalamic cyproterone implants (Fig. 2). The sexual stimulation of castrate rats resulting from the combined treatment with p-chlorophenylalanine (100.0 mg/kg i.p.) and TP (1.2 mg/kg s.c.) was not modified by cyproterone acetate (12.0 mg/kg s.c.) [18]. And finally, there is a report demonstrating that cyproterone acetate and chlormadinone not only failed to impair mounting behavior in intact male rats but, moreover, both compounds were capable of stimulating the sexual activity in prepuberally castrated male rats [8]. Chlormadinone has been reported to increase aggressiveness and libido in lower doses (up to 120.0 mg/animal) but to suppress these behavioral traits in higher doses (above 200.0 mg/animal) when given as single injections to bulls [12, 14]. The effects of chlormadinone on androgen-sensitive behavioral traits are, however, borderland between antiandrogenic and progestational central inhibitory activity because there is wide-spread therapeutic use of gonadotropin, hence androgen secretion suppressing drugs which do not have antiandrogenic properties [14].

The above experiments have in common that sexually experienced animals were used. In one of the first experiments on sexual behavior with cyproterone and cyproterone acetate, virgin male rats were treated and observed without pretreatment sex testing. Groups of 9—14 adult rats were fed a daily dose of 40.0 mg cyproterone or injected 10.0 mg cyproterone acetate over a period of 9 weeks [19]. Weekly observations of the behavior towards receptive females revealed reduced rates of intromission ("complete mounting") during the treatment period (Fig. 3).

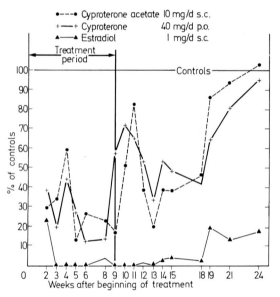

Fig. 3. Sexual activity of male rats during and after treatment with cyproterone, cyproterone acetate and estradiol. (Complete mounting count expressed as percentage of untreated controls count)

It was this experiment which encouraged the clinical testing of cyproterone acetate as an inhibitor of abnormal sex drive. Correct animal investigation including pre-experimental observation of sex behavior would probably have led to disappointing results.

In contrast to rats, dogs have been reported to respond to cyproterone acetate treatment with reduction of libido. Oral doses of 2.0 mg/kg were effective to calm down hypersexual male dogs, an initial dose of 2.0 mg/kg which was reduced to 0.3—1.0 mg/kg after a few days prevented other dogs to take notice of bitches in heat. The same dose was also effective in a male cat [16]. Cyproterone acetate does also suppress libido in rabbit bucks (unpublished own observations). The stimulatory response of synthetic ACTH on the sexual excitement of intact rabbits was markedly reduced by cyproterone acetate [3, 4] (Table 3).

Chlormadinone as a single injection of 10.0 mg was effective in dogs to suppress libidinous hyperactivity [13], 4 weeks of daily treatment with 10.0 mg were of questionable effectivity in rabbit bucks [10]. But again, no clear distinction can be made here between antiandrogenic and centrally suppressive effects of this medication.

Related to the sexual behavior of males is their level of aggressiveness on which in turn the hierarchic position or dominance in a herd or flock of animals depends. All these traits are androgen-dependent [2, 7, 11, 17]. Since castration results usually in cessation or reduction of fighting, one would expect the same effect from antiandrogenic treatment. The stimulatory activity of androgens on aggressive behavior in castrates should also be counteracted by antiandrogens. However, this is not so according to the few reports on laboratory rodents.

Mature male mice and gerbils kept in isolation usually fight each other when brought together in pairs, this behavior is abolished by castration and resumed upon testosterone treatment. In one such experiment, castrated mice were injected a daily standard dose of 5.0 mg cyproterone acetate together with TP doses increasing from 0.01—0.02 mg, 0.05 mg, 0.1 mg and 0.5 mg/day every week [9]. For the last 2 days of each week the animals were paired in a neutral environment and observed for fighting encounters. Although the stimulatory effect of TP on the seminal vesicles was abolished by the concomitant antiandrogen influence, the TP-mediated induction of aggressive behavior was totally unaltered (Table 1 and Fig. 4).

A similar experiment was performed on intact Mongolian gerbils who were treated with 5.0 or 10.0 mg cyproterone acetate, or 10.0 mg cyproterone for 21 days followed by single behavioral tests in paired encounters [15]. Again, all antiandrogen doses had a marked peripheral effect in that the seminal vesicle

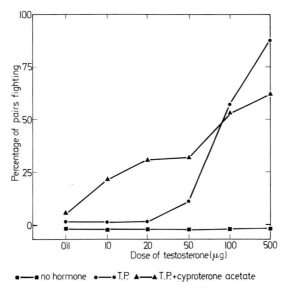

Fig. 4. Percentage of pairs of castrated mice in each group, which fought on at least one of the two tests at the dose level of testosterone propionate (TP) indicated (From EDWARDS [9])

Table 1. *Effects of cyproterone acetate (CA) and testosterone propionate (TP) on seminal vesicles and aggressive behaviour of male mice (From* Edwards *[9])*

(Means ±S.E. (One pair of mice in the TP+CA group died before the last test))

Measures	Treatment		
	TP (9 pairs)	TP+CA (9 pairs)	Control (4 pairs)
Mean seminal vesicle weight (mg)	94.44 ± 5.92	23.76 ± 4.31	20.00 ± 3.35
Per cent of pairs fighting at least once	89	89	0
Mean latency to fight (min)	5.5 ± 0.933	4.5 ± 0.356	—

weights differed significantly from those of untreated controls. Although the highest dose of cyproterone acetate reduced the frequency and duration of aggressive interactions between the animals to less than half that of the controls, this difference could not be verified statistically (Table 2).

Table 2. *Mean scores of behaviors performed by both partners during the 15-min paired encounters*[a] *(From* Sayler *[15])*

Behavior	CA-10	CA-5	C-10	Cas	Cas-TP	Con
All Aggressive Behaviors						
Duration (sec). . . .	20.2	39.4	47.6	5.8[c]	54.5	53.3
Frequency	4.6	4.0	4.0	3.8[c]	12.3	10.8
Investigatory Behaviors						
Duration (sec). . . .	192.4	144.0[b]	314.4	100.5[b]	323.0	281.4
Frequency	57.8	26.4[b]	32.6[b]	37.5	49.5	60.9
Exploratory Behaviors						
Duration A (sec). . .	185.8	648.4[b]	423.4	588.9[b]	353.3	225.6
Duration B (sec). . .	237.0	611.2[b]	399.0	555.1[b]	359.5	219.0
Frequency A	41.8	38.6	36.2	43.6	46.3	30.4
Frequency B	44.2	42.8	34.0	44.9	50.8	36.3

[a] Data analyzed using the Mann-Whitney U test.
[b] Differs from control, p <0.02.
[c] Differs from control, p <0.05.

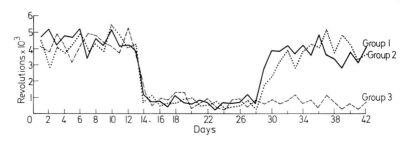

Fig. 5. Effect of testosterone propionate (TP) and cyproterone acetate (CA) on the wheel-running activity of castrated rats. (. . . .) 1 mg TP/day (Group 1); (———) 1 mg TP + 10 mg CA/day (Group 2); (_ _ _) 0.1 ml oil/day (Group 3). Castration on day 14; injections begun on day 28 (From Stern and Murphy [20])

Table 3. *Importance of testosterone for the sexual excitement induced by intraventricular ACTH in rabbits (From* BERTOLINI et al. *[4])*

Animals	Pretreatment	Drug introduced into lateral ventricle	No. of animals treated	No. of animals showing	
				Sexual excitement[a]	Stretching or yawning[b]
Castrated	None	$\beta^{(1-24)}$ ACTH (10 μg/animal)	5	0	4
Castrated	Testosterone propionate: 10 mg/animal/day subcutaneously for 3 days	$\beta^{(1-24)}$ ACTH (10 μg/animal)	5	5	5
Normal	Cyproterone acetate: 20 mg/kg/day intraperitoneally for 3 days and then 4 mg into lateral ventricle	—	5	0	0
Normal	Cyproterone acetate: 20 mg/kg/day intraperitoneally for 3 days and 4 mg into lateral ventricle 1 h before $\beta^{(1-24)}$ ACTH	$\beta^{(1-24)}$ ACTH (10 μg/animal)	5	2	6

[a] Three or more penile erections in 3 h.
[b] Three or more stretching or yawning movements.

In castrated rats, the wheel-running activity which had been restored to pre-castrational levels by TP injections was not reduced by concomitant cyproterone acetate administration [20]. It should be noted here, however, that the dose ratio of TP/cyproterone acetate was only 1:10 which was nevertheless effective in suppressing seminal vesicle stimulation (Fig. 5).

In conclusion: As concerns antiandrogenic effects on libido and aggressive behavior, the situation is intricate and confusing. Excellent therapeutic effects in the human do not match with results from animal experiments. Without much speculation, it is not possible at the moment to give sound explanations for this rather unique discrepancy.

References

1. BEACH, F., WESTBROOK, W.: Morphological and behavioral effects of an 'antiandrogen' in male rats. J. Endocr. **42**, 379—382 (1968).
2. BEEMAN, E.A.: The effect of male hormones on aggressive behavior in mice. Physiol. Zool. **20**, 373—405 (1947).
3. BERTOLINI, A., GESSA, G.L., VERGONI, W., FERRARI, W.: Induction of sexual excitement with intraventricular ACTH; permissive role of testosterone in the male rabbit. Life Sci. **7**, 1203—1206 (1968).
4. BERTOLINI, A., VERGONI, W., GESSA, G.L., FERRARI, W.: Induction of sexual excitement by the action of adrenocorticotrophic hormone in brain. Nature (Lond.) **221**, 667—669 (1969).
5. BLOCH, G.J., DAVIDSON, J.M.: Behavioral and somatic responses to the antiandrogen cyproterone (1,2a-methylene-6-chloro-Δ^6-17a-hydroxy-progesterone). Horm. and Behav. **2**, 11—25 (1971).
6. DAVIDSON, J.M., BLOCH, G.J.: Neuroendocrine aspects of male reproduction. Biol. Reprod. **1**, 67—92 (1969).
7. DAVIS, D.E.: The physiological analysis of aggressive behavior. In: Social Behavior and Organization Among Vertebrates. Ed. by ETKIN, W. Chicago, Illinois: University of Chicago Press 1964, pp. 53—74.
8. DÖRNER, G., GÖTZ, F., MAINZ, K.: Influence of antiandrogens on sexual behaviour and gonadal function in male rats. Endocr. exp. **6**, 17—27 (1972).
9. EDWARDS, D.A.: Effects of cyproterone acetate on aggressive behaviour and the seminal vesicles of male mice. J. Endocr. **46**, 477—481 (1970).
10. ERICSSON, R.J., DUTT, R.H., ARCHDEACON, J.W.: Progesterone and 6-chloro-Δ^6-17-acetoxyprogesterone as inhibitors of spermatogenesis in the rabbit. Nature (Lond.) **204**, 261—263 (1964).
11. GUHL, A.M.: Gonadal hormones and social behavior in infrahuman vertebrates. In: Sex and Internal Secretions. Vol. 11. Ed. by YOUNG, W.C. Baltimore, Maryland: Williams and Wilkins 1961, pp. 1240—1267.
12. HÜTTENRAUCH, O.E.: Versuche an Jungbullen über den Einfluß von Depotgestagenen auf Sexualverhalten und Ejakulatbeschaffenheit. Mariensee/Trenthorst: Max-Planck-Institut für Tierzucht und Tiererhaltung. Hannover: Tierärztliche Hochschule, Dissertation 1966.
13. JÖCHLE, W.: Die Anwendung der Gestagene in Veterinärmedizin und Zootechnik. In: JUNKMANN, K. (Ed.). "Gestagene". Handbuch der experimentellen Pharmakologie, Vol. XXII/2, Kapitel XII, pp. 805. Berlin-Heidelberg-New York: Springer 1969.
14. JÖCHLE, W.: Zootechnische Indikationen in der Haustierhaltung, der Tierzucht und der tierischen Produktion. In: JUNKMANN, K. (Ed.). "Gestagene". Handbuch der experimentellen Pharmakologie, Vol. XXII/2, Kapitel XII, pp. 822. Berlin-Heidelberg-New York: Springer 1969.
15. SAYLER, A.: The effect of anti-androgens on aggressive behavior in the gerbil. Physiol. Behav. **5**, 667—671 (1970).
16. SCHMIDTKE, D., SCHMIDTKE, H.O.: Ein neues Antiandrogen beim Hund. Kleintier-Prax. **13**, 146—149 (1968).
17. SCOTT, J.P., FREDERICSON, E.: The causes of fighting in mice and rats. Physiol. Zool. **24**, 273—309 (1951).
18. STARKA, L.: Failure of antiandrogen cyproterone acetate to modify sexual stimulation induced by p-chlorophenylalanine and testosterone. Arch. Sex. Behav. **1**, 345—346 (1971).

19. STEINBECK, H., ELGER, W., NEUMANN, F.: Sexual activity of male rats under the influence of oestradiol and antiandrogens and recurrence of libido after cessation of treatment. VI. Acta Endocrinologica Congress, Helsinki 1967. Acta endocr. (Kbh.) Suppl. **119**, 63 (Abstract No. 47).
20. STERN, J., MURPHY, M.: Effects of cyproterone acetate on the spontaneous activity and seminal vesicle weight of male rats. J. Endocr. **50**, 441—443 (1971).
21. WHALEN, R. E., EDWARDS, D. A.: Effects of the anti-androgen cyproterone acetate on mating behavior and seminal vesicle tissue in male rats. Endocrinology **84**, 155—156 (1969).
22. WHALEN, R. E., LUTTGE, W. G.: Contraceptive properties of the antiandrogen cyproterone acetate. Nature (Lond.) **223**, 633—634 (1969).
23. ZUCKER, I.: Effects of an anti-androgen in the mating behaviour of male guinea-pigs and rats. J. Endocr. **35**, 209—210 (1966).

2.6. Morphologic Sexual Differentiation

It has become well known that the differentiation of somatic sex depends considerably on hormones. Currently, we have a clear conception of the inducers controlling the differentiation of somatic sex. For female differentiation, no hormonal impulses are necessary. This fact denotes basic femaleness [83, 84]. In contrast, normal male development requires at least two factors: androgens and a yet unidentified factor which originates like the androgens in the gonads of genetic male individuals.

The stabilization of the Wolffian ducts for example, from which the epididymis, the vas deferens, and the seminal vesicles later develop, is androgen-dependent. The prostate anlage and the differentiation of the external male genitalia are also androgen-dependent [for review see 31, 32, 33, 34, 35, 36, 51, 52, 59, 67, 68].

The differentiation of the mammary gland also differs in some species such as the rat and the mouse according to sex [for review see 70].

On the basis of this knowledge it could be supposed that effective antiandrogens, if given during the critical phase of the somatic sexual differentiation to the pregnant mothers, lead to disturbance of male differentiation, should it overcome the placental barrier. For this reason the influence of antiandrogens on the male differentiation is not a side-effect in the true sense of the term, but actually a specific effect. Knowledge of this effect is of course eminently important, when one considers that antiandrogens are also given to fertile women for such indications as acne, hirsutism, seborrhea oleosa and alopecia androgenetica [23, 87, 88]. Patients must therefore be guaranteed not pregnant at the start of treatment, and the antiandrogen therapy must be combined with a 100% effective contraception.

Surprisingly, the findings in various species are not consistent, for which reason it seemed sensible to study each species separately. In the following investigations the influence of cyproterone acetate on sexual differentiation was under consideration, unless otherwise indicated.

Rat and Mouse

Genital Organs

It is perhaps of interest to mention here in brief how the antiandrogenic effect of cyproterone acetate was discovered.

The most undesirable side effect of a new gestagen intended for the treatment of pregnancy disturbances is the virilization of female foetuses. In 1961, our drug company developed a new, highly effective gestagen, cyproterone acetate (see Fig. 1) [82].

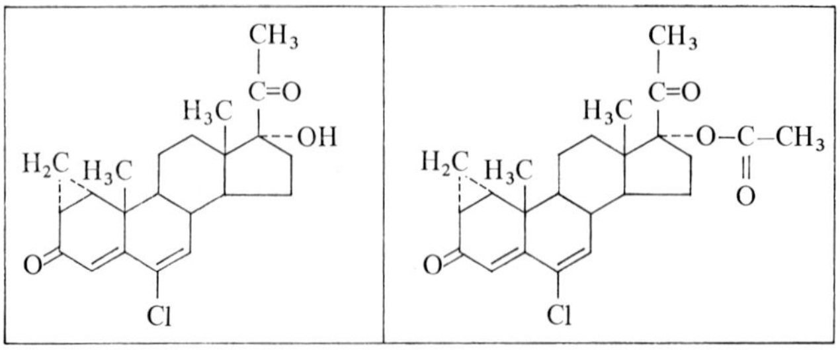

Fig. 1. Structural formula of cyproterone (left) and cyproterone acetate (right)

We were given the task of testing this substance in animal experiments for desirable and undesirable effects, partially for the occurrence of virilization. As this drug was intended for the treatment of pregnancy disturbances, such as threatening or habitual abortion, it had to be free of virilizing side effects [20, 29, 79, 85, 86].

In our routine experiment we treated pregnant female rats from gestation day 17—20. Autopsies of the foetuses were performed on the 22nd day. Usually, external inspection of the foetuses shows whether or not the test substance has produced virilization. For instance, the distance between anus and genitalia (the width of the perineum) is considerably greater in male than in female animals; in females it becomes larger under the influence of virilizing substances. In our experiment, no indications of virilization were found. On the contrary, at first we were amazed not to find any male foetuses at all. This unlikely result was disproved after opening the abdomen of these foetuses: some of them had testicles and thus were males [22, 62].

Because of their historical interest, Fig. 2 shows histologic sections of the very first test: these are sagittal sections of rat foetuses. Next to each other a male, a female, and the male offspring of a treated mother. Without going into details, one notices immediately that there seems to be hardly any differences between the normal female animal and the male whose mother was treated with cyproterone acetate.

The width of the perineum in this male is precisely as small as in the female animal: instead of a penis there is a clitoris present, etc.

The differentiation of the gonads was never disturbed. This is also valid for all other species. In rats, the form of intersexuality observed was not that which could be expected on the basis of analogous conclusions from other investigations, above all those by Jost [32]. This is true especially with regard to the stabilization of the Wolffian ducts, a process which is controlled by androgens. Cyproterone acetate did not cause degeneration of these structures even when given in extremely high doses [8, 59], with certain exceptions [12].

Fig. 3 shows, with the aid of transversal serial sections, the course of the differentiation of the internal genitalia and parts of the sinus urogenitalis under the influence of cyproterone acetate.

Fig. 3a and b show cross-sections through the upper part of the genital cord. The Wolffian ducts and seminal vesicle anlagen can be seen. The junction of the two deferent ducts with the seminal vesicle anlagen to the ejaculatory duct can be seen in Fig. 3c. It should be noted that the anlage of the prostate is completely inhibited. In a corresponding cross-section of a normal male at the same level many prostatic buds can be seen.

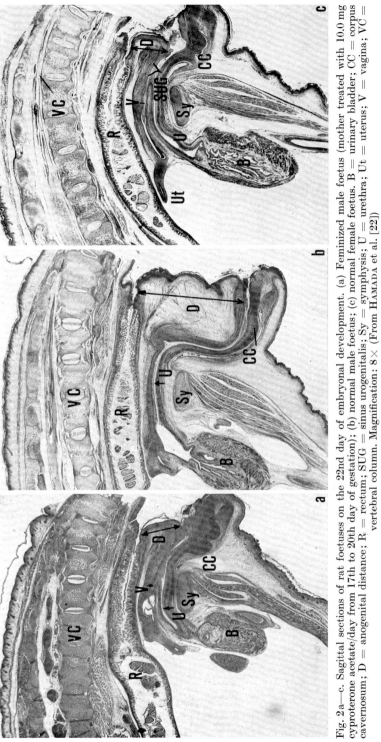

Fig. 2a—c. Sagittal sections of rat foetuses on the 22nd day of embryonal development. (a) Feminized male foetus (mother treated with 10.0 mg cyproterone acetate/day from 17th to 20th day of gestation); (b) normal female foetus; (c) normal male foetus. B = urinary bladder; CC = corpus cavernosum; D = anogenital distance; R = rectum; SUG = sinus urogenitalis; Sy = symphysis; U = urethra; Ut = uterus; V = vagina; VC = vertebral column. Magnification: 8× (From HAMADA et al. [22])

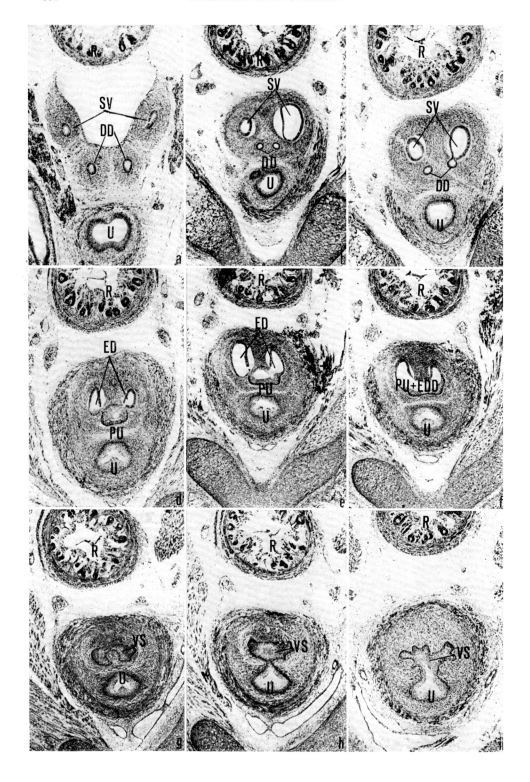

It is noteworthy that rudiments of the Müllerian ducts, also called 'prostatic utricles' are always present (Fig. 3 d). In normal male animals, they are relatively rare and, if observed at all, not as distinct as under the influence of cyproterone acetate.

After junction of the two deferent ducts with the seminal vesicle thus forming the ejaculatory duct, the ducts continue into the caudal rudiments of the Müllerian ducts (Fig. 3 d—f).

In animals treated with relatively high antiandrogen dosages, these ducts end in a solid cell cord which corresponds exactly to the vaginal part originating in the urogenital sinus of normal female animals. This is shown in Fig. 3 g.

The solid epithelial cell cord, which is homologous to the caudal vagina part of female animals, unites more or less caudally — also depending on dosages — with the urethra. Union with the urethra is demonstrated in Fig. 3 h and i.

FORSBERG et al. [12] also studied the influence of cyproterone acetate on sex differentiation in the rat with very similar results. They observed only a single case of retrogression of a Wolffian duct. They also concluded that generally one cannot suppress either the Wolffian ducts or the formation of seminal vesicles by administration of cyproterone acetate [11]. Even when cyproterone acetate was given from day 7—21 in extremely high doses (10—30 mg/animal/day), the abnormalities seen were the same. The Wolffian ducts and seminal vesicles were hardly affected [11].

FORSBERG and JACOBSOHN [11] speculated that this is possibly due to a higher sensitivity of those tissues to androgens or possibly due to facilitation of the penetration of cyproterone acetate to the foetus at the end of pregnancy.

Our own experiments with rats confirm this finding with respect to the Wolffian ducts but differ as far as seminal vesicles are concerned [65]. Although seminal vesicles are present in feminized male rats at birth they are rudimentary in adults We raised feminized animals and sectioned *in toto* the sex organs of the adult animals. One such section is shown in Fig. 4 (see also Fig. 5).

As can be seen, the anlage of the seminal vesicles is only rudimentary, and histologic sections of these rudimentary seminal vesicles showed a striking involution of the glandular tissue as well as relatively increased interstitial tissue. It may also be assumed that in these animals the secretory duct system of the seminal vesicles was not intact.

A frequent observation is of interest. We often saw testicular atrophy caused by blockade of secretion, so we can assume that the duct system was interrupted somewhere (see Fig. 5) [59, 65].

It was not clear at first whether antiandrogens also have an effect on the Müllerian ducts which normally degenerate during male differentiation. A stimulation of the Müllerian ducts in the vicinity of the sinus urogenitalis was also evident under the influence of cyproterone acetate, not only in rats but also in other species. Cyproterone acetate also has a gestagenic effect and the Müllerian

---

Fig. 3 a—i. Cross sections of male rat foetuses on the 22nd day of embryonal development (mother treated from day 17—20 of pregnancy with 30.0 mg cyproterone acetate/animal daily i.m.). Magnification: 42×. DD = ductus deferens; ED = ejaculatory duct; PU = prostatic utricle; PU + EDD = duct of prostatic utricle and the ejaculatory ducts; R = rectum; SV = seminal vesicles; VS = vagina (sinus part of the vagina); U = urethra. (a) and (b) Anlage of seminal vesicles (SV) and the deferent ducts (DD); (c) Fusion of the deferent duct (DD) and the seminal vesicle anlage (SV) (right side) thus forming the ejaculatory duct (ED); (d) and (e) Note the appearance of the prostatic utricle (PU) (rudiment of the Müllerian ducts) between the urethra (U) and the ejaculatory ducts (ED); (f) Fused ejaculatory ducts (ED) and the prostatic utricle (PU) — note the absence of prostate; (h) and (i) Opening of the vagina (V) into the urethra (From NEUMANN et al. [59])

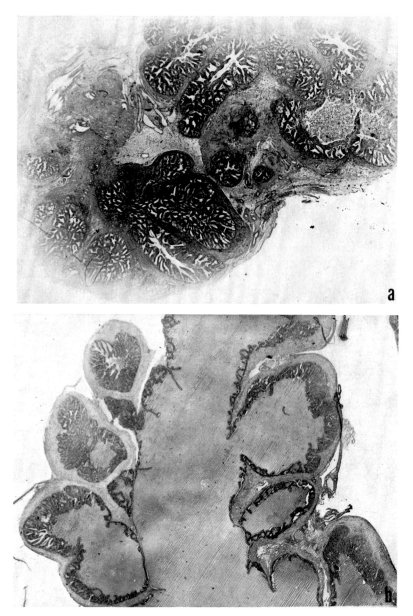

Fig. 4a and b. Seminal vesicle of (a) a feminized adult male rat (mother treated from day 17—20 of pregnancy with 30 mg cyproterone acetate/animal daily i.m.). Note the atrophy of the glandular tissue. (b) a normal adult male rat. Magnification: 56× (From Neumann et al. [65])

ducts, from which the tubes and uterus are later formed, are known to be target areas for gestagens, at least in adulthood. In view of this fact it was at first impossible to decide whether this was a question of a specifically antiandrogenic effect or a gestagenic effect. Similar investigations with cyproterone, which is not

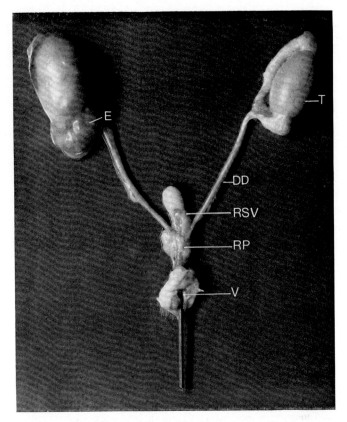

Fig. 5. Sexual organs of an adult feminized male rat. The mother has been treated from day 13—22 of pregnancy with 30 mg cyproterone acetate/animal daily i.m. The newborn males received 1.0 mg cyproterone acetate/animal daily i.m. for the first 3 weeks of life. DD = ductus deferens; E = epididymis (note the dilation of this organ and the testes); RP = rudiments of the prostate; RSV = rudiments of seminal vesicle; T = testis; V = vagina (2/3 actual size) (From NEUMANN et al. [59])

gestagenic, have shown that this is not a specifically antiandrogenic effect, since cyproterone does not stimulate the Müllerian ducts [8, 61].

In the rat, the symptoms of feminization after the pregnant mothers have been treated with cyproterone acetate are most apparent in the vicinity of the sinus urogenitalis and in the external genitalia [22, 57, 62].

A dose-dependent shortening of the ano-genital distance was observed. The reduction of the perineal width becomes even more apparent in histological sagittal sections. This is also true of the urethral length (see Chapter 4.1.).

The penis is only slightly developed. The urethra is feminine and the sinus urogenitalis develops as in normal female foetuses. A hypospadia could be observed at a lower dose level [40]. The S-form in the course of the urethra is either completely absent or ill-defined. The corpora cavernosa are small and, at a high dose level, correspond to those of female foetuses. The cranial part of the sinus urogenitalis is divided by a 'septum' into a dorsal vaginal funicle and a ventral urinal tract (see Fig. 2). The cranial portion of the vagina originates from persistent

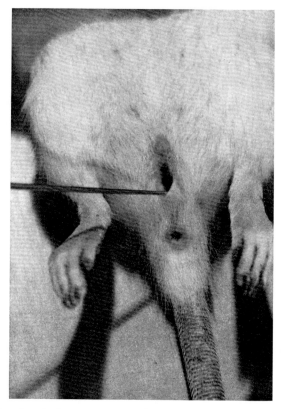

Fig. 6. Feminized male rat after treatment with 1.0 mg oestradiol daily for 1 week (mother treated with 10.0 mg cyproterone acetate i.m. from the 13th to the 22nd day of gestation; the newborn received 0.3 mg of the antiandrogen per day subcutaneously until the 21st day of life). Note the presence of a vagina (2/3 actual size) (From Neumann et al. [57])

Müllerian ducts. The caudal vaginal portion is formed by an epithelial cell funicle from the dorsal cloacal wall.

The development of the rat vagina is not complete at the time of birth. If the newborn offspring in the first 10—14 days, as well as the pregnant mother, are given cyproterone acetate treatment, the vagina is fully formed [57].

Prostate buds, such as are always found in the anterior portion of the urethra in normal male foetuses, are not present.

All these changes are irreversible, as shown in Fig. 6 (external genitalia of an adult feminized rat).

The somatic differentiation of the genital tract in mice is influenced by anti-androgens in the same way as in rats [6], it is not therefore necessary to discuss this here.

Differentiation of the Mammary Glands

Since the investigations by Raynaud and Raynaud and Frilley [69, 70, 71, 72], which can now be called classic, it is known that the differentiation of the mammary glands is also regulated by sex hormones. Thus, only female mice and

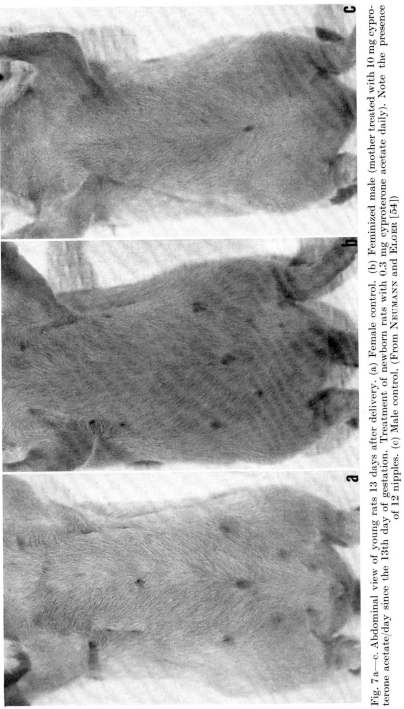

Fig. 7 a—c. Abdominal view of young rats 13 days after delivery. (a) Female control. (b) Feminized male (mother treated with 10 mg cyproterone acetate/day since the 13th day of gestation. Treatment of newborn rats with 0.3 mg cyproterone acetate daily). Note the presence of 12 nipples. (c) Male control. (From NEUMANN and ELGER [54])

rats have nipples, for instance, and males do not. However, should the androgenic
effect be lacking in the male animals during the differentiation phase nipples are
formed. This hormonal situation can be brought about by destruction of the
gonads by X-rays before the start of the differentiation phase [72]. Antiandrogen
treatment has the same effect [54, 56].

In rats the differentiation of the mammary glands and the development of
nipples occurs during the 15th—20th day of gravidity. The primary rudiment,
the primary gland, is the same in both sexes. If the male foetuses are subjected
to the effect of an antiandrogen in this phase then nipples develop, as shown in
Fig. 7.

In all stages of development, the male primordia follows the female pattern of
organogenesis (Fig. 8).

Even after birth, the development of the nipples was that of normal females.

It was even possible to obtain milk from the mammary glands of adult male
feminized rats after adequate hormone treatment.

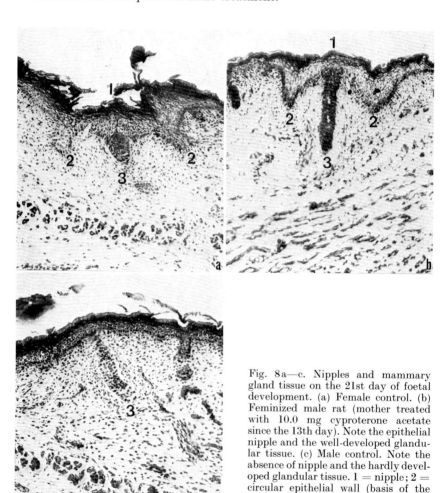

Fig. 8a—c. Nipples and mammary
gland tissue on the 21st day of foetal
development. (a) Female control. (b)
Feminized male rat (mother treated
with 10.0 mg cyproterone acetate
since the 13th day). Note the epithelial
nipple and the well-developed glandular tissue. (c) Male control. Note the
absence of nipple and the hardly developed glandular tissue. 1 = nipple; 2 =
circular epithelial wall (basis of the
nipple); 3 = glandular tissue. (Magnification: 140×, reduced 30%) (From
NEUMANN and ELGER [54])

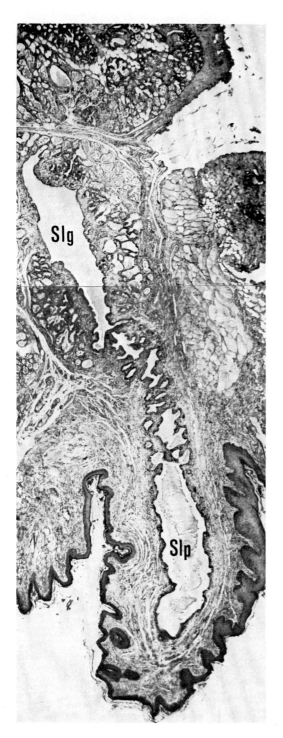

Fig. 9. Adnexa of mammae in a feminized male rat. Sagittal section of a nipple and adjacent mammary gland. Slp = teat sinus; Slg = gland sinus. From day 13 to day 22 of pregnancy the rat received daily s.c. injections of 10.0 mg cyproterone acetate. Foetuses were delivered on day 23 by Caesarian section and reared with the help of foster rats. When adult the animals were orchidectomized. Two weeks later they received daily for 19 consecutive days 2 μg oestradiol benzoate plus 6.0 mg progesterone, subcutaneously, dissolved in benzylbenzoate and castor oil. On the following 8 days, the animals were injected daily subcutaneously with 1.0 mg cortisol acetate + 1 μg oestradiol benzoate + 3×3.0 mg of an ovine lactogenic preparation (Schering AG) containing 20 i.u. prolactin/mg. (Magnification: 35×)
(From NEUMANN et al. [56])

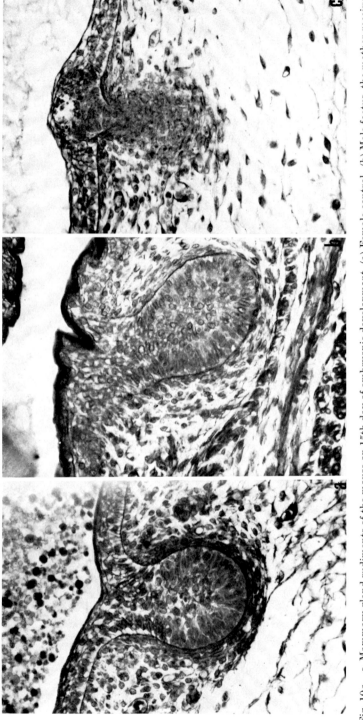

Fig. 10a—c. Mammary gland rudiments of the mouse on 15th day of embryonic development. (a) Female control. (b) Male foetus, the mother received cyproterone acetate, 3.0 mg/day, from 12th day of pregnancy. (c) Male control (From Elger and Neumann [7])

Fig. 9 shows the well-developed nipple of a feminized rat with the milk cisterna and the underlying glandular tissue, which contains milk secretion.

The glandular bud in the male mouse foetus is inhibited more markedly by foetal androgens than is the case in any other murine animal. Concentration of periglandular mesenchyma causes, by the 15th day of embryonal development, either the complete destruction of the glandular rudiments or their separation from the epidermis by the strangulation of the proximal sector [73].

In the male mouse foetuses from cyproterone acetate-treated mothers organogenesis follows the female pattern of development [7], as is shown in Fig. 10.

The chromophilic mammary bud is well-developed and distinct from surrounding mesenchyma. The primary sprout is connected with the epidermis through a sturdy chain of epidermal cells that stain poorly. The concentration of mesenchyma which in normal male foetuses leads to strangulation of the mammary bud, does not occur in male foetuses under the influence of cyproterone acetate. On day 18 the primary sprout of male foetuses from treated mothers is more extensively developed than in male controls.

With respect to the development of the nipples, the mouse behaves as the rat, i.e., under the influence of cyproterone acetate male mice also form nipples [7].

It could be demonstrated that in rats the responsiveness of mammary gland tissue to hormonal stimuli differs accordingly to sex.

The weight of the mammary glands in adult male rats is less than that of the female animals. It was possible to demonstrate that differences in sex hormone secretion during maturity are not responsible for this, since even under experimentally created hormone conditions — such as after castration and hormone substitution with oestradiol and progesterone — these differences remain.

Female rats which are subjected prenatally [58] or postnatally [43] to the influence of androgens showed much reduced tubulo-alveolar growth of the mammary gland in comparison with untreated control animals, after adequate stimulation of the mammogenesis in adulthood (e.g., treatment with oestradiol or oestradiol and progesterone).

It could therefore almost be predicted that antiandrogens would have the opposite effect, as indeed was the case [55].

The mammary glands of the feminized male animals reacted to oestrogen-progesterone treatment in a manner similar to those of female animals, while the male controls showed less reaction (see Fig. 11).

Histological examination revealed no evident qualitative differences in the glandular structures of the various groups; in all cases considerable glandular proliferation was noticed. Qualitatively, these glands correspond to those of pregnant female rats shortly before the onset of lactation. Some alveoli contain glandular secretion [55].

At first we presumed that under the influence of antiandrogens primarily more gland tissue is formed, that is to say, in adulthood there would simply be more substrate present which could react to hormone stimulus by growing. This hypothesis proved to be false, however, since neither at birth nor at the age of 30 days could any sexual differences in the development of the glandular tissue be discerned [75]. It seems as if the influence of antiandrogens at the stage of mammary gland development increases the responsiveness of the glandular tissue in adulthood (growth after hormone stimulation). A probable hypothesis is that the

positive feedback mechanism between oestrogens and prolactin functions differently in male and female animals. In female animals the prolactin inhibiting factor
is more strongly inhibited due to oestrogens than in males, and in consequence
when equal amounts of oestrogen are present more prolactin is secreted by the
female animal than by the male, resulting in more pronounced mammary gland
growth [52, 60]. Observations made by other investigators support this theory
[24, 25, 26, 44].

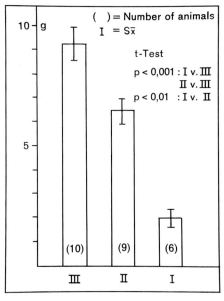

Fig. 11. Weights of mammary glands in castrated rats following treatment with daily doses
of 10 μg oestradiol and 30.0 mg progesterone for 22 days i.m. I = Male control rat. II =
Feminized male rat. (The mother has been treated with daily doses of 10.0 mg cyproterone
acetate rom day 13—22 of pregnancy). III = Female control rat (From Neumann and Elger
[55])

Treatment with antiandrogens (the test substance was cyproterone acetate)
in the critical phase of differentiation very probably causes a characterization of
those neural centers which determine the mode of prolactin secretion as a female
type [21, 66]. The fact that the pituitaries of feminized male rats respond more
readily to oestrogens indicates that this antiandrogenic action does not directly
affect the mammary gland [21, 66].

The increase of prolactin secretion manifests itself in structural changes of the
hypophyseal morphology; i.e., the number of prolactin-secreting cells increases.
Prolonged stimulation results in weight increase of the whole organ.

After equal hormone stimulation the pituitary weights of female animals are
greater than those of male animals. Feminized animals react in the same way as
females, as shown in Fig. 12.

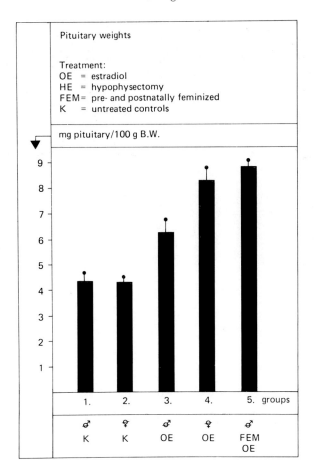

Fig. 12. Pituitary weights of feminized adult rats after daily treatment with 10 μg oestradiol for 21 days. The male and female animals of all 5 groups have been castrated in adulthood and before treatment. OE = oestradiol; FEM = treated pre- and postnatally with cyproterone acetate (feminized); K = untreated controls (From NEUMANN and STEINBECK [66])

Sexual Specificity of Androstenedione Reduction in 'Feminized' Rats [81]

The hydrogen transfer from oestradiol to androstenedione in the rat liver is sex-specific.

Female rats form predominantly 5α-androstane-3α,17β-diol, whereas the male forms both, 5α-androstane-3β,17β-diol and the corresponding 5β, 3α-compound.

It has been shown that the feminized male rat (mothers were given 30.0 mg cyproterone acetate/day/animal subcutaneously from day 13—22 of pregnancy, the newborn males receiving for 10 days a daily subcutaneous dose of 1.0 mg/animal) formed mainly the female-specific 5α-androstane-3α-17β-diol. Testosterone was also formed but in a smaller amount than in normal males.

Rabbit

Rabbits are very sensitive to antiandrogens. Investigations with cyproterone acetate have shown that even at a dose level of 0.63 mg/kg/day the differentiation of male foetuses is disturbed [5]. As in other species, the differentiation of the gonads is undisturbed.

In male rabbits there is apparently a more or less complete regression of the Wolffian duct when a critical concentration of cyproterone acetate is reached. It is practically certain that there will be regression of both Wolffian ducts with a dose of 10.0 mg cyproterone acetate/kg/day or more (see Fig. 13).

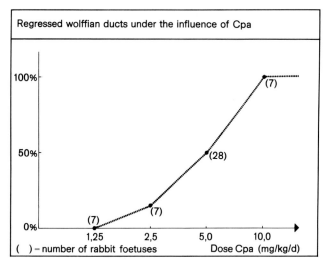

Fig. 13. Correlation between graded amounts of cyproterone acetate and retrogression of the Wolffian ducts in male rabbit foetuses (From Elger [5])

Up to now, in this dose range we have only found a single foetus still retaining a continous Wolffian duct on one side. On the other hand, up to now only one foetus has responded with regression of the Wolffian duct when doses of 2.5 mg cyproterone acetate/kg/day and less have been used. As Fig. 13 shows, the critical dose for the Wolffian ducts is 5.0 mg cyproterone acetate/kg/day. Twenty-eight male foetuses were investigated in this group. Of a total of 56 Wolffian ducts, 28 were interrupted and had undergone more or less complete regression. The regression is usually bilateral (see also Fig. 14).

Although the Wolffian ducts are lost under the antiandrogenic influence of cyproterone acetate in rabbit foetuses, there is no alternative development of the Müllerian ducts in the tubal and uterine portions. This applies to all the species investigated up to now.

The situation is complicated in the vicinity of the sinus urogenitalis since here, in all the species investigated, rudiments of the Müllerian ducts were stimulated by cyproterone acetate.

Under low doses of cyproterone acetate, which do not interfere with the development of the Wolffian ducts, Müllerian duct rudiments proliferate forwards very irregularly from the posterior part of the seminal vesicle into the surrounding tissue.

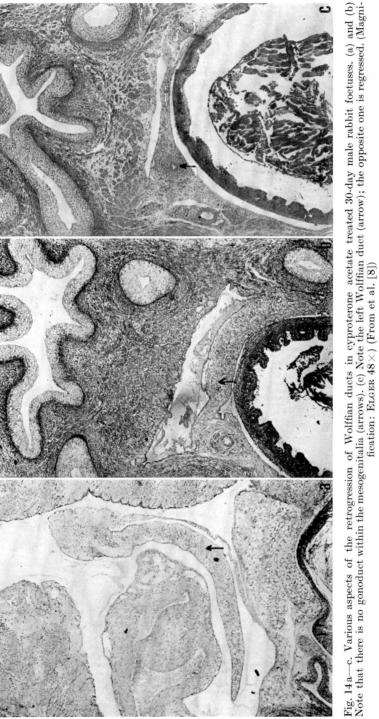

Fig. 14a—c. Various aspects of the retrogression of Wolffian ducts in cyproterone acetate treated 30-day male rabbit foetuses. (a) and (b) Note that there is no gonoduct within the mesogenitalia (arrows). (c) Note the left Wolffian duct (arrow); the opposite one is regressed. (Magnification: ELGER 48×) (From et al. [8])

Under higher concentrations of cyproterone acetate, the Müllerian rudiments lying outside the seminal vesicle are usually less developed. Instead, they spread into the seminal vesicle and finally often displace the epithelium of the Wolffian ducts altogether. The ampullae which descend from the epithelium of the seminal vesicle are often retained. Very frequently there is an organ formed which is comparable in every respect to the posterior part of a vagina.

In investigations on rats it was possible to demonstrate that this is not a question of a specific antiandrogenic effect, but that this effect can be traced back to the gestagenic partial action of cyproterone acetate. Pure antiandrogens — such as cyproterone — do not have this stimulating effect on the sections of the Müllerian ducts in the vicinity of the urogenital sinus [8].

The seminal vesicle seems to be relatively sensitive to a partial inhibition of foetal androgens, but paradoxically the inhibition of this gland is slighter at a higher dose level of cyproterone acetate. However, large doses of cyproterone acetate can completely suppress the gland.

In contrast to the seminal vesicles the prostate and paraprostate react very sensitively to cyproterone acetate. They do not show any really paradoxical behavior.

The behavior of the bulbo-urethral gland, which is found in both sexes but is more extensively developed in the male than in the female, is somewhat different. Only part of the growth can be inhibited by blocking androgens — that part which is evidently stimulated by the endogenous androgens in the male foetus.

This reduction occurs at very low doses of cyproterone acetate and cannot then be further increased.

Blocking foetal androgens by treating the pregnant mother with cyproterone acetate leads to a dose-dependent feminization of the external genitalia of male foetuses.

Paradoxically, in the female offspring of cyproterone acetate-treated dams remnants of the Wolffian ducts were frequently retained [5]. There are thus certain analogies to the influence of cyproterone acetate on the sexual differentiation of guinea-pigs (see p. 369), seminal vesicle anlagen were often stimulated. This effect is also paradox since in male foetuses, the seminal vesicle buds were suppressed under the influence of cyproterone acetate.

Descensus Testiculorum

The Proportions of the Internal Genitalia (Descensus Testiculorum) Under the Influence of Cyproterone Acetate

Fig. 15 shows, on the 30th day of embryonic development the whole genital tract from the gonads to the sinus urogenitalis is higher in the female rabbit foetuses than in the male foetuses.

Under the influence of cyproterone acetate, in the male foetuses the genital cord is raised considerably although the overall height of the genital tract (genital folds and genital cord) is practically unchanged. Basically, there is a change in the proportions of the internal genitalia. The ratio genital folds: genital cord in male and in female foetuses is about 1.67 and 1.4, respectively. However, under the influence of cyproterone acetate this becomes 0.9 in male foetuses. It may be concluded from this that it is only the height of the genital cord which is influenced in the female direction. However, descensus testiculorum remains undisturbed. This is supported by the fact that the gubernaculum testis was always normally developed [5, 8].

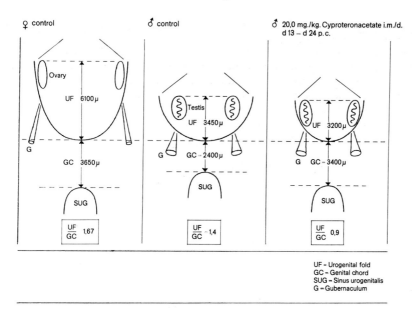

Fig. 15. Proportions of the internal genitalia in the rabbit. Drawings showing the proportions of the genital tract in 30-day rabbit foetuses based on serial sections. The curved line represents the margin of the mesogenitalia which normally contain the gonoducts. Each group represents the combined data of 9 and 10 foetuses, respectively. UF = genital fold; GC = genital cord; SUG = sinus urogenitalis; G = gubernaculum (From ELGER et al. [8])

Guinea-Pig

The influence of cyproterone acetate on sexual differentiation of guinea-pigs is different from that seen in other species. With the exception of rabbits, the somatic differentiation of the female foetuses remained uninfluenced in all other species investigated (rat, mouse, pig, sheep, dog). In guinea-pigs, however, cyproterone acetate treatment of pregnant mothers (15th through 40th day of pregnancy) led to impaired development in both sexes [16, 17, 18].

Whereas extensive feminization of the internal genital organs was achieved in male foetuses, female foetuses reacted with an unexpected degree of virilization of the internal and external genital organs.

Wolffian ducts were present in the whole genital fold of female foetuses. A prostate was regularly present. The external genital organs of female guinea-pig foetuses exhibited similar signs of virilization. The development of a vagina was suppressed and the anatomy of the external genital organs resembled remarkably that of genetically male guinea-pig foetuses whose mothers had been treated with cyproterone acetate.

In male foetuses almost all stages of differentiation, from the normal male to almost complete feminization, were to be seen in the various androgen-dependent structures of the genital tract, independent of the dose level (50—100 mg/kg).

As in other species, the differentiation of the gonads was undisturbed. Sometimes the epididymis was completely lacking, sometimes apparently normal. The same is true of the ductus deferens. Occasionally the ductus deferens was intact (especially at the lower dose level of 50 mg/kg), sometimes it was partially or completely recessive on one or both sides, sometimes there was a sign of degeneration on one or both sides. The Wolffian duct could often only be distinguished as a solid epithelial bud.

From the fact that in male guinea-pig foetuses the Wolffian ducts are not always subject to complete regression under the influence of cyproterone acetate, the guinea-pig can be said to be between the rabbit and the rat [10, 11, 13, 22, 53, 57, 62, 65], in which species the Wolffian ducts cannot be influenced at all.

Observations on the seminal vesicles proved to be very similar. The number of prostate outgrowths was always reduced (see Fig. 16).

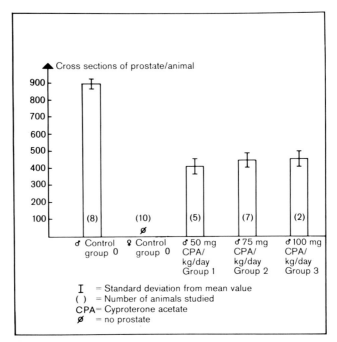

Fig. 16. Development of the prostate in guinea-pigs after treatment with cyproterone acetate. The height of the columns symbolizes the number of prostate cross sections visible on histological series sections in guinea-pig foetuses aged 46 days p.c. The male and female control animals were compared with genetically male foetuses from three trial groups which had been treated with cyproterone acetate from the 15th to the 40th day p.c. Every 20th section with a thickness of 5 μ was used for evaluation, so the vertical distance between two consecutive sections was 100 μ (From Gräf and Neumann [18])

Although the bulbo-urethral gland was present bilaterally in all cases it was smaller than the comparable gland complexes of male control animals. The external genital organs studied showed in higher dosages (75 and 100 mg/kg) clear signs of feminization. The sinus urogenitalis described a V-shaped course on the pelvic bottom, it had a stretched elongated oval shape in the region of the phallus, the glans lamella was always horse-shoe shaped and the opening of the sinus urogenitalis was displaced dorsally to the perineum and consequently did not lie centrally on the tip of the phallus. In no case was a vagina present (see also Fig. 17).

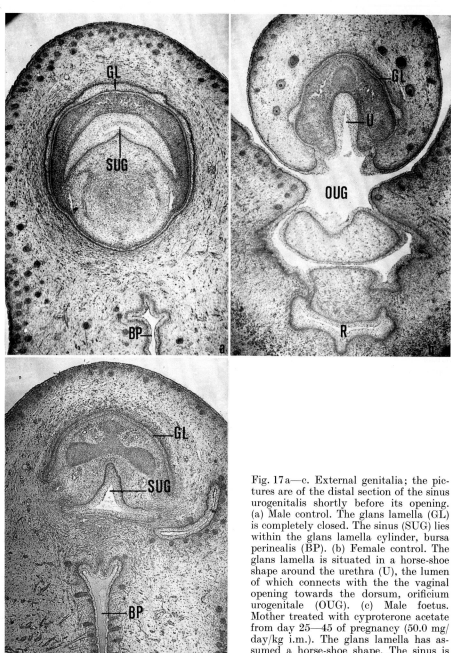

Fig. 17a—c. External genitalia; the pictures are of the distal section of the sinus urogenitalis shortly before its opening. (a) Male control. The glans lamella (GL) is completely closed. The sinus (SUG) lies within the glans lamella cylinder, bursa perinealis (BP). (b) Female control. The glans lamella is situated in a horse-shoe shape around the urethra (U), the lumen of which connects with the the vaginal opening towards the dorsum, orificium urogenitale (OUG). (c) Male foetus. Mother treated with cyproterone acetate from day 25—45 of pregnancy (50.0 mg/ day/kg i.m.). The glans lamella has assumed a horse-shoe shape. The sinus is displaced into the perineal region and ends dorsal to the tip of the phallus as in female control animals. (Magnification: $33\times$)
(From GRÄF and NEUMANN [18])

Goldfoot et al. [14] have also shown that cyproterone acetate, given from day 28 to 58 of gestation, influenced the development of sexual organs in male guinea-pigs. The animals had hypospadiac penises and stunted seminal vesicles and prostates. The concentration of endogenous testosterone in the plasma of adult 'feminized' guinea-pigs was not different from that of control males.

Although cyproterone acetate does not demonstrate androgenic properties at any dose level in the classic androgen tests (for example seminal vesicle tests, chicken comb tests), it might be possible that, in addition to its progestational and antiandrogenic effect, cyproterone acetate also possesses in special test models or certain animals an androgenic effect — at least in large doses — which, according to the receptor theories for the mechanism of hormonal action [1, 2, 27, 41, 80] cannot be inhibited by the same molecule. A probable androgenic effect of cyproterone acetate would, however, have to be weaker than that of actual androgens.

Dog

The influence of cyproterone acetate on sexual differentiation in the dog was investigated by Steinbeck et al. [72]. For this purpose pregnant bitches were given 10 mg/kg cyproterone acetate i.m. daily from the 23rd to the 44th day of gravidity. On the 45th day of pregnancy the foetuses were removed by Caesarean section.

As in the other species investigated, gonadal differentiation of the male foetuses was not affected by the antiandrogen treatment. In all males, whether treated or not, the Müllerian ducts had retrogressed to minute epithelial and mesenchymal traces. These remnants, however, were found almost constantly throughout the whole length of the genital tract. Only in the close proximity of the urogenital sinus did a caudal remnant, which ended blindly in the forepart, presist in three treated males.

All treated foetuses had degenerated Wolffian ducts, with the exception of one foetus in which the ducts were not affected by the antiandrogen. In the remaining five foetuses, the Wolffian ducts had retrogressed either unilaterally or bilaterally in the immediate vicinity of the urogenital sinus.

In all treated male foetuses, a separation of the anterior part of the sinus, resulting in the formation of a (sinus-) vagina, was observed, as in the female controls. The prostatic development was suppressed.

The external genital organs had reached a similar stage of development in the treated males as in female foetuses of the same age.

In the feminized male foetuses, the distance from the fusion of the urogenital folds to the sinus orifice of the genital ducts was relatively long compared with the male controls.

Fig. 18 shows semi-schematically the internal genital tract of male dog foetuses from cyproterone acetate-treated mothers.

Other Species (Sheep, Hamster)

Sexual differentiation in sheep and hamsters is influenced by antiandrogens (the test substance was again cyproterone acetate) in the same way as in rabbits and dogs [9].

The Wolffian ducts were not stabilized, the anlage for the accessory sex glands did not develop and the external genitalia underwent female differentiation (see Figs. 19 and 20).

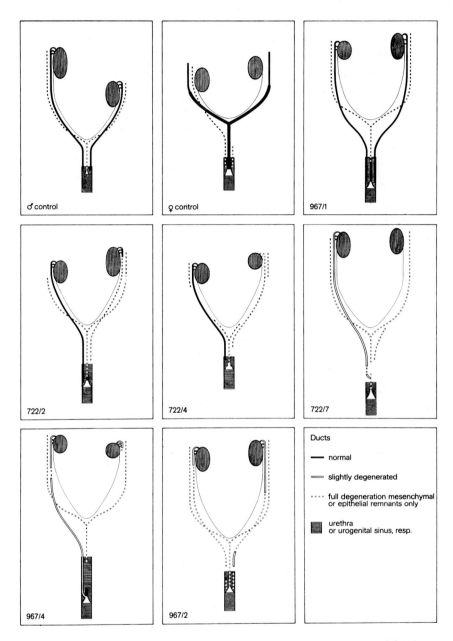

Fig. 18. Scale drawings of the internal reproductive tract of antiandrogen-treated dog foetuses. Cyproterone acetate was injected i.m. as an oily solution (benzylbenzoate/castor oil 1:10) in a daily dose of 10.0 mg/kg from the 23rd to the 44th day of pregnancy. The foetuses were removed from the uterus by Caesarean section on the 45th day (From STEINBECK et al. [77])

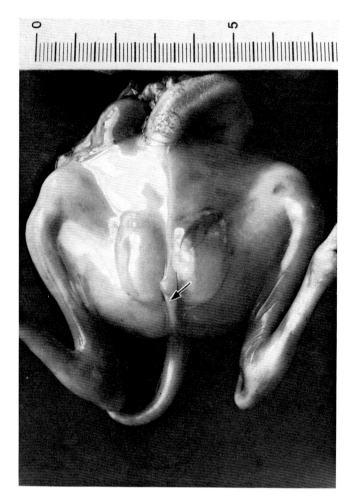

Fig. 19. External genitalia of a male sheep foetus (day 80 of pregnancy), mother treated with 10.0 mg cyproterone acetate/kg daily i.m. from day 21—79 of pregnancy. Hypospadia (arrow) (From Elger et al. [9])

Abolition of the Virilizing Effect of Androgens and Gestagens by Antiandrogens

On the basis of knowledge of the virilizing action of androgens and various gestagens [3, 19, 28, 30, 31, 32, 37, 38, 39, 42, 45, 46, 47, 48, 50, 74, 76, 78] it was presumed that antiandrogens are able to abolish or at least weaken the virilizing action of androgens and other steroids on female foetuses. It did indeed prove to be possible to counteract the virilizing effect of testosterone propionate on female rat foetuses by simultaneous treatment with cyproterone acetate [64]. Table 1 shows the results of the relevant experiment. In this case the evaluations were done on the basis of sagittal sections [for the sagittal section methods see 63].

The extent of virilization was calculated by measuring the ano-genital distance and the length of the so-called septum urethrovaginale. This septum forms the

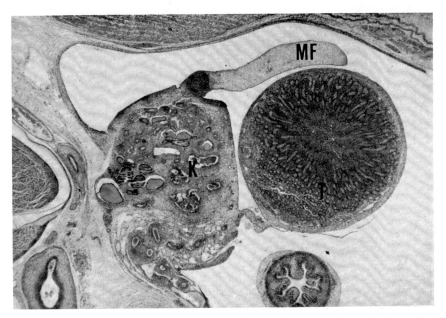

Fig. 20. Internal genitalia of a male sheep foetus (day 65 of pregnancy), mother treated with 60.0 mg cyptoterone acetate/kg daily from day 21—64 of pregnancy. Absence of gonoducts next to a normal testis. K = mesonephros; T = testis; MF = mesogenital fold (From ELGER et al. [9])

Table 1. *Effect of testosterone propionate and cyproterone acetate (alone or combined) on the differentiation of genitalia of female rat foetuses after subcutaneous administration to pregnant rats (16th—19th day)*

| Dose (mg/animal/day) | | No. of animals | Anogenital distance | | Length of septum urethrovaginale measured under 47-fold magnification in cm |
Testosterone propionate	Cyproterone acetate		Macroscopically in mm	Microscopically measured under 47-fold magnification in cm	
1.0	0	8	1.7 ± 0.27	7.6 ± 1.24	—0.18[a]
1.0	1.0	15	1.3 ± 0.15	4.4 ± 0.57	+2.8 ± 1.3
1.0	3.0	10	1.2 ± 0.066	4.2 ± 0.41	+2.8 ± 0.91
1.0	10.0	8	1.2 ± 0.1	4.3 ± 0.37	+3.9 ± 0.92
3.0	0	9	2.2 ± 0.47	12.6 ± 2.52	none
3.0	1.0	11	1.3 ± 0.18	5.0 ± 1.01	+0.56 ± 1.37
3.0	3.0	10	1.2 ± 0.00	4.9 ± 0.48	+1.5 ± 1.61
10.0	0	4	2.8 ± 0.13	13.3 ± 0.64	none
10.0	3.0	8	1.4 ± 0.15	5.6 ± 0.52	—0.8 ± 0.85
0	0	43	1.3 ± 0.13	4.3 ± 0.48	5.5 ± 1.16

[a] The standard deviation could not be calculated due to one animal's only possessing a "septum."

partition between vagina and urethra. A shortened septum is a sign of inhibited vaginal development. From Table 1 it can be seen that cyproterone acetate, given in a three-times larger dose (3.0 mg), was able to counteract the effect of testosterone propionate (1.0 mg).

On consideration of the male foetuses it is striking that the feminizing action of cyproterone acetate can on the other hand be partially cancelled out by testosterone propionate. The anti-virilizing effect of cyproterone acetate is also demonstrated in the internal genital organs [10, 59]. Treatment with androgens is known to stabilize the Wolffian ducts in female foetuses. The Wolffian ducts form the epididymis, the vas deferens and the seminal vesicles after male differentiation. Table 2a—c show the results of a relevant experiment.

Table 2. *Effects of subcutaneous injections of methyltestosterone (MT) and cyproterone acetate (CPA) on the differentiation of the Wolffian ducts of female rat foetuses*

(a) Epididymal portion

Dose (mg/day) (days 15—21 p.c.)	No. of female foetuses on day 22 of pregnancy	Partial or complete retrogression		Duct maintained but lack of coiling		Coiling but signs of degeneration		Well-developed epididymis	
		%ᵃ	nᵇ	%ᵃ	nᵇ	%ᵃ	nᵇ	%ᵃ	nᵇ
MT, 1.0	11	0	(0)	0	(0)	45.4	(10)	54.5	(12)
MT, 1.0+ CPA, 30.0	12	66.7	(16)	20.8	(5)	12.5	(3)	0	(0)
MT, 3.0	8	0	(0)	0	(0)	25	(4)	75	(12)
MT, 3.0+ CPA, 30.0	12	29.2	(7)	45.8	(11)	25	(6)	0	(0)
MT, 10.0	9	0	(0)	0	(0)	0	(0)	100	(18)
MT, 10.0+ CPA, 30.0	10	5	(1)	5	(1)	80	(16)	10	(2)

(b) Deferent ducts

Dose (mg/day) (days 15—21 p.c.)	No. of female foetuses on day 22 of pregnancy	Absent		Partial retrogression (blind ending rudiment)		Maintained but signs of degeneration		Entirely well maintained duct	
MT, 1.0	11	0	(0)	0	(0)	0	(0)	100	(22)
MT, 1.0+ CPA, 30.0	12	66.7	(16)	20.8	(5)	12.5	(3)	0	(0)
MT, 3.0	8	0	(0)	0	(0)	0	(0)	100	(16)
MT, 3.0+ CPA, 30.0	12	45.8	(11)	25	(6)	29.2	(7)	0	(0)
MT, 10.0	9	0	(0)	0	(0)	0	(0)	100	(18)
MT, 10.0+ CPA, 30.0	10	5	(1)	10	(2)	75	(15)	10	(2)

(c) Seminal vesicles (s.v.)

Dose (mg/day) (days 15—21 p.c.)	No. of female foetuses on day 22 of pregnancy	Absent		No separation of ampulla and s.v.		Incomplete development of the s.v.		Well-developed s.v.	
MT, 1.0	11	0	(0)	4.5	(1)	36.4	(8)	59.1	(13)
MT, 1.0+ CPA, 30.0	12	87.5	(21)	0	(0)	12.5	(3)	0	(0)
MT, 3.0	8	0	(0)	0	(0)	12.5	(2)	87.5	(14)
MT, 3.0+ CPA, 30.0	12	62.5	(15)	4.2	(1)	20.8	(5)	12.5	(3)
MT, 10.0	9	0	(0)	0	(0)	11.1	(2)	88.9	(16)
MT, 10.0+ CPA, 30.0	10	15	(3)	25	(5)	30	(6)	30	(6)

ᵃ Percentage of all ducts investigated. ᵇ Number of ducts.

In this experiment pregnant rats were given either methyltestosterone alone or methyltestosterone plus cyproterone acetate subcutaneously from the 13th — the 21st day of gravidity. The stabilizing effect of methyltestosterone on the Wolffian ducts is abolished by simultaneous treatment with cyproterone acetate.

GOLDMAN and BAKER [15] have shown that cyproterone acetate not only counteracts the virilizing effect of testosterone on rat foetuses but also the virilizing effects of some testosterone metabolites like dihydrotestosterone (DHT), 5α-androstane-3α-17β-diol, androst-4-ene-3,17-dione, 5α-androstane-3β,17β-diol and androst-5-ene-3β-ol-17-one on female rat foetuses. On the other hand, DHT and 5α-androstane-3α,17β-diol corrected the hypospadias produced by cyproterone acetate in male foetuses to a greater degree than testosterone. GOLDMAN and BAKER [15] suggested that the metabolites of testosterone might be responsible for the organizing action of testosterone in the male foetus.

The virilizing action of the gestagens medroxyprogesterone acetate and norethisterone acetate was also antagonized in female rat foetuses by simultaneous treatment with cyproterone acetate [4].

Some of the results are shown in Figs. 21 and 22.

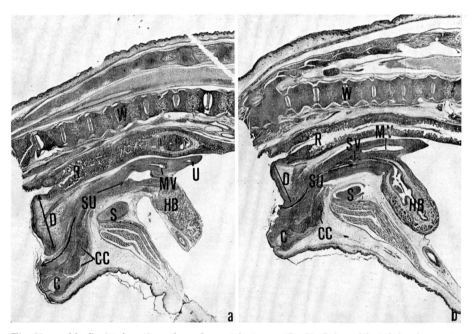

Fig. 21 a and b. Sagittal sections through a rat foetus on the 22nd day of foetal development. (Magnification: 18×). (a) Mother treated with a daily dose of 10.0 mg norethisterone acetate from day 17—20 of pregnancy. Note the strong virilization as can be seen from the greater perineal width, the S-shaped course of the urethra or the urogenital sinus, respectively, and the inhibited development of the vagina. (b) like (a), but the mother has been treated with an additional daily dose of 10.0 mg cyproterone acetate. There is still partial inhibition of that vaginal portion which originates from the urogenital sinus, all other structures of the female genital tract appear largely normal. W = vertebral column; R = rectum; MV = vaginal portion originating from the Müllerian ducts; SV = vaginal portion originating from the urogenital sinus; D = perineal width; SU = urogenital sinus; C = clitoris; CC = corpus cavernosum; S = symphis pelvis; HB = urinary bladder (From CUPCEANCU and NEUMANN [4])

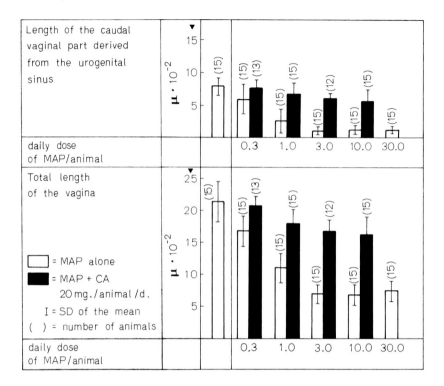

Fig. 22. Influence of medroxyprogesterone acetate (MAP) alone or in combination with cyproterone acetate (CA, 20.0 mg/d) on the development of the vagina in female rat foetuses. Treatment from day 17—20 of pregnancy subcutaneously (From Cupceancu and Neumann [4])

The vagina and vaginal development proved to be most sensitive to virilizing substances, above all the caudal portion of the vagina which originates from the sinus urogenitalis.

Fig. 22 shows that the inhibiting effect of 3.0 mg medroxyprogesterone acetate on the development of the vagina is almost completely counteracted by simultaneous treatment with 20 mg cyproterone acetate. The virilizing effect of 10 mg norethisterone acetate is also almost completely inhibited by 10 mg cyproterone acetate (dose ratio 1:1!) (see Fig. 21).

Mischler and Gawlak [49] used cyproterone acetate to antagonize the masculinizing properties of four steroids in rats. This compound was also able to antagonize the masculinizing effects of testosterone and reduced those of 17a-methyl-19-nortestosterone-3-cyclopentyl-enol ether. There was a slight reduction with methyltestosterone and, in contrast to our own studies [4, 10, 59], some more with medroxyprogesterone acetate. The feminizing effect of cyproterone on male foetuses was greatly reduced by medroxyprogesterone acetate, methyltestosterone and 17a-methyl-19-nortestosterone-3-cyclopentyl-enol ether.

References

1. BRITTEN, N.R., DAVIDSON, E.: Gene regulation of higher cells. Science **165**, 349 (1969)·
2. BRITTEN, N.R., DAVIDSON, E.: A new model amid old problems. In: BERNHARD, R. (Ed.). "Scientific Research", p. 26, 1969, cited by CHANDRA, P.: Molekularbiologische Untersuchungen zur Wirkungsweise von Androgen-Antagonisten. Habilitationsschrift — Universität Frankfurt/M., 1970.
3. CHAPPEL, C.I., REVESZ, C., GAUDRY, R.: Biological studies on new orally active 6,17-halogenated progesterones. Acta endocr. (Kbh.) Suppl. **51**, 915 (1960).
4. CUPCEANCU, B., NEUMANN, F.: Sensibilitätsunterschiede der verschiedenen Strukturen des Genitaltraktes von weiblichen Rattenfoeten unter dem Einfluß von Medroxyprogesteronacetat oder Norethisteronacetat. Endokrinologie **54**, 66—80 (1969).
5. ELGER, W.: Die Rolle der fetalen Androgene in der Sexualdifferenzierung des Kaninchens und ihre Abgrenzung gegen andere hormonale und somatische Faktoren durch Anwendung eines starken Antiandrogens. Arch. Anat. micr. Morph. exp. **55**, 657—743 (1966).
6. ELGER, W.: unpubliziert — 1973.
7. ELGER, W., NEUMANN, F.: The role of androgens in the differentiation of the mammary gland in male mouse fetuses. Proc. Soc. exp. Biol. (N.Y.) **123**, 637—640 (1966).
8. ELGER, W., NEUMANN, F., BERSWORDT-WALLRABE, R. VON: The influence of androgen antagonists and progestogens on the sex differentiation of different mammalian species. In: HAMBURGH, M. and BARRINGTON, E.J.W. (Eds.). "Hormones in Development", chapt. 51, pp. 651—667. Appleton-Century-Crofts, Educational Division, Meredith Corporation, New York 1971.
9. ELGER, W., NEUMANN, F., STEINBECK, H., HAHN, J.D.: The significance of hormones in mammalian sex differentiation as evidenced by experiments with synthetic androgens and antiandrogens. In: GIBIAN, H. and PLOTZ, E.J. (Eds.). "Mammalian Reproduction", 21. Colloquium der Gesellschaft für Biologische Chemie, Mosbach/Baden — April 1970, pp. 33—44. Berlin-Heidelberg-New York: Springer 1970.
10. ELGER, W., STEINBECK, H., CUPCEANCU, B., NEUMANN, F.: Influence of methyltestosterone and cyproterone acetate on Wolffian duct differentiation in female rat foetuses. J. Endocr. **47**, 417—422 (1970).
11. FORSBERG, J.G., JACOBSOHN, D.: The reproductive tract of males delivered by rats given cyproterone acetate from days 7—21 of pregnancy. J. Endocr. **44**, 461—462 (1969).
12. FORSBERG, J.G., JACOBSOHN, D., NORGREN, A.: Development of the urogenital tract in male offspring of rats injected during pregnancy with a substance with antiandrogenic properties (cyproterone). Z. Anat. Entwickl.-Gesch. **126**, 320—331 (1968).
13. FORSBERG, J.G., JACOBSOHN, D., NORGREN, A.: Modification of reproductive organs in male rats influenced prenatally or pre- and postnatally by an "antiandrogenic" steroid (cyproterone). Z. Anat. Entwickl.-Gesch. **127**, 175—186 (1968).
14. GOLDFOOT, D.A., RESKO, J.A., GOY, R.W.: Induction of target organ insensitivity to testosterone in the male guinea-pig with cyproterone. J. Endocr. **50**, 423—429 (1971).
15. GOLDMAN, A.S., BAKER, M.K.: Androgenicity in the rat fetus of metabolites of testosterone and antagonism by cyproterone acetate. Endocrinology **89**, 276—280 (1971).
16. GRÄF, K.-J.: Über den Einfluß eines stark wirksamen Antiandrogens auf die Sexualdifferenzierung des Meerschweinchens. Dissertation — Freie Universität Berlin 1971 (Forschungslaboratorien der Schering AG).
17. GRÄF, K.-J., KLEINECKE, R.-L., NEUMANN, F.: The stimulation of male duct derivatives in female guinea pigs with an antiandrogen, cyproterone acetate. J. Reprod. Fertil. (in press) (1973).
18. GRÄF, K.-J., NEUMANN, F.: Influence of cyproterone acetate on sexual differentiation of male guinea-pigs. Z. Anat. Entwickl.-Gesch. **137**, 200—220 (1972).
19. GREENE, R.R., BURRILL, M.W., IVY, A.C.: Experimental intersexuality: The effect of antenatal androgens on sexual development of female rats. Amer. J. Anat. **65**, 415 (1939).
20. GRUMBACH, M.M., DUCHARME, J.R., MOLOSHOK, R.E.: On the fetal masculinizing action of certain oral progestins. J. clin. Endocr. **19**, 1369—1380 (1959).
21. HAHN, J.D., HASSELBACH, CH. VON, BERGER, B., NEUMANN, F.: Sexual differentiation of the hypothalamic 'PIF'-center and other brain areas. Symposion on Central Mechanisms Controlling the Pituitary Testicular Function. Florence/Italy: October 1972.
22. HAMADA, H., NEUMANN, F., JUNKMANN, K.: Intrauterine antimaskuline Beeinflussung von Rattenfeten durch ein stark gestagen wirksames Steroid. Acta endocr. (Kbh.) **44**, 380—388 (1963).
23. HAMMERSTEIN, J., CUPCEANCU, B.: Behandlung des Hirsutismus mit Cyproteronacetat. Dtsch. med. Wschr. **94**, 829—834 (1969).

24. Hayashi, S.: Difference in responsiveness to estrogen of the anterior hypophysis between normal and neonatally estrogenized rats. J. Fac. Sci. (Tokyo) **11**, 227—234 (1967).

25. Hayashi, S.: Difference in luteinization in intrasplenic ovarian grafts between normal and persistent-estrous rats following ovariectomy. J. Fac. Sci. (Tokyo) **11**, 235—242 (1967).

26. Hayashi, S.: Suppression by estrogen injections of luteinization in intrasplenic ovarian grafts in ovariectomized "normal" and neonatally estrogenized rats. Annot. zool. jap. **42**, 13—20 (1969).

27. Jacob, F., Monod, J.: Genetic regulatory mechanisms in the synthesis of proteins. J. molec. Biol. **3**, 318—356 (1961).

28. Johnstone, E.E., Franklin, R.R.: Assay of progestins for fetal virilizing properties using the mouse. Obstet. and Gynec. **23**, 359—362 (1964).

29. Jones, H.W., Wilkins, L.: The genital anomaly associated with prenatal exposure to progestagens. Fertil. and Steril. **11**, 148 (1960).

30. Jost, A.: Recherches sur la différenciation sexuelle de l'embryon de Lapin. I. Introduction et embryologie génitale normale. Arch. Anat. micr. Morph. exp. **36**, 151—200 (1947).

31. Jost, A.: Recherches sur la différenciation sexuelle de l'embryon de Lapin. II. Action des androgènes de synthèse sur l'histogenèse génitale. Arch. Anat. micr. Morph. exp. **36**, 242—270 (1947).

32. Jost, A.: Recherches sur la différenciation sexuelle de l'embryon de Lapin. III. Rôle des gonades foetales dans la différenciation sexuelle somatique. Arch. Anat. micr. Morph. exp. **36**, 271—315 (1947).

33. Jost, A.: Modalities in the action of gonadal and gonadstimulating hormones in the foetus. Mem. Soc. Endocr. **4**, 237—248 (1955).

34. Jost, A.: Gonadal hormones in the sex differentiation of the mammalian fetus. In: Haan, R.L. de and Ursprung, H. (Eds.). "Organogenesis", New York: Holt, Rinehart and Winston Inc. 1965.

35. Jost, A.: Steroids and sex differentiation of the mammalian fetus. In: Proc. IInd Int. Congress on Hormonal Steroids, Milan 1966. Excerpta Medica International Congress Series **132**, p. 74 (1967).

36. Jost, A.: Modalities in the action of androgens on the foetus. In: Cassano. C., Finkelstein, M., Klopper, A., and Conti, C. (Eds.). "Trans. Third Meeting Int. Study Group for Steroid Hormones, Rome, Research on Steroids", vol. 3, pp. 207—220. Amsterdam: North-Holland Publishing Co. 1968.

37. Junkmann, K.: Experimental aspects in the study of synthetic progestogens. Symposium of Family Planning, May 1962. J. Egypt. Med. Association, 1963, pp. 38—60.

38. Junkmann, K.: Experimentelle Gesichtspunkte bei der Prüfung synthetischer Gestagene. Dtsch. med. Wschr. **88**, 629—638 (1963).

39. Junkmann, K.: Die tierexperimentelle Prüfung antikonzeptioneller Steroide. Internist (Berl.) **5**, 237—242 (1964).

40. Junkmann, K., Neumann, F.: Zum Wirkungsmechanismus von an Feten antimaskulin wirksamen Gestagenen. Acta endocr. (Kbh.) Suppl. **90**, 139—154 (1964).

41. Karlson, P.: Biochemische Wirkungsweise der Hormone. Dtsch. med. Wschr. **86**, 668—674 (1961).

42. Kraay, R.J., Brennan, D.M.: Evaluation of chlormadinone acetate and other progestogens for foetal masculinization in rats. Acta endocr. (Kbh.) **43**, 412—418 (1963).

43. Kumaresan, P., Turner, C.W.: Effect of neonatal administration of testosterone propionate upon mammary gland growth in female rats. Endocrinology **79**, 443—444 (1966).

44. Kurcz, M., Kovács, K., Tiboldi, T., Orosz, A.: Effect of androgenisation on adenohypophyseal prolactin content in rats. Acta endocr. (Kbh.) **54**, 663—667 (1967).

45. Lerner, L.J., Brennan, D.M., Phillipo, M. de, Yiacas, E.: Comparison of biological activities of progesterone, norethisterone and the acetophenone derivatives of 16a,17a-dihydroxyprogesterone. (Abstract). Fed. Proc. **20**, 200 (1961).

46. Lerner, L.J., Phillipo, M. de, Yiacas, E., Brennan, D.M., Borman, A.: Comparison of the acetophenone derivative of 16a,17a-dihydroxyprogesterone with other progestational steroids for masculinization of the rat fetus. Endocrinology **71**, 448—451 (1962).

47. Madjerek, Z., Visser, J. de, Vies, J. van der, Overbeek, G.A.: Allylestrenol, a pregnancy maintaining oral gestagen. Acta endocr. (Kbh.) **35**, 8—19 (1960).

48. Mey, R., Scheid, H.: Tierexperimentelle Untersuchungen zur Frage einer androgenen Wirkung von Aethinyl-nor-testosteron. Geburtsh. u. Frauenheilk. **19**, 783—788 (1959).

49. Mischler, T., Gawlak, D.: Antagonism between masculinizing steroids and cyproterone acetate in the rat fetus. Europ. J. Pharmacol. **9**, 391—393 (1970).

50. Moore, C.R.: Embryonic sex hormones and sexual differentiation. Springfield/Ill.: C.C. Thomas 1947.

51. Neumann, F.: Die Bedeutung der Androgene für die Sexualdifferenzierung. Berl. Münch. tierärztl. Wschr. **83**, 389—393 (1970).
52. Neumann, F., Berswordt-Wallrabe, R. von, Elger, W., Steinbeck, H., Hahn, J. D., Kramer, M.: Aspects of androgen-dependent events as studied by anti-androgens. Recent Progr. Hormone Res. **26**, 337—410 (1970).
53. Neumann, F., Elger, W.: Physiological and psychical intersexuality of male rats by early treatment with an anti-androgenic agent (1,2a-methylene-6-chloro-Δ^6-hydroxyprogesterone-acetate). Acta endocr. (Kbh.) Suppl. **100**, 174 (1965) (Abstract No. 142).
54. Neumann, F., Elger, W.: The effect of the anti-androgen 1,2a-methylene-6-chloro-$\Delta^{4,6}$-pregnadiene-17a-ol-3,20-dione-17a-acetate (cyproterone acetate) on the development of the mammary glands of male foetal rats. J. Endocr. **36**, 347—352 (1966).
55. Neumann, F., Elger, W.: Steroidal stimulation of mammary glands in prenatally feminized male rats. Europ. J. Pharmacol. **1**, 120—123 (1967).
56. Neumann, F., Elger, W., Berswordt-Wallrabe, R. von: The structure of the mammary glands and lactogenesis in feminized male rats. J. Endocr. **36**, 353—356 (1966).
57. Neumann, F., Elger, W., Kramer, M.: Development of a vagina in male rats by inhibiting androgen receptors with an anti-androgen during the critical phase of organogenesis. Endocrinology **78**, 628—632 (1966).
58. Neumann, F., Elger, W., Steinbeck, H.: Drug-induced intersexuality in mammals. J. Reprod. Fertil. Suppl. **7**, 9—24 (1969).
59. Neumann, F., Elger, W., Steinbeck, H.: Antiandrogens and reproductive development. Phil. Trans. B **259**, 179—184 (1970).
60. Neumann, F., Elger, W., Steinbeck, H.: Die Bedeutung der Androgene für die „Prägung des Gehirns". J. Neuro-visc. Rel. Suppl. **10**, 296—309 (1971).
61. Neumann, F., Gräf, K.-J., Elger, W.: Hormone induced disturbances in sexual differentiation. Symposion on "Hormones and Embryonic Development", Gemeinsame Tagung der Britischen und Deutschen Pharmakologischen Gesellschaft, Berlin 1973. Naunyn-Schmiedeberg's Archives of Pharmacology in press.
62. Neumann, F., Hamada, H.: Intrauterine Feminisierung männlicher Rattenfeten durch das stark gestagen wirksame 6-chlor-Δ^6-1,2-methylen-17a-hydroxy-progesteronacetat. 10. Symp. Dtsch. Gesellschaft für Endokrinologie, Wien 1963. Berlin-Heidelberg-New York: Springer 1964, S. 301—304.
63. Neumann, F., Junkmann, K.: A new method for determination of virilizing properties of steroids on the fetus. Endocrinology **73**, 33—37 (1963).
64. Neumann, F., Kramer, M.: Antagonism of androgenic and antiandrogenic action on the rat fetus. Endocrinology **75**, 428—433 (1964).
65. Neumann, F., Richter, K.-D., Günzel, P.: Wirkungen von Antiandrogenen. Zbl. Vet.-Med., Reihe A, **12**, 171—188 (1965).
66. Neumann, F., Steinbeck, H.: Influence of sexual hormones on the differentiation of neural centers. Arch. Sex. Behav. **2**, 147—162 (1972).
67. Neumann, F., Steinbeck, H., Elger, W.: Sexualdifferenzierung. 16. Symp. Dtsch. Gesellschaft für Endokrinologie, Ulm 1970. „Endokrinologie der Entwicklung und Reifung", S. 58—82. Berlin-Heidelberg-New York: Springer 1970.
68. Price, D., Ortiz, E., Zaaijer, J. P.: Organ culture studies of hormone secretion in endocrine glands of fetal guinea pigs. III. The relation of testicular hormone to sex differentiation of the reproductive ducts. Anat. Rec. **157**, 27—41 (1967).
69. Raynaud, A.: Modification expérimentale de la différenciation sexuelle des embryons de souris, par action des hormones androgénes et oestrogénes. Acta Scientifique et Industrielles, Nos. 925-et 926, 1942.
70. Raynaud, A.: Morphogenesis of the mammary gland. In: Kon, S. K. and Cowie, A. T. (Eds.). "Milk — the mammary gland and its secretion". New York and London: Academic Press, vol. 1, pp. 3—46, 1961.
71. Raynaud, A., Frilley, M.: Destruction des glandes génitales de l'embryon de souris par une irradiation au moyen des rayons X, à l'âge de 13 jours. Ann. Endocr. (Paris) **8**, 400 (1947).
72. Raynaud, A., Frilley, M.: Effets, sur la development du tractus génital des embryons de souris, de la destruction des ébauches de leurs glandes génitales, par une irradiation au moyen des rayons X, à l'âge de treize jours. C.R. Soc. Biol. (Paris) **141**, 1134—1137 (1947).
73. Raynaud, A., Raynaud, J.: La production expérimentale des malformations mammaires chez le foetus de souris, par l'action des hormones sexuelles. Ann. Inst. Pasteur **90**, 39—91 (1956).
74. Revesz, C., Chappel, C. I., Gaudry, R.: Masculinization of female fetuses in the rat by progestational compounds. Endocrinology **66**, 140—144 (1960).
75. Rieser, U., Schulz, U., Neumann, F.: Ursachen der geschlechtsunterschiedlichen Milchdrüsengewebsentwicklung bei Ratten. Experientia (Basel) **26**, 1148—1149 (1970).

76. Schöler, H. F. L., Wachter, A. M. de: Evaluation of androgenic properties of progestational compounds in the rat by the female foetal masculinization test. Acta endocr.
(Kbh.) **38**, 128—136 (1961).
77. Steinbeck, H., Neumann, F., Elger, W.: Effect of an antiandrogen on the differentiation
of the internal genital organ in dogs. J. Reprod. Fertil. **23**, 223—227 (1970).
78. Suchowsky, G. K., Junkmann, K.: Zur Frage der Virilisierung des Foetus durch Behandlung der Mutter mit Gestagenen. Geburtsh. u. Frauenheilk. **20**, 1019—1023 (1960).
79. Thomson, K., Napp, J.-H.: Nebenwirkungen bei hochdosierter Nortestosteronmedikation
in der Gravidität. Geburtsh. u. Frauenheilk. **20**, 508—513 (1960).
80. Tomkins, G. M., Thompson, E. B.: Hormonal control of protein synthesis at the translational level. 18. Colloquium der Gesellschaft für Biologische Chemie, Mosbach/Baden
1967, p. 107. Berlin-Heidelberg-New York: Springer.
81. Wenzel, M., Pollow-Hanisch, B., Pollow, K.: Änderung der Sexualspezifität bei der
Androstendionreduktion durch Oestradiol-17β-Wasserstoff in der Rattenleber nach
Feminisierung durch Cyproteronacetat. Hoppe-Seylers Z. physiol. Chem. **350**, 791—792
(1969).
82. Wiechert, R., Neumann, F.: Gestagene Wirksamkeit von 1-Methyl- und 1,2a-Methylen-
Steroiden. Arzneimittel-Forsch. **15**, 244—246 (1965).
83. Wiesner, B. P.: The postnatal development of the genital organs in the albino rat — with
a discussion of a new theory of sexual differentiation. J. Obstet. Gynaec. Brit. Emp. **41**,
867—922 (1934).
84. Wiesner, B. P.: The postnatal development of the genital organs in the albino rat with a
discussion of a new theory of sexual differentiation. VI. Effects of sex hormones in the
heteronomous sex. J. Obstet. Gynaec. Brit. Emp. **42**, 8—78 (1935).
85. Wilkins, L.: Masculinization of female fetus due to use of orally given progestins. J. Amer.
med. Ass. **172**, 1028—1032 (1960).
86. Wilkins, L., Jones, H. W., Holman, G. H., Stempfel, R. S.: Masculinization of the
female fetus associated with administration of oral and intramuscular progestins during
gestation. Non-adrenal female pseudohermaphroditism. J. clin. Endocr. **18**, 559—585
(1958).
87. Winkler, K.: La valeur des anti-androgènes en dermatologie. Ann. Derm. Syph. (Paris)
95, 147—153 (1968).
88. Zarate, A., Mahesh, V. B., Greenblatt, R. B.: Effect of an antiandrogen, 17a-methyl-B-
nortestosterone, on acne and hirsutism. J. clin. Endocr. **26**, 1394—1398 (1966).

2.7. Differentiation of Neural Centers

The final step of sexual differentiation is the determination of the pattern of
a number of brain functions, many of which do not become obvious before puberty.
Several neural substrates for sex-specific reproductive function and behavior are
irreversibly programmed under the influence of testicular androgen secretions in
the male fetus. In female fetuses, only the absence of endocrine activity of the
gonad is consistent with normal differentiation of neural control sites for feminine
behavior and cyclic gonadotropin secretion. In most mammalian species the
period of neural definition is completed before birth, but in a few, e.g. rats, differentiation of later behavioral and hormone-secretion patterns lasts for a short time
after birth.

2.7.1. Antiandrogenic Interference with the Development of Gonadotropin Secretion Patterns

The pattern of hypophyseal gonadotropin secretion is controlled via gonado-
tropin-releasing neurosecretions by the response of two neural centers to various
hormonal and others factors: one center for basic and acyclic secretion, which is
located in the ventromedial region of the hypothalamus, and a second center in
the preoptic area of the hypothalamus, which controls the cyclic discharge of
ovulatory gonadotropin surges [cf. 3, 4]. Initially, both sexes possess the capacity
for cyclic gonadotropin secretion which is the prerequisite for normal female

reproduction. In male fetuses, cyclicity is lost under the influence of their own testicular androgens by irreversible destruction of the cyclic activity of the preoptic hypothalamic center. Only the ventromedial center regulating the basic and acyclic secretion of gonadotropins remains undisturbed. Since the pioneering work of PFEIFFER [44] on the effects of early testicular ablation and grafting to both sexes in neonatal rats, numerous experiments on various species have shown that the influence of androgens during the appropriate stage of fetal development renders gonadotropin secretion permanently acyclic, which results in lasting sterility of genetic females [2, 3, 4, 5, 15, 16, 18, 43]. In the same way, the prevention of the action of androgens on nervous tissues during a distinct phase of development by early castration or antiandrogen treatment of genetic male fetuses permits retention of the capacity for cyclic gonadotropin secretion.

In early experiments on the influence of antiandrogens on the neural differentiation of male fetuses, cyproterone acetate was injected during the last third of pregnancy into litter-bearing rats and thereafter into their offspring during the first 3 weeks of life [31, 32, 33, 39]. This treatment period covered much more than the strictly limited time of neural sex-differentiation, which in rats physiologically extends only over the first 3 neonatal days, probably beginning during the last 2 days before birth. However, experimental manipulation of newborn rats has lasting effects if carried out up to the 10th day of life; after this the hypothalamus is unresponsive to programming hormonal influence [cf. 1, 18, 43].

Since the above schedule of treatment with cyproterone acetate (10.0 mg/day s.c. to the mother from the 13th through 22nd day of pregnancy, 0.3 mg/day s.c. to the young from birth to day 21 of life) also covered the period of the preceding morphologic sexual differentiation, there were two possibile ways of measuring the experimental influence on the permanent establishment of the gonadotropin secretion pattern.

The prenatal antiandrogen treatment had allowed the formation of a complete vagina, so that vaginal smears could be taken; this method of assessment was used in addition to the usual method of evaluating the pattern of gonadotropin release by observing the behavior of ovarian transplants. At the age of 3 months, these experimentally feminized males were castrated and ovaries of immature rats were implanted under the renal capsule or just subcutaneously. In later experiments, the ovarian transplants were placed in the anterior chamber of the eye, which allowed observation of follicle growth and corpus luteum formation.

The following results were consistently obtained in several repetitions of the first experiment: the vaginal epithelium of feminized male rats responded to estradiol treatment with cornification, exactly as in normal females [21, 32]. After the ovarian transplants had "taken," cyclic hormone secretion began, as could easily be measured by cyclic changes in the vaginal smear (Figs. 1 and 2).

The cycles were obviously not as regular as in normal females, but it should be borne in mind that even in the normally differentiated female rat who is later spayed ovarian grafts do not function as regularly as an inborn ovary (Fig. 1).

In the ovarian grafts that had had a cyclic function reflected in vaginal smears, ovulatory and seemingly well-functioning corpora lutea were frequently found on macroscopic or microscopic examination (Fig. 3).

In later experiments, 2.0 mg cyproterone or 2.0 mg cyproterone acetate/day was injected into newborn male rats for the first 2 weeks of life only. Again, corpora lutea were found in ovarian grafts that had been implanted after castration of the animals in adulthood [38, 39, 52, 53].

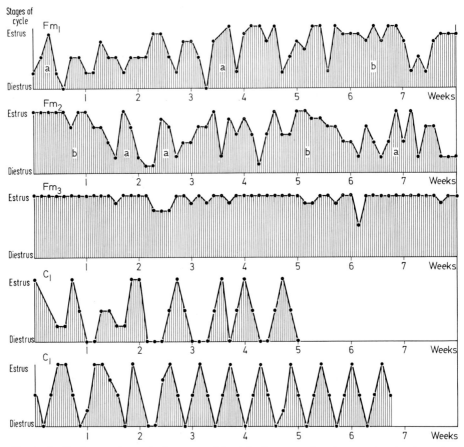

Fig. 1. Cyclic changes in vaginal smears of feminized castrated male rats after implantation of ovarian tissue. Fm_1—Fm_3 = castrated feminized males with ovarian graft. C_1 = castrated female control with ovarian graft. C_f = normal female control. a = normal cycles. b = prolonged cycles (From Neumann and Elger [33])

Since cyclic hormone secretion reflected in cyclic changes in the vaginal epithelium and formation of corpora lutea in ovarian grafts depends on a cyclic pattern of gonadotropin secretion, the above findings in genetically male rats demonstrate that cyproterone acetate had prevented the differentiation of a masculine pattern of gonadotropin secretion. Retention of the initial capacity of cyclic gonadotropin release is thus a consequence of antagonism to the effects of endogenous fetal androgen on the differentiating brain [27, 28, 29, 30, 31, 32, 33, 34, 35, 36, 37, 38, 39, 40, 41, 42].

If a female rat is treated with androgens in the first 10 days after birth, her postpuberal pattern of gonadotropin secretion is acyclic, which means the animal is permanently sterile. The ovaries contain cystic follicles but no corpora lutea, and the vaginal smears indicate permanent estrus which is not correlated with erotic behavior. Since these deviations from normal reproductive physiology occur with the onset of puberty, this condition has been termed "early androgen syndrome" (EAS) [cf. 4]. Cyproterone acetate has repeatedly been shown to prevent

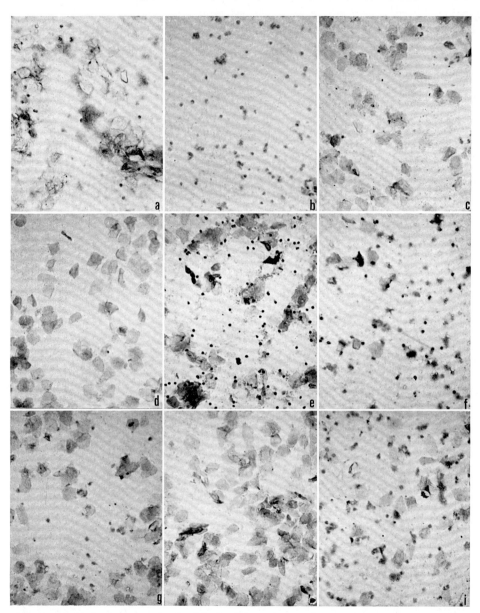

Fig. 2a—i. Vaginal smears of a feminized adult male rat taken on days immediately after
castration and subcutaneous implantation of an ovary. (Mother treated with 10 mg cyproterone acetate/day from 13th—22nd days of gestation. Treatment of newborn rats was continued for 3 weeks after delivery with 0.3 mg cyproterone acetate/day/animal s.c.). (a) Metestrus. (b) Diestrus. (c) Proestrus-estrus. (d) Estrus. (e) Metestrus. (f) Late metestrus-diestrus.
(g) Proestrus-estrus (plus leukocytes). (h) Estrus. (i) Metestrus. Magnification: 300 ×, reduced
30% (From NEUMANN and ELGER [33])

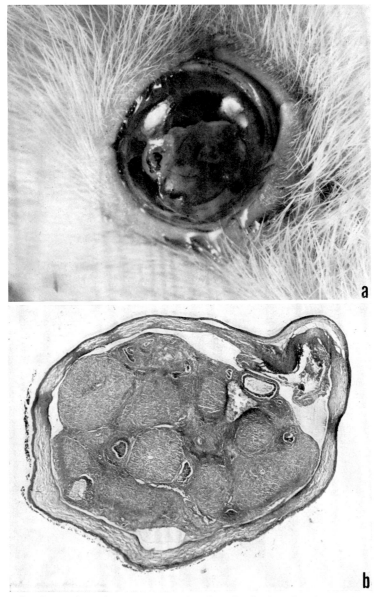

Fig. 3. (a) Ovarian graft in the anterior eye chamber of a feminized male rat whose mother received daily doses of 30.0 mg cyprot. ac. s.c. from day 13 to term, and which itself was treated with 2.0 mg cyproterone acetate/day for the first 10 days of life. When 9 months old, the rat was castrated and an ovary implanted. The graft was removed after 8 weeks. (Note the yellowish appearance which is typical for corpora lutea.) Magnification: 5 ×. (b) Histology of the ovarian graft in Fig. 3a. The section is filled out with well-developed corpora lutea. Magnification: 13 ×

the development of an EAS if given concomitantly with the androgen [1, 11, 39, 56] (Fig. 4).

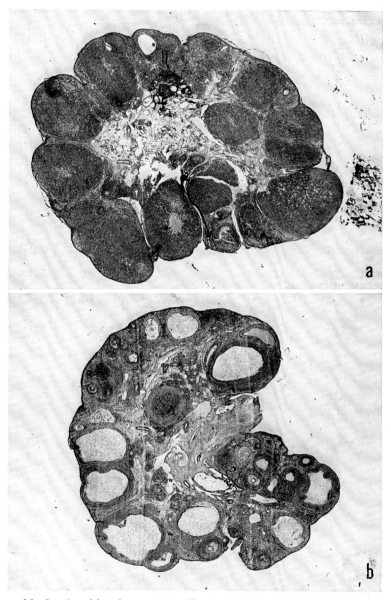

Fig. 4a and b. Ovaries of female rats. (a) = The newborn had been treated on the 1st day of life with 10 μg testosterone propionate s.c. and on the first 3 days with 100 μg cyproterone s.c. daily. Note the presence of many corpora lutea. (b) = The newborn had been treated on the 1st day of life with 10 μg testosterone propionate s.c. Note the absence of corpora lutea. Magnification: ca. 20 × (From NEUMANN and KRAMER [39])

However, as the androgen-sensitivity of the neonate's brain decreases rapidly from birth to the tenth day of life, the treatment day determines the effective ratio of antiandrogen/androgen dosage for the prevention of EAS organization. For example, 0.1 mg cyproterone acetate administered for the first 3 days inhibits the effects of 0.01 mg TP given on the first day [39] (Fig. 4). The same doses of cyproterone acetate, administered on days 3, 4 and 5 of life were only partly effective against a single dose of 0.02 mg TP on day 3 [10, 11] but 2.0 mg were very effective [11]. Even a time lag between androgen and subsequent antiandrogen administration may be important [1] (Table 1).

Table 1. *Critical exposure time for androgenization of the 5-day-old rat as determined by anti-androgen injection (From Arai and Gorski [1])*

Androgen (μg of TP) at time zero on day 5	Time of CA[a] injection (hours after androgen)	Incidence of sterility (No. anovulatory/No. injected)			
		at 45 days of age	%	at 90 days of age	%
30	none[b]	10/13	83.3	11/12	91.6
30	zero	3/28[c]	10.3	7/20	30.0
30	6	11/18	58.8	16/18	88.8
30	12	10/14	71.4	11/14	78.5
30	24	10/13	77.5	12/13	92.3
none[d]	zero	1/11	9.0	1/11	9.0

[a] Cyproterone acetate, 0.6 mg/0.05 ml of castor oil-benzyl benzoate vehicle.
[b] Given 0.05 ml of castor oil vehicle.
[c] Eight of these animals sacrificed at 45 days of age.
[d] Given 0.02 ml of peanut oil.

It could be argued that the strong progestational activity of cyproterone acetate might be involved in this protective effect against the induction of the EAS, because progesterone has also been demonstrated to prevent the effects of neonatal androgen administration on hypothalamic differentiation [9, 12, 19, 22]. However, the free alcohol, cyproterone, which is devoid of any progestational activity, was also effective in preventing the experimental EAS in a dose-relation as narrow as 0.1 mg cyproterone to 0.01 mg testosterone propionate, both given to one-day old female rats [39, 43]. Thus, the protective effect of cyproterone acetate against EAS induction can be considered to be due exclusively to the antiandrogenic action of this compound.

2.7.2. Influence of Antiandrogens on the Differentiation of Behavioral Patterns

Basically, the undeveloped brain in either genetic sex is capable of acquiring either direction of sexual orientation and any intermediate state. But because many conflicting experimental results have been reported, the hormonal regulation of the organizational phase of sex behavior is still not fully understood. However, a good body of evidence has accumulated for the involvement of androgens to a very high extent in the process of typing of the psychosexual orientation.

As far as hormones are concerned, the differentiation period of the psychological sex is approximately identical with that described for the determination of gonadotropin-secretion patterns, i.e. in most mammalian species the hormonal programming of the gender role takes place *in utero*, and in some it continues over the first few postnatal days. The first observation that administration of an androgen to the female fetus alters the sexual behavior of the adult animal was made in experiments on guinea-pigs [9a]. Meanwhile, experimental psychic masculinization of the developing female brain has also been achieved in rats, mice, hamsters, monkeys, dogs and, accidentally, in the human [cf. 48, 49]. There is a vast amount of evidence indicating that the process of behavioral masculinization is not so much the neural organization of masculine behavioral traits but rather a lasting suppression of feminine characteristics. It has therefore been termed "defeminization" [55].

In analogy to other neural differentiation processes, neonatal ovariectomy of rats does not have any influence on the development of normal feminine receptivity; such animals behave essentially like unmanipulated females in response to appropriate hormonal stimulation later in life. In contrast, removal of the testes from newborn male rats interferes seriously with the development of normal masculine copulatory behavior and enhances the animals' ability to display feminine receptivity in response to exogenous hormones. In these castrates, deprivation of androgenic influence during the phase of psychological differentiation has prevented the defeminization that normally takes place in male fetuses.

Another experimental approach to the prevention of normal masculine development of psycho-orientation is treatment with antiandrogens throughout the critical phase of differentiation of the nervous system. The effect of such temporary castration of the fetus is a lasting dominance of feminine behavior in genetic males exposed to the effects of ovarian hormones in adulthood.

In the feminized male rats mentioned in the preceding section on the differentiation of gonadotropin-controlling centers (pregnant rats treated with 10.0 mg cyproterone acetate/day for 10 days, offspring injected with 0.3 mg cyproterone acetate/day for 3 weeks) behavior was masculine in adulthood before castration. They pursued and mounted estrous females, but also they were mounted by normal males but never showed the lordosis response and adopted defensive behavior upon the approach of other males [32, 33, 39, 40]. However, after castration and grafting of ovaries, they responded like females, according to the state of the vaginal epithelium. When the smear indicated estrus, they were highly permissive to the copulatory attempts of normal males and the female lordosis response was frequently triggered upon being mounted. As in normal females, defense reactions towards the male prevailed when the vaginal smear showed nonestrous stages [13, 27, 28, 29, 30, 31, 32, 33, 34, 35, 37, 39, 43] (Fig. 5).

In another study on the influence of perinatal cyproterone acetate treatment on the determination of the neural substrate for later behavioral traits, the response of feminized male rats to ovarian hormones was essentially similar [25]. In these experiments, prenatal cyproterone acetate was administered in the same dose (10.0 mg/day) and for the same period (days 13—22 of pregnancy) as in the studies described above. The newborn males were also given 0.3 mg cyproterone acetate for the first two days of life but were castrated on the third day. At the age of about 3 months, they were given estradiol benzoate and progesterone in sequential injections, instead of receiving grafted ovaries. In subsequent test sessions, these animals displayed high scores of feminine behavioral responses to the copulatory activity of stimulus males (Table 2).

Table 2. *Hormone-induced female sexual behavior of adult rats treated prenatally with androgen (TP), anti-androgen (CA) or oil (control and day 1 male castrates) (From* NADLER *[25])*

Group	N	Mean number times mounted[a]	Ss exhibiting lordosis (%)	R.Q.[a] (lordoses/ mounts × 100)
Control females	10	10.7 ± 1.8	100	92.9 ± 3.4
TP females	10	20.2 ± 2.7	90	71.1 ± 9.8
Control males	10	12.6 ± 1.3	30	79.3 ± 5.8
Day 1 males	11	17.7 ± 3.9	100	88.4 ± 13.6
CA males	9	16.3 ± 1.5	89	98.8 ± 1.3

[a] Mean $\pm$ S.E.

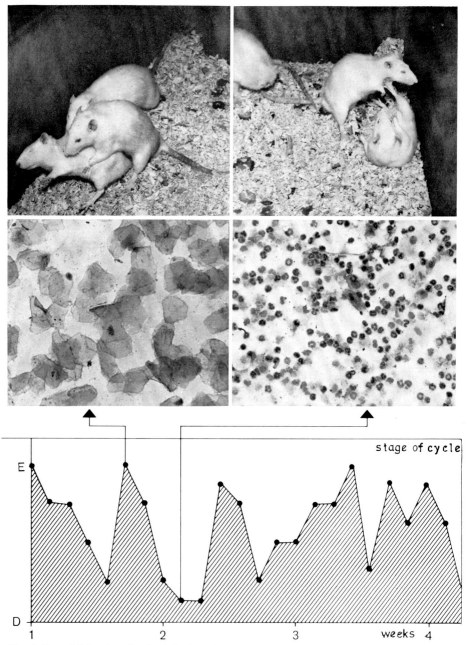

Fig. 5. Sexual behavior of a feminized rat bearing an ovarian graft according to the state of the vaginal smear. E = Estrus. D = Diestrus. Magnification: 300 × (From NEUMANN et al. [30])

The response to the injection of testosterone, which corresponds to the situation before adult castration in the experiments by NEUMANN et al. [32, 33, 39, 40], disclosed that the mounting vigor did not differ from that of control males but the intromission pattern was nearly abolished in behavioral tests with estrous females (Table 3).

Table 3. *Hormone-induced male sexual behavior of adult rats treated prenatally with androgen (TP), anti-androgen (CA) or oil (control and day 1 male castrates) (From* NADLER *[25])*

Group	N	Ss exhibiting mounts (%)	Ss exhibiting intromission patterns (%)	Mean mount frequency[a]	Mean intromission frequency[a]	C.Q.[a] (Intromissions/ mounts × 100)
Control males . . .	10	60	60	34.9 ± 2.0	11.3 ± 0.9	35.3 ± 4.0
Day 1 males	10	60	50	32.5 ± 5.5	3.8 ± 0.7	10.2 ± 3.1
CA males	9	67	10	23.9 ± 3.9	3.0 ± 0.0	10.1 ± 0.0
Control females . .	10	40	10	20.6 ± 5.4	2.0 ± 0.0	5.4 ± 0.0
TP females	10	90	90	28.8 ± 2.3	3.0 ± 0.2	8.9 ± 1.0

[a] Mean ± S.E.

The author of this report ascribed the retention of feminine behavioral responses to ovarian hormones in adulthood to a neonatal influence of cyproterone acetate on neural substrates, i.e. prevention of endogenous androgen from extinguishing female responsiveness. Any defect in the masculine behavioral pattern, however, was explained by the prenatal interference of cyproterone acetate with male phallic development.

As regards male copulatory behavior, other authors reported essentially similar observations after perinatal antiandrogen treatment [50]. (These authors claimed to have treated pregnant mothers for the last five days before parturition with 10.0 mg cyproterone/day, and their offspring for the first 3 weeks of life with 0.3 cyproterone/day, but it is more likely that they used cyproterone acetate as they confused the acetate and the free alcohol in quoting other authors' work; in fact cyproterone is soluble only with difficulty and the doses given would not have dissolved in their vehicle volumes.) At the age of 3—4 months these rats were tested for their behavior towards estrus females. For this test they were either left intact or castrated and given high-dose and prolonged testosterone stimulation. Again, even extension of the period of androgen deprivation back into prenatal life had no significant effect on the scores of later engagement in all components of masculine copulatory behavior, except that intromission and ejaculatory patterns were reduced. In these animals, the time spent in female-directed activities was even increased, indicating undisturbed masculine vigor. However, special mention is made of bizarre and disorganized mounting behavior of the feminized rats.

Deviant masculine copulatory behavior was also observed in another experiment in which male rats were treated only postnatally with a daily subcutaneous dose of 2.0 mg cyproterone acetate for the first 2 weeks of life. When they were 14 weeks old, their behavior towards estrous females was tested by observation of the mounting frequency in 8 min sessions; post-mount licking of the penile area was considered a criterion for normal masculine behavior but successful intromission was also distinguished from "incomplete" mounting [17, 26, 38, 39]. As compared with the behavior of untreated males of the same age, the psychically feminized males were markedly uninterested in the estrous females and much less aggressive; the frequency of mounting was reduced by 50%. This stands in some contrast to the afore-mentioned full retention of masculine vigor in pre- and postnatally androgen-deprived rats. The quality of any copulatory attempts also differed from normalcy; overhead or flank mounts were quite frequent, and even normal rear mounts rarely resulted in successful intromission (Fig. 6).

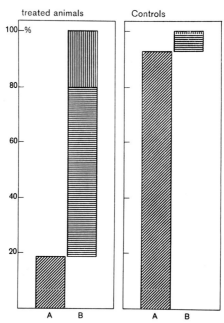

Fig. 6. [///////] A Normal mounts. [▤▤▤] B Incomplete attempts to mount without postcopulatory licking of genitals. [|||||||] C otherwise incomplete. Sexual behavior of male rats treated neonatally with cyproterone acetate towards females in estrus (From Neumann and Kramer [39])

When the same feminized males were repeatedly placed overnight with pro-estrous females, it turned out that only 16% of them were able to sire litters (Table 4).

Table 4. *Fertility of adult rats who were treated with 2.0 mg cyproterone acetate from days 1—14 of life (From Neumann et al. [38])*

Group	Animals tested	Successful insemination	Successful impregnation
CA males	37	6 (= 16.2%)	6 (= 16.2%)
Controls	20	20 (= 100 %)	20 (= 100 %)

However, the neonatal cyproterone acetate treatment had not caused any deviation from sexual organ development except malformation of the penis (Fig. 7).

The androgen-mediated experimental disorganization of neural structures underlying normal feminine behavior later in life has been prevented by the administration of cyproterone acetate. In pertinent studies, subcutaneous doses

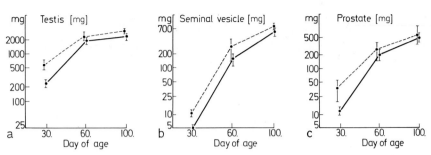

Fig. 7 a—c. ● — — — ● Controls, I SD, ●——————● treated. Influence of neonatal cyproterone acetate treatment of male rats on the testicular and accessory sexual gland development. Treatment: 2.0 mg cyproterone acetate/day s. c. From days 1—14 of life (From NEU-
MANN et al. [38])

of 0.1 or 2.0 mg cyproterone injected on days 3, 4 or 5 of life were equally effective
in preventing the masculinizing effect of a single dose of 0.02 mg TP given to
female rats on the 3rd postnatal day [10, 11] (Fig. 8).

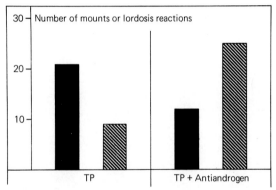

Fig. 8. ■ mounts, ▨ lordosis reactions. Sexual behavior of female rats neonatally
treated with testosterone propionate (TP) alone (0.02 mg TP on day 3 of life) or concomitantly
with an antiandrogen (0.02 mg TP on day 3 of life + 0.1 mg cyproterone acetate on 3rd, 4th,
and 5th day) after castration and androgen administration in adult life (1 mg TP/day for
10 days and 0.25 mg TP/day for the following 18 days). In each test the rat was exposed for
5 min to an estrous female or to a male (From DÖRNER [10], modified by NEUMANN et al. [43])

It must be borne in mind, however, that the androgen-induced sterility syndrome (EAS) requires much less neonatal androgen for its development than does
the suppression of female sexual behavior [6, 24, 25].

Perinatal cyproterone (or more likely, cyproterone acetate, see p. 391) treatment of female rats also further reduced the already naturally low scores of masculine behavioral responses to androgenic stimulation in adulthood [51].

Interference of cyproterone acetate with normal masculine differentiation of
behavioral traits has also been demonstrated in guinea-pigs [14] and dogs [30, 36,
48, 49], in which the androgen-sensitive organizational phase is completed before
birth. Intact male guinea-pigs born to mothers injected with daily subcutaneous

doses of 20.0 mg cyproterone acetate from days 28—58 of pregnancy showed deficiencies in intromission and ejaculatory patterns but had the same mounting frequencies as controls in tests for masculine behavior performed at the age of 14—18 weeks. Castration of some of these males 4—6 weeks postpartum or neonatal castration of other guinea-pigs exposed to the double dose of cyproterone acetate prenatally also resulted in lower mounting frequencies than in castrate control males in the absence of exogenous androgen. All previously antiandrogen-influenced, castrated males were found to be less sensitive to androgen injection than castrated controls in all components of the masculine behavior pattern. On the other hand, none of the prenatally androgen-deprived castrated males responded to mounting attempts of stimulus males with lordosis after estrogen and progesterone injections. In this main criterion of behavioral feminization they were not different from control males.

Some very preliminary behavioral studies on cyproterone acetate-feminized dogs have also been reported [30, 36, 48, 49]. Pregnant bitches received 10.0 mg cyproterone acetate/kg body weight/day by i.m. injection for 2 or 6 weeks from the 23rd day of pregnancy. On day 63 of pregnancy, their offspring were delivered by Caesarean section and hand-reared; the young were also injected with cyproterone acetate for 2 weeks. Morphologically, the male puppies looked like females since they had no penis but a well-developed vagina. When adult, the surviving three feminized dogs were tested for male sexual behavior with various estrous bitches. It must be noted that all three were uncastrated and untreated. Since the clitoris was greatly enlarged in all three it must be assumed that their testes were functional and thus that the dogs were endogenously androgen-stimulated.

In general, all three dogs displayed components of masculine coital behavior, including extensive exploration and licking of the females' genitals. They all mounted the bitches from the rear, clasped their flanks with the forepaws and initiated vigorous pelvic thrusting. These activities are all typical components of normal male mating behavior. Even intromission and ejaculation would probably have been observed had the dogs been anatomically capable of these components of mating behavior.

However, there were individual differences in behavior, indicating that at least in two dogs masculine behavioral traits were disturbed (Fig. 9).

One dog (0542) had only a slight interest in the estrous bitch. In spite of her continual presentations, it was an unusually long time before he investigated her genitals. He mounted her in only two out of twelve test sessions. Another feminized

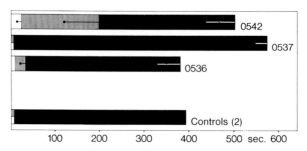

Fig. 9. Latency (sec) to first ☐ contact, ⊞ investigation, ■ mount. Masculine sex behavior of feminized dogs. Latencies (sec) from the onset of test sessions to the first contact with the bitch, first exploration of her genitals and first rear mount (From Steinbeck and Neumann [48])

dog (0537) explored the female's genitals extensively but he also mounted her only in two test sessions out of twelve. The third dog (0536) behaved like a normal male although his sex-oriented interactions were short and hasty.

Variations in mating behavior also become overt in the total time of sexual interactions. Dog No. 0542 devoted very little of his time to the bitch because he was not interested in her. No. 0537 spent more time with the bitch but his sexual interactions were incomplete since in most instances they did not proceed any further than exploration. Interactions of the third dog (0536) with the bitch were frequent and complete but of short duration (Fig. 10).

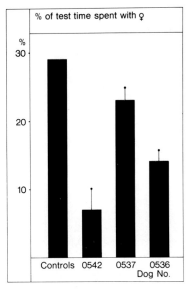

Fig. 10. Mean percentage of test time each dog spent in sex-orientated interactions with the bitch (From Steinbeck and Neumann [48])

It must be emphasized that these scanty observations on the male-type mating behavior of feminized dogs are in no way conclusive. In particular, it is highly speculative to conclude from the fact that they mounted each other [43] that these dogs have bisexual tendencies [30, 36, 40].

The incidence of female behavioral traits in response to ovarian hormones, i.e. retention of feminine characteristics, has not yet been investigated in these feminized dogs. However, evidence has been reported suggesting that even in an uncastrated feminized dog some feminine behavior is not eliminated [48, 49].

Normal dogs attain a sex-specific position of the body when urinating. Females squat down on the floor while males stand upright with one leg lifted. As can be seen from Fig. 11, dog No. 0542 almost always squats like a bitch to urinate. Since normal males urinate in an entirely different posture, the urinating performance of this dog is clear evidence of psychologic femaleness (Fig. 11).

There are many behavioral traits apart from copulatory patterns that differ in males and females in several species and for which evidence has been obtained that androgenic influence during a particular period of neural differentiation is

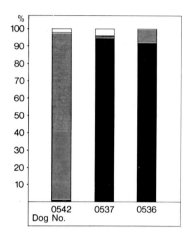

Fig. 11. ▪ leg lifted, ▦ squatting, ☐ intermediate (squatting but one leg lifted or abduced). Frequencies of male or female urination postures of feminized dogs (From Steinbeck and Neumann [48])

involved in the organization of such behavior. To mention a few, there is aggressive behavior, spontaneous activity, and maternal behavior such as retrieval of young rats into the nest. However, antiandrogens have rarely been employed so far in pertinent experiments. An attempt to reduce shock-induced fighting scores in male rats by prenatal exposure to cyproterone acetate failed [40]. A similar experiment to reduce the aggressive behavior of adult mice by single injections of 1.0 or 2.0 mg cyproterone on day 1 or day 10 of life was also unsuccessful [8]. However, it has been reported that pre- and postnatally cyproterone acetate-treated male rats that were later castrated and given ovarian and adrenal hormones cared for newborn rats in a motherly fashion. Normally differentiated males of this species never do so, regardless of later hormonal stimulation [30, 40, 43].

In cockerels, cyproterone acetate lowered the early learning ability, the acquisition of which is facilitated by testosterone [57].

2.7.3. Biochemical Changes in the Brain Underlying the Influence of Antiandrogens during the Differentiation Period

Several biochemical mechanisms, such as hepatic metabolism of cortisol [23] or the formation of cis-androstanes [54] and testicular androgen metabolism [7], have been described as becoming permanently demasculinized by perinatal administration of cyproterone acetate or neonatal castration in rats. However, little work has been published on similar alterations induced in the neural substrate by antiandrogens. In an experiment on guinea-pigs whose mothers were under the influence of high doses of cyproterone acetate from days 28—58 of gestation, neither the concentration of endogenous plasma testosterone nor, after castration, the hypothalamic androgen retention one hour after injection of ^{3}H-testosterone differed from control values [14]. In feminized rats, however, the hypothalamic uptake of labeled testosterone and estradiol *in vitro* differed from that in control males; both steroids were distributed in various hypothalamic areas in a more female pattern [52, 53]. The male rats in this experiment had been treated for the first 2 postnatal weeks with daily doses of 2.0 mg cyproterone, and were castrated and received a transplanted ovary at the age of 40 days, but the transplant had been removed 2 weeks before autopsy and the incubation studies.

Castration on the first day of life or treatment of male rats from birth onward with cyproterone acetate has been reported to cause an identical increase in hypothalamic catecholamines and other neurosecretory material [20, 45, 46, 47]. However, immediate effects of the antiandrogen on hypothalamic secretions cannot be excluded in these experiments as it is not clear whether treatment was continued up to autopsy.

References

1. ARAI, Y., GORSKI, R.A.: Critical exposure time for androgenization of the rat hypothalamus determined by antiandrogen injection. Proc. Soc. exp. Biol. (N.Y.) **127**, 590 (1968).
2. BARRACLOUGH, C.A.: Production of anovulatory, sterile rats by single injection of testosterone propionate. Endocrinology **68**, 62 (1961).
3. BARRACLOUGH, C.A.: Modifications in the CNS regulation of reproduction after exposure of prepubertal rats to steroid hormones. Recent Progr. Hormone Res. **22**, 503 (1966).
4. BARRACLOUGH, C.A.: Modifications in reproductive function after exposure to hormones during the prenatal and early postnatal period. In: MARTINI, L. and GANONG, W.F. (Eds.). "Neuroendocrinology" **2**, 62. New York-London: Academic Press 1967.
5. BARRACLOUGH, C.A., GORSKI, R.A.: Evidence that the hypothalamus is responsible for androgen-induced sterility in the female rat. Endocrinology **68**, 68 (1961).
6. BARRACLOUGH, C.A., GORSKI, R.A.: Studies on mating behavior in the androgen-sterilized female rat in relation to the hypothalamic regulation of sexual behavior. J. Endocr. **25**, 175 (1962).
7. BOTTIGLIONI, F., COLLINS, W.P., FLAMIGNI, C., NEUMANN, F., SOMMERVILLE, I.F.: Studies on androgen metabolism in experimentally feminized rats. Endocrinology **89**, 553 (1971).
8. BRAIN, P.F., EVANS, C.M., POOLE, A.E.: Studies on the effects of cyproterone acetate administered both in early life and to adults on subsequent fighting behaviour and organ weight changes in male albino mice. Acta endocr. (Kbh.) **177**, 286 (1973).
9. CAGNONI, M., FANTINI, F., MORACE, G., GHETTI, A.: Failure of testosterone propionate to induce the 'early-androgen' syndrome in rats previously injected with progesterone. J. Endocr. **33**, 527 (1965).
9a. DANTCHAKOFF, V.: Rôle des hormones dans la manifestation des instincts sexuels. C.R. Acad. Sci. (Paris) **206**, 945 (1938).
10. DÖRNER, G.: Hormonal induction and prevention of female homosexuality. J. Endocr. **42**, 163 (1968).
11. DÖRNER, G., FATSCHEL, J.: Wirkungen neonatal verabreichter Androgene und Antiandrogene auf Sexualverhalten und Fertilität von Rattenweibchen. Endokrinologie **56**, 29 (1970).
12. DORFMANN, R.I.: Antiandrogens. In: JAMES, V.H.T. and MARTINI, L. "Hormonal Steroids", Amsterdam: Excerpta Medica 1971 (p. 995).
13. ELGER, W., BERSWORDT-WALLRABE, R. VON, NEUMANN, F.: Der Einfluß von Antiandrogenen auf androgenabhängige Vorgänge im Organismus. Naturwissenschaften **54**, 549 (1967).
14. GOLDFOOT, D.A., RESKO, J.A., GOY, R.W.: Induction of target organ insensitivity to testosterone in the male guinea-pig with cyproterone. J. Endocr. **50**, 423 (1971).
15. GORSKI, R.A.: Localization and sexual differentiation of the nervous structures which regulate ovulation. J. Reprod. Fertil. Suppl. **1**, 67 (1966).
16. GORSKI, R.A., BARRACLOUGH, C.A.: Effects of low dosages of androgen on the differentiation of hypothalamic regulatory control of ovulation in rat. Endocrinology **73**, 210 (1963).
17. HAHN, J.D., ELGER, W., STEINBECK, H., NEUMANN, F.: Experimentell erzeugtes transsexuelles Verhalten männlicher Ratten. Symposium Sexuologicum, Prag 1968, S. 60 (Abstract No. 10).
18. HARRIS, G.W.: Sex hormones, brain development and brain function. Endocrinology **75**, 627 (1964).
19. KINCL, F.A., MAQUEO, M.: Prevention by progesterone of steroid-induced sterility in neonatal male and female rats. Endocrinology **77**, 859 (1965).
20. KORFSMEIER, K.-H.: Ultrastrukturelle Veränderungen in den neurosekretorischen Zentren des Hypothalamus und in der Eminentia mediana nach Behandlung mit Cyproteronacetat (Antiandrogen). Z. Zellforsch. **110**, 600 (1970).

21. Kramer, M., Neumann, F., Elger, W.: Zur Bedeutung fetaler Androgene für die Geschlechtsdifferenzierung. 6. Frühjahrstagung d. Dtsch. Pharmakologischen Gesellschaft, Mainz 1965. Naunyn-Schmiedebergs Arch. exp. Path. Pharmak. **251**, 124 (1965).
22. Lloyd, C.W., Weisz, J.: Interrelationships of steroid and neural mechanisms. Excerpta Med. (Amst.) Int. Congr. Ser. **132**, 917 (1967).
23. Moor, P. de, Denef, C.: The "puberty" of the rat liver. Feminine pattern of cortisol metabolism in male rats castrated at birth. Endocrinology **82**, 480 (1968).
24. Nadler, R.D.: Masculinization of female rats by intracranial implantation of androgen in infancy. J. comp. physiol. Psychol. **66**, 157 (1968).
25. Nadler, R.D.: Differentiation of the capacity for male sexual behavior in the rat. Horm. Behav. **1**, 53 (1969).
26. Neumann, F.: Tierexperimentelle Untersuchungen zur Transsexualität. 10. Wissenschaftliche Tagung der Deutschen Gesellschaft für Sexualforschung, Berlin 1969. Beitr. Sexualforsch. **49**, 54 (1970).
27. Neumann, F., Berswordt-Wallrabe, R. von, Elger, W., Steinbeck, H.: Hormonhemmer — Untersuchungen mit Testosteron-Antagonisten. 18. Mosbacher Koll. der Gesell. für physiologische Chemie "Wirkungsmechanismen der Hormone", Mosbach 1967, p. 218. Berlin-Heidelberg-New York: Springer 1967.
28. Neumann, F., Berswordt-Wallrabe, R. von, Elger, W., Steinbeck, H.: Activities of antiandrogens. Experiments in prepuberal and puberal animals and in foetuses. Workshop Conference on Testosterone, Hamburg 1967. In: Tamm, J. (Ed.). "Testosterone", p. 134. Stuttgart: Thieme 1968.
29. Neumann, F., Berswordt-Wallrabe, R. von, Elger, W., Steinbeck, H., Hahn, J.D.: Effects of antiandrogens. Third Int. Congress of Endocrinology, Mexico City 1968. Excerpta med. (Amst.) Int. Congr. Ser. **184**, 823 (1969).
30. Neumann, F., Berswordt-Wallrabe, R. von, Elger, W., Steinbeck, H., Hahn, J.D., Kramer, M.: Aspects of androgen-dependent events as studied by antiandrogens. Recent Progr. Hormone Res. **26**, 337 (1970).
31. Neumann, F., Elger, W.: Physiological and psychical intersexuality of male rats by early treatment with an anti-androgenic agent (1,2a-methylene-6-chloro-$\varDelta^6$-hydroxyprogesterone-acetate). Acta endocr. (Kbh.) Suppl. **100**, 174 (1965).
32. Neumann, F., Elger, W.: Proof of the activity of androgenic agents on the differentiation of the external genitalia, the mammary gland and the hypothalamic-pituitary system in rats. Proceedings of the IInd Symp. on Steroid Hormones "Androgens in Normal and Pathological Conditions", Ghent. Excerpta Med. (Amst.) Int. Congr. Ser. **101**, 168 (1965).
33. Neumann, F., Elger, W.: Permanent changes in gonadal function and sexual behavior as a result of early feminization of male rats by treatment with an antiandrogenic steroid. Endokrinologie **50**, 209 (1966).
34. Neumann, F., Elger, W.: Der Einfluß von Antiandrogenen auf Differenzierungsvorgänge. I. Schering — Symposium on Endocrinology "Advances in the Biosciences", Berlin 1967, p. 80. Oxford: Pergamon Press — Vieweg 1969.
35. Neumann, F., Elger, W., Steinbeck, H.: Drug-induced intersexuality in mammals. Ann. Conference of the Society for the Study of Fertility, Newcastle 1968. J. Reprod. Fertil. Suppl. **7**, 9 (1969).
36. Neumann, F., Elger, W., Steinbeck, H.: Die Bedeutung der Androgene für die "Prägung des Gehirns". Symp.d. Dtsch. Neurovegetativen Gesellschaft über zentralnervöse Sexualsteuerung, Göttingen 1969. J. Neuro-visc. Rel. Suppl. **10**, 296 (1971).
37. Neumann, F., Elger, W., Steinbeck, H., Berswordt-Wallrabe, R. von: Antiandrogene. 13. Symp. Dtsch. Ges. für Endokrinologe, Würzburg 1967. In: Klein, E. (Ed.). "Das Testosteron — Die Struma", p. 78. Berlin-Heidelberg-New York: Springer 1968.
38. Neumann, F., Hahn, J.D., Kramer, M.: Hemmung von testosteronabhängigen Differenzierungsvorgängen der männlichen Ratte nach der Geburt. Acta endocr. (Kbh.) **54**, 227 (1967).
39. Neumann, F., Kramer, M.: Female brain differentiation of male rats as a result of early treatment with an androgen antagonist. IInd Int. Congr. on Hormonal Steroids, Mailand 1966. Excerpta Med. Int. Congress Series **111** (Abstract No. 129). Excerpta Med. Int. Congress Series **132**, 932 (1967).
40. Neumann, F., Steinbeck, H.: Hormonale Beeinflussung des Verhaltens. Klin. Wschr. **49**, 790 (1971).
41. Neumann, F., Steinbeck, H.: Influence of sexual hormones on the differentiation of neural centers. Arch. sex. Behav. **2**, 147 (1972).
42. Neumann, F., Steinbeck, H., Elger, W.: Sexualdifferenzierung. 16. Symp. Dtsch. Ges. für Endokrinologie, Ulm 1970. "Endokrinologie der Entwicklung und Reifung", p. 58. Berlin-Heidelberg-New York: Springer 1970.

43. NEUMANN, F., STEINBECK, H., HAHN, J.D.: Hormones and brain differentiation. Workshop Conference on Integration of Endocrine and Non-Endocrine Mechanisms in the hypothalamus, Stresa 1969. In: MARTINI, L., MOTTA, M. and FRASCHINI, F. (Eds.). "The Hypothalamus", p. 569. New York-London: Academic Press 1970.
44. PFEIFFER, C.A.: Sexual differences in the hypophysis and their determination by the gonads. Amer. J. Anat. **58**, 195 (1936).
45. SCHIEBLER, T.H., MEINHARDT, D.W.: Über die Wirkung von Antiandrogenen auf die neurosekretorischen Systeme des Hypothalamus. Z. Zellforsch. **100**, 581 (1969).
46. SCHIEBLER, T.H., MEINHARDT, D.W.: The effects of antiandrogens on the hypothalamus. In: BARGMANN, W. and SCHARRER, B. (Eds.). "Aspects of Neuroendocrinology", 5th Int. Symp. Neurosecretion, Kiel, August 1969, p. 118. Berlin-Heidelberg-New York: Springer 1970.
47. SCHIEBLER, T.H., MEINHARDT, D.W.: Über die experimentelle Beeinflussung der neurosekretorischen Systeme des Hypothalamus durch Antiandrogene. In: ORTHNER, H. (Ed.). "Zentralnervöse Sexualsteuerung". J. Neuro-visc. Rel. Suppl. **10**, 384 (1971).
48. STEINBECK, H., NEUMANN, F.: Aspects of steroidal influence on Fetal Development. In: KLINGBERG, M.A., ABRAMOVICI, A., and CHEMKE, J. (Eds.). "Drugs and Fetal Development". Advanc. Exp. Med. Biol. Vol. **27**, 227 (1972).
49. STEINBECK, H., NEUMANN, F.: Regulation of sexual behavior. In: BAN, T.A. et al. (Eds.). "Psychopharmacology, Sexual Disorders and Drug Abuse". Amsterdam-London: North-Holland 1973.
50. STEWART, J., KACZENDER-HENRIK, E.: Male copulatory behavior in the male rat after perinatal treatment with an antiandrogenic steroid. Horm. Behav. **2**, 255 (1971).
51. STEWART, J., POTTIER, J., KACZENDER-HENRIK, E.: Male copulatory behavior in the female rat after perinatal treatment with an antiandrogenic steroid. Horm. Behav. **2**, 247 (1971).
52. TUOHIMAA, P., NIEMI, M.: Feminized uptake of sex steroids in the hypothalamus of male rats treated neonatally with an anti-androgen (cyproterone). Acta endocr. (Kbh.) Suppl. **138**, 102 (1969).
53. TUOHIMAA, P., NIEMI, M.: In vitro uptake of tritiated sex steroids by the hypothalamus of adult male rats treated neonatally with an antiandrogen (cyproterone). Acta endocr. (Kbh.) **71**, 45 (1972).
54. WENZEL, M., POLLOW-HANISCH, B., POLLOW, K.: Änderung der Sexualspezifität bei der Androstendionreduktion durch Östradiol-17β-Wasserstoff in Rattenleber nach Feminisierung durch Cyproteronacetat. Hoppe-Seylers Z. physiol. Chem. **350**, 791 (1969).
55. WHALEN, R.E., EDWARDS, D.A.: Hormonal determinants of the development of masculine and feminine behavior in male and female rats. Anat. Rec. **157**, 173 (1967).
56. WOLLMAN, A.L., HAMILTON, J.B.: Prevention by cyproterone acetate of androgenic, but not of gonadotrophic, elicitation of persistent estrus in rats. Endocrinology **81**, 350 (1967).
57. WORSLEY, A.: (personal communication) (1973).

2.8. Skin and its Adnexes

It has been demonstrated in man [33, 36, 37, 38] as well as in various animal species such as the rat [8, 9, 18, 21], mouse [27], golden hamster [20], and rabbit [28] that androgens induce the growth and activity of sebaceous glands. Oestrogens, on the other hand, have the opposite effect [5, 6, 7, 9, 22, 38]. Following castration, the sebaceous glands show a reduction in number and size [9, 38]. In man, they are barely developed and almost completely undifferentiated before puberty [38]. During puberty, they are frequently and significantly enlarged.

Castration leads to a decrease of sebum secretion [38]. It is, therefore, without question that testosterone (androgens) have a stimulant effect on sebaceous glands. The effect of testosterone is explained by increased cell proliferation and moderate enlargement of the glandular cells [9, 21].

The quality of the skin (thickness) is also androgen-dependent — which accounts for the softer complexion found in women. It might be supposed that antiandrogens have the opposite effect on the function of sebaceous glands and the thickness of the skin — that, in fact, they inhibit sebaceous gland function and reduce the thickness of the skin.

Fig. 1 shows the inhibitory effect of cyproterone acetate on the function of the sebaceous glands in mice.

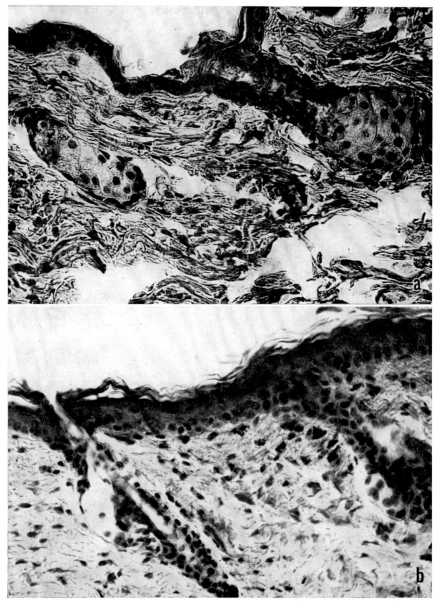

Fig. 1. (a) Skin section of an intact male mouse, treated with diluent only. (b) Skin section of an intact male mouse receiving 1.0 mg cyproterone acetate intramuscularly every 2nd day over a period of 4 weeks. Magnification: about 120 × (From NEUMANN and ELGER [30])

The experiment lasted 4 weeks, treatment was given every other day.

It is clear to see that the cyproterone acetate treatment leads to atrophy of the sebaceous glands.

Apart from cyproterone acetate it was possible to discern an inhibitory effect on the sebaceous glands using various other antiandrogens. A summary of results is given in Tables 1 and 2.

Table 1. *Effects of 17a-methyl-B-nortestosterone, 6a, 6β-ethylene 17a-methyl-B-nortestosterone, and oestradiol on sebum production and on mitotic activity in the sebaceous glands of spayed female rats treated with testosterone (From* SAUNDERS *and* EBLING *[34] and* EBLING *[12])*

Treatment[a]	Sebum production (increase in hair fat) (mg/g hair/day) (Mean ± S. E.)	Mitoses in sebaceous glands (per 25 mm section) (Mean ± S. E.)	Sebum/ mitosis ($\times 10^3$)
Testosterone implanted controls . .	0.72 ± 0.094	38.1 ± 10.5	19
Testosterone + estradiol	0.14 ± 0.085^c	48.5 ± 8.1 NS	3
Testosterone + 17a-methyl-B-nor-testosterone (1 mg/day)	0.60 ± 0.014 NS	40.0 ± 6.9 NS	15
Testosterone + 17a-methyl-B-nor-testosterone (10 mg/day)	0.24 ± 0.062^c	16.7 ± 6.0 NS	14
Testosterone + 6a, 6β-ethylene 17α-methyl-B-nortestosterone (1 mg/day)	0.50 ± 0.073 NS	34.5 ± 8.3 NS	15
Testosterone + 6a, 6β-ethylene 17α-methyl-B-nortestosterone (10 mg/day)	0.24 ± 0.057^c	11.4 ± 3.0^b	21

[a] Eleven rats per group.
[b] $p < .05$.
[c] $p < .001$.　　　Treatment group vs testosterone implanted controls.
NS = Not significant.

Table 2. *Effect of cyproterone acetate on preputial and sebaceous glands of testosterone treated spayed female rats (From* EBLING *[12])*

Treatment	Weight of preputial glands mg	Sebum production (increase in hair fat) (mg/g hair/day)	Mitoses in sebaceous glands per 25 mm section	Sebum/ Mitosis ($\times 10^3$)	% reduction in in sebum production
Testosterone	112.4 ± 7.0	1.05 ± 0.12	28.3 ± 7.9	36	—
Testosterone + cyproterone acetate (5 mg/day)	46.8 ± 2.2	0.35 ± 0.08	10.7 ± 2.0	33	67
Testosterone + estradiol	96.8 ± 4.1	0.16 ± 0.09	16.1 ± 3.4	10	85

Means ± S.E. for 12 rats.

Antiandrogens (this applies to the substances investigated up to now) differ from oestrogens in their point of action. Oestrogens do not cause significant reduction in sebaceous mitoses, whether or not the animals are treated concomitantly with an androgen [8, 11], but act by inhibiting intracellular synthesis of sebum. Antiandrogens inhibit mitoses, and therefore inhibit cell proliferation. This is true at least of cyproterone acetate [12], Δ^1-chlormadinone acetate [13], and 17a-methyl-B-nortestosterone [11].

Androgens have at least two points of action; they increase both cell division and the intracellular synthesis of sebum [10, 11] in the holocrine sebaceous glands.

Oestrogens and antiandrogens only influence one of these points of action. EBLING [14], therefore, imputes that the inhibitory effects of oestrogens and antiandrogens on sebaceous glands should be cummulative if oestrogens and antiandrogens are given simultaneously. In a corresponding experiment on rats, EBLING [14] was able to show that his supposition was correct. The results of these experiments are shown in Fig. 2.

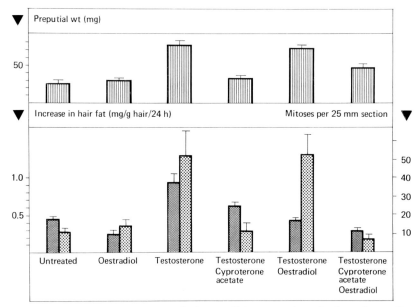

Fig. 2. Effects of cyproterone acetate and of oestradiol on secretion of sebum (lower diagram, left-hand columns), mitosis in the sebaceous glands (right-hand columns) and weight of preputial glands in castrated rats treated with testosterone. There were six rats in each group. The vertical lines indicate ± S.E.M. Duration of treatment: 15 days. *Doses:* oestradiol: s.c. implant, 1:9 in cholesterol, about 5.0 mg giving a daily uptake of 2—4 μg. testosterone: s.c. implant, about 8.0 mg, giving a daily uptake of about 2—4 μg. cyproterone acetate: 5.0 mg s.c. per day (From EBLING [14])

In this case the skin fat was measured as an indication of sebaceous gland function [1, 2, 15, 35].

Cyproterone acetate reduced the incidence of sebaceous mitoses and the weight of the preputial glands, whereas oestradiol had neither of these effects. When both compounds were given simultaneously, their combined effect in reducing sebaceous secretion was equal to the product of their individual effects. EBLING [14] suggests that the most effective way of reducing sebaceous activity might be to use antiandrogenic and oestrogenic steroids in combination.

Fig. 2 also shows that the influence on the sebaceous glands is parallel to the influence on the preputial glands. This had already been demonstrated earlier [23]. We also observed the same thing [19, 24, 30, 31, 32] (see also Chapt. 4.1. B. VI).

The preputial glands are therefore a good and easy to comprehend parameter, from which it is possible to infer whether a compound has an androgenic or antiandrogenic effect.

The so-called abdominal gland of the Mongolian gerbil (Meriones unguiculatus) is well suited for the investigation of sebaceous gland function [17].

This gland is a sharply defined area of skin in the lower third of the abdomen. It consists of 200—300 individual tubulo-alveolar glands. In male animals the gland complex develops at the age of 8—12 weeks due to a considerable hypertrophy of certain sebaceous glands which originate in hair follicles. In female animals the gland starts to develop later and remains far behind the male gland in development for the whole of the animal's life.

The results of one experiment using the gerbil is recorded in Fig. 3.

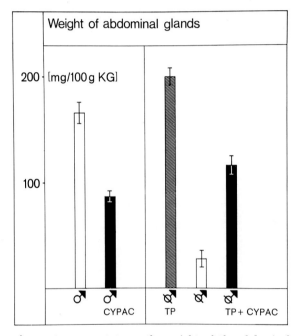

Fig. 3. Influence of cyproterone acetate on the weight of the abdominal gland of gerbils. Animals were treated for 21 days s.c. Dose of cyproterone acetate (CYPAC): 5.0 mg/day/animal. Dose of testosterone propionate (TP): 0.1 mg/day/animal (From NEUMANN [29])

The abdominal gland atrophies after castration but the atrophy is prevented by testosterone propionate treatment.

The stimulatory effect of testosterone propionate is counteracted by simultaneous doses of cyproterone acetate.

In the female gerbil simultaneous treatment with cyproterone acetate also abolishes the stimulatory effect of testosterone propionate on the abdominal gland.

Fig. 4 shows successive histological sections through the abdominal gland of a gerbil which had received cyproterone acetate for 14 days (Fig. 4b) with comparative sections from an untreated control animal (Fig. 4a). The atrophy of the sebaceous tissue can easily be recognized.

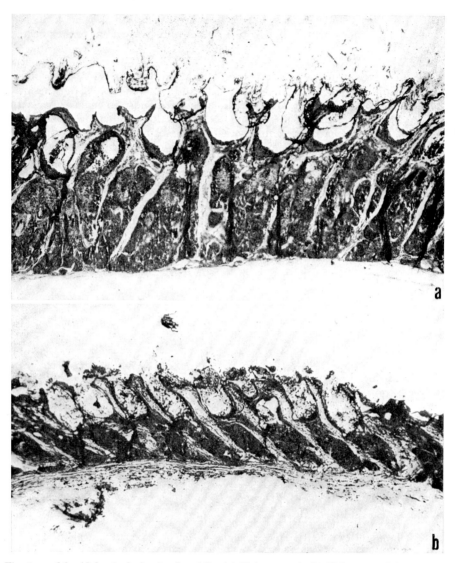

Fig. 4a and b. Abdominal glands of gerbils. (a) Male control. (b) Male, treated for 21 days with daily doses of 5.0 mg cyproterone acetate s.c. Note the atrophy of gland tissue. Magnification: 64 × (From Neumann [29])

The costovertebral organ of the hamster is also suited for testing antiandrogens with regard to their influence on sebaceous gland function [4] (see also 16).

Hamster costovertebral organs are paired, hormonally responsive areas characterized by large sebaceous glands. For this reason, the organ is larger in male than in female animals.

Burdick and Hill [4] investigated the influence of chlormadinone acetate and some other antiandrogens with a similar structure on the costovertebral organ of the golden hamster. 0.1%, 1% and 5% ointment preparations in a fatty alcohol propylene glycol base were tested. 25 mg were applied on 5 consecutive days per week, the experiment lasted 3—6 weeks. There were no histological changes with chlormadinone acetate; $\varDelta^1$-chlormadinone-16,17-acetonide, $\varDelta^1$-chlormadinone acetate and cyproterone acetate showed a bilateral reduction in organ size.

As already mentioned, antiandrogens also affect other skin components and appendages.

The thickness of the epidermis is decreased following treatment with cyproterone acetate. From other investigations it is also known that testosterone propionate causes a thickening of the epidermis [3, 6, 25].

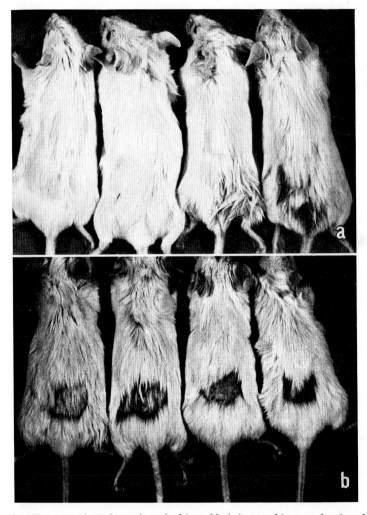

Fig. 5a and b. Hair growth 13 days after plucking of hair in one skin area the size of 1 cm² in castrated male mice, receiving. (a) 0.5 mg testosterone propionate every 2nd day and (b) 0,5 mg testosterone propionate and 1.0 mg cyproterone acetate intramuscularly every 2nd day (From NEUMANN and ELGER [30])

In addition, Läuppi and Studer [25, 26] have shown that the proliferation of rat epidermis induced by administration of androgens, bilateral adrenalectomy or by hypervitaminosis A can be inhibited by the application of an antiandrogenic derivative of phenanthrene (Ro 2-7239).

Antiandrogens, at least as far as can be inferred from cyproterone acetate, seem to have an inhibitory effect on hair regeneration, as we were able to show in experiments on mice [30] (see Fig. 5).

Fig. 5a shows castrated male animals receiving testosterone propionate. Fig. 5b depicts animals also given cyproterone acetate in addition to testosterone propionate. In both groups, the hair was plucked in an area of 1 cm² 13 days before the pictures were taken. In the animals only treated with testosterone propionate, the hairless areas are almost covered while those also receiving cyproterone acetate hardly show any tendency for hair regeneration.

The influence of cyproterone acetate on hair regeneration can not simply be explained on the basis of a testosterone propionate antagonism, since the possible stimulating effect of testosterone propionate on hair growth is still debated.

On the other hand, in larger doses antiandrogens also inhibit the metabolic action of androgens, of course, including among other things the protein anabolic action. It is possible that this effect could be interpreted as being antianabolic.

References

1. Archibald, A., Shuster, S.: Bioassay of androgen using the rat sebaceous gland. J. Endocr. **37**, xxii (1967).
2. Archibald, A., Shuster, S.: The bioassay of androgens and antiandrogens using sebum secretion in the rat. Proc. roy. Soc. Med. **62**, 887—888 (1969).
3. Bullough, W.S.: Mitotic activity in the adult female mouse, mus musculus L., a study of its relation to the oestrus cycle in normal and abnormal conditions. Phil. Trans. B **231**, 453 (1946).
4. Burdick, K.H., Hill, R.: The topical effect of the antiandrogen chlormadinone acetate and some of its chemical modifications on the hamster costovertebral organ. Brit. J. Derm. **82**, Suppl. 6, 19—25 (1970).
5. Ebling, F.J.: Sebaceous glands. I. The effects of sex hormones on the sebaceous glands of the female albino rat. J. Endocr. **5**, 297—302 (1948).
6. Ebling, F.J.: Sebaceous glands: changes in sebaceous glands following implantation of oestradiol benzoate in female albino rat. J. Endocr. **7**, 288 (1951).
7. Ebling, F.J.: Changes in the sebaceous glands and epidermis during the oestrous cycle of the albino rat. J. Endocr. **10**, 147—154 (1954).
8. Ebling, F.J.: The action of testosterone and oestradiol on the sebaceous glands and epidermis of the rat. J. Embryl. exp. Morph. **5**, 74—82 (1957).
9. Ebling, F.J.: The action of testosterone on the sebaceous glands and epidermis in castrated and hypophysectomized male rats. J. Endocr. **15**, 297—306 (1957).
10. Ebling, F.J.: Hormonal control of the sebaceous gland in experimental animals. In: Montagna, W., Ellis, R.A., and Silver, A.F. (Eds.). "Advances in Biology of Skin", vol. 4, "Sebaceous Glands", pp. 200—219. Oxford: Pergamon Press 1963.
11. Ebling, F.J.: The action of an antiandrogenic steroid, 17α-methyl-B-nortestosterone, on sebum secretion in rats treated with testosterone. J. Endocr. **38**, 181—185 (1967).
12. Ebling, F.J.: Steroid hormones and sebaceous secretion. In: Briggs, M.H. (Ed.). "Advances in Steroids", vol. 2, pp. 1—39. New York-London: Academic Press 1970.
13. Ebling, F.J.: Factors influencing the response of the sebaceous glands of the rat to androgen. Brit. J. Derm. **82**, Suppl. 6, 10—14 (1970).
14. Ebling, F.J.: The effects of cyproterone acetate and oestradiol upon testosterone stimulated sebaceous activity in the rat. Acta endocr. (Kbh.) **72**, 361—365 (1973).
15. Ebling, F.J., Skinner, J.: The measurement of sebum production in rats treated with testosterone and oestradiol. Brit. J. Derm. **79**, 386—393 (1967).
16. Frost, P., Gomez, E.C.: Inhibitors of sex hormones: development of experimental models. In: Montagna, W., Scott, E.J. van, and Stoughton, R.B. (Eds.). "Advances in Biology of the Skin", vol. 12, pp. 403—420. Oxford: Pergamon Press 1972.

17. Glenn, E.M., Gray, J.: Effect of various hormones on the growth and histology of the gerbil (Meriones unguiculatus) abdominal sebaceous gland pad. Endocrinology 76, 115—123 (1965).
18. Graaf, H.J. de: The effect of sex hormones on sebaceous glands. Ned. T. Geneesk. 87, 1450 (1943).
19. Hamada, H., Neumann, F., Junkmann, K.: Intrauterine antimaskuline Beeinflussung von Rattenfeten durch ein stark gestagen wirksames Steroid. Acta endocr. (Kbh.) 44, 380—388 (1963).
20. Hamilton, J.B., Montagna, W.: Sebaceous glands of hamster; morphological effects of androgens on integumentary structures. Amer. J. Anat. 86, 191 (1950).
21. Haskin, D., Lasher, N., Rothman, S.: Some effects of ACTH, cortisone, progesterone and testosterone on sebaceous glands in white rat. J. invest. Derm. 20, 207 (1953).
22. Hooker, C.W., Pfeiffer, C.A.: Effects of sex hormones upon body growth, skin, hair and sebaceous glands in rat. Endocrinology 32, 69 (1943).
23. Jones, E.L., Woodbury, L.: The effect of antiandrogens on the response of rat preputial glands to testosterone. J. invest. Derm. 43, 165—170 (1964).
24. Junkmann, K., Neumann, F.: Zum Wirkungsmechanismus von an Feten antimaskulin wirksamen Gestagenen. Acta endocr. (Kbh.) Suppl. 90, 139—154 (1964).
25. Läuppi, E., Studer, A.: Inhibition of experimental, testosterone-induced epidermis proliferation in the female rat by a synthetic phenanthrene derivative without androgenic effect. Experientia (Basel) 15, 264 (1959).
26. Läuppi, E., Studer, A.: Additional studies on skin proliferation-inhibiting properties of a phenanthrene derivative (Ro 2-7239). Dermatologica (Basel) 120, 275 (1960).
27. Lapière, C.: Modifications of the sebaceous glands by local application of sex hormones to the skin of mice. C.R. Soc. Biol. (Paris) 147, 1302 (1953).
28. Montagna, W., Kenyon, P.: Growth potentials and mitotic division in sebaceous glands of rabbits. Anat. Rec. 103, 365 (1949).
29. Neumann, F.: Use of cyproterone acetate in the animal and clinical trials. IVth International Seminar on Reproductive Physiology and Sexual Endocrinology "Hormones and Antagonists", Brussels: May 1972. Gynec. Invest. 2, 150—179 (1971/1972).
30. Neumann, F., Elger, W.: The effect of a new antiandrogenic steroid, 6-chloro-17-hydroxy-1a,2a-methylenepregna-4,6-diene-3,20-dione acetate (cyproterone acetate) on the sebaceous glands of mice. J. invest. Derm. 46, 561—572 (1966).
31. Neumann, F., Kramer, M.: Antagonism of androgenic and antiandrogenic action on the rat fetus. Endocrinology 75, 428—433 (1964).
32. Neumann, F., Richter, K.-D., Günzel, P.: Wirkungen von Antiandrogenen. Zbl. Vet.-Med., Reihe A, 12, 171—188 (1965).
33. Pochi, P.E., Strauss, J.S., Mescon, H.: Sebum secretion and urinary fractional 17-ketosteroid and total 17-hydroxycorticoid excretion in male castrates. J. invest. Derm. 39, 475 (1962).
34. Saunders, H.L., Ebling, F.J.: The antiandrogenic and sebaceous gland inhibitory activity of 6a, 6β-ethylene-17a-methyl-B-nortestosterone. J. invest. Derm. 52, 163—168 (1969).
35. Shuster, S.: The bioassay of androgen, antiandrogen and other hormones on the sebaceous gland. Brit. J. Derm. 82, Suppl. 6, 15—18 (1970).
36. Strauss, J.S., Klingman, A.M., Pochi, P.E.: The effect of androgens and estrogens on human sebaceous glands. J. invest. Derm. 39, 139 (1962).
37. Strauss, J.S., Pochi, P.E.: The quantitative gravimetric determination of sebum production. J. invest. Derm. 36, 293 (1961).
38. Strauss, J.S., Pochi, P.E.: The human sebaceous gland: its regulation by steroidal hormones and its use as an end organ for assaying androgenicity in vivo. Recent Progr. Hormone Res. 19, 385—444 (1963).

2.9. Bone Maturation and Longitudinal Growth

Since antiandrogens such as cyproterone acetate [2, 3, 4] are also used in the treatment of pubertas praecox, it seems useful to discuss the effect of androgens and antiandrogens on the skeleton in some detail. Androgens and oestrogens have a similar effect on bones — they accelerate maturation [16].

Female rats which were treated with testosterone propionate or methyltestosterone for a period of 42 days had more closed epiphyseal cartilages than controls [8]. Treatment with testosterone propionate for 14 days accelerated the closure of the epiphysis in the coccygeal vertebra of male rats [9]. Even after only 7 days of treatment with testosterone or dehydroepiandrosterone the skeletons of infantile mice showed a higher degree of maturity [7].

With regard to longitudinal growth, androgens can have both a stimulating and an inhibitory action. Which effect is brought about depends on the duration of treatment, the dose and the timing of observation. In general, the increase in length is stimulated by low doses of androgens and inhibited by higher doses [1, 8, 9, 10, 11, 12, 13, 17].

Testosterone at a dose level between 0.25 and 2.0 mg/kg/day has a stimulating effect, whereas doses between 4.0 and 25.0 mg/kg/day inhibit growth.

Similar results were obtained from 'in vitro' experiments with bones from chick embryos [14]: there was inhibition of growth with testosterone propionate in concentrations of 1.25 and 0.125 mg/ml, and stimulation of growth at a concentration of 0.0125 mg/ml.

It could be supposed that antiandrogens would also influence bone maturation and longitudinal growth, but in the opposite way to androgens.

Investigations on growing male rats have shown that cyproterone acetate delays both skeletal maturation and longitudinal growth [5, 6].

Some results will be discussed in more detail.

Fig. 1 shows the influence of cyproterone acetate, testosterone propionate and a combination of both on ossification, especially of the epiphyseal cartilage.

Twenty-one epiphyseal cartilages, or particular areas of individual cartilages were examined in each animal. The graph shows which percentage of the epiphyses (of a total of 21) is ossified.

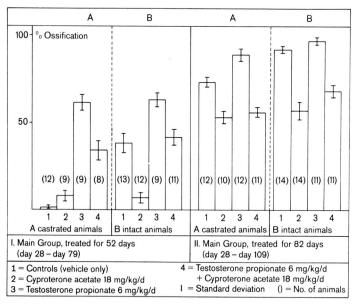

Fig. 1. Influence of testosterone propionate and cyproterone acetate either alone or in combination on the ossification rate of 21 epiphyseal cartilages in intact and castrated male rats. Daily administration s.c. of 6.0 mg/kg testosterone propionate and 18.0 mg/kg cyproterone acetate from day 28 to day 79 (left) or from day 28 to day 109 (right) of life (From Hertel et al. [5])

Table 1. *Influence of testosterone propionate and cyproterone acetate on the ossification rate of 21 epiphyseal junctures or special epiphyseal areas in castrated and intact male rats. (Values in % of ossified epiphyseal junctures of one bone type per group)*

| Epiphyseal junctures | I 80 days old animals, treated from day 28—79 | | | | | | | | II 110 days old animals, treated from day 28—109 | | | | | | | |
| | A) Castrated animals | | | | B) Intact animals | | | | A) Castrated animals | | | | B) Intact animals | | | |
	1	2	3	4	1	2	3	4	1	2	3	4	1	2	3	4
Prox. Phal. II, foreleg	16.7	44.4	100	62.5	76.9	16.7	100	90.8	100	100	100	100	100	92.8	100	100
Prox. Phal. V, foreleg	0	11.1	100	62.5	69.3	16.7	100	81.8	100	100	100	100	100	85.6	100	90.9
Medial phal. II, foreleg	8.3	11.1	100	25	76.9	0	88.8	63.6	100	100	100	72.7	100	78.5	100	90.9
Prox. phal. IV, foreleg	0	44.4	100	75	84.6	41.7	100	90.8	100	100	100	100	100	92.8	100	100
Prox. phal. III, foreleg	0	33.3	100	75	76.9	25	100	90.8	100	100	100	100	100	92.8	100	100
Prox. phal. I, hindleg	0	0	100	50	61.5	0	100	81.8	100	80	100	100	100	100	100	100
Radius, prox. epiphyseal juncture[a]	0	0	22.2	0	0	0	44.4	0	75	10	83.3	0	92.8	14.3	100	9.1
Prox. phal. II, hindleg	0	0	88.8	62.5	61.5	0	100	90.8	100	100	100	100	100	100	100	100
Prox. phal. V, hindleg	0	11.1	100	87.5	92.3	25	100	90.8	100	100	100	100	100	100	100	100
Prox. phal. III, hindleg	0	0	100	87.5	69.3	16.7	100	90.8	100	100	100	100	100	100	100	100
Metacarpale V	0	0	100	12.5	15.4	8.3	100	9.1	83.3	30	100	81.8	100	71.4	100	90.9
Prox. phal. IV, hindleg	0	0	100	100	76.9	0	100	90.8	100	100	100	100	100	100	100	100
Medial phal. II, hindleg	0	0	33.3	0	15.4	0	55.5	0	75	20	91.6	90.9	100	21.4	100	63.6
Medial phal. III, hindleg	0	0	44.4	12.5	15.4	0	55.5	0	41.7	0	75	9.1	85.6	28.6	100	27.3
Metatarsale I, dorsal side	0	0	22.2	12.5	0	0	33.3	9.1	75	20	100	63.6	100	35.7	100	90.9
Metacarpale II	0	0	33.3	0	7.7	0	33.3	0	91.6	30	91.6	9.1	100	28.6	100	27.3
Calcaneus, tibial side	0	0	0	0	0	0	0	0	33.3	0	41.7	0	64.3	0	90.9	9.1
Metatarsale I, plantar side	0	0	11.1	0	0	0	22.2	0	0	10	75	9.1	71.4	21.4	100	63.6
Metacarpale III	0	0	0	0	0	0	0	0	58.3	10	75	0	100	21.4	100	9.1
Fibula, distal epiphyseal juncture	0	0	11.1	0	0	0	22.2	0	16.7	10	58.3	0	50	0	63.3	9.1
Metatarsale II	0	0	22.2	0	0	0	11.1	0	0	0	91.6	27.3	78.5	21.4	100	63.6
Number of animals	(12)	(9)	(9)	(8)	(13)	(12)	(9)	(11)	(12)	(10)	(12)	(11)	(14)	(14)	(11)	(11)

[a] In almost all groups, the proximal epiphyseal juncture falls out of the order. After, this, it should rather be counted among the later ossifying epiphyseal junctures.

1 = controls, vehicle only
2 = cyproterone acetate   18.0 mg/kg/d
3 = testosterone propionate   6.0 mg/kg/d
4 = testosterone propionate   6.0 mg/kg/d
    + cyproterone acetate   18.0 mg/kg/d
( ) = number of animals

In 80 day old castrated animals the rate of ossification is similarly low in controls and in animals treated with cyproterone acetate.

The rate of ossification in 80 day old intact animals and in 110 day old castrated and intact animals is considerably lower after treatment with cyproterone acetate in comparison with control animals. The highest rate of ossification is found in 80 and 110 day old castrated and intact animals after treatment with testosterone propionate. Additional treatment with cyproterone acetate partially (80 day old castrated animals), completely (80 day old intact animals), or more than completely (110 day old animals) counteracts the effect of testosterone propionate.

Castrated animals showed a lower rate of ossification than intact animals. In 80 day old animals these differences are more distinct and the treatment of intact animals with cyproterone acetate leads to effects which resemble those of castration. In the 110 day old animals the effect of cyproterone acetate is even greater than that of castration.

The stage of ossification in the various epiphyseal cartilages or sections of epiphyseal cartilage under the influence of testosterone propionate and cyproterone acetate is indicated in Table 1. In contrast to Fig. 1, not the proportion of closed epiphyseal cartilage per animal is given, but the proportion of closed epiphyseal cartilage under the influence of testosterone propionate and cyproterone acetate.

Fig. 2 shows the influence of testosterone propionate, cyproterone acetate or a combination of both on the breadth of the epiphyseal cartilage in 80 or 110 day old male rats on the basis of earlier ossification of the epiphyseal cartilage (proximal phalanx I of the hind extremity).

The narrowest cartilages were found in 80 day old castrated and intact animals after treatment with testosterone propionate. The cartilages were kept open by additional treatment with cyproterone acetate (see Fig. 3).

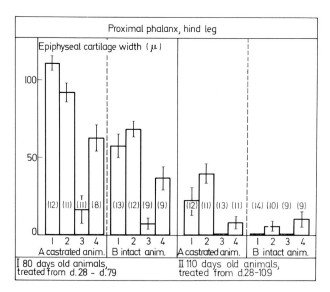

Fig. 2. The influence of testosterone propionate and cyproterone acetate on the breadth of the early ossified epiphyseal cartilage (proximal phalanx I of the hind extremity) in male castrated and intact rats (From Hertel et al. [5])

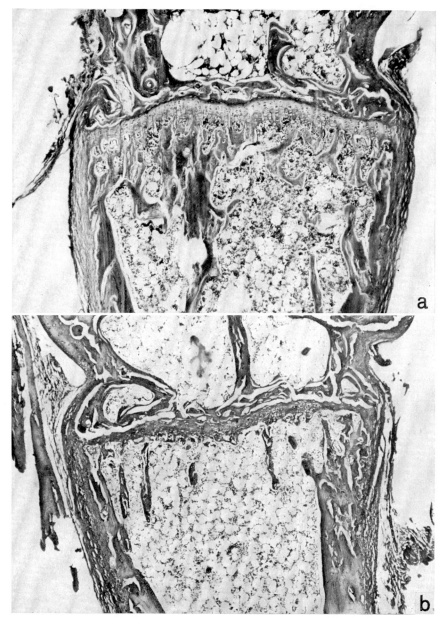

Fig. 3a and b. Metatarsal bones of 80-day-old male rats. (a) Treated from day 28—80 with 6.0 mg/kg day testosterone propionate + 18.0 mg/kg day cyproterone acetate s.c. (The epiphyseal space is still open, the cartilage is well maintained). (b) Treated from day 28—80 with 6.0 mg/kg day testosterone propionate s.c. (The epiphyseal space is closed.) (Magnification: 64×) (From HERTEL et al. [5])

In general, it was seen that animals given cyproterone acetate only had significantly shorter bones than corresponding intact or castrated control animals. The bones of animals treated with testosterone propionate only were even shorter. The length of the bones in animals which had been given testosterone propionate and cyproterone acetate is similar to that of animals treated with testosterone propionate alone (no significant differences). Similar tendencies were found in almost all the bones examined.

Further details can be found in paragraph 4.1. B. V.

The closing of the epiphyseal cartilage was also delayed in female rats by treatment with cyproterone or cyproterone acetate [15]. The effect of testosterone propionate in accelerating the closure of the cartilage is partially cancelled out by cyproterone acetate (see Figs. 4 and 5). A delay in bone maturation can also be observed in castrated animals given oestradiol benzoate and cyproterone simultaneously, in comparison with animals given oestradiol benzoate only.

Cyproterone also partially inhibits the stimulatory effect of testosterone propionate on bone growth; the period of growth is lengthened by cyproterone treatment, as has been shown by measuring the growth rate by means of tetracycline fluorescence. Some of the results of one such experiment are shown in Fig. 6.

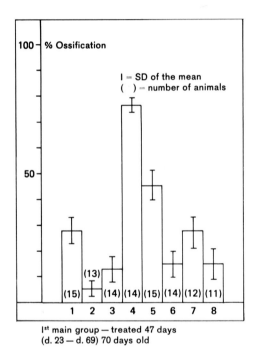

I^st^ main group — treated 47 days
(d. 23 — d. 69) 70 days old

Fig. 4. The influence of cyproterone, cyproterone acetate, testosterone propionate and oestradiol benzoate, either alone or combined, on the ossification of 21 epiphyseal cartilages in female rats (21 ossified epiphyseal cartilages = 100%). 70 day old animals under treatment from the 23rd—69th day (47 days). 1 = intact controls (vehicle alone). 2 = castrated controls (vehicle alone). 3 = intact animals + 70.0 mg/kg/day cyproterone. 4 = intact animals + 4.0 mg/kg/day testosterone propionate. 5 = intact animals + 4.0 mg/kg/day testosterone propionate + 70.0 mg/kg/day cyproterone. 6 = intact animals + 18.0 mg/kg/day oestradiol benzoate. 7 = castrated animals + 2.5 mg/kg oestradiol benzoate 2 × weekly. 8 = castrated animals + 2.5 mg/kg oestradiol benzoate 2 × weekly + 70.0 mg/kg/day cyproterone. I = standard deviation from the average value. ( ) = number of animals (From Schenck and Neumann [15])

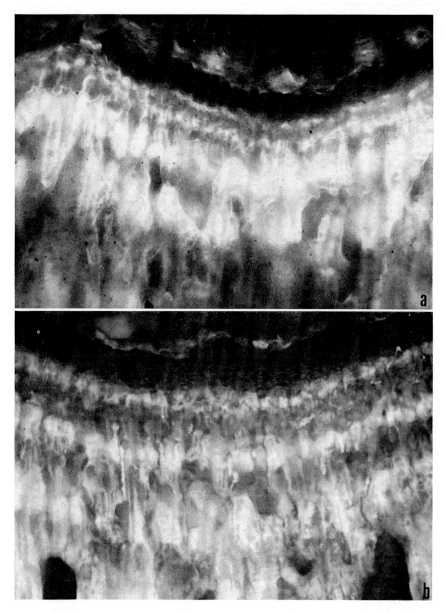

Fig. 5a and b. Tibial bone of 70 day old female rats (tetracycline fluorescence). (a) Treated from day 23—70 with 4.0 mg/kg/day testosterone propionate. (b) Treated from day 23—70 with 4.0 mg/kg/day testosterone propionate + 70.0 mg/kg/day cyproterone. The distance between the fluorescent lines is greater (compared with Fig. 5a), indicating that bone growth is greater in this case than in the animal treated with testosterone propionate alone. Tetracycline was injected i.p. on days 58, 63 and 68. (Magnification: 100×) (From SCHENCK and NEUMANN [15])

Metatarsale III

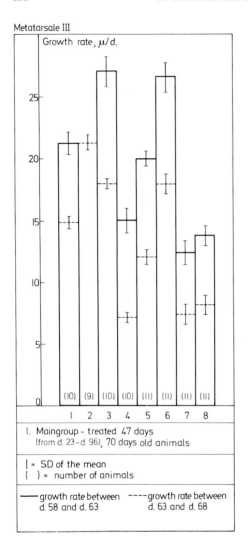

Fig. 6. The influence of cyproterone, cyproterone acetate, testosterone propionate and oestradiol benzoate, given either alone or in combination, on the growth rate of the epiphyseal cartilage of the 3rd metatarsal in female rats. The increase in length was determined by means of tetracycline fluorescence. Treatment lasted 47 days (from 23rd—69th day), the animals were 70 days old. For explanation of the numbers see Fig. 4.
——— = growth between days 58 and 63.
------ = growth between days 63 and 68

References

1. Bergstrand, C. G.: The influence of testosterone propionate on skeletal development in the immature rabbit. Acta endocr. (Kbh.) **4**, 91—101 (1950).
2. Bierich, J. R., Blunck, W., Schönberg, D.: Über Frühreife. II. Mitteilung. Frühreife bei cerebral-organischen Erkrankungen. Mschr. Kinderheilk. **115**, 509—516 (1967).
3. Bossi, E., Zurbrügg, R. P., Joss, E. E.: Androcur — das orale Antiandrogen. Medizinische Mitteilungen (Schering AG) **2**, 2—10 (1973).
4. Helge, H., Weber, B., Hammerstein, J., Neumann, F.: Idiopathic precocious puberty: indication for therapeutic use of cyproterone acetate, an antigonadotropic and anti-androgenic substance? The Seventh Annual Conference of the European Society for Paediatric Endocrinology, Malmö 1969. Acta paediat scand. **58**, 672 (1969).
5. Hertel, P., Kramer, M., Neumann, F.: Einfluß eines Antiandrogens (Cyproteronacetat) auf Knochenwachstum und Knochenreifung männlicher Ratten. Arzneimittel-Forsch. **19**, 17—771790 (1969).

6. HERTEL, P., NEUMANN, F.: Beeinflussung der Knochenreifung männlicher Ratten durch Testosteronpropionat und Cyproteronacetat (Antiandrogen). 15. Symp. Dtsch. Ges. für Endokrinologie, Köln 1969. Berlin-Heidelberg-New York: Springer, S. 430—431.
7. HOWARD, E.: Steroids and bone maturation in infant mice: relative activities of dehydroepiandrosterone and testosterone. Endocrinology 70, 131—141 (1962).
8. JOSS, E. E., ZUPPINGER, K. A., SOBEL, E. H.: Effect of testosterone propionate and methyl testosterone on growth and skeletal maturation in rats. Endocrinology 72, 123—130 (1963).
9. LEVIE, L. H.: Einfluß von Oestron, Testosteronpropionat und Pregnyl auf das Schwanzwachstum der Ratte. Acta brev. neerl. Physiol. 8, 53 (1938).
10. REISS, M., FERNANDES, J. E., GOLLA, Y. M. L.: The peripheral inhibitory influence of large doses of testosterone on epiphyseal cartilagious growth. Endocrinology 38, 65—70 (1946).
11. RUBINSTEIN, H. S., KURLAND, A. A., GOODWIN, M.: The somatic growth depressing effect of testosterone propionate. Endocrinology 25, 724—728 (1939).
12. RUBINSTEIN, H. S., SOLOMON, M. L.: Growth-stimulating effect of testosterone propionate. Proc. Soc. exp. Biol. (N.Y.) 44, 442—443 (1940).
13. RUBINSTEIN, H. S., SOLOMON, M. L.: Effect on body growth of small doses of testosterone propionate administered at different seasons. Proc. Soc. exp. Biol. (N.Y.) 45, 745—748 (1940).
14. SARALAMMA, P. G., KRISHNAMURTHY, S., THANGAVELU, M.: Effect of testosterone propionate on bone growth in vitro. Curr. Sci. (India) 33, 176 (1964).
15. SCHENCK, B., NEUMANN, F.: Einfluß von Sexualhormonen auf Knochenreifung und Knochenwachstum weiblicher Ratten. Arzneimittel-Forsch. 23, 887—907 (1973).
16. SILBERBERG, M., SILBERBERG, R.: Steroid hormones and bone. In: BOURNE, G. H (Ed.). "The Biochemistry and Physiology of Bone". New York and London: Academic Press, pp. 623—670, 1956.
17. SIMPSON, M. E., MARX, W., BECKS, H., EVANS, H. M.: Effect of testosterone propionate on the body weight and skeletal system of hypophysectomized rats. Synergism with pituitary growth hormone. Endocrinology 35, 309—316 (1944).

2.10. Effects in Female Animals

Effect on the Uterus

In experiments carried out some time ago it was possible to show that androgens have a stimulating effect on the growth of the uterus in various species [1, 6, 15, 16, 22, 24, 25]. Most investigators ascribe this characteristic to a direct or indirect gestagenic effect of the androgens (see review by Voss [24, 25]).

In rats testosterone propionate had a greater stimulating effect on the myometrium than on the endometrium. Both the layers of circular muscle fibers and the longitudinal fibers are affected [20] (see Fig. 1b, for comparison see Fig. 1a).

The endometrium is also stimulated by treatment with androgens. It appears more loosened, the stroma cells are larger and the number of capilliaries is much increased. The epithelium clothing the uterus and the uterine glands is not influenced by androgen treatment [20].

Treatment with cyproterone made it possible to cancel out the stimulating effect of testosterone propionate on uterus growth in infantile or castrated adult rats, depending on the dose level.

Fig. 2 shows a corresponding test example. For a 50% inhibition of the stimulating action of testosterone propionate approximately a 10-fold dose of cyproterone is necessary.

The uterus was suggested as a test parameter for antiandrogens [17, 20] (see also Paragraph 4.1. B. VII).

Rats react more sensitively than mice [17]. The test is limited, since antiandrogenically effective compounds with oestrogenic or gestagenic partial effects have a directly stimulating effect on uterus growth. This cancels out the antiandrogenic effect. This is true, for instance, of cyproterone acetate, which, because

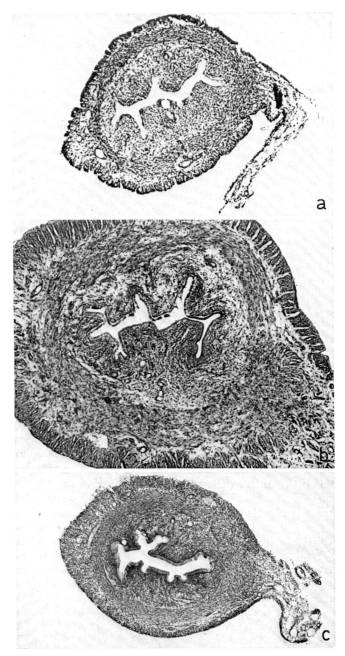

Fig. 1a—c. Histological uterus slices from castrated infantile rats. (a) Controls given vehicle.
(b) 12 days of subcutaneous treatment with 0.3 mg/animal/day testosterone propionate.
(c) 12 days of subcutaneous treatment with 0.3 mg/animal/day testosterone propionate
+ 2.0 mg/animal/day cyproterone. Magnification: approx. 25× (From Neumann and Elger
[20])

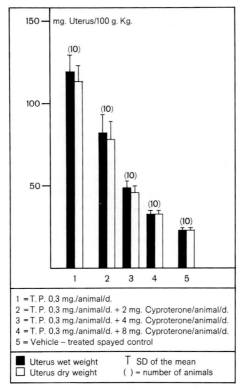

150 — mg. Uterus/100 g. Kg.

100 —

50 —

1   2   3   4   5

1 = T. P. 0,3 mg./animal/d.
2 = T. P. 0,3 mg./animal/d. + 2 mg. Cyproterone/animal/d.
3 = T. P. 0,3 mg./animal/d. + 4 mg. Cyproterone/animal/d.
4 = T. P. 0,3 mg./animal/d. + 8 mg. Cyproterone/animal/d.
5 = Vehicle – treated spayed control

■ Uterus wet weight   T SD of the mean
□ Uterus dry weight   ( ) = number of animals

Fig. 2. Influence of cyproterone on uterus weight (tested in castrated infantile female rats treated with testosterone propionate (TP), s.c. daily for 12 days) (From NEUMANN and ELGER [20])

of its gestagenic partial action [27], leads to very unclear results with this test model, although it is otherwise more actively antiandrogenic than the free alcohol, cyproterone. Progesterone too, which in other test models such as the chicken comb test demonstrates antiandrogenic properties [7], does not inhibit the stimulating effect of androgens on the uterus.

Preputial Glands

The preputial glands of female animals can also be stimulated by androgens (for review see 25), and therefore inhibited by antiandrogens. The behavior of the preputial glands permits us to draw conclusions about the function of the sebaceous glands, and sebaceous secretion. This aspect is discussed in paragraph. 2.8. and 4.1. B. VI.

Effect on Ovary, Cycle and Ovulation

Antiandrogens with a gestagenic, and as a rule antigonadotropic, partial effect influence the function of the ovaries in a similar way to gestagens, or in general in the same way as substances which inhibit the hypophyseal-diencephalic system. This is true, for instance, of cyproterone acetate and Δ^1-chlormadinone acetate. The cycle is suppressed and ovulation inhibited. In the ovary there are no more fresh corpora lutea present and follicle maturation is inhibited [19].

So-called "pure" antiandrogens without the antigonadotropic partial effect, such as cyproterone, react differently.

It was supposed that the androgens formed in the interstitium of the ovary under the influence of ICSH (interstitiell cell stimulating hormone) have a direct effect on follicle growth and therefore on the regulation of the cycle [4, 5, 9, 13].

If this supposition were correct it could be expected that, under antiandrogen treatment, as with cyproterone, the androgen dependent processes in the ovary would be disturbed and that the animals under treatment would demonstrate disturbances in follicle maturation and therefore in the cycle. However, neither ovulation nor the cycle was influenced even by the relatively large dose of 10.0 mg/animal/day cyproterone.

Although it is without doubt more difficult to block the effects of androgens at the origin (high concentration) than in the periphery, there was no indication that the antrum formation within the maturing follicle attributed to androgens [9] is adversely influenced, since ovulation occurred. For this reason it is doubtful whether the antrum formation is a specific effect of androgens.

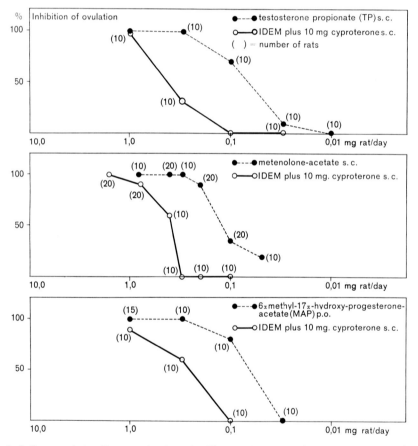

Fig. 3. Influence of simultaneous treatment with cyproterone on the testosterone propionate (TP), methenolone acetate and 6a-methyl-17a-hydroxy-progesterone acetate (MAP) induced inhibition of ovulation. All substances were given daily, treatment began in metoestrus. Ovulation was checked by control of the tubes for ovulated eggs (From Neumann et al. [21])

The supposition that the libido of female individuals is dependent on the action of androgens also seems, in the light of these findings, improbable [8, 14, 26], since the animals treated with antiandrogens allow themselves to be mated and become pregnant.

So-called "pure" antiandrogens do not therefore influence the cycle and ovarian function. On the contrary, it is possible to counteract to a great extent the suppression of the vaginal cycle and the inhibition of ovulation caused by testosterone propionate and other androgens or anabolics at certain dose levels, as investigations with cyproterone have shown. Vaginal cycle and ovulation inhibition by medroxyprogesterone acetate can also be partially counteracted using cyproterone [21]. Fig. 3 and Table 1 show test examples.

Table 1. *Influence of cyproterone on the vaginal cycle which has been arrested by testosterone propionate (TP) and medroxyprogesterone acetate (MAP) (In the columns, it is discriminated how many of 10 rats in each dosage group had an inhibited, an incomplete, or a complete vaginal cycle)*

| | | TP- or MAP-dose (mg/animal/day) | | | | |
		1.0	0.3	0.1	0.03	0.01
TP alone s.c. . . .	inhibited cycle	10	10	4	—	—
	incomplete cycle	—	—	3	1	—
	complete cycle	—	—	3	9	10
TP + 10.0 mg	inhibited cycle	6	1	—	—	—
cyproterone/	incomplete cycle	4	2	—	—	—
animal/day s.c.	complete cycle	—	7	10	—	—
MAP alone s.c.	inhibited cycle	5[a]	4	—	—	—
	incomplete cycle	—	6	7	—	—
	complete cycle	—	—	3	10	—
MAP + 10.0 mg	inhibited cycle	6	1	—	—	—
cyproterone/	incomplete cycle	3	5	—	—	—
animal/day s.c.	complete cycle	1	4	10	—	—

[a] There are only 5 animals in this group.

The target point of cyproterone in this test model must be looked for in the receptors in the hypothalamus-hypophysis system, since it is here that the inhibitive effect of the test substances on the cycle and ovulation takes place. If antiandrogens are given, the specific androgen receptors in the hypothalamus are more or less blocked, so that the androgenically effective compounds can only exercise their inhibiting effect on the secretion of releasing factors and through these the gonadotropin secretion to a very limited extent. It was possible to demonstrate by other experiments that the target point of cyproterone concerning the influence on the feedback mechanism is indeed to be found in the hypothalamus (see Chapter 2.2.).

Influence on Implantation with Respect to the Foetotoxic Effect of Androgens, Anabolics and Other Steroids

As early as in the 30's it was possible to show that as well as oestrogens androgens too inhibit implantation in rodents (rat, mouse, rabbit) and can interrupt pregnancy [2, 3, 6, 10, 23].

How this effect of androgens comes about has not yet been explained satisfactorily. The influence on the ovum transport [3], harmful effects on the endometrium [10] and inhibition of the hypophyseal function leading to a deficit of oestrogens and progesterone [2, 6, 12] have all come under discussion. Various androgens and anabolics evidently have varying target points, since surprisingly the implantation inhibiting effect of some androgens can be counteracted to a great extent by simultaneous antiandrogen treatment (cyproterone), whereas the effect of other androgens is not affected [11]. Thus, the foetotoxic action of methyltestosterone can be largely cancelled out by simultaneous treatment with cyproterone (see Fig. 4).

In contrast, the foetotoxic action of testosterone propionate is hardly influenced by cyproterone treatment [11].

Surprisingly, the foetotoxic action of medroxyprogesterone acetate, a gestagen which is not androgenic in classic androgenicity tests, such as the seminal vesicle-prostate-test on rats [18], can be counteracted [11].

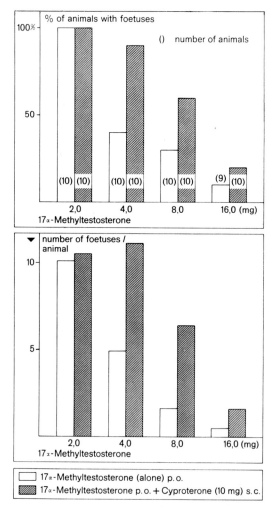

Fig. 4. Influence of cyproterone on androgen induced abortion in rats in early pregnancy
Treatment from days 3—9 of pregnancy. Autopsy: day 10. ( ) = number of animals

On the other hand, this gestagen must have androgenic properties since it leads to virilization of female foetuses when given during pregnancy [18] (see Chapters 2.6. and 4.1. B.III).

The foetotoxic effect of another gestagen, norethisterone acetate, which has an androgenic partial effect, is not influenced by simultaneous cyproterone treatment, the same applies, as could be expected, to the foetotoxic effect of oestrogens [11].

Counteraction of the Virilizing Effect of Androgens and Other Steroids by Anti-androgens

See Chapter 2.6.

Influence on Bone Maturation and Longitudinal Growth

The experiments on female animals were dealt with at the same time as those with males (see Paragraph 4.1. B.V).

References

1. ASCHHEIM, S., VARANGOT, J.: L'action du propionate de testostérone sur les functions ovariennes chez la Rate adulte. C.R. Soc. Biol. (Paris) **130**, 830—833 (1939).
2. BURDICK, H.O., EMERSON, B.: Regression and resorption of the corpora lutea of early pregnancy following injections of testosterone propionate. Endocrinology **25**, 913—918 (1939).
3. BURDICK, H.O., EMERSON, B., WHITNEY, R.: Effects of testosterone propionate on pregnancy and on passage of ova through the oviducts of mice. Endocrinology **26**, 1081—1086 (1940).
4. BUSCHBECK, H.: Neuere Erkenntnisse über die Ovarialfunktion und ihre bildliche Darstellung. Zbl. Gynäk. **76**, 1631—1636 (1954).
5. BUSCHBECK, H.: Z. Geburtsh. Gynäk. **142**, 11 (1954).
6. COURRIER, R., GROS, G.: Influence du propionate de testosterone sur l'uterus. C.R. Soc. Biol. (Paris) **127**, 921—923 (1938).
7. DORFMAN, R.I.: (Ed.). "Methods in Hormone Research", vol. II, "Bioassay", 2nd Edition. New York and London: Academic Press 1969.
8. FILLER, W., DREZNER, N.: The results of surgical castration in women under forty. Amer. J. Obstet. Gynec. **47**, 122 (1944).
9. GAARENSTROOM, J.H., JONGH, S.E. DE: Contribution to the Knowledge of the Influences of Gonadotropic and Sex Hormones on the Gonads of Rats. New York-Amsterdam: Elsevier Publishing Company 1946.
10. HAMILTON, J.B., WOLFE, J.M.: The effect of male hormone substances upon birth and prenatal development in the rat. Anat. Rec. **70**, 433—440 (1938).
11. HARDER, F.O.: Untersuchungen der foetotoxischen Wirkung von Sexualhormonen an Ratten. Dissertation — Freie Universität Berlin 1970 (Forschungslaboratorien der Schering AG).
12. JOST, A.: Action du propionate de testosterone sur la gestation chez la souris. C.R. Soc. Biol. (Paris) **139**, 483—485 (1945).
13. JUNKMANN, K.: Gedanken über den Sexualcyclus. Ärztl. Wschr. **9**, 289—293 (1954).
14. KINSEY, A.C., POMEROY, W.B., MARTIN, C.E., GEBHARD, P.H.: Sexual Behavior in the Human Female. Philadelphia: W.B. Saunders Co. 1953.
15. KORENCHEVSKY, V.: The bisexual properties and cooperative activity of sexual hormones and their effects on females. Brit. med. J. **1937**, 896—898.
16. KORENCHEVSKY, V., HALL, K.: Bisexual and co-operative properties of the sex hormones as shown by the histological investigation of the sex organs of female rats treated with these hormones. J. Path. Bact. **45**, 681—708 (1937).
17. NEUMANN, F.: Methods for evaluating antisexual hormones. In: MANTEGAZZA, P. and PICCINI, F. (Eds.). "Methods in Drug Evaluation". Proceedings of the International Symposium, Milan 1965. Amsterdam: North-Holland Publ. Co. 1966, pp. 548—573.
18. NEUMANN, F.: Chemische Konstitution und pharmakologische Wirkung. In: JUNKMANN, K. (Ed.). "Gestagene", Handbuch der experimentellen Pharmakologie, vol. 22/1, chapt. VI, pp. 680—1025. Berlin-Heidelberg-New York: Springer 1968.

19. Neumann, F.: unpubliziert — 1973.
20. Neumann, F., Elger, W.: Eine neue Methode zur Prüfung antiandrogen wirksamer Substanzen an weiblichen Ratten. Acta endocr. (Kbh.) **52**, 54—62 (1966).
21. Neumann, F., Elger, W., Berswordt-Wallrabe, R. von: Aufhebung der Testosteron-propionat-induzierten Unterdrückung des Vaginal-Zyklus und der Ovulation durch ein antiandrogen wirksames Steroid an Ratten. Acta endocr. (Kbh.) **52**, 63—71 (1966).
22. Phelps, D., Burch, J.C., Ellison, E.T.: Effect of long-term injections of testosterone upon the guinea-pig endometrium. Endocrinology **23**, 458—462 (1938).
23. Scipiades, E.: Effect of testosterone injections upon the course of pregnancy in unoperated and in castrated rats. Proc. Soc. exp. Biol. (N.Y.) **37**, 242—244 (1937).
24. Voss, H.E.: Die Androgene des Hodens in ihren Beziehungen zu den anderen endokrinen Drüsen. In: Voss, H.E. und Oertel, G. (Eds.). "Androgene I", Handbuch der experimentellen Pharmakologie XXXV/1, chapt. 5, pp. 253—326. Berlin-Heidelberg-New York: Springer 1973.
25. Voss, H.E.: Einflüsse der Androgene auf Organe außerhalb der Genitalsphäre und des Endokriniums. In: Voss, H.E. and Oertel, G. (Eds.). "Androgene I", Handbuch der experimentellen Pharmakologie XXXV/1, chapt. 7, pp. 529—590. Berlin-Heidelberg-New York: Springer 1973.
26. Waxenberg, S.E., Drellich, M.G., Sutherland, A.M.: The role of hormones in human behavior. I. Changes in female sexuality after adrenalectomy. J. clin. Endocr. **19**, 193—202 (1959).
27. Wiechert, R., Neumann, F.: Gestagene Wirksamkeit von 1-Methyl- und 1,2a-Methylen-Steroiden. Arzneimittel-Forsch. **15**, 244—246 (1965).

2.11. Other Activities of Antiandrogens on the Reproductive Tract in Male and Female Animals

2.11.1. Progestational Activity of Antiandrogens

Assayed by the Clauberg/McPhail method in female rabbits, the following antiandrogens had progestational activity:

2-(1-ethinyl-1-hydroxymethyl-7-oxo-1,2,3,4,4a,4β,5,6,7,9,10,10a-dodecahydro-phenanthrene (RO 5-2537) [1].

Spironolactone [5].

6-Chloro-17-acetoxy-16-methylene-4,6-pregnadiene-3,20-dione (Sch 12600) [10].

4,6-Dichloro-17-acetoxy-16-methylene-4,6-pregnadiene-3,20-dione (MDAP) [2].

Chlormadinone [c.f. 14].

Cyproterone acetate [c.f. 7, 13].

By far the most potent gestagen of the above compounds is cyproterone acetate. The progestational activity of this antiandrogen was also demonstrated in a number of other test models. Parturition in mice [3] and rats [9] is inhibited under the influence of cyproterone acetate, it does also counteract the oxytocin-provoked abortion in rabbits [8]. The compound is very effective at the endometrium of ovariectomized women [4]. It is an antiestrogen as measured by antagonizing the effect of estrogen on the vaginal epithelium in mice [6] and neural estrogen effects in rats [11, 12].

References

1. Boris, A.: Endocrine studies of a nonsteroid anti-androgen and progestin. Endocrinology **76**, 1062 (1965).
2. Boris, A., DeMartino, L., Trmal, T.: Studies on the endocrine properties of a new progestational steroid 4,6-dichloro-16-methylen-17-hydroxy-4,6-pregnadiene-3,20-dione-17-acetate (MDAP). Steroids **18**, 399 (1971).
3. Ellendorff, F., Röver, H.F., Smidt, D.: The effect of cyproterone acetate on the duration of pregnancy and parturition in mice. J. Reprod. Fertil. **32**, 299 (1973).

4. FIXSON, U.: Vorläufige Mitteilung über ein neues oral wirksames Gestagen (SH 714). Geburtsh. u. Frauenheilk. **23**, 371 (1963).
5. HERTZ, R., TULLNER, W.W.: Progestational activity of certain steroid-17-spirolactones. Proc. Soc. exp. Biol. (N.Y.) **99**, 451 (1958).
6. JUILLARD, M.T., PEYRE, A.: Action de l'acétate de cyprotérone sur l'épithélium vaginal de Souris. C.R. Soc. Biol. (Paris) **165**, 944 (1971).
7. NEUMANN, F., BERSWORDT-WALLRABE, R. VON, ELGER, W., STEINBECK, H., HAHN, J.D., KRAMER, M.: Aspects of androgen-dependent events as studied by antiandrogens. Laurentian Hormone Conference, Mont Tremblant 1969. Recent Progr. Hormone Res. **26**, 337 (1970).
8. NEUMANN, F., HEMPEL, R.: Hemmung der Uteruswirkung von Oxytocin durch Gestagene. Acta endocr. (Kbh.) **48**, 645 (1965).
9. NEUMANN, F., RICHTER, K.-D., GÜNZEL, P.: Wirkungen von Antiandrogenen. Zbl. Vet.-Med., Reihe A, **12**, 171 (1965).
10. ROCKY, S., NERI, R.O.: Comparative biological properties of Sch 12 600: (6-chloro-4,6-pregnadien-16-methylen-17-a-ol-3,20-dione-17-acetate) and chlormadinone acetate. Fed. Proc. **27**, 624 (1968).
11. SCHREIBER, V., PŘIBYL, T., ROHÁČOVÁ, J.: Effect of the anti-androgen cyproterone acetate on the action of oestrogen on the rat endocrine system. Physiol. bohemoslov. **20**, 255 (1971).
12. SCHREIBER, V., PŘIBYL, T., ROHÁČOVÁ, J.: Vergleich der Wirkung der Antiandrogene Cyproteron und Cyproteronacetat auf das endokrine System der Ratten. Endokrinologie **58**, 414 (1971).
13. WIECHERT, R., NEUMANN, F.: Gestagene Wirksamkeit von 1-Methyl- und 1,2a-Methylen-Steroiden. Arzneimittel-Forsch. **15**, 244 (1965).
14. ZAFFARONI, A., BOWERS, A.: New steroids with hormone-like activities C-6 substituted hormone analogs. In: MARTINI, L. and PECILE, A.(Eds.) "Hormonal Steroids", Vol. 1, p. 29 (1964). New York and London: Academic Press.

2.11.2. Androgenic Activity of Antiandrogens

Some androgenic activity in high doses as measured by slight stimulation of the accessory sexual glands of immature castrated rats has been reported for the following antiandrogens:

17a-Methyl-B-nortestosterone (SKF 7690) [8].

A-Nortestosterone [6, 7].

Δ¹-Testololactone [5].

2-Acetyl-7-oxo-1,2,3,4,4a,4β,5,6,7,9,10,10a-dodecahydrophenanthrene (RO 2-7239) [3, 4].

This compound did also stimulate the comb growth in day-old cockerels.

Cyproterone [1].

This antiandrogen stimulated also the growth of the penile spines of castrated rats and retarded the abolition of sexual activity following castration of male rats [1].

Cyproterone acetate has not yet been reported to stimulate the accessory sexual glands in the castrated rat but androgenic activity has been claimed as evidenced from growth-stimulation of penile spines [1] and facilitation of sexual activity [1, 2] in castrated rats.

References

1. BLOCH, G.J., DAVIDSON, J.M.: Behavioral and somatic responses to the antiandrogen cyproterone. Hormon. Behav. **2**, 11 (1971).
2. DÖRNER, G., GÖTZ, F., MAINZ, K.: Influence of antiandrogens on sexual behaviour and gonadal function in male rats. Endocr. exp. **6**, 17 (1972).
3. DORFMAN, R.I., DORFMAN, A.S.: A test for anti-androgens. Acta endocr. (Kbh.) **33**, 308 (1960).

4. Dorfman, R.I., Stevens, D.: The androgenic and anti-androgenic action of a perhydro-phenanthrene derivative. Acta endocr. (Kbh.) Suppl. **51**, 867 (1960).
5. Lerner, L.J., Bianchi, A., Borman, A.: Δ^1-Testololactone, a nonandrogenic augmentor and inhibitor of androgens. Cancer **13**, 1201 (1960).
6. Lerner, L.J., Bianchi, A., Dzelzkalns, M., Borman, A.: Androgenic and anti-androgenic activities of A-nortestosterone and testosterone. Fed. Proc. **21**, 210 (1962).
7. Lerner, L.J., Bianchi, A., Dzelkalns, M., Borman, A.: Anti-androgenic activities of A-nortestosterone and C-nor-D-homo-17a-epitestosterone acetate. Proc. Soc. exp. Biol. (N.Y.) **115**, 924 (1964).
8. Mahesh, V.B., Zarate, A., Roper, B.K., Greenblatt, R.B.: Studies on the action of 17a-methyl-B-nortestosterone as an antiandrogen. Steroids **8**, 297 (1966).

3. Various Further Effects of Antiandrogens

3.1. Influence of Cyproterone Acetate on Adrenal Function

In all the experiments carried out on rats large doses of cyproterone acetate or cyproterone led to a suppression of the adrenal glands, indicated by loss of weight [1, 2] or reduced secretion of corticosterone [4]. Fig. 1 shows this effect quite clearly.

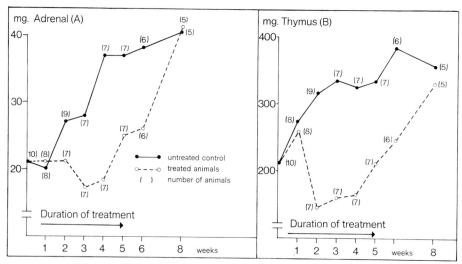

Fig. 1. The action of cyproterone acetate (1.0 mg/100 g body weight s.c. daily) on the weight of the adrenal glands (A) and the thymus (B) of growing male rats. Weight at the beginning of the experiment 100 g, duration of treatment 5 weeks, duration of experiment 8 weeks

Three weeks after the cessation of treatment the weight of the adrenal glands is once more normal. This is not a direct effect of cyproterone acetate and cyproterone on the adrenal glands, but an inhibition of the corticotropic partial function of the pituitary (ACTH inhibition), since there is no appearance of adrenal gland suppression in hypophysectomized rats substituted with ACTH under treatment with cyproterone acetate [1].

Histological examinations showed that primarily the *zona fasciculata* is affected by the atrophy of the adrenal glands.

In female guinea-pigs treated with 1.0 mg cyproterone acetate/kg body weight/day for 4 weeks i.m., there was a steady fall in urinary 17-hydroxy-corticosteroids [5].

After cessation of treatment the "rebound effect" with excessive urinary 17-hydroxy-corticoids indicated the reappearance of undiminished adrenal function, occurring earlier than in cortisone treated animals [6].

Cyproterone acetate and cyproterone also act like corticoids with respect to the effect on the thymus. Both antiandrogens have a thymolytic effect. Thymolytically, cyproterone acetate is about 1/3 as active as hydrocortisone acetate in rats.

However, other typical corticoid effects are lacking. Cyproterone acetate and cyproterone do not have an antiphlogistic effect, they are not glyconeogenetic and do not lead to a reduction of the eosinophilic leucocytes [1].

The effect of these antiandrogens on the adrenal glands is presumably one of their properties which is independent of the antiandrogenic action. Some other steroids with related chemical structures possess the same property without being antiandrogenic, for example, medroxyprogesterone acetate which is known as a gestagen. For review see KRAMER et al. [3].

References

1. DOMÉNICO, A., NEUMANN, F.: Wirkung von antiandrogen wirksamen Steroiden auf die Funktion und Morphologie der Nebennieren von Ratten. 12. Symp. Dtsch. Gesellschaft für Endokrinologie, Wiesbaden 1966. Berlin-Heidelberg-New York: Springer 1967, pp. 312—314.
2. HAMADA, H., NEUMANN, F., JUNKMANN, K.: Intrauterine antimuskuline Beeinflussung von Rattenfeten durch ein stark gestagen wirksames Steroid. Acta endocr. (Kbh.) **44**, 380—388 (1963).
3. KRAMER, M., DAMROSCH, L., KLINK, G.: Sonstige Wirkungen von Gestagenen. In: JUNK-MANN, K. (Ed.). "Gestagene", Handbuch der experimentellen Pharmakologie, vol. 22/1, chapt. 5, pp. 450—679. Berlin-Heidelberg-New York: Springer 1968.
4. NERI, R.O., MONAHAN, M.D., MEYER, J.G., AFONSO, B.A., TABACHNIK, I.A.: Biological studies on an anti-androgen (SH 714). Europ. J. Pharmacol. **1**, 438—444 (1967).
5. WINKLER, G.K., HARKNESS, R.A.: The effect of a strongly progestational steroid on adrenal function in the guinea-pig. J. Endocr. **30**, iii—iv (1964).
6. WINKLER, G.K., HARKNESS, R.A.: Einfluß eines synthetischen Progesteronderivates (1,2a-Methylen-6-chloro-Δ^6-17a-hydroxyprogesteronacetat) auf die 17-Hydroxycorticosteroidausscheidung im Harn beim Meerschweinchen. Klin. Wschr. **42**, 922—923 (1964).

3.2. Influence of Antiandrogens on Erythropoiesis

Androgens have a stimulatory influence on erythropoiesis. One would, therefore, expect the opposite effect from an antiandrogen but the pertinent investigations are inconsistent.

In a study done by SHIRAKURA et al. [4], cyproterone acetate did not prevent a significant increase in erythropoietin levels in the plasma of rats injected with testosterone or methenolone. The synergistic effect of testosterone with erythropoietin or hypoxia on radio-iron utilization was also not affected by cyproterone acetate. In another study [1] in rats, cyproterone acetate treated animals had moderately elevated hematocrit values. In mice, the erythropoietic effect of testosterone was inhibited by cyproterone acetate. Because the antiandrogen had no inhibitory action on the erythropoietic response to a standard challenge with erythropoietin it has been concluded that this compound suppresses the androgen induced formation of erythropoietin [2].

Mirand et al. [3] have shown that cyproterone acetate reduced the response to erythropoietin and testosterone in mice as measured by the 1% blood radio-iron uptake.

References

1. Broderson, S.H.: Effects of antiandrogen or castration on the plasmalogen concentration in the kidney of the male rat and on the hematocrit. Acta histochem. (Jena) **38**, 82—87 (1970).
2. Medlinsky, J.T., Napier, C.D., Gurney, C.W.: The use of an antiandrogen to further investigate the erythropoietic effects of androgens. J. Lab. clin. Med. **74**, 85—92 (1969).
3. Mirand, E.A., Groenewald, J.H., Kenny, G.M., Murphy, G.P.: The inhibitory effects of antiandrogen (SH 714) on erythropoietic activity. Experientia (Basel) **25**, 1104 (1969).
4. Shirakura, T., Azuma, M., Maekawa, T.: Effect of androgen antagonist on erythropoietic action of testosterone. Acta haemat. jap. **40**, 299—304 (1968).

3.3. Influence on Steroid-Dependent Enzyme Induction in Microorganisms

Induction of Δ^5-3-ketosteroid-isomerase activity in pseudomonas testosteronii and of 20β-hydroxy-steroid dehydrogenase activity in streptomyces hydrogenans was inhibited by cyproterone at a concentration of 100 $\mu g/ml$. Testosterone was used as substrate [2, 3].

This effect of cyproterone has been confirmed by Goldman [1].

References

1. Goldman, A.S.: Further studies on steroid inhibitors of $\Delta^5,3\beta$-hydroxysteroid dehydrogenase and Δ^5—Δ^4, 3-ketosteroid isomerase in pseudomonas testosteronii and in bovine adrenals. J. clin. Endocr. **18**, 1539—1546 (1968).
2. Wacker, A., Chandra, P., Träger, L.: Steroid antagonists: their mechanism of action. In: Raspé, G. (Ed.). "Advances in the Biosciences", vol. 2, pp. 256—272. Oxford: Pergamon Press 1969.
3. Wacker, A., Träger, L., Maturova, M., Beckmann, H.: Hemmung der steroidabhängigen Enzyminduktion durch Steroide und Alkaloide bei Mikroorganismen. Naturwissenschaften **54**, 90 (1967).

3.4. Catatoxic Effects of Antiandrogens

Selye and co-workers tested a number of steroid hormones for their catatoxic activity (induction of liver enzymes which accelerate the degradation of different kinds of toxicants) (for review see Selye [1]).

Cyproterone acetate is one of the most potent catatoxic steroids having a broad spectrum of activity against almost all substrates that can be detoxified by any hormone, e.g. cyproterone acetate counteracts the progesterone- induced anaesthesia and shortens hexobarbital sleeping time.

The following toxicants are faster catabolized by the action of cyproterone acetate: digitoxin, droxathione, parathione, nicotine, zoxazolamine, indomethacine, dihydrotachysterol.

References

1. Selye, H.: Hormones and Resistance. Berlin-Heidelberg-New York: Springer 1971.

3.5. Effect of Antiandrogens on the Plasmalogen Concentration in the Kidney [1]

In contrast to castration, cyproterone acetate did not have an influence on the plasmalogen phospholid concentration of the renal corticomedullary boundary in the adult rat.

References

1. BRODERSON, S. H.: Effects of antiandrogen or castration on the plasmalogen concentration in the kidney of the male rat and on the hematocrit. Acta histochem. (Jena) **38**, 82—87 (1970).

3.6. Influence of Cyproterone Acetate on the Antler Growth Cycle [2]

Two stags were treated intramuscularly with cyproterone acetate (333 mg once a week). Treatment started in July or September, respectively, and was continued until September. Thereafter, 444 mg cyproterone acetate were given every 14 days until November or December, respectively.

The control animals shedded their velvet in the second half of September. One treated animal began to shed in November. The other treated animal did not shed until December, when his antlers rapidly dropped off.

BUBENIK et al. [2] concluded from this study that testosterone influences mainly bone matrix synthesis and participates secondarily in the calcification process.

The part of the antlers growing without the influence of cyproterone acetate was of normal density and very well calcified. The other part was of lower density and contained a big cavity in the middle which expresses a lower remodeling ability. Similar growth activity of the antlers was found in the castrate reindeer [1].

References

1. BELANGER, L.F., CHOQUETTE, L.P.E., COUSINEAU, A.: Osteolysis in reindeer antlers; sexual seasonal variations. Calcif. Tiss. Res. **1**, 37—43 (1967).
2. BUBENIK, G.A., BROWN, G.M., BUBENIK, A.B., GROTA, L.J.: Immunohistological localization of testosterone in the antlers. In preparation.

3.7. Influence of Cyproterone Acetate on Hydroxylation of 5α-Androstane-3,17-dione [1]

After injection of tritium labelled androstanedione into male rats, a larger amount of tritium is transferred to tritium water (HTO) than in females. The administration of cyproterone acetate inhibits the formation of HTO.

References

1. WENZEL, M., PITZEL, L., BOLLERT, B.: Sexualspezifität der 4-Hydroxylierung von 5α-Androstan-3,17-dion in Ratten und der Einfluß des Antiandrogens Cyproteronacetat. Hoppe-Seylers Z. physiol. Chem. **353**, 861—868 (1972).

3.8. Influence of Cyproterone Acetate on Thyroid Radioiodine Uptake

SCHREIBER and ROHÁČOVÁ [1] have shown in rats that cyproterone acetate stimulated thyroid radioiodine uptake.

References

1. SCHREIBER, V., ROHÁČOVÁ, J.: An increase in thyroid radioiodine uptake following the administration of cyproterone acetate. Experientia (Basel) **27**, 848—849 (1971).

3.9. Influence of Antiandrogenic Steroids on Some Metabolic Processes and Liver Function

It has long been known that there are sex-related differences in sensitivity to a number of drugs, due to quantitative differences in certain metabolic processes [cf. 14]. However, it is not yet clear whether testicular hormones are responsible for this phenomenon. Although castration or testosterone administration usually have the opposite effect on metabolic enzyme activity, the changes resulting from treatment with antiandrogens alone or in combination with testosterone have yielded no clear answer to this question. It rather seems that steroidal hormone influence in general, at least in pharmacological doses, in some cases inhibits and in others stimulates enzyme induction [5]. Moreover, considerable inter- and intraspecific variations in liver function have been reported [2, 16, 17], which makes it still more difficult to assess the involvement of androgens and antiandrogens in drug or endogenous product metabolism.

A few studies with antiandrogens have been performed on liver functions, which differ in the two sexes of rats. Morphologically, short-term exposure of young female rats to cyproterone acetate caused ultrastructural changes in liver cells, which showed a marked accumulation of the smooth-surfaced endoplasmatic reticulum after 6 oral doses of 10.0 mg in 3 days [12]. Since these cytoplasmic structures are involved in numerous metabolic process, it can be assumed that proliferation is the ultrastructural equivalent of microsomal enzyme induction by cyproterone acetate. Indeed, other authors have evidence that antiandrogens

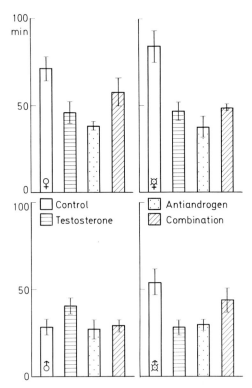

Fig. 1. Sleeping time of rats after i.p. injection of 100 mg hexobarbital/kg (From Hempel [8])

stimulate microsomal drug-metabolizing enzymes in the livers of male and female rats. The capacity of the rat liver to detoxify barbiturates is much greater in males, resulting in a shorter duration of sleep in males than in females [18]. Pretreatment with a daily subcutaneous dose of 2.0 mg cyproterone acetate for 2 weeks reduced the duration of hexobarbital-induced anesthesia in spayed or intact female rats and in the male castrate but had no effect in intact male rats. In none of the above animal preparations did the same dose of cyproterone acetate have any antagonistic effect against the sleep-reducing action of daily doses of 0.6 mg TP [8] (Fig. 1), but it may well be that the agonist/antagonist ratio of only 1:3 was insufficient to uncover adverse effects of the latter.

Like cyproterone acetate, 17a-methyl-B-nortestosterone (SKF 7690) also enhanced the hexobarbital oxidase activity as measured in liver homogenates of young female rats pretreated for 14 days with a daily dose of 100.0 mg/kg. However, the enhancing effect of daily doses of 2.5 mg testosterone/kg on the hepatic enzyme activity was inhibited by the antiandrogen in this study [20].

Mice are different from rats in that intact males of this species sleep longer than females or castrated males in barbiturate narcosis. In contrast to rats, castrated male or intact and spayed female mice slept longer after TP in eight daily doses of 0.1 mg. Pretreatment of intact males with eight daily doses of 0.1 mg cyproterone acetate, however, reduced the duration of the hexobarbital-induced effect, indicating degradating-enzyme induction in the liver. When given with TP, cyproterone acetate abolished the effect of the androgen in this species [7]. Thus, the antiandrogens, cyproterone acetate and 17a-methyl-B-nortestosterone (SKF 7690), are inducers of hexobarbital oxidase in the livers of both rodent species but testosterone has this effect only in rats, while in mice it rather suppresses the activity of this enzyme.

Since the liver is by far the most important site of androgen metabolism [cf. 22], any shift in metabolizing-enzyme activity in this organ produced by antiandrogens will change the ratio of circulating androgenic/antiandrogenic activity, which will affect the degree of androgen antagonism at target sites. For example, as it is now commonly held that 5a-reduced androgens are the active principle in many androgen targets, enhanced reduction rates of testosterone to 5a-dihydrotestosterone may be considered a transformation toward increased androgenic potency, whereas an inhibition of hepatic 5a-reductase decreases the active androgenic potential, thereby enhancing the effectivity of antiandrogens. The few available data on the effect of antiandrogens on hepatic androgen metabolism are, however, conflicting.

In one experiment [9], the influence of cyproterone acetate on androgen catabolism was studied in fractioned liver homogenates from adult male rats. Pretreatment with daily antiandrogen doses of 3.0 or 30.0 mg for 3 weeks caused a dose-dependent reduction in the activity of microsomal 5a- and 5β-reductase (Table 1).

However, in another experiment [24] in which the livers from adult male rats pretreated with cyproterone or cyproterone acetate were perfused with testosterone, no such changes in reductase activity were seen. Twenty daily doses of 30.0 mg cyproterone acetate had no effect on testosterone catabolism, except that there was no androstenedione in the perfusate. The same dose of cyproterone, however, caused a significant increase in hydroxylated metabolites of testosterone, presumably via induction of microsomal oxidases.

Increased hydroxylation results in loss of androgenic activity. Whether this is a direct effect of cyproterone or a compensatory metabolic response of the liver

Table 1. Effect of cyproterone pretreatment on the specific activity of some enzymes involved in steroid metabolism in different organs of rats. Treated animals (280—330 g B.W.) received daily doses of 3.0 mg (total dose 54.0 mg) or 30.0 mg (total dose 540.0 mg). All experiments were done with labelled substrates in tris-sucrose buffer (pH 7.2), incubation for 30 min at 37°C under oxygen. The calculation of specific enzyme changes in percent is based on the values of untreated controls, all data are means of duplicate measurements. Specific activity = nMol steroid yield/mg protein (From Hoffmann et al. [9])

Steroid enzyme investigated	Organ	Enzyme preparation	Cofactors (mg)	Labelled substrates (nMol)	Main metabolites	% change of specific activity after cyproterone treatment	
						3.0 mg/d	30.0 mg/d
17β-hydroxy-steroid oxydo-reductase	Testis Adrenal Liver	Microsomes Microsomes Cytoplasm	NAD⊕ (3.0) NAD⊕ (3.0) NADH (3.0)	Testosterone (16.1) Testosterone (3.4) DHEA	Δ⁴-androstenedione Δ⁴-androstenedione Δ⁵-androstenediol	+37 +11 +14	+30 −52 −30
21-hydroxylase	Adrenal	Microsomes	NADPH-generating system	17α-hydroxypro-gesterone (2.7)	17α-hydroxy-desoxycorticosterone	+12	−74
5α- and 5β-reductase	Liver	Cytoplasm	NADH (3.0)	Δ⁴-androstenedione (80.7)	Androsterone Isoandrosterone Etiocholanolone }	−14	−24
Glucuronyl transferase	Liver	Microsomes	UDPGA (4.0)	Testosterone (34.2)	Testosterone-17β-glucuronide	−39	−54

to enhanced androgen levels evoked by cyproterone treatment (see chapter on the feedback mechanism), is still open to discussion. Evidence that testosterone stimulates the hydroxylation capacity of the liver comes from another study in which the influence of cyproterone acetate on metabolic effects of testosterone on corticoid catabolism was investigated [4]. In these extensive experiments, various rat preparations, including neonatally gonadectomized animals, were treated for 10 days with TP and/or cyproterone acetate prior to incubation of liver homogenates with cortisol. In spayed female rats and in neonatally castrated rats of both sexes, cyproterone acetate given at puberty or later influenced the metabolism of cortisol in a way similar to that of TP. Both compounds enhanced the formation of 3β- and 20β-hydroxylated metabolites of cortisol and inhibited the Δ^4-3-keto reduction. However, there was antagonism between the two steroids when given concomitantly. In animals treated with the combination, the Δ^4-3-keto reduction to allotetrahydrocortisol remained higher and the formation of 20β-hydroxy metabolites lower than in the rats treated with TP alone. The yield of 3β- and 20β-hydroxylated metabolites, however, was lower than in the group receiving testosterone propionate alone (Fig. 2).

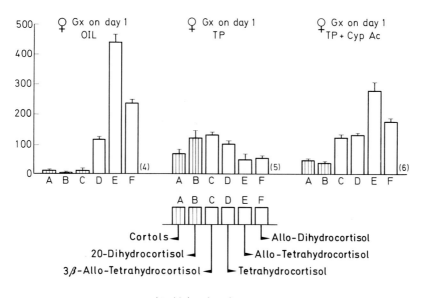

Analysis of variance						
			t test			
Source of variation	A	B	C 3β-allo-	D tetra-	E allotetra-	F allodi-
	cortols	20-dihydro-cortisol	tetrahydro-cortisol	hydro-cortisol	hydro-cortisol	hydro-cortisol
Oil v.s.TP	p<0.001	p<0.001	p<0.001	NS	p<0.001	0<0.001
TP v.s.TP+Cyp Ac	NS	p<0.005	NS	NS	p<0.001	p<0.001

Fig. 2. Antagonizing effects of cyproterone acetate on testosterone-induced changes of cortisol metabolism in liver homogenates of adult female rats spayed at birth. Twenty μg of cortisol-1,2-^{3}H was incubated with 38 mg homogenized liver tissue. The amount of the metabolites is expressed in n moles formed by 1 g of wet liver tissue (means $\pm$ SEM). The number of animals is given in parentheses. TP: 0.1 mg/100 g body weight. CA: 4.0 mg/100 g body weight 10 days
(From Denef et al. [4])

In the same study it was found that cyproterone acetate treatment reduced the serum cortisol-binding activity, along with the adrenal response to stress. It should be borne in mind, however, that the diminishing effect on serum corticoid-binding activity must not necessarily be associated with the antiandrogenic property of cyproterone acetate. The same effect can be achieved with a variety of endocrinologically active compounds, including progestagens with or without antiandrogenic properties [6, 15, 19]. Other authors [1], however, have found that cyproterone acetate in daily oral doses of 25.0 mg does not change any of several plasma proteins studied in green monkeys, including corticoid-binding globulin.

When tested *in vitro*, cyproterone acetate was capable of displacing labeled testosterone but not estradiol-17β from sex hormone-binding globulin in human plasma taken during late pregnancy. The binding of ^{3}H-corticosterone to corticosteroid-binding globulin, however, was not influenced by cyproterone acetate [21]. The authors suggested, therefore, that cyproterone acetate behaves as a C_{19} steroid rather than as a C_{21} steroid as far as plasma protein binding is concerned. This would then support its antiandrogenic action through competition for androgen-binding sites, and also the progestational activity, because its unbound state to plasma progestin-binding proteins renders the compound free for progestational action at the appropriate sites.

Another metabolic process in the rat liver which differs in males and females is the rate of glucuronidation of various substrates [5]. Attempts at elucidating the influence of antiandrogens on this system seem to indicate partly inverse effects at different points of the whole process.

When o-aminophenyl was used as the acceptor, the yield of its glucuronide was 80% higher in liver incubations from male rats than in those from female or castrated male rats [13].

This was not due to increased glucuronyltransferase activity but rather to an enhanced rate of activated UDP-glucuronic acid formation from UDP-glucose, indicating higher levels of UDP-glucose dehydrogenase in the liver under testicular hormone influence. Ten days of TP treatment of castrated males resulted in a dose-dependent increase in glucuronide synthesis, a daily dose of 0.1 mg being optimally sufficient. However, pretreatment with daily doses of 1.0 or 3.0 mg cyproterone acetate also resulted in enhanced o-aminophenyl glucuronide yields in castrated rats; the stimulatory effect of TP was not counteracted by concomitant antiandrogen administration. In intact adult rats in which glucuronide synthesis was already at a high level, cyproterone acetate had no effect. Cyproterone did not stimulate glucuronidation in castrated rats at a daily dose of 5.0 mg. This anti-androgen even had some inhibitory effect on the TP-induced enzyme activation. The reasons for the different influence of cyproterone and cyproterone acetate are not clear if the progestational activity of the latter is not involved.

If we ignore the question of substrate specifity and assume that testosterone and o-aminophenyl are conjugated by the same UDP-glucuronyltransferase, another possibility is that cyproterone stimulates UDP-glucuronic acid formation but inhibits its subsequent transfer to the drug to be metabolized. In one experiment on adult male rats, it was shown that there was a dose-dependent reduction in the activity of glucuronyl transferase in the liver microsomes after pretreatment with daily doses of 3.0 or 30.0 mg for 3 weeks [9]. In this study, testosterone was used as acceptor and UDP-glucuronic acid was added to the liver homogenate incubation as co-factor (Table 1).

However, glucuronyl transferase is not the limiting factor in this pathway of metabolism but rather the supply of activated glucuronic acid [13]. This is in line with the results of a study on the immediate effects of cyproterone on testosterone metabolism in immature male rats. A dose of 10.0 mg cyproterone i.p., followed 10 min later by i.p. injection of labeled testosterone, caused dramatic increases over control values in conjugates but not in free metabolites of testosterone in liver homogenates within 10 min [11]. The author suggests that this was because the antiandrogen blocks androgen receptors throughout the body, thereby causing the accumulation of androgen activity in the blood, and particularly in the liver, where these androgens in turn stimulate metabolic enzyme systems. This hypothesis would explain why cyproterone and cyproterone acetate have no effect on glucuronid synthesis [13], and 17a-methyl-B-nortestosterone (SKF 7690) does not stimulate hexobarbital oxidase [20] when added to liver homogenates *in vitro*.

Enzymatic changes resulting from antiandrogen influence can also be expected to be reflected in alterations in the nucleic acid metabolism. It has been reported that cyproterone acetate stimulates the incorporation of uridine into liver RNA in immature male rats; the inhibitory effect of testosterone on this process was abolished by cyproterone acetate [10, 23] (Fig. 3).

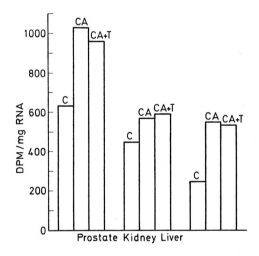

Fig. 3. Influence of cyproterone acetate alone or in combination with testosterone on the incorporation of ^{14}C-uridine into prostatic, renal and hepatic RNA of 30 days old Wistar rats. Subcutaneous injection: 0 min (start): 30.0 mg cyproterone acetate in 0.2 ml benzyl benzoate. 45 min: 1.0 mg testosterone in 0.2 ml sesame oil, or solvent only. 75 min: 10 μC 2-^{14}C-uridine (40.5 μg) in 0.9% saline. 135 min: Autopsy. C = Controls; CA = Cyproterone acetate; T = Testosterone (From SCHEUER et al. [23])

Cyproterone in a dose of 27.0 mg/kg twice weekly for 12 days caused a sex-specific protein in the liver of male rats to disappear [3].

In conclusion, data are too scanty as yet to allow even an intimation of general characteristics of antiandrogenic effects on liver function.

References

1. Barbosa, J., Seal, U.S., Doe, R.P.: Effects of steroids on plasma proteins-progestational agents. J. clin. Endocr. **32**, 547 (1971).

2. Brodie, B.B., Gillette, J.R., LaDu, B.N.: Enzymatic metabolism of drugs and other foreign compounds. Ann. Rev. Biochem. **27**, 427 (1958).

3. Chandra, P., Orii, H., Wacker, A.: Studies on the regulation of a sex-associated protein in rat liver. Hoppe-Seylers Z. physiol. Chem. **349**, 784 (1968).

4. Denef, C., Vandeputte, M., Moor, P. De: Paradoxical effects of the androgen antagonist cyproterone acetate on steroid metabolism in the rat. Endocrinology **83**, 945 (1968).

5. Dutton, G.J.: The biosynthesis of glucuronides. In: Dutton, G.J. (Ed.). "Glucuronic acid, free and combined." New York-London: Academic Press 1966.

6. Elton, R.L., Edgren, R.A., Calhoun, D.W.: Biological activities of some 6-methylated progesterones. Proc. Soc. exp. Biol. (N.Y.) **103**, 175 (1960).

7. Hempel, R.: Der Einfluß eines Antiandrogens auf die Schlafdauer männlicher und weiblicher Mäuse und Ratten nach Hexobarbitalgabe. Naunyn-Schmiedebergs Arch. Pharmak. exp. Path. **257**, 27 (1967).

8. Hempel, R.: Zur hormonellen Beeinflussung des Hexobarbitalschlafes der Ratte. Arch. Pharmakol. exp. Path. **259**, 413 (1968).

9. Hoffmann, W., Breuer, H., Neumann, F.: Wirkung einer Behandlung mit einem Antiandrogen (Cyproteron) auf die Aktivitäten von Steroidenzymen bei der Ratte. Arzneimittel-Forsch. **18**, 586 (1968).

10. Jäger, E., Mosebach, K.-O., Blumenthal, H.-P., Scheuer, A.: The influence of cyproterone acetate on the uptake of testosterone and on the DNA- and RNA-amount in liver, prostate and seminal vesicles of immature male rats in vivo. Acta endocr. (Kbh.) Suppl. **138**, 43 (1969).

11. Knauer, E.: Einfluß des Antiandrogens Cyproteron auf den in vivo Stoffwechsel des Testosterons in Leber und Vesikulardrüsen der Ratte. Dissertation, Bonn (1970).

12. Kovacs, K., Blascheck, J.A., Gard, B.D., Somogyi, A.: Effect of cyproterone acetate on the liver ultrastructure in rats. Horm. Metab. Res. **3**, 44 (1971).

13. Künzel, B., Müller-Oerlinghausen, B.: Wirkung von Testosteron und einem Anti-Androgen (Cyproteronacetat) auf die Glucuronidbildung in der Rattenleber. Naunyn-Schmiedebergs Arch. Pharmak. exp. Path. **262**, 112 (1969).

14. Langecker, H.: Geschlechtsdifferenzen bei pharmakologischen Reaktionen und ihre Beziehung zu Abbauvorgängen. Berl. Med. **16**, 258 (1965).

15. Lerner, L.J., Bianchi, A., Borman, A.: A-Norprogesterone, an androgen antagonist. Proc. Soc. exp. Biol. (N.Y.) **103**, 172 (1960).

16. Quinn, G.P., Axelrod, J., Brodie, B.B.: Species and sex differences in metabolism and duration of action of hexobarbital (Evipal). Fed. Proc. **13**, 395 (1954).

17. Quinn, G.P., Axelrod, J., Brodie, B.B.: Species ,strain and sex differences in metabolism of hexobarbital, amidopyrine, antipyrine and anilin. Biochem. Pharmacol. **1**, 152 (1958).

18. Remmer, H.: Geschlechtspezifische Unterschiede in der Entgiftung von Evipan und Thiopental bei Ratten. Naunyn-Schmiedebergs Arch. Pharmak. **288**, 173 (1958).

19. Revesz, U., Banik, K., Herr, F.: Hormonal and biological activities of 3β, 17α-diacetoxy-6-chloropregna-4,6-diene-20-one. Steroids **10**, 291 (1967).

20. Rubin, A., Stohler, C.M., Novick, W.J.: Inhibition of testosterone stimulation of microsomal hexobarbital metabolism by 17α-methyl-B-nortestosterone. Biochem. Pharmacol. **14**, 1898 (1965).

21. Sammelwitz, P.H., Schreck, C.B., Hopwood, M.L.: Binding of cyproterone acetate to plasma proteins. Proc. Soc. exp. Biol. (N.Y.) **143**, 189 (1973).

22. Samuels, L.T., West, O.D.: The intermediary metabolism of the non-benzenoid steroid hormones. Vitam. and Horm. **10**, 251 (1952).

23. Scheuer, A., Dahnke, H.-G., Jäger, E., Mosebach, K.-O.: Einfluß von Cyproteronacetat auf den DNA- und RNA-Gehalt, den Einbau von (^{14}C)Uridin in die RNA sowie die Aufnahme von (^{14}C)-Testosteron in einigen Organen unreifer männlicher Ratten. Hoppe-Seylers Z. physiol. Chem. **350**, 1570 (1969).

24. Staib, R., Sonnenschein, R., Staib, W.: Der Testosteronstoffwechsel in der isoliert perfundierten Rattenleber. Europ. J. Biochem. **13**, 142 (1970).

3.10. Influence of an Antiandrogen on Sex-Specific Enzyme Distribution and Morphology in Non-Reproductive Organs

In the kidney of mice, a number of enzymes can be identified with histo-chemical methods in sex-specific distribution or intensity of substrate staining. Castration of male animals results in a shift of these enzyme patterns towards female-like appearance which can be reversed by androgen administration. As concerns antiandrogenic influence on renal enzymes, cyproterone acetate has been tried so far in mice [2, 3]. Intact male mice were treated for 20 days with a daily subcutaneous dose of 3.0 mg cyproterone acetate, castrated male mice were injected 0.1 mg TP or a combination of TP and cyproterone acetate over the same period. The activity of the following enzymes was found to be reduced upon castration, and restored after TP treatment: β-hydroxy butyric acid dehydrogen-ase, succino-dehydrogenase, alcalic phosphatase, acid phosphatase, unspecific esterase, and β-glucuronidase. With the exception of succino-dehydrogenase, cyproterone acetate treatment lowered also the enzyme activity in intact mice and prevented the androgen-induced rise in castrates.

Sex-specific differences exist also in the morphology of the extraorbital lacrimal gland in rats which is presumably associated with status identification in sexual behavior. Adult male rats were treated with daily s.c. doses of 10.0 mg cyproterone acetate for 3 weeks. Histological examination of the extraorbital lacrimal glands revealed distinct differences compared with male controls, there was greater resemblance to the glands of female controls. In orchidectomized rats receiving treatment with 0.2 mg testosterone propionate, cyproterone acetate 'neutralized' the effect of testosterone propionate on the extraorbital lacrimal gland to a con-siderable extent [1, 2].

References

1. HAHN, J.D.: Effect of cyproterone acetate on sexual dimorphism of the exorbital lacrimal gland in rats. J. Endocr. **45**, 421 (1969).
2. HAHN, J.D., NEUMANN, F.: Sexualunterschiede an geschlechtsunspezifischen Organen von Nagern und ihre hormonelle Beeinflussung. Symp. Dtsch. Ges. Endokrin. **15**, 427 (1969). Berlin-Heidelberg-New York: Springer.
3. HAHN, J.D., NEUMANN, F.: Untersuchungen zum Geschlechtsdimorphismus von sechs Enzymen der Mäuseniere mit Hilfe von Cyproteronacetat. Histochemie **17**, 39 (1969).

3.11. Antiandrogenic Antagonism Against the Sex-Odour of Boars

Mature boars produce specific pheromones [5] which are a problem for meat utilisation. Only some time after castration, pork from such animals becomes suitable for human nourishment. For instance, after German law castration has to be done at least 6 weeks before slaughter. The unpleasant sex-odour is caused by Δ^{16}-androstenes [2] which have been isolated from the submaxillary salivary gland and from adipose tissue [4]. The production site of these steroids, however, seems to be the testis [1]. When a daily oral dose of 200.0 mg cyproterone acetate was given to boars of 80—90 kg body weight for 2 or 4 weeks, the carcass was completely free of sex-odour, even when treatment was discontinued 14 days before slaughter [3].

The site of this antagonistic action of cyproterone acetate is not known but it might well be that it interferes in some way with the biosynthesis of the phero-monic androstenes. An alternative explanation is that these specific steroids have to interact with body tissues to exert the odour, and that cyproterone acetate prevents such interaction.

References

1. Claus, R., Hoffmann, B.: Bestimmung von Testosteron und 5a-Androst-16-en-3-on, einem Ebergeruchsstoff, im Schweineblut. Landw. Zentrbl. **15**, 1557 (1970).
2. Claus, R., Hoffmann, B.: Bestimmung von geruchswirksamen Steroiden beim Schwein. Zuchthygiene Suppl. **5**, 78 (1972).
3. Horst, P., Bader, J.: Untersuchungen zur Bedeutung der Jungebermast. Züchtungskunde **41**, 248—261 (1969).
4. Patterson, R.L.S.: Identification of 3a-hydroxy-5a-androst-16-ene as the musk odour component of boar submaxillary salivary gland and its relationship to the sex odour taint in pork meat. J. Sci. Food Agric. **19**, 434—438 (1968).
5. Sink, J.D.: Theoretical aspects of sex odor in swine. J. theor. Biol. **17**, 174—180 (1967).

4. Methods of Testing Antiandrogens

Testing is now carried out by means of batteries of screening tests, which often are only slightly different from each other, e.g., in duration of treatment, route of administration, doses of androgens employed.

In the main, anti-androgen tests are carried out either in laboratory mammals or in birds (chicken). Intact animals are always used for chick comb tests, while subjects are usually castrated for the tests in laboratory mammals. Intact or hypophysectomized animals are used less commonly. Rat and mouse are the most frequently used species of laboratory mammals. Other animal species, such as dog, guinea-pig, gerbil, and hamster, have been employed less frequently. In addition to testing in male animals, tests in female animals have also been proposed because certain organs of female animals respond to androgens and thus also to anti-androgens. In chick comb tests, inhibition of comb growth is used as a parameter of anti-androgenic effect; in male laboratory mammals (rat and mouse) the main parameters are weight changes in the accessory sex glands (seminal vesicle, prostate, levator ani muscle).

Occasionally, biochemical parameters have also been applied to the testing of anti-androgens. Such parameters are the decrease in citric acid in the prostate and the inhibition of binding at the androgen receptor sites. Measurements of serum testosterone or serum androgens are definitely unsuitable for testing anti-androgens, for substances whose anti-androgenic effect results only from inhibition of gonadotrophin secretion, and thus inhibition of androgen biosynthesis, should by definition not be classified as anti-androgens [16, 17, 77, 78]. Similarly, the inhibition of certain steps in steroid biosynthesis [7, 49] or of certain enzymes in steroid biosynthesis [50] is unsuitable as a parameter of anti-androgenic activity because other sites of action are more probable, at least as far as the anti-androgens known so far are concerned, whose effect comes about mainly by way of competitive antagonism at the target organ receptor sites [3, 4, 5, 6, 35, 36, 37, 40, 41, 71, 98, 99, 101, 102].

The most important anti-androgen tests have been described by Dorfman [16]. However, our own experience has shown that not all the test methods he enumerates are suitable for screening. On the other hand, a number of additional tests have been devised in recent years, some of which (basic tests) will be discussed in this Appendix[1]. Of course, most of the tests were not restricted to rodents but could theoretically be carried out on every other species of laboratory mammal, e.g. dogs [8, 66]. However, for obvious (financial) reasons other species were only rarely employed. Therefore, in this paper we shall not present anti-androgen tests carried out on non-rodents.

---

1 Some possible test variations will also be referred to.

Not all the specified tests are suitable for primary screening, e.g. tests which are concerned with the effect of anti-androgens on skin and cutaneous appendages or with the effect of anti-androgens on bone maturation and linear growth. Nevertheless, such investigations are necessary for closer characterization of a substance known to be an active anti-androgen. Of course, characterization of anti-androgens also includes tests to detect other partial effects a substance can have in addition to its anti-androgenic effect, e.g. progestational properties, anti-gonadotrophic properties, or a gonadotrophin-stimulating action. These tests will also not be dealt with here. They have already been described elsewhere [68].

In reproducing test examples, we shall concentrate on our own investigations, which were principally conducted with the aid of cyproterone acetate or cyproterone.

4.1. Antiandrogen Tests

A. Tests in Non-Mammals

I. Tests in Birds

1. Chick comb test.

B. Tests in Mammals

I. Accessory Sex Glands

1. Anti-androgen test in castrated male rats.
2. Anti-androgen test in castrated male mice.
3. Anti-androgen test in intact rats.
4. Anti-androgen test in the hypophysectomized rat.
5. Anti-androgen test in immature rats stimulated with HCG (human chorionic gonadotrophin).
6. Anti-androgen test in immature rats stimulated with PMSG (pregnant mare's serum gonadotrophin).
7. Anti-androgen test in adult rats stimulated with PMSG (pregnant mare's serum gonadotrophin).
8. Anti-androgen test in adult rats stimulated with HCG (human chorionic gonadotrophin).
9. Anti-androgen test in adult, hypophysectomized rats stimulated with HCG (human chorionic gonadotrophin).
10. Anti-androgen test in adult, hypophysectomized rats stimulated with PMSG (pregnant mare's serum gonadotrophin).

II. Testicular Function — Spermatogenesis

1. Anti-androgen test in hypophysectomized rats — influence on spermatogenic action of testosterone propionate.
2. Anti-androgen test in hypophysectomized rats — influence on spermatogenic action of progesterone.

III. Anti-Androgen Tests in Fetuses

1. Anti-androgen test in male rat fetuses.
2. Anti-androgen test in male rabbit fetuses.
3. Anti-androgen test in female rat fetuses.

IV. Inhibition of Fertility

1. Anti-fertility test in male rats (testing anti-androgens for anti-fertility effect).

V. Bone Maturation and Linear Growth

1. Testing anti-androgens for skeletal maturation.

VI. Anti-Androgen Tests on Skin and Cutaneous Appendages, Particularly the Influence on Sebaceous Gland Function

1. Anti-androgen test in male mice — influence on sebaceous gland function.
2. Inhibition of weight of rat preputial gland as parameter for influence of anti-androgens on sebaceous gland function.
3. Measurement of rat hair fat as parameter for influence on sebaceous gland function.
4. Measurement of mitosis rate in rat sebaceous glands as parameter for influence on sebaceous gland function.
5. Anti-androgen test in the gerbil — influence on abdominal gland as parameter for sebaceous gland function.

VII. Anti-Androgen Tests in Female Animals

1. Anti-androgen test in castrated female rats (inhibition of androgen-induced uterine and preputial gland growth).
2. Anti-androgen test in intact female rats (inhibition of androgen-induced uterine and preputial gland growth).

VIII. Anti-Anabolic Effect

1. Anti-anabolic effect — influence on body weight development of sexually mature male rats.

A. Tests in Non-Mammals

I. Tests in Birds

In comb-bearing species of birds, growth and colour of comb as well as size and colour of comb lobe are androgen-dependent [38, 43, 89]. In a number of species, development and colour of plumage are androgen-dependent. The blackening of the English male sparrow's bill is also androgen-dependent [87]. In principle, all these parameters could also be exploited in testing for anti-androgens, but hitherto only the chick comb test has been used in different variations.

1. Chick comb test [67, 103].

Biological basis: The chick comb responds to active androgens with growth, which is recognizable from a weight gain. Active anti-androgens prevent androgen-inducible comb growth.
Animal material: Male fowl chicken aged from 1—2 days, 18—20 animals per dose. The chicken are kept in heated batteries and are given standard mash and water ad libitum.
Routes of administration: intramuscular/oral or local application.

Trial design: The test substance is administered daily for 7 days and throughout the same period the chicken are given 0.1 mg testosterone propionate i.m. daily. A control group is given testosterone propionate only. On the day after the last treatment the chicken are sacrificed and the combs are removed and weighed.

Evaluation: A potency ratio is calculated from comb weight and body weight using the formula

$$\frac{\text{comb weight (mg)}}{\text{body weight (g)}}$$

After subtraction of the baseline value for untreated controls (about 0.33), this ratio is used to calculate the percentage inhibition for the individual dosages as compared with the control group treated with testosterone propionate only.

Specificity of the test: The test is specific. Test examples are shown in Table 1 and Figs. 1 and 2.

Table 1. *Antiandrogen assay in male chicken. (Inhibition of the effects of TP). Oral administration of cyproterone acetate*

Dose (mg/animal/day)	Number of animals	mg comb weight g body weight	TP inhibition (%)
3.0	19	0.41 ± 0.030	89
1.0	22	0.51 ± 0.038	75
0.3	19	0.70 ± 0.062	49
0.1	20	0.87 ± 0.054	12
0.03	18	1.46 ± 0.118	0
TP control	22	1.20 ± 0.053	

± = $s_{\bar{x}}$.
TP = testosterone propionate.

It is obvious from the test examples that local application cannot be recommended, because with this method potency is largely dependent on the solubility

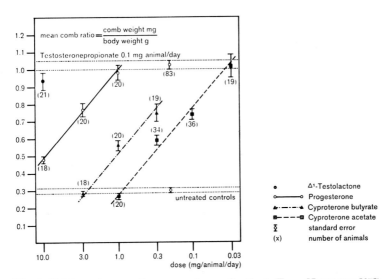

Fig. 1. Chick comb assay (intramuscular application) (From Neumann [67])

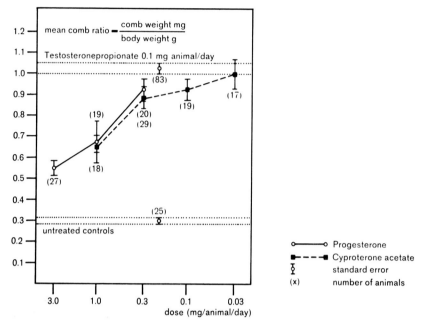

Fig. 2. Chick comb assay (local application). The test compounds were dissolved in a benzyl-benzoate/castor oil mixture 1:10; the daily volume of the vehicle amounted to 0.005 ml (a Hamilton microsyringe was used) (From Neumann [67])

of the test substance. Let us consider this test example further (Fig. 2). While progesterone is more active when applied topically than when given by i.m. injection, cyproterone acetate behaves in reverse, i.e. both substances are equally active when applied topically, but cyproterone acetate is about 20 times as potent as progesterone when injected by the i.m. route. In addition, the deviations seemed to be greater when the substance was applied topically.

Furthermore, the effect of a substance depends on the solvent with topical application. For example, we dissolved progesterone in benzyl benzoate-castor oil 1:10, dimethyl acetamide and dimethyl sulfoxide and applied it topically. By far the most effective solution was the one containing benzyl benzoate-castor oil, followed by the one with dimethyl acetamide. The use of dimethyl sulfoxide as vehicle practically precluded an anti-androgenic effect of progesterone, although dimethyl sulfoxide is a very good solvent for steroids. Altogether, tests in mammals are preferable to chick comb tests because they yield more conclusive results.

Variations of Chick Comb Test

The most important variations of the chick comb test are as follows:

1. The androgen (testosterone oenanthate) is injected on the first day of the trial (0.5 mg). The test substance is applied locally every day. The trial lasts 7 days [13].

2. The androgen (testosterone) and the test substance are each applied locally to one side of the comb. The trial lasts 7 days [62, 63].

3. The androgen is administered with the food. The test substance is injected daily [14].

4. The androgen is administered with the food (80 mg testosterone/kg food). The test substance is applied locally every day. The vehicle volume is 0.05 ml. The trial lasts 7 days [18].

5. No androgen is administered. The test substance is applied locally (daily for 7 days in a vehicle volume of 0.05 ml) [92].

B. Tests in Mammals

Hitherto, anti-androgen tests have been conducted in rats, mice, rabbits and gerbils, less frequently in guinea-pigs or other mammals. All organs or functions which are androgen-dependent or can be stimulated by androgens can be used as parameters for testing anti-androgens.

In arranging the anti-androgen tests described below, didactic reasons were primarily responsible for our always starting from the target organ. We do not state the vehicle and vehicle volume used in each case. The vehicle used depends on the dissolving properties of a test substance. As a rule, steroid hormones are administered in oily solutions, if solubility is good usually in sesame oil or corn oil, and if solubility is poor in mixtures of alcohol and oil, e.g. in a 1:5—1:10 mixture of benzyl benzoate-castor oil. The vehicle volume should not exceed 0.2 ml for subcutaneous administration. Suspensions are more suitable for oral administration, e.g. suspensions in polyvinylpyrrolidone/carboxymethylcellulose/water 2.5:5:97.5. For oral administration, the vehicle volume should not exceed 0.5 ml/animal/day.

Biometrics will not be dealt with either in descriptions of the methods. It goes without saying that the same mathematical methods can be used as for other tests (e.g., standard deviation, standard error of the mean, Student's tests, Mann-Whitney U tests, analyses of variance and covariance, etc.).

I. Accessory Sex Glands

1. Anti-androgen test in castrated male rats [57, 82].

Biological basis: The function and size of accessory sex glands depend on the presence of androgens. In castrated animals, by substitution of androgens the function of the accessory sex glands can be maintained to varying degrees, depending on the dose. Substances with anti-androgenic properties inhibit this effect.

Animal material: Castrated male rats weighing 90—100 g, 5—10 animals per dose.

Routes of administration: subcutaneous/oral.

Trial design: The animals are castrated.

Commencing 7 days post castration, they are given the test substance for 7 days together with 0.1 mg testosterone propionate (animal/day). Testosterone propionate is always administered subcutaneously. On the day following final administration the animals are sacrificed. The weights of seminal vesicles and prostate are determined. In addition, the weights of preputial glands, adrenals, levator ani muscle and thymus are determined and converted to mg/100 g body weight. One control group is given only 0.1 mg testosterone propionate, another control group remains untreated.

Evaluation: The percentage inhibition of seminal vesicles and prostate is determined in terms of the control group, which has only been treated with testosterone propionate (TP). The organ weights of the untreated control group (baseline value) are subtracted from the corresponding weights of the TP controls. After subtraction of the baseline value, the individual dosage groups are stated in terms of the control value thus obtained. Percentage inhibition is calculated from the following formula:

$$100 - \left[\frac{\text{(values of treated animals)} - \text{(values of untreated controls)}}{\text{(values of TP controls)} \quad - \text{(values of untreated controls)}} \times 100 \right]$$

Table 2. *Antiandrogen assay in castrated male rats. (Inhibition of the effects of TP by cyproterone acetate). Oral administration*

Dose (mg/animal/day)	Number of animals	Organ weights (mg/100 g b.w.) Seminal vesicle	Prostate	TP inhibition (%) Seminal vesicle	Prostate
10.0	23	15 ± 1.02	29 ± 1.94	92	88
3.0	23	20 ± 1.52	34 ± 2.13	86	83
1.0	25	25 ± 1.30	40 ± 1.94	79	77
0.3	16	31 ± 2.59	57 ± 3.04	71	61
0.1	16	52 ± 3.12	84 ± 3.58	43	36
TP control . . .	24	85 ± 5.89	122 ± 5.76		
untreated control	26	9 ± 0.39	16 ± 0.71		

$\pm \quad = s_{\bar{x}}$.
b.w. = body weight.
TP   = testosterone propionate.

Table 3. *Antiandrogen assay in castrated male rats. (Inhibition of the effects of TP by cyproterone acetate). Subcutaneous administration*

Dose (mg/animal/day)	Number of animals	Organ weights (mg/100g b.w.) Seminal vesicle	Prostate	TP inhibition (%) Seminal vesicle	Prostate
10.0	10	11 ± 1.03	15 ± 1.32	100	100
3.0	23	15 ± 1.09	21 ± 1.22	96	95
1.0	24	27 ± 2.01	34 ± 2.35	86	84
0.3	14	63 ± 8.64	76 ± 5.19	53	49
0.1	17	85 ± 5.02	105 ± 4.27	33	24
0.03	5	103 ± 13.00	109 ± 13.44	16	21
TP control . . .	25	121 ± 5.85	134 ± 6.23		
untreated control	22	11 ± 0.76	15 ± 1.15		

$\pm \quad = s_{\bar{x}}$.
b.w. = body weight.
TP   = testosterone propionate.

Specificity of test: The test is specific. Test examples are reproduced in Tables 2 and 3.

The most important variations of this test are as follows:

1. The use of castrated rats weighing 70 g. Commencing 1 day post castration, 0.15 mg testosterone propionate is administered daily for 7 days. The animals are given the test substance during the same period. Autopsy is carried out 24 h after the last injection. The body weights and weights of levator ani muscle and seminal vesicles are determined. The anti-androgenic effect is expressed as percentage inhibition of testosterone propionate [88].

2. Rats 26—28 days of age are castrated. Starting on the same day, the animals are injected subcutaneously once daily with 0.5 ml of an aqueous suspension of testosterone (2 mg/3.5 ml) for 7 days. The test substance is administered throughout the same period. The aqueous suspending medium consists of sodium chloride

(9.9%), polysorbate 80 (0.4%), carboxymethylcellulose (0.5%), and benzyl alcohol (0.9%). One day after the last injection autopsy is carried out. Body weights and weights of seminal vesicles, prostate and levator ani muscle are determined [20].

3. Castrated, immature rats weighing 44—55 g are used. The test procedure is similar to that described in 2) but the daily dose of testosterone is only 1 μg. We consider this dose is much too low [92].

There is a number of other variations. All these methods are suitable for screening-type testing of anti-androgens, with the possible exception of 3).

2. Anti-androgen test in castrated male mice [67].

Biological basis: The function and size of accessory sex glands depend on the presence of androgens. In castrated animals, by substitution of androgens the function of the accessory sex glands can be maintained to varying degrees, depending on the dose. Substances with anti-androgenic properties inhibit this effect.

Animal material: Castrated NMRI mice weighing 20—22 g, 7—10 animals per dose.

Routes of administration: subcutaneous/oral.

Trial design: Castrated male mice are given the test substance daily for 7 days with concurrent daily doses of 0.03 mg testosterone propionate. The mice are autopsied on the 8th day.

Evaluation: The weights of the accessory sex glands (seminal vesicles, prostate, preputial glands) are determined and converted to values/10 g body weight.

Specificity of test: The test is specific. A test example is reproduced in Fig. 3.

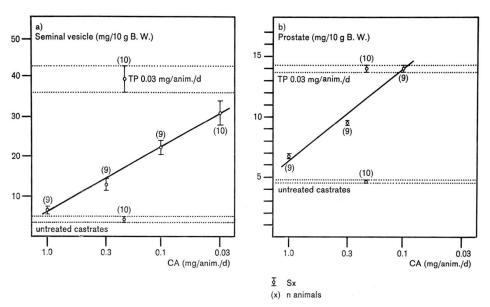

Fig. 3a and b. Inhibition of the stimulating effect of 0.03 mg testosterone propionate on the seminal vesicle (a) and prostate (b) weight in castrated mice by administration of cyproterone acetate in increasing dosages (From NEUMANN [67])

Variation of this test

Male mice 21—23 days of age are castrated. On the day of operation and for a total of 7 consecutive days, testosterone propionate is injected subcutaneously, dissolved in 0.1 ml sesame oil or an aqueous suspending medium. The test substance is administered during the same period. Autopsy is carried out 24 h after the last injection. Body weights and weights of seminal vesicles and prostate are determined. The results are expressed as tissue ratios defined as mg tissue/g body weight [15].

3. Anti-androgen test in intact rats [67].

Biological basis: The function and size of the accessory sex glands depend on the presence of androgens. The administration of active anti-androgens causes atrophy of these organs.

Animal material: Adult male rats weighing 180—200 g, 5—10 animals per dose.

Routes of administration: subcutaneous and oral.

Trial design: The animals are given the test substance for 12 days and are autopsied on the 13th day.

Evaluation: The weights of the seminal vesicles are determined. In this model the prostate does not respond so well.

Specificity of test: The test is not specific insofar as anti-gonadotrophic substances also cause atrophy of the accessory sex glands (e.g. estrogens).

A test example is reproduced in Fig. 4.

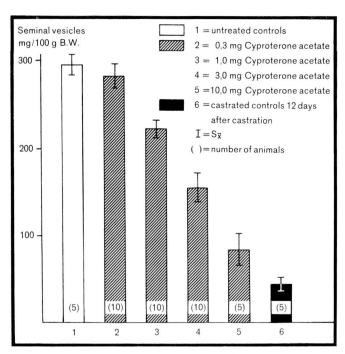

Fig. 4. Influence of cyproterone acetate on the seminal vesicle weight of adult male rats
(12-day treatment)

4. Anti-androgen test in the hypophysectomized rat [70].

Biological basis: The function and size of the accessory sex glands depend on the presence of androgens. Since androgen secretion depends on the presence of the interstitial cell-stimulating hormone of the pituitary, complete atrophy of the accessory sex glands occurs after hypophysectomy. Atrophy of the accessory sex glands following hypophysectomy can be prevented by active androgen substitution therapy. Active anti-androgens are capable of abolishing the substitution effect of androgens.

Table 4. *Inhibition of the stimulatory effect of TP on the accessory sexual glands of hypophysectomized rats*

Dose (mg/100 g) Cyproterone acetate	Testosterone propionate	Number of animals	Organ weights (mg) Prostate	Seminal vesicle
—	—	10	52 ± 4	61 ± 4
—	0.3	10	774 ± 40^1	1491 ± 93
—	1.5	23	934 ± 34^2	1682 ± 41
5.0	1.5	6	687 ± 40^3	1326 ± 81
5.0	0.3	9	167 ± 19^4	289 ± 59

$\pm$ = $s_{\bar{x}}$.
P < 0.001, 1 : 4.
P > 0.005, 2 : 3.
TP = testosterone propionate.

Animal material: Adult male rats weighing 200—250 g.
Routes of administration: subcutaneous/oral.
Trial design: The animals are hypophysectomized and unilaterally castrated on the same day. The testes are removed and weighed. From the day of hypophysectomy onwards, the rats are treated for 21 days either with testosterone propionate alone or in combination with the test substance. Autopsy takes place on the 22nd day.
Evaluation: The weights of seminal vesicles and prostate are determined.
Specificity of test: The test is specific for anti-androgens.
A test example is reproduced in Table 4.

5. Anti-androgen test in immature rats stimulated with HCG (human chorionic gonadotrophin) [78, 85].

Biological basis: In principle, from the point of view of the individual androgen-dependent organ, it is immaterial how the effect of androgens is abolished. If the changes in the intact body caused by both anti-androgens and central inhibitors are compared in their entirety, a different spectrum results from the differences in the mechanism of action of the two groups of substances. Administration of excess gonadotrophins prevents the occurrence of peripheral inhibitory effects due to suppression of pituitary function. Exogenous doses of gonadotrophins safeguard the synthesis of testosterone in the interstitial cells, irrespective of the effects of experimental conditions on the partial gonadotrophic function of the pituitary. Under these conditions, the state of the accessory sex glands and germinal epithelium is a criterion for the presence or absence of a gonadotrophin-induced effect of testosterone.

Animal material: Immature, male Sprague-Dawley rats weighing 30—35 g.
Routes of administration: subcutaneous/oral.

Trial design: Groups of animals are treated for 12 days with a) solvent, b) HCG, c) HCG and test substance. Autopsy is carried out on the 13th day.

Evaluation: The weights of the accessory sex glands (prostate, seminal vesicle) and testis are determined. The testes are fixed and histologically examined.

Specificity of test: The test is specific for anti-androgens.

A test example is reproduced in Fig. 5. See also Fig. 6.

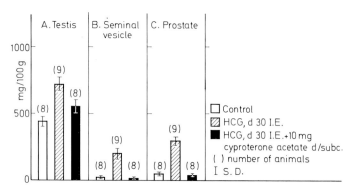

Fig. 5. Abolition of the effect of HCG by cyproterone acetate (male rats, 30—35 g, treated for 12 days) (From Neumann et al. [85])

In immature rats treated with HCG, a distinct increase in weight of testes and accessory sex glands occurs. As histology impressively shows, the increase in testicular weights is principally due to strong stimulation of interstitial cells (see Fig. 6a and c). The weights of the gonads are only slightly reduced by concurrent therapy with cyproterone acetate. During treatment with cyproterone acetate, however, the weights of accessory sex glands are as low as in the controls (see Fig. 5).

Although no distinct influence of cyproterone acetate is recognizable from the gonadotrophin-stimulated testicular weights, histological investigation shows a definite influence by the anti-androgen. During treatment with HCG, both interstitium and germinal epithelium are stimulated. If concurrent doses of the anti-androgen are given, the interstitium is not inhibited in its strong development but the germinal epithelium does show clear signs of degeneration (see Fig. 6).

6. Anti-androgen test in immature rats stimulated with PMSG (pregnant mare's serum gonadotrophin) [85].

The trial design is basically the same as that described in I/5, except that PMSG (560 I.U. daily, subcutaneously, in 0.2 ml of 0.9% physiological saline) is used instead of HCG.

7. Anti-androgen test in adult rats stimulated with PMSG (pregnant mare's serum gonadotrophin) [85].

The trial design is basically the same as that described in I/5.

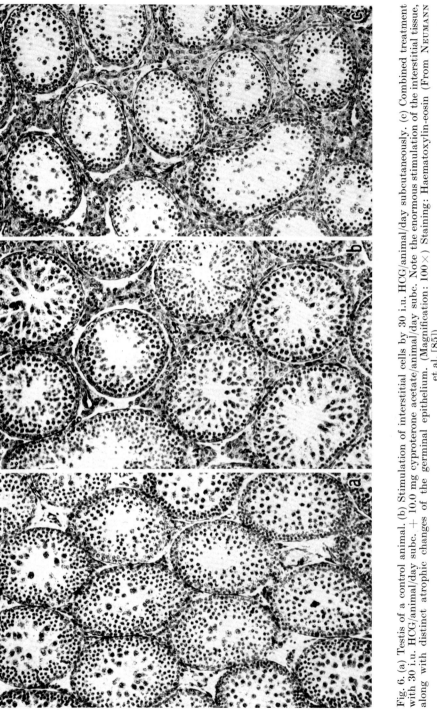

Fig. 6. (a) Testis of a control animal. (b) Stimulation of interstitial cells by 30 i.u. HCG/animal/day subcutaneously. (c) Combined treatment with 30 i.u. HCG/animal/day subc. + 10.0 mg cyproterone acetate/animal/day subc. Note the enormous stimulation of the interstitial tissue, along with distinct atrophic changes of the germinal epithelium. (Magnification: 100×) Staining: Haematoxylin-eosin (From NEUMANN et al. [85])

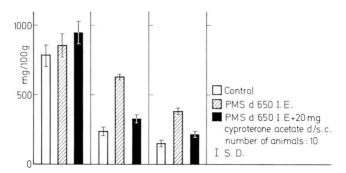

Fig. 7. Abolition of the effect of PMS by cyproterone acetate (male rats, weighing 250 g, treated for 12 days) (From Neumann et al. [85])

A test example is reproduced in Fig. 7.

It can be seen that the stimulating effect of PMSG on seminal vesicles and prostate is abolished if an active anti-androgen is administered.

8. Anti-androgen test in adult rats stimulated with HCG (human chorionic gonadotrophin) [85].

The trial design is basically the same as that described in I/5.
HCG dose: 100 I.U./animal/day.

9. Anti-androgen test in adult hypophysectomized rats stimulated with HCG (human chorionic gonadotrophin [85].

The trial design is the same as that described in I/8.

10. Anti-androgen test in adult, hypophysectomized rats stimulated with PMSG (pregnant mare's serum gonadotrophin) [85].

The trial design is the same as that described in I/7.
A test example is shown in Fig. 8.

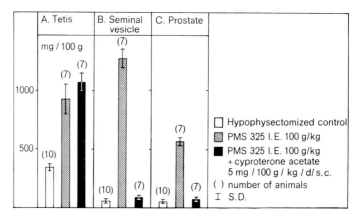

Fig. 8. Abolition of the effect of PMS by cyproterone acetate (male rats, hypophysectomized, treated for 21 days) (From Neumann et al. [85])

It can be seen that an active anti-androgen (cyproterone acetate) inhibits the effect of PMSG on seminal vesicle and prostate.

II. Testicular Function — Spermatogenesis

Since certain steps in spermatogenesis are androgen-dependent (e.g. reduction division), the testis is also a target organ for anti-androgens. The methods described here cannot be specially recommended as screening-type tests.

Table 5. *Inhibition of the spermatogenic effect of TP in hypophysectomized rats by cyproterone acetate*

Dose (mg/100 g) Cyproterone acetate	Testosterone propionate	Number of animals	Testicular weights (mg) Testis day 1	Testis day 22	Difference day 1—22	Diameter of the tubules in μ (day 22)
—	—	10	1329 ± 65	354 ± 22	-975 ± 57	176 ± 3[a]
—	0.3	10	1384 ± 50	1280 ± 67	-104 ± 64	148 ± 6
—	1.5	23	1560 ± 63	1353 ± 64	-209 ± 57	263 ± 8
5	1.5	6	1506 ± 39	835 ± 34	-653 ± 26	233 ± 4
5	0.3	9	1328 ± 42	449 ± 32	-879 ± 32	180 ± 6

[a] = number of animals: 20.
$\pm$ = $s_{\bar{x}}$.
TP = testosterone propionate.

1. Anti-androgen test in hypophysectomized rats — influence on spermatogenic action of testosterone propionate [70].

Biological basis: Testicular atrophy following hypophysectomy can be prevented for a limited period by substitution therapy with testosterone propionate.

Active anti-androgens inhibit this spermatogenic effect of testosterone propionate and androgens.

Animal material: Adult male rats weighing 200—250 g.

Routes of administration: subcutaneous/oral.

Trial design: The animals are hypophysectomized and on the same day one testis is removed and weighed. Thereafter, the animals are given testosterone propionate for 21 days, alone or in combination with the test substance. Autopsy is carried out on the 22nd day.

Evaluation: The weights of the remaining testes are determined. Then the testes are fixed in Stiev's fluid and histologically examined.

Specificity of test: The test is specific.

A test example is shown in Table 5 (see also Fig. 9).

Cyproterone acetate is able to inhibit the spermatogenic effect of testosterone propionate.

2. Anti-androgen test in hypophysectomized rats — influence on spermatogenic action of progesterone [83].

Biological basis: Testicular atrophy following hypophysectomy can be prevented by administration of progesterone. Since the spermatogenic action of progesterone results from androgenic metabolites formed in the testis [9, 19, 39, 44, 65, 90, 93], this effect can be inhibited by administration of an active anti-androgen. However, in addition to progesterone, other steroids occurring in

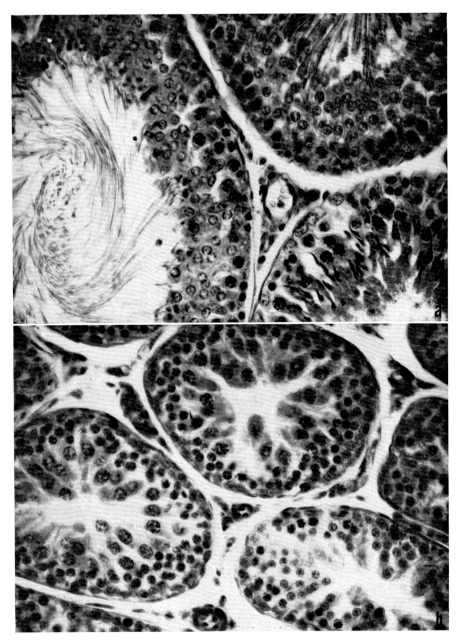

Fig. 9. (a) Testis of a hypophysectomized rat, treated with 1.5 mg testosterone propionate/
100 g body weight. Spermatogenesis is maintained and almost normal. (b) Testis of a hypophysectomized rat, treated with 1.5 mg testosterone propionate/100 g body weight + 5.0 mg
cyproterone acetate/100 g body weight. Note the atrophy of the tubules and the regressive
changes within the germinal epithelium. Staining: Hematoxylin-eosin. (Magnification: 350×)
(From Neumann and von Berswordt-Wallrabe [70])

androgen biosynthesis, such as 17a-hydroxyprogesterone, pregnenolone, dehydro-epiandrosterone, can also be used [64, 94, 95, 96, 100, 104].

Animal material: Adult male hypophysectomized Sprague-Dawley rats, 17 animals per dose or group.

Routes of administration: subcutaneous/oral.

Trial design and evaluation: Basically as described in II/1.

Specificity of test: The test is specific for anti-androgens.

A test example is reproduced in Fig. 10.

Active anti-androgens inhibit the spermatogenic action of progesterone.

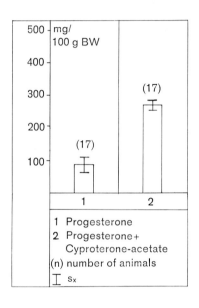

1 Progesterone
2 Progesterone+
  Cyproterone-acetate
(n) number of animals
I Sx

Fig. 10. Inhibition of the spermatogenic effect of progesterone by cyproterone acetate in rats. Duration of treatment: 21 days. Doses of progesterone and cyproterone acetate: 2.5 mg/animal/day subcutaneously

III. Anti-Androgen Tests in Fetuses

Male sex differentiation is to a large extent androgen-dependent (see synopsis in [10, 11, 55, 56, 72, 73, 84]. Therefore, if anti-androgens are administered in the respective phase of development (the so-called "critical phase"), all androgen-dependent differentiation processes are inhibited. In the same way, it is possible for anti-androgens to abolish androgen-induced virilization of female fetuses as a function of dose. To some extent, these tests are very well suited for quantitative testing of anti-androgenic effects and are highly specific.

1. Anti-androgen test in male rat fetuses [57, 67, 79, 81, 82, 103].

Biological basis: If androgens or substances with androgenic properties fail to take effect in male fetuses in the appropriate phase of differentiation, a number of organs do not undergo differentiation in the male sense. Any intermediate stage between normal female and normal male differentiation is possible in the sex organs in the narrower sense, or the organs react according to the all-or-nothing law. This is true of structures of the inner genital tract, the gonoducts; intermediate stages are found in the differentiation of the external genital apparatus, the sinus urogenitalis and accessory sex glands.

Animal material: Pregnant rats weighing at least 180 g, 4—10 dams per dose. Only the male fetuses are considered.

Routes of administration: subcutaneous/oral.

Trial design: The rats are mated, the start of pregnancy being established by taking vaginal smears.

The day sperm are detected in the vagina is designated the 1st day of pregnancy. The animals are given the test substance from the days 17—20 of pregnancy. On day 22 the fetuses are removed, severed transversely at the level of the navel and histologically examined. (To obtain proof of whether or not the chosen dose range was correct, as a rough guide, after 14 days' fixation the anogenital distance is measured with calipers.) A sagittal tissue slice 2—3 mm thick is excised from the middle of the male fetuses and embedded in paraffin. Serial sections 5 μm thick are prepared, every 10th section being mounted on a cork board and stained with hematoxylin and eosin. Histological grading is done with the aid of a microscope and a Visopan apparatus.

Evaluation

Quantitative measurements:

a) Length of urethra (measured from external orifice up to a line perpendicular to the spinal column which impinges on the anterior edge of the symphysis).

b) Anogenital distance (measured from the ventral edge of the anus up to the orifice of the urethra or sinus urogenitalis).

Specificity of test: The test is specific to a large extent.

Examples are reproduced in Tables 6 and 7.

Table 6. *Intrauterine feminization of male rat fetuses. Subcutaneous administration*

Dose (mg/animal/day)	Number of fetuses	Ano-genital distance Length ($\mu \times 10^{-2}$)	Shortening (%)	Length of the urethra Length ($\mu \times 10^{-2}$)	Shortening (%)
30.0	21	9.62 ± 0.22	98	21.57 ± 0.44	98
10.0	12	11.34 ± 0.64	88	23.51 ± 2.25	89
3.0	27	19.45 ± 0.78	47	30.95 ± 1.35	77
1.0	20	22.24 ± 0.74	33	36.41 ± 1.50	49
0.3	9	27.58 ± 0.93	4	50.81 ± 0.83	0
0.1	12	28.72 ± 0.24	0	—	—
male control .	30	28.51 ± 3.47		51.06 ± 3.96	
female control	43	9.15 ± 1.02		20.85 ± 1.68	

± = $s_{\bar{x}}$.

Table 7. *Intrauterine feminization of male rat fetuses. Oral administration*

Dose (mg/animal/day)	Number of fetuses	Ano-genital distance Length ($\mu \times 10^{-2}$)	Shortening (%)	Length of the urethra Length ($\mu \times 10^{-2}$)	Shortening (%)
30.0	16	11.2 ± 0.49	89	22.3 ± 0.56	95
10.0	12	12.9 ± 0.66	81	25.3 ± 0.96	85
3.0	11	14.9 ± 0.65	71	25.7 ± 1.16	84
1.0	10	23.1 ± 0.80	28	41.0 ± 1.96	33
0.3	7	27.2 ± 1.07	7	51.3 ± 0.31	0
male control .	30	28.51 ± 3.47		51.06 ± 3.96	
female control	43	9.15 ± 1.02		20.85 ± 1.68	

± = $s_{\bar{x}}$.

In male fetuses, the sinus urogenitalis and the external genital apparatus are differentiated by cyproterone acetate in a female direction as a function of dose. The effect is of about the same intensity, both after subcutaneous and oral administration.

2. Anti-androgen test in male rabbit fetuses [31, 32, 33, 67, 76].

Biological basis: Male rabbit fetuses exhibit extreme sensitivity to substances with anti-androgenic properties and feminization of the external genitals occurs. At higher doses, regression of the Wolffian ducts is found. This process takes place according to the all-or-nothing principle. Above a critical dose level the ducts are always completely deformed. Thus, in the critical range the dosage-response curve is very steep. However, this effect can only be achieved with very potent anti-androgens.

Animal material: Pregnant female rabbits.

Routes of administration: intramuscular/oral.

Trial design: The animals are mated (day of mating = day 0 of pregnancy). The animals are treated with the test substance for the days 13—24 of pregnancy. On the 30th day post conception, the fetuses are removed and placed in Bouin's fixation fluid.

Sectioning technique

a) Demonstration of phallus by means of 5 μm serial sections (distance 50 μm) perpendicular to the phallic axis.

b) Demonstration of Wolffian ducts by means of serial sections (distance 100 μm) perpendicular to the body axis in a craniocaudal direction. This examination is only carried out if the external genitals are feminized in 50% of the animals.

Evaluation: The dose (ED_{50}) is determined at which 50% of the obtained male fetuses have feminized external genitals; if necessary, the dose (ED_{50}) is determined at which 50% of the Wolffian ducts are deformed.

Specificity of test: The test is specific. Examples are reproduced in Table 8 and Fig. 11.

The anti-androgen used was cyproterone acetate or chlormadinone acetate.

Unilateral regression of the Wolffian duct was observed in this dose range several times, especially in the urogenital tract. However, concordant behavior of both ducts is usual. Male fetuses of one litter are practically always differentiated or changed in the same way. As follows from Table 8, the critical dose for the Wolffian ducts is 5.0 mg/kg cyproterone acetate/day.

Table 8. *Dose-dependent regression of the Wolffian ducts in male rabbit fetuses induced by cyproterone acetate*

Group	Dose (mg/kg b.w./d) i.m.	Number of investigated fetuses	Number of Wolffian ducts	% of regressed Wolffian ducts
1 . . .	0.625	8	16	0
2 . . .	1.25	7	14	0
3 . . .	2.5	7	14	14
4 . . .	5.0	28	56	50
5 . . .	10.0	7	14	100
6 . . .	20.0	10	20	100
7 . . .	40.0	9	18	94.5
8 . . .	100.0	8	16	100
9 . . .	control	9	18	0

b.w. = body weight.

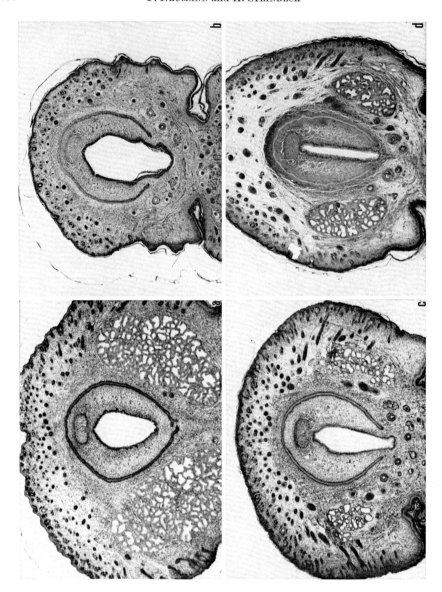

Fig. 11a—d. Phallus of rabbit foetuses removed on the 28th day of pregnancy. (a) Normal male. (b) Normal female. (c) Feminized male. (Mother treated from the 13th day to the 24th day of pregnancy with 0.3 mg cyproterone acetate/kg body weight/day subcutaneously). (d) Feminized male. (Mother treated from the 13th to the 24th day of pregnancy with 3.0 mg cyproterone acetate/kg body weight/day subcutaneously). Magnification: 20× (From Neumann [67])

A dose of as little as 0.625 mg/kg cyproterone acetate/day produces feminization symptoms varying in intensity at the level of the external genital organs or prostate in all fetuses.

3. Anti-androgen test in female rat fetuses [81] (Inhibition of virilizing effect of androgens).

Biological basis: If in female fetuses androgens or substances with androgenic properties take effect in the phase of differentiation, a number of organs undergo differentiation in the male sense. In this process, an extensive anti-sexual transformation takes place in the sex organs in the narrower sense. Any intermediate stage between normal female and normal male differentiation is possible or the organs react according to the all-or-nothing law. The latter is true of structures of the inner genital tract, the gonoducts; the former for differentiation of the external genital apparatus, the sinus, vagina and accessory sex glands. Anti-androgens can inhibit the virilizing action of injected androgens.

Animal material: Pregnant rats weighing at least 150 g, 4—10 dams per dose. Only the female fetuses are considered.

Routes of administration: subcutaneous/oral.

Trial design: The rats were mated, the onset of pregnancy being established by taking vaginal smears. The test substance was administered from days 16—19 of pregnancy. Testosterone propionate and cyproterone acetate were injected concurrently, in alternating doses, but at different sites. On the 20th day the fetuses were removed by Caesarean section, severed transversely at the level of the navel and fixed in Bouin's solution. After fixation, a 2- to 3-mm thick median tissue slice was excised from the fetuses for histological processing and embedded in paraffin. Serial sections were then prepared (using every 10th section) and stained with haematoxylin and eosin.

Evaluation: As a rough guide, after fixation the anogenital distance was determined. Histological grading was performed with the aid of a Visopan apparatus. To assess the extent of masculinization the following criteria were recorded: length of septum urethrovaginale and anogenital distance, measured on histological specimens (magnification $47 \times$), shape of urethral orifice, course and length of urethra. The obtained criteria were used to define five stages for the different degrees of masculinization [80]:

Stage 1: Reduction in length of septum urethrovaginale to 4—2 cm.

Stage 2: Reduction in length of septum urethrovaginale to 2—0 cm.

Stage 3: Length of septum urethrovaginale does not reach the cranial edge of the symphysis (length 0).

Stage 4: The septum urethrovaginale is absent, the external orifice of the urthra is still adjacent to the penis-like clitoris in the direction of the anus (hypospadia).

Stage 5: External genital apparatus as in the case of male fetuses, orifice of urethra at the tip of penis-like clitoris.

Specificity of test: The test is specific for androgens and anti-androgens.

A test example is reproduced in Table 9.

Cyproterone acetate was used as anti-androgen.

As Table 9 shows, cyproterone acetate reduces the testosterone propionate-induced masculinization of female rat fetuses as a function of dose.

Table 9. *Effect of TP and cyproterone acetate on the sexual differentiation of female rat fetuses, concomitant s.c. application of both steroids to gravid rats (16th to 19th day of pregnancy)*

| Dose (mg/animal/day) | | Number of animals | Ano-genital distance | | Length of urethrovaginal septum in cm at 47× magnification | % virilization stages | | | | | |
TP	Cyproterone acetate		macroscopic in mm	measured microscopically in cm at 47× magnification		0	1	2	3	4	5
1.0	0	8	1.7±0.27	7.6±1.24	−0.18[a]	—	—	—	12	88	—
1.0	1.0	15	1.3±0.15	4.4±0.57	+2.8±1.3	13	60	27	—	—	—
1.0	3.0	10	1.2±0.066	4.2±0.41	+2.8±0.9	20	70	10	—	—	—
1.0	10.0	8	1.2±0.1	4.3±0.37	+3.9±0.92	50	50	—	—	—	—
3.0	0	9	2.2±0.47	12.6±2.52	lacking	—	—	—	—	22	78
3.0	1.0	11	1.3±0.18	5.0±1.01	+0.87±1.26	—	10	36	27	27	—
3.0	3.0	10	1.2±0.07	4.9±0.48	+1.5 ±1.16	—	40	30	30	—	—
10.0	0	4	2.8±0.13	13.3±0.64	lacking	—	—	—	—	—	100
10.0	3.0	8	1.4±0.15	5.6±0.52	−0.8±0.85	—	—	13	62	25	—
0	0	43	1.3±0.13	4.3±0.48	5.5±1.16	91	9	—	—	—	—

[a] = Calculation of $s_{\bar{x}}$ not possible because only one fetus had a 'septum'.

± = $s_{\bar{x}}$.

TP = testosterone propionate.

IV. Inhibition of Fertility [57, 72, 97]

Active anti-androgens cause sterility by way of inhibition of spermatogenesis and atrophy of accessory sex glands. For this reason, inhibition of fertility can also be used as a parameter of anti-androgenic activity. Of course, these tests are non-specific and there are other factors that make them unsuitable for screening-type testing of anti-androgens (trial lasts too long). On the other hand, when an anti-androgen has been discovered it will always be necessary to investigate the reversibility of certain changes, especially of changes to the testis. Therefore, such a test procedure is specified here. It goes without saying that this experimental model can be varied ad libitum.

1. Anti-fertility test in male rats (Testing anti-androgens for anti-fertility effect).

Biological basis: Spermatogenesis and the function of accessory sex glands are dependent on the presence of androgens. Substances which have a direct or indirect inhibitory effect on androgen synthesis or the activity of androgens at the target organ cause atrophy of the accessory sex glands and, at higher dose levels, impairment of spermatogenesis. These effects and their potential reversibility after withdrawal of treatment can be detected by means of fertility tests and organ investigations at certain intervals of time.

Animal material: Male rats weighing 198—253 g.

Routes of administration: subcutaneous/oral.

Trial design: The rats are treated with the test substance daily for 9 weeks (except Sundays). Every three weeks a fertility test is carried out, with 8 animals each time. For this purpose, two female rats in proestrus (checked by taking vaginal smears) are placed with each male overnight. On the following morning, vaginal smears are taken to test for the presence or absence of sperm. The finding of sperm indicates that copulation has taken place. Regardless of the result of this investigation, each female is sacrificed after a week and examined for implantation sites as a criterion of successful insemination. On the day following the fertility test the group of animals concerned is sacrificed. The trial is completed after 24 weeks, i.e. 15 weeks after cessation of treatment.

Evaluation: After the animals have been sacrificed, the weights of testes as well as seminal vesicles and prostate are determined at the appropriate times. Body weights are also recorded. In addition, the testis is histologically examined.

Table 10. *Fertility rates as measured by the ability to impregnate females. (Treatment with 10.0 mg cyproterone acetate/animal/d for 9 weeks)*

Weeks	% fertile	(n fertile/n tested)
3	0%	(0/8)
6	0%	(0/8)
9	0%	(0/8)
12	38%	(3/8)
15	88%	(7/8)
18	50%	(4/8)
21	75%	(6/8)
24	100%	(15/15)

Specificity of test: If the histological and gravimetric changes of the individual organs are evaluated comparatively, the test is to a large extent specific for antiandrogenic effects. In particular, it is possible to distinguish between the anti-androgenic and the merely anti-gonadotrophic effects of a substance.

A test example is reproduced in Table 10.

Cyproterone acetate was used as anti-androgen. A dose of 10 mg cyproterone acetate causes complete inhibition of fertility.

V. Bone Maturation and Linear Growth

There are quite a number of methods of testing the effect of hormones on skeletal maturation and linear growth. All these tests are very costly and time-consuming. Castrated or intact animals can be used for such tests.

Parameters employed for the estimation of bone maturation include the count of ossified or open epiphyseal cartilages of a fairly large number of bones at certain times, and quantitative measurements in the epiphyseal cartilages; histological sections or ground bone sections can be used for this method. Finally, the fluorescence of tetracycline is suitable as a quantitative parameter for evaluating the stage of osseous maturation (see also Section 2.9.). Linear growth can be evaluated by direct measurement of bone lengths, less well by measurement of tail lengths.

None of the possible methods can be recommended as a screening test. If, however, an anti-androgen is to be administered for treatment of, say, precocious puberty, then such tests are pertinent for characterization of anti-androgenicity.

1. Testing anti-androgens in skeletal maturation [48, 91].

Biological basis: Androgens accelerate bone maturation and stimulate bone growth and are responsible for the cessation of linear growth (ossification of epiphyseal cartilage). Anti-androgens have the opposite effects.

Animal material: Intact and castrated male Sprague-Dawley rats aged 23 days.

Route of administration: subcutaneous.

Trial design: Eight groups each consisting of 15 animals are formed. One half of the animals are castrated at the age of 23 days. Treatment is commenced at the age of 28 days, when the animals weigh about 65 g. Details of grouping are shown in Table 11. The substance studied was cyproterone acetate.

Selection of bones and times of sacrifice: The bones in which the effect of an anti-androgen on osseous maturation and linear growth is to be studied are selected in imitation of the method of Joss et al. [54], who investigated the sequence and time of ossification of 21 epiphyseal cartilages or special regions of the epiphyseal cartilages in female rats. These were the epiphyseal cartilages of extremity bones, which in female animals ossify between the ages of 65 and 110 days, at relatively constant intervals and in constant sequence (see Table 12).

In male animals bone maturation is somewhat retarded in comparison with female animals. At the age of 80 days, approx. 25% more epiphyseal cartilages are ossified in female rats than in male rats [54]. If all factors are considered, it can be assumed that in male rats the same epiphyseal cartilages will ossify about 10 days later than in female animals. Thus, the ages of 80 (ossification phase of bones maturing early) and 110 days (ossification phase of bones maturing late) were chosen as times of sacrifice.

Table 11. *Experimental groups*

I. 80 days old, treated from the 28th to 79th day

A) Castrated animals

1 = Controls (vehicle only)
2 = Cyproterone acetate . . . . 18.0 mg/kg/d
3 = Testosterone propionate . . . . 6.0 mg/kg/d
4 = Testosterone propionate . . . . 6.0 mg/kg/d
 + cyproterone acetate . . . . 18.0 mg/kg/d

B) Intact animals

1 = Controls (vehicle only)
2 = Cyproterone acetate . . . . 18.0 mg/kg/d
3 = Testosterone propionate . . . . 6.0 mg/kg/d
4 = Testosterone propionate . . . . 6.0 mg/kg/d
 + cyproterone acetate . . . . 18.0 mg/kg/d

II. 110 days old, treated from the 28th to 109th day

A) Castrated animals

1 = Controls (vehicle only)
2 = Cyproterone acetate . . . . 18.0 mg/kg/d
3 = Testosterone propionate . . . . 6.0 mg/kg/d
4 = Testosterone propionate . . . . 6.0 mg/kg/d
 + cyproterone acetate . . . . 18.0 mg/kg/d

B) Intact animals

1 = Controls (vehicle only)
2 = Cyproterone acetate . . . . 18.0 mg/kg/d
3 = Testosterone propionate . . . . 6.0 mg/kg/d
4 = Testosterone propionate . . . . 6.0 mg/kg/d
 + cyproterone acetate . . . . 18.0 mg/kg/d

Table 12. *Succession of ossification and ossification time of epiphyseal junctures or particular regions of epiphyseal junctures in female rats (After* Joss *et al. [54])*

Succession of ossification of epiphyseal junctures	Time of ossification (days of life)
1. Prox. phal. II foreleg	65— 75
2. Prox. phal. V foreleg	65— 75
3. Medial phal. II foreleg	65— 75
4. Prox. phal. IV foreleg	65— 75
5. Prox. phal. III foreleg	65— 75
6. Prox. phal. I hindleg	65— 75
7. Radius, prox. epiphyseal juncture	65— 75
8. Prox. phal. II hindleg	70— 80
9. Prox. phal. V hindleg	70— 80
10. Prox. phal. III hindleg	70— 80
11. Metacarpale V hindleg	75— 85
12. Prox. phal. IV hindleg	75— 85
13. Medial phal. II hindleg	75— 85
14. Medial phal. III hindleg	75— 85
15. Metatarsale I, dorsal side	75— 85
16. Metacarpale II	75— 85
17. Calcaneus, tibial side	75— 85
18. Metatarsale I, plantar side	80— 90
19. Metacarpale III	80— 90
20. Fibula, distal epiphyseal juncture	85— 95
21. Metatarsale II	90—110

Evaluation

a) *Skeletal maturation:*

Skeletal maturation is investigated using 2 different methods:

1. Estimate of skeletal maturation by means of a method specified by Joss et al. [54]. In this method, the bones are stained with alizarin according to Dawson [12] and the fusion of 21 epiphyseal cartilages or special epiphyseal cartilage regions is studied under the stereomicroscope. We only examined selected left extremity bones by this method.

2. Measurement of epiphyseal cartilage width in histological sections.

Dorso-anterior longitudinal sections of bones are used, which are stained with alizarin red S and toluidine blue by the method specified by Joss et al. Selected right extremity bones are investigated using this method.

A segment of epiphyseal cartilage, median as far as possible, is projected onto the focusing screen of a Visopan grading apparatus at a magnification of $132 \times$. Transparent Novophan paper, on which two parallel lines have been drawn 80 mm apart, is placed on the focusing screen. The outlines of the epiphyseal cartilage are traced between these parallel lines. If only cartilage islands remain of an epiphysis, all cartilage islands within the 80-mm zone are traced. The outlines of the epiphyseal cartilages are cut out and weighed. Then the length of the outlines is measured on the cut-out outlines taking the curvature into account (values of between 80 and 85 mm are obtained). If only cartilage islands are present, a length of 80 mm is assumed. The linear reduction factor is determined with the aid of a measuring scale (7.58 μm absolute distance per mm traced outline, corresponding to a magnification of $132 \times$).

If several rectangles of Novophan paper are used, assuming paper thickness is uniform, the "specific" surface of the paper is calculated at 7.66 mm^2 per mg paper.

When these values are known, the average width of the epiphyseal cartilage can be calculated from the following formula:

$$B = \frac{W}{L} \times 58.1 \ (\mu m)$$

B = width of epiphyseal cartilage in μm;

W = weight of cut-out outline of epiphyseal cartilage in mg;

L = length of cut-out outline of epiphyseal cartilage in mm;

    factor 58.1 = absolute distance (7.58) $\times$ specific surface (7.66).

b) *Linear measurement:*

Linear measurement is carried out on 13 left extremity bones (metacarpal, metatarsal bones, proximal phalanges) by means of an ocular micrometer. The magnification used is 16, 25, 40 or $60 \times$, depending on bone length (measurement accurate to 160, 90 or 56 μm).

The results of such a test are reproduced in Tables 13—19.

Table 13 shows the effect of testosterone propionate and cyproterone acetate on ossification of 21 epiphyseal cartilages or special epiphyseal cartilage regions.

Tables 14 and 15 summarize the effect of cyproterone acetate and testosterone propionate on epiphyseal cartilage width.

Statistical evaluation (*t*-test) of the results presented in Tables 14 and 15 can be found in Table 16. The results of tests to investigate the effect on linear growth are shown in Tables 17 and 18. Statistical evaluation of the results presented in Tables 17 and 18 can be found in Table 19 (Student's *t*-test).

Table 13. Influence of TP and cyproterone acetate on the ossification of 21 epiphyseal junctures or particular regions of epiphyseal junctures in castrated and intact male rats. (Values in % of ossified epiphyseal junctures of one bone type per group)

Epiphyseal juncture	I 80-day-old animals, treated from day 28—79								II 110-day-old animals, treated from day 28—109							
	A) Castrated animals				B) Intact animals				A) Castrated animals				B) Intact animals			
	1	2	3	4	1	2	3	4	1	2	3	4	1	2	3	4
Prox. phal II, foreleg	16.7	44.4	100	100	62.5	16.7	100	90.8	100	100	100	100	100	92.8	100	100
Prox. phal. V, foreleg	0	11.1	100	100	62.5	16.7	100	81.8	100	100	100	100	100	85.6	100	90.9
Medial phal. II, foreleg	8.3	11.1	100	100	25	0	88.8	63.6	100	100	100	72.7	100	78.5	100	90.9
Prox. phal. IV, foreleg	0	44.4	100	100	75	41.7	100	90.8	100	100	100	100	100	92.8	100	100
Prox. phal. III, foreleg	0	33.3	100	100	75	25	100	90.8	100	100	100	100	100	92.8	100	100
Prox. phal. I, hindleg	0	0	100	100	50	0	100	81.8	100	80	100	100	100	100	100	100
Radius, prox. epiphyseal juncture[a]	0	0	22.2	0	0	0	44.4	0	75	10	83.3	0	92.8	14.3	100	9.1
Prox. phal. II, hindleg	0	0	88.8	100	62.5	25	100	90.8	100	100	100	100	100	100	100	100
Prox. phal. V, hindleg	0	0	100	100	87.5	0	100	90.8	100	100	100	100	100	100	100	100
Prox. phal. III, hindleg	0	11.1	100	100	87.5	16.7	100	90.8	100	100	100	100	100	100	100	100
Metacarpale V	0	0	100	75	12.5	0	100	9.1	83.3	30	100	81.8	100	71.4	100	90.9
Prox. phal. IV, hindleg	0	0	100	100	100	8.3	100	90.8	100	100	100	100	100	100	100	100
Medial phal. II, hindleg	0	0	33.3	0	0	0	55.5	0	75	20	91.6	90.9	100	21.4	100	63.6
Medial phal. III, hindleg	0	0	44.4	75	12.5	0	55.5	0	41.7	0	75	9.1	85.6	28.6	100	27.3
Metatarsale I, dorsal side	0	0	22.2	25	12.5	0	33.3	9.1	75	20	100	63.6	100	35.7	100	90.9
Metacarpale II	0	0	33.3	0	0	0	33.3	0	91.6	30	91.6	9.1	100	28.6	100	27.3
Calcaneus, tibial side	0	0	11.1	0	0	0	0	0	33.3	0	41.7	9.1	64.3	0	90.9	9.1
Metatarsale I, plantar side	0	0	0	0	0	0	0	0	0	10	75	9.1	71.4	21.4	100	63.6
Metacarpale III	0	0	11.1	0	0	0	22.2	0	58.3	10	75	0	100	21.4	100	9.1
Fibula, distal epiphyseal juncture	0	0	0	0	0	0	0	0	16.7	10	58.3	0	50	0	63.3	9.1
Metatarsale II	0	0	22.2	0	0	0	11.1	0	0	0	91.6	27.3	78.5	21.4	100	63.6
Number of animals	(12)	(9)	(9)	(8)	(8)	(12)	(9)	(11)	(12)	(10)	(12)	(11)	(14)	(14)	(11)	(11)

[a] In almost all groups the proximal epiphyseal juncture falls out of the succession. Judged from this, it should rather be associated with the later ossifying epiphyseal junctures.

1 = controls, vehicle only.
2 = cyproterone acetate   18.0 mg/kg/d.
3 = testosterone propionate   6.0 mg/kg/d.
4 = testosterone propionate   6.0 mg/kg/d.
    + cyproterone acetate   18.0 mg/kg/d.

Table 14. *Influence of TP and cyproterone acetate on the width of 20 epiphyseal junctures of 80 days old castrated and intact male rats. (Values in µm)*

Epiphyseal juncture	I. 80 days old animals, treated from day 28—79 A) Castrated animals			
	1	2	3	4
Prox. phal. II, foreleg	88.8± 8.2 (12)	58.8±6.9 (11)	13.0± 7.4 (9)	58.6±10.0 (8)
Prox. phal. V, foreleg	100.2± 3.3 (11)	66.0±7.5 (11)	12.6± 9.3 (9)	67.6± 8.0 (8)
Medial phal. II, foreleg	66.2± 8.6 (11)	61.2±9.7 (11)	23.1± 8.9 (9)	71.0± 9.7 (5)
Prox. phal. IV, foreleg	94.8± 6.7 (12)	61.8±8.4 (11)	10.3±10.3 (9)	52.7±10.3 (9)
Prox. phal. III, foreleg	94.9± 6.0 (12)	60.7±7.8 (11)	16.4±16.4 (7)	69.6±14.6 (7)
Prox. phal. I, hindleg	111.8± 4.4 (12)	93.3±6.1 (11)	16.5± 9.2 (11)	63.5± 8.8 (8)
Radius, prox. epiphyseal juncture	132.7±10.1 (12)	100.5±6.9 (10)	110.4± 8.0 (8)	109.9±10.2 (7)
Prox. phal. II, hindleg	109.8± 5.5 (12)	93.7±4.4 (11)	18.2±10.9 (9)	69.7±11.5 (8)
Prox. phal. IV+V, hindleg	121.5± 4.8 (20)	95.4±3.8 (21)	21.0± 9.0 (21)	54.9± 7.1 (16)
Prox. phal. III, hundleg	133.7± 8.1 (10)	98.1±4.9 (11)	17.9±10.0 (11)	67.5±10.0 (8)
Metacarpale V	117.7± 4.6 (10)	80.3±8.9 (11)	63.4± 9.4 (9)	93.6± 6.4 (8)
Medial phal. II, hindleg	109.0± 4.7 (12)	95.6±3.6 (11)	56.4±10.3 (9)	80.4± 4.8 (7)
Medial phal. III, hindleg	115.3± 5.3 (11)	91.3±4.5 (11)	50.1±10.9 (11)	85.1± 7.1 (8)
Metatarsale I	132.4± 7.8 (11)	99.3±6.0 (9)	92.5± 4.6 (11)	92.0± 3.9 (8)
Metacarpale II	115.0± 4.4 (12)	79.2±5.3 (11)	90.0± 6.3 (9)	93.9± 4.6 (7)
Calcaneus	146.8± 6.1 (11)	117.8±5.5 (11)	107.9± 5.3 (11)	114.3± 7.9 (8)
Metacarpale III	122.3± 4.5 (12)	85.4±4.5 (11)	85.8± 9.4 (9)	98.0± 7.2 (7)
Fibula, distal epiphyseal juncture	138.8± 5.6 (9)	98.4±5.5 (10)	91.9± 7.5 (10)	81.4± 5.4 (8)
Metatarsale II	154.8± 7.7 (12)	126.0±8.4 (11)	103.7± 8.3 (9)	103.1± 5.2 (8)

Table 14 (continued)

I. 80 days old animals, treated from day 28—79
B) Intact animals

Epiphyseal juncture	1	2	3	4
Prox. phal. II, foreleg	37.1 ± 7.2 (10)		13.9 ± 12.3 (7)	37.3 ± 6.1 (6)
Prox. phal. V, foreleg	50.3 ± 8.2 (11)		6.2 ± 4.6 (6)	48.2 ± 7.5 (6)
Medial phal. II, foreleg	43.8 ± 9.2 (9)		12.0 ± 4.6 (7)	48.5 ± 6.1 (6)
Prox. phal. IV, foreleg	45.6 ± 9.5 (10)		3.0 ± 3.0 (7)	46.0 ± 11.6 (5)
Prox. phal. III, foreleg	49.6 ± 8.0 (10)		0 (6)	46.4 ± 14.0 (5)
Prox. phal. I, hindleg	58.2 ± 7.7 (13)	69.8 ± 5.1 (12)	7.2 ± 3.7 (9)	37.7 ± 7.5 (9)
Radius, prox. epiphyseal juncture	109.1 ± 6.6 (10)		88.3 ± 18.6 (3)	99.0 ± 7.5 (4)
Prox. phal. II, hindleg	70.6 ± 7.9 (13)	78.8 ± 5.7 (13)	5.8 ± 3.8 (9)	51.2 ± 8.0 (10)
Prox. phal. IV+V, hindleg	58.0 ± 7.3 (26)	71.2 ± 3.9 (26)	10.9 ± 3.1 (18)	38.6 ± 5.5 (17)
Prox. phal. III, hindleg	63.5 ± 9.7 (13)	78.5 ± 7.1 (13)	10.0 ± 5.1 (9)	44.7 ± 6.8 (9)
Metacarpale V	89.1 ± 4.4 (11)		30.8 ± 5.1 (6)	85.7 ± 5.1 (6)
Medial phal. II, hindleg	85.8 ± 6.3 (13)	82.4 ± 3.0 (13)	36.0 ± 4.8 (9)	74.3 ± 3.7 (10)
Medial phal. III, hindleg	85.4 ± 6.2 (13)	80.1 ± 5.3 (12)	34.0 ± 5.1 (9)	77.8 ± 4.3 (9)
Metatarsale I	101.0 ± 4.9 (13)	96.8 ± 3.4 (12)	68.3 ± 5.5 (9)	91.8 ± 8.0 (8)
Metacarpale II	101.0 ± 4.2 (11)		58.3 ± 12.1 (6)	87.2 ± 4.7 (6)
Calcaneus	119.8 ± 6.6 (13)	117.8 ± 7.0 (13)	100.7 ± 10.6 (9)	95.1 ± 6.0 (9)
Metacarpale III	105.9 ± 5.1 (10)		75.6 ± 15.0 (5)	86.9 ± 6.3 (7)
Fibula, distal epiphyseal juncture	92.3 ± 6.1 (12)	89.4 ± 6.9 (9)	70.8 ± 4.5 (8)	81.3 ± 3.5 (9)
Metatarsale II	115.2 ± 6.3 (13)	109.8 ± 3.6 (13)	81.1 ± 4.9 (9)	97.0 ± 5.6 (10)

1 = controls, vehicle only.
2 = cyproterone acetate   18.0 mg/kg/d.
3 = testosterone propionate   6.0 mg/kg/d.
4 = testosterone propionate   6.0 mg/kg/d.
    + cyproterone acetate 18.0 mg/kg/d.
± = $s_{\bar{x}}$.
( ) = number of animals.

Table 15. *Influence of TP and cyproterone acetate on the width of 20 epiphyseal junctures of 110 days old castrated and intact male rats. (Values in μm)*

Epiphyseal juncture	II. 110 days old animals, treated from day 28—109			
	A) Castrated animals			
	1	2	3	4
Prox. phal. II, foreleg	7.4 ± 5.5 (14)	14.6 ± 7.5 (8)	0 ± 0 (11)	0 ± 0 (10)
Prox. phal. V, foreleg	8.9 ± 6.6 (14)	38.7 ± 8.5 (9)	0 ± 0 (11)	3.3 ± 3.3 (10)
Medial phal. II, foreleg	12.4 ± 7.2 (12)	17.0 ± 6.6 (8)	0 ± 0 (11)	7.2 ± 4.3 (9)
Prox. phal. IV, foreleg	7.7 ± 6.6 (14)	12.9 ± 4.8 (8)	0 ± 0 (11)	5.9 ± 3.2 (10)
Prox. phal. III, foreleg	9.9 ± 5.9 (14)	15.2 ± 5.8 (9)	0 ± 0 (10)	3.8 ± 3.8 (10)
Prox. phal. I, hindleg	22.2 ± 9.2 (12)	40.1 ± 6.6 (11)	0 ± 0 (13)	7.8 ± 4.0 (11)
Radius, prox. epiphyseal juncture	78.6 ± 11.3 (14)	98.1 ± 3.7 (9)	43.6 ± 13.9 (11)	117.5 ± 6.5 (10)
Prox. phal. II, hindleg	27.9 ± 12.0 (12)	63.5 ± 7.9 (11)	0 ± 0 (13)	11.9 ± 5.4 (11)
Prox. phal. IV+V, hindleg	19.7 ± 6.2 (24)	49.0 ± 4.5 (22)	0 ± 0 (26)	6.4 ± 3.2 (22)
Prox. phal. III, hindleg	28.1 ± 12.8 (11)	51.9 ± 8.1 (11)	1.2 ± 1.2 (13)	14.4 ± 6.5 (11)
Metacarpale V	27.8 ± 7.5 (14)	66.4 ± 6.3 (9)	2.1 ± 2.1 (11)	41.9 ± 10.1 (8)
Medial phal. II, hindleg	24.8 ± 8.7 (12)	66.7 ± 5.0 (11)	8.7 ± 3.8 (12)	61.5 ± 6.2 (11)
Medial phal. III, hindleg	24.7 ± 9.8 (11)	64.9 ± 7.3 (11)	2.2 ± 2.2 (13)	41.1 ± 10.0 (11)
Metatarsale I	100.4 ± 5.3 (12)	87.5 ± 4.5 (11)	17.6 ± 8.2 (13)	72.7 ± 6.3 (10)
Metacarpale II	34.4 ± 2.1 (14)	71.7 ± 6.6 (9)	7.3 ± 7.3 (11)	77.9 ± 5.0 (10)
Calcaneus	80.3 ± 13.9 (12)	91.0 ± 5.4 (7)	23.7 ± 11.8 (12)	105.2 ± 3.2 (11)
Metacarpale III	71.4 ± 8.7 (14)	70.4 ± 5.5 (9)	11.6 ± 8.7 (10)	87.6 ± 3.0 (10)
Fibula, distal epiphyseal juncture	72.2 ± 10.9 (11)	64.4 ± 5.9 (8)	20.5 ± 8.6 (13)	81.6 ± 3.9 (10)
Metatarsale II	115.2 ± 5.4 (12)	91.4 ± 5.2 (11)	21.8 ± 9.8 (12)	96.5 ± 2.6 (11)

Table 15 (continued)

II. 110 days old animals, treated from day 28—109
B) Intact animals

Epiphyseal juncture	1	2	3	4
Prox. phal. II, foreleg	0 ± 0 (14)	2.5 ± 6.0 (11)	4.9 ± 1.7 (10)	10.3 ± 2.5 (9)
Prox. phal. V, foreleg	0.9 ± 0.9 (14)	18.3 ± 9.4 (12)	1.3 ± 1.3 (8)	14.6 ± 9.6 (9)
Medial phal. II, foreleg	2.6 ± 1.4 (14)	14.9 ± 3.5 (11)	2.5 ± 1.8 (10)	9.1 ± 3.7 (8)
Prox. phal. IV, foreleg	0 ± 0 (14)	4.2 ± 4.2 (11)	0 ± 0 (11)	3.7 ± 2.9 (9)
Prox. phal. III, foreleg	1.7 ± 1.7 (13)	6.4 ± 4.4 (12)	0 ± 0 (11)	8.3 ± 4.7 (9)
Prox. phal. I, hindleg	0 ± 0 (14)	5.4 ± 2.8 (10)	0 ± 0 (9)	10.1 ± 5.2 (9)
Radius, prox. epiphyseal juncture	18.4 ± 7.9 (14)	103.8 ± 6.4 (12)	24.8 ± 11.2 (10)	93.6 ± 6.3 (9)
Prox. phal. II, hindleg	0.5 ± 0.5 (13)	17.1 ± 4.6 (11)	1.4 ± 1.4 (9)	22.9 ± 11.5 (7)
Prox. phal. IV+V, hindleg	1.4 ± 1.0 (24)	7.9 ± 2.9 (22)	0 ± 0 (19)	9.1 ± 4.4 (18)
Prox. phal. III, hindleg	0 ± 0 (13)	13.1 ± 4.5 (10)	0 ± 0 (9)	6.5 ± 4.3 (10)
Metacarpale V	1.1 ± 1.1 (13)	35.8 ± 7.5 (9)	10.8 ± 5.2 (6)	22.2 ± 9.8 (9)
Medial phal. II, hindleg	8.3 ± 2.8 (12)	47.2 ± 8.1 (10)	5.7 ± 3.2 (9)	26.9 ± 8.4 (8)
Medial phal. III, hindleg	2.6 ± 1.6 (13)	32.0 ± 7.6 (11)	2.7 ± 2.7 (9)	19.8 ± 6.5 (9)
Metatarsale I	10.1 ± 3.8 (14)	77.8 ± 4.0 (11)	2.3 ± 2.3 (9)	57.6 ± 9.3 (9)
Metacarpale II	0 ± 0 (12)	63.1 ± 6.2 (12)	3.0 ± 3.0 (10)	67.8 ± 4.8 (9)
Calcaneus	11.2 ± 5.1 (12)	89.6 ± 3.5 (10)	11.1 ± 11.1 (9)	103.2 ± 13.6 (9)
Metacarpale III	21.8 ± 5.8 (13)	69.1 ± 4.5 (12)	4.5 ± 3.0 (11)	65.7 ± 6.6 (9)
Fibula, distal epiphyseal juncture	28.5 ± 8.9 (11)	73.1 ± 3.8 (11)	31.1 ± 12.5 (8)	71.0 ± 13.7 (7)
Metatarsale II	36.2 ± 6.6 (13)	83.5 ± 6.8 (11)	12.5 ± 5.0 (9)	74.8 ± 11.0 (9)

1 = controls, vehicle only.
2 = cyproterone acetate   18.0 mg/kg/d.
3 = testosterone propionate   6.0 mg/kg/d.
4 = testosterone propionate   6.0 mg/kg/d.
     + cyproterone acetate   18.0 mg/kg/d.
± = $s_{\bar{x}}$.
( ) = number of animals.

Table 16. *Multiple t-test. Influence of TP and cyproterone acetate on the width of 20 epiphyseal junctures in castrated and intact male rats (synopsis of Tables 14 and 15)*

Epiphyseal juncture	t-tests within the main groups								t-tests between castrated and intact controls	
	I. 80 days old animals, treated from day 28—79				II. 110 days old animals, treated from day 28—109					
	A) Castrated animals		B) Intact animals		A) Castrated animals		B) Intact animals			
	1:2	3:4	1:2	3:4	1:2	3:4	1:2	3:4	I A1 : I B1	II A1 : II B1
Prox. phal. II, foreleg	s ++	b ++		b +	b —	b —	b —	b —	s ++	s —
Prox. phal. V, foreleg	s ++	b ++		b ++	b ++	b —	b +	b —	s ++	s —
Medial phal. II, foreleg	s —	b ++		b ++	b —	b —	b —	b —	s ++	s —
Prox. phal. IV, foreleg	s ++	b ++		b ++	b —	b —	b —	b —	s ++	s —
Prox. phal. III, foreleg	s ++	b ++		b ++	b —	b —	b —	b —	s ++	s —
Prox. phal. I, hindleg	s +	b ++	b —	b ++	b ++	b ++	b ++	b ++	s —	s ++
Radius, prox. epiphyseal juncture	s —	s ++	b —	b —	b +++	b —	b —	b —	s ++	s +
Prox. phal. II, hindleg	s —	b ++	b +	b ++	b +++	b —	b —	b —	s —	s ++
Prox. phal. IV+V, hindleg	s +++	b ++	b —	b +++	b +++	b —	b —	b —	s ++	s ++
Prox. phal. III, hindleg	s ++	b +++		b +++	b ++	b —	b —	b +	s ++	s ++
Metacarpale V	s ++	b ++		b +++	b +++	b —	b +++	b —	s ++	s ++
Medial phal. II, foreleg	s ++	b +++	s —	b ++	b +++	b +	b —	b +	s —	s ++
Medial phal. III, hindleg	s ++	b +++	s —	b +++	b +++	b —	b +++	b —	s —	s ++
Metatarsale I	s —	s —	s	b +++	s ++	s —	b +++	b +++	s +++	s ++
Metacarpale II	s +	b —		b —	s +	s —	b +++	b +++	s —	s ++
Calcaneus	s +++	b —	s —	b —	b —	b —	b —	b —	s ++	s ++
Metacarpale III	s +++	b —		b —	s —	b —	b —	b +++	s +++	s ++
Fibula, distal epiphyseal juncture	s ++	s —	s —	b —	s —	b —	b +++	b +++	s ++	s ++
Metatarsale II	s ++	s —	s —	b —	s +	b —	b +++	b +++	s ++	s +++
									s = I B1 < I A1 resp. II B1 < II A1	
									i.e. the epiphyseal junctures of intact controls are narrower than those of castrated controls.	

Comments:

b = 2>1 resp. 4>3;
s = 2<1 resp. 4<3;

i.e. in b, the epiphyseal junctures of cyproterone acetate or testosterone propionate (TP) + cyproterone acetate treated animals are wider than those of untreated or TP alone treated animals — they are narrower in s.

++ = p <0.01 = highly significant.
+ = 0.01< p <0.05 = significant.
— = p >0.05 = not significant.
1 = controls (vehicle alone).
2 = cyproterone acetate — 18.0 mg/kg/d.
3 = testosterone propionate — 6.0 mg/kg/d.
4 = testosterone propionate — 6.0 mg/kg/d.
    + cyproterone acetate — 18.0 mg/kg/d.

Table 17. Influence of TP and cyproterone acetate on the length of 13 leg bones in 80 days old castrated and intact male rats. (Values in mm)

Bones	I. 80 days old animals, treated from day 28—79 A) Castrated animals			
	1	2	3	4
Prox. phal. II, foreleg	4.52 ± 0.035 (12)	4.30 ± 0.034 (9)	4.20 ± 0.042 (9)	4.09 ± 0.035 (8)
Prox. phal. V, foreleg	4.02 ± 0.026 (12)	3.84 ± 0.036 (7)	3.66 ± 0.038 (9)	3.63 ± 0.023 (8)
Prox. phal. IV, foreleg	4.86 ± 0.027 (12)	4.62 ± 0.049 (8)	4.46 ± 0.040 (6)	4.34 ± 0.049 (7)
Prox. phal. III, foreleg	5.09 ± 0.038 (10)	4.79 ± 0.038 (9)	4.69 ± 0.050 (7)	4.57 ± 0.043 (8)
Prox. phal. I, hindleg	5.21 ± 0.038 (12)	4.98 ± 0.034 (8)	4.56 ± 0.079 (7)	4.49 ± 0.055 (8)
Prox. phal. II, hindleg	6.83 ± 0.047 (12)	6.42 ± 0.066 (8)	6.05 ± 0.044 (9)	5.91 ± 0.061 (8)
Prox. phal. V, hindleg	6.19 ± 0.045 (11)	5.86 ± 0.052 (8)	5.52 ± 0.089 (7)	5.40 ± 0.064 (8)
Prox. phal. III, hindleg	7.01 ± 0.053 (12)	6.56 ± 0.081 (9)	6.12 ± 0.050 (9)	6.03 ± 0.064 (8)
Metacarpale V	4.68 ± 0.023 (10)	4.46 ± 0.040 (9)	4.31 ± 0.039 (8)	4.32 ± 0.015 (7)
Prox. phal. IV, hindleg	7.18 ± 0.050 (11)	6.74 ± 0.088 (9)	6.36 ± 0.051 (8)	6.20 ± 0.077 (7)
Metacarpale II	6.40 ± 0.062 (8)	6.06 ± 0.038 (7)	6.02 ± 0.054 (6)	5.88 ± 0.045 (6)
Metacarpale III	7.94 ± 0.051 (9)	7.50 ± 0.056 (9)	7.39 ± 0.058 (8)	7.20 ± 0.059 (7)
Metatarsale II	15.40 ± 0.103 (6)	14.51 ± 0.144 (7)	13.63 ± 0.096 (7)	13.59 ± 0.096 (7)
Prox. phal. II, foreleg	4.39 ± 0.025 (13)	4.27 ± 0.003 (12)	4.17 ± 0.027 (9)	4.14 ± 0.003 (11)
Prox. phal. V, foreleg	3.88 ± 0.022 (13)	3.78 ± 0.027 (12)	3.63 ± 0.033 (9)	3.67 ± 0.029 (11)
Prox. phal. IV, foreleg	4.71 ± 0.033 (12)	4.60 ± 0.038 (12)	4.42 ± 0.051 (8)	4.44 ± 0.042 (11)
Prox. phal. III, foreleg	4.96 ± 0.033 (12)	4.83 ± 0.034 (12)	4.63 ± 0.049 (8)	4.64 ± 0.022 (11)
Prox. phal. I, hindleg	4.95 ± 0.036 (11)	4.78 ± 0.043 (10)	4.50 ± 0.054 (9)	4.56 ± 0.043 (10)
Prox. phal. II, hindleg	6.54 ± 0.048 (13)	6.26 ± 0.057 (13)	6.00 ± 0.070 (9)	5.97 ± 0.048 (10)
Prox. phal. V, hindleg	5.90 ± 0.053 (12)	5.76 ± 0.045 (12)	5.50 ± 0.055 (9)	5.46 ± 0.043 (10)
Prox. phal. III, hindleg	6.71 ± 0.052 (13)	6.44 ± 0.060 (11)	6.13 ± 0.073 (9)	6.10 ± 0.046 (11)
Metacarpale V	4.59 ± 0.019 (13)	4.48 ± 0.061 (13)	4.33 ± 0.031 (8)	4.34 ± 0.041 (11)
Prox. phal. IV, hindleg	6.83 ± 0.067 (11)	6.60 ± 0.065 (11)	6.29 ± 0.087 (8)	6.25 ± 0.049 (11)
Metacarpale II	6.36 ± 0.041 (11)	6.19 ± 0.050 (11)	6.00 ± 0.038 (7)	5.88 ± 0.064 (7)
Metacarpale III	7.82 ± 0.045 (13)	7.59 ± 0.061 (12)	7.40 ± 0.049 (9)	7.22 ± 0.103 (10)
Metatarsale II	14.94 ± 0.085 (12)	13.45 ± 0.123 (8)	13.52 ± 0.140 (8)	13.64 ± 0.171 (9)

1 = controls, vehicle alone.
2 = cyproterone acetate   18.0 mg/kg/d.
3 = testosterone propionate   6.0 mg/kg/d.
4 = testosterone propionate   6.0 mg/kg/d.
    + cyproterone acetate   18.0 mg/kg/d.

( ) = number of animals.
± = $s_{\bar{x}}$.

Table 18. *Influence of TP and cyproterone acetate on the length of 13 leg bones in 110-day-old castrated and intact male rats. (Values in mm)*

II. 110 days old animals, treated from day 28—109
A) Castrated animals

Bones	1	2	3	4
Prox. phal. II, foreleg	4.84±0.052 (12)	4.23±0.024 (10)	4.21±0.042 (12)	4.08±0.022 (10)
Prox. phal. V, foreleg	4.01±0.041 (12)	3.74±0.034 (10)	3.67±0.047 (9)	3.61±0.034 (11)
Prox. phal. IV, foreleg	4.81±0.062 (11)	4.55±0.033 (9)	4.44±0.045 (12)	4.37±0.022 (11)
Prox. phal. III, foreleg	5.04±0.051 (12)	4.76±0.037 (9)	4.67±0.055 (12)	4.59±0.030 (11)
Prox. phal. I, hindleg	5.24±0.053 (12)	4.85±0.075 (7)	4.61±0.063 (10)	4.52±0.025 (9)
Prox. phal. II, hindleg	6.82±0.062 (12)	6.34±0.057 (10)	6.05±0.080 (12)	5.92±0.036 (11)
Prox. phal. V, hindleg	6.23±0.056 (12)	5.81±0.070 (10)	5.58±0.072 (9)	5.44±0.051 (10)
Prox. phal. III, hindleg	6.99±0.062 (11)	6.48±0.057 (10)	6.20±0.079 (12)	6.08±0.051 (11)
Metacarpale V	4.72±0.054 (12)	4.43±0.038 (10)	4.35±0.038 (10)	4.27±0.036 (11)
Prox. phal. IV, hindleg	7.10±0.069 (10)	6.63±0.054 (9)	6.37±0.073 (11)	6.24±0.049 (11)
Metacarpale II	6.46±0.066 (11)	6.11±0.041 (9)	6.06±0.037 (9)	5.90±0.042 (8)
Metacarpale III	8.11±0.082 (11)	7.53±0.040 (9)	7.43±0.062 (10)	7.28±0.055 (8)
Metatarsale II	15.56±0.172 (9)	14.36±0.077 (9)	13.78±0.125 (9)	13.70±0.099 (9)
Prox. phal. II, foreleg	4.39±0.039 (14)	4.21±0.039 (14)	4.15±0.059 (11)	4.08±0.038 (11)
Prox. phal. V, foreleg	3.86±0.029 (13)	3.72±0.034 (13)	3.62±0.042 (10)	3.64±0.037 (11)
Prox. phal. IV, foreleg	4.67±0.036 (12)	4.53±0.032 (13)	4.46±0.049 (10)	4.39±0.037 (11)
Prox. phal. III, foreleg	4.91±0.036 (14)	4.74±0.034 (14)	4.66±0.047 (11)	4.60±0.040 (10)
Prox. phal. I, hindleg	4.88±0.046 (14)	4.78±0.047 (14)	4.53±0.067 (10)	4.40±0.053 (10)
Prox. phal. II, hindleg	6.44±0.059 (14)	6.26±0.050 (14)	6.01±0.069 (11)	6.03±0.047 (11)
Prox. phal. V, hindleg	5.90±0.050 (14)	5.68±0.052 (13)	5.54±0.048 (9)	5.44±0.056 (9)
Prox. phal. III, hindleg	6.63±0.068 (14)	6.40±0.058 (14)	6.14±0.058 (11)	6.03±0.047 (11)
Metacarpale V	4.55±0.051 (12)	4.35±0.033 (12)	4.30±0.049 (9)	4.22±0.048 (11)
Prox. phal. IV, hindleg	6.79±0.067 (14)	6.58±0.055 (14)	6.30±0.034 (8)	6.17±0.052 (10)
Metacarpale II	6.33±0.053 (13)	6.04±0.055 (11)	6.03±0.047 (9)	5.82±0.068 (9)
Metacarpale III	7.85±0.087 (12)	7.49±0.068 (13)	7.50±0.087 (8)	7.18±0.078 (9)
Metatarsale II	14.86±0.120 (11)	14.38±0.104 (11)	14.11±0.165 (7)	13.45±0.121 (9)

1 = controls, vehicle alone.
2 = cyproterone acetate   18.0 mg/kg/d.
3 = testosterone propionate   6.0 mg/kg/d.
4 = testosterone propionate   6.0 mg/kg/d.
  + cyproterone acetate   18.0 mg/kg/d.
( ) = number of animals.
± = $s_{\bar{x}}$.

Table 19. *Influence of TP and cyproterone acetate on the length of 13 leg bones in castrated and intact male rats (synopsis from Tables 17 and 18)*

Bones	I. 80 days old animals, treated from day 28—79 A) Castrated animals 1:2	3:4	B) Intact animals 1:2	3:4	II. 110 days old animals, treated from day 28—109 A) Castrated animals 1:2	3:4	B) Intact animals 1:2	3:4	t-tests between castrated and intact controls I A1:I B1	II A1:II B1
Prox. phal. II, foreleg	k++	k—	k++	k—	k++	k+	k++	k—	k++	k—
Prox. phal. V, foreleg	k++	k—	k++	k—	k+++	k—	k++++	l—	k+++	k++
Prox. phal. IV, foreleg	k++	k—	k++	k—	k++	k—	k++	k—	k++	k++
Prox. phal. III, foreleg	k++	k—	k++	l fehlt	k+++	k—	k+++	k—	k++	k+
Prox. phal. I, hindleg	k++	k—	k++	l—	k++	k—	k++	l—	k++	k+
Prox. phal. II, hindleg	k++	k—	k++ +	k—	k++	k—	k++	k—	k+++	k+++
Prox. phal. V, hindleg	k++	k—	k+	l++	k+	k+	k+++++	l—	k++	k+++
Prox. phal. III, hindleg	k++	k—	k++	l++	k++	k—	k++	k—	k++	k+++
Metacarpale V	k++	l—	k++	l—	k++	k—	k++	k—	k—	k++
Prox. phal. IV, hindleg	k++	k—	k++	k—	k+	k—	k++	k—	k++	k+++
Metacarpale II	k++	k—	k++	k—	k++	k+	k+++	l++	k—	k++
Metacarpale III	k+++	k—	k++	k—	k++	k—	k++	l+++	k+	k++
Metatarsale II	k++	k—	k++	l—	k++	k—	k+++	k++	k+	k++

k (shorter)
= I B1 < I A1 resp.
  II B1 < II A1
i.e. the bones of the intact controls are shorter than those of castrate controls.

Comments:

k (shorter) = 2<1 resp. 4<3;
l (longer) = 2>1 resp. 4>3;
i.e. in k (shorter), the bones of cyproterone acetate or testosterone propionate (TP) + cyproterone acetate treated animals are shorter than the bones of untreated or TP alone treated animals — in l (longer) they are longer.

++ = p <0.01 = highly significant.
+ = 0.01< p < p.05 = significant.
— = 0 >0.05 = not significant.
1 = controls (vehicle only).
2 = cyproterone acetate   18.0 mg/kg/d.
3 = testosterone propionate   6.0 mg/kg/d.
4 = testosterone propionate   6.0 mg/kg/d.
  + cyproterone acetate   18.0 mg/kg/d.

Osseous maturation was retarded in both castrated and intact animals after administration of cyproterone acetate. In the case of castrated 80-day-old animals only could this effect not be demonstrated. Bone maturation, which is accelerated by testosterone propionate, is more or less abolished by concurrent administration of cyproterone acetate.

Most animals which were given the anti-androgen had wider epiphyseal cartilages than the corresponding controls. On the other hand, the epiphyseal cartilages of castrated 80-day-old animals and some epiphyseal cartilages which ossified later in other groups were distinctly narrower than in the controls during treatment with cyproterone acetate.

Linear bone growth is definitely inhibited by cyproterone acetate. This effect and the occurrence of narrower epiphyseal cartilages is attributed to the inhibitory effect of cyproterone acetate on proliferation of cartilage cells, which can be stimulated by low androgen concentrations.

Histological examination showed that, when exposed to the action of cyproterone acetate in the growth phase, cellular proliferation of epiphyseal cartilages was inhibited whereas in the ossification phase aging processes of the epiphyseal cartilage were delayed. It can be assumed that other active anti-androgens behave very similarly. We ourselves have only studied cyproterone apart from cyproterone acetate.

VI. Anti-Androgen Tests on Skin and Cutaneous Appendages, Particularly the Influence on Sebaceous Gland Function

Anti-androgens are potential drugs for treatment of acne, hirsutism, seborrhea oleosa and alopecia androgenetica im women. Cyproterone acetate and B-nor-17a-methyltestosterone have been and are being clinically tested for these indications [46, 105].

Therefore, animal experiments into the effect of skin and sebaceous gland function are necessary for characterization of an anti-androgen. However, because of the relatively high expenditure involved none of the applied methods can be recommended as a screening-type test. Only the effect on sebaceous gland function is objectively measurable [21, 22, 23, 24, 25, 45, 47, 51, 61] and, if at all, skin thickness can also be considered [59, 60].

The methods employed are mainly histological ones (quantitative measurement of sebaceous gland function), determination of mitosis rates, but biochemical methods such as determination of hair fat are also used (see also Section 2.8.).

A few other more indirect parameters were also utilized to allow conclusions as to the effect of anti-androgens on sebaceous gland secretion. We must mention the effect on the abdominal gland in the gerbil [34, 69] and the effect on preputial glands in rats [52, 53, 58, 75] and mice [74]. Both of these are glands with holocrine secretion, whose structure is similar to that of a large sebaceous gland. Like the sebaceous glands, the abdominal gland of the gerbil and the preputial glands of rat and mouse respond to androgens in the sense of stimulation. Anti-androgens have the opposite effect.

Here a few practicable tests will be introduced, but of course, these trial designs can also be varied ad libitum.

1. Anti-androgen test in male mice — influence on sebaceous gland function [74].

Biological basis: In man and in different laboratory animals, such as rats, mice, golden hamsters and rabbits, it could be shown that androgens stimulate growth and activity of sebaceous glands. Anti-androgens have the opposite effect.

Table 20. *Quantitative evaluation of sebaceous glands*

Group	Number of animals	Number of sebaceous gland alveoli/cm of skin	Number of glandular alveoli	Cell diameter in μ	Cell volume in μ^3	Total volume sebaceous gland tissue in mm³/ cm skin	Total volume in % of controls
1. Intact male animals — Controls (solvent only)	8	19± 8 (1)	6.9±0.98 (5)	15.3±0.4 (9)	1866±113 (13)	0.000263 (17) ±0.000153	100
2. Intact male animals, after 4 weeks; animals received 1 mg A.A.+ I.M. q. 2nd day	7	9± 5.8 (2)	5±0.6 (6)	11.5±1.9 (10)	862±431 (14)	0.0000491 (18) ±0.00000447	18.8
3. Castrated male animals, after 4 weeks; animals received 0.5 mg T.P.++ I.M. q. 2nd day	8	57±17.4 (3)	8.8±1.2 (7)	15.8±0.35 (11)	2065±140 (15)	0.00103 (19) ±0.000307	391
4. Castrated male animals after 4 weeks; animals received 0.5 mg T.P.++ and 1 mg A.A.+I.M. q. 2nd day	6	25± 6.9 (4)	5.5±0.83 (8)	13.8±0.8 (12)	1390±227 (16)	0.000196 (20) ±0.000071	75

A.A.+ = 6-chloro-17-acetoxy-1α,2α-methylene-4,6-pregnadiene-3.20-dione (cyproterone acetate).
T.P.++ = testosterone propionate.
± = $s_{\bar{x}}$.

Student's "T"-Test

Highly significant
1—3
3—4
5—6
7—8
9—11
11—12 } $p < 0.001$
13—14
13—15
13—16
15—16
19—20

5—7
17—18 } $0.001 > p < 0.005$

Significant
9—12 $0.01 > p < 0.025$

Not significant
1—2
9—10 } $0.2 > p < 0.4$
17—20

1—4 $p > 0.5$
5—8 $0.05 > p < 0.1$

Animal material: Male NMRI mice, initial weight about 20 g, some castrated some intact, 6—8 animals per dose.

Route of administration: subcutaneous.

Trial design

The following groups were formed:

Group 1: Intact male animals — were given 0.1 ml solvent (benzyl benzoate/castor oil 1:5) every other day.

Group 2: Intact male animals — were given cyproterone acetate every other day.

Group 3: Castrated male animals — were given testosterone propionate every other day.

Group 4: Castrated male animals — were given testosterone propionate every other day and concurrent doses of cyproterone acetate.

The trial lasted 4 weeks.

Evaluation: For histological examination, a piece of dorsal skin (1.5—2.0 cm long and about 0.5 cm wide) was excised from each animal and fixed in 10% formalin. After embedding in paraffin, sections 5 μm thick were prepared from these skin sections and stained with hematoxylin and eosin.

In each animal a skin section 1 cm long and 5 μm thick was evaluated quantitatively. The number of alveoli in the sebaceous glands and the number of the glandular cells per alveolus were determined (the cells in a total of 20 alveoli were counted); the cell diameter of 40 glandular cells in various alveoli was determined for each section. By means of the cell diameter the relative cell volume was calculated according to the formula $4/3 \ r^3 \times \pi$, the cells of the sebaceous tissue were calculated as follows: average relative cell volume × average number of counted glandular cells per alveolus × the number of alveoli in the skin areas of the evaluated length of skin.

The results of this trial are reproduced in Table 20. Table 20 shows that the number of alveoli in the sebaceous glands in castrated animals treated with testosterone propionate was 3 times as high as in intact control animals (see groups 1 and 2). The simultaneous administration of cyproterone acetate almost completely inhibits the effect of testosterone propionate on the number of sebaceous gland alveoli (see groups 3 and 4). The anti-androgen treatment of intact animals led to a 50% decrease in the number of glandular alveoli (see groups 1 and 2).

The number of glandular cells in the alveoles showed a similar relationship. Concurrent treatment with testosterone propionate and cyproterone acetate results in a reduction of the number of glandular cells in the alveoli as compared with intact control animals.

The differences between the individual test groups as regards cell diameter is relatively small when only numbers are considered.

The differences between the groups are more obvious when cell diameters are considered.

In all of the above-mentioned criteria (number of sebaceous gland alveoli, number of cells per alveolus as well as cell diameter and cell volume), the inhibitory effect of the anti-androgen on the sebaceous glands becomes obvious. In the calculation of the relative volume of sebaceous gland tissue, all the above-mentioned criteria are included as may be seen in the two last columns of Table 20. The treatment of intact male mice with cyproterone acetate leads to a reduction of the relative sebaceous gland volume of more than 80% (see groups 1 and 2). With testosterone propionate treatment of castrated animals, the relative volume increases 4 times in comparison with intact, untreated animals (see groups 1 and 3). With concurrent administration of cyproterone acetate and testosterone propionate the normal limit is again reached or even slightly decreased (see groups 1 and 3). As regards the degree of activity, it may be of considerable interest to know that 1 mg anti-androgen is sufficient to counteract the effect of 0.5 mg testosterone propionate.

2. Inhibition of rat preputial gland weights as parameter for influence of anti-androgens on sebaceous gland function [75].

Biological basis: In their structure the preputial glands resemble a large sebaceous gland. They also exhibit a holocrine mode of secretion and can be stimulated by androgens; consequently they can be inhibited by anti-androgens. The first reference to the usefulness of this parameter was by JONES and WOODBURY [53].

In the following we describe our own test model.

Animal material: Immature, female Sprague-Dawley rats weighing 40—45 g.

Trial design: The animals were castrated. One week later s.c. administration of the test substance was commenced. The animals were either given testosterone propionate (TP) in graded doses or TP together with an ever constant dose of

Table 21. *Influence of cyproterone on the weight of the preputial glands (assayed in TP-treated spayed immature female rats who were subcutaneously injected for 12 days)*

Dose (mg/animal/day) TP	Cyproterone	Number of animals	Preputial gland weight in mg
0	0	10	55 2.2
0.3	0	10	163 (1) $\pm$ 9.3
0.3	8	10	94 (2) $\pm$ 6.5
0.3	4	10	116 (3) $\pm$ 7.8
0.3	2	10	145 (4) $\pm$ 5.4
1	0	10	205 (5) $\pm$ 15.2
1	5	10	181 (6) $\pm$ 14.9
0.3	0	10	165 (7) $\pm$ 8.6
0.3	5	10	124 (8) $\pm$ 10.1
0.1	0	10	116 (9) $\pm$ 7.4
0.1	5	10	84 (10) $\pm$ 6.21

$\pm = s_{\bar{x}}$.

Student's *t*-test

Highly significant	Significant	Not significant
1 : 2 2 : 4 } $p < 0.001$	2 : 3 $0.025 > p < 0.05$	1 : 4 $0.1 > p < 0.2$ 5 : 6 $0.2 > p < 0.4$
1 : 3 9 : 10 } $0.001 > p < 0.005$		
3 : 4 7 : 8 } $0.005 > p < 0.01$		

TP = testosterone propionate.

cyproterone. In another trial design the TP dose was kept constant and the cyproterone dose varied. The duration of the trial was 12 days. On the 13th day, the animals were sacrificed and the preputial glands weighed.

The test results are reproduced in Table 21.

Specificity of test: The test is to a large extent specific.

3. Measurement of rat hair fat as parameter for influence on sebaceous gland function [1, 2, 30, 86].

Biological basis: Increasing sebaceous gland function results in a higher fat content in the hair. Treatment with androgens causes an increase in hair fat content; anti-androgens have the opposite effect.

Animal material: Castrated, 15- to 17-week-old male rats or castrated or intact 14- to 17-week-old female rats.

Routes of administration: subcutaneous, oral or by implantation.

Trial design: Female rats: Ten litters, each consisting of six female rats, were used. One rat in each litter was given one of the following treatments: (i) untreated control; (ii) spayed when 6—8 weeks of age; (iii) spayed + estradiol (s.c. implant, 1:9 in cholesterol, about 5 mg, giving a daily uptake of about 2—4 μg estradiol); (iv) spayed + testosterone (s.c. implant, about 8 mg, giving a daily uptake of about 0.2 mg); (v) spayed + testosterone + estradiol; (vi) spayed + testosterone + 17a-methyl-B-nortestosterone (2m g in 0.25 ml of 1% carboxymethylcellulose, in 0.9% NaCl solution, s.c., per day).

Measurement of sebum production:

Sebum production was assessed by measuring the increase in the amount of ether-extractable hair fat over a period; this method has been fully discussed by Ebling and Skinner [30].

Fifteen days after the start of treatment, each rat was shampooed with sodium lauryl sulfate and warm water and dried with a hair drier. A second washing was carried out on the following day and immediately after drying about 1 g of hair was clipped from the left flank of the rat and weighed. The hair was then succes-

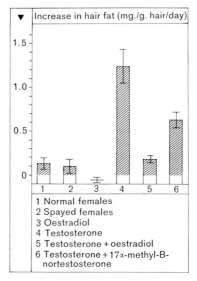

Fig. 12. Sebum production in female rats, expressed as increase in hair fat/g, hair/day, measured over an 8-day period after washing. Means and S.E. for groups of 10 rats. In the estradiol-treated group there was a small, though not statistically significant decrease, indicative of a loss of hair fat, during the period of the experiment (From Ebling [27])

sively extracted with five 50-ml portions of diethyl ether; the extracts from each sample were combined in tared aluminium foil cups, evaporated to dryness on a hot plate, and weighed. The amount of hair fat was expressed as mg/g hair. Eight days later a sample of hair was clipped from the right flank of each rat and treated in the same fashion. Thus the increase in hair fat in mg/g hair/day over the period between 16 and 24 days after the start of treatment could be calculated.

Male rats: The same procedure as for female animals [29].

Another procedure for measurement of sebum production is to dip the whole animal in lipid solvents [1, 2, 86].

The results of such a test are reproduced in Fig. 12.

Specificity of test: The test is not specific insofar as estrogens also inhibit secretion of sebum. This test cannot be recommended as a routine method.

4. Measurement of mitosis rate in rat sebaceous glands as a parameter of the influence on sebaceous gland function [27, 28].

Biological basis: Androgens increase the mitosis rate in sebaceous glands, anti-androgens have the opposite effect.

Animal material and trial design: as described in VI/3.

Incidence of mitoses in the sebaceous glands. On the 24th day after the start of treatment each rat was injected intraperitoneally at 10.00 h with 0.1 mg colchicine in water/100 g body weight. Colchicine arrests cells entering mitosis in the metaphase, and can thus be used for the determination of the incidence of mitoses in the sebaceous glands of the rat [23]. The rats were killed at 15.00 h. The skins were removed, pinned to cork boards and fixed. Samples taken from near the midline in the anterior region of the back were sectioned at 7 μm and stained in Ehrlich's hematoxylin and ethanolic eosin.

In order that comparable material could be examined for each rat without bias, the number of arrested metaphases in 50 consecutive sections of sebaceous glands was counted.

The length of skin section occupied by the count was also measured and the number of mitoses per unit length of section was then calculated. The latter figure is a proportional measure of the mean rate of production of cells per sebaceous gland, because the number of mitoses on a cut face is proportional to the total number in any block of skin, and the number of sebaceous glands per unit area is known not to change as a result of the treatment under investigation [24, 25, 26].

The results of such a test are reproduced in Table 22.

Table 22. *Effect of oestradiol and of an anti-androgen (17a-methyl-B-nortestosterone) on mitotic activity in the sebaceous glands of testosterone-treated rats (From* EBLING *[27])*

(Means and S.E. for ten rats in each group) Treatment	Mitoses in sebaceous glands per 25 mm section
Untreated, intact	11.0 ± 3.1
Spayed	7.8 ± 1.2
Spayed + oestradiol	6.5 ± 2.2
Spayed + testosterone	31.9 ± 4.0
Spayed + testosterone + oestradiol	27.4 ± 3.3
Spayed + testosterone + 17a-methyl-B-nortestosterone	19.4 ± 3.4

5. Anti-androgen test in the gerbil — influence on abdominal gland, a parameter for sebaceous gland function [34, 69].

Biological basis: Androgens stimulate sebaceous gland function. In its morphology and cellular composition, the abdominal gland of the Mongolian gerbil is reminiscent of a large sebaceous gland [42]. Macroscopically, it is recognizable as a sharply defined area of skin in the lower third of the abdomen and consists of 200—300 single tubulo-alveolar glands. In male animals, the glandular complex develops at the age of 8—12 weeks as a result of an immense hypertrophy of certain sebaceous glands, which start from hair follicles. In female animals, the onset of glandular development is later and for the rest of the animals' lives the gland is smaller than the corresponding one in male animals. Active anti-androgens should have an inhibitory effect on the function of the abdominal gland. Since it is very easy to prepare this gland for histological purposes, the effect of test substances on the abdominal gland can be traced on the basis of weight changes.

Animal material: Adult, intact and castrated, male and female gerbils, 5—10 animals per dose.

Routes of administration: subcutaneous/oral.

Trial design

a) Male animals
  aa) Intact animals:
      The animals are given the test substance for 3 weeks. At the end of the trial the animals are sacrificed.
  bb) Castrated animals:
      The animals are castrated and admitted to the trial a week later. Treatment is carried out for 2 weeks, after which the animals are autopsied.

b) Female animals
  aa) Intact animals:
      The animals are given the test substance for 3 weeks. At the end of the trial the animals are sacrificed.
  bb) Castrated animals:
      The animals are castrated and admitted to the trial a week later. Treatment is carried out for 2 weeks, after which the animals are autopsied.

Evaluation: The abdominal glands are prepared and weighed. After fixing, embedding and histological processing, an additional planimetric determination of the glandular mass is carried out in sagittal sections. This procedure permits correction of the error which occurs as a result of concomitant weighing of connective and adipose tissue, for in the atrophic state, especially, the glandular weights determined by gravimetry are, relatively speaking, too high.

Specificity of test: The test has only limited specificity insofar as the abdominal gland of the Mongolian gerbil can also be stimulated by estrogens and thus should also be susceptible to inhibition by anti-estrogens.

A test example is reproduced in Tables 23 and 24.

The anti-androgenic activity of cyproterone acetate is manifested as a reduction in weight of the abdominal glands, in both intact and castrated male and female animals stimulated with testosterone propionate. The effect is even more apparent if the results of the planimetric evaluation are considered.

Table 23. *Influence of cyproterone acetate on the abdominal glands of the Mongolian gerbil —*
male animals

Duration of treatment	Groups	Abdominal gland	
		Gravimetric (mg/100 g b.w. $\pm s_{\bar{x}}$)	Planimetric (sagittal cut) (mm^2/100 g b.w. $\pm s_{\bar{x}}$)
3 weeks	1. intact (control)	166.2 $\pm$ 10.5	7.6 $\pm$ 0.54
	2. intact 5.0 mg/d cyproterone acetate	85.3 $\pm$ 7.5	3.2 $\pm$ 0.50
2 weeks	3. castrated	62.8 $\pm$ 7.0	1.4 $\pm$ 0.05
	4. castrated 0.1 mg/d TP	202.4 $\pm$ 7.8	10.9 $\pm$ 0.45
	5. castrated 0.1 mg/d TP +1.5 mg/d cyproterone acetate	110.6 $\pm$ 9.4	5.8 $\pm$ 0.57

b.w. = body weight.
TP = testosterone propionate.
$\pm$ = $s_{\bar{x}}$.

Table 24. *Influence of cyproterone acetate on the abdominal glands of the Mongolian gerbil —*
female animals

Duration of treatment	Groups	Abdominal gland	
		Gravimetric (mg/100 g b.w. $\pm s_{\bar{x}}$)	Planimetric (sagittal cut) (mm^2/100 g b.w. $\pm s_{\bar{x}}$)
3 weeks	1. intact (control)	65.6 $\pm$ 8.33	2.7 $\pm$ 1.14
	2. intact 5.0 mg/d cyproterone acetate	47.3 $\pm$ 6.1	0.84 $\pm$ 0.09
2 weeks	3. castrated	50.8 $\pm$ 5.6	0.98 $\pm$ 0.2
	4. castrated 0.1 mg/d TP	118.8 $\pm$ 7.6	5.7 $\pm$ 0.68
	5. castrated 0.1 mg/d TP +1.5 mg/d cyproterone acetate	42.9 $\pm$ 3.9	1.5 $\pm$ 0.2

b.w. = body weight.
TP = testosterone propionate.
$\pm$ = $s_{\bar{x}}$.

Table 25. *Antiandrogen assay in the rat uterus. Inhibition of the TP effect, s.c.*

	Dose (mg/animal/ day)	Number of animals	Uterus weight (mg)	TP-inhibition (%)
cyproterone acetate	0.5	10	90 $\pm$ 5.89	64
	0.25	10	98 $\pm$ 5.22	55
	0.125	10	102 $\pm$ 6.16	42
TP-control		10	128 $\pm$ 7.00	
oil-control		9	44 $\pm$ 3.83	

$\pm$ = $s_{\bar{x}}$.
TP = testosterone propionate.

VII. Anti-Androgen Tests in Female Animals [75, 103]

Different organs in female animals also respond to androgens. In the rodent,
for example, it is the uterus and preputial glands that can be stimulated by
androgens. Uterine growth is a good parameter of androgenic activity and,
thus, also for testing anti-androgens.

1. Anti-androgen test in castrated female rats (inhibition of androgen-induced
uterine and preputial gland growth).

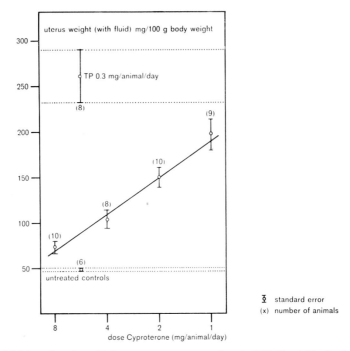

Fig. 13. Inhibition of action of 0.3 mg testosterone propionate (TP)/day/100 g body weight by cyproterone (examined in intact infantile female rats weighing 40—45 g, treated for 12 days subcutaneously) (From Neumann [67])

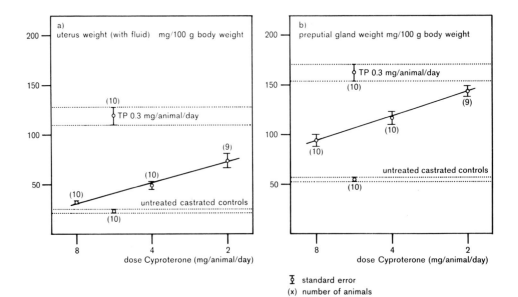

Fig. 14. Inhibition of action of 0.3 mg testosterone propionate (TP)/animal/day by cyproterone (examined in castrated infantile female rats weighing 40—45 g, treated for 12 days subcutaneously) (From Neumann [67])

Biological basis: The uterus of rodents responds to active androgens with growth. The myometrium is principally affected. Substances with anti-androgenic properties are capable of inhibiting androgen-induced uterine growth.

Animal material: Female rats weighing 40—45 g at the time of castration, 10 animals per dose.

Routes of administration: subcutaneous/oral.

Trial design: The rats are castrated. From the 7th post-castration day onwards they are given 12 doses of the test substance within a fortnight (except Sundays) and a daily subcutaneous dose of 0.3 mg testosterone propionate over the same period. One control group is only given 0.3 mg testosterone propionate, another control group remains untreated. The animals are sacrificed on the day following the final administration and the fresh weights of the uteri (without contents) determined. In addition, the weights of the preputial glands are determined. All values are converted to mg/100 g body weight.

Evaluation: The percentage inhibition of uterine weight is determined in terms of the control group which was treated only with testosterone propionate. The uterine weights of the untreated control group (baseline value) are subtracted from the corresponding weights of the TP controls. The individual dosage groups are stated in terms of the control value, obtained by subtracting the baseline value. The percentage inhibition is calculated from the following formula:

$$100 - \left[\frac{\text{(values of treated animals)} - \text{(values of untreated controls)}}{\text{(values of TP controls)} \quad - \text{(values of untreated controls)}} \times 100 \right]$$

Specificity of test: The test is more suitable for anti-androgens which have no progestational properties, because progestagens also stimulate uterine growth to a slight extent.

Cyproterone acetate inhibits stimulation of the uterus by testosterone propionate. The effect on preputial gland weights can be regarded as a parameter for sebaceous gland function. (Table 25, Fig. 14).

2. Anti-androgen test in intact female rats (inhibition of androgen-stimulated uterine and preputial gland growth [75]).

Basically the same trial design as in VII/1. A test example is reproduced in Fig. 13.

VIII. Anti-Anabolic Effect

Androgens not only have sex-specific effects but, in addition, metabolic effects. The most important metabolic effect of androgens is the effect on protein anabolism. Of course, anti-androgens also influence the metabolic effect of androgens and, thus, also have an anti-anabolic component. It is well-known that protein metabolism can be investigated most accurately by means of nitrogen balance studies, but these involve very high expenditure. Therefore, all hitherto described methods were limited to tracing growth curves. Moreover, so far changes in calcium and phosphate metabolism have also not been employed as parameters for the anti-anabolic effect of anti-androgens.

1. Anti-anabolic effect — influence on body weight development of sexually mature male rats [76a].

Biological basis: In male rats, androgens are still involved in body weight development after puberty, presumably via their anabolic component. Substances which impair the synthesis or activity of androgens cause a decrease in body weight gain.

Animal material: Male rats weighing 198—253 g, 131 animals.

Routes of administration: subcutaneous/oral.

Trial design: Rats are treated daily with the test substance (except Sundays) for 9 weeks. They are weighed every week. The trial is completed after 24 weeks, i.e. 15 weeks after withdrawal of treatment.

Evaluation: Weight development curves are set up.

Specificity of test: The test is not specific, e.g. estrogens and corticoids also cause reduced growth rates.

A test example is reproduced in Fig. 15.

Cyproterone acetate was used as an anti-androgen (10 mg/animal/day subcutaneously).

Even a 10-mg daily dose of cyproterone acetate produces a distinct deceleration of body weight development after 1—2 weeks' treatment. Since growth rate is not increased after discontinuing treatment, body weight remains below the control weight even after a medication-free period of 15 weeks.

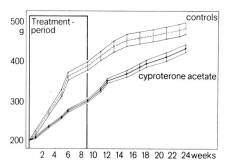

Fig. 15. Body weight development of mature male rats during and after treatment with high dosis of cyproterone acetate (10.0 mg/animal subcutaneously)

References

1. Archibald, A., Shuster, S.: Bioassay of androgen using the rat sebaceous gland. J. Endocr. **37**, xxii (1967).
2. Archibald, A., Shuster, S.: The measurement of sebum secretion in the rat. Brit. J. Derm. **82**, 146—151 (1970).
3. Belham, J.E., Neal, G.E.: Testosterone action in the rat ventral prostate. The effects of diethylstilboestrol and cyproterone acetate on the metabolism of [³H] testosterone and the retention of labelled metabolites by rat ventral prostate in vivo and in vitro. Biochem. J. **125**, 81—91 (1971).
4. Belham, J.E., Neal, G.E., Williams, D.C.: Testosterone metabolism in the rat ventral prostate. Biochem. J. **109**, 33P—34P (1968).
5. Belham, J.E., Neal, G.E., Williams, D.C.: The reception of androgens in the rat ventral prostate. Biochem. J. **114**, 32P (1969).
6. Belham, J.E., Neal, G.E., Williams, D.C.: Testosterone metabolism in the rat ventral prostate. Biochim. biophys. Acta (Amst.) **187**, 159—162 (1969).
7. Breuer, H., Hoffmann, W.: Wirkungsmechanismus eines Antiandrogens auf die Androgen-Biosynthese. Naturwissenschaften **54**, 616—617 (1967).
8. Bridge, R.W., Scott, W.W.: A new antiandrogen, SH-714. Invest. Urol. **2**, 99—103 (1964).
9. Christensen, A.K., Mason, N.R.: Comparative ability of seminiferous tubules and interstitial tissue of rat testes to synthesize androgens from progesterone-4-¹⁴C in vitro. Endocrinology **76**, 646—656 (1965).

10. DANTCHAKOFF, V.: Embryogénie expérimentale. Sur l'obtention expérimentale des free-martins chez le cobaye et sur la nature du facteur conditionnant leur histogenèse sexuelle. C.R. Acad. Sci. (Paris) **204**, 195 (1937).

11. DANTCHAKOFF, V.: Der Aufbau des Geschlechts beim höheren Wirbeltier. Jena: Fischer 1941.

12. DAWSON, A.B.: A note on the staining of the skeleton of cleared specimens with alizarin red S. Stain Technol. **1**, 123 (1926), cited by JOSS, E.E., SOBEL, E.H. and ZUP-PINGER, K.A.: Skeletal maturation in rats with special reference to order and time of epiphyseal closure. Endocrinology **72**, 117—122 (1963).

13. DORFMAN, R.I.: The anti-androgenic activity of a phenanthrene derivative in the chick. Endocrinology **64**, 463 (1959).

14. DORFMAN, R.I.: A nonsteroidal androgen. Science **131**, 1096 (1960).

15. DORFMAN, R.I.: An anti-androgen assay using the castrated mouse. Proc. Soc. exp. Biol. (N.Y.) **111**, 441—443 (1962).

16. DORFMAN, R.I.: (Ed.). "Methods in Hormone Research", vol. II a "Bioassay", 2nd Edition. New York-London: Academic Press 1969.

17. DORFMAN, R.I.: Antiandrogens. In: JAMES, V.H.T. and MARTINI, L. "Hormonal Stero-ids", Proceedings of the Third International Congress on Hormonal Steroids, Hamburg 1970. Excerpta Medica, Amsterdam 1971.

18. DORFMAN, R.I., DORFMAN, A.S.: A test for anti-androgens. Acta endocr. (Kbh.) **33**, 308—316 (1960).

19. DORFMAN, R.I., FORCHIELLI, E., GUT, M.: Androgen biosynthesis and related studies. Recent Progr. Hormone Res. **19**, 251—273 (1963).

20. DORFMAN, R.I., STEVENS, D.: Some biological properties of a perhydrophenanthrene derivative. Endocrinology **67**, 394—406 (1960).

21. EBLING, F.J.: Sebaceous glands. I. The effects of sex hormones on the sebaceous glands of the female albino rat. J. Endocr. **5**, 297—302 (1948).

22. EBLING, F.J.: Sebaceous glands: changes in sebaceous glands following implantation of oestradiol benzoate in female albino rat. J. Endocr. **7**, 288—298 (1951).

23. EBLING, F.J.: Changes in the sebaceous glands and epidermis during the oestrous cycle of the albino rat. J. Endocr. **10**, 147—154 (1954).

24. EBLING, F.J.: The action of testosterone and oestradiol on the sebaceous glands and epidermis of the rat. J. Embryol. exp. Morph. **5**, 74—82 (1957).

25. EBLING, F.J.: The action of testosterone on the sebaceous glands and epidermis in castrated and hypophysectomized male rats. J. Endocr. **15**, 297—306 (1957).

26. EBLING, F.J.: Hormonal control of the sebaceous gland in experimental animals. In: MONTAGNA, W., ELLIS, R.A. and SILVER, A.F. (Eds.). "Advances in Biology of Skin", vol. 4 "Sebaceous Glands," pp. 200—219. Oxford Pergamon Press: 1963.

27. EBLING, F.J.: The action of an antiandrogenic steroid, 17a-methyl-B-nortestosterone, on sebum secretion in rats treated with testosterone. J. Endocr. **38**, 181—185 (1967).

28. EBLING, F.J.: Steroid hormones and sebaceous secretion. In: BRIGGS, M.H. (Ed.). "Advances in Steroids", vol. 2, p. 1ff. New York-London: Academic Press 1970.

29. EBLING, F.J.: The effects of cyproterone acetate and oestradiol upon testosterone stimulated sebaceous activity in the rat. Acta endocr. (Kbh.) **72**, 361—365 (1973).

30. EBLING, F.J., SKINNER, J.: The measurement of sebum production in rats treated with testosterone and oestradiol. Brit. J. Derm. **79**, 386—393 (1967).

31. ELGER, W.: Die Rolle der fetalen Androgene in der Sexualdifferenzierung des Kaninchens und ihre Abgrenzung gegen andere hormonale und somatische Faktoren durch Anwendung eines starken Antiandrogens. Arch. Anat. micr. Morph. exp. **55**, 657—743 (1966).

32. ELGER, W., NEUMANN, F., BERSWORDT-WALLRABE, R. VON: The influence of androgen antagonists and progestogens on the sex differentiation of different mammalian species. In: HAMBURGH, M. and BARRINGTON, E.J.W. (Eds.). "Hormones in Development", chapt. 51, pp. 651—667. New York: Appleton-Century-Crofts, Educational Division, Meredith Corporation 1971.

33. ELGER, W., NEUMANN, F., STEINBECK, H., HAHN, J.D.: The significance of hormones in mammalian sex differentiation as evidenced by experiments with synthetic androgens and antiandrogens. In: GIBIAN, H. and PLOTZ, E.J. (Eds.). "Mammalian Reproduction", 21. Colloquium der Gesellschaft für Biologische Chemie, Mosbach/Baden — April 1970, pp. 33—44. Berlin-Heidelberg-New York: Springer 1970.

34. ELGER, W., STEINBECK, H., NEUMANN, F.: Die Abdominal-Drüse des mongolischen Gerbils als Modell zur Untersuchung endokriner Einflüsse auf die Talgdrüsenfunktion. 13. Symp. Dtsch. Gesellschaft für Endokrinologie, Würzburg 1967. In: KLEIN, E. (Ed.). "Das Testosteron — Die Struma", pp. 120—121. Berlin-Heidelberg-New York: Springer 1968.

35. Fang, S., Anderson, K. M., Liao, S.: Receptor proteins for androgens. On the role of specific proteins in selective retention of 17β-hydroxy-5α-androstan-3-one by rat ventral prostate in vivo and in vitro. J. biol. Chem. **244**, 6584—6595 (1969).

36. Fang, S., Liao, S.: Antagonistic action of antiandrogens on the formation of a specific dihydrotestosterone-receptor protein complex in rat ventral prostate. Molec. Pharmacol. **5**, 428—431 (1969).

37. Fang, S., Liao, S.: Androgen receptors. Steroid- and tissue-specific retention of a 17β-hydroxy-5α-androstan-3-one-protein complex by the cell nuclei of ventral prostate. J. biol. Chem. **246**, 16—24 (1971).

38. Gallagher, T. F., Koch, F. C.: The quantitative assay for the testicular hormone by the comb-growth reaction. Second communication. J. Pharmacol. exp. Ther. **55**, 97—117 (1935).

39. Gans, E., Jongh, S. E. de: The enhancing effect of progesterone on the production of an androgen in vitro. Acta physiol. pharmacol. neerl. **10**, 135—143 (1961).

40. Geller, J., Damme, O. van, Garabieta, G., Loh, A., Rettura, J., Seifter, E.: Effects of cyproterone acetate on ^{3}H-testosterone uptake and enzyme synthesis by the ventral prostate of the rat. Endocrinology **84**, 1330—1335 (1969).

41. Geller, J., Loh, A., Winograd, J.: Effect of cyproterone acetate on ^{3}Htestosterone uptake and enzyme synthesis by the ventral prostate of the rat. Excerpta med. (Amst.) Int. Congr. Ser. **157**, Abstract No. 312 (1968).

42. Glenn, E. M., Gray, J.: Effect of various hormones on the growth and histology of the gerbil (Meriones unguiculatus) abdominal sebaceous gland pad. Endocrinology **76**, 115—123 (1965).

43. Greenwood, A. W., Blyth, J. S. S., Callow, R. K.: Quantitative studies on the response of the capon's comb to androsterone. Biochem. J. **29**, 1400—1413 (1935).

44. Hagen, A. A., Eik-Nes, K. B.: In vivo conversion of 17α-hydroxypregnenolone to 17α-hydroxyprogesterone by the canine testis. Fed. Proc. **22**, 330 (Abstract) (1963).

45. Hamilton, J. B., Montagna, W.: Sebaceous glands of hamster; morphological effects of androgens on integumentary structures. Amer. J. Anat. **86**, 191 (1950).

46. Hammerstein, J., Cupceancu, B.: Behandlung des Hirsutismus mit Cyproteronacetat. Dtsch. med. Wschr. **94**, 829—834 (1969).

47. Haskin, D., Lasher, N., Rothman, S.: Some effects of ACTH, cortisone, progesterone and testosterone on sebaceous glands in white rat. J. invest. Derm. **20**, 207 (1953).

48. Hertel, P., Kramer, M., Neumann, F.: Einfluß eines Antiandrogens (Cyproteronacetat) auf Knochenwachstum und Knochenreifung männlicher Ratten. Arzneimittel-Forsch. **19**, 1777—1790 (1969).

49. Hoffmann, W., Breuer, H.: Wirkung von 1,2α-Methylen-6-chlor-$\Delta^{4,6}$-pregnadien-17α-ol-3,20-dion (Cyproteron) auf die Biogenese von C_{19}-Steroiden in Rattentestes. Acta endocr. (Kbh.) **57**, 623—638 (1968).

50. Hoffmann, W., Breuer, H., Neumann, F.: Wirkung einer Behandlung mit einem Anti-androgen (Cyproteron) auf die Aktivität von Steroidenzymen bei der Ratte. Arzneimittel-Forsch. (Drug Res.) **18**, 586—588 (1968).

51. Hooker, C. W., Pfeiffer, C. A.: Effects of sex hormones upon body growth, skin, hair and sebaceous glands in rat. Endocrinology **32**, 69—76 (1943).

52. Huggins, C., Parson, F. M., Jensen, E. V.: Promotion of growth of preputial glands by steroids and the pituitary growth hormone. Endocrinology **57**, 25—32 (1955).

53. Jones, E. L., Woodbury, L.: The effect of antiandrogens on the response of rat preputial glands to testosterone. J. invest. Derm. **43**, 165—170 (1964).

54. Joss, E. E., Zuppinger, K. A., Sobel, E. H.: Effect of testosterone propionate and methyl testosterone on growth and skeletal maturation in rats. Endocrinology **72**, 123—130 (1963).

55. Jost, A.: Gonadal hormones in the sex differentiation of the mammalian fetus. In: Haan, R. L. de and Ursprung, H. (Eds.). "Organogenesis". New York: Holt, Rinehart and Winston 1965.

56. Jost, A.: Hormonal factors in the sex differentiation of the mammalian foetus. Phil. Trans. B **259**, 119—131 (1970).

57. Junkmann, K., Neumann, F.: Zum Wirkungsmechanismus von an Feten antimaskulin wirksamen Gestagenen. Acta endocr. (Kbh.) Suppl. **90**, 139—154 (1964).

58. Korenchevsky, V., Dennison, M.: The effect on male rats of the simultaneous administration of male and female sexual hormones and the relation to the assay of the hormones. Biochem. J. **28**, 1486—1499 (1934).

59. Läuppi, E., Studer, A.: Inhibition of experimental, testosterone-induced epidermis proliferation in the female rat by a synthetic phenanthrene derivative with antiandrogenic effect. Experientia (Basel) **15**, 264—265 (1959).

60. LÄUPPI, E., STUDER, A.: Additional studies on skin proliferation-inhibiting properties of a phenanthrene derivative (Ro 2-7239). Dermatologica (Basel) 120, 275—285 (1960).
61. LAPIÈRE, C.: Modifications of the sebaceous glands by local application of sex hormones to the skin of mice. C.R. Soc. Biol. (Paris) 147, 1302—1306 (1953).
62. LERNER, L.J., BIANCHI, A., BORMAN, A.: A-norprogesterone, an androgen antagonist. Proc. Soc. exp. Biol. (N.Y.) 103, 172—175 (1960).
63. LERNER, L.J., BIANCHI, A., DZELZKALNS, M.: A sensitive anti-androgen assay: antagonism of locally applied androgen by A-norprogesterone inuncted on the chick comb. Acta endocr. (Kbh.) 44, 398—402 (1963).
64. MASSON, G.: Spermatogenic activity of various steroids. Amer. J. med. Sci. 209, 324—327 (1945).
65. NAYFEH, S.N., BAGGETT, B.: Metabolism of progesterone by rat testicular homogenates. I. Isolation and identification of metabolites. Endocrinology 78, 460—470 (1966).
66. NERI, R.O., CASMER, C., ZEMAN, W.V., FIELDER, F., TABACHNICK, I.I.A.: Effects of an antiandrogen, SH 714 (6-chlor-Δ^6-1,2a-methylen-17a-hydroxyprogesterone acetate, cyproterone acetate) on canine prostatic hyperplasia. Endocrinology 82, 311—317 (1968).
67. NEUMANN, F.: Methods for evaluating antisexual hormones. In: MANTEGAZZA, P. and PICCINI, F. (Eds.). "Methods in Drug Evaluation". Proceedings of the International Symposium, Milan 1965, p. 548—573. Amsterdam: North-Holland 1966.
68. NEUMANN, F.: Chemische Konstitution und pharmakologische Wirkung. In: JUNKMANN, K. (Ed.). "Gestagene", Handbuch der experimentellen Pharmakologie, vol. 22/1, chapt. VI, pp. 680—1025. Berlin-Heidelberg-New York: Springer 1968.
69. NEUMANN, F.: Use of cyproterone acetate in animal and clinical trials. IVth International Seminar on Reproductive Physiology and Sexual Endocrinology "Hormones and Antagonists", Brussels: May 1972. Gynec. Invest. 2, 150—179 (1971/1972).
70. NEUMANN, F., BERSWORDT-WALLRABE, R. VON: Effects of the androgen antagonist cyproterone acetate on the testicular structure, spermatogenesis and accessory sexual glands of testosterone-treated adult hypophysectomized rats. J. Endocr. 35, 363—371 (1966).
71. NEUMANN, F., BERSWORDT-WALLRABE, R. VON, ELGER, W., STEINBECK, H.: Hormonhemmer — Untersuchungen mit Testosteron-Antagonisten. 18. Mosbacher Koll. d. Gesellschaft für Biologische Chemie "Wirkungsmechanismen der Hormone", Mosbach 1967, p. 218—248. Berlin-Heidelberg-New York: Springer 1967.
72. NEUMANN, F., BERSWORDT-WALLRABE, R. VON, ELGER, W., STEINBECK, H., HAHN, J.D., KRAMER, M.: Aspects of androgen-dependent events as studied by antiandrogens. Recent Progr. Hormone Res. 26, 337—410 (1970).
73. NEUMANN, F., ELGER, W.: Proof of the activity of androgenic agents on the differentiation of the external genitalia, the mammary gland and the hypothalamic-pituitary system in rats. Proc. IInd International Symposium on Steroid Hormones, "Androgens in Normal and Pathological Conditions", Ghent 1965. Excerpta Med. Int. Congr. Ser. 101, 168—185 (1965).
74. NEUMANN, F., ELGER, W.: The effect of a new antiandrogenic steroid, 6-chloro-17-hydroxy-1a,2a-methylenepregna-4,6-diene-3,20-dione acetate (cyproterone acetate) on the sebaceous glands of mice. J. invest. Derm. 46, 561—572 (1966).
75. NEUMANN, F., ELGER, W.: Eine neue Methode zur Prüfung antiandrogen wirksamer Substanzen an weiblichen Ratten. Acta endocr. (Kbh.) 52, 54—62 (1966).
76. NEUMANN, F., ELGER, W.: Der Einfluß von Antiandrogenen auf Differenzierungsvorgänge. I. Schering-Symposium on Endocrinology "Advances in the Biosciences", Berlin 1967. Vieweg, Oxford: Pergamon Press 1969, pp. 80—107.
76a. NEUMANN, F., ELGER, W., BERSWORDT-WALLRABE, R. VON, KRAMER, M.: Restitution der akzessorischen Geschlechtsdrüsen nach Langzeitbehandlung mit einem Androgen-Antagonisten (Cyproteronacetat). Naunyn-Schmiedebergs Arch. Pharmak. exp. Path. 255, 236—244 (1966).
77. NEUMANN, F., ELGER, W., STEINBECK, H.: Antagonisten der Sexualhormone (Antioestrogene, Antigestagene und Antiandrogene). Int. J. clin. Pharmacol. Ther. Toxic. 6, 475—488 (1968).
78. NEUMANN, F., ELGER, W., STEINBECK, H., BERSWORDT-WALLRABE, R. VON: Antiandrogene. In: KLEIN, E. (Ed.). "Das Testosteron — Die Struma", p. 78—101. Berlin-Heidelberg-New York: Springer 1968.
79. NEUMANN, F., HAMADA, H.: Intrauterine Feminisierung männlicher Rattenfeten durch das stark gestagen wirksame 6-chlor-Δ^6-1,2-methylen-17a-hydroxy-progesteronacetat. 10. Symp. Dtsch. Ges. für Endokrinologie, Wien 1963, p. 301—304. Berlin-Göttingen-Heidelberg-New York: Springer 1964.

80. Neumann, F., Junkmann, K.: A new method for determination of virilizing properties of steroids on the fetus. Endocrinology 73, 33—37 (1963).
81. Neumann, F., Kramer, M.: Antagonism of androgenic and antiandrogenic action on the rat fetus. Endocrinology 75, 428—433 (1964).
82. Neumann, F., Richter, K.-D., Günzel, P.: Wirkungen von Antiandrogenen. Zbl. Vet.-Med., Reihe A, 12, 171—188 (1965).
83. Neumann, F., Steinbeck, H., Berswordt-Wallrabe, R. von: Untersuchungen zur spermatogenen Aktivität von Gestagenen. Endokrinologie 52, 54—62 (1967).
84. Neumann, F., Steinbeck, H., Elger, W.: Sexualdifferenzierung. 16. Symp. Dtsch. Gesellschaft für Endokrinologie, Ulm 1970, "Endokrinologie der Entwicklung und Reifung", p. 58—82. Berlin-Heidelberg-New York: Springer 1970.
85. Neumann, F., Steinbeck, H., Elger, W., Berswordt-Wallrabe, R. von: Hoden: Morphologie und Funktion unter der Einwirkung von PMS und HCG bei gleichzeitiger Antiandrogenbehandlung. Acta endocr. (Kbh.) 57, 639—648 (1968).
86. Nikkari, T., Valavaara, M.: The production of sebum in young rats: effects of age, sex, hypophysectomy and treatment with somatotrophic hormone and sex hormones. J. Endocr. 43, 113—118 (1969).
87. Pfeiffer, C.A., Hooker, C.W., Kirschbaum, A.: Deposition of pigment in the sparrow's bill in response to direct applications as a specific and quantitative test for androgen. Endocrinology 34, 389—399 (1944).
88. Randall, L.O., Selitto, J.J.: Anti-androgenic activity of a synthetic phenanthrene. Endocrinology 62, 693—695 (1958).
89. Ruzicka, L., Tschopp, E.: Über die künstliche Herstellung der physiologischen Wirkungen des männlichen Sexualhormons. Schweiz. med. Wschr. 49, 1118—1120 (1934).
90. Savard, K., Dorfman, R.I., Baggett, B., Engel, L.L.: Biosynthesis of androgens from progesterone by human testicular tissue in vitro. J. clin. Endocr. 16, 1629—1630 (1956).
91. Schenck, B., Neumann, F.: Einfluß von Sexualhormonen auf Knochenreifung und Knochenwachstum weiblicher Ratten. Arzneimittel-Forsch. (Drug Res.) 23, 887—907 (1973).
92. Segaloff, A., Gabbard, R.B.: Anti-androgenic activity of 17,17-dimethyl-18-nor-androst-13-enes. Steroids 4, 433—443 (1964).
93. Selye, H.: The pharmacology of steroid hormones and their derivatives. Rev. canad. Biol. 1, 578—632 (1942).
94. Selye, H.: Correlations between the chemical structure and the pharmacological actions of the steroids. Endocrinology 30, 437—453 (1942).
95. Selye, H., Albert, S.: Morphogenetic actions of various steroids in the castrate male rat. J. Pharmacol. exp. Ther. 76, 137—148 (1942).
96. Selye, H., Friedman, S.: The action of various steroid hormones on the testis. Endocrinology 28, 129—140 (1941).
97. Steinbeck, H., Mehring, M., Neumann, F.: Comparison of the effects of cyproterone, cyproterone acetate and estradiol on testicular function, accessory sexual glands and fertility in a long-term study on rats. J. Reprod. Fertil. 26, 65—76 (1971).
98. Stern, J.M., Eisenfeld, A.J.: Androgen accumulation and binding to macromolecules in seminal vesicles: inhibition by cyproterone. Science 166, 233—235 (1969).
99. Stern, J.M., Eisenfeld, A.J.: Distribution and metabolism of ³H-testosterone in castrated male rats, effects of cyproterone, progesterone and unlabeled testosterone. Endocrinology 88, 1117—1125 (1971).
100. Visser, J. de: The influence of androgenic, anabolic and progestational steroids on maintenance of testicular weight in hypophysectomized rats. Acta physiol. pharmacol. neerl. 13, 108—110 (1965).
101. Walsh, P.C., Korenman, S.G.: Action of antiandrogens: preservation of 5a-reductase activity and inhibition of chromatin-dihydrotestosterone complex formation. Clin. Res. 18, 126 (1970).
102. Walsh, P.C., Korenman, S.G.: Mechanism of androgenic action: effect of specific intracellular inhibitors. J. Urol. (Baltimore) 105, 850—857 (1971).
103. Wiechert, R., Steinbeck, H., Elger, W., Neumann, F.: Wirkungen und Struktur neuer antiandrogener Steroide. Arzneimittel-Forsch. (Drug Res.) 17, 1103—1116 (1967).
104. Zahler, H.: Über die androkinetische Wirkung des Progesterons und das Zustandekommen ihrer Verstärkung durch die gleichzeitige Zufuhr von Oestrogenen. Virchows Arch. path. Anat. 320, 374 (1951).
105. Zarate, A., Mahesh, V.B., Greenblatt, R.B.: Effect of an antiandrogen, 17a-methyl-B-nortestosterone, on acne and hirsutism. J. clin. Endocr. 26, 1394—1398 (1966).

VII. Clinical Uses of Antiandrogens[1]

(Other than for Hypersexuality and Sexual Deviations)

K.-J. Gräf, J. Brotherton, and F. Neumann

With 13 Figures

1. Introduction

1.1. Structure and Bioassay

The most potent antiandrogenic compounds so far in clinical use are very strongly progestogenic derivatives of progesterone, e.g. cyproterone acetate, chlormadinone acetate (Fig. 1 and Table 1) [29, 33].

A second group of compounds are structurally related to testosterone, e.g. benorterone. A number of nor-steroid derivatives of progesterone and of testosterone, have been shown to have antiandrogenic effects in animal experiments. A number of non-steroidal compounds with antiandrogenic effects are also known.

Table 1. *Trivial, systematic and trade names of some antiandrogens and progestogens*

Trivial names	Systematic names	Trade names
A) ANTIANDROGENS		
Cyproterone . . .	6-Chloro-1a,2a-methylene-4,6-pregnadien-17-ol-3,20 dione	—
Cyproterone acetate	6-Chloro-1a,2a-methylene-4,6-pregnadien-17-ol-3,20-dione acetate	Androcur
Chlormadinone acetate	6a-Methyl-4-pregnen-17-ol-3,20-dione acetate	Gestafortin C-Quens[a]; C-Quens 21[a]; C-Quens 14/7[a]; Estirona[a]; Estirona 21[a]; Madinon-S[a]; Sequens[a]; Lutoral[a]; Menova[a]; Aconcen[a]; Gestomestrol[a];
Benorterone . . .	17a-Methyl-*B*-nor-4-androsten-17-ol-3-one (17a-Methyl-*B*-nortestosterone) 6a,7a-Difluoromethylene-4′,5′-dihydro-1a,2a-methylene-(17B)-spiro-(4-androstene-17,2′-(3′*H*)-furan)-3-one	—
B) PROGESTOGENS		
Medroxy-progesterone acetate	6a-Methyl-4-pregnen-17-ol-3,20-dione acetate	Provera[a]; Farlutal[a]; Provest[a]; Gestovex[a]; Provestrol[a]; Nogest[a]; Nogest-S[a]; Cyclo-Farlutal[a]
Medrogestone . .	6,17-Dimethyl-4,6-pregnadien-3,20-dione	—
Amadinone . . .	6-Chloro-19-nor-4,6-pregnadien-17-ol-3,20-dione	—

[a] Formulated as a combined type of oral contraceptive with oestrogen

1 From the Research Laboratories of Schering AG, Berlin-Bergkamen/Germany, Department of Endocrinpharmacology, 1 Berlin 65, Müllerstraße 170–172, West-Germany.

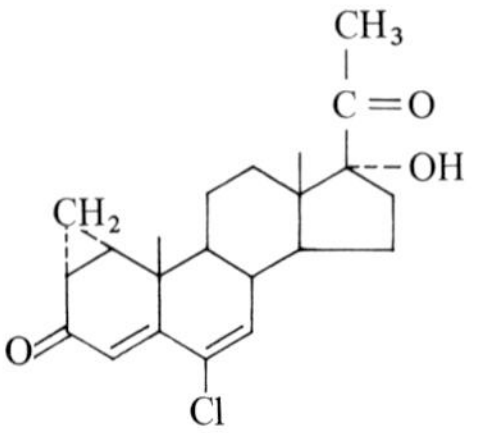

Cyproterone

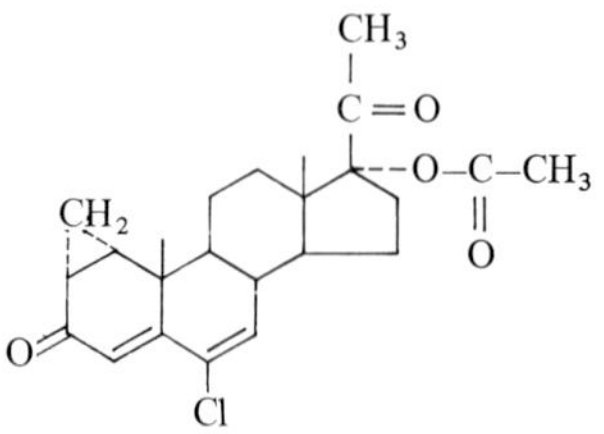

Cyproterone acetate

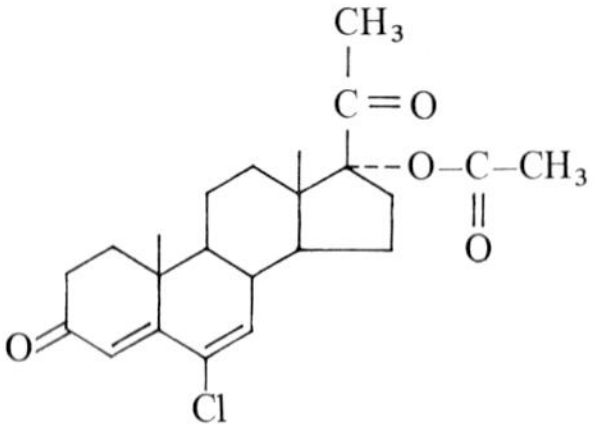

Chlormadinone acetate

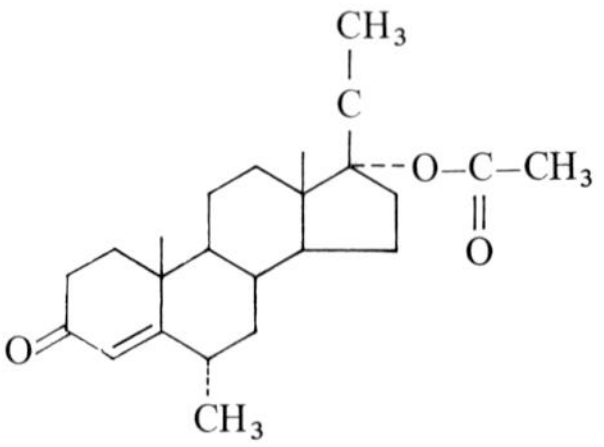

Medroxyprogesterone acetate

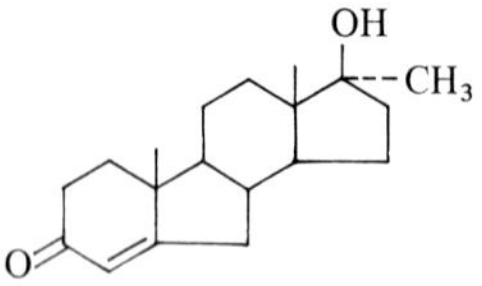

Benorterone

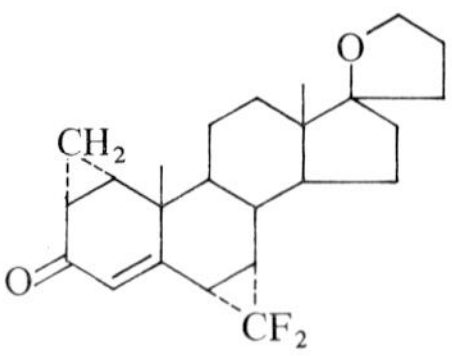

6α, 7α–Difluoromethylene
4′,5′– dihydro– 1α,2α– methylene–
(17R)–spiro–(4–androstene–17,2′–
(3′H)– furan)–3– one

Fig. 1. Structures of some antiandrogens

Antiandrogenic effects in experimental animals are usually measured after castration and the administration of a standard amount of androgen [49, 140].

The prevention of growth or secretion of an androgen sensitive tissue is then measured in the presence of antiandrogen. In this way an antiandrogen may be defined as preventing an androgenic effect at the target organ level. This narrow definition excludes many early compounds, particularly the oestrogens, that are stated to have an antiandrogenic effect. It is now known that oestrogens exert their effect by feedback inhibition onto the hypothalamo-pituitary axis so preventing the secretion of the gonadotrophins which normally stimulate androgen production. A number of compounds that appear to be pure progestogens have been stated also to have antiandrogenic properties in animal tests, e.g. medroxyprogesterone acetate [2].

Again this appears to be due to feedback effects. It should be emphasised that it is important to differentiate between antigonadotrophic and antiandrogenic modes of action. The clinical uses of the compounds described here are antiandrogenic in the narrowest sense of the word i.e. substances able to inhibit the effects of natural or synthetic androgens at the target organ level. This includes substances which, besides their antiandrogenic effects, have other mostly progestogenic potencies.

Contrary to man there does not appear to be any condition in animals that may be attributed to an excess of androgens. Even the prostatic hyperplasia of the aged dog is a diffuse cystic change whereas in man there is a nodular enlargement localized in the inner group of prostatic tubules [36]. The effect in the dog is generally considered to be due to continuous androgenic stimulation over the years, but in man it may be due to oestrogenic stimulation of the inner part of the prostate which is anatomically derived from Müllerian elements. Nevertheless the dog can be used as an animal test model for potential antiandrogenic compounds in man [36, 173].

Libido in animals can also not be used to assess the effects of antiandrogens. The most potent antiandrogen, cyproterone acetate, has very little or no effect on libido in several species whereas its effect in diminishing libido is one of its most useful clinical uses.

In assessing the hormonal properties of potential antiandrogens, it is standard practice to measure their effects in other tests of hormonal activity, e.g. their progestogenic, oestrogenic, antioestrogenic, antigonadotrophic potencies etc. These bioassays are all carried out by the standard techniques [30, 138, 140, 157].

1.2. Androgenic Diseases

After all the animal assessments, compounds with potential as antiandrogenic agents in man are tested in uncastrated individuals suffering from a condition believed to be due to excessive androgenic stimulation of an androgen sensitive tissue or organ. The "androgenic" diseases in man may be divided into two categories: those where excessively high plasma androgens have been shown to be usual and those where there is no evidence of high androgen levels (Table 2).

In the latter case it must be postulated that the tissue or organ is responding excessively to the normal amounts of androgens reaching it. There does not appear to be any androgenic diseases in adult males which has been shown to be accompanied by plasma androgen levels consistently above the normal adult range. On the contrary the benign prostatic hypertrophy of aged males may be accompanied by a slight statistical lowering of plasma testosterone levels. Nevertheless all the diseases listed in Table 2 show clinical improvement if the plasma androgen level is reduced.

Table 2. *Classification of "androgenic" diseases in man*

High *plasma* androgen levels	Probably normal *plasma* androgen levels
Idiopathic precocius puberty in boys and girls	Hypersexuality and "agressive states" in adult males
Hirsutism in adult females	Acne and seborrhoea in juveniles and young adults of both sexes
Male pattern baldness in adult females	Baldness in adult males in genetically susceptible individuals
All signs of virilisation in females, e.g. due to virilising tumours or the administration of androgens	Benign prostatic hypertrophy Androgen dependent cancer, e.g. prostatic carcinoma

In females most of the "androgenic" diseases have been shown to be accompanied by abnormally high plasma androgens in the blood. All benefit by the lowering of plasma androgen levels. In precocious puberty in girls the principle type of steroid hormone whose level is raised too early is oestrogen, but this is accompanied by raised androgen levels as in normal puberty. The symptoms of precocious puberty may be inhibited by measures taken to lower the plasma oestrogen levels. In boys it is plasma androgen levels that rise too early. With acne and seborrhoea in both sexes, the symptoms are associated with rising plasma androgen levels and the beginning of androgenic stimulation of specific organs. The length of time for androgenic stimulation of tissues and organs before an effect is observed in man can be a matter of years [33]. Thus in normal puberty in males, plasma testosterone often reaches adult levels by the age of about 12 and this is associated with the development of the sexual organs. In contrast the beard does not usually grow until about the age of 18 years and acne develops in the late teens. Androgenic stimulation is associated with the growth of hair in some parts of the body e.g. the pubis, and with the failure of hair growth in other areas, e.g. the tempofrontal area at puberty and the scalp in baldness in adult life. Some of those men with a genetic disposition to baldness may not exhibit the syndrome until they are over 50 years of age indicating about 40 years of stimulation by normal androgen levels before an effect is manifest. Similarly in women, plasma androgen levels may have been high for many years before signs of virilisation are apparent. The first and most sensitive sign is the deepening of the voice. This also occurs naturally to some extent with age and may be an effect of the small amounts of normally circulating androgens in women. Androgens also stimulate the growth of the clitoris and it is known that a normal woman's sexual gratification in this area increases with age. It is common to find some degree of clitoral enlargement in women with persistantly high plasma androgen levels. Clitoral enlargement, hirsutism and a deep voice are usually found together and are symptoms of high androgen levels. They are not usually found in conjunction with acne and seborrhoea which normally occur with normal plasma androgen levels and are separate entities. Acne only occurs in the so-called acne areas consisting of the face and a V in the back and chest. This is also where the deep more convoluted sebaceous ducts are found. These ducts only develop under the influence of androgens at puberty. Similarly the sexual hair that develops at puberty is thicker and grows in new deeper hair follicles. It is often darker and more curly. The hair that is not under the influence of androgens is of the finer, less deeply embedded non-sexual type. There is often a darkening and thickening of scalp hair at puberty and in the adult scalp hair appears to consist of sexual and non-sexual hairs in varying proportions. The continued androgenic stimulation of the male prostate gland has often occurred for 40 years before there is a benign enlargement often at a time when plasma androgen levels are declining.

1.3. Effects of Lowering Plasma Androgens

The converse to this is also true, that is, when plasma androgen levels are lowered, the regression of the signs of androgenic stimulation takes a long time. When males are castrated in adult life signs of androgenisation remain normal for many years. A rise in the voice may occur gradually and there may eventually be some regression in the number of follicles producing hair in the beard area. If sexual activity is well established it may suffer no diminution, indicating its independence from androgen in man. Females who have suffered clitoral enlargement due to androgenic stimulus, never show any regression and surgical correction is necessary. After the menopause women gradually loose the sexual hair from the axillae. This is believed to be due to the loss of circulating androgen as well as oestrogen from the ovaries, although at the same time the voice may be deepening due to its long-term stimulation by androgen. There is also a diffuse hair loss from the scalp in those women with two (dominant) baldness genes. If plasma androgen levels are lowered in women suffering from hirsutism and/or acne, these signs will regress, but only gradually. Acne usually takes about 6 months to became significantly better and hirsutism 9—12 months.

1.4. Properties of Antiandrogens in Man

1.4.1. Antigonadotrophic Potency

It is believed that in males there is a direct relationship between LH secretion from the pituitary gland and testosterone secretion from the testis [33, 97].

Gonadotrophin secretion can be inhibited by the administration of either oestrogens or androgens or progestogens. All exert a long negative feedback action and a decrease in plasma testosterone occurs. In this respect all these type of compounds may be said to be antiandrogenic. Androgens are not used clinically for the suppression of gonadotrophins as their direct androgenic effects on the target organs act instead of the circulating plasma testosterone. Oestrogens have been used as "antiandrogens" because of the antigonadotrophic effect in many conditions [31].

The direct oestrogenic stimulation of susceptible tissues is well known. Their side effects are unpleasant and there has been a tendency to replace them by progestogens.

The feedback action of progestogens onto the hypothalamo-pituitary axis in man has been shown to be weak [31, 32], in comparison with the effects of oestrogens and androgens. In very small doses, e.g. 30—50 μg ethinyloestradiol per day, oestrogens appear to inhibit FSH secretion more than LH secretion in women [222] and in men [111]. During this treatment, FSH levels may decrease significantly but LH levels remain the same. In larger doses oestrogens inhibit both LH and FSH secretion, both of which fall to completely basal levels. Similarly androgens in very small doses, appear to inhibit LH secretion rather more than FSH secretion in men [117, 144], but in larger doses both gonadotrophins are inhibited. In contrast 5—10 mg of a strong progestogen orally per day is required to inhibit gonado-trophin secretion. The general effect of the pregnane-type progestogens appears to be to suppress LH rather than FSH. This have been shown for medroxy-progesterone acetate in males [74] and in females receiving 150 mg intramuscularly every 3 months [72]. FSH levels remained at normal levels. LH levels appeared to be only partially suppressed and remained above basal levels. Of the progestogens in common use, chlormadinone acetate and medroxyprogesterone acetate have anti-gonadotrophic properties of this type.

When cyproterone, which is potent antiandrogen in animal tests but without antigonadotrophic activity [140], was given to human males, there was a rise in plasma androgen levels [158]. This was accompanied by a lack of lasting ameliora-tion or only minor effects on the condition being treated, e.g. acne, hypersexuality [31].

It was concluded that cyproterone was also without antigonadotrophic activity in man. The increase in plasma androgens must indicate failure to bring about the usual negative feedback inhibition of LH secretion and hence the con-tinuous production of LH and thus of endogenous androgens which would require probably permanently increasing amounts of cyproterone. In the males investi-gated, their appeared to be no deleterious effects from the presence of high circulating androgen and gonadotrophin. It was concluded that cyproterone was a "pure" antiandrogen having antiandrogenic effect at the hypothalamal and other target organ levels so preventing the binding of androgen at this site. In view of the lack of lasting clinical effects, these properties of cyproterone were not investigated further as interest was turned towards cyproterone acetate.

In animal tests cyproterone acetate is the most powerful antiandrogen known and its antigonadotrophic potency is also very high [33, 140].

In human males when it has been given in oral doses of 100—250 mg per day, no net change has been observed in urinary or plasma LH and FSH [32, 34, 61, 129], whereas other workers observed both a decrease in testosterone concentra-tions and a reduction in the total gonadotrophin concentration in urine [145, 203].

Again others [89] reported on 2 patients in whom it was even possible to measure distinctly higher gonadotrophin concentrations in urine under cyproterone acetate medication. The divergent results of investigations on the influence of cypro-terone acetate medication on gonadotropin concentrations are probably due to differences in the size of the dose and the lengths of the treatment.

In females, when given with or without 50 μg ethinyloestradiol, the inhibition of gonadotrophin production has been similar to the action of other strong progestogens [34]. It was concluded that the antigonadotrophic potency of cyproterone acetate in man was very weak. As the effects of cyproterone acetate are not like those of a pure pregnane-type progestogen, e.g. medroxyprogesterone acetate which inhibits LH it was concluded that in cyproterone acetate the progestogenic and antiandrogenic effects opposed each other, producing no net effect.

In animal tests those anti-androgens that are highly modified derivatives of testosterone, e.g. benorterone, are stated to be without any antigonadotrophic activities at doses where significant antiandrogenic activity is found [157]. This also applies to the non-steroidal antiandrogens. Many of these compounds have not yet been fully tested in man, so it is not possible to say with certainty if they excert an antiandrogenic effect on human target organs or lower plasma testo-sterone levels.

1.4.2. Progestogenic Properties

Cyproterone acetate is the strongest progestogen known, having a potency of about 1000, relative to progesterone as 1, in the acute oral Clauberg test in the rabbit, where the degree of endometrial proliferation is estimated [33, 138], chlormadinone acetate and medroxyprogesterone acetate are the next strongest progestogens with a relative potency of about 330. These compounds all behave in the same way as progesterone and produce a full proliferation of the oestrogen primed endometrium. This means that in human females all the known effects of progestogens may by anticipated to occur. In particular, bleeding from the uterus will occur if the drug is withdrawn. If the compound is given together with an oestrogen, a standard combined-type of contraceptive regime is produced and withdrawal bleeding may be induced to occur cyclically. If the compound is given every day, breakthrough bleeding will occur from the stimulated endometrium of regular intervals, as in the typical "mini-pill" type of regime. Apart from this, the side effects of the administration of these antiandrogens in women are minimal and many be related to the general side effects of progestogens. In human males, no effects can be definitely attributed to the progestogenic properties of these compounds, with the possible exception of isolated instances of gynaecomastia. It is possible that some male breasts contain oestrogenic and progestogenic receptors which may be stimulated by these compounds acting together, although most known cases of gynaecomastia have been attributed to other causes [210]. Also benorterone, which does not have progestogenic properties has been found to produce gynaecomastia [57]. Cyproterone, the derivatives of testosterone and the non-steroidal antiandrogens have been shown to be totally without progestogenic properties.

1.4.3. Other Hormonal Properties

Those antiandrogens that are also progestogens are structurally related to pregane rather than to oestrane or androstane in contrast to some other progestogens in common use. The pregnane-type progestogens have been shown to lack oestrogenic properties in animal tests. Similarly, with the exception of medroxyprogesterone acetate, they have also been shown to lack androgenic properties. Medroxyprogesterone acetate has been shown to cause masculinisation of female foetuses in pregnant animals but there has been no evidence for masculising effects in man similar to those experienced with the androstane-type progestogen, norethisterone, given to pregnant mothers. Cyproterone, cyproterone acetate, and to a lesser extent chlormadinone acetate, cause a "feminisation" of masculine animal foetuses [140]. This should be regarded as a prevention of masculinisation which normally occurs under the influence of androgen at a critical time in foetal development and is a manifestation of the antiandrogenic properties of these compounds. Because of the possibility of this effect in man, antiandrogens must never be given to pregnant females. As a safeguard against a female becoming pregnant while being treated with such an antiandrogen, a combination with oestrogen is given so that a combined-type of oral contraceptive is produced and ovulation is inhibited [34].

Chlormadinone acetate has some slight glucocorticoid properties [160] but not cyproterone [158]. Cyproterone acetate is catabolic in young healthy males [206]. Daily administration of 50, 100 and 200 mg cyproterone acetate caused an average negative nitrogen balance of 1.2, 1.4 and 2.5 gm nitrogen per day respectively. The calcium balance was not affected so that osteoporosis would not occur. The effect was not seen in adult females when a diet with sufficient calories and protein was provided.

1.4.4. Effect on Plasma Androgens

When given in doses of 100 mg orally per day cyproterone acetate lowers plasma testosterone to about fifth of normal, i.e. down from about 600 ng/100 ml to about 100 ng/100 ml [34, 129, 174, 177] while plasma androstenedione remains within the normal range of about 90 ng/100 ml. In conjunction with normal LH and FSH levels, these results point to a disturbance of the biosynthesis and/or metabolism of androgens. The peripheral antiandrogenic effect of cyproterone acetate at the target organs is also much greater than the reduction in plasma testosterone would appear to warrant. For example after the castration of adult men, plasma testosterone levels fall much further but in most cases there is little loss of potency and libido, and it is still possible to produce an ejaculate of prostatic fluid. During cyproterone acetate therapy there is absence of an ejaculate and much reduced libido and potency. The ejaculate volume reduces to almost nil [129, 115] after about 6 weeks therapy although production of sperm continues. It seems that some parts of the body require continuous stimulation of androgens for their effective functioning. The most sensitive areas in this respect appear to be the secretion of the reproductive glands in males. The antiandrogenic effect of cyproterone acetate on these glands appears to be complete in spite of the significant amounts of plasma testosterone remaining. Again this points to a specific effect at the target organ level.

Apart from cyproterone which causes an increase in plasma testosterone, the effects of the other antiandrogens of clinical interest has not been fully documented. Benorterone has produced a highly variable decrease in plasma testosterone levels [57].

It is to be expected that any fall in plasma androgens is to be associated with antigonadotrophic activity if any. Some of the other antiandrogens may rely entirely on their effect at the target organ level for their activity.

1.4.5. Metabolic Effects

The oestrogen-progestogen mixtures commonly used in oral contraceptives produce a variety of metabolic effects which have been extensively studied for the mixture and sometimes for each component separately. For the progestogens it is necessary to compare the data with the mass of data available for the non-antiandrogenic progestogens. For chlormadinone acetate, 500 μg daily for 6 months in women, there was no significant change in carbohydrate or lipid metabolism [12]. The non-toxic effects of cyproterone [158] and cyproterone acetate [38], have also been recorded in detail. All the compounds appear to be metabolically at least as safe as the much more widely used oral contraceptives.

1.4.6. Effect on the Testes

1.4.6.1. Cyproterone Acetate

Morphological and functional changes in the testes in particular are to be expected during antiandrogen medication due to the mechanism of action of antiandrogens.

The most comprehensive results have come from investigations with sexual deliquents who had been treated with cyproterone acetate. Since these investigation were expounded in detail in the chapter on the use of antiandrogens for hypersexuality and sexual deviations (see Chapter VIII) we shall restrict ourselves here to a few additional remarks.

Cyproterone acetate reduces the amount of ejaculate. Simultaneously the ejaculate seems to be more liquid and the number of sperms reduced. There is also a change in the differential spermiogram. There is an increase in so-called round-cells and other pathological sperm forms, with a simultaneous reduced sperm motility and reduced concentrations of fructose. Investigations from Morse et al. [126] and Petry et al. [145], who gave healthy subjects 200 or 30 mg cyproterone acetate per day, resulted in similar findings. In the same way as with sexual delinquents, cyproterone acetate medication led to inhibition of spermiogenesis in the healthy subjects. Individual investigations of testes resulted in a reduction of spermatogonia by 20%, of spermatocytes by 35%, of early spermatids by 71% and of late spermatids by 82%. At the same time the proportion of pathological spermatocytes rose from 0%—40%, that of the early spermatids from 1%—7.5% and of late spermatids from 11%—33%.

Investigations by Markewitz et al. [122] on patients who were treated with cyproterone acetate (100 mg/day) for prostatic carcinoma, demonstrated that this medication led to depletion of spermatogenesis, tubular disorganization and sloughing of the germ cells. As Markewitz also reported, the Leydig cells showed

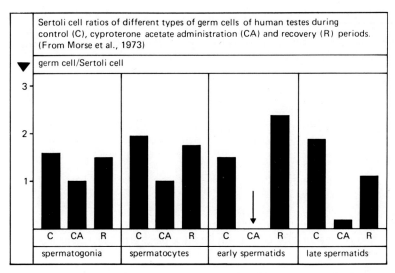

Fig. 2. Sertoli cell ratios of different types of germ cells of human testes during control (C), cyproterone acetate administration (CA) and recovery (R) periods. (From MORSE et al. [129])

signs of degeneration, with cytoplasmic vacuolizations, shrinkage of cell membranes and pigmentation of the cells.

Radioautografic investigations *in vitro* demonstrated that cyproterone acetate caused an inhibition of DNA synthetic capacity in 9 out of 13 pieces of testicular tissue examined, whereas RNA synthesis in the testes was not influenced. Apart from the degeneration of the Leydig cells, other changes which occurred with cyproterone acetate, such as the inhibition of spermiogenesis and DNA synthesis and degeneration of the tubuli, seem to be reversible [122]. In contrast to investigations by STÄDTLER and HORN [185] and MARKEWITZ et al. [122] both MORSE et al. [126] and PETRY et al. [145] were unable to establish consistant morphological or numerical changes in the Leydig cells under cyproterone acetate treatment. Other authors [89, 110], even observed a distinct increase in Leydig cells with a simultaneous tendency to fibrosis of whole groups of interstitial cells. The proportion of interstitial cell tissue is increased in relation to the tubular tissue, that is the tubular diameter is reduced. This may account for the observations of increased Leydig cell numbers as these cells simply became more visible. MORSE et al. [126], were able to demonstrate in healthy subjects that on stopping therapy after 4—5 months on 200 mg cyproterone acetate/day, there was a complete restitution of semen volume and numbers of sperm, as well as of the pathologically changed spermiogram within 6 or 7 months. The histological investigation of testicular biopsy material $6^1/_2$ or 10 months after discontinuation of cyproterone acetate medication also showed signs of almost complete restitution in comparison with pretherapeutic control examinations. Although the amount of late spermatids was still distinctly below normal, the number of early spermatids was markedly higher than normal which seemed to indicate a post-therapeutic rebound effect (see Fig. 3). PETRY et al. [145] reported an attempt to maintain with 5.0 mg cyproterone acetate/day the inhibition of spermiogenesis which had been caused by 30 mg cyproterone acetate/day. In this case, however, there was also a restitution of inhibition of spermiogenesis that had previously occurred with 30 mg cyproterone acetate/day. Parallel to the development of a normospermia with 5.0 mg cyproterone acetate/day, the decrease in plasma testosterone concentrations that had occurred with 30 mg cyproterone acetate/day also returned to normal.

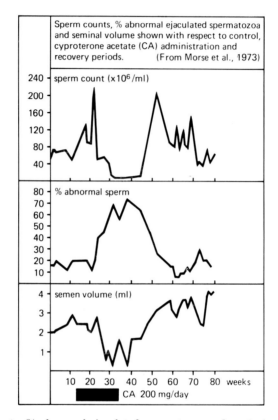

Fig. 3. Sperm counts, % abnormal ejaculated spermatozoa and seminal volume shown with respect to control, cyproterone acetate (CA) administration and recovery periods. (From Morse et al. [129])

In summary it may be stated that there is at present no indication that the functional or morphological changes which take place under longterm therapy with cyproterone acetate in the dosages used (30—300 mg/day) are irreversible. Investigations on healthy subjects demonstrated that there was a significant reduction in plasma testosterone levels with cyproterone acetate medication at doses of both 30 or 200 mg per day. These are restored to normal post-therapeutically.

In addition to the side-effects mentioned in Chapter VIII the slight change in the pH-value in urine from the neutral observed by Morse et al. [126] under cyproterone acetate medication in two patients should be mentioned here. In these patients nycturia occurred two or three times and there was a slight increase in the lymphocytes in the differential haemogram, an increase of the leucocytes in the ejaculate, loss or gain in weight and in two patients a slight gynaecomastia appeared post-therapeutically. HUNDEIKER and BREHM [89] reported on 2 patients being treated because of exhibitionism over a period of more than 2 years with 100 mg, or even 400 mg at times, cyproterone acetate, who developed enlarged nipples and a female pattern of pubic hair.

1.4.6.2. Cyproterone

In contrast to cyproterone acetate, daily doses of 100—400 mg of the free alcohol, cyproterone, did not influence the sperm volume, the number of sperm or the fructose concentration in the ejaculate. Nor could any influence on testicular morphology, especially the inhibition of spermiogenesis, be observed. On the other hand, there was a rise in plasma testosterone concentrations and in the 17-oxogenic steroids in urine, whilst the gonadotrophin concentrations remained unchanged [146, 158, 190]. STURDE [190] reported that there was a distinct increase in semen prostaglandins after about 6 weeks treatment with 200—400 mg cyproterone daily. It is presumed that the increased endogenous androgen production leads to stimulation of the formation of prostaglandins in the seminal vesicles and thus to the increase in semen prostaglandins.

1.4.6.3. Chlormadinone Acetate

After a single dose of chlormadinone acetate (200—500 mg) it was not possible to achieve an obvious inhibition of the number of sperm per total ejaculate. No relationship could be demonstrated between the reduction in sperm in the ejaculate and the dose of chlormadinone acetate given. The volume of the ejaculate, and the motility and morphology of the sperm also remained unchanged [96].

The single application of 300 mg chlormadinone acetate after previous suppression of the number of sperms with 750 mg testosterone oenanthate led within 2 months to a further reduction in the number of sperms to the point of azoospermia. Inhibition of motility also occurred in the sperm present in contrast to the medication with testosterone oenanthate alone. This was interpreted as a reinforcement of the inhibition of spermiogenesis due to chlormadinone acetate [96]. REISERT and v. Z. MÜHLEN [160] reported a slight decrease of 17-oxo-steroid concentration in urine under treatment with 30 mg chlormadinone acetate after approximately 7—8 days, while doses of 2.5 or 5.0 mg/day had no influence. In these small doses no change in testosterone or epitestosterone excretion could be detected by APOSTOLAKIS et al. [5]. The reduction in the excretion of 17-oxo-steroids with 30 mg chlormadinone acetate per day and the inhibition of the normally increased excretion of 17-oxo-steroids after dexamethasone blockade and HCG stimulation by chlormadinone acetate (30.0 mg/day) was explained by the authors both as due to hypophyseal inhibition and to direct inhibition of the androgen production in the testes [160].

1.4.6.4. Amadinone

Preliminary investigations by KENT et al. [103] allow to presume that the determination of the acid phosphatase in the ejaculate could not only be used as an androgenic, but also as an antiandrogenic test. They demonstrated that after giving fluoxymesterone, an androgenically effective substance, there was a distinct increase in phosphatase activity. There was a distinct decrease after the simultaneous application of amadinone, a progestogenic "antiandrogen" which has not yet been clinically tested.

1.5. Pharmacokinetics

1.5.1. Cyproterone Acetate and Cyproterone

The pharmacokinetics of cyproterone acetate, cyproterone, chlormadinone acetate and medroxyprogesterone acetate have been described in some detail in man [31].

Of 100 mg cyproterone given orally about 40% was absorbed, 60% being eliminated in the faeces over a period of 6 days [66]. In contrast for a similar dose of cyproterone acetate only about 5% was absorbed, and hence excreted in the urine, and 90% of the dose was excreted in the faeces over period of 8 days (Fig. 4) [65, 109]. It is believed that the acetyl group of cyproterone acetate alters the properties of the molecule so that it is more difficult to absorb. It also seems to inhibit the metabolism of the molecule by preventing the enzymatic removal of the C-21 side chain and hence the further breakdown of the molecule. After the oral administration of cyproterone the total blood radioactivity was equivalent to about 15 μg cyproterone/100 ml plasma with a peak over 2—8 h and almost complete elimination by 72 h, but only about 1 μg/100 ml of this activity was unchanged cyproterone, as shown by thin lager chromatography. In contrast the much smaller absorption of cyproterone acetate produced the same level of total radioactivity in the blood with a peak at about 5—10 h (Fig. 5) and almost complete diminution by 72 h but almost all of it was unchanged cyproterone acetate. Attempts at identification of the metabolites of cyproterone and its acetate have been hindered by the resistance of the conjugated compounds to the standard methods of hydrolysis and partition. Thus 60% of the radioactivity in the urine after the oral administeration of cyproterone were resistant to β-glucuronidase, sulphatase and acid hydrolysis. The principle urinary metabolites were identified as 20a-hydroxy-cyproterone and 17-oxo-cyproterone. The principle blood metabolite was 20a-hydroxycyproterone which accounted for 90% of the free unconjugated compounds in plasma.

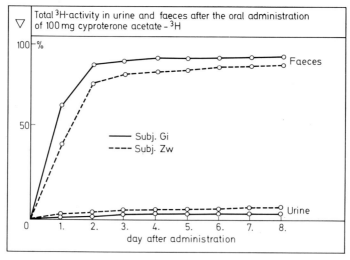

Fig. 4. Total ^{3}H-activity in urine and faeces after the oral administration of 100 mg cyproterone acetate-^{3}H. (From Gerhards et al. [65])

For cyproterone acetate reduction of the side chain at the C-20 position was much restricted. Analysis with an analogue computer for both compounds showed that equilibriation in the deep and blood compartments took some time so that a daily oral dose of 100 mg would result in tissue accumulation of compound. It is possible that the different effects of cyproterone and cyproterone acetate observed in man are related to their different blood levels and speed of metabolism. Cyproterone is metabolized so quickly that very little free compound circulates in the blood and this may be one reason for its ineffectiveness in clinical trials in man.

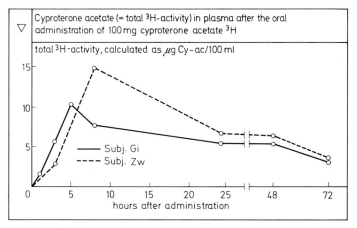

Fig. 5. Cyproterone acetate (= total ³H-activity) in plasma after the oral administration of 100 mg cyproterone acetate-³H. (From GERHARDS et al. [65])

1.5.2. Chlormadinone Acetate

After i.v. injection chlormadinone acetate remains in the blood for a prolonged period of time. The initial plasma half-life was 2.66 h and the subsequent slow half-life was 81.5 h [50]. The average urinary excretion over 3 days was 17.5% of the total dose [58].

Tissue localisation studies have shown that the body fat accumulated the highest concentration of steroid, that is more than 50% of the total radioactivity by 8 h. Tissue radioactivity could sometimes be detected 74 days after administration and urinary activity after 204 days. In the reproductive tract radioactivity was accumulated to the greatest extent in the Fallopian tube, endocervix and cervical mucus. Activity was also found in the endometrium and myometrium.

1.6. Metabolic Studies in Vitro

The lack of correlation between antiandrogenic effect as measured at the target organs and antigonadotrophic effect, has led to the hypothesis that the antiandrogens act primarily directly at the target organ level. Interference in the intermediary metabolism of androgens is indicated by the lowering of plasma testosterone levels but not plasma androstenedione levels. Several investigations have shown that in the rat, cyproterone acetate and cyproterone in vitro reduce the ability of androgen-dependent tissues to bind radioactive testosterone [144].

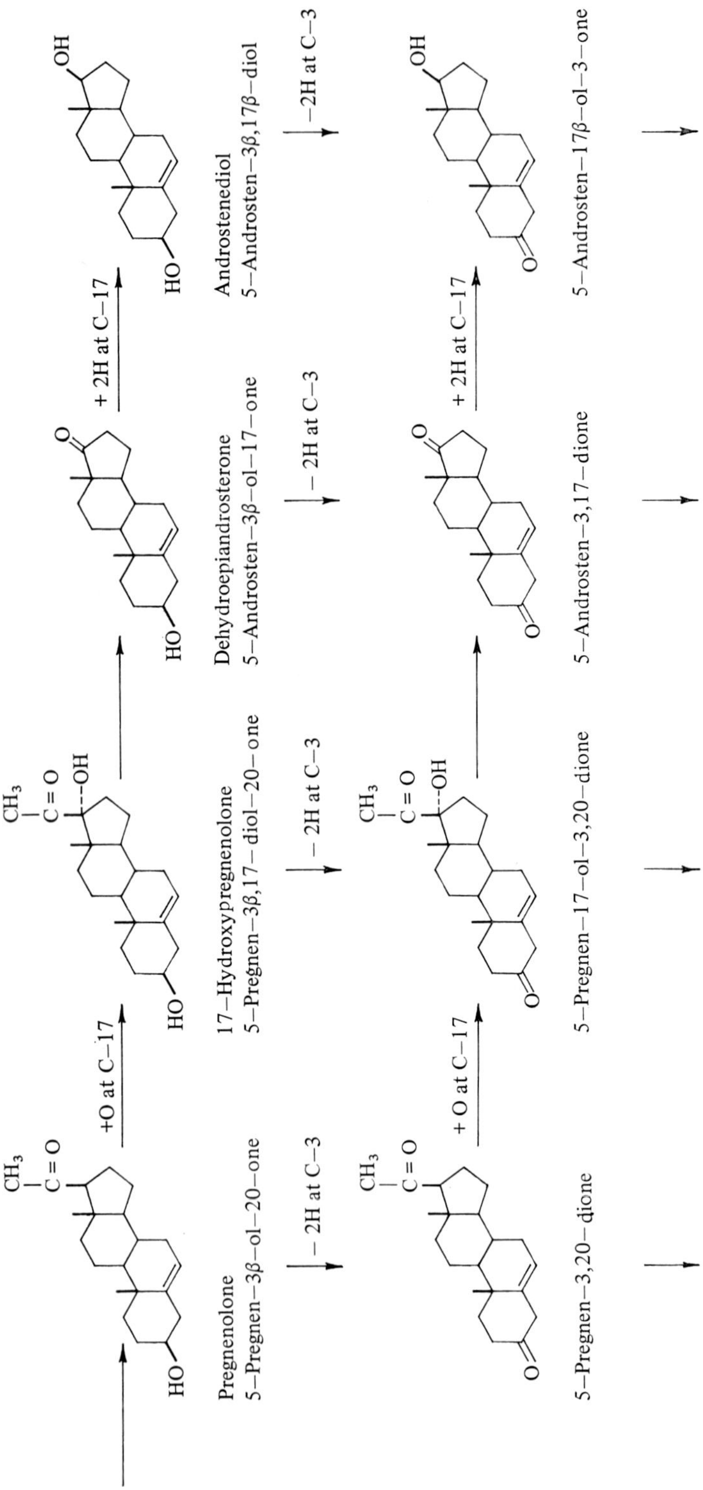

Pregnenolone
5–Pregnen–3β–ol–20–one

17–Hydroxypregnenolone
5–Pregnen–3β,17–diol–20–one

Dehydroepiandrosterone
5–Androsten–3β–ol–17–one

Androstenediol
5–Androsten–3β,17β–diol

+O at C–17

+2H at C–17

– 2H at C–3

– 2H at C–3

– 2H at C–3

– 2H at C–3

5–Pregnen–3,20–dione

5–Pregnen–17–ol–3,20–dione

5–Androsten–3,17–dione

5–Androsten–17β–ol–3–one

+O at C–17

+ 2H at C–17

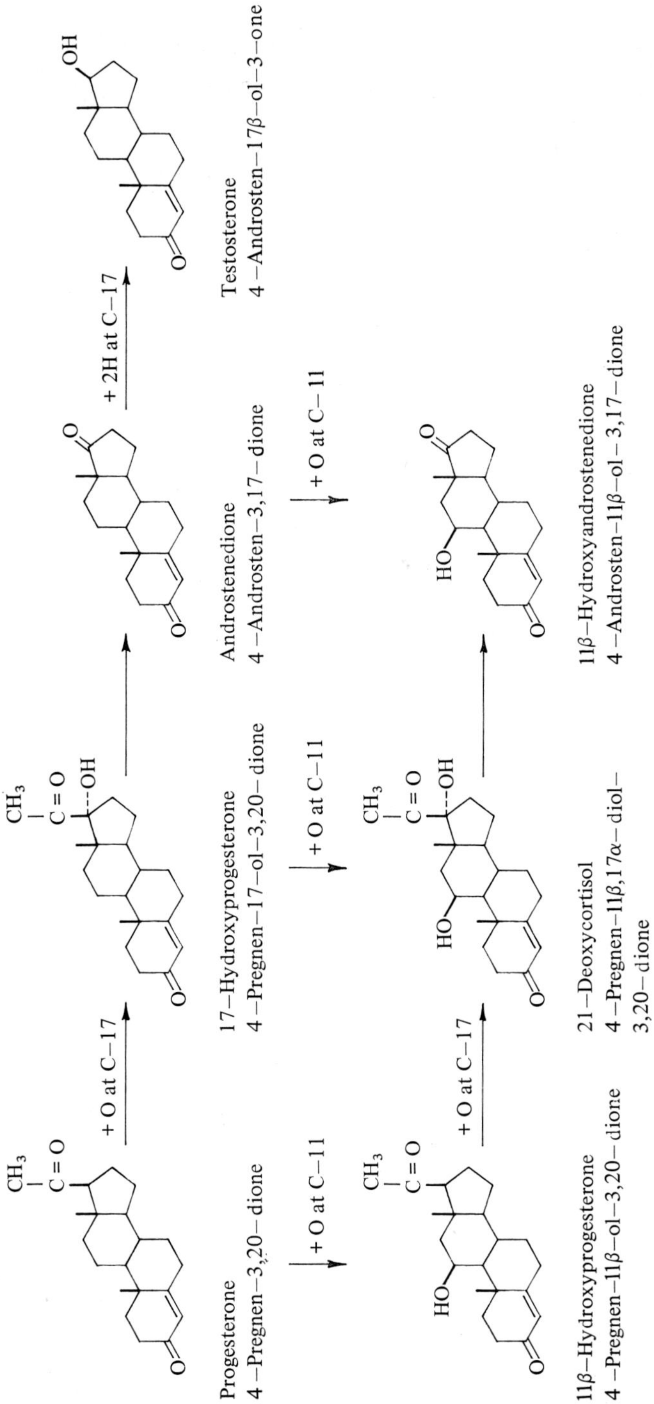

Fig. 6. Biosynthesis of the androgens

Cyproterone was found to have no effect on the transformation of testosterone to 5a-dihydrotestosterone in the rat seminal vesicles [57]. Benorterone has been found to inhibit the binding of dihydrotestosterone to the rat ventral prostate androgen receptors [64].

Human studies have also used excised prostate tissue, usually from men suffering from benign prostatic hyperplasia. Both cyproterone and benorterone reduced the uptake of H^3-testosterone in this tissue, to the extent of 27% and 38% respectively [83].

As cyproterone and its acetate are not structurally closely related to androgens it is not surprising that direct competitive inhibition of binding should be less under these experimental conditions. Oestrogens *in vitro* have also been shown to interfer with androgen production and metabolism in the human testis, namely by inhibition of the 3β-hydroxysteroidehydrogenase-plus-isomerase which is necessary for the conversion of androstenediol to testosterone [121] (Fig. 6).

In the human prostate diethylstilboestrol, 17a-hydroxyprogesterone and testosterone all inhibited the action of the dehydroepiandrosterone sulphate sulphatase present [55]. In a dynamic study with perfused human prostatic tissue, the formation of 5a-dihydrotestosterone from testosterone, and the latter from androstenedione, was decreased by cyproterone and increased by cyproterone acetate [68]. The acetate was more effective than cyproterone in decreasing the uptake of androgens.

Oestradiol and androstenedione also interferred with the uptake of testosterone and androstenedione. Cyproterone seemed to decrease the activity of 17a-hydroxysteroid dehydrogenase and of 5a-steroid reductase.

All these studies point to the interference of nonsteroidal oestrogens, oestrane derivatives, androstane derivatives and pregnane derivatives in the androgen biosynthetic pathways in the prostate and testis. Some of these effects must be related to the effects of anti-androgens *in vivo*.

2. Diseases of Prostate

2.1. Introduction

Steroid hormones such as oestrogens, progestogens or even androgens, alone or in addition to surgery or radiological courses of treatment, are used in the treatment of prostatic neoplasms. The range of "methods of choice" depends on the kind of neoplasm, a distinction being made between two main kinds — the periurethral gland adenoma (so-called benign prostatic hypertrophy, BPH) and prostatic carcinoma in its various stages, as well as on the stage of symptoms and the physical condition of the patient.

The general basis of most of the methods used is the supposition that a causal relationship exists between the occurrence and growth of benign malignant enlargements of the prostate and disturbances of the sexual hormone balance. Thus based on this hypothesis White [211], carried out the first surgical castration for the treatment of BPH as early as 1895.

This was almost 100 years after Hunter [90], had observed that the castration of male rats and guinea pigs led to a decrease in the size of the accessory sexual glands.

Huggins et al. in 1939 [88], were able to show that the androgens of the testis are of considerable importance in the maintainance of the prostate.

To this day it is not completely clear what causes either the adenoma or the carcinoma of the prostate. There are four groups of tissue inside the prostatic capsule, namely: the urethra; the genital tract which includes the ejaculatory ducts, prostatic utricle and sometimes the lower ends of the seminal vesicles; the periurethral glands; and the prostate proper. There seems no doubt that the prostatic utricle is derived from the Müllerian ducts and is the homologue of the female uterus. As such it responsive to oestrogenic stimulation. The oestrogen responsive area may include not only the prostatic utricle but also surrounding epithelium, muscle and periurethral stroma which are part of the adult prostate. The prostate gland itself is generally divided into 5 lobes, of which the posterior lobe appears not to connect with the main duct system. On cross section of the gland, a lobar pattern does not exist but there are 3 concentric regions. The outermost zone and main mass of the gland is composed of glands which secrete into the ducts. There is a smaller mass of inner secreting elements with fairly long-branched glands and inside that again there is a smaller mucosal group of short glands surrounding the urethra. The glands lie in a dense fibromuscular stroma with many elastin fibres. Around the periphery the stroma is condensed to form a capsule. BPH occurs almost exclusively in the central region of the prostate which appears to be receptive to both oestrogen and androgen. Most carcinomas occur in the posterior lobe but many foci are also found in the lateral lobes. About 45% of tumours are confined to the periphery and 54% occur in both the peripheral and central regions. It is rare to find a carcinoma present only in the central region.

A change in the ratio of the androgen and oestrogen concentrations towards a relative preponderance of oestrogens has been said to be responsible for BPH [43, 56, 59, 102, 107, 129, 131, 132, 161, 180].

In this connection it seems worth mentioning that the benign or malignant neoplasia of the prostate which otherwise so often appears with increasing age in man does not occur in patients with hypopituitarism or in eunuchs and patients castrated at an early age [107, 140, 163, 183].

SENGE et al. [180] reported some interesting results from his efforts to investigate the influence which sexual steroids may have on the pathogenesis of human prostatic neoplasms. Human prostatic adenoma tissue was transplanted into newborn rats near the periosteum of the thigh, using antilymphocyte sera to prevent rejection. After the transplantation, the rats were treated with oestradiol, or testosterone propionate, or cyproterone acetate or cyproterone acetate combined with testosterone propionate, and the effect of these steroids on the transplanted tissue was histologically examined after 18—21 days. The results confirmed the sensitivity of prostatic adenoma tissue to testosterone propionate, oestradiol and also to the antiandrogen, cyproterone acetate (see below).

On the other hand the influence of these steroids on human prostatic carcinoma tissue could not be examined, since the carcinomatous tissue underwent necrosis after transplantation. The treatment of prostatic carcinoma, as of BPH, is based on experimental results which indicate that the epithelium of the prostatic carcinoma is a proliferation of the normal adult prostate epithelium, and therefore atrophies in the same way as the normal epithelium following a decrease in the production of androgens. An increase in the production of androgens, however, has been, and still is, suspected of stimulating the appearance or growth of prostatic carcinoma [112, 204].

Prostatic carcinoma is justifiably classed as a hormone dependent tumour, even though it seems to be too soon to talk of a cancerogenic effect of endogenous androgens [204].

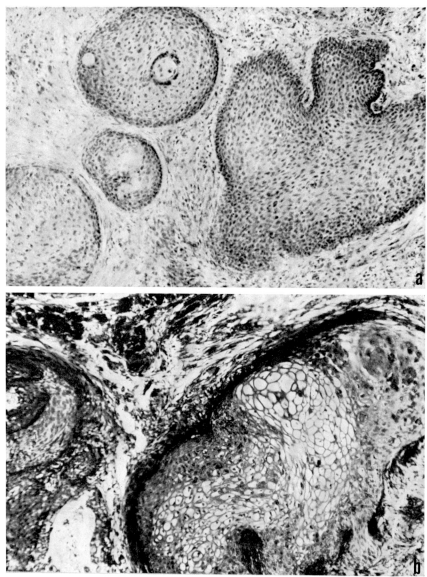

Fig. 7a and b. Effects of hormones on transplanted human prostatic adenoma. Prostatic adenoma tissue was grafted immediately after prostatectomy into the thighs of newborn female Sprague-Dawley rats. Twenty four hours after the operation 0.07 ml antilymphocyte serum was injected subcutaneously into the neckfolds of the rats. From the 3rd day the dose was increased to 0.1 ml antilymphocyte serum once every 2 days until the 17th day after transplantation. (a) Prostate heterotransplant under androgen treatment with 1.2 mg testosterone propionate subcutaneously in a 1:5 v/v mixture of benzyl-benzoate and castor oil every day between day 6 and day 18 of the experiment, divided in three injections of 0.4 mg. N.B. Proliferation and metaplastic transformation of the glandular epithelium. (Staining: Hematoxylin-Eosin) (Magnification: Approximately 100×). (b) Prostate heterotransplant under combined treatment with 0.6 mg testosterone propionate plus 36 mg cyproterone acetate given as discribed under a. N.B. Bloated type degeneration (pyknosis) of the metaplastic epithelium. (Staining: Azan) (Magnification: Approximately 100×). (From Senge et al. [180])

On the basis of experience gained in animal experiments which have shown how accessory sex glands can be influenced by androgens (see Chapter VI) it becomes apparent that, apart from the conservative standard therapy with oestrogens, antiandrogens may be expected to play an important role in the therapeutic treatment.

Cyproterone acetate has been shown to lead to irreversible cell damage in the form of hydropic degeneration (pyknosis) of the cytoplasm in metaplastically transformed epithelium in heterotransplanted human prostatic tissue (see Fig. 7). This tends to confirm a direct effect of the substance on metabolism of the human prostate cell.

Unmistakeable changes corresponding to a competitive antagonism between this antiandrogen and testosterone have been shown by NEUMANN et al. [139] and NEUMANN [137] in mice, but were not evident in the intact human prostatic adenoma cell [180].

In vitro experiments with cyproterone acetate and cyproterone showed that cyproterone was able to inhibit the assimilation of radioactively labelled androgens, such as androstene-4-ene-3,17-dione, testosterone and $5a$-dihydrotestosterone in human benign or malignant prostatic tissue, whereas cyproterone acetate had a stimulating effect in this case [222].

These findings agree with those of JONSSON [98], who was also unable to discern any influence by cyproterone acetate on the assimilation of labelled testosterone by human prostatic adenoma tissue under *in vitro* conditions. The two antiandrogens also showed different behaviour with regard to androgen metabolism and with regard to the activity of the $17a$-hydroxy-steroid dehydrogenase and of the $5a$-steroid-reductase in human prostatic tissue. Whilst cyproterone acetate encouraged androgen metabolism and had no effect on the enzyme mentioned, cyproterone caused a decrease of activity in both cases [222]. These results confirm the behaviour of cyproterone, as described by HANSSON and TVETER [83] with regard to the influence on the assimilation of radioactively labelled androgens by human prostatic adenoma tissue, and also described by this group for the antiandrogenically effective $17a$-methyl-B-nortestosterone.

With regard to the influence of antiandrogen treatment of patients with benign or malignant neoplasms of the prostate on the serum or urine concentration of steroids or gonadotrophins the picture is relatively uniform. Whilst cyproterone acetate regularly leads to a decrease in the plasma testosterone values [27, 32, 34, 60, 72, 126, 174, 175, 177, 178], androstendione concentrations are either not influenced or are increased [32, 34, 177]. During longterm treatment with 250 mg cyproterone acetate the androgenic response to HCG was reduced [144].

SCIARRA et al. [176] reported on the basis of *in vitro* experiments that Δ^5-pregnenolone-4-C^{14} in the testes of prostatic carcinoma patients is transformed above all into Δ^4-androstenedione and into $5a$-dihydroandrostenedione and only to a very slight extent into testosterone. Serum gonadotrophins do not show any significant changes under such treatment [32, 34, 60, 61, 64, 174]. The pituitary release of growth hormone and LH, measured in plasma following stimulation with arginine and clomiphene respectively was less responsive during therapy with 250 mg cyproterone acetate/day [60]. The authors concluded that following administration of cyproterone acetate there was a blockage of pituitary and/or hypothalamic feedback receptors which normally trigger GH and LH release.

SCHOONES et al. [174], reported a decrease in serum FSH concentrations whereas the LH values were not influenced by treatment with cyproterone acetate. A reduction of serum testosterone concentrations has also been recorded in patients with benign or malignant prostatic neoplasms after treatment with the anti-androgenic chlormadinone acetate, although the LH values, the oestrogen, 17-oxo- and 17-oxogenic steroid concentrations and also the total gonadotrophins extracted from the pituitary gland remained unchanged, at least according to the semi-quantitative methods of determination used [62].

According to Popelier [150], there was a decrease in 17a-steroid secretion, and 17-oxo-steroids in the urine were usually also lowered. Chagoya et al. [42], Geller et al. [63] and Gueguen [76] on the other hand, found no significant change in 17-hydroxy- and 17-oxo-steroid levels.

With medrogestone there was a decrease in total gonadotropins in 24 h urine samples [156].

2.2. Treatment of Benign Prostate Hypertrophy

2.2.1. Cyproterone Acetate

So far experience of the clinical use of antiandrogens in the treatment of BPH has been slight. In 1968 Vahlensieck and Gödde [198] reported on 12 patients aged 58—80 years with residual urine amounting to between 80 and 240 ml, who were given 100 mg cyproterone acetate daily over a period of up to 4 months. In all cases a distinct improvement of the subjective symptoms, such as a decrease in micturition difficulties, was recorded. Objective criteria also showed a striking improvement. There was a regular decrease in the amount of residual urine compared to that at the start of treatment, and in some cases there was radiologically diagnosed retrogression of the urine retained in the upper urinary tracts. However in no case could a diminution of the existing adenoma be established by palpation, during the period of therapy. Possible side-effects, in particular potency disturbances, did not occur. Scott [178] has also reported on experiences with the antiandrogen cyproterone acetate in the treatment of obstructive benign prostatic hypertrophy with 50 mg given orally to 13 patients over varying periods of time up to 15 months. Apart from a distinct improvement in the subjective symptoms in 11 of the 13 patients, relatively objective parameters were also used in the assessment of the degree of improvement. These were the urinary flow rate, the amount of residual urine, the change in size of the tumour as revealed by palpation, the serum testosterone concentrations, the cysto-urethrogram and histology of needle biopsy material before and after the therapy. In most cases the changes in all these parameters agreed with the purely subjective improvements discerned by the clinicians and reported by the patients. The epithelial atrophy observed in the histological picture of the biopsy material from eight of the patients was especially noteworthy. In 3 cases an increase in the height of the epithelium was found. A distinct decrease in serum testosterone values was demonstrated in 11 of 12 patients under long-term treatment. Apart from two patients who were taken off treatment because of signs of impotence, no side-effects occurred during the period of medication. Regular liver function tests gave no signs of toxicological changes. Experience with cyproterone acetate in the treatment of BPH so far allows us to suppose that this antiandrogen therapy could provide useful hormone medication at least for inoperable patients. A uniform interpretation of the results obtained so far is not possible due to differences in the dosages used, the duration of medication and the shortage of objective criteria in most cases. It seems expecially necessary, before making a final statement about the effectiveness of cyproterone acetate to try the substance out on a greater number of patients over a longer period of time. It is also essential to find objective comparable parameters for clinical assessment which could also be compared with corresponding control examinations.

2.2.2. Medrogestone

Apart from cyproterone acetate few other potential antiandrogens have also been clinically tested for their effectiveness in the treatment of BPH. Thus RANGO et al. [156] reported their experience with medrogestone (Colprone), a progestogenic dimethyl derivative of progesterone, which the authors state to be an orally effective antiandrogen in rats and dogs. The therapeutic mechanism by which the compound exerts an effect on the prostate has not yet been explained in man. In a double blind study 100 mg medrogestone were given to 25 patients with BPH daily for 6 months. There was a reduction in the clinical symptoms and a diminution in the size of the tumours, even after discontinuation of the treatment. A number of side-effects for this compound have been reported, especially a distinct hyperglycaemic effect. In view of the hitherto incomplete biodynamic investigations and the limited clinical experience with this compound a final statement about the clinical value of this substance cannot at present be made.

2.3. Treatment of Prostatic Carcinoma

2.3.1. Cyproterone Acetate

Antiandrogens in the narrowest sense of the word, that is substances able to inhibit the effects of natural and synthetic androgens at the target organ level have shown considerable clinical promise. They are as valuable as oestrogens with respect to therapeutic success but are without their unpleasant side-effects. They might therefore provide in the future a really valuable addition to the treatment of this most frequent "hormone dependant" carcinoma in man.

A daily oral dose of 200—300 mg cyproterone acetate given to patients with a third or forth degree prostatic carcinoma has demonstrated that this therapy seems promising, not only because of a subjective improvement in symptoms, but also because it seemed to cause at least a temporary regression. Apart from a regularly reported easing of pain in cases of metastasising neoplasms, an improvement in the general condition of the patient was noted. There was usually an increase in weight and appetite. Attempts have also been made to relate the success of such treatment to objective parameters such as a reduction in serum and urinary testosterone levels, a reduction in serum alkaline and acid phosphatase levels, the sclerosis of sites of metastasis in bone, and a diminution or inhibition of the primary tumour growth as felt by palpation [27, 48, 60, 61, 62, 64, 108, 124, 127, 133, 135, 178, 182, 197, 206].

VENEEMA [199] described two patients in whom there was such a regression of the tumours after cyproterone acetate treatment that it was possible to carry out a perineal prostatectomy in both cases. The surgical specimens from both patients were devoid of tumours. The most detailed reports on clinical experiences with cyproterone acetate have been given by SMITH [182] and by WEIN and MURPHY [207]. The latter reported their experiences based on up to 4 years treatment of a total of 55 patients with prostatic carcinoma in stages III—IV, who received 200—250 mg cyproterone acetate per day orally. Their results are shown in detail in Table 3. The earlier results of SMITH [182], after investigation of 35 patients agree very well with these. More recently Bracci and Di Silverio [27, 28], reported the treatment of over 100 cases of prostatic carcinoma, firstly by orchidectomy and then followed by cyproterone acetate therapy. Plasma testosterone levels were monitored and when these rose above 100 ng/100 ml after orchidectomy, antiandrogen therapy was initiated. Treatment was either orally at 100 to 200 mg/day for 2—3 months or 300 mg intramuscularly at intervals. Both methods of treatment were equally effective and hence the oral method was preferred. In cases where the plasma testosterone levels were successfully maintained below 100 ng/100 ml involution of the primary tumour was also maintained in a satisfactory manner.

Table 3a. *Results of cyproterone acetate therapy in all stages of prostatic carcinoma*

	No. Pts[b].	Ave. Age	Decreased Prostatic Size and Consistency. No. (%)	Elevated Acid Phosphatase Decreased to Normal. No. (%)	Decreased Pain. No. (%)	Improved Voiding Pattern. No. (%)
Stage A and B lesions	7	70	6/7 (86)	All normal	None had pain	2/5 (40)
Stage C (previously untreated)	18	68	11/17 (65)	6/7 (86)	3/6 (50)	5/9 (45)
Stage C (previously treated)[a]	7	74	3/7 (43)	2/2 (100)	2/3 (67)	1/3 (33)
Stage D (previously untreated)	8	63	5/8 (63)	3/5 (60)	4/5 (80)	1/3 (33)
Stage D (previously treated)	15	66	6/13 (46)	1/1 (25)	4/10 (40)	1/4 (25)
Over all results (all stages)	55	68	31/52 (60)	12/18 (67)	13/24 (54)	10/21 (42)

   [a] Treated refers to endocrine therapy only, that is estrogens, orchiectomy or both
   [b] Patients

Table 3b. *Comparison of results in previously untreated C and D lesions and previously treated ones*

	No. Pts[a].	Ave. Age	Decreased Prostatic Size and Consistency. No. (%)	Elevated Acid Phosphatase Decreased to Normal. No. (%)	Decreased Pain. No. (%)	Improved Voiding Pattern. No. (%)
Stages C and D (previously untreated)	26	66	16/25 (64)	9/12 (75)	7/11 (64)	3/12 (50)
Stages C and D (previously treated)	22	69	9/20 (45)	3/6 (50)	6/13 (45)	3/7 (20)
(From Wein and Murphy [207])						

   [a] Patients

The subjective improvement reported by most workers as occuring after varying lengths of treatment (a few month to 4 years) was observed in previously untreated patients as well as in patients given previous treatment, usually with oestrogens [133, 182]. In some cases the use of cyproterone acetate proved successful even with so-called "oestrogen resistant" tumours [48, 127].

Figure 8 shows how a rise in serum phosphatase levels which occurred during treatment with stilboestrol phosphate was "normalised" by the additional application of cyproterone acetate [164, 165].

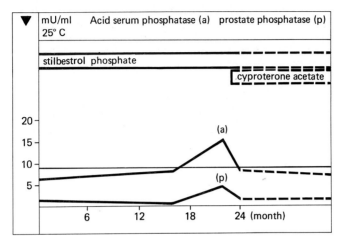

Fig. 8. Course of serum phosphatase values during oestrogen therapy and after additional treatment with cyproterone acetate in a patient with prostatic carcinoma. (From ROTHAUGE et al. [1964])

DI SILVERI and GAGLIARDI [48], concluded on the basis of the investigations that the so-called "oestrogen resistant" prostatic carcinomas need not necessarily be looked upon as being tumours or tumour phases which are not hormone dependant. It must be emphasized here that cyproterone acetate did not in all cases lead to a subjective or objective improvement in the condition of the patient. Some cases are recorded in which oestrogen therapy following unsuccessful treatment with cyproterone acetate was successful [127].

However in other patients who did not show any clinical improvement during cyproterone acetate therapy, treatment with other hormonal medicaments was also without success [124, 179].

These differences may be due to the presence of different types of hormone receptors in the carcinoma tissue. A comparative judgement of the success or lack of success of antiandrogen therapy, with the aim of finding causal connections, is at present made very difficult by the relatively small number of patients and by the difficulty in comparing individual studies due to the differences in doses, group of patients and the parameters for the evaluation of results. In this connection it must be mentioned again, that the degree of effectiveness of a remedy depends to a great extent on its pharmacokinetic behaviour. This is particularly true of cyproterone acetate of which after oral application only 5—10% is absorbed and hence becomes effective. This must be taken into account when considering the relatively high doses used [65]. It is possible that parenteral or intramuscular application of this antiandrogen, by which a much higher plasma level could be attained, would be therapeutically more effective than the oral application used at present.

Surprisingly, only slight side-effects were observed by most authors after clinical testing of high doses of cyproterone acetate in patients with prostatic carcinoma [62, 64, 124, 133, 179]. In 2 cases Geller et al. [64] observed the appearance of "slight" gynaecomastia and in one case an increase in the bilirubin level with a simultaneous pathological thymol turbidity test, plus a strongly positive cephalin flocculation test. Other patients showed no signs of side-effects or changes in liver function tests. However Wein and Murphy [207] reported that gynaecomastia occurred in 9 of his 55 patients during treatment with cyproterone acetate. Smith [182] reported a case where an allergic skin reaction made it necessary to break off treatment, although no other side effects were observed. Even daily doses of up to 1 g in 2 patients showed no side-effects.

Nagamatsu [133] reported on three patients in whom the glucose tolerance was lowered after cyproterone acetate therapy. One patient examined by Wein and Murphy [207] developed a hyperglycaemic, hyperosmolaric non-ketogenic coma-approximately 5 weeks after the start of treatment. The same authors also reported other side-effects, for example hair thinning and hair loss in two patients, an oedema in another, and circulatory disturbances in 5 patients, (these usually existed before the beginning of the therapy but worsened during that time) and in yet another patient the activation of an old tuberculosis. The nitrogen equilibrium investigations by Wayjen and van den Ende [206] on a man with prostatic carcinoma receiving 200 mg cyproterone acetate/day for 60 days showed that the catabolic effect of the treatment in this case was much slighter than in healthy subjects receiving the same medication. To what extent the side-effects reported here can actually be considered as directly due to the cyproterone acetate treatment, must remain unanswered for the time being. Although most workers do not mention this, the doses of cyproterone acetate used may be expected to bring about a decrease in libido [197], and changes in testicular tissue [207], as a direct hormonal result.

2.3.2. Chlormadinone Acetate

Apart from cyproterone acetate only chlormadinone acetate appears to have been used clinically in the specific antiandrogenic treatment of prostatic carcinoma. Geller et al. [62] made a report on a patient who was given 100 mg chlormadinone acetate per day. The results of this treatment correspond to those described for cyproterone acetate. Besides a diminution in the size of the tumour, a sclerosis of a region of metastasis and a decrease in alkaline and acid phosphatase, a distinct subjective improvement of the symptoms was reported.

Experience with doses of 0.1—0.5 g chlormadinone acetate per day given intramuscularly or 1—2 g per day given orally in 10 patients with prostatic carcinoma in stages III—IV has been recently published by Popelier [150]. Results of this study indicated that a distinct improvement in the clinical picture was found with high dosage chlormadinone acetate therapy, and that the classic side effects of oestrogen therapy, such as breast discomfort, were found in none of the patients. There was a decrease in dysuric problems in all cases, as well as a decrease in the amounts of residual urine and an extensive normalization of urographic changes. The general condition of the patients was evidently better. At the same time an extensive regression of the primary tumour was diagnosed in most cases by palpation. However no objective evidence of an influence on the metastases was found. In all cases an influence on the isoenzymes, the acid and the alkaline phosphatases, was demonstrated. In those patients, in whom only a slight decrease in total acid serum phosphatase was established, there was a distinct decrease in prostatic acid phosphatase. The alkaline serum phosphatase, the lysozyme acid phosphatase and the LDH values in serum showed no significant change. With respect to the hormone status, it was demonstrated that there was a decrease in the 17-hydroxy-steroid fraction in urine, whilst the 17-oxo-steroid-concentration and oestrogen concentration in the urine were usually, although not always, lowered.

Finally it must be emphasized once more, that a progestogen/antiandrogen therapy does not always lead to an obvious clinical improvement in the syndrome. This is also true of oestrogen therapy. There seem to be prostatic carcinomas whose growth can only be influenced to a limited extent, if at all, by hormone treatment, although progestogen/antiandrogen therapy is not necessarily doomed to failure in cases where tumours prove to be oestrogen resistant, and vice versa. It is possible that these are cases of tumours growing independantly of hormone influence, especially since even the removal of the sexual hormone producing glands cannot stop the growth of the carcinoma [48, 124, 127, 150, 179].

3. Dermatological Conditions

3.1. Introduction

3.1.1. The Role of Androgens in the Human Skin

The structure and function of the skin varies in different regions of the body. Sebaceous glands are interspersed between the cells of the epidermis and dermis as are the hair follicles and sweat glands. All these different structures are sensitive and responsive to androgens in different degrees. Diseases due to excess androgenisation in these different structures of the skin are often considered and treated separately.

It is well known that, apart from genetic factors, androgens are important for the development and function of sebaceous glands in the human as well as in animals [52, 188].

There is a significant amount of steroid biosynthesis and metabolism in the sebaceous glands and hair follicles. Testosterone, dihydrotestosterone, Δ^4-androstenedione, and dehydroepiandrosterone, as well as other androgenically effective steroids, produce a stimulation of sebaceous gland secretion [149, 167]. It is now generally accepted that dihydrotestosterone is the physiologically active intracellular androgen [80, 212].

As in other androgen dependant tissues it is transformed into the dihydro-form in the human skin [95, 202]. In men, approximately 75% and in women 20% of the plasma dihydrotestosterone concentrations are created by the peripheral $5a$-reduction of testosterone, the most important metabolite of which seems to be androstanediol [94, 126].

However dihydrotestosterone and androstendione are not quantitatively important blood androgens, being present at only 50 ng/100 ml and 90 ng/100 ml in adult males respectively compared with about 600 ng/100 ml for testosterone.

Besides their action on the sebaceous glands, androgens cause at puberty the outgrowth of the sexual hair from existing follicles in certain specific areas of the body, e.g. the axillae, pubis, face and shins. Androgens are also involved in the development of bald spots in the male by promoting the replacement of long hair by short colourless fine hair. However, the effect of androgens seems to depend on the proper receptor type in the hair follicles in different parts of the body, and also on differing levels of androgen activity at the target site. It seems reasonable to assume that antiandrogens might be of value in the therapy of dermatological diseases in the pathogenesis of which androgens are important, e.g. in the majority of patients suffering from hirsutism, acne, seborrhoea, alopecia and baldness.

3.1.2. Effect of Antiandrogens on Serum and Urinary Androgens

Although there has usually been a decrease in serum testosterone concentrations or in 17-oxo-steroid excretion, which corresponded to the decrease in sebaceous gland activity, there was no direct correlation between these parameters during treatment with different antiandrogens. This was true of 17a-methyl-B-nortestosterone [189], and also of the antiandrogenic substances, cyproterone [53, 69, 100, 205], cyproterone acetate and chlormadinone acetate. For the latter two substances this is also valid for a combined medication with ethinyloestradiol [80, 91, 116, 188, 228, 229].

After the oral administration of 17a-methyl-B-nortestosterone and of cyproterone, however, some authors found higher or unchanged concentrations of 17-oxo-steroids in the urine [14, 47, 53, 69, 79, 114, 136, 171, 205, 224].

The group of Voigt et al., Tamm and Apostolakis et al. [7, 191, 201], found high testosterone, epitestosterone and androstendione levels in the urine of patients given 100 mg cyproterone orally. Increases in the excretion of 17-hydroxycorticosteroids in urine were also observed after 100—300 mg cyproterone treatment [14, 101]. According to Irving et al. [232] reverse sequential therapy with 50 mg cyproterone acetate and 50 μg ethinyloestradiol led to a fall in urinary testosterone and epi-testosterone as well as of plasma testosterone over the treatment period.

The cyclic application of the combined progestogen/antiandrogen-oestrogen preparation (3 mg chlormadinone acetate +0.1 mg mestranol) on the other hand, led to a decrease in the amount of 17-hydroxycorticosteroids in the urine [91, 93].

Zielske et al. [229] reported a lowering of the 17-hydroxy-steroid concentration in urine after the application of cyproterone acetate in combination with ethinyloestradiol in the form of the reverse sequential therapy according to Hammerstein and Cupceancu [81].

When cyproterone acetate in a dose from 100—200 mg was given alone however, 17-hydroxy-steroid concentrations rose [114].

In some cases there were different types of responses as indicated by changing hormone levels, not only according to the antiandrogen used (with or without oestrogen) but also according to the disease being treated. For example in the Stein-Leventhal syndrome treated with cyproterone, a decrease in 17-oxo-steroids was observed, whereas the same therapy in the adrenogenital syndrome in women led to an increase in this fraction [53, 170, 205].

This type of difference may account for some of the differing reports of the effects of antiandrogen therapy in man.

3.1.3. Effect of Antiandrogens on other Hormone Levels

Until now widely differing results have been published with respect to the gonadotrophin, oestrogen and pregnanediol or pregnanetriol concentrations during treatment with the various antiandrogenic steroids discussed here for dermatological indications [14, 100, 101, 114, 116, 170, 171, 172, 192, 201, 208].

ZIELSKE et al. [228] recorded a distinct decrease in plasma progesterone concentrations and pregnanediol excretion in urine during the second half of the cycle during treatment with a combination of cyproterone acetate and ethinyloestradiol, as is well known to occur with other combined-type contraceptives. As reported by IRVING et al. [232] cyproterone acetate abolished the mid-cycle LH-peak and inhibited ovulation (no rise in pregnanediol values) while basal LH and FSH levels were unaffected. In contrast to this reverse sequential therapy with cyproterone acetate and ethinyloestradiol let to a rapid fall in both LH and FSH within 6 days to undetectable levels.

In summary it can be said of cyproterone acetate, probably the most important antiandrogen clinically, that it causes a decrease in the 17-oxo-steroid fraction in urine and a simultaneous lowering of the testosterone concentrations in plasma at dose levels between 50 and 300 mg/day per os, whereas the LH and FSH concentrations remain more of less unaffected [35, 129, 184].

3.2. Hirsutism

3.2.1. Androgen Levels and Metabolism

It has recently been shown, that the skin is an extremely active endocrine organ in its own right, capable of extracting precursors from the circulation to form androgens which can then produce a biological effect at the site of formation [9, 73, 104, 162].

Furthermore the skin contains all of the enzymes neccessary to deactivate active androgens and to conjugate them into forms excreted through the plasma into the urine [73, 162].

Along with other androgenic target organs the skin contains both a cytoplasmic and a nuclear protein capable of binding circulating or transformed androgens and causing their retention at the end organ long after they have been cleared from the rest of the body [3, 37, 83, 141, 195].

It is uncertain whether the skin of hirsute patients extracts and/or binds androgens from the circulation more efficiently, or whether androgens, once they are bound are then held for longer than usual or whether the production of androgens from precursors is more efficient. However it seems that different androgen concentrations in the plasma [120, 217, 225], or at the site of the end-organs and/or a different susceptibility of the end-organs in the skin could be important factors in the differentiation of a sex specific hair type and therefore hirsutism may be a consequence of a disturbance in one or more of these factors. Thus for women, atypical hair patterns are observed in diseases of endocrine organs, in particular of the adrenal glands and of the ovaries, which lead to increased androgen production, as for example in the postpubertal adrenogenital syndrome and the polycystic ovary syndrome (which is partially identical with the Stein-Leventhal syndrome).Even though the"symptom"of hirsutism is not always due to a known endocrinological disorder (some cases are categorized in the pathogenetically indeterminate groups known as idiopathic, constitutional or symptomatic hirsutism) it is striking that most of the hirsute women have increased plasma and urinary androgens [4, 10, 11, 69, 105, 106, 126, 142, 186, 200, 208, 209, 227].

GÖBEL and his group [69, 70, 71], have postulated that in non-ovarian cases of hirsutism there is an underlying imbalance in androgen synthesising and metabolising enzymes in the adrenal glands, which account for the excess androgen production. On the basis of these pathogenic ideas the use of antiandrogens in cases of hirsutism has been clinically tested in the last few years, since antiandrogens not only influence the androgen production (synthesis and secretion) but, more importantly, can also inhibit the peripheral effect of androgens on target organs. Such investigations were carried out with the following antiandrogenic substances, alone or in combinations such as oral contraceptives: cyproterone, cyproterone acetate, medroxyprogesterone acetate, chlormadinone, chlormadinone acetate, 17a-methyl-B-nor-testosterone.

3.2.2. Clinical Assessment

The standardisation of the successes and failures of such a therapy is dependant to a great extent on the objectivity of clinical results.

Unfortunately we have at present no uniform criteria for judgement. Comparative photography and the frequency of hair removing treatments are used as semi-objective parameters. Changes in sebum production and hormone balance, are used as objective criteria although they do not, at least quantitatively, correlate with any certainty with clinical parameters. Purely subjective opinions are also taken into account. A further possibility for carrying out clinical tests with antiandrogen therapy, above all in hirsutism, is offered by the trichometric examination of the hair. This enables conclusions to be drawn about changes in the hair growth situation before, during and after treatment. The method used by Zaun [226], is also based on typifying individual hairs and categorizing them correspondingly as being in the anagen, katagen or telogen phase. These investigations showed that cyproterone acetate therapy over several months in doses of 100—200 mg/day per os led to a distinct decrease in the number of hairs in the telogen, or resting phase, in more than 50% of the cases investigated [226].

The method used by Meiers et al. [125], for determining the diameter of the hair-shaft under antiandrogen therapy substantiates the success of treatment. The increase in the hair thickness to the typical male terminal hair type, which is usual in hirsutism, was exploited as a parameter. Hair was taken from regions such as the upper lip, chin, breast, forearm, somatic mid line, thigh or lower leg which are typical for hirsutism, before, during and after treatment with chlormadinone acetate or cyproterone acetate, each combined with ethinyloestradiol. Microscopic examination showed that the antiandrogen led to a decrease in the diameter of the hair shaft.

However, due to the present widely differing and unsatisfactory therapeutic models, a direct comparison of clinical experience in the treatment of hirsutism is often difficult.

3.2.3. Cyproterone

Under oral therapy which usually lasted several months with daily doses of 50—300 mg cyproterone there was a distinct lessening of male hair patterns in only a few cases. In a dose of only 100 mg cyproterone per day, the therapy was clinically a failure in most patients [14, 15, 46, 69, 81, 114, 205, 217].

Winkler [214, 215] reported more success with a combined oral contraceptive in addition to cyproterone. Originally the idea was to combat the danger of intrauterine feminisation by the antiandrogen in cases of undetected pregnancy.

Only slight side-effects were observed under long term use of cyproterone. Occasionally there were disturbances in the cycle and in isolated cases a gain or loss in weight. There was one patient in whom an itchy rash appeared [15, 214, 215].

3.2.4. Cyproterone Acetate

Cyproterone acetate was substantially more successful in the treatment of hirsutism at a daily oral dose of 100—200 mg [46, 81, 206].

The local application of cyproterone acetate in dimethylsulfoxide (DMSO) did not influence idiopathic hirsutism [181].

The reverse sequential therapy of HAMMERSTEIN and CUPCEANCU [81] however, stands out among the successful antiandrogen therapies for hirsutism. By means of the combined use of the antiandrogen and an oestrogen the disturbances in the cycle, which must be expected under treatment with cyproterone acetate alone, due to its strong progestogenic partial effect, could be brought under control in the same way as in standard contraceptive therapy. In Fig. 9 the principle of treatment as developed by HAMMERSTEIN and CUPCEANCU is represented diagrammatically.

Due to the depot effect of cyproterone acetate, its administration is limited to the first half of the cycle. The duration of the interval between the last intake of oestrogen and the beginning of bleeding seems, on the basis of pharmacokinetic investigations [109], to depend on the body weight (i.e. on the size of the deposits of fat) of the patients. This means that the duration of application of antiandrogen differs from one individual to another but usually lasts from 8—10 days, beginning on the 5th day following menstruation.

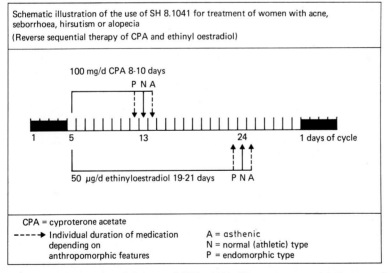

Fig. 9. Schematic illustration of the use of SH 8.1041 (Reverse sequential therapy of cyproterone acetate and ethinyloestradiol). (After HAMMERSTEIN and CUPCEANCU [81])

HAMMERSTEIN and his group, as well as other authors [46, 81, 71, 118, 134, 229, 232], have reported great success with the reverse sequential therapy in the treatment of hirsutism. Dosages are between 50—200 mg cyproterone acetate combined with 50 µg ethinyloestradiol. In 50—75% of treated patients a distinct involution of the male hair pattern could be established. In some cases there was even a complete regression of hirsutism. The first therapeutic successes were observed 3—5 months after the start of treatment. Comprehensive experience with the reverse sequential therapy was recently reported by ZIELSKE [80]. On the basis of a cooperative study by several German clinics [67], a distinct improvement in cases of hirsutism was established in a maximum of 69% out of about 400 patients. The rate of success was dependant on the length of treatment, and the best results were achieved after nine months (see Fig. 10). After discontinuation of treatment the symptoms sometimes reappeared or the improved symptoms sometimes regressed, making another course of treatment necessary [81].

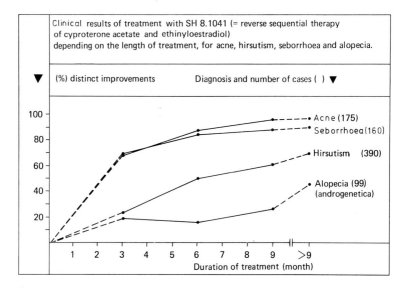

Fig. 10. Clinical results of treatment with SH 8.1041 (Reverse sequential therapy of 100 mg cyproterone acetate and 50 µg ethinyloestradiol) depending on the length of treatment, for acne, hirsutism, seborrhoea and alopecia. (After a cooperative study at several German clinics [67])

As ZIELSKE and others [80, 118], were able to demonstrate, the relapse rate can be reduced by changing without a pause, from the successful reverse sequential therapy to an oral contraceptive in which the progestogenic component was not a nortestosterone derivative. Side effects were relatively rare during long term cyroterone acetate therapy either alone or in the reverse sequential regime. In doses of 200—300 mg cyproterone acetate in combination with 50 µg ethinyloestradiol, there were a few cases of a decrease in vitality combined with an inclination to tire easily, and rarely a reduction in libido. Only a few side effects were directly attributable to cyproterone acetate [81, 118, 134, 206, 220], (see Table 4).

Table 4a. *Side-effects during various forms of cyproterone acetate therapy*

Side-effects during treatment with SH 8.1041[a]	Duration of treatment in months				
	3	6	9	12	>12
Headaches	4	1	1	—	—
Sickness	16	1	—	—	—
Gain in weight	15	3	—	—	—
Fulness of the breasts . . .	20	7	5	3	1
Bleeding anomalies	15	—	—	—	—
Tiredness	6	—	—	—	—
Loss of libido	3	3	—	1	—
Depressive moods	3	1	—	—	—
Constipation	—	1	—	—	—
Changes in pigmentation . .	—	1	—	—	—
Thrombosis	1	—	—	—	—
Others	5	—	1	—	—
Total number of side-effects	88	18	7	4	1
Total number of patients treated	241	155	76	37	24

Table 4b

Side-effects during treatment with SH 8.1041 + SH 8.0714[b]	Duration of treatment in months
	3
Headaches	—
Sickness	—
Gain in weight	1
Fulness of the breasts . . .	3
Bleeding anomalies	—
Loss of libido	1
Changes in pigmentation . .	2
Others	—
Total number of side-effects	7
Total number of patients treated	11

Table 4c

Side-effects during treatment with SH B 209[c]	Duration of treatment in months	
	3	6
Headaches	1	—
Sickness	3	—
Gain in weight	5	—
Fulness of the breasts . . .	2	—
Bleeding anomalies	8	1
Loss of libido	1	—
Changes in pigmentation . .	—	—
Others	2	—
Total number of side-effects	22	1
Total number of patients treated	77	5

[a] SH 8.1041, 100 mg cyproterone acetate and 50 μg ethinyl-oestradiol in the reverse sequential therapy.

[b] SH 8.0714, 100 or 50 mg cyproterone acetate.

[c] SH B 209, 2 mg cyproterone acetate and 50 μg ethinyloestradiol as a combined-type contraceptive.

After BRAENDLE et al. [230].

More recently BRAENDLE, BOESS, BRECKWOLDT, LEVEN and BETTENDORF (1974) [230] have described the effectiveness and side effects of various forms of cyproterone acetate therapy in 329 patients suffering from idiopathic hirsutism, acne, seborrhea oleosa or androgenetic alopecia. Treatments were either a reverse sequential therapy with 100 mg cyproterone acetate and 50 μg ethinyloestradiol, or the same form with 150 mg or 200 mg cyproterone acetate, or a combined type of oral contraceptive with 2 mg cyproterone acetate and 50 μg ethinyloestradiol. All were taken for at least three months and in some cases treatment continued for up to three years. Improvement in most cases of hirsutism and alopecia was achieved by 9 months therapy, whereas with acne and seborrhea 90% of cases showed improvement or a complete disappearance of symptoms after only three months. The best results for hirsutism and alopecia were achieved with the reverse sequential therapy while the lower dose of cyproterone acetate in the combined type of oral contraceptive produced just as good results for acne and seborrhoea. The nature of the side effects observed are shown in Table 4. It was noticed that these were dose-dependent mainly of a subjective nature and tended to disappear after three months. It was concluded that the reverse sequential therapy with cyproterone acetate is now the best therapy available for the indications described.

Continuous medication with cyproterone acetate alone is only indicated for postmenopausal or ovariectomised women because of the danger of breakthrough bleeding or intrauterine feminisation in cases of undetected pregnancy [81, 220].

It must be emphasised that the reverse sequential therapy guarantees normal combined-type contraceptive protection, which does not of course preclude the need to ascertain that the patient is not pregnant at the beginning of treatment.

3.2.5. Chlormadinone Acetate

With contraceptives containing 3 mg chlormadinone acetate a good therapeutic effect in hirsutism was also seen [91, 92, 223]. In all treated cases a distinct tendency to regression of the stimulated hair growth was achieved, even in some patients with hypertrichosis.

In younger patients this treatment seemed to be more and earlier effective, than in older patients. A distinct improvement in hirsutism in almost 60% of the treated patients could be seen after 6—8 treated cycles. When the treatment was stopped, in most cases the hirsutism slowly recurred. HUSMAN [91], has reported that there were no side effects, except a slightly increased body weight in some cases, during combined type contraceptive medication with chlormadinone acetate as the progestogenic component. Especially there was no thrombophlebitis and the plasma transaminases and glucose were in the normal range. The long-term application of 3 mg chlormadinone acetate and 0.1 mg mestranol caused a decrease in the excretion of adrenocortical hormones [93].

3.2.6. Benorterone

Apart from cyproterone, cyproterone acetate and chlormadinone acetate, 17a-methyl-B-nortestosterone has been used clinically for the treatment of hirsutism. This medication was also more successful than corticoids, classic oral contraceptives or various other methods of contraceptive treatment [47, 69, 75, 136, 189, 223, 224].

At a dose level of daily 50—600 mg 17a-methyl-B-nortestosterone lasting various periods of time but usually given over several months, improvement varied from slight to very good.

Most promising seemed to be the use of relatively high doses (more than 150 mg/day), after which a distinct regression of the male hair pattern was noted in up to 70% of the patients treated. Only seldom did side-effects occur during 17a-methyl-B-nortestosterone medication. These were similar to those described for the use of cyproterone acetate in the treatment of hirsutism [47, 136, 189, 224].

In particular no toxic effects due to this substance were indicated under medication at the dosages used. Menstruation was not affected as there are no progestogenic properties.

ZARATE et al. [224] and MAHESH et al. [121] reported the cases of some patients in whom the thrombinogen level sank by 50%. A direct relationship between the decrease in thrombinogen and the antiandrogen therapy could not, however, be proved [136].

3.3. Acne

3.3.1. General

It has been indicated that for acne, as for hirsutism, increased sebum production is an important pathogenetic factor. The reaction of the sebaceous glands to androgen concentrations (pathological threshold of reaction) seems to differ in various individuals, and indeed, in different areas of the skin [166]. Changes in the metabolic factors in the skin such as the transformation of testosterone by the 5a-reductase into 5a-dihydrotestosterone, seem to play an important part here [126, 202, 212].

This would of course, also explain the often typical pattern of distribution of the areas of skin affected by acne. The use of oestrogens in the treatment of acne (antigonadotropic effect) has been in use for many years with varying success, but the use of antiandrogens has been generally far more effective in the treatment of this "syndrome". Clinical investigation up to the present time has been carried out mainly with the antiandrogens cyproterone, cyproterone acetate, chlormadinone acetate and 17a-methyl-B-nortestosterone.

3.3.2. Measurement of Sebum Production Rate

STRAUSS and POCHI [187], developed a gravimetric method for determining the sebum production rate in man which has often been used by other investigators, sometimes with slight modifications [44], to obtain objective measurements, especially with regard to the effect of antiandrogens. The results of sebum production determinations under treatment with antiandrogens are summarized in Table 5.

This tabulation makes it clear that antiandrogenic steroids — as well as antigonadotropically effective oestrogens — cause a reduction in sebum production, depending on the duration of treatment and the dose level. With some substances a reduction in sebum production could be achieved by local as well as by oral application. It was possible to achieve this reduction by antiandrogen therapy in healthy subjects of both sexes and also in subjects with acne, seborrhoea, hirsutism or alopecia androgenetica. The varying results of various teams of investigators, which can be read, in part, from Table 5 might possibly be explained by the

Table 5. The Influence of antiandrogens on sebum production (clinical investigations)

Substance	Dose mg/day	Route of administration	Subjects ♀	Subjects ♂	Syndrome	Sebum production decrease (↓)	Sebum production unchanged (=)	Sebum production increase (↑)	Special remarks	Authors
Cyproterone	100/d	p.o.	+	+	healthy subjects	↓		↑	Decrease in production at first, later increased again	TAMM et al.[193]
Cyproterone	100/d	p.o.	+	+	hirsutism, acne, hirsutism, seborrhoea, alopecia androgenetica	↓	=	↑	results varied	TAMM et al. [193], WINKLER [215], WINKLER [214], WINKLER [217]
Cyproterone	100—200/d	p.o.	+	+		↓ ↓				
Cyproterone		local	+			↓	(=)	(↑)	1% (o/w) emulsion	WINKLER [215]
Cyproterone	100/d	p.o.	+	+		↓				APOSTOLAKIS et al. [6]
Cyproterone	300/d	p.o.		+	prostatic carcinoma	↓			treatment after orchidectomy	STRAUSS and POCHI [188]
Cyproterone acetate	25—200/d	p.o.		+	sexual offenders	↓				BURTON et al. [39]
Cyproterone acetate		local	+	+	acne		=		10% cyproterone acetate was given in 50% DMSO	CUNLIFFE et al. [45]
SH 8.1041	100/d	p.o.	+		acne, seborrhoea	↓			SH 8.1041 = combination of 100 mg cyproterone acetate and 0.05 mg ethinyl-oestradiol	WINKLER and SCHAEFER [220]
Chlormadinone acetate	20—30/d	p.o.		+			=			STRAUSS et al. [188]
Chlormadinone acetate	40—60/d	p.o.		+		↓				STRAUSS et al. [188]

Table 5 (continued)

Substance	Dose mg/day	Route of adminis- tration	Subjects ♀	Subjects ♂	Syndrome	Sebum production decrease (↓)	unchanged (=)	increase (↑)	Special remarks	Authors
Δ₁-Chlor- madinone acetate		local				→	=	↑	Δ₁-chlormadinone acetate was applied as a 5% cream	STRAUSS et al. [188]
Chlormadinone acetate		local	+			(↓)	=		chlormadinone acetate was applied as a 1% lotion	STRAUSS et al. [188]
Chlormadinone acetate	2/d	p.o.	+		healthy subjects, acne	→	=		chlormadinone acetate in combination	POCHI and STRAUSS [147]
Chlormadinone acetate	2/d	p.o.	+		healthy subjects acne	→	=		chlormadinone acetate in combination with 0.8 mg mestranol as a sequential preparation	POCHI and STRAUSS [147]
17α-Methyl-B- nortestosterone	300/d	p.o.	+	+		→				STRAUSS et al. [188]
17α-Methyl-B- nortestosterone		local	+	+		→			17α-methyl-B- nortestosterone was applied as a 2%, 5% or 10%	STRAUSS et al. [188]
17α-Methyl-B- nortestosterone	50—400/d	p.o.	+		healthy subjects, hirsutism, acne	→			cream	ZARATE et al. [224]
17α-Methyl-B- nortestosterone	300/d	p.o.	+	+	healthy subjects, hirsutism	→				STRAUSS et al. [189]
Chlormetherone		local		+		(↓)	=	↑	chlormetherone applied as a 1%	STRAUSS et al. [188]
Chlormetherone	100/d	p.o.		+				(↑)	solution	STRAUSS et al. [188]

differences in concentrations of the substances used and differences in methods and duration of application. The rate of sebum production seems to be dependant on age, as shown by Fig. 11, which tends to be similar to the age-dependant changes in serum testosterone concentrations.

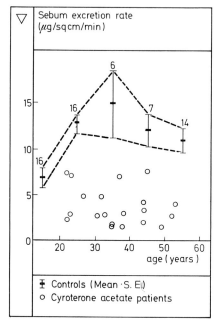

Fig. 11. Sebum excretion rates of patients and controls. The patients were treated with cyproterone acetate in doses ranging from 25—200 mg daily (mean 100 mg/day). (From Burton et al. [39])

Due to Schaefer's indirect method [167, 168], for the photometric determination of sebaceous gland activity it is possible to record objectively the reduction of sebaceous gland activity after the application of antiandrogens. This has been done for the use of cyproterone acetate in patients with acne by Winkler and Schaefer [220].

3.3.3. Effects of Antiandrogens on the Sebaceous Glands

Medication with an antiandrogen also seems to lead to a decrease in the thickness of the epidermis and also to an inhibition of mitosis in the sebaceous glands [40, 116].

3.3.4. Cyproterone

Cyproterone proved to be more successful in the treatment of acne than in the treatment of hirsutism. Several investigators reported relatively good results with 100—200 mg cyproterone per day per os. There are however relatively great differences in the various publications dealing with the effectiveness of this substance [14, 15, 69, 109, 114, 171, 172, 213, 214, 217].

In summary it can be stated that such medication is at least as effective in the treatment of acne as other non-antiandrogenic drugs. The results were not, however, decisive. Decreased sebum production (see Table 5) and mainly decreased 17-oxo-steroid excretion with simultaneously increased testosterone concentrations in urine and serum were consistently reported.

The relatively rare side-effects corresponded with those which occurred during cyproterone medication in the treatment of hirsutism. The use of cyproterone in the treatment of acne in men did not cause any side-effects except for isolated cases where gynaecomastia and an increase in prostaglandins in the semen occured [190].

3.3.5. Cyproterone Acetate

As in hirsutism, the strongly antiandrogenic and progestogenic cyproterone acetate led to impressive clinical success. On the basis of present experience the reverse sequential therapy seems to have proved most successful [81, 118, 134, 220, 228, 231].

In a cooperative German study [67, 80], of a total of 175 patients almost 100% were totally cured after more than 9 months therapy with the cyproterone acetate/ethinyloestradiol combination (see Fig. 10). There was regularly a distinct regression of the acne even in the first months of treatment. This is in contrast to hirsutism where approximately 1/3 of the patients did not respond satisfactorily to this treatment. WINKLER and SCHAEFER [220] reported that it seemed possible to improve the good results of the sequential cyproterone acetate/ethinyloestradiol therapy by simultaneously giving vitamin A acid and tetracyclines, which are known to be at least partially successful in acne therapy. Apart from the antibiotic action of the tetracyclines, a possible antianabolically effective component of this substance has been discussed [51].

According to investigations by CUNLIFFE et al. [45], local application of cyproterone acetate (10% alcoholic solution with 50% dimethylsulfoxide (DMSO) did not influence acne in either men or women. Effective local application is difficult due at least partly to the relative insolubility of this substance. Thus it becomes clear, the extent to which the effectiveness of a topically applied preparation is limited by the rate of absorption and bioavailability of the molecular species given. The same is true of the oral application, for example, of cyproterone acetate, of which only 5—10% is absorbed, from the alimentary tract [65].

Under long term treatment with cyproterone acetate alone, or in combination with ethinyloestradiol, there were relatively seldom side-effects and in most cases none at all were observed or described [81, 118, 134, 106, 220], (see also Table 4).

A compilation of the data from several German clinics shows that disturbances in the menstrual cycle, tiredness, a slight gain in weight or loss of weight and fulness of the breasts head the list, each representing 20% of all side-effects observed. Diminution of libido was remarked upon strikingly seldom (approximately 10% of patients treated). As other side-effects 3—9% of patients cited, in descending order, depressive moods, headaches and intermenstrual spotting. The latter may be an expression of a relative lack of oestrogen. Only 4.5% of all patients discontinued therapy, indicating that the side-effects quoted were reasonable and acceptable, especially with respect to the several months of treatment which were usually necessary. This aspect and the degree of success achieved, is emphasized in all the publications relating to the subject [80]. Further details have been described under hirsutism (Section 3.2.4).

3.3.6. Chlormadinone Acetate

A distinct improvement was also observed under chlormadinone acetate therapy. Pochi et al. [147], for example, reported that treatment with a sequential preparation composed of 0.08 mg mestranol per tablet for the first 11 days of the menstrual cycle and 0.08 mg mestranol $+2$ mg chlormadinone acetate/tablet for the following 10 days led to a decrease in sebum production and an obvious clinical improvement in the acne. When given as an oral contraceptive with oestrogen, 3 mg chlormadinone acetate was found to produce significant improvement after 2—3 cycles, in women who had previously suffered from premenstrual acne [169]. Local application of a cream containing 0.2% or 5% chlormadinone acetate was however unsuccessful in both men and women [1].

3.3.7. Benorterone

The antiandrogenically effective substance, $17a$-methyl-B-nortestosterone, was also clinically tested in acne patients. Several workers reported good or very good results under daily medication with 50—600 mg so that there was a distinct improvement in 75—100% of the patients treated after a few weeks or months [47, 75, 136, 224]. Other workers could only discern a slight influence, or even no influence at all, on the acne under this treatment [224].

In addition Caplan [41], observed the development of gynaecomastia within a few weeks to 6 months after the beginning of $17a$-methyl-B-nortestosterone therapy in 12 out of 13 men. This development was, however, reversed after the discontinuation of treatment. In contrast, no gynaecomastia was noted by other investigators during treatment with $17a$-methyl-B-nortestosterone over the same length of time at the same dose level [47, 69, 136, 224].

No other significant side-effects were reported by these investigators. Zarate et al. [224] reported a 50% decrease in the level of thrombinogen in 2 out of 62 patients treated, but there were no complications. Nelson et al. [136], on the other hand, found no such influence on the coagulatory system in the group of patients he investigated. In contrast to other antiandrogens, under treatment with $17a$-methyl-B-nortestosterone, there was usually not a decrease, but more often an increase, in the $17a$-oxo-steroid levels in the urine [69, 47, 136, 224].

At the same time there was a lowering of the plasma testosterone concentrations [188, 189]. After discontinuation of the therapy there was usually, as after discontinuation of cyproterone or cyproterone acetate medication, a recurrence of the acne symptoms [47].

3.4. Seborrhoea

3.4.1. General

There are close pathogenic connections between acne and seborrhoea [215]. Thus Cunliffe et al. [44], theorise that the presence of seborrhoea is necessary for the development of acne, whereby the seriousness of the acne seems to be correlated to the seriousness of the seborrhoea. With seborrhoea as well as with acne the rate of sebum production is increased, which means that this parameter can be used for diagnosis as well as for judging the success of treatment in both cases. Hormone factors, especially increased androgen concentrations at the target organ, seem to have an important pathophysiological role in irregularities of sebaceous gland function. It ought therefore to be possible to treat successfully seborrhoea with antiandrogens, especially when it is taken into account that patients with seborrhoea show a heightened tendency to develop acne.

3.4.2. Cyproterone and Cyproterone Acetate

WINKLER [214, 215, 217] reported that the antiandrogen cyproterone in doses of 100—200 mg per day orally for the treatment of seborrhoea, as well as of acne, led to good results as early as 2—4 weeks after the beginning of treatment. Cyproterone appears therefore, to influence the symptoms of seborrhoea much quicker than those of acne. Cyproterone acetate, used in the reverse sequential therapy led after only a few weeks to significant success [189, 219, 220]. The good results obtained with this therapy were confirmed by cooperative studies by several German clinics [67, 80], (see Fig. 10). Of about 160 patients with seborrhoea, 89% showed a distinct improvement after more than 9 months of treatment. Even after only 6 months treatment almost the same results were achieved. This means that in comparison with the other dermatological diseases treated with antiandrogens, i.e. hirsutism, acne and alopecia androgenetica, seborrhoera responds much more quickly. The outlook for the success of therapy is therefore almost optimal. Further details have been described under hirsutism (Section 3.2.4).

3.4.3. Benorterone

Using daily doses of 200—400 mg 17a-methyl-B-nortestosterone, ZARATE et al. [224], achieved success in the treatment of both seborrhoea and acne.

3.5. Alopecia Androgenetica and Baldness

3.5.1. General

Increased growth of scalp hair was observed in sexual deliquents after several months of treatment with cyproterone acetate (100 mg/day p.o.), and one patient with a pretherapeutic tendency to baldness even developed a thick head of hair [217]. In contrast to this, the growth of hair on the upper lip, chin, chest, abdomen, and axillary regions seemed to be scantier. Hormone influence on hair growth is well known to be dependant on the location of skin concerned. Whereas the growth of hair in the occipital and temporal regions seems to be fairly independant of androgens, and is therefore not so liable to baldness, the frontal and parietal scalp hair demonstrates both androgen dependence and a heightened tendency to baldness.

Paradoxically a high level of testosterone seems to be an important factor in the development of baldness in genetically predetermined men and also in the development of the so-called androgenic male-pattern baldness in women. However the development of hirsutism, which involves an atypical increase in hair growth, and not loss of hair, is also dictated by high levels of testosterone. Thus the simultaneous development of baldness and hirsutism is observed in a case of hypercorticosteroidism. It is probable that this partly divergent responsiveness is due to metabolic variations, such as varying receptor cell profiles or differences in androgen sensitivity at receptor sites, in various regions of the skin depending on their topographical location. Attempts has been made, in recent years, to influence hair loss and baldness by reducing serum androgen concentrations or blocking androgenic action at the target organ, using antiandrogens.

3.5.2. Cyproterone and Cyproterone Acetate

Several months of treatment with 100—200 mg cyproterone a day per os led to sometimes astonishingly good results in some women with alopecia androgenetica [14, 15, 214, 215, 217]. The cyproterone acetate/ethinyloestradiol medication, as in the reverse sequential therapy, led to an obvious improvement in symptoms, although satisfactory success was achieved only after 6—12 months of treatment [81, 118, 134].

The results from the cooperative studies of several German clinics [67, 80], which gave a summary of the results of treatment of a total of about 100 cases, demonstrated clearly that the outlook for the success of an alopecia treatment with cyproterone acetate in combination with ethinyloestradiol is not as good as for acne, seborrhoea or hirsutism (see Fig. 10).

A satisfactory rate of success of approximately 45% could only be achieved after a notably longer period of treatment (e.g. more than 9 months) than was necessary for successful treatment of acne, seborrhoea and hirsutism (see Fig. 10). Side-effects which occurred during the treatment of alopecia androgenetica with cyproterone or cyproterone acetate corresponded to those observed during antiandrogen treatment for acne, hirsutism and seborrhoea and were described in these sections. Further details have been described under hirsutism (Section 3.2.4).

3.5.3. Chlormadinone Acetate

Besides cyproterone and cyproterone acetate, chlormadinone acetate has also been recommended for the treatment of androgenetic alopecia. Comprehensive clinical experience is not available on the clinical effectiveness for this indication [178, 216].

4. Precocious Puberty

4.1. General

The premature start of sexual maturation in girls before completion of the sixth year and in boys before completion of the eighth year is today generally regarded as precocious puberty [84]. Many authorities give slightly older specifications of the age limits, e.g. at 8 and 10 years respectively. It must however be emphasized that the age limits specified are subject to developments, such as the fact that over the last 100 years there has been a tendency towards the increasingly early appearance of some somatic and functional phases of sexual development.

Among the most important signs of developing sexual maturity in both boys and girls are the premature differentiation of primary and secondary sexual characteristics. At the same time there is the development of so-called central "sex centres", which are supposedly responsible for sexual behaviour, for the hormonal control of "sexuality" and in particular for the hormonal control of puberty. Thus the increases in LH, FSH, testosterone and oestrogen concentrations in plasma observed at puberty have been put down to a corresponding maturation of the "hypothalamic sex centre", which seems to have a central role in the cyclic regulatory system of diencephalon-pituitary-gonads-diencephalon.

Only those cases which are caused by prematurely increased release of LH—RH can truly be classed as true or hypothalamic precocious puberty. The pathogenetic reason for this regulatory disturbance is often a brain tumour. In the great majority of patients the cause of the prematurely increased LH—RH release cannot be diagnosed. Those cases within the group of hypothalamic precocious puberty are always categorized as true, idiopathic or constitutional precocious puberty. In recent years attempts have been made to regularise the presumably disturbed regulatory system by the use of hormones. This course of action is only indicated in cases of so-called idiopathic or constitutional precocious puberty. Other possible causes, such as brain tumours, must be ruled out. Alternatively surgery must be proved to be impracticable. Apart from progestogenically active substances (e.g. medroxyprogesterone acetate, with which there is probably most experience in the treatment of precocious puberty) antiandrogenically active substances, such as chlormadinone acetate, cyproterone and especially cyproterone acetate, have been used to treat this condition. Antiandrogens are particularly indicated for some patients as they are able to inhibit the effect of androgens, not only indirectly, by way of the central control mechanisms, but also directly in the peripheral organs. Thus the use of such substances not only inhibits the effects of testicular androgens, but also of the adrenal gland androgens. The latter may also be responsible for premature growth and disturbances in skeletal maturation which seem to be unaffected by therapy with medroxyprogesterone acetate [18, 19, 77, 84].

In female patients, however, the action of the antiandrogens cannot be interpreted in the same way. Here it seems rather to be the progestogenic component, as in chlormadinone acetate and cyproterone acetate, and therefore the antigonadotrophic effect of these substances which are most evident in the effect on the menstruation of precocious puberty. The importance of the antiandrogenically active component remains unclear, but may be related to the inhibition of bone maturation under the influence of androgens.

4.2. Cyproterone

Early investigations by LARON and PERTZELAN [114] and BIERICH et al. [22], failed to discover a significant influence on growth or skeletal maturation due to cyproterone acetate treatment. The investigations by LARON and PERTZELAN [114] only indicated that during cyproterone medication there is a delay in the expected development tendencies with regard to both the aging of the bones and increase in height [see also 87].

There was a reduction in the ability to achieve an erection and the inclination to masturbate in some male patients treated with 50—200 mg cyproterone per day orally as under the influence of medroxyprogesterone acetate. In female patients, on the contrary, no uniform influence on menstruation could be established. Although in one patient menstruation was interrupted, in another patient, a $10^1/_2$ year old girl, menstruation occurred for the first time during antiandrogen medication.

In some cases a combination of 4—10 mg chlormadinone acetate and 50 mg cyproterone was tried [17, 128].

With this therapeutic combination a regression of the signs of precocious puberty also occurred. In addition there seemed to be a delay in the prematurely accelerated increase in height and skeletal maturation. Due to the rarity of such cases these results only indicate tendencies. The results of clinical investigations reported here on treatment of precocious puberty with chlormadinone acetate and cyproterone show that the signs of precocious puberty are influenced by this therapy as well as by "purely" progestogenic treatment. With respect to the predictable improvement in adult height, however, the results of these investigations were mostly negative.

4.3. Cyproterone Acetate

The strong antiandrogen and progestogen cyproterone acetate, was also used in the treatment of idiopathic precocious puberty, in the hope of influencing skeletal maturation and thereby the predicted final height. Cyproterone acetate is the antiandrogen with which most experience has so far been gained in the treatment of precocious puberty. As far as it is known the first experiments in therapy were published by Helge et al. [85]. Long term therapy with 20—30 mg/

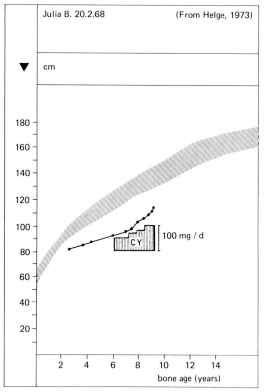

Fig. 12a and b. Cyproterone acetate — effect on constitutional precocious puberty. Patients J. B. born 20. 2. 1968. Development of the breasts, pubic hair and menarche occurred at 1 9/12 years. Beginning of the therapy was at 2 3/12 years. (a) Correlation of height to the bone age. Prospective final height before treatment 133.6 cm. Prospective final height after 2 years of treatment with cyproterone acetate 142.9 cm. (b) Speed of growth correlated to bone age. Normal range in accordance to Tanner, Whitehouse and Takaishi. The bone age was determined every 3—4 months. (From Helge [84])

day cyproterone acetate given orally proved successful in the treatment of the clinical signs of idiopathic precocious puberty. In girls, breast development was inhibited, as was menstruation. Vaginal smears simultaneously became oestrogen-negative. In boys there was a reduction in the compulsion to masturbate, in the ability to achieve an erection and in nocturnal pollution. Under cyproterone acetate treatment however, these seemed to be a diminution in the rate of growth at the same time. These results were also confirmed by other authors [16, 17, 119, 159].

In some cases a corresponding success was achieved in precociously mature patients with an adrenogenital syndrome, in one case with a simultaneous hydrocephalus internus of indistinct genesis and another case after successful radiotherapy of an extensive glioma.

Recently some articles were published on experience with a larger group of patients in which good results were also reported with cyproterone acetate [23, 24, 25, 26, 84, 153, 154].

In both girls and boys there was involution of all the signs of premature puberty, such as pubic hair, enlargement of the breasts and menstruation in

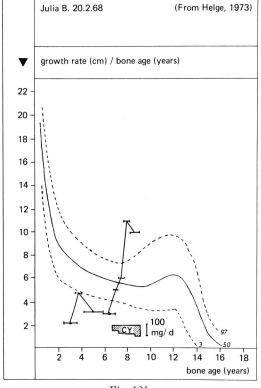

Fig. 12 b

girls and the size of the testes, ability to achieve an erection and other symptoms in boys, under treatment with 60—150 mg cyproterone acetate per square metre body surface per day orally. With regard to the influence on skeletal maturation and growth development, cyproterone acetate medication in the dosages given seemed to be superior to other antiandrogenic or progestogenic steroids. Clinical investigations found that the therapeutic effect on precocious puberty of 300 mg cyproterone acetate given every 10 days intramuscularly was equal to the standard oral therapy with 100 mg/d. This is also true for this therapy in cases with hypersexuality or sexual deviations [113].

As a parameter for judging the success of this therapy, Bossi et al. [24, 25], suggested choosing not, as is usual, a plot of the quotient, height in cm per chronological age against chronological age, but the quotient, height in cm per bone age against the bone age as a measure of the speed of growth, since the pubertal spurt of growth is closely connected with the bone age. This representation corresponds better to the physiological relationships. A possibly better measure of success may to be the plot of the quotient of development, i.e. the relationship of the increase in height age to the increase in bone age (ΔHA/ΔBA). This quotient usually amounted to 1, even during the pubertal growth spurt. Should the quotient of development be less than 1, as is the case in precocious puberty, where the bone age is far beyond the height age, the prognosis for the adult height is not good. The aim of treatment is therefore to induce a relatively large increase in the height age compared to the bone age, which would cause the quotient of development to rise to 1 or higher. Articles by Bossi and Zurbrügg [23], Bossi et al. [24, 25, 26] and Helge [84], show that treatment with 60—100 mg/day cyproterone acetate caused an increase in the rate of growth in comparison to skeletal maturation (see Fig. 12) and the quotient of development rose also (see Fig. 13). Rager et al. [153, 154] and Helge [84], demonstrated that the development of both growth and bone age decreased during cyproterone acetate medication

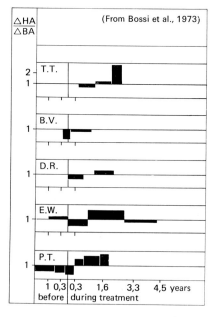

Fig. 13. Quotient of development (ΔHA/ΔBA) in 5 children with precocious puberty before and after treatment with cyproterone acetate. Aim of treatment is to obtain. $\dfrac{\Delta\mathrm{HA}}{\Delta\mathrm{BA}} == 1 \text{ or} > 1$

(From Bossi et al. [26])

According to HELGE [84], the final height of children treated with cyproterone acetate seemed to be above that which was predicted. This was confirmed by the fact that the rate of growth was greater in interrupted non-treatment periods than during cyproterone acetate therapy.

The chances of therapeutic success with cyproterone acetate in the treatment of idiopathic precocious puberty seem, on the basis of experience so far, to be more favourable than with all previously used substances.

In summary it may be stated that long term treatment with cyproterone acetate at the doses given has an inhibitive influence on prematurely appearing signs of puberty in both sexes. It is not yet possible to judge decisively whether the prematurely accelerated growth and bone maturation, and therefore the lack of height in adulthood which results from this, can be successfully treated with cyproterone acetate, but present indications are hopeful.

Treatment should be begun as soon as possible after diagnostically established idiopathic precocious puberty since the earlier the cyproterone acetate treatment is started, the greater is the therapeutic success. This is especially true with regard to the possibility of influencing the predicted final height under cyproterone acetate therapy where the chances are more favourable, the less progress skeletal maturity has made at the commencement of therapy.

Concentrations of testosterone and androsterone in urine were often higher than normal in patients with precocious puberty [78, 126, 153, 154]. With cyproterone acetate there was a reduction in the testosterone concentrations in serum, androgen levels in urine and gonadotrophin excretion. At the same time an increase in the concentrations of 11-oxo-androsterone, 11-hydroxy-androsterone and 11-hydroxy-aetiocholanolone in urine was found [16, 119, 159].

On the basis of a report by BIERICH et al. [22], that there was an increase in testosterone excretion in one patient with precocious puberty under treatment with cyproterone acetate, the effect of 100 mg/d. of this substance on the hormone status was tested in 5—14 year old healthy male subjects. It became apparent that this group of patients reacted to this medication with an increase in the excretion of 17-oxo-steroids, androsterone, aetiocholanolone, testosterone, dihydrotestosterone, epitestosterone and in some cases gonadotrophins, whereas it was not possible to influence the 17-hydroxycorticosteroid concentration in urine [20, 21, 77].

The authors concluded that even in sexually infantile boys a negative feedback mechanism exists between the gonads and the hypothalamus-hypophyseal system.

RAGER et al. [153, 154] reported that there was a renewed increase in these androgen concentrations in urine after 12—14 months of treatment with cyproterone acetate. Concentrations of dehydroepiandrosterone were also reduced, but there was no renewed increase even after some months of treatment.

Strikingly few side-effects have been described wich cyproterone acetate treatment of children with precocious puberty [26, 84].

Neither hematological parameters nor liver function tests indicated pathological changes, nor was there reason to suspect a nephrotoxic effect. The occasional nitrogen balance investigations were also without pathological results. It must be emphasized that cyproterone acetate leads to inhibition of spermiogenesis and simultaneous progressive atrophy of the tubules [119].

Although these changes have been proved to be reversible in adults, comparable investigations with children have not yet been made. Plasma cortisol and 17-hydroxy-corticoid concentrations in urine were not observed to deviate from the norm. In contrast there seemed to be reduced response to both ACTH and meto-pirone tests [26, 84].

The importance of these findings with respect to the functional ability of the adrenal glands, and in particular in stress situations, has yet to be determined. In isolated cases weight increases and fine striae rubrae were observed in girls and gynaecomastia in boys.

4.4. Chlormadinone Acetate

Chlormadinone acetate has been observed to have an inhibitive effect on the symptoms of precocious puberty in girls, similar to that of medroxyprogesterone acetate [17, 128, 194].

With a daily dose of 4—12 mg chlormadinone acetate there was an inhibition, or rather reduction, of the premature development of the breast and of men-struation. At the same time vaginal smears as a parameter of oestrogen production were negative. There was only slight growth of axillary hair under antiandrogen/ progestogen therapy, and in some cases none at all. It was not possible to discern with certainty a significant effect on the prognosis of the prematurely accelerated growth or skeletal maturation.

Serious side-effects were not observed during chlormadinone acetate therapy in the doses given. In particular there were no nodular changes in the mammary glands.

5. Control of Fertility

5.1. Inhibition of Male Fertility

On the basis of experimental animal and clinical experience which showed that cyproterone acetate medication led to oligo —, necro — or azoospermia it was thought that this steroid could be used to inhibit fertility in men [145].

The biggest problem proved to be that cyproterone acetate, at least in the dosages necessary to bring about reversible inhibition of spermiogenesis, obviously caused a simultaneous inhibition of the libido.

According to experimental investigations by Prasad et al. [151, 152] and Rajalakshmi et al. [155], who implanted cyproterone acetate in polysiloxane ("Silastic") capsules in rats, there was a release of 232 μg/day and a dissociation of desirable and non-desirable effects for the purpose of inhibiting fertility. This team reported a selective inhibition of epididymal function under the micro-doses of cyproterone acetate quoted, without simultaneous interference with libido, accessory sex gland function or testes function. Other investigators were not able to reproduce these results [54].

Corresponding investigations with men using cyproterone acetate at a dose level of 10 or 20 mg/d. to test possible antifertility effects in the testes and at the level of the accessory glands in the male reproductive tract have been introduced by the WHO. These studies have not yet reached the stage where a statement can be made about the effects of this treatment.

5.2. Inhibition of Female Fertility

Some clinically important antiandrogens, such as cyproterone acetate and chlormadinone acetate, are not only antiandrogenic but are also progestogenic and antigonadotrophic.

Due to the progestogenic component it was possible, for example, to achieve good results in the treatment of functional disorders of bleeding, oligomenorrhoea, polymenorrhoea, hypermenorrhoea, secondary amenorrhoea and endometriosis using chlormadinone acetate, usually in combination with an oestrogen. Similarly with an oestrogen chlormadinone acetate has also been introduced successfully as an oral contraceptive.

Chlormadinone acetate has also been tested, with success, as a "minipill" (monohormonal contraception type) on the basis of its progestogenic action [8, 123].

As with other contraceptives of this type, however, the reliability is not as great as with combined-type or sequential-type preparations.

Chlormadinone acetate has been withdrawn from the oral contraceptive market because of findings of mammary tumours in the Beagle dog in long term toxicity tests. It is still doubtful how much relevance these findings have for humans as the dog mammary gland seems to be the only one which can be directly maintained by progestogens.

Clinical investigations with the aim of achieving satisfactory contraception by a single oral application of cyproterone acetate ("once-a-month pill") on the basis of its progestogenic depot effect did not prove to be promising. After application of 5 mg [99], 100 or 200 mg [13] cyproterone acetate between the 4th and 8th days of the menstrual cycle, there was occasional inhibition of ovulation with all the doses. Many patients showed a withdrawal bleed after a cycle of 15—21 days, after the higher dosages. Cyproterone acetate thus seemed unsuitable for this form of contraception also because of the short interval between periods of bleeding (15—21 days) under the larger doses of 100 or 200 mg [13].

An attempt was made to match women with particular contraceptive preparations, with the aim of reducing side-effects. This was done by giving individual patients oral contraceptives suited to their physical and hormonal type. A difference was made between various "defined types" of women on the basis of their original hormone situation, e.g. those in whom oestrogens predominate; those in whom oestrogens and progestagens are well balanced; and those in whom progestagens and androgens predominate.

Not all workers agree that patients can be categorised according to hormone analyses, constitutional and/or anatomical characteristics for the purpose of choosing the right preparation.

Combined preparations containing progestogens with an antiandrogenic partial effect might be used successfully in patients with acne, seborrhoea or even hirsutism.

Apart from chlormadinone acetate, which is known to have been used in various oral contraceptives, cyproterone acetate is also being tested at a dose level of 2 mg combined with 50 μg ethinyloestradiol, in particular with the aim of producing an "individual" prescription in such cases.

Preliminary results are very promising with respect to exploiting the antiandrogenic partial effect in contraceptives for women with a tendency to acne and hirsutism. Current investigations are a development from the early report of PEETERS et al. [143] on clinical investigations with a very small number of patients. With 4 mg cyproterone acetate in combination with 40 μg ethinyloestradiol there were no cases of pregnancy or of raised pregnanediol concentrations in urine. The endometrium demonstrated a normal transformation on the 24th day of the cycle.

References

1. Adams, R.M., Burdick, K.H.: An antiandrogen, delta-1-chlormadinone acetate in acne: lack of effect topically. Acta derm., venereol. (Stockh.) **50**, 479—480 (1970).
2. Albin, J., Vittek, J., Gordon, G.G., Altman, K., Olivo, J., Southren, A.L.: On the mechanism of the anti-androgenic effect of medroxyprogesterone acetate. Endocrinology **93**, 417—422 (1973).
3. Anderson, K.M., Liao, S.: Selective retention of dihydrotestosterone by prostatic nuclei. Nature (Lond.) **219**, 277—279 (1968).
4. Apostolakis, M., Ludwig, E., Voigt, K.D.: Testosterone-, Oestrogen- und Gonadotropinausscheidung bei diffuser weiblicher Alopecie. Klin. Wschr. **43**, 9—15 (1965).
5. Apostolakis, M., Ludwig, E., Voigt, K.D.: Excerpta Med. Found. Intern. Congr. Ser. 6 Nr. 111, 327 (1966).
6. Apostolakis, M., Tamm, J., Voigt, K.D.: Biochemical and clinical studies with cyproterone. Acta endocr. (Kbh.) **56**, Suppl. 199, Abstract Nr. 40 (1967).
7. Apostolakis, M., Tamm, J., Voigt, K.D.: The effects of HCG in cyproterone treated male subjects. Testosterone. In: Tamm, J. (Ed.). Proc. Workshop Conf. Tremsbüttel 1967. Stuttgart (1968), pp. 156—161.
8. Aznar-Ramos, R., Giner-Velázques, J., Martinez-Manautou, J.: Contraception efficacy of single and divided doses of chlormadinone acetate. Contraception **4**, 37—43 (1971).
9. Baillie, A.H., Calman, K.C., Milne, J.A.: Histochemical distribution of hydroxysteroid dehydrogenases in human skin. Brit. J. Derm. **77**, 610—616 (1965).
10. Bardin, C.W., Kirschner, M.A.: In: Sunderman, F., Sunderman, F.W. (Eds.). Laboratory Diagnosis of Endocrine Diseases, ch. 51. St. Louis: H. Green Inc. 1971.
11. Bardin, C.W., Lipsett, M.B.: Testosterone and androstenedione blood production rates in normal women and women with idiopathic hirsutism of polycystic ovaries. J. clin. Invest. **46**, 891—902 (1967).
12. Beck, P.: Comparison of the metabolic effects of chlormadinone acetate and conventional contraceptive steroids in man. J. clin. Endocr. **30**, 785—791 (1970).
13. Beck, A., Friedrich, F., Caucig, H.: Cyproteronazetat als Einmalpille. (Oral contraception by a single dose of cyproterone acetate). Geburtsh. u. Frauenheilk. **32**, 138—144 (1972).
14. Bettendorf, G.: Effect of cyproterone in female virilizing syndromes. In: Cassano, C., Finkelstein, M., Klopper, A. (Eds.). Research on Steroids. Amsterdam: North-Holland Publ. **3**, 267—276 (1968).
15. Bettendorf, G., Breckwoldt, M., Czygan, P.J., Groot, K., Schulz, K.D.: Klinischexperimentelle Untersuchungen mit dem Antiandrogen "Cyproteron". In: Klein, E. (Ed.). Das Testosteron. Die Struma, S. 102—108. Berlin-Heidelberg-New York: Springer 1968.
16. Beyer, J., Demisch, K., Wiegelmann, W., Happ, J., Kollmann, F., Schöffling, K.: Cyproterone acetate in the treatment of infantile adrenogenital syndrome with precocious puberty. Acta endocr. (Kbh.) Suppl. **173**, 169 (1973).
17. Bierich, J.R.: Pubertas praecox and pubertas tarda (precocious and retarded puberty). Symp. Deut. Gesell. Endokrinol. **16**, 183—194. Berlin-Heidelberg-New York: Springer 1970.
18. Bierich, J.R.: Diagnostic and therapeutic use of antiandrogens. 13th Int. Cong. of Paediatrics, Wien 1971, p. 37.
19. Bierich, J.R., Blunck, W., Schönberg, D.: Über Frühreife. Mschr. Kinderheilk. **115**, 509—516 (1967).
20. Bierich, J.R., Gupta, D., Heller, S.: Prüfung des Hypothalamus-Hypophyse-Gonadensystems bei Knaben vor der Pubertät mit Cyproteron. Preview of the "Symposium der Europäischen Gesellschaft für pädiatrische Endokrinologie", Zürich, Mai 1971.
21. Bierich, J.R., Gupta, D., Heller, S.: Examination by cyproterone of the hypothalamohypophyseo-gonadal system in prepubertal boys. Acta paediat. scand. **61**, 265—266 (1972).
22. Bierich, J.R., Schönberg, D., Blunck, W.: Pubertas praecox infolge von Hamartomen des Hypothalamus. Precocious puberty due to hamartomas of the hypothalamus. In: Kracht, J. Oestrogene Hypophysentumoren. 15. Symp. Deut. Gesell. Endokrinol., Köln 1969. Berlin-Heidelberg-New York: Springer, S. 301 (1969).
23. Bossi, E., Zurbrügg, R.P.: Behandlung der Pubertas praecox mit dem Antiandrogen Cyproteron-acetat. Klin. Wschr. **51**, 774 (1973).

24. Bossi, E., Joss, E.E., Zurbrügg, R.P.: Evaluation of the effectiveness of treatment on adult height prognosis in disorders with advanced and retarded bone age. Acta paediat. scand. **62**, 401—404 (1973).

25. Bossi, E., Zurbrügg, R.P., Joss, E.E.: Improvement of adult height prognosis in precocious puberty by cyproterone acetate. Acta paediat. scand. **62**, 405—412 (1973).

26. Bossi, E., Zurbrügg, R.P., Joss, E.E.: Cyproteronacetat und Pubertas praecox. Med. Mitt. Schering, Nr. 2, 19—25 (1973).

27. Bracci, U., Di Silverio, F.: Il nostro attuale orientamento in tema di terapia ormonale del cancro della prostata. Preview of the Congress di Chirurgia Internazonale, Roma 1972.

28. Bracci, U., Di Silverio, F.: Il nostro attuale orientamento nella terapia del carcinoma della prostata. Preview of the Congresso della Società Italiano di Urologia, Genova 1973.

29. Briggs, M.H., Brotherton, J.: Steroid biochemistry and pharmacology. London-New York: Academic Press 1970, p. 52—108.

30. Brotherton, J.: Bibliography (with review) on animal experiments with anti-androgens. Bibliogr. Reprod. **21**, 173—186 (1973) and 359—370 (1973).

31. Brotherton, J.: Bibliography (with reviews) on clinical uses of anti-androgens. Bibliogr. Reprod. **20**, 913—924 (1972) and 1113—1122 (1972).

32. Brotherton, J.: Effect of oral cyproterone acetate on urinary and serum FSH and LH levels in adult males being treated for hypersexuality. J. Reprod. Fertil. **36**, 177—187 (1974).

33. Brotherton, J.: Sex hormone pharmacology. London-New York: Academic Press 1974 (in press).

34. Brotherton, J., Barnard, G.: Some aspects of the effect of cyproterone acetate on levels of other steroid hormones in man. J. Reprod. Fertil. **36**, 373—385 (1974).

35. Brotherton, J., Harcus, A.W.: Effect of oral cyproterone acetate on urinary FSH and LH levels in adult males being treated for hypersexuality. J. Reprod. Fertil. **33**, 356—357 (1973).

36. Brooks, J.R., Busch, R.D., Patanelli, D.J., Steelman, S.L.: A study on the effects of a new anti-androgen on the hyperplastic dog prostate. Proc. Soc. exp. Biol. (N.Y.) **143**, 647—655 (1973).

37. Bruchovsky, N., Wilson, J.B.: The intranuclear binding of testosterone and 5a-androstan-17β-ol-3-one by rat prostate. J. biol. Chem. **243**, 5953—5960 (1968).

38. Burchardt, P., Agrapidakis, J.: Leber und Nierenfunktion nach oraler Gabe des anti-androgens Cyproteronacetat. Proc. Soc. exp. Biol. (N.Y.) **143**, 647—655 (1972).

39. Burton, J.L., Laschet, U., Shuster, S.: Reduction of sebum excretion in man by the antiandrogen, cyproterone acetate. Brit. J. Derm. **89**, 487 (1973).

40. Calman, K.C.: Androgens and acne: A new method for the screening of antiandrogens in human skin. Brit. J. Derm. **82**, Suppl. 6, 26—32 (1970).

41. Caplan, R.M.: Gynecomastia from a non-estrogenic anti-androgen. J. clin. Endocr. **27**, 1348—1349 (1967).

42. Chagoya, L., Nurko, B., Santos, E., Rivera, A.: 6-Chloro-6-dehydro-17a-acetoxy-progesterone: Its possible action as an aldosterone antagonist. J. clin. Endocr. **21**, 1364 (1961).

43. Chwalla, R.: Pathophysiologie der Prostata und der Prostatahypertrophie. Urol. int. (Basel) **3**, 273—296 (1956).

44. Cunliffe, W.J., Shuster, S.: Pathogenesis of acne. Lancet **1969I**, 7597, 685—687.

45. Cunliffe, W.J., Shuster, S., Cassels-Smith, A.J.: The effect of topical cyproterone acetate on sebum secretion in patients with acne. Brit. J. Derm. **81**, 200—201 (1969).

46. Cupceancu, B., Hammerstein, J.: Behandlung des Hirsutismus mit Kortikoiden, Ovulationshemmern und Antiandrogenen. Geburtsh. u. Frauenheilk. **29**, 499—500 (1969).

47. Dalla Pria, S., Greenblatt, R.B., Mahesh, V.B.: An antiandrogen in acne and idiopathic hirsutism. J. invest. Derm. **52**, 348—350 (1969).

48. Di Silverio, F., Gagliardi, V.: Il cancro della prostata. Nostri orientamenti terapeutici nelle forme estrogeno-resistenti. Estratto da: Bollettino ed Atti della Società di Urologia Centro-Meridionale e delle Isole Vol. V, Anno Accademico 1968—1969.

49. Dorfman, R.I. (Ed.): Methods in Hormone Research. Bioassay **2**, Part B 2nd Ed. New York-London: Academic Press 1969.

50. Dugwekar, Y.G., Narula, R.K., Laumas, K.R.: Distribution of 1a-³H-chlormadinone acetate in the reproductive tract of women. Contraception **7**, 313—325 (1973).

51. Duma, R.J.: Pathogenesis of acne. Lancet **1969I**, 7601, 945.

52. EBLING, F.J.: Steroid hormones and sebaceous secretion. In: BRIGGS, M.H. (Ed.). Advances Steroid. Biochem. Pharmacol. Vol. 2. London-New York: Academic Press 1970, p. 1—39.

53. ELERT, A. JR., SCHMIDT-ELMENDORFF, H., SEUKEN, S.. SOLBACH, H.G., KAISER, E.: Einfluß von Cyproteron (Antiandrogen) auf Harn- und Plasmasteroide bei Frauen. In: KRACHT, J. (Ed.). Nebenschilddrüsen und endokrine Regulation des Calciumstoffwechsels-Hypoglycämie. Glucagon. Berlin-Heidelberg-New York: Springer 1968, p. 356—361.14. Symp. Deut. Gesell. Endocrinol. Heidelberg 1968.

54. ELGER, W., VON BERSWORDT-WALLRABE, R.: Keine Sterilität unter dem Einfluß von kontinuierlich zugeführten Mikromengen von Cyproteronacetat bzw. von d-Norgestrel bei männlichen Ratten. Acta endocr. (Kbh.) Suppl. 173, 120 (1973).

55. FARNSWORHT, W.E.: Human prostatic dehydroepiandrosterone sulphate sulphatase. Steroids 21, 647—664 (1973).

56. FISHMAN, J., GELLER, J.: Effect of the antiandrogen cyproterone acetate on estradiol production and metabolism in man. Steroids 16, 351—359 (1970).

57. FROST, P., GOMEZ, E.C.: Inhibitors of sex hormones: development of experimental models. Advanc. Biol. Skin 12, 403—420 (1972).

58. GALLEGOS, A.J., GONZÁLES-DIDDI, M., MERINO, G., MARTINEZ-MANAUTOU, J.: Tissue localization of radioactive chlormadinone acetate and progesterone in the human. Contraception 1, 151—161 (1970).

59. GEISSENDÖRFER, R.: Geschlechtshormone und Entstehung der sogenannten Prostatahypertrophie. Leipzig: A. Barth 1940.

60. GELLER, J., FISHMAN, J.: Effect of cyproterone acetate on pituitary and gonadal function in elderly males. Clin. Res. 19, 171 (1971).

61. GELLER, J., BARON, A., WARBURTON, A., LOH, A.: The effect of progestational agents on male gonadal and pituitary function. An. Int. Med. 70, 1062 (1969) (Abstract).

62. GELLER, J., FRUCHTMAN, B., MEYER, C., NEWMAN, H.: Effect of progestational agents on gonadal and adrenal cortical function in patients with benign prostatic hypertrophy and carcinoma of the prostate. J. clin. Endocr. 27, 556—560 (1967).

63. GELLER, J., FRUCHTMAN, B., NEWMAN, H., ROBERTS, T., SILVA, R.: Effect of progestational agents on carcinoma of the prostate. Cancer Chemother. Reports 51, Nr. 1 (1967).

64. GELLER, J., VAZAKAS, G., FRUCHTMAN, G., NEWMAN, H., NAKAO, K., LOH, A.: The effect of cyproterone acetate on advanced carcinoma of the prostate. Surg. Gynec. Obstet. 127, 748—758 (1968)

65. GERHARDS, E., GUTSCHE, H., RIEMANN, J.: Biodynamik von 1,2a-Methylen-6-chlor-pregna-4.6-dien-17a-acetoxy-3,20-dion (Cyproteron-acetat) nach oraler Verabreichung beim Menschen. Arzneimittel-Forsch. 23, 1550—1555 (1973).

66. GERHARDS, E., RÖPKE, H., SCHULZE, P.E.: Biodynamics of 1,2a-methylene-6-chloro-pregna-4.6-dien-17a-ol-3,20 dione (cyproterone) in man following oral and intravenous administration. Acta endocr. (Kbh.) 64, 223—252 (1970).

67. German clinics. Clinical results of treatment with SH 8.1041 (= reverse sequential therapy of cyproterone acetate and ethinyloestradiol) for acne, hirsutism, seborrhoea and alopecia — collaborative study. — BETTENDORF, G., Universitäts-Frauenklinik und Poliklinik, Hamburg. BRECKWOLDT, M., Universitäts-Frauenklinik, Freiburg. GÖBEL, P., Medizinische Universitäts-Poliklinik, Tübingen. HAMMERSTEIN, J., Klinikum Steglitz der Freien Universität Berlin, Berlin. LAURITZEN, CH., Universität Ulm, Frauenklinik, Ulm. SCHMIDT-ELMENDORFF, H., Frauenklinik der Städtischen Krankenanstalt, Universität Düsseldorf, Düsseldorf. TAUBERT, H.-D., Universitäts-Frauenklinik, Frankfurt/Main. WINKLER, K., Städtisches Krankenhaus Britz, Berlin. ZAUN, H., Universitäts-Hautklinik, Homburg (Saar). Unpublished results.

68. GIORGI, E.P., SHIRLEY, I.M., GRANT, J.K., STEWART, J.C.: Androgen dynamics in vitro in the human prostate gland. Effect of cyproterone and cyproterone acetate. Biochem. J. 132, 465—474 (1973).

69. GÖBEL, P.: Nebennierenrinde und Hirsutismus der Frau. (The adrenal gland and hirsutism in women.) Therapiewoche 18, 729—735 (1968).

70. GÖBEL, P., CYRAN, J.: Zusätzlicher C_{11}-Hydroxylasemangel beim adrenalen Hirsutismus der Frau (3β-Hydroxy-Steroiddehydrogenasemangel). In: KRACHT, J. (Ed.). Oestrogene Hypophysentumoren. 15. Symp. Deut. Gesell. Endokrinol., Köln 1969. Berlin-Heidelberg-New York: Springer, S. 372—374, 1969.

71. GÖBEL, P., CYRAN, J., FRICK, V., SCHINDLER, A.E., SCHWARZ, M.: Antiandrogentherapie des Hirsutismus. Acta endocr. (Kbh.) Suppl. 159, 100 (1972). 18. Symp. Deut. Gesell. Endokrinol., Abstract Nr. 100.

72. GOLDZIEHER, J.W., KLEBER, J.W., MOSES, L.F., RATHMACHER, R.P.: A cross-sectional study of plasma FSH and LH levels in women using sequential, combination or injectable steroid contraceptives over long periods of time. Contraception 2, 225 (1970).

73. GOMEZ, E.C., HSIA, S.L.: In vitro metabolism of testosterone-4-^{14}C and Δ^4androstene-3, 17-dione-4-^{14}C in human skin. Biochemistry 7, 24—32 (1968).

74. GORDON, G.G., SONTHREN, A.L., TOCHIMOTO, S., OLIVO, J., ALTMAN, K., RAND, J., LEMBURGER, L.: Effect of medroxyprogesterone acetate (Provera) on the metabolism and biological activity of testosterone. J. clin. Endocr. 30, 449 (1970).

75. GREENBLATT, R.B., ZARATE, A., MAHESH, V.B.: The clinical use of 17-methyl-B-nor-estosterone as an antiandrogen. In: MASON, A.S., REDECILLA, A.M. (Eds.). Endocrinology. Amsterdam: Exerpta Med. Found. 1965, Abstract Nr. 99, I.C.S. 6th Panamer. Congr. Endocrinol., Mexico City, p. E 176.

76. GUEGUEN, J.: Etude comparative de l'élimination des stéroides urinaires après administration de chlormadinone, d'éthinyloestradiol, de méthyléther d'éthinyloestradiol ou de noréthindrone. Gynéc. et Obstét. 64, 467—481 (1965).

77. GUPTA, D., BIERICH, J.R.: Investigations on the cyproterone-induced effect on the testosterone metabolism in normally developing children and adult males. Exerpta Med. Nr. 210, 3rd International Congr. on Hormonal Steroids, Abstract 414, Sept. 1970.

78. GUPTA, D., MARSHALL, W.A.: A longitudinal study of the urinary excretion of individual steroids in children from 3 to 7 years old. Acta endocr. (Kbh.) 68, 141 (1971).

79. HAMILTON, J.B.: Male hormone substance: a prime factor in acne. J. clin. Endocr. 1, 570 (1941).

80. HAMMERSTEIN, J.: Antiandrogene. Moderatorbericht, Teilnehmer: BRECKWOLDT, M. (Hamburg), KARSCHNIA, R. (Frankfurt a. M.), LASCHET, U. (Landeck), LAURITZEN, CH. (Ulm), NEUMANN, F. (Berlin), SCHINDLER, A.E. (Tübingen), VON SCHMIDT-ELMENDORFF, H. (Düsseldorf), TAUBERT, H.D. (Frankfurt a. M.), ZIELSKE, F. (Berlin). Arch. Gynäk. 214, 243—247 (1973).

81. HAMMERSTEIN, J., CUPCEANCU, B.: Behandlung des Hirsutismus mit Cyproteronacetat. Dtsch. med. Wschr. 94, 829—834 (1969).

82. HAMMERSTEIN, J., CUPCEANCU, B.: Treatment of hirsutism with cyproterone acetate. In: KRACHT, J. (Ed.). Oestrogene Hypophysentumoren. 15. Symp. Deut. Gesell. Endokrinol., Köln 1969. Berlin-Heidelberg-New York: Springer, p. 435—436, 1969.

83. HANSSON, V., TVETER, K.J.: Effect of anti-androgens on the uptake and binding of androgen by human benign nodular prostatic-hyperplasia in vitro. Acta endocr. (Kbh.) 68, 69—78 (1971).

84. HELGE, H.: Frühreife. Mschr. Kinderheilk. 121, 636—646 (1973).

85. HELGE, H., WEBER, B., HAMMERSTEIN, J., NEUMANN, F.: Idiopathic precocious puberty: Indication for therapeutic use of cyproterone acetate, an antigonadotrophic and antiandrogenic substance? Acta paediat. scand. 58, 672—673 (1969).

86. HELLER, C.G., NELSON, W.G., ROTH, A.A.: Functional prepuberal castration in males. J. clin. Endocr. 3, 573—588 (1943).

87. HERTEL, P.: Einfluß eines Antiandrogens (Cyproteronacetat) auf Knochenwachstum und Knochenreifung männlicher Ratten. Dissertation 1969, 84 S. Freie Universität Berlin, Medizinische Fakultät.

88. HUGGINS, C., MASINA, M.H., EICHELBERGER, L., WHARTON, J.D.: Quantitative studies of protstatic secretion. I. Characteristics of the normal secretion; the influence of thyroid, suprarenal, and testis extirpation and androgen substitution on the prostatic output. J. exp. Med. 70, 543 (1939).

89. HUNDEIKER, M., BREHM, K.: Folgen einer Langzeit-Antiandrogenbehandlung am Hoden. Z. Haut- u. Geschl.-Kr. 46, 28 (1971).

90. HUNTER, J.: Observations, 2nd Nicol., London 1972.

91. HUSMANN, F.: Differentialdiagnose und Therapie des Hirsutismus. Münch. med. Wschr. 109, 2124—2128 (1967).

92. HUSMANN, F.: Neue Gesichtspunkte zur Therapie des Hirsutismus. Therapiewoche 18, 83 (1968).

93. Husmann, F.: Das Verhalten der Steroidausscheidung unter Langzeitbehandlung mit einer Oestrogen-Gestagen-Kombination. Excretion of steroids in therapy with combined estrogen-progestagen of long duration. In: Kracht, J. (Ed.) Oestrogen Hypophysentumoren. 15. Symp. Deut. Gesell. Endokrinol., Köln 1969. Berlin-Heidelberg-New York: Springer, p. 140—141, 1969.

94. Ito, T., Horton, R.: The source of plasma dihydrotestosterone in man. J. clin. Invest. 50, 1621 (1971).

95. Jaffe, R.B.: Testosterone metabolism in target tissues: Hypothalamic and pituitary tissues of the adult rat and human fetus, and the immature rat epiphysis. Steroids 14, 483 (1969).

96. Jarpa, A., Donoso, J.: Untersuchungen über die Hemmung der Spermiogenese durch Depot-Gestagene. Andrologie 1, 107—112 (1969).

97. Johnsen, G.G.: The stage of spermatogenesis involved in the testicular hypophyseal feedback mechanism in man. Acta endocr. (Kbh.) 64, 193—210 (1970).

98. Jonsson, C.E.: In vitro uptake of tritiated testosterone and oestradiol by the lateral lobe of the hypertrophied human prostate and the accessory sex glands of the rat — a pilot study. Acta endocr. (Kbh.) 61, 25—32 (1969).

99. Jürgensen, O., Taubert, H.D.: Die Wirkung von Cyproteronacetat auf den Zyklusverlauf gesunder Frauen. Geburtsh. u. Frauenheilk. 30, 830—837 (1970).

100. Kaiser, H., Schmidt-Elmendorff, H., Orssich, P.: Der Einfluß eines „Antiandrogen" auf die Steroidausscheidung bei Frauen mit Hirsutismus. (The influence of an antiandrogen on the secretion of steroids in women with hirsutism.) Arch. Gynäk. 204, 135—136 (1967).

101. Kaiser, E., Schmidt-Elmendorff, H., Zimmermann, H., Solbach, H.G.: Harn - und Plasmasteroide unter Antiandrogen (SH 80881)-Behandlung bei Frauen mit Hirsutismus. In: Klein, E. (Ed.) Das Testosteron — Die Struma. Berlin-Heidelberg-New York: Springer 1968, p. 109—112.

102. Kaufmann, J.: Untersuchungen zur causalen Genese der Prostatahypertrophie. Tagung Urol. Oberärzte, Basel 1967.

103. Kent, J.R., Hill, M., Huix, F.J., Segre, E.J.: Seminal acid phosphatase content in the clinical bioassay of androgens and antiandrogens. Clin. Pharmacol. Ther. 13, 205—211 (1972).

104. Kim, M.H., Herrmann, W.L.: In vitro metabolism of dehydroisoandrosterone sulfate in foreskin, abdominal skin, and vaginal mucosa. J. clin. Endocr. 28, 187—191 (1968).

105. Kirschner, M.A., Bardin, C.W.: Androgen production and metabolism in normal and virilized women. Metabolism 21, 667 (1972).

106. Kirschner, M.A., Sinahamahapatra, S., Zucker, I.R., Loriaux, L., Nieschlag, E.: The production, origin and role of dehydroepiandrosterone and Δ^5-androstendiol as androgen prehormones in hirsute women. J. clin. Endocr. 37, 183—189 (1973).

107. Klosterhalfen, H.: Neue Gesichtspunkte der Therapie von benignen und malignen Neoplasien der Prostata. (New aspects in the treatment of benign and malignant neoplasias of the prostate.) In: Kracht, J. (Ed.). Haut als endokrines Erfolgsorgan-Gestagene-Geriatrische Endokrinologie des Mannes. Symp. Deut. Gesell. Endokrinol. 17, 157—164 (1971). Berlin-Heidelberg-New York: Springer.

108. Knorr, D.: Testosteron und Pubertät bei Knaben. (Testosterone and puberty in males.) Symp. Deut. Gesell. Endokrinol. 16, 151—165 (1970). Berlin-Heidelberg-New York: Springer.

109. Kolb, K.H., Roepke, H.: Die Pharmakokinetik von Cyproteronacetat. Eine vergleichende Untersuchung bei Mensch und Pavian. (The pharmacokinetic of cyproterone acetate. A comparing investigation in the human and the baboon.) Int. Z. klin. Pharmakol. Ther. Toxikol. 1, 187—190 (1968).

110. Krause, W.F.J.: Zur sogenannten hormonalen Kastration. Materia Med. Nordmark 21, 29—35 (1969).

111. Kulin, H.E., Reiter, E.O.: Gonadotrophin suppression by low dose oestrogen in men: evidence for differential effects upon FSH and LH. J. clin. Endocr. 35, 836—839 (1972).

112. Kutscher, W., Wolbergs, H.: Prostataphosphatase. Z. Physiol. Chem. 236, 237 (1935).

113. Lachnit-Fixon, U.: Personal communication.

114. Laron, Z., Pertzelman, A.: Clinical use of the antiandrogen cyproterone (SH 8.0881) in the pediatric age group. Proceedings of the Combined Annual Meeting European Club for Paediatric Research and the European Society for Paediatric Endocrinology, Vienna, August 1968, Nr. 46, pp. 48.

115. Laschet, U., Laschet, L.: Psychopharmacotherapy of sexual offenders with cyproterone acetate. Pharmakopsychiatrie, Neuro-Psychopharmakologie **4**, 99—104 (1971).

116. Lauritzen, Ch.: Beeinflussung des Endokriniums durch Antiandrogene. Arch. Gynäk. **214**, 1—4, 250—251 (1973).

117. Lee, P.A., Jaffe, R.B., Midgley, A.R., Kohen, F., Niswender, G.D.: Regulation of human gonadotrophins. VIII. Suppression of serum LH and FSH in adult males following exogenous testosterone administration. J. clin. Endocr. **35**, 636 (1972).

118. Leo-Rossberg, J., Laur, S., Zielske, F., Hammerstein, J.: Reversed sequential therapy of hirsutism using cyproterone acetate. Acta endocr. (Kbh.) Suppl. **152**, 14 (1971).

119. Ludescher, E., Rameis, K., Gleispach, H.: Antiandrogenbehandlung bei einem Knaben mit Pubertas praecox. Pädiat. Pädol. **5**, 316—325 (1969).

120. Ludwig, E.: Hormone und Behaarung. (Hormones and hair growth.) In: Kracht, J. (Ed.). Haut als endokrines Erfolgsorgan. Gestagene. Geriatrische Endokrinologie des Mannes. 17. Symp. Deut. Gesell. Endokrinol., März 1971, p. 43—47.

121. Mahesh, V.B., Zarate, A., Roper, B.K., Greenblatt, R.B.: Studies on the action of 17a-methyl-B-nortestosterone as an antiandrogen. Steroids **8**, 297—308 (1966).

122. Markewitz, M., Veenema, R.J., Fingerhut, B., Nehme-Haily, D., Sommers, S.C.: Cyproterone acetate (SH 714) effect on histology and nucleic acid synthesis in the testes of patients with prostatic carcinoma. Invest. Urol. **6**, 638—649 (1969).

123. Martinez-Manautou, J., Giner-Velasquez, J., Rudel, H.: Continuous progestogen contraception: A dose relationship study with chlormadinone acetate. Fertil. and Steril. **18**, 57—62 (1967).

124. Mauermayer, W.: Cyproterone therapy in prostatic cancer stage III and IV. In: Raspé, G., Brosig, W. (Eds.). International Symposium on the Treatment of Carcinoma of the Prostate, Berlin, Nov. 1969. Oxford-Edinburgh-New York: Pergamon Press, Vieweg 1971, p. 179—180. Life Sciences Monographs.

125. Meiers, G.G., Schmidt-Elmendorff, H., Jost, B., Pfaffenrath, V.: Trichometrische Objektivierung und Verlaufskontrolle des Hirsutismus. — preliminary report — Preview of the "102. Tagung der Rheinisch-Westfälischen Dermatologen", Bonn, Okt. 1973.

126. Mauvais-Jarvis, P., Charransol, G., Bobas-Masson, F.: Simultaneous determination of urinary androstanediol and testosterone as an evaluation of human androgenicity. J. clin. Endocr. **36**, 452—459 (1973).

127. Mellin, P.: Cyproterone therapy in prostatic cancer stage IV. In: Raspé, G., Brosig, W. (Eds.). International Symposium on the Treatment of Carcinoma of the Prostate, Berlin, Nov. 1969. Oxford-Edinburgh-New York: Pergamon Press, Vieweg 1971, p. 180. Life Sciences Monographs.

128. Menking, M., Blunck, W., Wiebel, J., Stahnke, N., Willig, R.P., Bierich, J.R.: Über Frühreife. IV. Mitteilung: Therapie der Pubertas praecox. Mschr. Kinderheilk. **119**, 19—22 (1971).

129. Morse, H.C., Leach, D.R., Rowley, M.J., Heller, C.G.: Effect of cyproterone acetate on sperm concentration, seminal fluid volume, testicular cytology and levels of plasma and urinary ICSH, FSH and testosterone in normal men. J. Reprod. Fertil. **32**, 365—378 (1973).

130. Moszkowicz, L.: Sexualzyklus, Mastopathie und Geschwulstwachstum der Mamma. Arch. klin. Chir. **144**, 133—161 (1927).

131. Moszkowicz, L.: Prostatahypertrophie und Intersexualität. Virchows Arch. path. Anat. **284**, 408—465 (1932).

132. Moszkowicz, L.: Biologische Grundlagen zum Problem des männlichen Klimakteriums. Wien. klin. Wschr. **50**, 1443—1449 (1937).

133. Nagamatsu, G.R.: Use of cyproterone acetate in prostatic cancer stages III and IV. In: Life Sciences Monographs. International Symposium on the Treatment of Carcinoma of the Prostate, Berlin, Nov. 1969, p. 173—174, (Raspé, G., Brosig, W., Eds.). Oxford-Edinburgh-New York: Pergamon Press, Vieweg 1971.

134. Neale, C., Krebs, D., Bettendorf, G.: Behandlung der Akne, des Hirsutismus und der Alopezie mit Cyproteronacetat und Aethinyloestradiol. Acta. endocr. (Kbh.) Suppl. **152**, 13 (1971).

135. Nehme-Haily, D., Osario, D.G., Veenema, R.J., Markewitz, M.: Resultados preliminares con el uso del acetato de ciproterona (SH-714) en el carcinoma prostatico avanzado. Ref. Venez. Urol. **20**, 19—26 (1968).

136. Nelson, R.M., Rakoff, A.E.: Hirsutism and acne treated by an androgen antagonist. Obstet. Gynaecol. **36**, 748—752 (1970).
137. Neumann, F.: Methods for evaluating anti-sexual hormones. Symp. on Methods in Drug Evaluation, Mailand 1965. North-Holland Publ. Company, Amsterdam, p. 548, 1966.
138. Neumann, F.: Chemische Konstitution und pharmakologische Wirkung. In: Junkmann, K. (Ed.). "Gestagene". Handbuch der experimentellen Pharmakologie Band XXII/I, Kapitel VI, p. 680—1025, 1968. Berlin: Springer.
139. Neumann, F., von Berswordt-Wallrabe, R., Elger, W., Steinbeck, H.: Hormon-hemmer-Untersuchungen mit Testosteron-Antagonisten. 18. Colloqium der Gesellschaft für physiologische Chemie, April 1967, Mosbach/Baden, S. 218—248. Berlin-Heidelberg-New York: Springer 1967.
140. Neumann, F., von Berswordt-Wallrabe, R., Elger, W., Steinbeck, H., Hahn, J.D., Kramer, M.: Aspect of androgen-dependent events as studied by anti-androgens. Recent Progr. Hormone Res. **26**, 337—410 (1970).
141. O'Malley, B.W.: Mechanisms of action of steroid hormones. New England. J. Med. **284**, 370—377 (1971).
142. Paetzmann, H., Elsaesser, F., Haller, J., Haeffele, R.: Suppression and stimulation of plasma testosterone and DHT in hirsute women. Acta endocr. (Kbh.) **72**, Suppl. 173, 170 (1973).
143. Peeters, F., Oeyen, R., van Roy, M.: Ovarian inhibition with progestogens: A study of the recuperation stage. Int. J. Fertil. **9**, 111—120 (1964).
144. Peterson, N.T., Midgley, A.R., Jaffe, R.B.: Regulation of human gonadotrophins. III. Luteinizing hormone level and follicle-stimulating hormone in sera from adult males. J. clin. Endocr. **28**, 1473 (1968).
145. Petry, R., Mauss, J., Rausch-Stroomann, J.G., Vermeulen, A.: Reversible inhibition of spermatogenesis in men. Horm. Metab. Res. **4**, 386—388 (1972).
146. Petry, R., Rausch-Strooman, J.G., Mauss, J., Senge, T.: Der Einfluß von Cyproterone auf die Funktion der Hypophyse und die männliche Keimdrüse bei Gesunden. In: Kracht, J. (Ed.). Oestrogene Hypophysentumoren. 15. Symp. Deut. Gesell. Endokrinol., Köln 1969. Berlin-Heidelberg-New York: Springer, S. 432—434, 1969.
147. Pochi, P.E., Strauss, J.S.: Effect of sequential mestranol-chlormadinone on sebum production. Arch. Derm. **95**, 47—49 (1967).
148. Pochi, P.E., Strauss, J.S.: Sebaceous gland response in man to the administration of testosterone, Δ^4-androstenedione, and dehydroisoandrosterone. J. invest. Derm. **52**, 32 (1969).
149. Pochi, P.E., Strauss, J.S., Mescon, H.: The role of adrenocortical steroids in the control of human sebaceous gland activity. J. invest. Derm. **41**, 391 (1963).
150. Popelier, G.: Behandlung des Prostata-Carcinoms mit Gestagenen. Urologe A **12**, 134—139 (1973).
151. Prasad, M.R.N., Rajalakshmi, M., Gupta, G., Karkun, T.: Control of epididymal function. J. Reprod. Fertil. Suppl. 18, 215—222 (1973).
152. Prasad, M.R.N., Singh, S.P., Rajalakshmi, M.: Fertility control in male rats by continuous release of microquantities of cyproterone acetate from subcutaneous silastic capsules. Contraception **2**, 165—178 (1970).
153. Rager, K., Huenges, R., Gupta, D., Bierich, J.: Einfluß von Cyproteronacetat auf die körperliche Entwicklung und die Steroidausscheidung bei Pubertas praecox. Klin. Wschr. **51**, 774—775 (1973).
154. Rager, K., Huenges, R., Gupta, D., Bierich, J.R.: The treatment of precocious puberty with cyproterone acetate. Acta endocr. (Kbh.) **74**, 399—408 (1973).
155. Rajalakshmi, M., Singh, S.P., Prasad, M.R.N.: Effects of microquantities of cyproterone acetate released through silastic capsules on the histology of the epididymis of the rat. Contraception **3**, 335—346 (1971).
156. Rangno, R.E., McLeod, P.J., Ruedy, J., Ogilvie, R.I.: Treatment of benign prostatic hypertrophy with medrogestone. Clin. Pharmacol. Ther. **12**, 658—665 (1971).
157. Rasmusson, G.H., Chen, A., Reynolds, G.F., Patanelli, D.J., Patchett, A.A., Arth, G.E.: Antiandrogens. 2′,3′a-Tetrahydrofuran-2′-spiro-17-(1,2a-methylene-4-androsten-3-ones). J. Med. Chem. **15**, 1165—1168 (1972).
158. Rausch-Stroomann, J.G., Petry, R., Hocevar, V., Mauss, J., Senge, T.: Influence of an antiandrogen (cyproterone) on the gonadotrophic function of the pituitary gland, on the gonads and on metabolism in normal men. Acta endocr. (Kbh.) **63**, 595—608 (1970).

159. RAYNER, P.H.W., RUDD, R.T., JIVANI, S.K.M.: Cerebral sexual precocity treated with cyproterone acetate. Archives of Diseases of Childhood: Submitted for publication.

160. REISERT, P.M., v.z. MÜHLEN, A.: Untersuchungen über die Gonaden- und Nebennierenrindenfunktion unter einer Gestagen-Therapie (Chlormadinonacetat). Arzneimittel-Forsch. 19, 1279—1283 (1969).

161. ROBERTS, H.J.: Estrogenic management of benign prostatism, including early and poor risk cases: 7-year experience. J. Amer. Geriat. Soc. 14, 657—701 (1966).

162. RONGONE, E.L.: Testosterone metabolism by human male mammary skin. Steroids 7, 489—504 (1966).

163. ROTH, A.A.: Familial Eunuchoidism: The Laurence-Moon. J. Urol. (Baltimore) 57, 427—445 (1947).

164. ROTHAUGE, C.F., BREITWIESER, P., WILDBERGER, J.E.: Probleme der hormonalen Behandlung des Prostatakarzinoms. Z. Allgemeinmed. 47, 337—344 (1971).

165. ROTHAUGE, C.F., BREITWIESER, P., WILDBERGER, J.E., NÖSKE, H.D.: Neue Aspekte der Prostatakarzinomtherapie. Therapiewoche 22, 3046—3057 (1972).

166. SANSONE, G., REISNER, R.M.: Differential rates of conversion of testosterone to dihydrotestosterone in acne and in normal human skin-a possible pathogenic factor in acne. J. invest. Derm. 56, 366 (1971).

167. SCHAEFER, H.: The quantitative differentiation of sebum excretion using physical methods. J. Soc. Cosmetic Chemists 24, 331—353 (1973).

168. SCHAEFER, H., KUHN-BUSSIUS, H.: Methodik zur quantitativen Bestimmung der menschlichen Talgsekretion. Arch. klin. exp. Derm. 238, 429—431 (1970).

169. SCHIRREN, C., IMMEL, L.: Hormonale Therapie der Akne vulgaris (Ovulationshemmer bei prämenstrueller Akne). Münch. med. Wschr. 111, 1742—1747 (1969).

170. SCHMIDT-ELMENDORFF, H., KAISER, E.: Der Einfluß eines Antiandrogens auf die Gonadotropinausscheidung bei Frauen mit Hirsutismus, mit Adrenogenitalem Syndrom (AGS) und bei Frauen in der Menopause. In: KLEIN, E. (Ed.). Das Testosteron. — Die Struma. 13. Symp. Deut. Gesell. Endokrinol., Würzburg 1967. Berlin-Heidelberg-New York: Springer 1968, S. 113—115.

171. SCHMIDT-ELMENDORFF, H., KAISER, E., BAUCHWITZ, M.A.: Einfluß eines Antiandrogens auf die Gonadotropinausscheidung, das Endometrium und den Vaginalsmear bei Frauen mit Hirsutismus. Zbl. Gynäk. 89, 772 (1967).

172. SCHMIDT-ELMENDORFF, H., KAISER, E., BAUCHWITZ, M.A.: Einfluß eines Antiandrogens auf die Gonadotropinausscheidung, das Endometrium und den Vaginalsmear bei Frauen mit Hirsutismus. Arch. Gynäk. 204, 133—135 (1967).

173. SCHOONEES, R., REYNOSS, G., DE KLERK, S.N., MURPHY, G.P.: Antiandrogen effects on canine prostatic secretion. Invest. Urol. 10, 434—437 (1973).

174. SCHOONEES, R., SCHALCH, D.S., MURPHY, G.P.: The hormonal effects of antiandrogen (SH-714) treatment in man. Invest. Urol. 8, 635—639 (1971).

175. SCIARRA, F., SORCINI, G., PIRO, C.: Determination of testosterone and Δ^4-androstenedione in plasma by competitive protein binding analysis. Folia endocr. (Roma) 3, 271 (1969).

176. SCIARRA, F., SORCINI, G., DI SILVERIO, F., GAGLIARDI, V.: Biosintesi in vitro degli androgeni nel testicolo di soggetti con cancro della prostata, trattati con estrogeni e ciproterone acetato. Folia endocr. (Roma) 23, 264—277 (1970).

177. SCIARRA, F., SORCINI, G., DI SILVERIO, F., GAGLIARDI, V.: Testosterone and 4-androstenedione concentration in peripheral and spermatic venous blood of patients with prostatic adenocarcinoma. J. Steroid. Biochem. 2, 313—320 (1971).

178. SCOTT, W.W.: Cyproterone acetate treatment of disseminated prostatic cancer and benign nodular hyperplasia. In: RASPÉ, G., BROSIG, W. (Eds.). International Symposium on the Treatment of Carcinoma of the Prostata, Berlin, Nov. 1969. Life Science Monograph 1, 161—163 and 173—180. Oxford: Pergamon Press 1971.

179. SCOTT, W.W., SCHIRMER, H.K.A.: A new oral progestational steroid effective in treating prostatic cancer. Trans. Amer. Ass. gen.-urin. Surg. 58, 54—60 (1966).

180. SENGE, T., RICHTER, K.D., REIS, H.E.: Der Einfluß von Androgenen, Östrogenen und Antiandrogenen auf menschliches Prostataadenom und -carcinomgewebe nach Heterotransplantation auf neugeborene Ratten. Junkmann-Schöller price 1973, 80 S. Schering AG, Berlin/Bergkamen.

181. SHUSTER, S.: The bioassay of androgen, anti-androgen and other hormones on the sebaceous gland. Brit. J. Derm. 82, Suppl. 6, 15—18 (1970).

540 K.-J. Gräf, J. Brotherton, and F. Neumann

182. Smith, R.B., Walsh, P.C., Goodwin, W.E.: Cyproterone acetate in the treatment of advanced carcinoma of the prostate. J. Urol. **110**/1, 106—108 (1973).

183. Soffer, L.: Diseases of the endocrine glands. Ed. 2. Philadelphia: Lea and Febiger, p. 138—144, 1956.

184. Sorcini, G., Sciarra, F., Di Silverio, F., Fraioli, F.: Further studies on plasma androgens and gonadotropins after cyproterone acetate (SH 714). Folia endocr. (Roma) **24**, 196—201 (1971).

185. Städtler, F., Horn, H.J.: Veränderungen an menschlichen Hoden während einer Antiandrogen-Behandlung. Dtsch. med. Wschr. **98**, 1013—1019 (1973).

186. Stahl, N.L., Teeslink, C.R., Beauchamps. G., Greenblatt, R.B.: Serum testosterone levels in hirsute women: A comparison of adrenal, ovarian and peripheral vein values. Obstet. Gynecol. **41**, 650 654 (1973).

187. Strauss, J.S., Pochi, P.E.: The quantitative gravimetric determination of sebum production. J. invest. Derm. **36**, 293 (1961).

188. Strauss, J.S., Pochi, P.E.: Assay of anti-androgens in man by the sebaceous gland response. Brit. J. Derm. **82**, Suppl. **6**, 33—42 (1970).

189. Strauss, J.S., Pochi, P.E., Sarda, J.R., Wotiz, H.H.: Effect of oral and topical 17a-methyl-B-nortestosterone on sebum production and plasma testosterone. J. invest. Derm. **52**, 95—99 (1969).

190. Sturde, H.C.: Der Einfluß des Antiandrogens Cyproterone auf die Ejaculatbefunde junger Männer einschließlich der Sperma-Prostaglandine. Arch. Derm. Forsch. **241**, 86—95 (1971).

191. Tamm, J.: Diskussion remark to "Antiandrogenic activitie of some pregnane derivates", by Kraft, H.-G., Harting, J. In: Tamm, J. (Ed.). Testosterone. Proc. Workshop Conf., Tremsbuettel 1967. Stuttgart: Gerorg Thieme, 1968, p. 150.

192. Tamm, J., Beischer, W.: The urinary excretion of testosterone, and epitestosterone in females following intravenous infusion of testosterone before and during treatment with an anti-androgen (cyproterone). Acta endocr. (Kbh.) **59**, 454—458 (1968).

193. Tamm, J., Voigt, K.D., Schönrock, M., Ludwig, E.: The effect of orally administered cyproterone on the sebum production on human subjects. Acta endocr. (Kbh.) **63**, 50—58 (1970).

194. Teller, W.M., Murset, G., Schellong, G.: Urinary C_{19} and C_{21} steroid patterns in isosexuel precocious puberty during long-term treatment with gestagens. Acta paediat. scand. **58**, 385—392 (1969).

195. Tochimoto, S., Olivo, J., Southren, A.L.: Studies of plasma β-globulin: Sex difference and effect of ethinyl estradiol and testosterone. Proc. Soc. exp. Biol. (N.Y.) **134**, 700—702 (1970).

196. Tveter, K.J.: Effect of 17a-methyl-B-nortestosterone (SK and F 7690) on the binding in vitro of 5a-dihydrotestosterone to macromolecular components from the rat ventral prostate. Acta endocr. (Kbh.) **66**, 352—356 (1971).

197. Vahlensieck, W.: Miktionsstörungen bei Prostataerkrankungen. Fortschr. Med. **88**, 1183—1187 (1970).

198. Vahlensieck, W., Gödde, S.: Behandlung der Prostatahypertrophie mit Gestagenen. Münch. med. Wschr. **110**, 1573—1577 (1968).

199. Veemena, R.J.: Cyproterone therapy in prostatic cancer stage IV. In: Raspé, G., Brosig, W. (Eds.). International Symposium on the Treatment of Carcinoma of the Prostate, Berlin, Nov. 1969. Oxford-Edinburgh-New York: Pergamon Press, Vieweg 1971, p. 179. Life Sciences Monographs.

200. Vermeulen, A., Stoica, T., Verdonck, L.: The apparent free testosterone concentration, an index of androgenicity. J. clin. Endocr. **33**, 759 (1971).

201. Voigt, K.D., Apostolakis, M., Klosterhalfen, H.: The influence of cyproterone treatment on the excretion of steroids in male patients. In: Tamm, J.(Ed.). Testosterone. Proc. Workshop Conf., Tremsbuettel, April 1967. Stuttgart: Georg Thieme 1968, p. 152—155.

202. Voigt, W., Fernandez, E.P., Hsia, S.L.: Transformation of testosterone into 17β-hydroxy-5a-androstan-3-one by microsomal preparations of human skin. J. biol. Chem. **245**, 5594 (1970).

203. Vosbeck, K., Keller, P.J.: The influence of antiandrogens on the excretion of FSH, LH and 17-ketosteroids in males. Horm. Metab. Res. **3**, 273—276 (1971).

204. Voss, H.E., Oertel, G.: Androgene I. p. 474—501 (1973). In: Handbuch der experimentellen Pharmakologie. Handbook of Experimental Pharmacology, New Series XXXV/1. Eichler, O., Rensselaer, A.F., Herken, H., Welch, A.D. (Eds.). Berlin-Heidelberg-New York: Springer 1973.

205. Wannow, E.: Untersuchungen über das Verhalten der 17-Ketosteroid-Fraktionen im Harn von Frauen mit Hirsutismus unter der Behandlung mit dem Antiandrogen "Cyproterone". Dissertation, 144 S. (1969), Universität Düsseldorf, Medizinische Fakultät.

206. van Wayjen, R.G.A., van den Ende, A.: Clinical-pharmacological investigation of cyproterone acetate. Gynecol. Invest. 2, 1—6, 282—289 (1971/1972).

207. Wein, A.J., Murphy, J.J.: Experience in the treatment of prostatic carcinoma with cyproterone acetate. J. Urol. (Baltimore) 109, 1, 68—70 (1973).

208. Weinheimer, B., Oertel, G.W., Leppla, W., Blaise, H., Bette, H.: In: Plasma steroid concentrations of adrenal venous blood from women with and without hirsutism. Vermeulen, A. (Ed.). Androgens in normal and pathological conditions. Amsterdam, London: Excerpta Medica Found, p. 36—41, 1966.

209. Werder, K., von Ettinger, B., Thenaers, G.C., Forsham, P.: Plasma testosterone in hirsute women: diagnostic significance of stimulation-suppression tests. 17. Symp. Deut. Gesell. Endokrinol., Abstract Nr. 16. Acta endocr. (Kbh.) Suppl. 152, 16 (1971).

210. Wheeler, C.E., Cawley, E.P., Gray, H.T., Curtis, A.C.: Gynecomastia: a review and an analysis of 160 cases. Ann. intern. Med. 40, 985—1004 (1954).

211. White, J.W.: The results of double castration in hypertrophy of the prostate. Ann. Surg. 22, 1895.

212. Wilson, J.D., Walker, J.D.: The conversion of testosterone to 5a-androstan-17β-ol-3-one (dihydrotestosterone) by skin slices of man. J. clin. Invest. 48, 371 (1969).

213. Winkler, K.: Akne und Hormone. Aesthet. Med. 16, 315—324 (1967).

214. Winkler, K.: La valleur des anti-androgens en dermatologie. Ann. Derm. Syph. (Paris) 95, 2, 147—153 (1968).

215. Winkler, K.: Die Antiandrogene in der Dermatologie (Gravimetrische Fettbestimmung während Cyproteronanwendung). Arch. klin. exp. Derm. 233, 296—302 (1968).

216. Winkler, K.: Hormonbehandlung in der Dermatologie. 2. Aufl. Berlin: De Gruyter 1969.

217. Winkler, K.: Klinische Aspekte der Steroidwirkung an der Haut. In: Kracht, J. (Ed.). Haut als endokrines Erfolgsorgan-Gestagene-Geriatrische Endokrinologie des Mannes. Berlin-Heidelberg-New York: Springer 1971, p. 157—164.

218. Winkler, K.: Der Einfluß von Hormonen, im besonderen von Antiandrogenen, auf Seborrhoe und Haarwachstum. Z. Haut- u. Geschl.-Kr. 46, 75—78 (1971).

219. Winkler, K.: Orale Kontrazeptiva und Acne vulgaris. Hautarzt 23, 241—243 (1972).

220. Winkler, K., Schaefer, H.: Das Verhalten der Talgsekretion während der Behandlung der Acne mit Cyproteronacetat und Äthinylöstradiol. Arch. Derm. Forsch. 247, 259—264 (1973).

221. Yanaihara, T., Troen, P.: Studies on the human testis. 3. Effect of estrogen on testosterone formation in human testis in vitro. J. clin. Endocr. 34, 968—973 (1972).

222. Yen, S.S.C., Tsai, C.C.: The biphase pattern in the feedback action of ethinyloestradiol on the release of pituitary FSH and LH. J. clin. Endocr. 33, 882 (1971).

223. Zarate, A., Greenblatt, R.B., Castelazo-Ayala, L.: Tratamiento del hirsutismo "idiopatico" mediant inhibicion ovarica, inhibicion suprarenal y con un agente antiandrogenico. Ginec. Obstet. Méx. 23, 457—462 (1968).

224. Zarate, A., Mahesh, V.B., Greenblatt, R.B.: Effect of an antiandrogen, 17a-methyl-B-nortestosterone, on acne and hirsutism. J. clin. Endocr. 26, 12, 1394—1398 (1966).

225. Zaun, H.: Beobachtungen zur Wirkung von Cyproteroneacetat auf das Haarwachstum. Acta endocr. (Kbh.) Suppl. 152, 17 (1971).

226. Zaun, H.: Zur Wirkung antiandrogener Hormone auf das Haarwachstum. Parfüm. Kosmet. 53, 29—31 (1972).

227. Zaun, H.: Haarwachstumsstörungen nach Sexualhormontherapie, Sexualhormontherapie bei Haarwuchsstörungen. Hautarzt 24, 1—6 (1973).

228. Zielske, F., Dreykluft, R., Magnus, U., Hammerstein, J.: Reversed sequential therapy of hisutism using cyproterone acetate. II. Hormonal analyses. Acta endocr. (Kbh.) Suppl. 152, Nr. 15 (1971).

229. Zielske, F., Leo-Rossberg, I., Dreykluft, R., Römmler, A., Hammerstein, J.: Treatment of hirsutism and other signs of virilism with a reversed sequential administration of cyproterone acetate and ethinyloestradiol, clinical and endocrinological aspects. Acta endocr. (Kbh.) Suppl. 155, 172 (1971).

ADDENDUM

230. Braendle, W., Boess, H., Breckwoldt, M., Leven, Ch., Bettendorf, G.: Wirkung und Nebenwirkung der Cyproteronacetatbehandlung. Arch. Gynäk. 1974 (in press).

231. Meinhof, W., Kaiser, E., Loch, E.G.: Die androgenetische Acne der Frau. Hautarzt 25/1, 34—38 (1974).

232. Irving, W.J., Barnes, E.W., Hunter, W.H., Ismail, A.A.A.: Effect of cyproterone acetate on steroid levels and hirsutism in two female patients in a long-term study. J. Endocr. 61/1, 32—33 (1974).

VIII. Administration of Antiandrogens in Hypersexuality and Sexual Deviations

H. J. HORN

With 4 Figures

1.1. Androgens and Sexual Instinct

The neural structures which are decisive for induction and maintenance of the sexual instinct are situated at circumscribed sites in the diencephalon. Here a functional and localisatory distinction is made between a so-called hormonal sex centre, which is connected with the pituitary by the neurovascular route, and a sex behaviour centre, for which the synonymous term mating centre is also used.

The function of androgens in controlling sexual behaviour can be demonstrated in animal experiments by means of the so-called implantation technique. A typical oestrous behaviour was induced in male rats by controlled intracerebral instillation of androgens (HOHLWEG and JUNKMANN, 1932). The high susceptibility of hypothalamic structures to testosterone was shown by the fact that oestrous behaviour already occurred after about 1/10 of the dose which would have caused the same effect after subcutaneous injection. According to other investigations, after administering doses of androgens to intact rats and rabbits a slight increase in sexual activity was observed (BEACH, 1940; STONE, 1938).

Restoration trials after castration yielded more exact information on the part played by androgens in maintaining sexual activity. Accordingly, in all species including man the sexual urge can be restored by adequate substitution with androgens, irrespective of the time of castration. (Further literature references in NEUMANN and STEINBECK, 1972).

1.2. Androgen Concentrations and Sexual Activity and Androgen Concentrations in Different Sexual Disturbances

A number of animal experiments, whose results are not at all uniform, have also been carried out to study the problem of whether or not there is a correlation between androgen blood level and intensity of sexual activity (literature review in YOUNG, 1961).

To elucidate the problem of a possible correlation in humans between intensity of libido and androgen blood level, SCHMIDT et al. (1968) carried out endocrinological investigations in 27 clinically healthy men, aged from 23—60 years, all of whom were suffering from more or less obvious disturbances of potency and libido. In all cases testosterone excretion, the criterion of gonadal androgenic activity, was completely normal. Indeed, the excretion values for 4 men were higher than the average values for men of the same age. Another series of investigations (HUDSON et al., 1967) comprised a total of 29 men with impotentia coeundi without clinical symptoms of androgen deficiency. Here plasma testosterone concentration was measured, yielding normal values in 27 cases and subnormal values in only 2 men.

According to the present state of knowledge, premature ejaculation is regarded as the manifestation of compulsive hypersexual tension. The intensity and development of this disturbance is influenced by further psychodynamic factors. Here, too, the part played in the genesis of this disturbance by a possible change in sex hormone levels was studied. APOSTOLAKIS and SCHMIDT (1968) determined testosterone excretion in 6 men. In 5 cases values were in the normal range for age-matched patients, whereas only in one man was a higher rate of excretion found.

Table 1. *Testosterone excretion values in premature ejaculation (After* APOSTOLAKIS *and* SCHMIDT, *1968)*

Age	Testosterone excretion γ/24 h	% of age-matched mean value
22	37.7	52.3
29	48.9	55.0
29	163.2	183.7
34	63.9	89.7
36	58.2	103.3
40	49.3	87.5

The following table provided by the same authors shows testosterone excretion in patients with sexual deviations. Here, too, no correlation can be detected between endocrinological status and the present deviation.

Table 2. *Testosterone excretion in ten patients with sexual deviations (Modified, after* APOSTO-LAKIS *and* SCHMIDT, *1968)*

Age	Diagnosis	Testosterone γ/24 h	% of age-matched normal value	Normal range $\gamma \pm 2s$
20	Exhibition	53.1	147.9	25— 46
29	Exhibition	73.7	82.9	43—135
30	Exhibition	46.5	52.3	43—135
27	Hom. paedoph.	49.8	56.0	43—135
38	Paedophilia	34.5	61.2	25— 87
56	Het. paedoph.	47.3	128.1	22— 52
34	Transvestit.	42.4	59.5	27—115
45	Homosexual	90.1	175.2	25— 87
60	Homosexual	58.2	157.7	22— 52
68	Homosexual	42.9	146.4	13— 44

The cited test results confirmed the supposition that neither hypersexuality nor sexual deviation (in the sense of a deviation from the normal pleasure object or the normal sexual act) is attributable to a change, i.e., an increase or decrease, in androgen production and secretion. It follows furthermore from the behaviour of potency and libido after castration that, to all appearances, a certain hormone blood level is necessary for maintaining sexual activity (NEUMANN and STEINBECK, 1972).

2. Inhibition of Sexuality in Men by Antiandrogens (Cyproterone Acetate)

The experimentally proved androgen sensitivity of the hypothalamic sex centres and the effectiveness of androgens in controlling the sexual urge are, as it were, the basis of understanding the therapeutic possibilities of reducing libido by administration of antiandrogens.

2.1. Clinical Results

The inhibition of sexual aggressiveness in normal male rats by cyproterone acetate, which was objectively demonstrated in animal experiments by NEU- MANN and ELGER (1965) was the final impetus for employing this substance for clinical trials in men to subdue libido and potency in cases of hypersexuality or sexual deviations. In March 1967 LASCHET and LASCHET (1967) reported on their initial experience after treating 17 men, of all intelligence grades and aged from 16—67 years, for 8 months. In all cases, libido and potency were inhibited by a daily oral dose of 100 mg cyproterone acetate "independently of age, without drug failures and without important side effects". In 2 cases, inhibition of sexuality was reversible 10—14 days after withdrawing the drug, and this was emphasized as being a particular advantage over the irreversible effects of surgical castration. In endocrinological case control studies excretion of total gonadotrophins, ICSH and FSH, was shown to be decreased, as was expected on the basis of the mechanism of action of cyproterone acetate with its simultaneous anti-androgenic and anti- gonadotrophic effects.

A little later, namely in June 1967, KRAUSE (GIESE et al., 1968) warned against excessive therapeutic optimism and on the basis of his own observations in 2 pa- tients, in whom for months after discontinuing the drug oligospermia persisted, described as a "side effect" the considerable impairment of spermatogenesis occurring after an absolutely necessary daily dose of 100 mg cyproterone acetate. Making use of detailed case reports he demonstrated the different response to anti-androgens of individual patients and the risks involved, especially in the therapy of at-risk relapsing sexual delinquents.

In 7 of the 8 men he treated, a distinct suppression of the sexual urge was recorded within a few days to up to 2—3 weeks. Although therapy was otherwise successful, one married, incestuous paedophiliac still had sexual intercourse with his wife every fortnight. Another paedophiliac had a relapse after the daily dose had been reduced to 50 mg. One patient with active algolagnia still suffered from irritating delusions. In one rapist the effect wore off 3 months after the start of therapy. Even after the dose had been increased to 200 mg daily the desired effect was achieved initially, but then troublesome erections reappeared. Finally, particular prominence was given to the course of therapy in an exhibitionist who continued to expose himself very frequently and also had sexual intercourse with his wife up to 3 times a day, even when the daily dose of cyproterone acetate had been increased to 200 mg. It was not until after 4 months of treatment that there was an almost abrupt onset of sexual quiescence.

These first experience reports on using cyproterone acetate in the treatment of men with pathologically increased libido and/or sexual deviations were followed up to today by quite a number of publications. Results hitherto will be reported on in the following, arranged according to different points of view.

The investigators were almost unanimous in their reports of a suppression or inhibition of the sexual instinct during treatment with the anti-androgen cyproterone acetate. Depending on the dose, there was a fall-off in libido during the first 5—8 days of treatment (MAUCH and BECHTEL, 1968). There was still a desire for the pleasure objects preferred hitherto but sexual emphasis on this desire was reduced or (at high doses) eliminated. The intensity of a compulsive sexual experience or state of permanent, compulsive hypersexual tension as well as the urge to commit abnormal sexual acts according to disposition was reduced (HOFFET, 1968a; HORN, 1972a, b) so that in specifically stimulating situations the patients had better control of themselves.

Erectility, a component of sexual potential, must be regarded as an important parameter of the somatic activity of a drug. As OTT and HOFFET (1968) reported on the basis of experience with a total of 26 treated psychiatric in- and outpatients, spontaneous nocturnal erections disappear "with great regularity" about 8—14 days after commencing therapy with a daily dose of 100—200 mg. In most cases, there is a distinct decrease of potentia erigendi in the further course of treatment.

The first effect of therapy established by SABA and coworkers (1971) in 8 oligophrenic patients with brain injuries, who were interned at a mental hospital, was a decrease in spontaneous erections. After 7—10 days' treatment these erections did not occur again. In patients with an excessive tendency to masturbate prior to treatment, attempts at masturbation no longer produced a complete erection. Similar effects were also observed in psychotic patients (PARIANTE et al., 1971). Other patients already mentioned a reduction in erectility together with a decrease in libido at the end of the first week of treatment, whereas the expected maximum effect was not reached until the end of the third week (LASCHET and LASCHET, 1971a). A dose-related difficulty in achieving erections, which occurred about 1—3 weeks after the start of treatment, was also described by HOFFET (1968b) and illustrated with the aid of individual cases.

The manifestation of difficulty in achieving erections, which is noticed by most patients about 10—14 days after the start of medication both in the consummation of masturbatory and hetero-sexual acts, appears to depend not only on the daily dose but also, as a direct consequence of this, on age (HORN, 1972a). Whereas in young men erectile potential, which despite stimulative manipulations or in unusual situations as well as under the influence of alcohol is readily subject to disturbances, can be influenced by doses of between 100 and 150 mg cyproterone acetate, in men over 50 years of age the same effect can often be achieved with much lower daily doses. A dose of 200 mg per day can completely abolish erectility (HORN et al., 1970). According to a unanimous description by the patients, the intensity of stimulation at the time of direct genital contact is considerably reduced (HORN, 1972a, b).

Another parameter of drug activity is the delayed onset of ejaculation, which is rated positively especially by men who previously suffered from premature ejaculation (GIESE et al., 1968; HORN, 1972a). Although almost all investigators confirmed the relationship between dose and decrease of potency and in individual cases complete impotence was achieved with a daily dose of as little as 100 mg (HOFFET, 1968b; OTT and HOFFET, 1968), one patient was described who masturbated several times in spite of daily doses of 300 mg and for whom ejaculation was stated to be "extraordinary difficult or periodically not possible at all" (OTT and HOFFET, 1968). This experience is also borne out by the report by GIESE et al. (1968) of an exhibitionist who, when put on 200 mg per day, continued to expose himself and have sexual intercourse with his wife several times a day for 4 months.

According to LASCHET and LASCHET (1971b), who reported on the results of treatment in 110 men, sexuality can be inhibited "completely or adequately" in 80% of the patients with 100 mg cyproterone acetate per day, whereas 20% require twice the dose.

However, we must not overlook the fact that such subjective statements often originate from men who have a definite interest in demonstrating that the treatment has as quick, thorough and positive an effect as possible and in adapting themselves to the expectations of the investigating physician. This category of patients includes in particular sexual delinquents, who are detained in institutions as a precautionary measure and for their own benefit and who give their consent to a specific form of therapy, mainly or, at times, exclusively because they wish to be discharged prematurely or at least to be seen in a more favourable light if they do not suffer relapses. From this point of view, statements to the effect that a decrease in libido is already noticed after taking the first tablet and persists 4 months after withdrawal of medication are worthless (BINDER et al., 1971) especially if, contrary to what they say, these volunteers are simultaneously observed indulging in obviously sexual pastimes.

Specific stimulation by verbal or visual objects, depending on the deviation, is plainly decreased. At adequate dose levels stimulative situations are indeed recorded but they remain unprovocative (HORN, 1972a). Towards the end of the first week of treatment, based on the experience of PETRI (1969) within 8—14 days, the patients mentioned a decrease in libido, which was either recorded simultaneously or 1—2 weeks after a decline in potency (HORN et al., 1970; OTT and HOFFET, 1968).

The case published by SEEBANDT (1968) of a 30-year-old married exhibitionist, who in an exploration after 3 months' treatment made the following statement, may serve as an illustration: "My entire sexual vitality has diminished... Normally it is the man who wants something, but in my case it is not that way any more. However, I do respond if my wife exerts a certain sexual stimulation over a fairly long period of time."

Of 17 men in the patient sample of ROTHSCHILD (1970) 6 had a strong "subjective libido", 8 a slightly decreased libido and in the other cases there was no effect. However, it must be added that these patients were mainly hospitalized and suffering from schizophrenia, dementia and oligophrenia. Only in exceptional cases was hypersexuality or sexual deviations the sole indication.

The capacity to imagine sexually stimulating situations or pictures and to make use of these associations in masturbation also diminishes during therapy (HORN, 1972a).

A 42-year-old paedophiliac male nurse described the consummation of masturbation as a "non-stimulating act of brute force". He said he no longer had any imagination and could not concentrate on earlier experiences. "Other thoughts keep interfering."

In the first 6 weeks of psychotherapy combined with cyproterone acetate ZIEGLER (1972) ascertained an increase in the number of sex dreams, which LASCHET (1972) could not confirm in her patient sample.

BINDER and coworkers (1971) had a certain justification in criticizing drug testing in excessively small populations and the absence of control groups, blind trials and objective recording of drug-induced changes. To obtain objective and comparable criteria of therapeutic success, in one group of volunteers the psychogalvanic skin reflex (PGR) was chosen from a number of psychophysiological test procedures for detecting and recording the autonomic excitation potentials in response to key sexual stimuli. In the process, each volunteer was confronted with 18 optical sex stimuli each having a different provocative value. As compared with a control group, the treated patients showed a change in the dynamics of sexual excitement insofar as significantly less emotional involvement was required to inwardly digest, classify and assess the sexual stimuli. As the authors say, the patients have "a more detached, indifferent and objective attitude to sexual matters. The expectation of forthcoming sexual stimulation is marked by greater calm, mental balance and neutrality." On the other hand, there were no distinct differences as regards direct sexual stimulation between study and control groups, although in the treated patients there is a rapid stagnation and decline in the intensity and duration of excitation potentials. In a follow-up study 4 months after the end of treatment, the dynamics of stimulation recorded by means of the psychogalvanic skin reflex was found to be almost identical to that before treatment was started.

2.2. Effects of Therapy on Female Sexuality

Starting from the consideration that female sexuality is also androgen-dependent and that libido can be increased by administering androgens (BLEULER, 1954), at different times clinical trials were also carried out in women (HOFFET, 1968b; LASCHET, 1972; OTT and HOFFET, 1968; ROTHSCHILD, 1970). However, the results of treatment are assessed in quite different ways. Whereas in the patient population of ROTHSCHILD (1970) 8 of 10 female patients showed a good to satisfactory response to therapy, and HOFFET (1968b) observed subsidence of sexual irritability and a certain emotional sedation in a patient with chronic schizophrenia and a sexually overexcited epileptic patient, HOFFET later (1972) reported on 13 treated women of whom only 5 showed a "convincing improvement of disturbances". In 6 of 7 nymphomanic women with elevated androgen excretion "subjectively and objectively satisfactory" reduction of libido was achieved by means of a reversed sequential course of therapy (50—100 mg cyproterone acetate combined with oestrogens) (LASCHET, 1972). HOFFET (1972) also administered 100—200 mg cyproterone acetate/day in combination with 40 μg ethinyloestradiol to premenopausal women from the 5th—25th days of the cycle. On the whole, he advocated restricting the indication to sterilized women or women who had already reached the postmenopausal phase. The reason he gave was the general risk of teratogenic damage to the foetuses (feminization) if cyproterone acetate is administered during pregnancy. In consideration of the ovulation-inhibiting effect of combined cyproterone acetate-oestrogen therapy. LASCHET (1972) regarded this risk, which had been alluded to by other authors, as fairly slight since if therapy is administered consistently there is hardly any risk of pregnancy occurring.

Since so far there are only relatively few reports on experience with antiandrogen therapy in women, no ultimately or generally valid statements can be made on indication, risks and side effects.

2.3. Psychic Effects of Therapy

In the literature, there are particularly frequent references to the occurrence of depression. In one depressive psychopath with suicidal tendencies the bout of depression already occurred on the 5th day of treatment together with severe nervous tension (HOFFET, 1968b). In most cases, however, shallow and, at times, long-lasting depressive moods were observed between the third and eighth weeks of treatment (HOFFET, 1968 b; HORN, 1972 a, b; LASCHET and LASCHET, 1971a; MAUCH and BECHTEL, 1968; ROTHSCHILD, 1970). In all cases, there was spontaneous regression without changing the dose or implementing supplementary therapy.

Such changes of mood, which were not revealed as endogenous depression in any of the observed cases, are interpreted by some investigators as a psychic response to the realization that potency is decreasing (HOFFET, 1968 b; OTT and HOFFET, 1968).

Based on experience with sexual delinquents not detained in an asylum (HORN, 1972 a, b), particularly men who are self-conscious and primarily unsociable, whose intimate partnership was already a source of conflict prior to therapy and was additionally disturbed as a result of their latest offence, respond to changes in their field of sexual experience with considerable feelings of inferiority and bouts of depression. The decrease in potency and libido due to therapy has a particularly unfavourable effect if the patient is no longer able to satisfy his wife's sexual demands. As a result marital strife and conflicts develop, which are very pronounced if the course of therapy is a condition of the sexual delinquent's probation and the man has to decide between giving up treatment and, thus, cancelling probation on the one hand and a partnership which is threatening to break up on the other hand (HORN, 1972 b). If when the sexual delinquent gives his consent to therapy the relaxations in conditions of custody do not materialize as hoped for, he is not prematurely discharged from the institution as expected, or he is not placed on probation, a person with the corresponding disposition will become dysphorically depressed or querulous tendencies will come to the fore. This is quite a clear illustration of the fact that here we are not dealing with psychic phenomena which are directly dependent on the medication but with effects which, in manifestation and intensity, mainly depend on the configuration of the premorbid personality and are, thus, more or less closely related to motivation of the desire for therapy (HORN, 1971, 1972 c).

The significance of the primary personality for the manner in which somatic effects are digested was objectified by SCHNEIDER-JONIETZ (1970) in 12 volunteers, all of them sexual delinquents between 24 and 37 years of age, by means of psychological tests. In projective tests during treatment, a sexually tinted imagination was found more frequently than during routine preliminary tests. This is met with during the first few months, especially in more differentiated men, conspicuously less often in men of simple structure, as the expression of psychic tension and instability of mood accompanied by an underlying conscious conflict with such experiences. Personality consolidation in the sense of harmonization and internal stabilization could not be verified.

On the other hand, in the literature we find almost without exception reports of very positive effects on the overall behaviour of the patients, which were recorded by means of psychiatric exploration. The patients become "distinctly more sociable, more communicative and less tense" (HOFFET, 1968a), say that they get better and deeper sleep and, in some cases, that concentration has improved (MAUCH and BECHTEL, 1968). Some hospitalized patients became "distinctly calmer and more sociable." Therapy was reported to have taken away "sexual and psychic unrest" and the patients were content. In general, even the wives found the patients were more harmonious (SEEBANDT, 1969).

BINDER and associates (1971) studied 36 hospitalized patients with diminished responsibility or of unsound mind by means of a questionnaire test (Maudsley Medical Questionnaire), which is used to record neurotic tendencies and to estimate simulation and dissimulation tendencies. By comparison with a control group he found in the volunteers an obvious decrease in the severity of neurosis, more respect for the somatic sphere, and increased introspection on whether and how the drug takes effect. There was no change in social attitudes and modes of reaction. However, in the author's own words, the patients tested were "subjectively calmer, more harmonious, more candid, more sociable, as if a load had been taken off their minds."

Using the same patient population, the same authors studied objective efficiency during anti-androgen therapy by means of psychological tests. When using BRICKENKAMP's d 2 test, which records concentration independently of intelligence, performance after 4 months' treatment was, if at all, quantitatively and qualitatively better than before medication. There was no effect on concentrated strain, load capacity, digestion of stress influences, and visuo-motor coordination. Even when the Beck apparatus was used to record reaction rate and/or conditionability of the volunteers, there was no deceleration or deterioration of reaction rate during medication. Nor was there a decline in performance and motivation of performance.

If in studying the psychic effects of somatic therapy one assumes that nonspecific, instinctual energy in the body can be equated with the central excitatory and activation level, therapy with cyproterone acetate would also lead one to expect changes within the general drive framework in the form of loss of activity, limitation of interests, and a reduction in general efficiency. Measurements of micromotor tonicity by means of a Steinwachs balance confirmed the initial hypothesis insofar as within the first 3 months of treatment a deceleration of psychomotor rate and an increase of fatigue phases was revealed. Thus, it seemed that a decrease in drive, a decline in activity and a reduction in vital load capacity had been objectified. In this study, some of the curves were of the type known to occur in cerebro-organic-pathological syndromes or in the case of gross metabolic disturbances. It was not until during the further course of treatment, after about 1 year of continuous medication, that drive potential reverted to its original level. An effect on psychic performances of a higher structure such as perception, observation, and psychomotoricity could not be substantiated (SCHNEIDER-JONIETZ, 1970). The result of the overall evaluation of all clinical cases treated with cyproterone acetate (MOTHES et al., 1972) can perhaps be utilized for a drug-related reduction in drive. Within the framework of this overall evaluation the general somatic condition of 30% of the patients was impaired in the second and third weeks of treatment, as a result of tiredness, adynamia and general decrease in vitality. These symptoms were less common after the third month of treatment. OTT and HOFFET (1968) also described a man who said that during treatment with cyproterone acetate he was less efficient than before and got tired more easily. However, they pointed out that the patient in question had a very strenous occupation.

It can only be surmised that isolated data on better social adaptation, mental balance, and calm are not merely signs that the patient has been relieved from the burden of an ailment which existed before therapy, but are the expression of reduced drive potential due to the drug.

The manner in which therapeutic effects in the sense of a long-term reduction of libido and potency are digested appears to depend on personality structure, at least as far as psychiatrically healthy men are concerned. Whereas readily impressionable, less differentiated, unstable personalities report on changes in their sexuality, i.e., a decrease of sexual urge and/or changes in quality in the case of homosexuals and paedophiliacs, soon after the start of treatment and negate the effects on other personality areas, such a conscious re-orientation is much slower and more hesitant in the case of more stable personalities, in whom however the effect seems to be more lasting. When such patients are treated further reports speak of a positive result of therapy, but usually not until after a year.

It is only then that the individual's attitude to the treatment and himself becomes increasingly more positive, and this is usually concomitant with a feeling of internal security. By way of contrast, in the case of unstable patients there is often a radical change to hypochondriac attitudes in the further course of treatment. The patients complain of manifold subjective symptoms, the initial therapeutic success is questioned, but no change of attitude either in a personal or specifically sexual respect can be substantiated (HORN, 1972a, c; SCHNEIDER-JONIETZ, unpublished).

These findings, which were made during regular psychiatric-exploratory and psychological control tests are all the less surprising, since owing to the withdrawal of libido and potency areas of experience are vacated which can only be filled by means of adjunctive therapy and guidance in the form of psychotherapeutic intervention (PETRI, 1971).

2.4. Results of Treatment by Diagnostic Criteria

Hitherto, experience on the effectiveness of cyproterone acetate was gained in an extraordinarily heterogeneous sample of volunteers. Whereas most papers only report about out- or inpatient therapy of men with sexual deviations and/or hypersexuality who have no psychiatric diseases (GIESE et al., 1968; HORN et al., 1970; HORN, 1971, 1972a, b, c; KRAUSE, 1969; PETRI, 1969, 1971; SEEBANDT, 1968, 1969), the patient population of SABA et al. (1971) comprises exclusively men with severe brain damage and conspicuous hypersexuality, and that of PARIANTE et al. (1971) only psychotic patients. A particularly heterogeneous patient population is found, summarized by case reports or diagnostic groups, in the papers by BINDER (1971), HOFFET (1968b), OTT and HOFFET (1968), and ROTHSCHILD (1970). The following tabular summary illustrates the composition of the patient samples of the aforementioned authors.

In contradistinction to LASCHET (1969), who regards psychoses with sexually tinted hallucinations as unsuitable for anti-androgen therapy, there have been reports of isolated successful therapy in mental inpatients "with exceedingly prominent sexual problems or pathological hypersexuality" (HOFFET, 1968b).

Author	No. of patients	Psychiatric diagnosis	
BINDER et al. (1971)	36	mentally defectives	26
		psychopaths	5
		cerebro-organic defects	2
		psychotic patients	3
HOFFET (1968b)	13	sexual delinquents	5
		(of whom 1 psychopath, 2 mentally defectives)	
		mental inpatients	6
		(of whom 5 schizophrenics, 1 mentally defective with exogenous psychosis and questionable epileptic twilight states)	
		severe mentally deficient inpatients with exhibitionism	2

Author	No. of patients	Psychiatric diagnosis	
Laschet (1969) Laschet and Laschet (1971a)	79	debilitated patients or imbeciles	23
Ott and Hoffet (1968)	26	mental patients, epileptics, mentally deficient patients and psychiatrically healthy men with deviations	
Rothschild (1970)	17	schizophrenics	7
		endogenous depression	2
		senile dementia	1
		oligophrenics	2
		neurotics and psychopaths	5
		sexual deviations	2
Saba et al. (1971)	8	oligophrenics with brain damage	8
Pariante et al. (1971)	4	endogenous psychosis	4

Whereas cyproterone acetate depresses libido and potency in the same way as in non-psychotic men and in some cases sexual delusions are pushed into the background, a fact which is also documented by Rothschild (1970) on the basis of case reports, there is no effect on the basic schizophrenic mood, which may be more conspicuous than ever. Pariante (1971) also confirms the effectiveness of anti-androgens as regards controlling hypersexuality in psychotic patients. Aggressiveness declined during treatment and there was an improvement in interpersonal relations. However, the psychopathology of the mental illness remained unchanged. There were hardly any cases of therapeutic success in depression associated with ideas of sexual culpability or in "erotically aggressive states of agitation" (Rothschild, 1970).

Saba and coworkers (1971) described in considerable detail the results of treatment for 8 male oligophrenic patients, aged between 20 and 45 years, who sustained brain damage in early childhood. In all patients for whom the EEG was more or less definitely pathological, there were excessive masturbation tendencies allied to erotically tinted aggressiveness and exhibitionism. Since owing to the extent of mental deficiency it was not possible to carry out an exploration of therapy-related changes or even psychological tests, there was nothing for it but to depend on constant observation of the hospitalized volunteers' behaviour. During 40 days of medication with 100 mg cyproterone acetate per day libido disappeared almost completely, attempts at masturbation ceased, there was a distinct decline in aggressiveness, and interpersonal relations were facilitated. Exhibitionistic behaviour could be inhibited completely.

A similarly good therapeutic result was achieved by Rothschild (1970) in the case of a 74-year-old man with dementia, irritating sexual delusions, and compulsive behaviour. When put on a daily regimen of 100 mg cyproterone acetate, "after a few weeks the patient became more amenable, more harmonious and less agitated." The effect lasted even on a daily regimen of 25 mg. Therapeutic success also remained unchanged after tentative withdrawal of medication.

In contrast to these mainly positive results, there are other experience reports, such as that by Laschet (1971), which describes one case of status after an intrapartum cerebral defect in which no inhibition could be achieved using anti-androgens. The desired therapeutic effect also failed to occur in the case of a postencephalitic patient with oligophrenia and exhibitionism (Hoffet, 1968b).

LASCHET and LASCHET (1971a, b) regard the following cases as only conditionally suitable for anti-androgen therapy, inhibition being perhaps only partially or not at all possible. Such cases are those with post-traumatic, postencephalitic or cerebrosclerotic defects in the area of the hypothalamus, with dilatation of the third ventricle, symptoms of cerebral compression, diabetes insipidus and epileptic seizures, in which abnormal excitatory processes in the sex centres themselves may be involved. These are not dependent on androgens or anti-androgens and, thus, cannot be influenced by hormones.

Whereas LASCHET (1971) regards alcoholics as unsuitable for treatment with anti-androgens, HOFFET (1968b) reports on one case in which cyproterone acetate and Dipsan were administered concurrently to a primitive, unstable, subnormal psychopath, who especially when drunk exposed himself several times and was guilty of attempted rape. At the time, the therapeutic effect was regarded as favourable, even if the observation period still seemed to be rather brief.

From time to time, there have also been reports of positive experience with anti-androgen therapy in mentally deficient patients. Insofar as the subnormality cannot be explained by a cerebro-organic defect, there is no contra-indication in such cases. However, as in the case of normally talented psychopaths or neurotic patients, the motive of the application for therapy must always be examined, especially in the case of sexual delinquents who are imprisoned or detained in institutions (HORN, 1971). This seems all the more important since, on the one hand, the psychic and somatic effects of therapy as well as the anti-androgen-dependent effects in the sexual sphere are reversible in accordance with the well-known mechanism of action of the substance. On the other hand, here we are merely dealing with therapy of somatic conditions which is not capable of modifying the kind of deviation present, for example, exhibitionism, paedophilia or fetishism.

Whereas most authors have described a more or less rapid fall-off in effect after withdrawing cyproterone acetate, in some cases inhibition of libido and potency remained and in other cases there was a regression of sexual deviations. Based on the experience of LASCHET (1971), LASCHET and LASCHET (1971a) with 5 patients, from whom treatment was with-drawn for a trial period and whose sexual behaviour had reverted to normal in medication-free periods of between 8 and 22 months, the long-term withdrawal of libido and potency from sufficiently intelligent men seems to produce an effect of learning or habituation in the sense of breaking through a "vicious circle" (ROTHSCHILD, 1970), say, in the manner in which a conditioned reflex comes to a halt. When subjected to the effect of the anti-androgen the patients appeared to have learned a new behaviour and out of "new experiences of sexual identification seemed to have developed a re-orientation of their pleasure object relationship, whose effect extended to beyond the period of medication". Such "cures" were also observed in the case of individual sexual delinquents (HORN, in preparation), but this statement needs a qualification to the effect that, hitherto, there have been precious few experience reports on spontaneous courses in sexual delinquents and such remissions are not necessarily attributable to preceding therapy with anti-androgens.

Therefore, in view of the risk of a relapse, which not only leads to imprisonment but often also to disintegration of an existing intimate partnership and loss of social prestige, usually years of continuous therapy are necessary for a sexual deviation, it being immaterial as to whether the drug is administered orally or intramuscularly.

On the basis of the therapeutic successes reported on it seems that prolonged treatment with an anti-androgen is best suited for exhibitionists, who feel that their abnormal tendencies are a malady necessitating therapy (HORN, 1972b; PETRI, 1969, 1971; SEEBANDT, 1968). In addition to exhibitionists LASCHET and LASCHET (1971b) also saw particularly favourable results in paederasts and hetero-sexual paedophiliacs. Permanent suppression of sexual instinct or an improvement in its control could also not be achieved in homosexuals by combining cyproterone acetate treatment with analytical psychotherapy (PETRI, 1971). There are also slight prospects of a lasting, specifically preventive success in violent criminals with a sexual predisposition. Here personality defects and a frequently objectifiable subnormality reduce insight into the necessity of treatment. Furthermore, the absence of personal ties, the lack of responsibility and the egoistic-egocentric attitude are not conductive to establishing an optimum doctor-patient relationship and, thus, are contrary to the long-term obligation to adhere to therapeutic guidelines (HORN, 1972a).

2.5. Hormonal Changes during Therapy With Cyproterone Acetate

In accordance with the anti-androgenic and anti-gonadotrophic activity of cyproterone acetate, the endocrine regulatory mechanism leads one to expect a decrease in gonadotrophin excretion and this has been confirmed inter alia in two cases by HOFFET (1968b) and in a comprehensive test programme by LASCHET and LASCHET (1972). However, after several months of treatment values in the mean normal range were still detected.

If gonadotrophin excretion is traced in 24-hour urine in a large number of patients for several months, initially in the first weeks a considerable reduction of excretion is revealed and this is interpreted as a result of the predominance of the antigonadotrophic activity of cyproterone acetate over the anti-androgenic activity, which stimulates gonadotrophin secretion (LASCHET and LASCHET, 1972). As the following two tables show, a steady state between the two activity components is not reached until the 8th—15th months of treatment. From about the 40th month onwards, the anti-androgenic effect is predominant so that then it is possible for elimination to be above the level of the pretreatment period.

At doses of 200 mg cyproterone acetate per day the steady state between the antigonadotrophic and anti-androgenic activity components is reached distinctly later, namely between the 15th and 20th months of treatment, so that in addition

Table 3

Treatment period		ICSH	TCA
Before treatment		22	21
		35	18
		24	10
after treatment weeks			
	1	24	9
	2	8	4
	3	10	<2
	6	<5	4
	9	5	6
100 mg/day			
	12	<4	<2
	20	<2	3
	30	2	5
	52	4	8

Table 4

Treatment period		ICSH	TCA
Before treatment		19	3
		4	3
		3	3
after months			
	2	<4	<4
	4	<3	<2
	6	<3	2
100 mg/day			
	7	3	3
	15	4	5
	23	3	3
	30	4	4
	40	20	6
	51	17	6

to individual differences the daily dose must be regarded as a codeterminant factor for this process.

However, there is no correlation between intensity of drug-dependent inhibition of libido and potency and hormonal changes. On the other hand, the predominance of the antigonadotrophic effect causes inhibition of spermatogenesis and a decrease in production and secretion of testosterone.

Measurement of 17-ketosteroid and 17-hydroxycorticosteroid elimination in 24-hour urine revealed no significant changes after treating a 34-year-old man for 5 months (OTT, 1968). According to LASCHET and LASCHET (1971a) also, these values remain at the pre-therapy level during treatment in the same way as oestrogen excretion. On the other hand, HOFFET (1968) described a case in which 17-ketosteroids increased threefold and 17-hydroxycorticosteroids two fold.

No clinical signs of a change in thyroid function were revealed. Similarly, there were no indications that melatonin balance or posterior pituitary functions were affected (LASCHET and LASCHET, 1972).

2.6. Changes in Ejaculate during Therapy With Cyproterone Acetate

In accordance with the androgen-dependent function of the accessory sex glands, doses of anti-androgens reduce seminal fluid volume until, finally, after a sufficiently long course of treatment the ejaculate dries up. In addition, the patients themselves usually notice a change in consistency in the sense of increasing liquefaction (GIESE et al., 1968; HORN et al., 1970; HORN, 1972a; OTT, 1968; OTT and HOFFET, 1968; OTT et al., 1972). These changes, which are usually caused by mean daily doses of 100 mg cyproterone acetate, are clearly marked after 4—6 weeks' treatment. After about 2—3 months' treatment, in most cases no ejaculate could be obtained from masturbation or not more than 0.5 ml. If therapy was continued with daily doses of 200 mg, there was no change in the findings even after 5 years' medication. During treatment with 100 mg per day, a slow increase in seminal fluid volume to about 1 ml was ascertained towards the end of the second year of therapy (LASCHET and LASCHET, 1972).

2.7. Changes in Spermiogram during Therapy With Cyproterone Acetate

Because of the progressive decrease in seminal fluid volume and the drug-dependent difficulty in achieving erections, which were sometimes particularly troublesome during ejaculate investigations under experimental conditions, it is understandable that regular case control studies of the spermiogram are only available in relatively few cases.

After 2—3 months' treatment, GIESE et al. (1968) found aspermia in the spermiogram of 7 patients but at least severe oligospermia or necrospermia. The fructose values also suggested androgen deficiency. In a report of a case by OTT (1968), spermiogram controls are reproduced for a 34-year-old man who was treated with 100 mg cyproterone acetate per day. Whereas in all 4 tests (the first two prior to therapy) coagulation and viscosity were normal and liquefaction was complete after 30 min, the other values were affected as follows:

Table 5

Date of test	7. 3.	15. 3.	28. 4.	1. 9.
Abstinence	10 days	3 days	35 days	120 days
Volume	6 cm³	5 cm³	7 cm³	2 cm³
Motility	40%	35%	0%	0%
Sperm . . . . per ml (millions)	100.6	38.6	0.06	0.4
Round cells	1%	3%	80%	88%
Config. abnormal	26%	24%	12%	5%
Config. normal	73%	73%	8%	7%

OTT and HOFFET (1968) confirmed the test results obtained by OTT (1968) in another 4 patients. Six to 10 weeks after the start of therapy they found a massive reduction of the sperm count to values below 1 million per ml, which remained detectable for periods up to 12 months. Here, too, loss of motility was largely parallel to the reduction of sperm count. The proportion of abnormally configurated sperm was usually in excess of that of normally configurated sperm. As a rule, the incidence of round cells increased.

Control tests were carried out at intervals of 6 months to 1 year in 30 patients, aged between 17 and 67 years, during a course of treatment lasting several years, one spermiogram having been taken prior to therapy. It was shown that sperm count decreases as a function of dose. After reducing the daily dose, which on an average was 100 mg, the sperm count increased again. Insofar as fructose determinations could be carried out at all on account of the low seminal fluid volume, here too there was a reduction as compared with baseline values. There was likewise a correlation between this reduction and the administered dose of the drug (HORN, in preparation).

If the dosage was sufficiently high, an infertile ejaculate was found for all treated patients. When put on continuous, controlled daily doses of only 50 mg anti-androgen, 2 men in the patient sample of LASCHET and LASCHET (1972) begot healthy children. In the case of two other treated patients (HORN, in preparation), whose wives gave birth to children while their husbands were receiving treatment, there were also no doubts that the drug was taken continuously and conscientiously. Thus, it seems there is every justification for assuming that such a low dose is insufficient to inhibit spermatogenesis.

As regards restitution of spermatogenesis after conclusion of treatment only a few studies have been carried out, since, for obvious reasons, blind trials or withdrawal of medication for investigational purposes in sexual delinquents are irresponsible acts and other volunteers, in whom withdrawal of the drug seems justified, usually refuse to participate in such a study. According to a report of a case by KRAUSE (1969), there is indeed a rapid normalization of fructose values after discontinuation of therapy but he did not detect normospermia until after 5 months. In other cases, too (LASCHET and LASCHET, 1971a) complete restitution of spermatogenesis took about 5 months from the time therapy was withdrawn, and in a case reported by OTT and HOFFET (1968) about 12 weeks. OTT and associates (1972) carried out sperm investigations in 14 patients after withdrawal of cyproterone acetate therapy, which had lasted for 2—32 months. In no case could a definitive lesion be detected and recovery phases were between 3 and 20 months.

2.8. Histological Changes in Testis during Therapy With Cyproterone Acetate

A total of 77 testicular biopsies were carried out in 33 patients, aged between 16 and 66 years, an excision done before therapy serving as a basis for subsequent control biopsies. As expected on the strength of the spermiograms, spermatogenesis was reduced in every case (STÄDTLER, 1972; STÄDTLER et al., 1971; STÄDTLER and HORN, 1972, 1973). At a daily dose of 50 mg, there was a decrease in maturation of germ cells to sperm and the width of the spermatogenic epithelial layer diminished. On the other hand, as KRAUSE (1969) also ascertained in one case, higher doses suppressed spermatogenesis at the spermatid or spermatocyte stage. A further limitation of spermatogenesis up to the spermatogonium stage was not observed. In one case, in a testicular biopsy after 6 months' therapy with 100 mg cyproterone acetate per day, OTT (1968) still found maturation of germ cells at a few sites extending over all stages up to mature spermatozoa.

According to studies by STÄDTLER and HORN (1972, 1973) the basal membrane is puckered in the testicular tubules. During therapy mean tubular diameter decreases by 18.5%. As a result of the antigonadotrophic effect of cyproterone acetate, the Leydig cells atrophied and were transformed into fusiform elements. After reducing the daily dose, increased maturation of the spermatogenic epithelium and restitution of spermatogenesis occurred.

The following figures show a considerable reduction in spermatogenesis with suppression at the spermatocyte level for a 45-year-old patient during therapy with 100 mg cyproterone acetate per day. In the second figure, a more pronounced maturation of germ cells can be recognized in the same patient after reduction of the daily dose to 50 mg (magnification $\times$ 240 in each case, stain: haematoxylin and eosin).

In enzymatic histochemical studies of the testis, in addition to acid and alkaline phosphatases NADH 2-diaphorase, lactate dehydrogenase, glucose-6-phosphate dehydrogenase, succino-dehydrogenase and 3β-hydroxysteroid dehydrogenase were detected. An unequivocal change of enzyme activity was merely established in the case of 3β-hydroxysteroid dehydrogenase, which is involved in steroid biosynthesis. During anti-androgen treatment, this enzyme showed a distinct reduction in activity or was no longer detectable (STÄDTLER and HORN, 1973). The following figures show normal activity of the enzyme in the testis of a 40-year-old man before therapy started (Fig. 3) and a distinct reduction of enzyme activity in the same patient 6 months after commencing therapy with 100 mg cyproterone acetate per day (magnification $\times$ 95).

Even if no results of testicular biopsies after discontinuing the drug are available, the restitution of spermatogenesis and increased maturation of the spermatogenic epithelium after reducing the dose, together with the spermiogram findings after withdrawal of therapy, are conclusive proof of the reversibility of drug-related testicular changes.

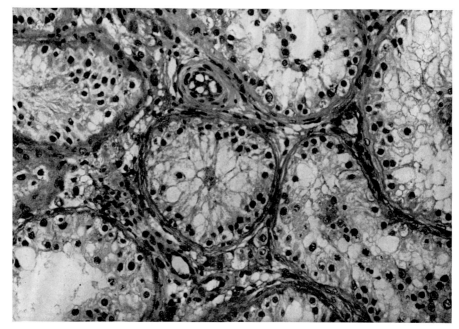

Fig. 1. Significant reduction of spermatogenesis in a 45 years old man under 100 mg/die cyproteronacetate. H and E, 240×

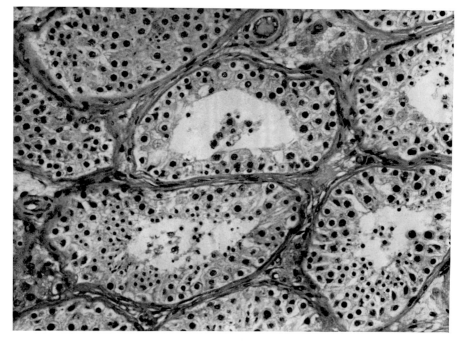

Fig. 2. Same patient, recovery of spermatogenesis with higher stage of maturation following reduction of medication by 50%. H and E, 240×

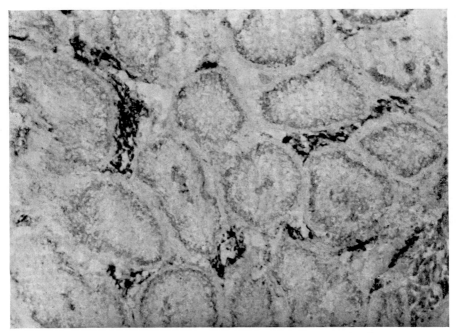

Fig. 3. Normal activity of 3-β-ol Dehydrogenase in interstitial cells. 95$\times$

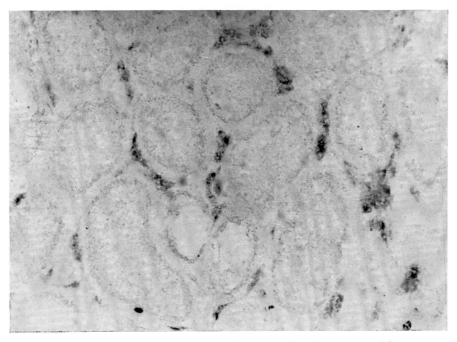

Fig. 4. Distinct reduction of enzyme-activity after 6 months of treatment with cyproteron-acetate/die. 95$\times$

2.9. Laboratory Findings during Therapy With Cyproterone Acetate

In several cases, different investigators have controlled blood chemistry (urea, bilirubin, alkaline phosphatase, transaminases, cholesterol, electrolytes), blood count, urinary status, blood sedimentation rate, and liver function (HOFFET, 1968b; HORN et al., 1970; HORN, 1972a, b; OTT and HOFFET, 1968; SABA et al., 1971). No changes occurred even during high-dose therapy and in no case was osteoporosis detected.

A transient increase in nitrogen elimination, which in some cases was ascertained after a short period of treatment, later reverted to normal (MOTHES et al., 1972).

The relevant literature contains frequent reference to weight gains, which in individual cases amounted to up to 16 kg within 4 months (BINDER et al., 1971). LASCHET and LASCHET (1971a) saw gains of up to 3 kg in a few cases among 79 patients. Only in hospitalized patients was there a more pronounced gain in weight which, as in the case of an imprisoned delinquent who put on 12 kg, could not be attributed beyond all doubt to therapy with an anti-androgen (HORN, in preparation). In 5 other cases in which there was a weight gain of not more than 4 kg, body weight reverted to normal after 3—4 months' treatment at a constant dose level.

There were no references to unequivocal signs of feminization during therapy with anti-androgens, such as were frequently found during therapy with oestrogens (HOFFET, 1968b; OTT, 1968; OTT and HOFFET, 1968). The mild gynaecomastia described by LASCHET (1971) in 4 out of 79 cases which, on the basis of further experience, occurs especially in men of a pyknic constitution and usually during the second half of the first year of treatment (HORN, in preparation) undergoes regression within a few weeks of reducing the dose. On the other hand, there are more frequent reports of mammillary paraesthesias at some time during treatment and, in some patients, of slight tenderness when pressure is applied to the nipples.

Whereas SEEBANDT (1969) draws attention to the disappearance of vasomotor headache during anti-androgen therapy, initially individual patients complained of headache of unknown aetiology (MAUCH and BECHTEL, 1968; BINDER, 1971; ROTHSCHILD, 1970), others of dragging pains in the testis, calf pain, transient vertigo, impaired appetite and sleep disturbances, sensations of warmth, sweating episodes and hot flushes (BINDER, 1971; HOFFET, 1968b; HORN et al., 1970; HORN, 1972a; LASCHET and LASCHET, 1971a; PETRI, 1971; ROTHSCHILD, 1970). In reply to special enquiries, patients repeatedly reported a subsidence of moisture in the skin or dehydration extending to peeling of the epithelium, especially on the lower legs (HORN, in preparation). Since sebaceous gland function is also androgen-dependent, displacement of androgens from these target organs by cyproterone acetate results in a reduction of sebum production and secretion. Such changes in sebaceous gland function can be objectified by means of bioptic and gravimetric test methods (STRAUSS and POCHI, 1961). Procedures such as these could perhaps be employed to confirm the effectiveness of long-term therapy with cyproterone acetate (see also Chapter VII. 3. 3. 2.

At daily doses of 100 mg cyproterone acetate, in some cases a diffuse, but more often, plaque-shaped loss of hair on the trunk of the body and a disappearance of the expanse of hair reaching from the pubes to the navel was established (LASCHET and LASCHET, 1971b; HOFFET, 1968b; SEEBANDT, 1969). Since both the hair on the body trunk and the pubic hair belong to the "male sexual hair", for whose genesis a testosterone level appropriate to a grown man is required (APOSTOLAKIS et al., 1968), these changes can hold good as a manifestation of the limited decrease in testosterone level caused by anti-androgens. In two other cases, fairly thin and depigmented hair was found to grow again on an almost completely bald head, but in most cases alopecia and less frequently a densification of the hair of the head was observed (HORN, in preparation; LASCHET and LASCHET, 1971b).

ZAUN (1971) studied the effect of androgens on the growth situation of the hair of the head in a number of volunteers by means of the trichogram. During the first months of treatment there was a temporary rise in the telogen rate, which only decreased in the course of continued treatment. The findings showed that cyproterone acetate inhibits the androgen-stimulated transition of the hair follicle from the growth phase to the rest phase and/or stimulates increased entry of resting follicles into the growth stage. In other cases, no anti-androgen effect on the hair could be objectified in the trichogram (see also Chapter VII. 3.5).

References

APOSTOLAKIS, M., SCHMIDT, H.: Testosterone Excretion in Psychiatric and Organic sexual Disorders. In: Testosterone, Hrsg. TAMM, J. Stuttgart: Thieme 1968.

APOSTOLAKIS, M., TAMM, J., VOIGT, K.D.: Testosteron und Behaarung. Med. Klin. 61, 212 (1966).

BEACH, F.A.: Effects of cortical lesions upon the copulatory behaviour of male rats. J. comp. Psychol. 29, 193—245 (1940).

BINDER, S., ROTERS, G., SCHULTKA, H.: Klinische und experimentell-psychologische Untersuchungen zur Wirkung des Antiandrogens Cyproteronacetat bei erheblich vermindert zurechnungsfähigen und zurechnungsunfähigen Sexualdelinquenten. Nervenarzt 42, 26—32 (1971).

BLEULER, M.: Endokrinologische Psychiatrie. Stuttgart: Thieme 1954.

GIESE, H., KRAUSE, W.F.J., SCHMIDT, H.: Sexualhormone in Beziehung zur Sexualität. Forum der Psychiatrie 20, 189—200. Stuttgart: Enke 1968.

HOFFET, H.: Die medizinischen Behandlungsmöglichkeiten von Sexualdelinquenten. Schweiz. Z. Strafr. 84, 378—394 (1968a).

HOFFET, H.: Über die Anwendung des Testosteronblockers Cyproteronacetat (SH 714) bei Sexualdelinquenten und psychiatrischen Anstaltspatienten. (Vorläufige Mitteilung). Praxis 57, 221—230 (1968b).

HOFFET, H.: Diskussionsbeitrag in: Life Sciences Monogr. 2, S. 60. Braunschweig: Pergamon Press-Vieweg 1972.

HOHLWEG, W., JUNKMANN, K.: Die hormonal-nervöse Regulierung der Funktion des Hypophysenvorderlappens. Klin. Wschr. 11, 312—323 (1932).

HORN, H.J.: Der Leidensdruck als Indikationskriterium. Bemerkungen zur „medikamentösen Kastration". Nervenarzt 42, 312—316 (1971).

HORN, H.J.: Die Behandlung von Sexualdelinquenten mit Cyproteronacetat. Life Sciences Monogr. 2, S. 113—123. Braunschweig: Pergamon Press-Vieweg 1972a.

HORN, H.J.: Die Antiandrogenbehandlung als spezialpräventive Maßnahme bei Sexualdelinquenten. Perspektiven der heutigen Psychiatrie 292—296. Frankfurt: Gerhards u. Co. 1972b.

HORN, H.J.: Somatische Behandlungsmethoden im Strafvollzug. Krim. Gegenwfr. Stuttgart: Enke 1972c.

HORN, H.J.: In preparation.

HORN, H.J., LUTHE, R., SCHNEIDER-JONIETZ, B.: Die medizinische und soziale Indikation der Antiandrogen-Behandlung. Int. Pharmakopsychiat. 5, 23—26 (1970).

HUDSON, B., COGHLAN, J.P., DULMANIS, A.: Testicular function in man. Ciba Found. Coll. Endocr. 16, 140—144 (1967).

KRAUSE, W.F.J.: Zur sogenannten hormonalen Kastration. Mat. med. Nordmark 21, 29—35 (1969).

LASCHET, U.: Die Anwendbarkeit von Antiandrogenen in der Humanmedizin. Saar. Ärztebl. 7, 1—6 (1969).

LASCHET, U.: Ergebnisse neuer medikamentöser Behandlungsmethoden bei Sexualdelinquenten. Krim. Gegenwfr. 174—179 (1970).

LASCHET, U.: Diskussionsbeitrag in: Life Sciences Monogr. 2. Braunschweig: Pergamon Press-Vieweg 1972.

LASCHET, U., LASCHET, L.: Antiandrogentherapie der pathologisch gesteigerten und abartigen Sexualität des Mannes. Klin. Wschr. **45**, 324 (1967).

LASCHET, U., LASCHET, L.: Klinische Ergebnisse über die Hemmung der Sexualität durch Antiandrogene. J. Neuro-Visc. Rel. **10**, 388—393 (1971a).

LASCHET, U., LASCHET, L.: Psychopharmacotherapy of Sex Offenders with Cyproterone Acetate. Pharmakopsychiatrie-Neuro-Psychopharmakologie **4**, 99—104 (1971b).

LASCHET, U., LASCHET, L.: Einfluß von Cyproteronacetat auf das neuroendokrine System des Menschen. Life Sciences Monogr. 2. Braunschweig: Pergamon Press-Vieweg 1972.

MAUCH, G., BECHTEL, J.: Kastration im Strafvollzug (Cyproteron). Mschr. Krim. **41**, 200—210 (1968).

MOTHES, CH., LEHNERT, J., SAMIMI, F., UFER, J.: Klinische Prüfung von Cyproteronacetat bei Sexualdeviationen — Gesamtauswertung — Life Sciences Monogr. 2. Braunschweig: Pergamon Press-Vieweg 1972.

NEUMANN, F., ELGER, W.: Physiological and psychical intersexuality of male rats by early treatment with an antiandrogenic agent. Acta endocr. (Kbh.) **100**, 174 (1965).

NEUMANN, F., STEINBECK, H.: Regulation des Sexualverhaltens. Life Sciences Monogr. 2. Braunschweig: Pergamon Press-Vieweg 1972.

OTT, F.: Hypersexualität, Antiandrogene und Hodenfunktion. Praxis **57**, 218—220 (1968).

OTT, F., HOFFET, H.: Beeinflussung von Libido, Potenz und Hodenfunktion durch Antiandrogene. Schweiz. med. Wschr. **98**, 1812—1815 (1968).

OTT, F., HOFFET, H., HODEL, H.: Über die Erholung der Spermiogenese nach Behandlung mit Cyproteronacetat. Schweiz. med. Wschr. **102**, 1124—1126 (1972).

PARIANTE, F., MARESCOTTI, V., BIASCI, G., BARLETTA, G., SABA, P., NICOTERA, M.: Verhaltensänderung unter der Behandlung mit Cyproteronacetat bei psychotischen Patienten mit Sexualdeviationen. Neopsichiatria **37**, 1—2 (1971).

PETRI, H.: Exhibitionismus: Theoretische und soziale Aspekte und die Behandlung mit Antiandrogenen. Nervenarzt **5**, 220—228 (1969).

PETRI, H.: Behandlung von Perversionen mit analytischer Kurztherapie und Antiandrogenen. Z. psycho-som. Med. u. Psychoanalyse **17**, 319—334 (1971).

ROTHSCHILD, B.: Psychiatrisch-klinische Erfahrungen mit einem Antiandrogenpräparat. Schweiz. med. Wschr. **100**, 1918—1924 (1970).

SABA, P., PARIANTE, F., MARESCOTTI, V., BIASCI, G., DELLA VALLE, M., NICOTERA, M.: Therapeutische Wirkung von Cyproteronacetat bei schwer hirngeschädigten Patienten mit hypersexuellen Auffälligkeiten. Neopsichiatria **37**, 1—2 (1971).

SCHMIDT, H., APOSTOLAKIS, M., VOIGT, K.D.: Testosteronausscheidung als Parameter der inkretorischen Hodenfunktion. In: Das Testosteron. Die Struma. Berlin-Heidelberg-New York: Springer 1968.

SCHNEIDER-JONIETZ, B.: Ergebnisse neuer medikamentöser Behandlungsmethoden bei Sexualdelinquenten. (Psychologischer Aspekt). Krim. Gegenwfr. 180—185 (1970).

SEEBANDT, G.: Gedanken und Überlegungen zur Behandlung sexualtriebabartiger Psychopathen mit Antiandrogenen. Öff. Gesundh.-Wesen **30**, 66—71 (1968).

SEEBANDT, G.: Moderne medikamentöse Behandlung sexualtriebabartiger Männer in der Bewährungszeit. Bewährungshilfe **16**, 120—123 (1969).

STÄDTLER, F.: Histologische Befunde an menschlichen Hodenbiopsien vor und unter Antiandrogenbehandlung. Life Sciences Monogr. 2. Braunschweig: Pergamon Press-Vieweg 1972.

STÄDTLER, F., HORN, H.J.: Histometrische und fermenthistochemische Untersuchungen an menschlichen Hodenbiopsien vor und unter Antiandrogenbehandlung. Verh. dtsch. Ges. Path. **56**, 580—583 (1972).

STÄDTLER, F., HORN, H.J.: Veränderungen an menschlichen Hoden während einer Antiandrogen-Behandlung. Dtsch. med. Wschr. **20**, 1013—1019 (1973).

STÄDTLER, F., HORN, H.J., MOORMANN, J.G.: Histologische Befunde an menschlichen Hodenbiopsien unter Antiandrogen-Behandlung. Acta endocr. (Kbh.) **152**, 36 (1971).

STONE, C.P.: Activation of impotent male rats by injection of testosterone propionate. J. comp. Psychol. **25**, 445—450 (1938).

STRAUSS, J.S., POCHI, P.E.: The quantitative gravimetric determination of sebum production. J. invest. Derm. **36**, 293—298 (1961).

YOUNG, W.C.: Sex and Internal Secretions. Third Edition, vol. II. Baltimore: The William and Wilkins Co. 1961.

ZAUN, H.: Beobachtungen zur Wirkung von Cyproteronacetat auf das Haarwachstum. Acta endocr. (Kbh.) **152**, 17 (1971).

ZIEGLER, A.: Diskussionsbeitrag in: Life Sciences Monogr. 2, S. 30. Braunschweig: Pergamon Press-Vieweg 1972.

Author Index

Numbers in brackets refer to the numbers of the reference within the current text
and the references

Page numbers in *italics* refer to the bibliography

Subject Index

An asterisk (*) following the page number indicates a figure or table. Where page numbers are cited as follows 2—4 this indicates that the entry is discussed at length.

Der Asteroid (*) hinter der Seitenzahl weist auf eine das Stichwort betreffende Abbildung bzw. Tabelle hin. Bei Angabe der Seitenzahlen von — bis (z. B. 2—4) wird das betreffende Stichwort ausführlich abgehandelt.

Handbuch der experimentellen Pharmakologie/
Handbook of Experimental Pharmacology
Heffter — Heubner. New Series

Vol. IV:	**General Pharmacology** ISBN 3-540-04845-6	DM 86,—	US $ 35.10
Vol. X:	**Die Pharmakologie anorganischer Anionen** ISBN 3-540-01465-9	DM 255,—	US $ 104.10
Vol. XI:	**Lobelin und Lobeliaalkaloide** ISBN 3-540-01910-3	DM 20,—	US $ 8.20
Vol. XII:	**Morphin und morphinähnlich wirkende Verbindungen** ISBN 3-540-02158-2	DM 95,—	US $ 38.80
Vol. XIII:	**The Alkali Metal Ions in Biology.** In preparation		
Vol. XIV:			
Part 1	**The Adrenocortical Hormones I** ISBN 3-540-02830-7	DM 290,—	US $ 118.40
Part 2	**The Adrenocortical Hormones II** ISBN 3-540-03146-4	DM 90,—	US $ 36.80
Part 3	**The Adrenocortical Hormones III** ISBN 3-540-04147-8	DM 170,—	US $ 69.40
Vol. XV:	**Cholinesterases and Anticholinesterase Agents** ISBN 3-540-02988-5	DM 360,—	US $ 146.90
Vol. XVI:	**Erzeugung von Krankheitszuständen durch das Experiment**		
Part 1	**Blut/Blood.** In preparation		
Part 2	**Atemwege** ISBN 3-540-04517-1	DM 150,—	US $ 61.20
Part 3	**Heart and Circulation.** In preparation		
Part 4	**Niere, Nierenbecken, Blase** ISBN 3-540-03305-X	DM 180,—	US $ 73.50
Part 5	**Liver.** In preparation		
Part 6	**Schilddrüse.** In preparation		
Part 7	**Zentralnervensystem** ISBN 3-540-02831-5	DM 150,—	US $ 61.20
Part 8	**Stütz- und Hartgewebe** ISBN 3-540-04518-X	DM 120,—	US $ 49.00
Part 9	**Infektionen I** ISBN 3-540-03147-2	DM 180,—	US $ 73.50
Part 10	**Infektionen II** ISBN 3-540-03531-1	DM 200,—	US $ 81.60
Part 11 A	**Infektionen III** ISBN 3-540-03840-X	DM 180,—	US $ 73.50
Part 11 B	**Infektionen IV.** In preparation		
Part 12	**Tumoren I** ISBN 3-540-03532-X	DM 180,—	US $ 73.50
Part 13	**Tumoren II** ISBN 3-540-03533-8	DM 110,—	US $ 44.90
Part 14	**Tumoren III.** In preparation		
Part 15	**Kohlenhydratstoffwechsel, Fieber/Carbohydrate Metabolism, Fever** ISBN 3-540-03534-6	DM 180,—	US $ 73.50
Vol. XVII:			
Part 1	**Ions, alcalino-terreux I. Systèmes isolés** ISBN 3-540-02989-3	DM 190,—	US $ 77.60
Part 2	**Ions, alcalino-terreux II. Organismes entiers** ISBN 3-540-03148-0	DM 240,—	US $ 98.00
Vol. XVIII:			
Part 1	**Histamine** ISBN 3-540-03535-4	DM 230,—	US $ 93.90
Part 2	**Anti-Histaminics.** In preparation		
Vol. XIX:	**5-Hydroxytryptamine and Related Indolealkylamines** ISBN 3-540-03536-2	DM 230,—	US $ 93.90

Preisänderungen vorbehalten / Prices are subject to change without notice